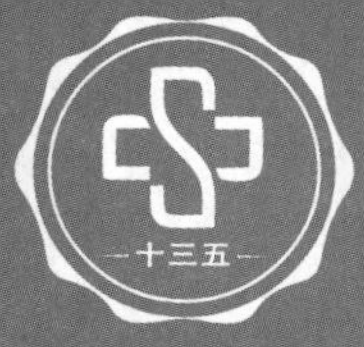

全国高等卫生职业教育临床医学专业
（3+2）“十三五”规划教材
供临床医学、中医学、口腔医学、医学影像技术、针灸推拿、预防医学、康复治疗技术等专业使用

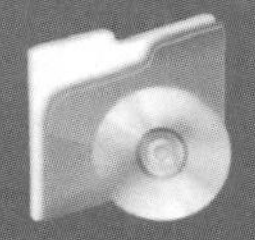

附数字资源增值服务

# 诊断学

**主　编**　汤之明　邓雪松　邵春芬
**副主编**　张朝霞　桑艳军　李　鹏
**编　委**　（按姓氏笔画排序）
王晓红　湖北三峡职业技术学院
邓雪松　重庆三峡医药高等专科学校
汤之明　肇庆医学高等专科学校
阳覃竹　重庆三峡医药高等专科学校
李　鹏　内蒙古医科大学附属医院
杨传武　首都医科大学燕京医学院
杨笑怡　平顶山学院
张　娜　邢台医学高等专科学校
张朝霞　青海卫生职业技术学院
邵春芬　邢台医学高等专科学校
郑婷娜　陕西能源职业技术学院
桑艳军　阜阳职业技术学院
**秘　书**
梁海斯　肇庆医学高等专科学校

華中科技大學出版社
http://www.hustp.com
中国 · 武汉

## 内容简介

本书是全国高等卫生职业教育临床医学专业(3+2)"十三五"规划教材。

本书包括绪论和九篇内容，主体内容包括病史采集、体格检查、临床基本操作技术、医学影像检查、心电图检查、其他器械检查、实验室检查、诊断思维方法、医疗文书书写等。

本书供临床医学、中医学、口腔医学、医学影像技术、针灸推拿、预防医学、康复治疗技术等专业使用。

**图书在版编目(CIP)数据**

诊断学/汤之明，邓雪松，邵春芬主编. —武汉：华中科技大学出版社，2019.7(2023.8 重印)
全国高等卫生职业教育临床医学专业(3+2)"十三五"规划教材
ISBN 978-7-5680-5521-5

Ⅰ. ①诊… Ⅱ. ①汤… ②邓… ③邵… Ⅲ. ①诊断学-高等职业教育-教材 Ⅳ. ①R44

中国版本图书馆 CIP 数据核字(2019)第 163310 号

**诊断学**
Zhenduanxue

汤之明 邓雪松 邵春芬 主编

策划编辑：居 颖
责任编辑：毛晶晶 余 琼
封面设计：原色设计
责任校对：刘 竣
责任监印：周治超
出版发行：华中科技大学出版社(中国·武汉) 电话：(027)81321913
武汉市东湖新技术开发区华工科技园 邮编：430223
录 排：华中科技大学惠友文印中心
印 刷：武汉市籍缘印刷厂
开 本：889mm×1194mm 1/16
印 张：34
字 数：1075 千字
版 次：2023 年 8 月第 1 版第 5 次印刷
定 价：79.80 元

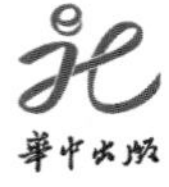


本书若有印装质量问题，请向出版社营销中心调换
全国免费服务热线：400-6679-118 竭诚为您服务
版权所有 侵权必究

# 全国高等卫生职业教育
# 临床医学专业(3+2)“十三五”规划教材

## 编委会

**丛书学术顾问**　文历阳

**委员**(按姓氏笔画排序)

马宁生　金华职业技术学院
白志峰　邢台医学高等专科学校
李海峰　太和医院
杨立明　湖北职业技术学院
肖文冲　铜仁职业技术学院
张少华　肇庆医学高等专科学校
武玉清　青海卫生职业技术学院
周建林　泉州医学高等专科学校
袁　宁　青海卫生职业技术学院
黄　涛　黄河科技学院
黎逢保　岳阳职业技术学院
王进文　内蒙古医科大学
汤之明　肇庆医学高等专科学校
李朝鹏　邢台医学高等专科学校
杨美玲　宁夏医科大学
吴一玲　金华职业技术学院
邵广宇　首都医科大学燕京医学院
周建军　重庆三峡医药高等专科学校
秦啸龙　上海健康医学院
桑艳军　阜阳职业技术学院
谭　工　重庆三峡医药高等专科学校
潘　翠　湘潭医卫职业技术学院

**编写秘书**　蔡秀芳　陆修文

# 网络增值服务使用说明

欢迎使用华中科技大学出版社医学资源服务网yixue.hustp.com

1.教师使用流程

（1）登录网址：http://yixue.hustp.com（注册时请选择教师用户）

注册 → 登录 → 完善个人信息 → 等待审核

（2）审核通过后，您可以在网站使用以下功能：

2.学员使用流程

建议学员在PC端完成注册、登录、完善个人信息的操作。

（1） PC端学员操作步骤

①登录网址：http://yixue.hustp.com（注册时请选择普通用户）

注册 → 登录 → 完善个人信息

② 查看课程资源

如有学习码，请在个人中心-学习码验证中先验证，再进行操作。

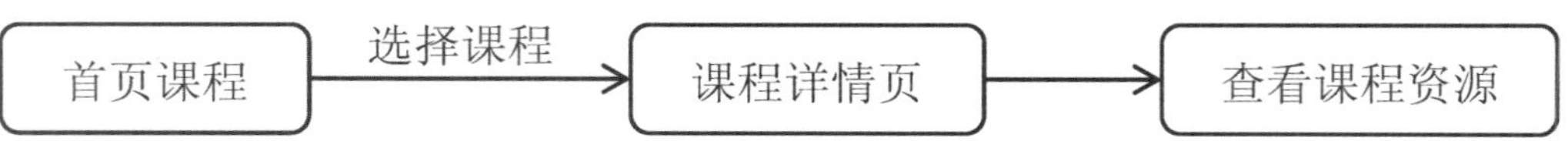


（2） 手机端扫码操作步骤

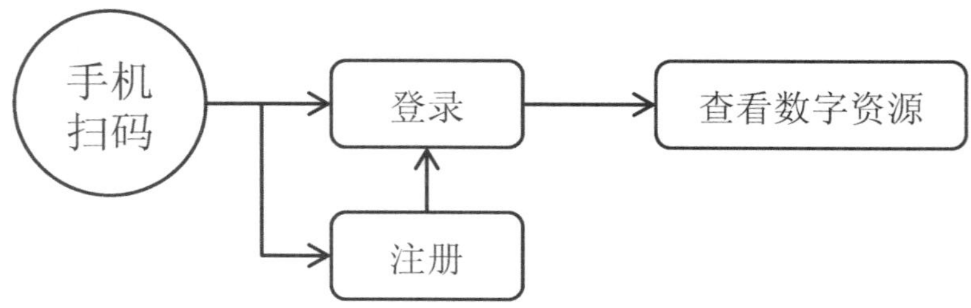

# 总 序

Introduction

2017年国务院办公厅印发《关于深化医教协同进一步推进医学教育改革与发展的意见》，就推动医学教育改革发展做出部署，明确了以“5+3”为主体、“3+2”（3年临床医学专科教育+2年助理全科医生培训）为补充的临床医学人才培养体系，对医学教育改革与发展提出了新的要求，提供了新的机遇。

为了进一步贯彻落实文件精神，适应临床医学高职教育改革发展的需要，服务“健康中国”对高素质创新技能型人才培养的需求，促进教育教学内容与临床技术技能同步更新，充分发挥教材建设在提高人才培养质量中的基础性作用，华中科技大学出版社经调研后，在教育部高职高专医学类专业教学指导委员会专家和部分高职高专示范院校领导的指导下，组织了全国近40所高职高专医药院校的近200位老师编写了这套全国高等卫生职业教育临床医学专业（3+2）“十三五”规划教材。

本套教材积极贯彻教育部《教育信息化“十三五”规划》要求，推进教材的信息化建设水平，打造具有时代特色的“融合教材”，服务并推动教育信息化。此外，本套教材充分反映了各院校的教学改革成果和研究成果，教材编写体系和内容均有所创新，在编写过程中重点突出以下特点：

(1) 紧跟医学教育改革的发展趋势和“十三五”教材建设工作，具有鲜明的高等卫生职业教育特色。

(2) 紧密联系最新的教学大纲、助理医师执业资格考试的要求，整合和优化课程体系和内容，贴近岗位的实际需要。

(3) 突出体现“医教协同”的人才培养体系，以及医学教育教学改革的最新成果。

(4) 教材融传授知识、培养能力、提高技能、提高素质为一体，注重职业教育人才德能并重、知行合一和崇高职业精神的培养。

(5) 大量应用案例导入、探究教学等编写理念，以提高学生的学习兴趣和学习效果。

本套教材得到了专家和领导的大力支持与高度关注，我们衷心希望这套教材能在相关课程的教学中发挥积极作用，并得到读者的青睐。我们也相信这套教材在使用过程中，通过教学实践的检验和实际问题的解决，能不断得到改进、完善和提高。

全国高等卫生职业教育临床医学专业(3+2)
“十三五”规划教材编写委员会

# 前言

Preface

为了落实国务院新近颁布《国家职业教育改革实施方案》提出的"每 3 年修订 1 次教材，其中专业教材随信息技术发展和产业升级情况及时动态更新"以及"坚持知行合一、工学结合"的要求，来自全国多家医学类院校或医院具有多年临床一线工作经历的专家，根据教育部颁布的专业教学标准，在深入多家医院进行岗位调查和广泛征求行业专家意见的基础上，根据三年制临床医学专业的人才培养目标、职业岗位需求和前导、后续课程的衔接，以临床类执业助理医师工作岗位的真实工作过程为依据，精选教学内容，进行项目驱动教学设计，将教学内容优化，组成以下具体项目——病史采集、体格检查、临床基本操作技术、心电图检查、实验室检查、诊断思维方法和医疗文书书写等，以方便教学和促进教学的规范性。教学内容完全与国家执业助理医师要求接轨、与岗位需要接轨。本教材对"工学结合""校院(企)合作"的教学模式改革进行了初步探索，编写中对每个项目均设计了与职业岗位工作过程完全一致的"学习性工作任务"，为了增强学生的动手能力，本教材设计了以校内、校外实训基地为主要课堂的实践教学项目，通过场景教学、计算机虚拟教学等手段，在进行病史采集、体格检查、基本技能操作等项目的校内教学时，最大限度地模拟实际工作环境；床边教学、医院见习更直接在工作环境——临床一线进行。因此建议由具有资深行业背景的本课程专、兼职教师进行教学，以实现教学做一体化。

"诊断学"是三年制临床医学专业的专业核心课程之一。为了提高教学效果，并充分调动学生的学习积极性，建议充分利用国家级职业教育临床医学专业教学资源库的优质资源(http://www.icve.com.cn/zqlcyx)，采用线上、线下混合教学，并组织学生参加临床医学专业教学联盟组织的核心课程联考，并以联考大数据分析结果为依据，积极开展课程教学质量诊断与改进，不断提升教学质量，为培养高素质基层卫生技术人才做出贡献。

本教材在立意、内容选取、编写体例等方面，均得到了文历阳教授的热情指导，在此表示衷心感谢。由于时间仓促，编者水平所限，本教材中错误在所难免，请广大读者提出宝贵意见，以便再版时进一步修正。

编者

# 目　录

MULU

# 第二篇　体格检查

## 第三篇　临床基本操作技术

## 第四篇　医学影像检查

## 第六篇 其他器械检查



## 第七篇 实验室检查

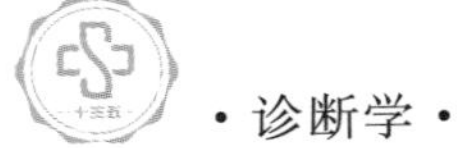





## 第九篇　医疗文书书写

# 绪　论

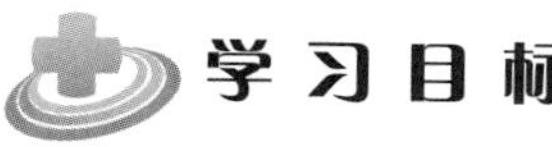

1. 熟悉本课程所对应的岗位工作任务。
2. 通过参观医院接诊患者等过程，了解本课程与职业要求的关系。
3. 树立以患者为中心的服务理念。

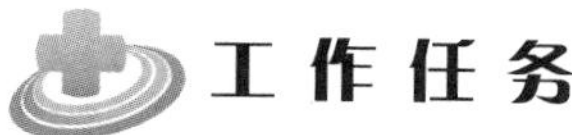

针对临床执业助理医师岗位工作过程，完成一份本课程与职业要求的关系的调查报告。

## 一、课程性质

**1. 岗位工作任务与本课程的对应关系**　对三年制临床医学岗位所需要的职业能力的调查与分析，明确了毕业生岗位是在农村或社区基层医疗机构担任执业助理医师（临床类）。其主要工作任务包括：疾病诊断、疾病预防、疾病治疗、康复保健、计划生育、健康教育等。本课程对应于毕业生岗位工作任务中的核心任务之一——疾病诊断。本课程内容在国家职业资格考试实践技能考核大纲所列条目中占50%以上的比例。

**2. 本课程对应于“疾病诊断”工作过程的学习性工作任务**　见表 0-1。

**表 0-1　对应于“疾病诊断”工作过程的学习性工作任务**

| 本课程对应的工作任务（执业助理医师疾病诊断工作流程） | | 学习性工作任务 |
|---|---|---|
| 接诊患者 | | 针对临床执业助理医师岗位工作过程，完成一份本课程与职业要求的关系的调查报告 |
| 病史采集（问诊） | | 完成 1 例临床情景的病史询问（随机抽取含有常见症状的临床情景），并按照格式书写病史记录 |
| 体格检查 | | 完成正常人和患者各 1 例的全身体格检查并记录检查结果 |
| 辅助检查 | 心电图诊断 | 完成 1 份临床心电图的判读（随机抽取 10 种常见心电图中的 1 种），并分析其结果的临床意义。 |
| | 实验室检查结果判读 | 完成 2 项实验室结果判读（随机抽取 18 项临床常用内容中的 2 项），并分析其临床意义 |
| | 基本操作技能 | 完成 1 项基本技能操作（随机抽取临床常用的 5 项操作内容中的 1 项），并书写操作记录 |

Note

续表

| 本课程对应的工作任务<br>（执业助理医师疾病诊断工作流程） | 学习性工作任务 |
|---|---|
| 资料整理、分析、综合，形成诊断 | 完成1例病例分析，写出诊断与诊断依据 |
| 病历书写 | 完成2份完整病历（内、外科病例各1例） |

**3. 本课程与前、后续课程的关系** 本课程前导课程有人体解剖、生理、药理、病理诊断等；后续课程有预防医学、内科、外科、妇产科、儿科、全科医学等。本课程是连接基础医学课程与临床医学课程的不可或缺的桥梁课程。

**4. 学习本课程的总体能力要求** 学习临床诊断基本技能课程后，要求在职业能力、方法能力、社会能力三个方面达标，具体能力要求如下。

(1) 能独立进行系统问诊，并能理解各个症状的临床意义及其内在联系。

(2) 能独立进行系统的体格检查，结果符合实际。

(3) 能根据患者病情合理选择临床常用实验室检查，并能对结果进行正确分析，理解其临床意义。

(4) 掌握心电图检查的指征，能正确进行心电图描记；能判读常见异常心电图，并分析其结果的临床意义。

(5) 能写出规范的住院病历。

(6) 能根据病史、体格检查、必要的实验室检查和器械检查资料，建立正确的临床思维，对常见病做出初步诊断。

(7) 具有与患者及其家属进行有效沟通的能力，具有与其他医疗卫生保健人员沟通的能力。

(8) 珍视生命，关爱患者，能将维护人民的健康利益作为自己的职业责任。

(9) 具有科学、创新和分析批判的精神。

## 二、课程作用

本课程是三年制临床医学专业的核心课程之一。通过本课程的学习，学生不仅可以掌握临床诊断的基础理论、基本知识和基本技能，还将了解本课程的新进展。学好临床诊断基本技能将为后续医学临床课程（内科、外科、妇科、儿科等）的学习打下扎实的基础。通过系统的教与学，学生能运用医学基本原理，利用病史采集、系统的体格检查，并结合实验室及其他器械检查，采用正确的临床思维方法，去伪存真、由表及里，揭示疾病本质，建立正确的诊断。通过本课程的学习，三年制临床医学专业毕业生能在社区或农村基层医疗机构完成常见"疾病诊断"的工作任务。

## 三、课程设计理念

**1. 以工作过程为依据进行课程开发** 通过充分调研和论证，了解基层对执业助理医师职业能力的需求，针对基层实际工作任务需要，在原《诊断学》的基础上精选和序化教学内容，以医师诊断疾病工作流程为主线开发本课程，确定课程的项目。打破课堂讲授与实践脱节的实施方法，搭建与工作实境一致的教学平台。

**2. 以职业能力需求为导向构建项目驱动、任务引领型教学体系** 组织行业专家研讨，依据临床实际工作确认每个项目工作任务，并对工作任务的职业能力进行细化分析。建立完全针对临床类执业助理医师岗位的"学习性工作任务"。本课程在原《诊断学》的基础上精选教学内容，并利用项目导向、任务引领的教学设计，将教学内容优化，根据临床执业助理医师"疾病诊断"的工作程序，组成并序化以下具体项目：病史采集、体格检查、临床基本操作技术、心电图检查、实验室检查、诊断思维方法和医疗文书书写等。教学内容完全与行业资格准入标准的要求接轨、与岗位需要接轨，在此基础上，以校-院合作形式制订课程教学大纲、理论和实践技能考核标准，编写工学结合的校本教材，从而建立项目驱动、任务引领的课程教学体系。

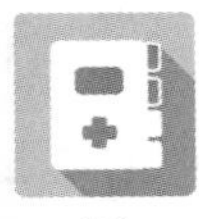
Note

**3. 建立“校-院合作”“工学交替”的教学模式** 为了实现本课程校-院合作、工学结合、教学做一体化，本教材设计了校内实训与校外实训（真实工作岗位）交替，以贴近临床、贴近岗位。校内实训采用同场景教学、模拟教学、案例分析、角色扮演等，校外实训包括医院床边教学、医院见习、社区见习等多种实践教学方法。在实训教学过程中注重培养学生的职业素质、岗位协作能力、人际沟通能力等，增强医学生临床能力和综合素质，从而实现本课程教学模式的职业化和开放性。

**4. 校内、外实践教学环境与实际临床工作环境一致** 在现代职业教育理念指导下，对传统临床诊断技能培养教学模式进行改革，建议以“校-院合作”方式共同建设本课程实践教学基地，使校内外实践教学地点和环境与实际临床工作环境统一。一方面，学校与行业（医院）共建的高度仿真的临床技能实训基地，采用包括医护同场景教学、病例（案例）教学、学生角色扮演等多种实践教学方法，实现校内实训教学做一体化。另一方面，通过直接在医院床边教学、医院见习、病例分析等，校外实训实现教学做一体化。在实践教学过程中注重培养学生的职业素质、岗位协作能力、人际沟通能力等，提高教学质量，增强医学生临床能力和综合素质。

**5. 实行多元化的考核方法** 理论考核与实践技能考核相结合。建议在本课程技能考核中参照执业医师临床实践技能考试形式，开展多站式技能考核。此外，注重教学过程中的评价和职业道德的评价，包括遵纪守时、认真负责、积极主动、踏实肯干、团结协作、严谨求实等方面。

（汤之明）

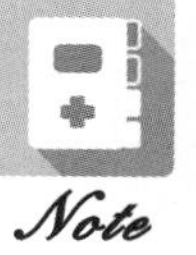

# 第一篇

# 病史采集

BINGSHICAIJI

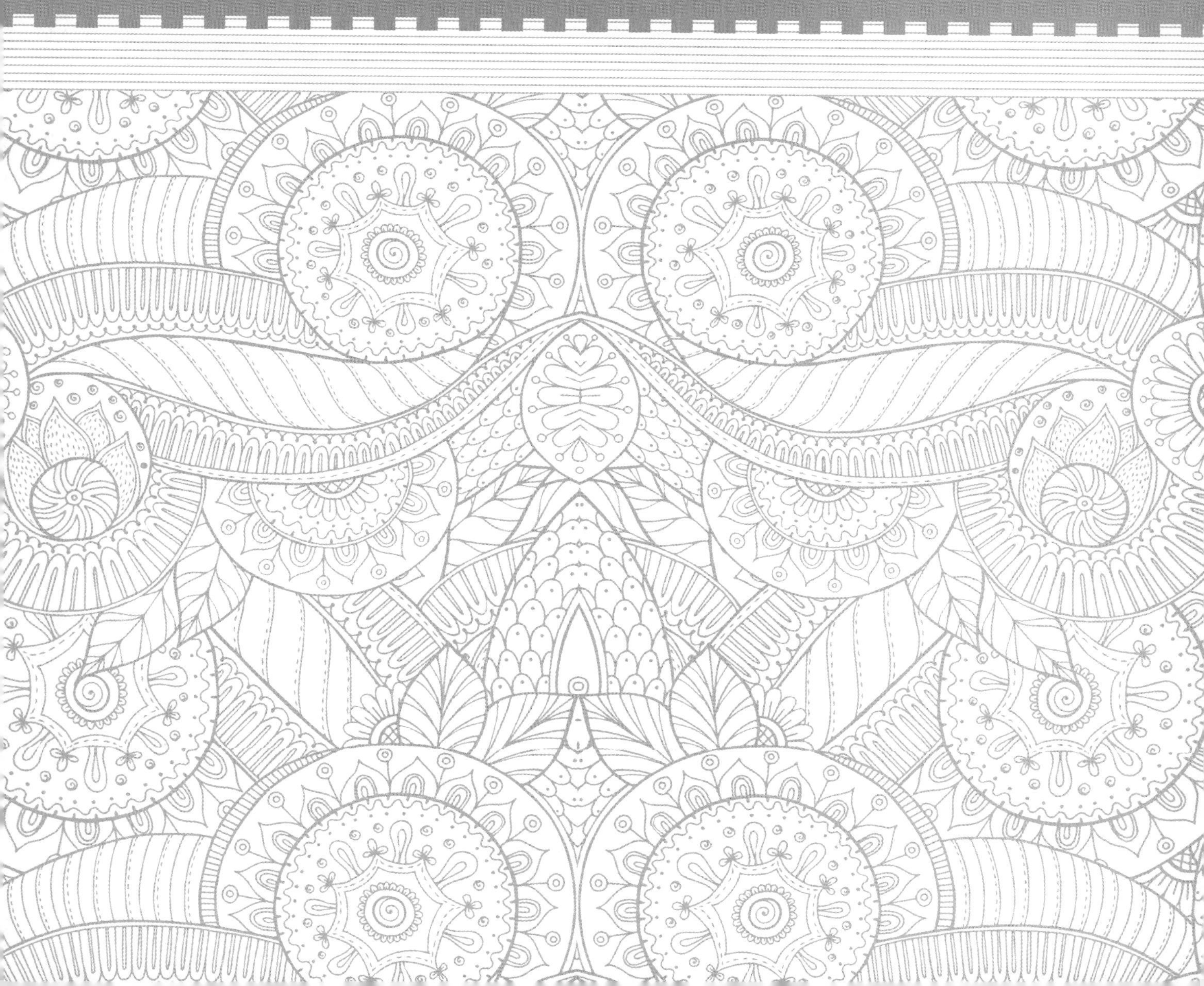

# 第一章　病史采集的方法和注意事项

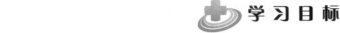

1. 掌握病史采集的内容；掌握临床常见症状问诊要点。
2. 熟悉病史采集的方法、技巧及注意事项；熟悉特殊情况的病史采集。
3. 了解病史采集的重要性。
4. 能与患者及家属进行有效沟通，按照标准住院病历要求完成一位住院患者的病史采集。
5. 能围绕一简要病史，写出现病史及相关病史的询问内容，对典型的临床情景归纳出主诉。

## 第一节　病史采集的重要性与职业素养

### 一、病史采集的重要性

病史采集是医师通过对患者或相关人员的系统询问获取病史资料，经过综合分析而做出临床判断的一种诊法。问诊是病史采集的主要手段。病史的完整性和准确性对疾病的诊断和处理有很大的影响，因此病史采集是每个临床医师必须掌握的基本技能。解决患者诊断问题的大多数线索和依据即来源于病史采集所获取的资料。

通过问诊所获取的资料了解疾病的发生、发展，患者的诊治经过、既往健康状况和曾患疾病的情况，对诊断具有极其重要的意义，也为后续对患者进行诊断和安排各种检查提供了最重要的基本资料。一个具有扎实医学知识和丰富临床经验的医师，通常通过病史采集就可对某些患者做出准确的诊断。特别是在某些疾病早期，机体仅处于功能或病理生理改变的阶段，还缺乏器质性或组织、器官形态学方面的改变，而患者却能够陈述某些特殊的感受，如头晕、乏力、疼痛、失眠或焦虑等症状。在此阶段，各种检查可均无阳性发现，病史采集所得的资料却能更早地作为诊断的依据。实际上，在临床工作中，有些疾病的诊断仅通过病史采集即可基本确定，如支气管炎、心绞痛、癫痫、疟疾、胆道蛔虫症等。忽视病史采集，可造成临床工作中的漏诊或误诊。对于病情复杂而又缺乏典型症状和体征的病例，深入、细致地问诊就更为重要。

采集病史是医师诊治患者的第一步，它是医患沟通、建立良好医患关系最重要的时机，正确的方法和良好的问诊技巧可使医患关系和谐，对诊治疾病也十分重要。在病史采集的同时，还可以教育患者，有时交流本身也具有治疗作用。医学生从接触患者开始，必须认真学习领会与患者交流的内容和技巧。随着生物-心理-社会医学模式的开启，要求医师不仅具有医学的专业知识，还要有较高的人文科学和社会科学方面的素养，能够从生物、心理和社会等多种角度去了解和处理患者。

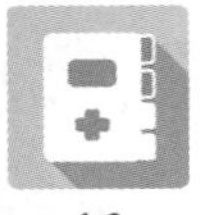

根据病史采集时的临床情景和目的不同，可分为全面系统的病史采集和重点病史采集。前者是对

住院患者的全面、系统的病史采集。重点病史采集则主要应用于急诊和门诊患者。

## 二、病史采集的职业素养

病史采集的目的是为了全面地了解疾病的发生、发展，患者的病因、诊治经过及既往健康状况。因此，医师必须取得患者的信任，要具有良好的职业素养。

**1. 仪表和礼节** 询问者在接触患者时要做到衣冠整洁，文明礼貌，使患者感到亲切温暖，值得信赖。粗鲁傲慢，不仅会使患者丧失对询问者的信任感，还会使患者产生担忧或恐惧。

**2. 自我介绍** 病史采集开始时，询问者要做自我介绍，说明自己的身份和病史采集的目的。询问患者姓名一般应称××先生、××同志，不宜直呼其名或床号。做简短随和的交谈，使患者情绪放松。

**3. 举止和态度** 在病史采集的过程中，病史采集者要举止端庄，态度和蔼，如视线、姿势、面部表情、语言等都要注意给患者留下友善的印象，以消除与患者之间的障碍，增进关系和谐，使患者感到轻松自如，易于交流。

**4. 赞扬和鼓励** 在病史采集过程中，询问者要注意妥善运用一些语言行为，间断地给予肯定和鼓励，自然地调节患者的心理和情绪，使患者受到启发鼓舞，积极提供信息，促进患者的合作，这对增进与患者的关系大有益处。

**5. 关心与帮助** 在病史采集过程中应关切患者的疾苦及其相关问题，积极为患者排忧解难。

# 第二节　病史采集的内容

## 一、一般项目

一般项目包括患者姓名、性别、年龄、婚否、民族、职业、籍贯(出生地)、现住址(工作单位)、入院日期(急、重症应注明时刻)、记录日期、病史陈述者、可靠程度。若病史陈述者并非本人，则应注意其与本人的关系。

上述内容不能遗漏，顺序不应颠倒，书写不能含糊有误。年龄应是实足年龄，不应以“儿”或“成”代替。现住址应详细填写，这对掌握病情、及时处理或随访，具有重要意义。

## 二、主诉

主诉是患者感受最主要的痛苦或最明显的症状和(或)体征及其持续时间，也就是本次就诊最主要的原因。主诉要体现症状、部位、时间三要素。病史采集开始时，可问：“你怎么不舒服?”“哪儿不舒服?”“发病多长时间?”记录主诉应简明扼要，如“咽痛，高热 2 天”“发热、咳嗽 5 天，加重伴右胸痛 3 天”，不应以方言土语来直接描述，如“肚子痛、拉肚子 2 天”等。记录主诉应尽可能用患者自己描述的症状，如“多饮、多食、多尿消瘦 1 年”或“心悸、气短 2 年”等，而不是医师对患者的诊断用语，如“患糖尿病 1 年”。然而，病程较长、病情比较复杂的病例，由于症状、体征较多，或由于患者诉说太多，不宜简单地将患者所述的主要不适作为主诉，而应该结合整个病史，综合分析以归纳出更能反映其患病特征的主诉。对当前无症状，诊断资料和入院目的又十分明确的患者，也可以用以下方式记录主诉，如“患白血病 5 年，经检验复发 10 天”“3 天前超声检查发现胆囊结石”。如果主诉包括前后不同时间出现的几个症状，则应按其发生的先后排列，如“反复咳嗽 20 年，心悸气促 3 年，下肢水肿半个月”。

通过主诉的描述，一般可初步估计患者所患的是哪一系统疾病及其缓急，从而为进一步明确诊断，制订诊疗计划指明方向。如：

主诉 1　“反复咳嗽、咳痰 20 余年，心慌憋气 20 天”。首先考虑呼吸系统疾病。

主诉 2　“活动后心慌、气短 5 年，下肢水肿 10 天”。应考虑循环系统疾病。

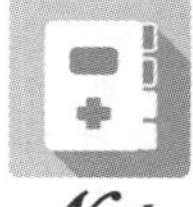

主诉 3 “上腹部反复疼痛 2 年，伴呕血 3 h”。考虑消化系统疾病。

## 三、现病史

现病史是病史中的主体成分，包括患者患病后的全过程，从最初起病到本次就诊（或住院）时，疾病的发生、发展及其变化的全过程。可按以下内容和程序询问：

### （一）起病情况与患病时间

要问准起病的时间、地点环境、起病缓急、发病的可能原因或诱因。疾病的起病常与某些因素有关，如脑血栓形成常发生于睡眠时；脑出血、高血压危象常发生于激动或紧张状态时。患病时间是指从起病到就诊或入院的时间。时间长短可按数年、数月、数日计算，发病急骤者可以小时、分钟为计时单位。

### （二）主要症状特点

**1．部位** 如腹痛，要问清腹部的哪个部位（右上腹部、左上腹部、脐周围、右下腹部、全腹部等）疼痛最明显。

**2．性质** 如疼痛有钝痛、锐痛、灼痛、胀痛、绞痛、隐痛等。

**3．程度** 指患者的主观感觉。如疼痛是轻度或是剧烈，能否忍受；发热是高热或是低热等。

**4．持续时间** 不同疾病的主要症状和持续时间各异，如冠状动脉粥样硬化性心脏病（冠心病）中心绞痛发作一般持续 3～5 min，而急性心肌梗死引起的胸痛可持续数小时或数日；消化性溃疡引起的上腹痛，可持续数日或数周。

**5．缓解或加剧因素** 如冠状动脉粥样硬化性心脏病中心绞痛发作时，患者立即停止活动，舌下含服硝酸甘油片可很快缓解，而在情绪激动或劳累、饱餐等情况易诱发心绞痛发作。

### （三）病因与诱因

尽可能地了解与本次发病有关的病因（如外伤、中毒、感染等）和诱因（如气候变化、环境改变、情绪、起居饮食失调等）。问明以上因素有助于明确诊断与拟订治疗措施。患者容易提出直接或近期的病因，但病期长或病因比较复杂时，患者往往难于言明，并可能提出一些似是而非或自以为是的因素，这时医师应进行科学的归纳，不可不加分析地记入病历。

### （四）病情的发展与演变

包括患病过程中主要症状的变化或新症状的出现，都可视为病情的发展与演变。要询问患者患病过程中主要症状的变化，如主要症状是进行性还是间歇性，是反复发作还是持续存在，是逐渐好转还是加重或恶化；症状的规律性有无变化，其变化的时间及原因等。

### （五）伴随症状

在主要症状的基础上又同时出现一系列的其他症状，这些伴随症状常常是鉴别疾病的依据，或提示出现了并发症。如腹泻，可能为多种病因的共同症状，单凭于此则不易做出诊断。如腹泻伴呕吐，则可能为饮食不洁或误食毒物引起的急性胃肠炎；如腹泻伴里急后重，结合季节可考虑痢疾。因此，与鉴别诊断有关的阴性症状亦应询问。一份好的病史不应放过任何一个主要症状之外的细小伴随征象，因为它们在明确诊断方面起到不可忽视的作用。

### （六）诊治经过

简明扼要地询问患者发病后有无就医，此次就诊前曾在何时何地做过哪些检查，诊断什么病，做过何种治疗，用药名称、剂量、用法、效果如何，有无不良反应等。为本次诊治疾病提供参考，但不可用既往的诊断代替现在的诊断。

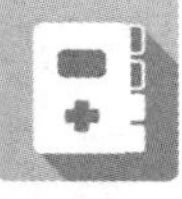

### （七）一般情况

简要了解患者起病后的精神状态、饮食、睡眠、体重、体力、大小便等情况。这些内容对全面估计预后及制订辅助治疗措施是十分有用的。

Note

## 四、既往史

既往史包括患者既往的健康状况和过去曾经患过的疾病情况。在记述既往史时应注意不要和现病史发生混淆，如目前所患肺炎则不应把数年前也患过肺炎的情况写入现病史。而对消化性溃疡患者，则可把历年发作情况记述在现病史中。既往史包括如下内容：①过去健康状况及患过的疾病，重点了解与现在疾病有密切关系的疾病，例如，对风湿性心瓣膜病患者应询问过去是否反复发生咽痛、游走性关节痛等。诊断明确者直写病名，但应加双引号，诊断不肯定者则简述其症状。②有无急、慢性传染病史及传染病接触史，有者应注明具体患病日期、诊断及治疗情况。③外伤及手术史。④预防接种史，其种类及最近一次接种日期。⑤有无中毒及药物过敏史。

## 五、系统回顾

系统回顾由一系列直接提问组成，用以作为最后收集梳理病史资料，避免问诊过程中患者或医师忽略或遗漏某些内容。它可以帮助医师在短时间内扼要地了解患者除现在所患疾病以外的其他各系统是否发生目前尚存在或已痊愈的疾病，以及这些疾病与本次疾病之间是否存在着因果关系。系统回顾涉及的临床疾病很多，医学生在学习采集病史之前，必须对各系统可能出现的症状和体征的病理生理意义有比较清晰的理解。实际上，系统回顾是属于既往史的内容。

系统回顾病史采集的主要内容如下。

**1. 头颅五官** 有无视力障碍、耳聋、耳鸣、眩晕、鼻出血、牙痛、牙龈出血、咽喉痛、声音嘶哑。

**2. 呼吸系统** 有无咳嗽、咳痰、咯血、胸痛、呼吸困难。咳嗽、胸痛及呼吸困难的性质、程度、频率、与气候变化及体位改变的关系。咳痰、咯血的颜色、量等。

**3. 循环系统** 有无心悸、气促、发绀、心前区疼痛、端坐呼吸、血压增高、晕厥、下肢水肿。上述症状出现的时间与诱因、性质、程度、持续时间和缓解的方法等。

**4. 消化系统** 有无腹痛、腹泻、食欲改变、嗳气、反酸、腹胀、口腔疾病，以及其出现的缓急、程度、持续的时间及进展的情况。上述症状与食物种类、性质的关系及有无精神因素的影响。呕吐的诱因、次数；呕吐物的内容、量、颜色及气味。呕血的量及颜色。腹痛的部位、程度，性质和持续时间，有无规律性，是否向其他部位放射，与饮食、气候及精神因素的关系。排便次数，粪便颜色、性状、量和气味。排便时有无腹痛和里急后重，有无发热与皮肤巩膜黄染。体力、体重的改变。

**5. 泌尿系统** 有无尿痛、尿急、尿频和排尿困难；尿量和夜尿量多少，尿的颜色（洗肉水样或酱油色）、清浊度，有无尿潴留及尿失禁等。有无腹痛，疼痛的部位，有无放射痛。有无咽炎、高血压、水肿、出血等。

**6. 血液系统** 皮肤黏膜有无苍白黄染、出血点、淤斑、血肿，有无淋巴结、肝脾肿大等。有无乏力、头晕、眼花、耳鸣、烦躁、记忆力减退、心悸、舌痛、吞咽困难、恶心。营养、消化和吸收情况。

**7. 内分泌及代谢系统** 有无怕热、多汗、乏力、畏寒、头痛、视力障碍、心悸、食欲异常、烦渴、多尿、水肿等；有无肌肉震颤及痉挛。性格、智力、体格，性器官的发育，骨骼、甲状腺、体重、皮肤、毛发的改变。有无产后大出血。

**8. 神经精神系统** 有无头痛、失眠、嗜睡、记忆力减退、意识障碍、晕厥、痉挛、瘫痪、视力障碍、感觉及运动异常，有无性格改变、感觉与定向障碍。如疑有精神状态改变，还应了解情绪状态、思维过程、智能、能力、自知力等。

**9. 肌肉骨骼系统** 有无肢体肌肉麻木、疼痛、痉挛萎缩、瘫痪等。有无关节肿痛、运动障碍、外伤、骨折、关节脱位、先天畸形等。

## 六、个人史

**1. 社会经历** 包括出生地、居住地区和居留时间（尤其是疫源地和地方病流行区），受教育程度，经济生活和业余爱好等。

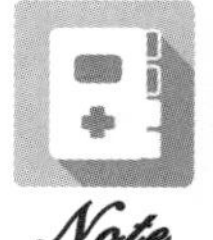

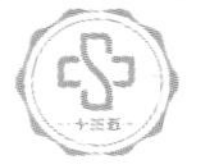


**2. 职业及工作条件** 包括工种、劳动环境、对工业毒物的接触情况及时间。

**3. 习惯与嗜好** 起居与卫生习惯，饮食的规律与质量，烟酒嗜好与摄入量，以及其他异嗜物和麻醉毒品等。

**4. 有无不洁性交史** 有否患过淋菌性尿道炎、尖锐湿疣、下疳等。

## 七、婚姻史

记述未婚或已婚、结婚年龄、配偶健康状况、性生活情况、夫妻关系等。

## 八、月经史和生育史

女性患者应了解月经情况，包括初潮年龄、月经周期和经期天数、经血量和颜色，经期症状，有无痛经与白带，末次月经日期(LMP)，闭经日期，绝经年龄。记录格式如下：

初潮年龄$\frac{\text{每次行经日数}}{\text{行经期相隔日数}}$末数月经时间(或闭经年龄)

如 14 $\frac{3\sim4}{28\sim30}$1994 年 6 月 12 日(或 50 岁)

女性患者应了解妊娠与生育次数，人工流产或自然流产次数，有无早产、死胎、手术产、胎儿先天畸形或胎儿先天性疾病、妊娠高血压综合征、产褥热及产后大出血与计划生育情况。对男性患者也应询问有无患过影响生育的疾病。

## 九、家族史

家族史应询问是否有与患者同样的疾病，有无与遗传有关的疾病。包括以下内容：①父母、兄弟、姐妹及子女健康状况。如已死亡，要问明死亡原因和年龄。②家族中有无传染病(如梅毒、结核病、肝炎等)，先天性疾病、遗传性疾病(如血友病、白化病等)或与遗传有关的疾病(如糖尿病、精神病、高血压、冠状动脉粥样硬化性心脏病等)。③必要时应了解患者非直系亲属的健康状况，如血友病患者应追问其外祖父、舅父及姨表兄弟等有无类似患者，可绘出家系图显示情况。

# 第三节 重点病史采集

重点病史采集是指针对就诊的最主要或“单个”问题(现病史)来问诊，并收集除现病史外的其他病史部分中与该问题密切相关的资料。需要做这种重点病史采集的临床情况主要是急诊和门诊。重点病史采集不同于全面的病史采集过程，基于患者表现的问题及其紧急程度，医师应选择那些对解决该问题所必需的内容进行问诊，所以病史采集是以一种较为简洁的形式和调整过的顺序进行的。但问诊仍必须获得主要症状的以下资料：患病以来的时间演变和发生发展情况，即发生、发展、性质、强度、频度、加重和缓解因素及相关症状等。通常患者的主要症状或主诉提示了需要做重点问诊的内容。因此，随着问诊的进行，医师逐渐形成诊断假设，判断该患者可能是哪些器官系统患病，从而考虑下一步在既往史、个人史、家族史和系统回顾中选择相关内容进行问诊，而医师可以有选择性地省掉那些对解决本次就诊问题无关的病史内容。

一旦明确现病史的主要问题，指向了某(或某些)器官系统，医师经过临床诊断思维的加工就会形成诊断假设，就应重点对该系统的内容进行全面问诊，通过直接提问(常常用这种提问方式)收集相关的疑有异常的更多资料，对阳性的回答就应如上一章所述的方法去问诊，而阴性症状也应记录下来。阴性症状是指缺少能提示该器官系统受累的症状或其他病史资料。例如，一个主要症状是气短的病史，心血管系统和呼吸系统疾病是其主要的原因，因此，与这些系统和器官相关的其他症状就应包括在问诊之中，如询问有无劳力性呼吸困难、端坐呼吸、夜间阵发性呼吸困难、胸痛、心悸、踝部水肿或有无咳嗽、喘息、

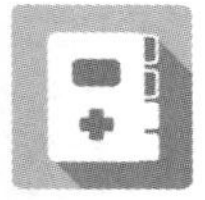
Note

咯血、咳痰和发热。还应询问有无哮喘或其他肺部疾病的历史，阳性回答应分类并按恰当的发生时间顺序记录，阴性的回答也应加以分类并记录。这对明确该诊断或做进一步的鉴别诊断很有意义。

采集既往史资料是为了能进一步解释目前的问题或进一步证实诊断假设，如针对目前的受累器官、系统应询问是否患过疾病或是否做过手术，过去是否有该病的症状或类似的症状。如果是，应该询问：当时的病情怎么样？诊断是什么（不是用来作为现在的诊断，而仅作为一种资料）？结果怎么样？不必常规询问全面、系统的既往史的问诊全部内容。但一般说来，药物（包括处方和非处方药）和过敏史对每个患者都应询问。对育龄期妇女，应询问有无妊娠的可能性。

是否询问家族史或询问家族史中的哪些内容，决定于医师的诊断假设。个人史的情况也相同，如一个气短的患者，应询问有无吸烟史或接触毒物的历史，不管阴性、阳性回答都能提供有用的资料。

建立诊断假设并不是要在问诊中先入为主，而是从实际过程来看，可以说问诊本身就是收集客观资料与医师的主观分析不断相互作用的过程。建立假设、检验假设和修正假设都需要询问者高度的脑力活动，绝不仅仅是问话和收集资料的简单行为。

较好地完成重点的病史采集以后，医师有条件选择重点的体格检查内容和项目，体格检查结果将支持、修正或否定病史中建立的诊断假设。

## 第四节　病史采集的方法与技巧

### 一、病史采集的基本方法与技巧

病史采集的方法及技巧与获得信息的数量及质量息息相关，因而直接影响病史采集的效果。

#### （一）病史采集的对象

尽量直接询问患者。对危重患者或意识障碍的患者可由发病时在场者或了解病情者代诉。对小儿患者则主要询问其父母或者其他监护人。

#### （二）组织安排

组织安排指整个病史采集的结构与组织，包括引言、病史采集的主体（主诉、现病史、既往史、系统回顾、个人史、家族史）和结束语。询问者应按项目的序列系统地问病史，对交谈的目的、进程、预期结果应心中有数。

#### （三）时间顺序

时间顺序指主诉和现病史中症状或体征出现的先后次序。询问者应问清症状开始的确切时间。根据时间顺序追溯症状的演进，可避免遗漏重要的资料。建议询问者可用以下方式提问，例如："以后怎么样？然后又……"这样在核实所得资料的同时，可以了解事件发展的先后顺序。如有几个症状同时出现，有必要确定其先后顺序。

#### （四）过渡语言

过渡语言指病史采集时用于两个项目之间的转换的语言，用于向患者说明即将讨论的新项目及其理由。例如："我们一直在谈论你今天来看病的目的，现在我想问你过去的病情，以便了解它与你目前的疾病有何关系，从儿童时期回忆起追溯到现在（停顿）""你小时候健康情况如何？"用了这种过渡性语言，患者就不会困惑你为什么要改变话题，以及为什么要询问这些情况。良好的过渡语言的例子还有：①过渡到家族史："现在我想和你谈谈你的家族史。你也知道，有些疾病在有血缘关系的亲属中有遗传倾向，为了获得一个尽可能完整的家谱，预测和治疗未来的疾病，我们需要了解这些情况。让我们先从你的父母开始吧，他们都健在吗？"②过渡到系统回顾："我已经问了你许多问题，你非常合作，现在我想问问你全身各个系统的情况，以免遗漏，这对我了解你的整个健康状况非常重要。"

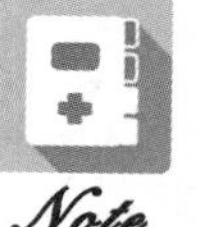
Note

### （五）病史采集进度

为了使病史采集进展顺利，询问者应注意聆听，不要轻易打断患者讲话，让他有足够的时间回答问题，有时允许有必要的停顿（如在回顾思索时）。有意的沉默也许令人不安，但也可鼓励患者提供其他的有关信息，或者可使患者道出敏感的问题。沉默犹如一把利剑，其利弊全仗如何使用，如果你觉得因此而获得更多的信息，那么这种停顿正好是一种有效的病史采集技巧。

为了节约时间，可以提出现成的问题，如“你能告诉我通常你是怎样度过一天的吗?”好的询问者不会急促地提出一连串的问题，使患者几乎没有时间去考虑答案。如果患者不停地谈论许多与病史无关的问题，则可客气地把患者引导到病史线索上来，如“你的那些问题，我理解，现在请谈谈你当时胸痛的情况吧?”

### （六）不同类型提问

一般性提问（或称开放式提问），常用于问诊开始，可获得某一方面的大量资料，让患者像讲故事一样叙述他的病情。这种提问应该在现病史、既往史、个人史等每一部分开始时使用，例如：“你今天来，有哪里不舒服?”待获得一些信息后，再着重追问一些重点问题。

直接提问，用于收集一些特定的有关细节，如“扁桃体切除时你多少岁?”“您何时开始腹痛的呢?”获得的信息更有针对性。另一种直接选择提问，要求患者回答“是”或“不是”，或者对提供的选择做出回答，如“你曾有过严重的腹痛吗?”为了系统有效地获得准确的资料，询问者应遵循从一般提问到直接提问的原则。

### （七）避免重复提问

有时为了核实资料，需要就同样的问题多问几次，重申要点。但无计划地重复提问可能会挫伤和谐的医患关系，失去患者的信任。结合其他病史采集的技能，如归纳总结，将有助于减少重复提问。

### （八）小结和记录

为防止遗漏和遗忘病史，在询问病史时，询问者对患者每一项陈述应做全面而重点的记录小结。病史采集大致结束时，尽可能有重点地重述一下病史让患者听，看患者有无补充或纠正之处，以提供机会核实患者所述的病情或澄清所获信息。

### （九）语言要通俗易懂

使患者能够理解询问者的问话，避免使用医学术语发问。如对心脏病患者采集病史时，可问：“你在夜间睡眠时，有无突然憋醒的情况?”而不能问：“你有阵发性夜间呼吸困难吗?”不应使用具有特定含义的医学术语，如“里急后重”“鼻衄”“隐血”等。

### （十）引证核实

为了收集到尽可能准确的病史，询问者应引证核实患者提供的信息。如果提供了特定的诊断和用药，就应问明该诊断是如何做出的及用药剂量等。

### （十一）要抓住重点，分清主次

患者在陈述病史时，可能主次不分，杂乱无章。因此在病史采集过程中，一定要抓住重点，分清主次，对主诉和与本病有关的内容要深入了解，对患者的陈述要分析和鉴别。

### （十二）要实事求是，忌主观臆断

有的患者对记忆不清的病史，回答问题顺口称“是”；有的患者对自己的病情感到恐惧，有可能隐瞒真相或夸大病情、不说实话或自己编造病情，甚至弄虚作假。对此，询问者要以实事求是的科学态度正确分析判断，发现不可靠的或含糊不清之处，要反复询问，从不同角度询问，以求获得可靠病史，切忌主观臆断，轻易下“结论”，随便告诉患者患的什么病，但也不能轻易对患者持怀疑态度。

### （十三）避免暗示性套问

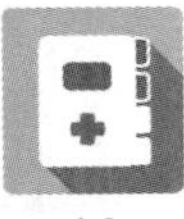

Note

在询问时，可有目的、有计划地提出一些问题，以引导患者提供正确而有助于诊断的资料。但必须防止暗示性套问或有意识地诱导患者提供符合询问者主观印象所要求的材料。如对腹痛的患者不应直问:“你腹痛时疼痛向右肩放射吗?”而应变换一种方式提问:“腹痛时,疼痛对别的部位有影响吗?”这样获取的病史就比较客观、真实。

（十四）鼓励患者提问

病史采集时,让患者有机会提问是非常重要的,因为患者常有些疑问需要再解释,同时,也会想起一些在询问者特殊提问前不曾想到的新问题。

询问者应明确地给患者机会,鼓励他提问或讨论问题。例如:询问者应对患者说明,如有疑问或者还能提供与现在正在讨论的问题有关的更多信息,就请大胆地谈,通常是在每个主要项目交谈结束时进行,病史采集末了再重复。

（十五）承认经验不足

询问者应明白自己的知识水平与能够为患者提供情况的需要是否相称,当自己不能提供足够的信息及适当医嘱时,应承认自己经验不足,一旦患者问及自己不懂的问题时,应承认并立即设法为患者寻找答案。

（十六）其他值得注意的问题

**1. 隐私** 对患者的“隐私”,要保密,有关泌尿生殖系统病史,病史采集时声音要低,语言要婉转。

**2. 危重患者** 在做扼要的询问和重点检查后,应立即进行抢救,待病情好转后再详细地询问病史及安排其他检查,以免延误治疗。

**3. 其他医疗单位转来的病情介绍或病历摘要** 应当给予足够的重视,但只能作为参考材料,还须亲自询问病史、检查,以作为诊断的依据。

**4. 病史采集时间要掌握适当** 一般不超过 40 min,但除了危重患者外,亦不应过于简短,不能少于 10 min。

**5. 结束语** 病史采集结束时,谢谢患者的合作,告知医患合作的重要性,对患者提出要求和希望。明确地讲明下一步的诊疗计划,包括询问者和患者今后要做的工作,以及预约下一次就诊时间等。

## 二、特殊情况的病史采集技巧

（一）缄默与忧伤

有时患者缄默不语,甚至不主动叙述其病史,可能是由疾病使患者对治疗丧失信心或感到绝望所致。对此,医师应注意观察患者的表情、目光和躯体姿势,为可能的诊断提供线索;同时,也要以尊重的态度,耐心地向患者表明医师理解其痛苦并通过言语和恰当的躯体语言给患者以信任感,鼓励其客观地叙述病史。如患者因生病而伤心或哭泣,情绪低落,医师应予安抚、理解并适当等待、减慢问诊速度,使患者情绪平稳后继续叙述病史。

（二）焦虑与抑郁

应鼓励焦虑患者讲出其感受,注意其各种异常的线索,确定问题性质。给予宽慰和保证应注意分寸,如说“不用担心,一切都会好起来的”这一类话时,首先应了解患者的主要问题,确定表述的方式,以免使患者产生抵触情绪,交流更加困难。抑郁是较常见的临床问题之一,且易于忽略,要特别重视。如询问患者通常的情绪如何,对未来、对生活的看法,如疑有抑郁症,应按精神科要求采集病史和做精神检查。

（三）多话与唠叨

一个问题引出一长串答案,患者不停地讲,医师不易插话及提问。应注意:一是提问应限定在主要问题上;二是根据初步判断,在患者叙述不相关的内容时,巧妙地打断;三是让患者稍休息,仔细观察患者有无思维奔逸或混乱的情况,如有,应按精神科要求采集病史和做精神检查;四是分次进行问诊,告诉患者问诊的内容及时间限制等。不论哪种方式均应有礼貌、诚恳表述,切勿表现得不耐心而失去患者的

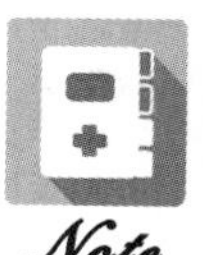

信任。

（四）愤怒与敌意

患病和缺乏安全感的人可能表现出愤怒和不满，而且有时患者也难说他们为什么愤怒和愤怒的具体对象，可能指向医师，尤其是年轻医师。不管哪种情况，医师一定要稳定情绪，勿认为自己受到侮辱而耿耿于怀，应采取坦然、理解、不卑不亢的态度，尽量发现患者发怒的原因并予以说明。提问应该缓慢而清晰，内容主要限于现病史为好，对个人史及家族史或其他可能比较敏感的问题，询问要十分谨慎，或分次进行，以免触怒患者。

（五）多种症状并存

有的患者多种症状并存，似乎医师问及的所有症状都有，尤其是慢性过程又无侧重时，应注意在其描述的大量症状中抓住关键、把握实质。

（六）说谎和对医师不信任

有的患者求医心切，可能夸大某些症状或把病情叙述得很重，有的患者害怕面对可能的疾病而淡化甚至隐瞒某些病史。医师应判断和理解这些情况，给予恰当的解释，避免记录下不可靠、不准确的病史资料。

（七）文化程度低下和语言障碍

患者文化程度低下，特别是理解力及医学知识贫乏可能影响问题的回答。问诊时，语言应通俗易懂，减慢提问的速度，注意必要的重复及核实。患者通常对症状耐受力较强，不易主动陈述；出于对医师的尊重或因环境生疏，患者通常表现得过分顺从，有时对问题盲目地回答“是”，对此应特别注意。

（八）重危和晚期患者

重危患者需要高度浓缩的病史及体格检查，并可将其同时进行。病情重危者反应变慢，甚至迟纯，不应催促患者，应予理解。经初步处理，病情稳定后，可赢得时间，详细询问病史。重症晚期患者可能因治疗无望有拒绝、孤独、违拗、抑郁等情绪，应特别关心，引导其做出反应。对诊断、预后等回答应恰当、力求中肯，避免造成伤害，更不要与其他医师的回答发生矛盾。

（九）残疾患者

残疾患者在接触和提供病史上较其他人更为困难；除了需要更多的同情、关心和耐心之外，需要花更多时间收集病史。对听力损害或聋哑人，相互理解常有困难，可用简单明了的手势或其他体语；谈话清楚、大声，态度和蔼、友善；请患者亲属朋友解释或代述，同时注意患者表情。必要时做书面提问，进行书面交流。对盲人，应给予更多安慰，先向患者自我介绍及介绍现场情况，搀扶患者就座，尽量保证患者舒适，这有利于减轻患者的恐惧，获得患者的信任。告诉患者其他现场人员和室内家具或装置，仔细聆听病史叙述并及时做出语言的应答，更能使患者放心与配合。

（十）老年人

老年人因体力、视力、听力的减退，或反应缓慢或思维障碍，可能对问诊有一定的影响。应注意以下技巧：先用简单清楚、通俗易懂的一般性问题提问；减慢问诊进度，使之有足够时间思索、回忆，必要时做适当的重复；注意患者的反应，判断其是否听懂，有无思维障碍、精神失常，必要时向家属和朋友收集补充病史；耐心、仔细进行系统回顾，以便发现重要线索；仔细询问过去史及用药史，个人史中重点询问个人嗜好、生活习惯改变；注意精神状态、外貌言行、与家庭及子女的关系等。

（十一）儿童

儿童多不能自述病史，须由家长或保育人员代述。所提供的病史材料是否可靠，与他们观察儿童的能力、接触儿童的密切程度有关，对此应予以注意并在病历记录中说明。问病史时应注意态度和蔼，体谅家长因子女患病而引起的焦急心情，认真地对待家长所提供的每个症状，因家长最了解情况，最能早期发现小儿病情的变化。5岁以上的儿童，可让他补充叙述一些有关病情的细节，但应注意其记忆及表达的准确性。有些患儿由于惧怕住院、打针等而不肯实说病情，在与他们交谈时仔细观察并全面分析，

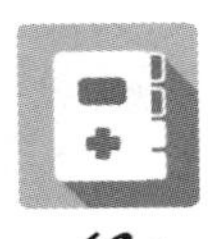

有助于判断其可靠性。

（十二）精神疾病患者

对有自知力的精神疾病患者，问诊对象是患者本人。对缺乏自知力的患者，其病史是从患者的家属或相关人员中获得。由于不是本人的患病经历和感受，且家属对病情的了解程度不同，有时家属会提供大量而又杂乱无章的资料，医师应结合医学知识综合分析，归纳整理后记录。对缺乏自知力患者的交谈、询问与观察属于精神检查的内容，但有时所获得的一些资料可以作为其病史的补充。

（张朝霞）

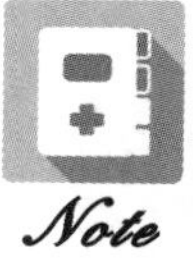

# 第二章　常见症状的问诊

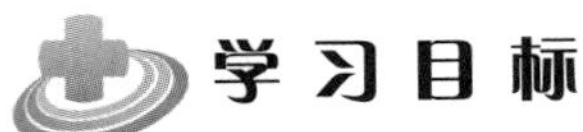

1. 掌握临床常见症状的概念、病因、临床表现及问诊要点。
2. 能对常见症状进行正确问诊，并对这些症状进行鉴别。
3. 关心、爱护患者，在问诊时能与患者有效沟通。

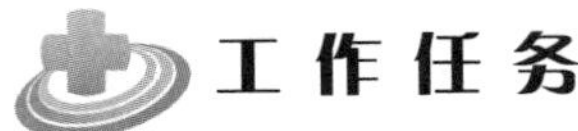

1. 写出一份基于临床工作实际的“症状问诊”的流程。

2. 针对一例典型的临床情景写出该患者的病史记录，包括主诉、现病史、既往史、个人史、婚姻史、家族史等。

症状(symptom)是指患者主观感受到的异常感觉、不适感或某些客观病态改变，如发热、疼痛、水肿、呼吸困难等。体征(sign)是指医师客观检查到患者身体方面的病态表现，如肝脾肿大、啰音、心脏杂音等。广义的症状也包括体征。

症状是临床诊断过程中提供给医务人员的重要线索和依据。一种疾病往往有多种症状，不同疾病也可出现同一症状。这就要求在临床诊断过程中应分析各种症状特点并结合其他临床资料综合分析，以做出正确判断。

## 第一节　发　　热

正常人的体温是由体温调节中枢通过神经、体液调节，使机体的产热和散热过程保持动态平衡，从而使体温维持相对恒定的范围。正常人腋下温度为 36～37 ℃，口腔温度为 36.3～37.2 ℃，直肠温度为 36.5～37.7 ℃。各种原因使机体产热和散热失衡，导致体温升高超过正常范围，称为发热(fever)。

正常情况下，人的体温可因个体差异及体内、体外因素而有所波动。如在高温环境下，体温可稍升高，在 24 h 内下午体温较清晨高，情绪激动、剧烈运动及进食后体温略升高，但波动范围一般不超过 1 ℃。妇女在月经前或妊娠期体温略高于正常。老年人因基础代谢率较低，体温较青壮年稍低。

### 一、病因

#### (一) 感染性因素

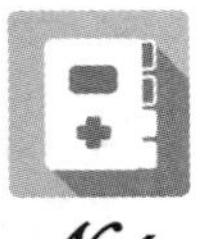

各种病原体如细菌、病毒、支原体、衣原体、立克次体、螺旋体、真菌及寄生虫等引起的全身性或局限性感染，均可引起发热，是发热的主要原因。

### （二）非感染因素

非感染因素是指由非病原体引起的发热，包括：

**1. 无菌性组织损伤和坏死** 如大面积烧伤、严重创伤、手术、内出血、血栓与栓塞性疾病、恶性肿瘤、白血病、溶血反应等，由于组织损伤或坏死，组织分解的蛋白质或坏死物质的吸收，导致无菌性炎症，引起发热。

**2. 抗原-抗体反应** 如风湿热、系统性红斑狼疮、皮肌炎、类风湿关节炎、血清病、药物热等。

**3. 内分泌与代谢疾病** 如甲状腺功能亢进（简称甲亢）时的产热过多，大量失血、严重脱水时散热减少引起的发热。

**4. 体温调节中枢功能障碍** 由中暑、脑出血、脑外伤、脑肿瘤、安眠药中毒等造成中枢神经严重损伤，导致体温调节中枢功能异常而引起的发热，称为中枢性发热。常表现为高热、无汗。

**5. 皮肤散热减少** 如广泛性皮炎、鱼鳞病、慢性心功能不全等。

**6. 自主神经功能紊乱** 为功能性发热。多表现为低热，如小儿夏季低热、感染后低热、原发性低热等。主要是由于自主神经功能紊乱而影响体温的调节。

## 二、发生机制

### （一）致热原性发热

多数发热是由于致热原的作用，通过直接或间接作用于体温调节中枢，体温调定点上移，重新进行体温调节，通过垂体内分泌因素促使产热增多，同时通过交感神经使皮肤血管及竖毛肌收缩而散热减少，产热大于散热，出现体温升高。致热原分为外源性致热原和内源性致热原两大类，外源性致热原包括各种病原微生物及其产物、炎性渗出物、组织坏死物和抗原-抗体复合物等，这些物质多为大分子物质，不能透过血脑屏障直接作用于体温调节中枢，而是通过激活血液中的各类白细胞产生并释放内源性致热原。内源性致热原如白介素1（IL-1）、肿瘤坏死因子（TNF）和干扰素等，相对分子质量小，可透过血脑屏障直接作用于体温调节中枢而引起发热。

### （二）非致热原性发热

临床上的某些情况如中暑、脑出血、脑外伤、广泛性皮炎、先天性汗腺缺乏、癫痫持续状态、甲状腺功能亢进等非致热原性发热，则是因体温调节中枢直接受损、散热减少或产热过多引起的一种被动性的体温升高。

## 三、临床表现

### （一）发热的分度

以口腔温度为标准，可将发热分为：①低热（37.3～38 ℃）；②中等度热（38.1～39 ℃）；③高热（39.1～41 ℃）；④超高热（41 ℃以上）。

### （二）发热的临床过程

发热一般经过以下三个阶段。

**1. 体温上升期** 临床表现为皮肤苍白、疲乏无力、肌肉酸痛、畏寒或寒战、四肢末端发凉等。该期产热大于散热。体温上升有两种方式：①骤升型：体温在短时间内迅速上升至39～40 ℃或以上，多伴有寒战表现，常见于肺炎链球菌肺炎（又称大叶性肺炎）、疟疾、败血症、流行性感冒等。②缓升型：体温逐渐上升，于数日内达高峰，多无寒战表现，常见于肺结核、伤寒、布鲁菌病等。

**2. 高热持续期** 体温上升达到高峰后持续的一段时间。此期主要表现为皮肤潮红、灼热，呼吸加深加快、脉率加快等，重者可出现谵妄、惊厥等中枢神经功能障碍表现。该期机体的产热和散热过程在较高水平上保持相对平衡。高热持续时间长短因病因不同而有差异，如疟疾持续数小时，肺炎链球菌肺炎、流行性感冒可持续数日，而伤寒则可持续1周以上。

**3. 体温下降期** 当病因祛除时，体温调节中枢的调定点下降，机体的散热大于产热，体温下降至正

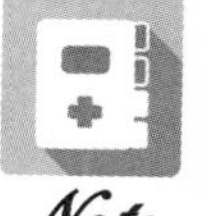

常水平。此期表现为出汗多、皮肤潮湿。体温下降也有两种方式：①骤降型：体温在数小时内迅速下降至正常，常伴有大汗，常见于疟疾、肺炎链球菌肺炎、急性肾盂肾炎和输液反应等。②缓降型：体温在数日内逐渐下降至正常，见于伤寒、风湿热、结核病等。

## 四、常见热型及临床意义

将不同时期测得发热患者的体温值记录在体温单上，把各体温值依次连接起来形成体温曲线，该曲线具有不同的形态，称为热型（fever type）。典型的热型对疾病的诊断有一定价值，临床常见的热型如下。

**1. 稽留热（continued fever）** 体温持续在 39 ℃以上，达数天或数周，24 h 体温波动范围不超过 1 ℃（图 2-1）。见于伤寒、肺炎链球菌肺炎等。

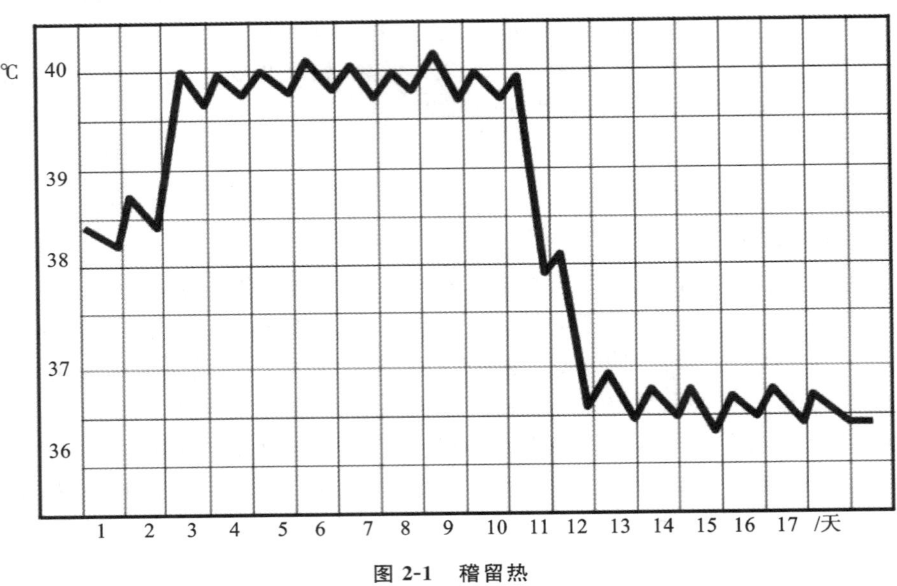


**图 2-1 稽留热**

**2. 弛张热（remittent fever）** 又称败血症热。体温高达 39 ℃以上，24 h 内波动范围超过 2 ℃，体温最低时仍高于正常（图 2-2）。常见于败血症、重症肺结核、感染性心内膜炎、风湿热等。

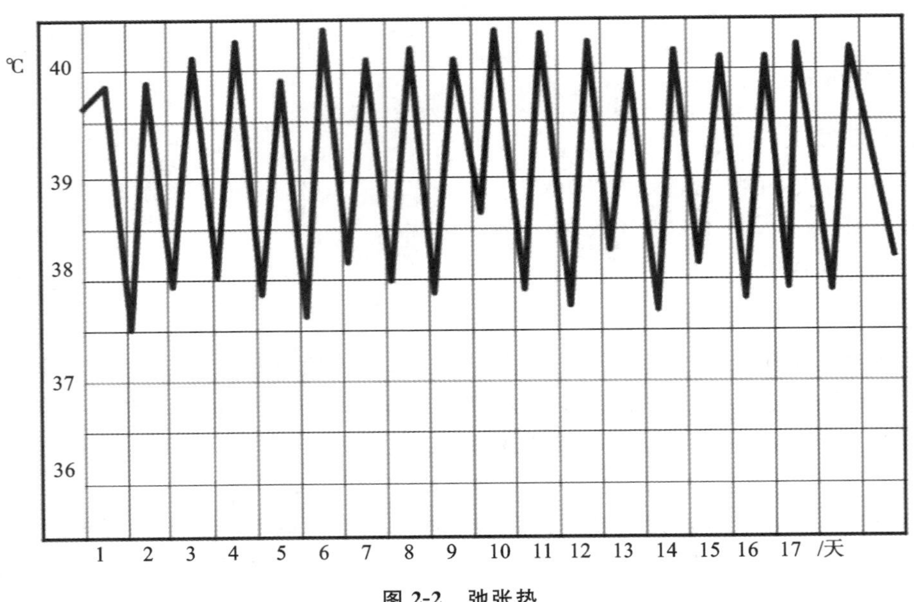


**图 2-2 弛张热**

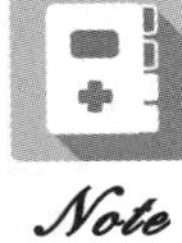

**3. 间歇热（intermittent fever）** 体温骤然升高至 39 ℃以上，持续数小时后又迅速降至正常，持续 1 天至数天后体温又突然升高，如此反复交替出现（图 2-3）。常见于疟疾、急性肾盂肾炎等。

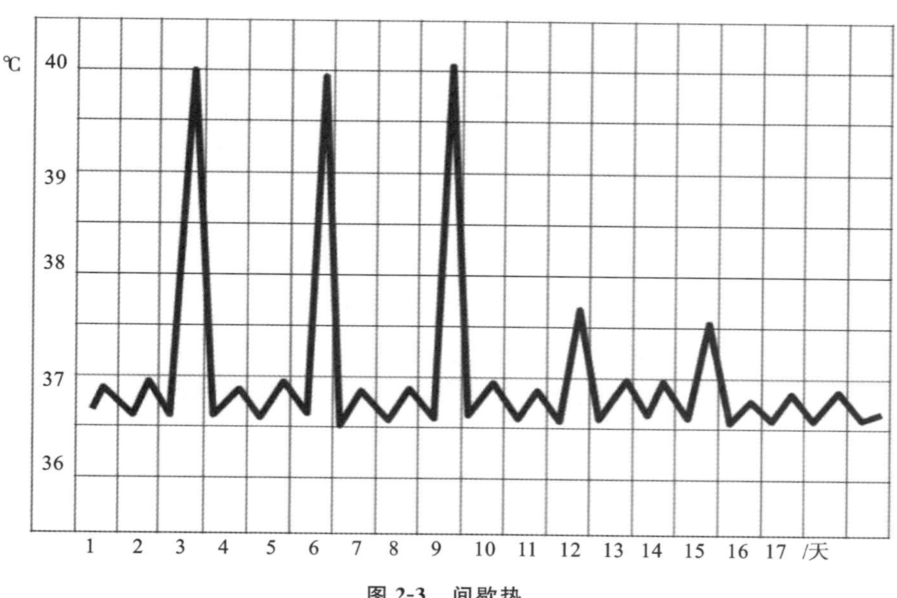


图 2-3　间歇热

**4. 波状热(undulant fever)**　体温逐渐上升至 39 ℃或以上，经数天逐渐降至正常，数天后又逐渐升高，如此反复数次。常见于布鲁菌病。

**5. 回归热(recurrent fever)**　体温急剧上升至 39 ℃或以上，持续数天后又骤然下降至正常，高热期与无热期各持续数天后规律性交替出现。主要见于回归热、霍奇金(Hodgkin)病等。

**6. 不规则热(irregular fever)**　发热的体温曲线无一定规律(图 2-4)。可见于结核病、风湿热、支气管肺炎、癌性发热等。

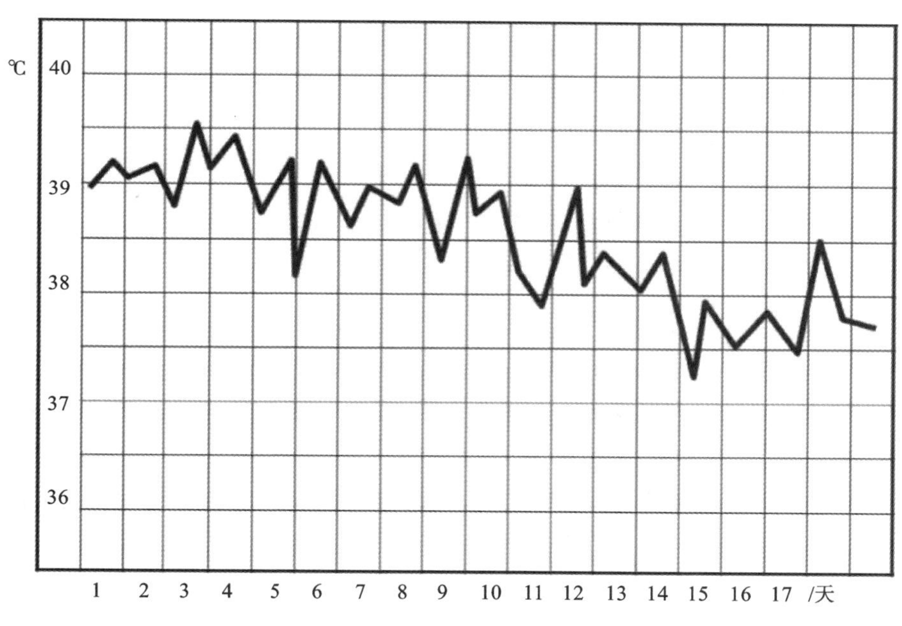


图 2-4　不规则热

热型的观察有助于疾病的诊断与鉴别诊断，但应该注意的是，抗生素的广泛使用或糖皮质激素、解热药的应用可使某些疾病的热型变得不典型。另外，热型也与个体反应性有关，如老年人患休克型肺炎时可仅表现为低热或不发热。因此，在诊断疾病时应注意辩证地看待热型，并注意结合临床其他资料综合分析。

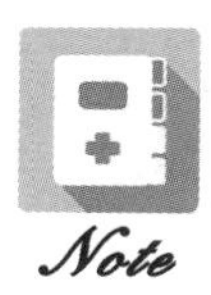

## 五、伴随症状

伴随症状有助于发热病因的诊断与鉴别诊断。

**1. 寒战** 常见于肺炎链球菌肺炎、疟疾、急性肾盂肾炎、急性胆囊炎、流行性脑脊髓膜炎、急性溶血、输液反应等。

**2. 单纯疱疹** 常见于急性发热性疾病如肺炎链球菌肺炎、流行性脑脊髓膜炎、流行性感冒等。

**3. 结膜充血** 常见于麻疹、斑疹伤寒、流行性出血热、钩端螺旋体病等。

**4. 皮疹** 见于麻疹、猩红热、风疹、水痘、药物热、风湿性疾病等。

**5. 皮肤黏膜出血** 见于重症感染和某些传染病如败血症、流行性出血热、重症病毒性肝炎等。也可见于某些出血性血液病如急性白血病、再生障碍性贫血、恶性组织细胞病等。

**6. 肝脾肿大** 见于病毒性肝炎、肝及胆道系统感染、败血症、疟疾、布鲁菌病、风湿性疾病、白血病、淋巴瘤等。

**7. 淋巴结肿大** 主要见于传染性单核细胞增多症、淋巴结结核、局灶性化脓性感染和淋巴瘤、白血病等。

**8. 关节肿痛** 多见于败血症、猩红热、布鲁菌病、痛风、风湿热、风湿性疾病等。

**9. 昏迷** 先发热后昏迷常见于各种感染性脑炎、脑膜炎或中毒型细菌性痢疾、中暑等；先昏迷后发热见于脑出血、巴比妥类药物中毒等。

## 六、问诊要点

(1) 发热的诱因、时间、起病急缓、程度、病程等。

(2) 发热的伴随症状。

(3) 发热后的诊疗经过如服药情况、疗效、有无采取降温措施等。

(4) 发热后的一般情况如精神状态、睡眠情况、食欲及大小便情况等。

(5) 有无传染病接触史、手术史、服药史及职业特点等。

# 第二节 疼 痛

疼痛(pain)是机体受到伤害性刺激所引起的痛觉反应，是临床较常见的症状之一，常为患者就诊的主诉。疼痛作为一种警戒信号，可以使机体采取措施避开或去除疼痛的病因，对机体具有保护作用。不过，持续性或强烈的疼痛会造成机体生理功能紊乱，甚至出现休克或其他严重情况而危及患者生命。

各种形式的刺激，若达到对机体产生伤害的强度，即可引起疼痛。引起疼痛的刺激物称为致痛物质，主要包括 $K^+$、$H^+$、组胺、缓激肽、前列腺素及酸性代谢产物等。这些物质可直接兴奋神经末梢的痛觉感受器而产生冲动，经脊髓后根神经节细胞沿脊髓丘脑侧束，经内囊传至大脑皮层中央后回的第一感觉区，引起定位清楚的疼痛感觉。同时，疼痛传入冲动还可在脊髓内弥散上升，抵达脑干网状结构、丘脑内侧部和边缘系统，引起疼痛的情绪反应。头面部的疼痛主要由三叉神经传导，沿三叉神经丘脑束上行至脑桥，与脊髓丘脑束汇合传入大脑皮层。内脏的疼痛主要通过交感神经传入，经后根进入脊髓，沿躯体疼痛相同的路径传到大脑皮层。

疼痛按其发生的部位和传导途径可分为下列几种类型。

**1. 皮肤痛** 即疼痛来自皮肤。皮肤在受到一定程度的理化因素刺激(如针刺、切割、挤压、烧灼等)后首先产生尖锐而定位清楚的刺痛(快痛)，继而又产生一种定位不明确的剧烈痛感(慢痛)。一般刺激消除后快痛可很快消失，但慢痛则可持续一段时间，并伴有情绪反应和生理功能变化如呼吸的变化。

**2. 内脏痛** 包括真性内脏痛和体腔壁痛。

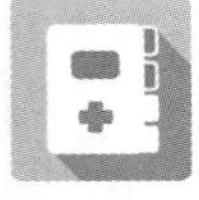
Note

（1）真性内脏痛：内脏受到刺激时产生的疼痛，是内脏的痛觉冲动经交感神经传入脊髓引起。其特点为疼痛发生缓慢而持续，疼痛部位不确定，疼痛感觉较模糊，常表现为不适、钝痛、烧灼样痛等。常见原因为机械性牵拉、缺血、痉挛和炎症刺激等。

（2）体腔壁痛：体腔壁层受到刺激时产生的疼痛。体腔壁痛主要是痛觉冲动经体神经传至脊神经根，反映到相应脊髓节段所支配的皮肤引起，如胸膜或腹膜受到炎症、压力、摩擦或牵拉等刺激时出现的疼痛。其特点是定位较准确，程度剧烈而持续，可因咳嗽、体位变化而加重等。

**3. 牵涉痛** 内脏疾病除引起局部疼痛外，在远离该器官的某部位体表或深部组织也出现疼痛或痛觉过敏。其产生原因是患病内脏与牵涉痛部位的传入神经进入脊髓同一节段并在后角发生联系，来自内脏的痛觉冲动可直接兴奋脊髓体表感觉神经元，引起相应体表区域的痛感。如胆囊疾病除右上腹疼痛外，还可出现右肩痛；心绞痛除心前区及胸骨后疼痛外，还可出现左肩和左臂内侧疼痛等。

**4. 深部痛** 来自肌肉、肌腱、筋膜和关节的疼痛，机械性与化学性刺激均可引起，肌肉缺血是引起这种疼痛的重要原因。

本节主要阐述头痛、胸痛、腹痛、腰背痛和关节痛。

## 头 痛

头痛（headache）是指额、顶、颞及枕部的疼痛。引起头痛的原因有很多，多数没有特殊意义，如发热时伴有的头痛、精神紧张及过度疲劳引起的头痛等。但反复发作、持续性或进行性加重的头痛可能是某些器质性疾病的信号，应引起重视。

### 一、病因

#### （一）颅脑疾病

**1. 感染** 如各种病原微生物引起的脑炎、脑膜炎、脑脓肿等。

**2. 血管病变** 如脑出血、蛛网膜下腔出血、脑血栓形成、脑栓塞、脑供血不足、高血压脑病、风湿性脑脉管炎和血栓闭塞性脑脉管炎等。

**3. 占位性病变** 如脑肿瘤、颅内转移瘤、颅内囊虫病等。

**4. 颅脑外伤** 如脑挫伤、脑震荡、颅内血肿、硬膜下血肿、脑外伤后遗症等。

**5. 其他** 如偏头痛、头痛型癫痫、丛集性头痛、腰椎穿刺后及腰椎麻醉后头痛。

#### （二）颅外病变

（1）颅骨疾病：如颅底凹入症、颅骨肿瘤等。

（2）颈椎病及颈部其他疾病。

（3）神经痛：如三叉神经痛、舌咽神经痛及枕神经痛等。

（4）其他：如青光眼、中耳炎、鼻窦炎及牙髓炎等引起的头痛。

#### （三）全身性疾病

**1. 急性感染** 如流行性感冒、肺炎、伤寒等发热性疾病。

**2. 心血管疾病** 如高血压、心力衰竭等。

**3. 中毒** 如有机磷农药、酒精、一氧化碳、铅、某些药物如水杨酸类等中毒。

**4. 其他** 如肺性脑病、肝性脑病、尿毒症、贫血、低糖血症、系统性红斑狼疮、月经期及绝经期头痛、中暑等。

#### （四）神经症

如神经衰弱及癔症。

### 二、临床表现

**1. 起病情况** 头痛的起病情况是疾病的主要特点之一，如突然发生的剧烈头痛，持续不减轻，伴有

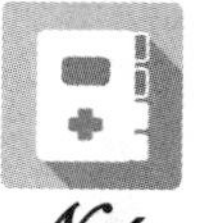

Note

不同程度的意识障碍而无发热者，提示颅内血管性病变（如蛛网膜下腔出血）；急性起病并有发热常为感染性疾病；慢性进行性头痛伴颅内高压表现（呕吐、缓脉、视神经乳头水肿）者，多为颅内占位性病变；长期反复发作的头痛或搏动性头痛，提示血管性头痛或神经症；中青年人慢性头痛而无颅内高压表现者，因焦虑、情绪紧张等而引起，多为肌收缩性头痛。

**2. 头痛的部位** 疾病类型不同，头痛的部位亦有差别。如高血压引起的头痛多在额部或整个头部；偏头痛及丛集性头痛多位于头部一侧；颅外病变引起的头痛一般较局限及表浅，常位于刺激点近处或神经分布区内；颅内疾病所致头痛较深而弥散，头痛部位与病变部位不一定一致；眼源性头痛为浅在性且局限于眼眶、前额或颞部；鼻源性和牙源性头痛也多为表浅性。

**3. 头痛的时间** 包括发生时间和持续时间。如丛集性头痛常在晚间发生；鼻窦炎引起的头痛常发生于清晨或上午；神经性头痛持续时间一般较短；颅内占位性病变引起的头痛多呈持续性，且早晨加重；女性偏头痛常与月经周期有关。

**4. 头痛的性质和程度** 高血压性、血管性头痛往往有搏动性；神经痛可为电击样痛或刺痛；肌肉收缩性头痛多有重压感、紧箍感。头痛的程度一般与病情轻重无平行关系。三叉神经痛、偏头痛及脑膜刺激的疼痛较为剧烈；脑肿瘤的疼痛多为轻到中度；有时神经功能性头痛也颇为剧烈。

**5. 减轻或加重头痛的因素** 血管性、颅内高压性及脑肿瘤性头痛可因咳嗽、转头、用力、俯身等而加剧；颈部运动可使颈肌急性炎症引起的头痛加重；慢性或职业性颈肌痉挛所致的头痛，可因按摩颈肌而减轻；偏头痛者应用麦角胺后头痛可缓解。

## 三、伴随症状

**1. 呕吐** 头痛伴喷射性呕吐为颅内高压的特征，头痛于呕吐后减轻者见于偏头痛。

**2. 意识障碍** 头痛突然加剧并伴有意识障碍者提示脑疝的可能。

**3. 精神症状** 慢性进行性头痛出现精神症状者多见于颅内肿瘤。

**4. 癫痫发作** 多见于脑血管畸形、脑内寄生虫病或脑肿瘤等。

**5. 视力障碍** 头痛伴视力障碍者可见于青光眼或脑肿瘤。

**6. 发热** 常见于各种感染性疾病，包括颅内感染和全身性感染。

## 四、问诊要点

（1）病史：包括有无感染、高血压病、颅脑外伤、肿瘤、精神疾病及眼、耳、鼻、齿等疾病病史，职业特点及毒物接触史。

（2）头痛的特点：包括起病的急缓，头痛的时间，疼痛的部位、性质、程度以及加重和缓解因素等。

（3）伴随症状：询问有无上述伴随症状。

（4）诊疗经过及疗效。

# 胸　痛

胸痛（chest pain）主要由胸部疾病引起，少数由其他疾病引起。胸痛的程度因个体的痛阈差异而不同，与疾病的严重程度并不完全一致。

## 一、病因

**1. 胸壁疾病** 如急性皮炎、皮下蜂窝织炎、带状疱疹、肋间神经炎、肋软骨炎、肋骨骨折、创伤、急性白血病、多发性骨髓瘤等。

**2. 呼吸系统疾病** 主要有胸膜炎、自发性气胸、胸膜肿瘤、肺炎、肺梗死、支气管肺癌等。

**3. 心血管疾病** 如心绞痛、心肌梗死、心肌病、心包炎、胸主动脉瘤、二尖瓣或主动脉病变、肺动脉高压等。

**4. 纵隔疾病** 如纵隔炎、纵隔肿瘤、纵隔气肿等。

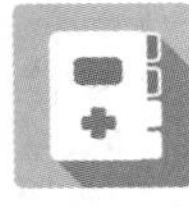
Note

**5. 其他** 食管炎、食管癌、食管裂孔疝、肝脓肿、膈下脓肿、脾梗死、通气过度综合征及神经症等。

## 二、临床表现

**1. 发病年龄** 青壮年胸痛应主要考虑胸膜炎、气胸、风湿性心脏病、心肌病等；中老年人胸痛需警惕心绞痛、心肌梗死及肺癌等疾病。

**2. 胸痛部位** 胸壁疾病引起的胸痛一般固定在病变部位，局部有压痛。若为胸壁炎症病变，局部可出现红、肿等；带状疱疹引起的胸痛，胸壁可见成簇的水疱沿一侧肋间神经分布，伴有剧痛，疱疹范围不超过体表中线；肋软骨炎引起的胸痛，常在第一、二肋软骨处见单个或多个隆起，局部有压痛，但无红肿表现；肋骨骨折部位有明显的挤压痛；心绞痛与心肌梗死的胸痛多位于胸骨后及心前区或剑突下，可向左肩和左臂内侧放射；夹层动脉瘤引起的胸痛多在胸背部，向下放射至下腹、腰部与两侧腹股沟及下肢；胸膜炎疼痛部位多在胸侧部；食管及纵隔病变所致胸痛多位于胸骨后；肺尖部肺癌引起的疼痛多在肩部和腋下，可向上肢内侧放射；肝胆疾病和膈下脓肿引起的胸痛一般在右下胸部，侵犯膈肌中心部时可放射至右肩部。

**3. 胸痛性质和程度** 带状疱疹疼痛呈刀割样或灼热样，程度较重；肋间神经痛多为阵发性灼痛或刺痛；心绞痛呈压榨样伴有窒息感，心肌梗死则表现为更剧烈、持久的压榨样疼痛并伴有恐惧、濒死感；食管炎疼痛多呈烧灼样；夹层动脉瘤多呈突然发生的撕裂样剧痛或锥痛；胸膜炎多呈隐痛、钝痛或刺痛，干性胸膜炎则呈尖锐刺痛或撕裂痛；肺栓塞多表现为突发剧痛或绞痛，常伴有发绀和呼吸困难。

**4. 胸痛持续时间** 平滑肌痉挛或血管狭窄缺血所致的疼痛一般为阵发性，持续时间较短；炎症、肿瘤、栓塞及梗死引起的胸痛多呈持续性。如心绞痛疼痛时间较短(持续 1～5 min，不超过 15 min)，而心肌梗死疼痛持续时间较长(数小时或更长)。

**5. 疼痛的诱发、加重和缓解因素** 心绞痛可在劳累、情绪紧张时诱发，休息或舌下含服硝酸甘油后缓解，而心肌梗死的疼痛发生一般无明显诱因，服用上述药物不能缓解。食管疾病引起的疼痛多在进食时发生或加重，服用制酸剂及促动力药物可减轻或缓解。咳嗽、深呼吸可使胸膜炎、心包炎、自发性气胸的胸痛加剧。

## 三、伴随症状

**1. 咳嗽、咳痰与发热** 多见于气管、支气管及肺部疾病，如肺炎、肺结核、支气管肺癌等。

**2. 咯血** 主要见于肺结核、肺栓塞、支气管肺癌等。

**3. 呼吸困难** 胸痛伴呼吸困难一般见于重症肺炎、自发性气胸、渗出性胸膜炎和肺栓塞等肺部大面积病变。

**4. 吞咽困难** 多见于食管疾病。

**5. 面色苍白、大汗、血压下降或休克** 多见于心肌梗死、夹层动脉瘤、主动脉窦瘤破裂及大块肺栓塞等。

## 四、问诊要点

**1. 病史** 发病年龄、外伤史、家族史等。

**2. 胸痛特点** 包括胸痛的诱因、起病急缓、部位、性质、程度、持续时间及加重与缓解因素、有无放射痛等。

**3. 伴随症状** 是否伴有呼吸、循环、消化系统及其他系统症状。

# 腹　　痛

腹痛(abdominal pain)是临床较常见症状之一。多由腹部脏器疾病引起，少数由腹腔外疾病和全身性疾病引起。根据其起病及病程可分为急性腹痛和慢性腹痛。

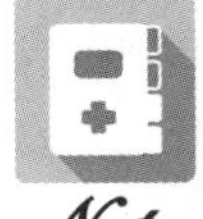

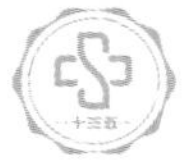



## 一、病因

### （一）急性腹痛

具有起病急、病情变化快等特点。常见原因如下。

**1. 腹腔脏器急性炎症** 见于急性胃炎、急性肠炎、急性胆囊炎、急性胰腺炎、急性阑尾炎及出血坏死性肠炎等。

**2. 腹内空腔脏器阻塞或扩张** 见于急性胃扩张、肠梗阻、胆道结石、胆道蛔虫症、泌尿系结石等。

**3. 腹腔内脏器扭转或破裂** 见于肠扭转、肠系膜扭转、卵巢囊肿蒂扭转、胃肠穿孔以及肝、脾、异位妊娠破裂等。

**4. 腹膜急性炎症** 如急性胃穿孔、急性阑尾炎穿孔引起的急性弥漫性腹膜炎，自发性腹膜炎等。

**5. 腹腔内血管病变** 见于肠系膜动脉栓塞、门静脉栓塞、腹主动脉瘤及缺血性肠病等。

**6. 腹壁疾病** 腹壁脓肿、腹壁挫伤、腹壁带状疱疹等。

**7. 胸腔疾病引起的腹部牵涉痛** 如肺炎、肺梗死、急性心肌梗死、胸膜炎等。

**8. 全身性疾病所致腹痛** 如腹型过敏性紫癜、糖尿病酸中毒、尿毒症、铅中毒等均可引起腹痛。

### （二）慢性腹痛

具有起病缓慢，病程较长，反复发作等特点。常见原因如下。

（1）腹腔脏器慢性炎症：见于反流性食管炎、慢性胃炎、慢性十二指肠炎、慢性胆囊炎、慢性胰腺炎、溃疡性结肠炎、Crohn 病、结核性腹膜炎、肠结核等。

（2）腹腔内脏器肿瘤：如胃癌、大肠癌、肝癌、胰腺癌等。

（3）胃、十二指肠溃疡。

（4）实质性脏器包膜牵张：腹腔内实质性脏器发生病变时因肿胀而使包膜张力增加而发生腹痛，如肝炎、肝脓肿、肝淤血、肝癌等。

（5）腹腔脏器扭转或梗阻：见于慢性胃扭转、肠扭转、不完全肠梗阻等。

（6）寄生虫病：如钩虫病、蛔虫病。

（7）中毒与代谢障碍：见于铅中毒、尿毒症等。

（8）消化道运动功能障碍性疾病：包括功能性消化不良、肠易激综合征及胆道运动功能障碍等。

## 二、临床表现

**1. 起病与诱因** 胆囊炎和胆结石的腹痛多因进食油腻食物而诱发；急性胰腺炎在发病前常有暴饮暴食、酗酒等诱因；进食可为胃溃疡疼痛的诱因；起病前有腹部外伤史，常见于肝、脾破裂所致的腹痛。而部分机械性肠梗阻引起的腹痛与腹部手术有关。

**2. 腹痛部位** 腹痛部位多为病变部位，故确定腹痛部位很重要。胃、十二指肠疾病疼痛部位一般位于上腹部正中偏左或偏右；肝胆疾病疼痛多在右上腹部；小肠疾病疼痛部位一般在脐部或脐周；急性阑尾炎疼痛多在右下腹麦氏点（McBurney 点）；结肠病变疼痛多在下腹或左下腹部；回盲部疾病疼痛一般位于右下腹部；膀胱炎、盆腔炎疼痛多在下腹部。弥漫性腹膜炎引起的疼痛，一般部位弥漫或部位不确定；机械性肠梗阻、急性出血性坏死性肠炎、铅中毒、腹型过敏性紫癜等引起的腹痛，部位也可呈弥漫性或部位不确定。

**3. 腹痛的性质与程度** 突然发生的中上腹剧烈刀割样、持续性疼痛并迅速蔓延至全腹者多为胃、十二指肠溃疡穿孔引起的急性弥漫性腹膜炎；胆结石或泌尿系结石多为阵发性剧烈绞痛，疼痛时患者辗转不安；阵发性剑突下钻顶样疼痛是胆道蛔虫症的典型特征；急性胰腺炎患者腹痛多为突发性中上腹部持续性剧烈刀割样痛、钻痛或绞痛；慢性周期性、节律性上腹部钝痛或烧灼样痛常见于消化性溃疡；慢性阑尾炎、肠结核、Crohn 病等多表现为慢性右下腹隐痛；小肠、结肠病变常为痉挛性、间歇性疼痛。

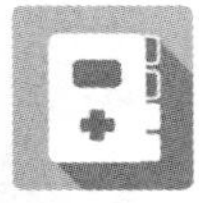

**4. 疼痛出现的时间** 胃溃疡疼痛多于餐后半小时至 1 h 发生，而十二指肠溃疡一般于餐后 3～4 h 或夜间发生；卵泡破裂引起的疼痛一般发生在月经期间。

**5. 疼痛的加重或缓解** 急性胰腺炎腹痛于进食、饮水后加重，弯腰抱膝位可减轻疼痛；进食也可加重胃溃疡的疼痛，而十二指肠溃疡疼痛可于进食后减轻或缓解；反流性食管炎疼痛在躯体前屈时明显，直立位时减轻；左侧卧位可使胃黏膜脱垂者的腹痛减轻；胰体癌疼痛一般于仰卧位时加重，而前倾位或俯卧位时减轻。

## 三、伴随症状

**1. 寒战、发热** 急性腹痛伴寒战、高热一般见于急性胆道感染、肝脓肿、腹腔脓肿等；慢性腹痛伴发热者多为腹腔内慢性炎症、恶性肿瘤等。

**2. 黄疸** 多见于胆道疾病和肝脏、胰腺疾病等。

**3. 腹泻** 多见于肠道疾病、胰腺疾病及慢性肝脏疾病等。

**4. 出血** 腹痛伴上消化道出血见于消化性溃疡、胃癌等；而伴有便血者多见于溃疡性结肠炎、肠结核或结肠癌等。

**5. 里急后重** 直肠受激惹的表现，表现为肛门坠胀感、频繁排便，但排便量少且排便后未感轻松等。腹痛伴里急后重提示乙状结肠或直肠病变。

**6. 血尿** 主要见于泌尿系结石。

**7. 休克** 腹痛伴休克如同时有贫血者可能为肝、脾破裂所致，如无贫血则多为胃肠穿孔、绞窄性肠梗阻、肠扭转、急性出血坏死性胰腺炎等。另外，某些其他系统疾病如急性心肌梗死、肺炎也可出现腹痛与休克，应注意鉴别。

## 四、问诊要点

**1. 病史** 重点了解患者的年龄、性别、职业特点及既往史等。如肠套叠、蛔虫病常见于婴幼儿，青壮年以消化性溃疡、急性阑尾炎、胰腺炎等疾病多见，而中老年人腹痛的常见原因是胆囊炎、胆结石、恶性肿瘤、心血管疾病等；育龄期妇女腹痛时除考虑消化系统疾病外还应考虑卵巢囊肿蒂扭转、卵泡破裂、异位妊娠破裂等原因；有长期铅接触史者应考虑铅中毒。既往有消化性溃疡病史者应注意疾病复发或并发穿孔等；有心血管疾病病史者则可考虑血管栓塞或心肌梗死等。

**2. 腹痛的特点** 包括腹痛的起病与诱因、时间、部位、性质与程度、加重或缓解方式等。应注意仔细询问，了解腹痛的这些特点对确定腹痛的原因及疾病性质有重要意义，尤其是急性腹痛者因涉及内、外科处理的方向，应特别注意。有些腹腔脏器疾病可出现牵涉痛，熟悉神经分布与脏器及体表感应部位的关系（表 2-1），对腹痛的定位诊断和疾病性质分析有一定帮助。

**表 2-1 神经分布与脏器及体表感应部位的关系**

| 脏器名称 | 传入神经 | 体表感应部位 |
|---|---|---|
| 胃 | 内脏大神经 | 上腹部 |
| 小肠 | 内脏大神经 | 脐部 |
| 升结肠 | 腰交感神经链与主动脉前神经丛 | 下腹部及耻骨上区 |
| 乙状结肠、直肠 | 骨盆神经及其神经丛 | 会阴部及肛门区 |
| 肝、胆 | 内脏大神经 | 右上腹及右肩胛 |
| 肾与输尿管 | 内脏最下神经及肾神经丛 | 腰部及腹股沟部 |
| 膀胱底 | 上腹下神经丛 | 耻骨上区及下背部 |
| 膀胱颈 | 骨盆神经及其神经丛 | 会阴部及阴茎 |
| 宫底 | 上腹下神经丛 | 耻骨上区及下背部 |
| 宫颈 | 骨盆神经及其神经丛 | 会阴部 |

**3. 伴随症状** 了解腹痛有无上述伴随症状对腹痛的鉴别诊断具有重要意义。

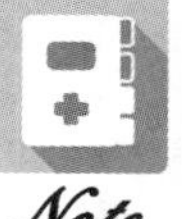

# 腰 背 痛

腰背痛(lumbodorsalgia)是临床常见症状之一。多由腰背部疾病引起,邻近器官病变累及与放射性腰背痛也较为常见。

## 一、病因

腰背痛的病因可分为以下 5 大类。

### (一) 外伤

**1. 急性损伤** 因各种直接或间接暴力,肌肉拉力所致的腰肌软组织损伤、腰椎骨折或脱位。

**2. 慢性损伤** 长期不良的坐姿和劳动姿势、搬运重物等引起的慢性累积性损伤。

### (二) 炎症

**1. 感染性** 见于化脓性细菌、结核分枝杆菌等侵犯腰部软组织引起的感染性炎症。

**2. 无菌性炎症** 见于寒冷、潮湿、变态反应和重手法推拿等引起的骨及软组织炎症。

### (三) 退行性病变

研究表明,成人自 20 岁左右起,胸腰椎已经开始退变,包括纤维环和髓核组织退变。若过度活动,经常处于负重状态的髓核易于脱出,前后纵韧带、小关节随椎体松动移位,引起韧带骨膜下出血,微血肿机化、骨化形成骨刺。髓核突出和骨刺可压迫或刺激神经引起疼痛。

### (四) 先天性疾病

多出现于腰骶部,常见的有隐性脊柱裂、椎体畸形、腰椎骶化或骶椎腰化、漂浮棘突和发育性椎管狭窄等,是引起中老年人下腰痛的常见原因。

### (五) 肿瘤

原发性或转移性肿瘤对胸腰椎及软组织的侵犯。

根据原发病部位不同,腰背痛又可分为:①脊柱疾病:如脊椎骨折、椎间盘突出、增生性脊柱炎、感染性脊柱炎、脊椎肿瘤、先天性畸形等。②脊柱旁软组织疾病:如腰肌劳损、腰肌纤维组织炎。③脊神经根病变:如脊髓压迫症、急性脊髓炎、腰骶神经炎等。④内脏疾病:呼吸系统疾病如肺和胸膜病变,泌尿系统疾病如肾和输尿管结石、炎症,以及前列腺、直肠及子宫、附件炎症等均可引起放射性腰背部疼痛。

## 二、临床表现

引起腰背痛常见疾病的临床特点分述如下。

### (一) 脊椎病变

**1. 椎间盘突出** 多见于青壮年,常有搬重物或扭伤史,可突发或缓慢发生,主要表现为腰痛和坐骨神经痛,咳嗽、打喷嚏时疼痛加重,卧床休息时缓解。可有下肢麻木、冷感、间歇性跛行。

**2. 脊椎骨折** 有外伤史,多因高空坠下引起,足或臀部先着地,骨折部位有压痛和叩击痛,脊椎可有后凸或侧凸畸形,伴有活动障碍。

**3. 增生性脊柱炎** 又称退行性脊柱炎,多见于 50 岁以上患者,晨起时感腰痛、酸胀和僵直,活动后缓解,但过多活动后腰痛又加重,傍晚时腰痛明显。平卧位可缓解,捶打腰部有舒适感,局部无明显压痛。

**4. 脊柱结核** 本病多发于腰椎和胸椎。多以背部疼痛为其首发症状。疼痛部位固定。呈隐痛、钝痛或酸痛,夜间明显,活动后加剧,伴有低热、盗汗、消瘦,晚期可有脊柱畸形、冷脓肿和脊髓压迫症状。

**5. 脊椎肿瘤** 以转移性恶性肿瘤多见,表现为顽固性腰背痛,剧烈而持续,并有放射性神经根痛。

### (二) 脊柱旁组织病变

**1. 腰肌劳损** 常由腰扭伤治疗不彻底或累积性损伤所致,患者自觉腰骶部酸痛、钝痛,劳累后加

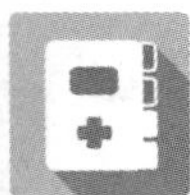

Note

重，休息时缓解，弯腰工作时疼痛明显，伸腰或叩击腰部疼痛可缓解。

**2. 腰肌纤维组织炎** 常因寒冷、潮湿、慢性劳损所致腰背部筋膜及肌肉组织炎症水肿、纤维变性。多表现为腰背部弥漫性疼痛，以腰椎两旁肌肉及髂嵴上方为主，晨起时加重，活动后好转，但活动过多疼痛又加重。

（三）脊神经根病变

**1. 脊髓压迫症** 见于椎间盘突出、椎管内原发性或转移性肿瘤等。主要表现为神经根激惹征，患者常感觉颈背部痛或腰痛，并沿脊神经后根分布区放射，疼痛剧烈，脊柱活动、咳嗽、打喷嚏时加重。有一定定位性疼痛，并可有感觉障碍。

**2. 腰骶神经根炎** 主要为下背部和腰骶部疼痛，并有僵直感，疼痛向臀部及下肢放射，腰骶部压痛明显，严重时有节段性感觉障碍、下肢无力、肌萎缩、腱反射减退。

（四）内脏疾病引起的腰背痛

**1. 泌尿系统疾病** 肾炎、肾盂肾炎、泌尿系结石和肿瘤等均可引起腰背痛。其中肾炎呈深部胀痛，位于腰肋三角区，伴有轻叩击痛；肾盂肾炎腰痛和叩击痛较为明显；肾结石多呈阵发性绞痛，叩击痛剧烈；肾肿瘤引起的腰痛多呈钝痛或胀痛。

**2. 盆腔器官疾病** 前列腺炎和前列腺癌常引起下腰骶部疼痛，伴有尿频、尿急和排尿困难；女性慢性附件炎、宫颈炎、子宫脱垂和盆腔炎可引起腰骶部疼痛，伴有下腹坠胀感和盆腔压痛。

## 三、伴随症状

**1. 活动受限** 见于脊柱外伤、强直性脊柱炎、急性腰背部软组织扭挫伤。

**2. 脊柱畸形** 外伤后畸形多因脊柱骨折、错位所致；自幼有畸形多为先天性脊柱疾病所致；缓慢起病者多见于脊柱结核和强直性脊柱炎。

**3. 长期低热** 见于脊柱结核、类风湿关节炎等。

**4. 尿频、尿急** 见于尿路感染、前列腺炎、前列腺肥大等。

**5. 月经异常、痛经、白带过多** 见于宫颈炎、盆腔炎、附件炎或肿瘤等。

## 四、问诊要点

**1. 病史** 包括发病年龄，有无外伤、结核病史，个人姿势习惯及职业特点等。

**2. 腰背痛的特点** 包括起病急缓，疼痛部位、性质、程度、诱发及缓解因素等。

**3. 伴随症状** 是否有上述伴随症状。

# 关 节 痛

关节痛(arthralgia)是关节疾病最常见的症状。根据病因及病程不同，关节痛分为急性和慢性两类。急性关节痛以关节及其周围组织的炎性反应为主，慢性关节痛则以关节囊肥厚与骨质增生为主。

## 一、病因及发病机制

（一）外伤

**1. 急性损伤** 因外力导致关节骨质、肌肉、韧带等结构损伤，造成关节脱位或骨折，血管破裂出血，组织液渗出，关节肿胀疼痛。

**2. 慢性损伤** 慢性持续性机械损伤，或急性外伤后关节面破损留下粗糙瘢痕，使关节润滑作用消失，长期摩擦关节面，产生慢性损伤。关节活动过度，可造成关节软骨的累积性损伤。关节扭伤处理不当或骨折愈合不良，畸形愈合所致负重不平衡，造成慢性关节损伤。

（二）细菌感染

如关节邻近组织化脓性炎症蔓延至关节内；败血症时细菌经血液到达关节内；外伤或关节穿刺时消

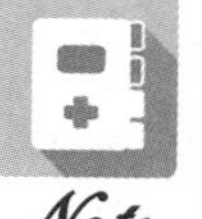

毒不严，将关节外细菌带入关节内。

(三) 变态反应和自身免疫

因病原微生物及其代谢产物、药物、异种血清与血液中的抗体形成免疫复合物，流经关节沉积在关节腔引起组织损伤和关节病变。如类风湿关节炎、细菌性痢疾、过敏性紫癜和结核分枝杆菌感染所致的反应性关节炎。如外来抗原或理化因素使宿主组织成分改变，形成自身抗原刺激机体产生自身抗体，引起器官和非器官特异性自身免疫病。关节病变是全身性损害之一，表现为滑膜充血水肿，软骨进行性破坏，形成畸形，如类风湿关节炎、系统性红斑狼疮引起的关节病变。

(四) 退行性关节病

又称增生性关节炎。分原发性和继发性两种，原发性无明显局部病因，见于肥胖老年人，女性多见，有家族史，常有多关节受累。继发性骨关节病变多有创伤、感染或先天性畸形等基础病变，并与吸烟、肥胖和重体力劳动有关。病理变化为关节软骨退化变薄，软骨细胞萎缩、碎裂坏死，软骨下组织硬化，骨小梁稀疏囊性变，骨关节边缘有骨赘形成，滑膜充血水肿。

(五) 代谢性骨病

包括维生素 D 代谢障碍所致的骨质软化性骨关节病，如阳光照射不足、消化不良、维生素 D 缺乏和磷摄入不足等；各种病因所致的骨质疏松性关节病，如老年性、失用性骨质疏松；嘌呤代谢障碍所致的痛风；某些代谢内分泌疾病如糖尿病性骨病、皮质醇增多症性骨病、甲状腺或甲状旁腺疾病引起的骨关节病。以上疾病均可出现关节疼痛。

(六) 骨关节肿瘤

良性肿瘤如骨样骨瘤、骨软骨瘤、骨巨细胞瘤和骨纤维异常增殖症。恶性骨肿瘤如骨肉瘤、软骨肉瘤、骨纤维肉瘤、滑膜肉瘤和转移性骨肿瘤。

## 二、临床表现

**1. 外伤性关节痛** 急性外伤性关节痛常在外伤后即出现受损关节疼痛、肿胀和功能障碍。慢性外伤性关节痛有明确的外伤史，反复出现关节痛，常因过度活动、负重及气候寒冷等刺激诱发，药物及物理治疗后缓解。

**2. 化脓性关节炎** 起病急，全身中毒症状明显，早期有畏寒、寒战和高热，体温达 39 ℃以上。病变关节红肿热痛。位置较深的肩关节和髋关节则红肿不明显。患者常感病变关节持续疼痛，功能严重障碍，各个方向的被动活动均引起剧烈疼痛。

**3. 结核性关节炎** 多见于儿童和青壮年。负重大、活动多、肌肉不发达的关节易于患结核。其中脊柱最常见，其次为髋关节和膝关节。早期症状和体征不明显，活动期常有乏力、低热、食欲下降，病变关节肿胀疼痛，但疼痛程度较化脓性关节炎轻。活动后疼痛加重，晚期有关节畸形和功能障碍，如关节旁有瘘管形成，可见有干酪性物质流出。

**4. 风湿性关节炎** 常于链球菌感染后出现，起病急，以膝、踝、肩和髋关节多见。病变关节出现红肿热痛，呈游走性，肿胀时间短、消失快，常在 1～6 周自然消肿，不留下关节僵直和畸形改变。

**5. 类风湿关节炎** 多由一个关节起病，以手中指指间关节首发疼痛，继则出现其他指间关节和腕关节肿胀疼痛。也可累及踝、膝和髋关节，常为对称性。病变关节活动受到限制，有僵硬感，可伴有发热。晚期常因为关节附近肌肉萎缩，关节软骨增生而出现畸形。

**6. 退行性关节炎** 早期表现为步行、久站和天气变化时病变关节疼痛，休息后缓解。如受累关节为掌指及指间关节，除关节疼痛外，患者常感觉手指僵硬肿胀，活动不便。如病变在膝关节，则常伴有关节腔积液，皮温升高，关节边缘有压痛。晚期病变关节疼痛加重、持续并向他处放射，关节有摩擦感，活动时有响声。关节周围肌肉挛缩常呈屈曲畸形，患者常有跛行。

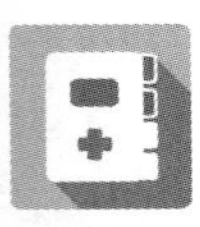

**7. 痛风** 常在饮酒、劳累或高嘌呤饮食后急起关节剧痛，局部皮肤红肿灼热，患者常于夜间痛醒。以第 1 跖趾关节多见。踝、手、膝、腕和肘关节也可受累。病变呈自限性，有时在 1～2 周自行消退，但经常复发。晚期可出现关节畸形、皮肤破溃，经久不愈，常有白色乳酪样分泌物流出。

## 三、伴随症状

**1. 畏寒高热、局部红肿灼热与消瘦** 见于化脓性关节炎。
**2. 低热、乏力、盗汗和食欲下降** 见于结核性关节炎。
**3. 关节疼痛呈游走性，伴有心肌炎、舞蹈病** 见于风湿热。
**4. 全身小关节对称性疼痛，伴有晨僵和关节畸形** 见于类风湿关节炎。
**5. 皮肤红斑，光过敏，低热和多器官损害** 见于系统性红斑狼疮。
**6. 皮肤紫癜，腹痛腹泻** 见于关节型过敏性紫癜。
**7. 血尿酸升高，局部红肿灼热** 见于痛风。

## 四、问诊要点

**1. 病史** 发病年龄，有无外伤、结核病史，职业特点及家族史等。
**2. 关节痛的特点** 包括诱因，起病急缓、时间，受累关节，性质、程度、加重与缓解因素等。
**3. 伴随症状** 有无上述伴随症状。

# 第三节 咳嗽与咳痰

咳嗽(cough)是一种保护性反射动作，通过咳嗽可将呼吸道内的分泌物或异物排出体外。但是，持续性或剧烈的咳嗽可影响患者的工作和休息，严重消耗体力，加重心脏负担，甚至产生并发症，而失去保护意义。

正常情况下，呼吸道内有少量黏液以保持呼吸道湿润。当呼吸道发生炎症时，呼吸道黏膜充血、水肿，黏液分泌增多，并有大量浆液和细胞渗出，与吸入的尘埃及组织坏死物等一起混合形成痰液。借助咳嗽动作将痰液排出体外的过程称为咳痰(expectoration)。

## 一、病因与发生机制

**1. 呼吸道疾病** 从鼻咽部到小支气管的黏膜受到刺激时，均可引起咳嗽，其中以喉部杓状间隙和气管分叉部的黏膜最为敏感。病因包括炎症、过敏、吸入刺激性气体、气管异物、出血、肿瘤等。

**2. 胸膜疾病** 各种胸膜炎症、肿瘤或胸膜受到刺激如气胸、胸腔穿刺时可出现咳嗽。

**3. 心血管疾病** 左心衰竭时，由于肺淤血甚至肺水肿，而出现咳嗽。肺栓塞时，在肺泡及支气管内的漏出或渗出物刺激作用下引起咳嗽。

**4. 中枢神经因素** 从大脑皮层向咳嗽中枢传出冲动，可随意引发咳嗽或在某种程度上抑制咳嗽。

各种原因刺激呼吸道黏膜或胸膜的咳嗽感受器后，冲动经迷走神经、舌咽神经和三叉神经的感觉纤维传入位于延髓的咳嗽中枢而引起咳嗽反射，传出冲动经喉下神经、膈神经与脊神经传到相应咽肌、声门、膈及其他呼吸肌，引起咳嗽动作。咳嗽反射的过程包括：快速吸气，声门关闭，膈肌下降，呼吸肌收缩使肺压力迅速升高，然后声门突然开放，气体快速从肺内喷射而出，并冲击声门而发生咳嗽动作及特殊声响。通过咳嗽动作，呼吸道内痰液被排出，即咳痰。

## 二、临床表现

### (一) 咳嗽的性质

咳嗽不伴有痰液或痰量很少称为干咳。干咳主要见于急性咽喉炎、气管异物、急性支气管炎早期、支气管肿瘤、胸膜炎等。咳嗽伴有痰液称为湿性咳嗽。湿性咳嗽多见于慢性支气管炎、支气管扩张症、

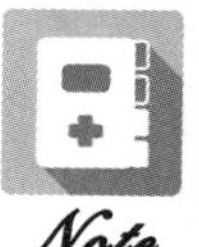

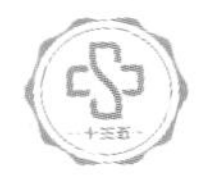



肺脓肿、肺炎链球菌肺炎、慢性纤维空洞型肺结核等。

（二）咳嗽的发作特点

突然发生的咳嗽多见于吸入刺激性气体、气管与支气管异物等。发作性咳嗽多见于支气管哮喘、百日咳和支气管内膜结核。长期、慢性咳嗽多见于慢性支气管炎、支气管扩张症、慢性肺脓肿和肺结核等。

（三）咳嗽的时间

慢性支气管炎、支气管扩张症及慢性肺脓肿等患者的咳嗽一般在清晨起床或夜间入睡时因体位的改变而加剧。左心衰竭患者夜间咳嗽明显，主要与夜间肺淤血加重和迷走神经兴奋性增高有关。

（四）咳嗽的音色

金属音咳嗽，常见于支气管肺癌、纵隔肿瘤、主动脉瘤等压迫气管时；犬吠样咳嗽，常见于会厌、喉部疾病或气管受压；咳嗽声音嘶哑，常见于声带炎症、喉炎、喉癌及喉返神经麻痹等；咳嗽声音低微无力，见于极度衰弱及声带麻痹者。

（五）痰液的性质和量

痰液的性质可分为浆液性、黏液性、脓性及血性等。浆液性痰主要见于肺水肿；黏液性痰多见于支气管炎、支气管哮喘、肺结核等；大量脓性痰常见于支气管扩张症、肺脓肿、支气管胸膜瘘时，痰液静置后可出现分层现象：上层为泡沫，中间为黏液或浆液，下层为坏死组织。黄色脓痰表示呼吸道化脓性感染；草绿色痰液提示铜绿假单胞菌感染；铁锈色痰为肺炎链球菌肺炎的典型痰液；烂桃样痰提示肺吸虫病；粉红色泡沫样痰是急性肺水肿的特征；棕褐色痰液见于阿米巴肺脓肿；痰白黏稠且牵拉成丝难以咳出，提示真菌感染；痰液有恶臭时提示合并厌氧菌感染。

## 三、伴随症状

**1. 发热** 多见于呼吸系统感染性疾病。

**2. 呼吸困难** 多见于喉水肿、喉肿瘤、慢性阻塞性肺疾病、重型肺炎、肺结核、大量胸腔积液、气胸、肺淤血、肺水肿等。

**3. 胸痛** 常见于胸膜炎、肺炎、支气管肺癌、气胸等。

**4. 咯血** 常见于支气管扩张症、肺结核、支气管肺癌及二尖瓣狭窄等。

**5. 杵状指(趾)** 见于支气管扩张症、肺脓肿、支气管肺癌等。

**6. 大量脓痰** 见于支气管扩张症、肺脓肿、脓胸合并支气管胸膜瘘等。

## 四、问诊要点

(1) 发病的年龄与性别：疾病的发生与年龄、性别有一定关系。如气管异物多见于婴幼儿；青壮年长期咳嗽多为肺结核、支气管扩张症等；40 岁以上男性患者尤其是吸烟者长期咳嗽则应考虑慢性支气管炎或支气管肺癌；支气管哮喘患者的发病时间大多为儿童及青少年时期。

(2) 咳嗽咳痰的特点：包括咳嗽的发生与持续时间，咳嗽的性质、程度、音色以及痰液的性质与量。

(3) 伴随症状：通过伴随症状的了解可初步判断病变的部位及病变的性质。

(4) 家族史。

# 第四节 咯　血

咯血(hemoptysis)是指喉及喉部以下呼吸道和肺组织出血，血液经口咯出。

## 一、病因与发病机制

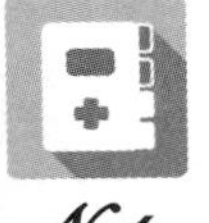

临床上引起咯血的原因很多，以呼吸系统和心血管系统疾病多见。

**1. 支气管疾病** 常见疾病有支气管扩张症、支气管肺癌、慢性支气管炎、支气管内膜结核、支气管结石等。其发生机制为炎症、肿瘤、结石破坏支气管黏膜的毛细血管，使其通透性增高，血液渗出或黏膜下血管破裂造成出血。

**2. 肺部疾病** 见于肺结核、肺炎、肺淤血、肺栓塞、肺吸虫病、肺囊肿、肺血管畸形等疾病。其中肺结核是咯血最常见的原因。肺结核时，肺毛细血管通透性增高，血液渗出，可出现痰中带血或咯小血块；病变累及小血管时，管壁如果破溃，则可引起中等量咯血；如果结核空洞壁肺动脉分支形成的动脉瘤破裂，可引起大量咯血。

**3. 心血管疾病** 以风湿性心脏病的二尖瓣狭窄为多见，某些先天性心脏病如房间隔缺损、室间隔缺损及动脉导管未闭也可引起咯血。心血管疾病引起咯血主要表现为小量咯血或痰中带血，若支气管黏膜下层支气管静脉曲张破裂时，可出现大量咯血。

**4. 其他** 血液病（如再生障碍性贫血、白血病、原发性血小板减少性紫癜）、风湿性疾病（如结节性多动脉炎、系统性红斑狼疮）、某些传染病（流行性出血热、钩端螺旋体病）、气管及支气管子宫内膜异位症等均可引起咯血。

## 二、临床表现

**1. 年龄** 青壮年咯血多见于肺结核、支气管扩张症、二尖瓣狭窄等。40 岁以上有长期大量吸烟史者应高度警惕原发性支气管肺癌。

**2. 咯血量** 24 h 咯血量在 100 mL 以内为小量咯血，一般无其他明显失血症状；咯血量在 100～500 mL 为中等量咯血，此时可有咳嗽、胸闷、焦虑等表现；咯血量达 500 mL 以上或一次咯血超过 300 mL 为大量咯血，可同时出现呛咳、呼吸和脉率增快、面色苍白、皮肤湿冷、窒息及恐惧感等表现。大咯血多见于支气管扩张症、慢性纤维空洞型肺结核和慢性肺脓肿。

**3. 颜色和形状** 咯的血为鲜红色常见于肺结核、支气管扩张症、肺脓肿和出血性疾病；二尖瓣狭窄所致的咯血多为暗红色；粉红色泡沫样痰见于急性肺水肿；铁锈色痰见于肺炎链球菌肺炎；砖红色胶冻样痰见于克雷伯菌肺炎。

**4. 全身情况** 长期咯血全身情况差、消瘦者，主要见于肺结核、原发性支气管肺癌等。而反复咯血时全身状况尚好，见于支气管扩张症、肺囊肿等。

## 三、伴随症状

**1. 发热** 见于肺结核、肺炎、钩端螺旋体病、流行性出血热等。

**2. 胸痛** 见于肺炎链球菌肺炎、肺结核、支气管肺癌、肺栓塞等。

**3. 大量脓痰** 常见于支气管扩张症、肺脓肿、慢性纤维空洞型肺结核合并感染等。

**4. 黄疸** 常见于钩端螺旋体病、肺栓塞等。

**5. 杵状指（趾）** 常见于支气管扩张症、肺脓肿、支气管肺癌等。

**6. 皮肤黏膜出血** 常见于血液病、流行性出血热、肺出血型钩端螺旋体病、风湿病等。

## 四、问诊要点

**1. 判断是否为咯血** 注意与口腔出血、鼻出血、咽部出血及呕血相鉴别，并注意询问前驱症状及血液颜色等。咯血与呕血鉴别见表 2-2。

**表 2-2 咯血与呕血的鉴别**

| | 咯血 | 呕血 |
|---|---|---|
| 常见病因 | 肺结核、支气管扩张症、肺癌、二尖瓣狭窄等 | 消化性溃疡、肝硬化、急性胃黏膜病变、胃癌等 |
| 前驱症状 | 喉痒、咳嗽、胸闷等 | 上腹不适、恶心等 |
| 出血方式 | 咯出 | 呕出 |

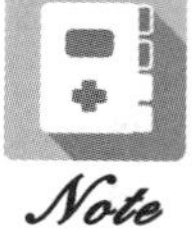

续表

| | 咯血 | 呕血 |
|---|---|---|
| 血液颜色 | 鲜红色 | 暗红色、咖啡色、鲜红色 |
| 血中混合物 | 痰液、泡沫 | 食物残渣、胃液 |
| 酸碱性 | 碱性 | 酸性 |
| 黑便 | 一般无(咽下时可有) | 有,可持续数天 |
| 出血后痰的性状 | 痰中带血 | 无痰 |

**2. 既往史及个人史** 注意询问既往病史,如支气管扩张症者年幼时可有百日咳病史或反复呼吸道感染病史。注意了解其生活环境、有无吸烟等不良生活习惯;有无与肺结核患者接触史等。

**3. 估计咯血量** 确估计出血量,有助于及时制订诊疗方案。值得注意的是咯血量多少与疾病的严重程度不一定成正比,小量咯血可能不至于造成严重后果,但可能是某些疾病的早期信号;而大量咯血可导致患者休克、窒息而危及生命。

**4. 伴随症状** 询问有无上述伴随症状。

## 第五节 呼吸困难

呼吸困难(dyspnea)是指患者主观上感觉空气不足,呼吸费力,客观上表现为用力呼吸,严重时可出现鼻翼扇动、张口呼吸、端坐呼吸、发绀,辅助呼吸肌参与呼吸运动,同时伴有呼吸频率、深度及节律的异常。

### 一、病因

引起呼吸困难的疾病很多,其中以呼吸系统疾病和循环系统疾病最为常见。

#### (一)呼吸系统疾病

**1. 呼吸道阻塞** 见于支气管哮喘、慢性阻塞性肺疾病,以及喉部、气管、支气管因炎症、水肿、异物、肿瘤等导致的狭窄或阻塞。

**2. 肺部疾病** 如肺炎、肺结核、肺淤血、肺不张、肺水肿、间质性肺病、肺梗死、支气管肺癌等。

**3. 胸廓及胸膜疾病** 见于严重胸廓畸形、外伤、大量胸腔积液、积气及严重胸膜肥厚粘连等。

**4. 呼吸肌功能障碍** 如重症肌无力、急性多发性神经根神经炎、膈麻痹、大量腹腔积液、腹腔巨大肿瘤、妊娠晚期等。

#### (二)循环系统疾病

主要为各种原因所致的心力衰竭,如冠状动脉粥样硬化性心脏病、风湿性心脏病、心肌病、先天性心脏病、原发性肺动脉高压、肺动脉栓塞等。

#### (三)中毒

见于吗啡及巴比妥类药物中毒、有机磷农药中毒、一氧化碳中毒、糖尿病酮症酸中毒等。

#### (四)血液系统疾病

见于重度贫血、硫化血红蛋白血症、高铁血红蛋白血症等。

#### (五)神经精神疾病

见于脑外伤、脑出血、脑肿瘤、脑炎等导致呼吸中枢功能衰竭和癔症等精神因素所致的呼吸困难。

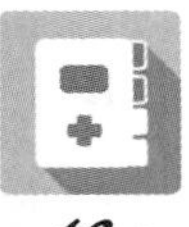

## 二、发生机制与临床表现

根据发生机制与临床表现，呼吸困难可分为以下五种临床类型。

### （一）肺源性呼吸困难

由呼吸系统疾病引起的呼吸困难称为肺源性呼吸困难。其机制是通过影响肺通气或肺换气功能导致缺氧或伴有二氧化碳潴留而产生。临床分为以下三种类型。

**1. 吸气性呼吸困难** 由喉、气管、大支气管的狭窄或梗阻引起。表现为吸气费力，吸气时间明显延长，严重者呼吸肌极度紧张，胸腔负压增大，吸气时胸骨上窝、锁骨上窝和肋间隙明显下陷，称为“三凹征”。见于喉、气管、大支气管的炎症、水肿、痉挛、异物、肿瘤等。

**2. 呼气性呼吸困难** 由肺组织弹性减弱、小支气管痉挛或狭窄而引起。主要表现为呼气费力，呼气时间延长，常伴有哮鸣音。常见于支气管哮喘、慢性支气管炎和慢性阻塞性肺疾病等。

**3. 混合性呼吸困难** 多由广泛肺部病变或肺组织受压，呼吸面积减少，影响换气功能所致。表现为吸气和呼气均费力，呼吸浅快，肺部听诊可有呼吸音减弱或病理性呼吸音等。常见于重症肺炎、大片肺不张、大面积肺梗死、大量胸腔积液或气胸等。

### （二）心源性呼吸困难

左心、右心和全心衰竭均可出现呼吸困难。

**1. 左心衰竭引起的呼吸困难** 主要由肺淤血和肺组织弹性减弱，肺泡与毛细血管的气体交换出现障碍所致。其特点：①有引起左心衰竭的基础病因，如高血压性心脏病、冠心病、风湿性心脏病等。②呼吸困难是左心衰竭最早出现和主要的症状。在患者活动时出现或加重，休息时缓解或减轻；平卧时加重，坐位或立位时减轻。③患者常于睡眠中突然出现胸闷、气急而憋醒，被迫坐起，用力呼吸，常伴有惊恐不安，经数分钟或数十分钟后逐渐缓解，称为夜间阵发性呼吸困难。④严重患者可出现气喘伴哮鸣音，面色灰白或发绀，咳粉红色泡沫样痰，肺部出现湿啰音和哮鸣音，心率加快，称为心源性哮喘。

其发生机制：①平卧时，胸腔容积减少，影响通气，静脉回心血量增加，加重肺淤血。坐位时下半身回心血量减少，肺淤血程度减轻，同时膈降低，可增加肺活量。②睡眠时，迷走神经兴奋，使支气管收缩，气道阻力增大，同时中枢神经处于抑制状态，对缺氧的敏感性降低，肺淤血严重、缺氧明显时刺激呼吸中枢而出现呼吸困难。

**2. 右心衰竭引起的呼吸困难** 主要原因为体循环淤血。其发生机制：①右心房及上腔静脉压力升高刺激压力感受器而兴奋呼吸中枢，同时由于血氧含量降低而刺激呼吸中枢的感受器而致呼吸困难。②体循环淤血时出现肝淤血肿大、腹腔积液、胸腔积液使呼吸运动受限，影响了气体交换。常见于慢性肺源性心脏病、大量心包积液、缩窄性心包炎等。

### （三）中毒性呼吸困难

代谢性酸中毒时，血中酸性代谢产物兴奋呼吸中枢引起呼吸困难，表现为深长而稍快的呼吸，常伴有鼾声，称为酸中毒深大呼吸（Kussmaul 呼吸）。某些药物及化学物质如吗啡、巴比妥类药物、有机磷农药等中毒时，呼吸中枢受到抑制，呼吸变慢，并可出现呼吸节律改变如潮式呼吸或间停呼吸。

### （四）血源性呼吸困难

外周血中血红蛋白减少或结构异常，红细胞携氧量减少，血氧含量减低从而使呼吸加快。

### （五）神经精神性呼吸困难

颅内严重疾病时，呼吸中枢受到侵犯、压迫或供血减少，功能受损而使呼吸深而慢，常伴有呼吸节律的改变。癔症患者出现的呼吸困难，一般为呼吸变浅、变快，可达 60～100 次/分，并可伴有口周、肢体麻木和手足抽搐。

## 三、伴随症状

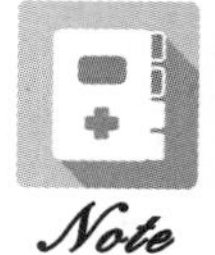

**1. 发热** 主要见于肺炎、肺脓肿、胸膜炎等急性呼吸道及胸膜感染性疾病。

**2. 胸痛** 常见于肺炎、急性渗出性胸膜炎、肺栓塞、气胸、急性心肌梗死等。

**3. 意识障碍** 见于颅脑疾病、中毒性脑病、肺性脑病、糖尿病酮症酸中毒、药物及化学物质中毒等。

## 四、问诊要点

**1. 起病情况** 一般急性起病者多为急性呼吸道感染、气管异物、急性中毒及急性心力衰竭等疾病；发病缓慢者多见于肺结核、慢性阻塞性肺疾病、支气管扩张症等。

**2. 呼吸困难的发生诱因及特点** 如肺源性呼吸困难的常见诱因为呼吸道感染，而心源性呼吸困难的主要诱因为劳累和感染。问诊时还应注意详细询问呼吸困难的表现特点以正确鉴别其发生原因。

**3. 病史** 注意询问药物、化学物质中毒史，以及颅脑外伤和其他相关病史。

**4. 伴随症状** 有无上述伴随症状。

# 第六节　发　　绀

发绀(cyanosis)又称紫绀，是指血液中还原血红蛋白增多使皮肤黏膜呈青紫色改变。发绀在皮肤较薄、色素较少和毛细血管丰富的部位，如口唇、舌、鼻尖、颊部、耳垂和甲床等处较易观察。另外，血液中异常血红蛋白衍生物(高铁血红蛋白和硫化血红蛋白)增多达到一定量时，亦可引起发绀。

## 一、发生机制

发绀是由血液中还原血红蛋白的绝对量增加所致，还原血红蛋白的浓度可用血氧的未饱和度来表示。正常血液含血红蛋白约为150 g/L，能携带20 vol/dL的氧，此种情况称为100%氧饱和度。正常体循环动脉血的氧饱和度为96%(19 vol/dL)，还原血红蛋白含量约为7.5 g/L，静脉血中氧的饱和度为72%～75%(14～15 vol/dL)，氧的未饱和度为5～6 vol/dL；周围循环毛细血管血中氧的未饱和度平均为3.5 vol/dL，还原血红蛋白含量约为26 g/L，不会出现发绀。当各种原因导致毛细血管内的还原血红蛋白含量超过50 g/L(即血氧未饱和度超过6.5 vol/dL)时，皮肤黏膜出现发绀。发绀是缺氧的表现，但缺氧不一定都出现发绀。如严重贫血(Hb＜60 g/L)时，即使严重缺氧，动脉血氧饱和度明显下降，一般不出现发绀；而红细胞增多症时，虽无明显缺氧，只要血液中还原血红蛋白含量明显增多，亦可出现发绀。

## 二、病因与临床表现

### (一) 血液中还原血红蛋白增多(真性发绀)

**1. 中心性发绀** 中心性发绀主要是由心、肺疾病导致动脉血氧饱和度降低所致。可分为：①肺性发绀：各种原因引起肺通气、换气功能障碍，导致肺氧合作用不全，使体循环毛细血管还原血红蛋白增多。常见于严重的呼吸系统疾病，如呼吸道阻塞、重症肺炎、阻塞性肺气肿、肺淤血、肺水肿、大量胸腔积液和气胸等。②心性发绀：由于异常通道分流，部分静脉血未通过肺进行氧合作用而入体循环动脉，若分流量超过心排血量的1/3，即可出现发绀。常见于发绀型先天性心脏病，如法洛(Fallot)四联症等。中心性发绀的特点为发绀呈全身性，除四肢末端及颜面外，也累及躯干皮肤和黏膜。发绀部位皮肤温暖，局部加温或按摩后发绀不消失。

**2. 周围性发绀** 周围性发绀主要由周围循环血流障碍所致，血液流经末梢血管时，过多的氧被组织摄取而使还原血红蛋白增多。可分为：①淤血性周围性发绀：见于引起体循环淤血、周围血流缓慢的疾病，如右心衰竭、缩窄性心包炎、大量心包积液和上腔静脉阻塞综合征等。②缺血性周围性发绀：常见于引起心排血量减少的疾病和局部血流障碍性疾病。如严重休克、血栓闭塞性脉管炎等。周围性发绀的特点为发绀常出现于肢体末端与下垂部位。这些部位的皮肤发冷，若给予按摩或加温使皮肤变暖，发

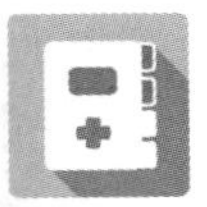

绀即可消退。根据此特点可与中心性发绀相鉴别。

**3. 混合性发绀** 中心性发绀和周围性发绀并存。心力衰竭时，因肺部淤血，血液在肺内氧合不足，同时因周围循环障碍，氧被组织过多摄取。

（二）血中异常血红蛋白衍生物增多

**1. 高铁血红蛋白血症** 见于各种化学物质或药物中毒引起血红蛋白分子中二价铁被氧化成三价铁，致使其失去与氧结合的能力。当血中高铁血红蛋白量达到 30 g/L 时可出现发绀。其特点为起病急骤，病情严重，抽出的静脉血呈深棕色，氧疗后发绀不能改善，静脉注射亚甲蓝或大量维生素 C，发绀方可消退。分光镜检查可证明有高铁血红蛋白的存在。常见于亚硝酸盐、苯胺、硝基苯、伯氨喹、磺胺类等中毒等。大量进食含亚硝酸盐的变质蔬菜而引起高铁血红蛋白血症，也可出现发绀，称肠源性青紫。

**2. 硫化血红蛋白血症** 正常人红细胞内无硫化血红蛋白，上述引起高铁血红蛋白的化学物质和药物也可引起硫化血红蛋白血症。但一般认为患者须同时具有便秘或服用含硫药物在肠内形成大量硫化氢的先决条件。当血液中硫化血红蛋白增高达到 5 g/L 即可出现发绀。其特点为发绀持续时间长，可达数月以上，血液呈蓝褐色，分光镜检查可证明有硫化血红蛋白的存在。

**3. 先天性高铁血红蛋白血症** 患者有家族史，自幼即有发绀，无心、肺疾病和引起异常血红蛋白的原因，身体一般状况良好。

## 三、伴随症状

**1. 呼吸困难** 见于严重心、肺疾病和呼吸道梗阻、气胸、大量胸腔积液等。

**2. 杵状指(趾)** 见于发绀型先天性心脏病和慢性肺部疾病。

**3. 意识障碍** 见于某些化学物质或药物中毒、急性心力衰竭、休克、严重肺部感染等。

## 四、问诊要点

（1）发绀的发病年龄、起病急缓、病程、有无诱因等。

（2）发绀的部位和特点。

（3）伴随症状。

（4）病史：有无心、肺疾病和其他相关疾病病史；家族史；有无相关药物、化学物品和变质蔬菜摄入史。

# 第七节　皮肤黏膜出血

皮肤黏膜出血（mucocutaneous hemorrhage）是由机体止血或凝血功能障碍引起的全身性或局限性皮肤黏膜自发性出血或损伤出血后难以止血的现象。

## 一、病因与发病机制

按病因和发病机制可分为以下三类。

（一）血小板异常

血小板在止血、凝血过程中起重要作用。如在受损血管处形成白色血栓，机械性阻塞血管；通过花生四烯酸代谢形成血栓素 $A_2$（$TXA_2$），可进一步促进血小板聚集并强烈收缩血管而促进止血；同时血小板还可释放血小板第 3 因子（$PF_3$），直接参与凝血反应。当血小板数量或功能异常时，可引起皮肤黏膜出血，主要有下列原因。

**1. 血小板减少** ①血小板生成减少：见于再生障碍性贫血、白血病、严重感染、放疗和药物作用等引起的骨髓抑制。②血小板破坏过多：发病多与免疫反应有关，如特发性血小板减少性紫癜（ITP）。

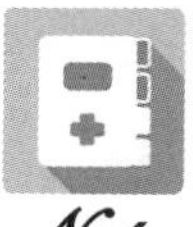

③血小板消耗过多：如血栓性血小板减少性紫癜、弥散性血管内凝血(DIC)等。

**2. 血小板增多** 此类疾病主要是由活动性凝血活酶生成迟缓或伴有血小板功能异常所致。可分为：①原发性血小板增多症。②继发性血小板增多：如慢性粒细胞白血病、感染、创伤、脾切除术后等。

**3. 血小板功能异常** 包括：①遗传性：血小板聚集功能异常的血小板无力症、血小板第3因子异常的血小板病等。②继发性：继发于尿毒症、肝病、药物等。

### (二) 血管壁功能异常

血管功能正常情况下，当血管受损时，局部血管可发生收缩，使血管腔变窄、破损伤口缩小或闭合，并使血流变慢，有利于初期止血，随后，在血小板释放的血管收缩素等的作用下，毛细血管较持久收缩，发挥止血作用。当血管壁因各种原因而受损时则不能正常收缩发挥止血作用，导致皮肤黏膜出血。常见疾病如下。

**1. 遗传性疾病** 主要见于遗传性毛细血管扩张症、家族性单纯性紫癜等。

**2. 获得性疾病** 如败血症等严重感染性疾病、过敏性紫癜、药物性紫癜、维生素C或PP缺乏病、糖尿病、尿毒症、结缔组织病等。

### (三) 凝血功能障碍

正常时，有12种凝血因子参与凝血过程，任何一种凝血因子缺乏或功能不足均可引起凝血障碍而出现皮肤黏膜出血。常见疾病如下。

**1. 遗传性** 如血友病、遗传性凝血酶原缺乏症、遗传性纤维蛋白原缺乏症等。

**2. 继发性** 见于严重肝病如肝硬化失代偿期、重症肝炎等，以及尿毒症、维生素K缺乏病等。

**3. 抗凝物质增多或纤溶亢进** 如异常蛋白血症、类肝素增多、抗凝药物或溶栓药物使用过量、原发性纤溶或弥散性血管内凝血所致的继发性纤溶等。

## 二、临床表现

皮肤黏膜出血主要表现为血液淤积于皮下或黏膜下，形成红色或暗红色斑，压之不褪色。根据出血范围大小可分为淤点(直径小于2 mm)、紫癜(直径在3～5 mm)和淤斑(直径大于5 mm)。不同原因所致的出血的特点如下。

**1. 血小板异常** 血小板减少者可同时出现淤点、紫癜和淤斑，并可出现鼻出血、牙龈出血、月经过多、血尿及黑便等，甚至有颅内出血。血小板病患者血小板数量正常，出血以皮下、鼻出血或月经过多为主要表现，且较轻微，但手术时可出现出血不止现象。

**2. 血管壁功能异常** 主要特点是皮肤黏膜的淤点、淤斑，例如，过敏性紫癜者皮肤出血表现为四肢对称性荨麻疹或丘疹样紫癜，伴有痒感、关节痛、腹痛或血尿。老年性紫癜常表现为手、足伸侧淤斑；单纯性紫癜则表现为四肢偶发淤斑，女性患者月经期多见。

**3. 凝血功能障碍** 其特点为常有家族史或肝病史，多为内脏、肌肉出血或软组织血肿，关节腔出血亦较常见。

## 三、伴随症状

**1. 四肢对称性紫癜伴有关节痛、腹痛及肾脏损害** 见于过敏性紫癜。

**2. 皮肤紫癜伴有广泛性出血** 见于血小板减少性紫癜及弥散性血管内凝血等。

**3. 黄疸** 见于肝脏疾病。

## 四、问诊要点

**1. 出血的特点** 包括出血的时间、部位、出血范围、发生年龄等。

**2. 出血的诱因** 是否为自发性，出血与职业、手术、损伤或使用药物的关系等。

**3. 既往病史** 如消化系统疾病、肾脏疾病、感染、外伤史及过敏史等。

**4. 家族史** 类似疾病家族史。

**5. 伴随症状** 有助于判断出血原因。

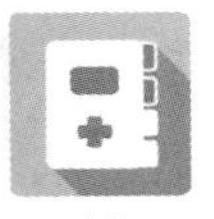
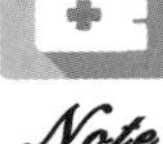

# 第八节 水 肿

水肿(edema)是指人体组织间隙有过多的液体潴留而引起组织肿胀。水肿若呈弥漫性分布，则称为全身性水肿，如仅为身体某局部出现水肿，则称为局部性水肿。过多水分如潴留在体腔如胸腔、腹腔或关节腔内，称为积液。

## 一、病因及发病机制

正常情况下血管内的液体从毛细血管动脉端不断地渗出到组织间隙形成组织液，同时组织液又不断从毛细血管静脉端和毛细淋巴管回收入血，两者保持动态平衡。各种原因使二者平衡遭到破坏，导致组织液的生成大于回流，则产生水肿。

发生水肿的主要因素包括：①水、钠潴留，如继发性醛固酮增多症；②毛细血管滤过压升高，如右心衰竭；③毛细血管通透性增高，如炎症；④血浆胶体渗透压降低，如肾病综合征、慢性肾炎等；⑤淋巴液或静脉血液回流受阻，如丝虫病或血栓性静脉炎等。水肿的病因如下。

### （一）全身性水肿

**1. 心源性水肿** 常见于各种原因所致的右心衰竭。其发生机制如下：右心衰竭时，有效循环血液量减少，肾血流量也减少，使肾小球滤过率降低，继发性醛固酮增多，肾小管重吸收钠增多，从而引起水、钠潴留，以及静脉淤血，导致毛细血管静水压升高，组织液回吸收减少。

**2. 肾源性水肿** 见于各种类型的肾炎和肾病。其发生机制如下：由多种因素引起肾排泄水、钠减少，导致体内水、钠潴留，细胞外液量增多，引起水肿。另外肾病综合征时由于大量蛋白尿而引起低蛋白血症，血浆胶体渗透压降低而引起水肿。

**3. 肝源性水肿** 主要见于肝硬化失代偿期。门静脉高压、血浆胶体渗透压降低、肝淋巴回流障碍、继发性醛固酮增多等是腹腔积液形成和水肿的主要机制。

**4. 营养不良性水肿** 由于长期营养缺乏、胃肠吸收功能不良、重度烧伤等原因导致蛋白质缺乏，出现低蛋白血症而形成水肿。

**5. 其他** 主要包括：①药物性水肿：常见于糖皮质激素、雄激素、雌激素及甘草制剂等应用过程中，停药后水肿可消退。②黏液性水肿：见于甲状腺功能减退症。③经前期紧张综合征。④特发性水肿。

### （二）局部性水肿

**1. 炎症** 见于蜂窝织炎、疖肿、痈、丹毒等。

**2. 静脉回流受阻** 如纵隔肿瘤、肿大的淋巴结等压迫上腔静脉或腹腔内肿块压迫下腔静脉引起局部水肿；肢体静脉血栓形成、下肢静脉曲张等亦可引起局部水肿。

**3. 淋巴回流受阻** 常见于丝虫病、非特异性淋巴管炎等。

**4. 血管神经性水肿** 属于变态反应性疾病，患者多有对某种药物或食物的过敏史。

## 二、临床表现与伴随症状

### （一）全身性水肿

**1. 心源性水肿** 心源性水肿的特点是水肿首先出现于身体下垂部分，如非卧床患者首先出现于踝部；而长期卧床患者则首先出现于腰骶部。随病情加重而逐渐向全身蔓延，严重者可出现胸、腹腔积液。常伴有颈静脉怒张、肝-颈静脉回流征阳性、肝肿大、发绀等右心衰竭的其他表现。

**2. 肾源性水肿** 肾源性水肿的特点为在疾病早期首先出现眼睑及颜面水肿，以后发展为全身性水肿。肾病综合征时表现为全身重度水肿。常伴有蛋白尿、血尿、高血压及肾功能损害的表现。心源性水

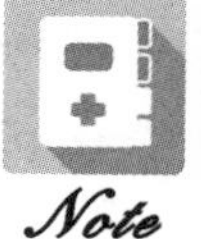

肿与肾源性水肿的鉴别要点见表2-3。

**表2-3 心源性水肿与肾源性水肿的鉴别要点**

| 鉴别要点 | 心源性水肿 | 肾源性水肿 |
|---|---|---|
| 开始部位 | 从下肢开始，向上蔓延至全身 | 从眼睑、颜面开始，蔓延至全身 |
| 发展速度 | 较缓慢 | 迅速 |
| 水肿性质 | 比较坚实，移动性小 | 软而移动性大 |
| 伴随病征 | 常伴有心脏扩大、心脏杂音、肝肿大、颈静脉怒张等心力衰竭症状 | 常伴有高血压、蛋白尿、血尿及管型尿和眼底改变等肾功能改变症状 |

**3. 肝源性水肿** 肝源性水肿的特征是水肿发展缓慢，常先出现于踝部，以后逐渐向上蔓延，而头面部、上肢常无水肿；而肝硬化失代偿期水肿的突出表现是腹腔积液。多伴有肝功能减退的表现如消化道症状、出血倾向、代谢异常等，以及门静脉高压的表现如脾肿大、侧支循环的建立与开放。

**4. 营养不良性水肿** 主要特点是水肿发生前先有消瘦和体重减轻等表现，水肿从下肢开始逐渐向全身蔓延。

**5. 其他** 如黏液性水肿常出现于眼睑、颜面及下肢，为非凹陷性水肿。经前期紧张综合征引起的水肿特点则为月经前1～2周出现眼睑、踝部和手背部轻度水肿，月经后水肿渐退。而特发性水肿一般出现在身体下垂部位，站立过久或行走过多后出现，见于女性。

### （二）局部性水肿

**1. 炎症引起的水肿** 局部有红肿热痛及功能障碍。

**2. 局部静脉回流受阻引起的水肿** 上腔静脉受阻时表现为头面部、颈部、双上肢及上胸部水肿，如伴有颈静脉怒张、胸壁浅静脉曲张及纵隔刺激症状，则称为上腔静脉阻塞综合征。下腔静脉受阻一般表现为下肢、会阴部水肿，如伴有腹壁及下肢静脉曲张或腹腔积液，或同时伴有肝、脾肿大等，则称为下腔静脉阻塞综合征。

**3. 淋巴回流受阻** 如丝虫病，表现为双下肢象皮肿，患部皮肤粗糙、增厚，皮下组织增厚等。

**4. 血管神经性水肿** 常为急性起病，多发生于面、口唇或舌部，水肿部位皮肤呈苍白色或蜡样光泽，硬而有弹性，无疼痛，若累及声门，可危及生命。

## 三、问诊要点

（1）水肿的出现时间与起病急缓、开始部位及发展蔓延情况，是否为凹陷性，与体位和活动的关系等。

（2）有无心、肝、肾、营养不良、内分泌及过敏性疾病等病史及相关症状。

（3）水肿与饮食、药物、月经及妊娠的关系。

# 第九节 恶心与呕吐

恶心(nausea)是一种上腹部不适、紧迫欲吐的感觉，严重时可伴迷走神经兴奋的症状，表现为皮肤苍白、出汗、流涎、血压下降及心动过缓等。呕吐(vomit)是通过胃的强力收缩，迫使胃或部分小肠内容物经食管和口腔排出体外的现象。恶心常为呕吐的前奏，恶心后随之有呕吐，但也可表现为仅有恶心或呕吐。恶心与呕吐是临床常见症状之一，频繁而严重的呕吐，可引起脱水、电解质紊乱，食管贲门黏膜撕裂和营养失调等。

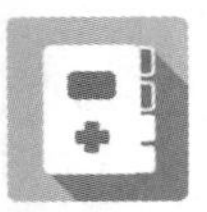

## 一、病因

引起恶心与呕吐的原因很多，根据发病机制可分为以下几个方面。

### （一）反射性呕吐

（1）消化系统疾病：①口、咽部炎症和理化因素的刺激等。②胃肠道疾病：如急性胃肠炎、消化性溃疡、慢性胃炎、急性阑尾炎、消化道梗阻、急性胃扩张、功能性消化不良等。③肝、胆、胰腺疾病：如急性病毒性肝炎、肝硬化、急性胆囊炎、胆石症、急性胰腺炎等。④腹膜与肠系膜疾病：如急性腹膜炎、急性肠系膜淋巴结炎等。⑤其他：口服磺胺类药物、水杨酸制剂、氨茶碱等。

（2）泌尿系统疾病：如泌尿系结石、急性肾盂肾炎等。

（3）循环系统疾病：常见疾病有急性心肌梗死、休克、心力衰竭等。

（4）生殖系统疾病：常见于盆腔炎、异位妊娠破裂等。

（5）眼部疾病：如青光眼、屈光不正等。

（6）刺激嗅觉、视觉及味觉所引起的呕吐。

### （二）中枢性呕吐

**1. 中枢神经系统疾病** 常见原因有：①颅内感染：如各种病原微生物引起的脑炎、脑膜炎。②脑血管病：如脑梗死、蛛网膜下腔出血、高血压脑病等。③颅脑损伤：颅内血肿、脑挫伤等。④癫痫，尤其是癫痫持续状态时。

**2. 全身性疾病** 如尿毒症、甲状腺危象、糖尿病酮症酸中毒、低糖血症等。

**3. 药物因素** 如洋地黄类药物、某些抗生素、吗啡及抗癌药物等。

**4. 中毒** 一氧化碳、乙醇、有机磷农药、鼠药等中毒。

**5. 妊娠反应** 妊娠早期可有呕吐表现。

### （三）前庭功能障碍

常见疾病有迷路炎、梅尼埃病、晕动病等。

### （四）精神性呕吐

一般见于神经性厌食症、癔症等。

## 二、发生机制

来自消化道、中枢性疾病及前庭障碍性疾病等的刺激因素经迷走神经、交感神经及舌咽神经传入到达位于延髓的呕吐中枢，或呕吐中枢直接受刺激，通过迷走神经、膈神经和脊神经传出至各效应器官如胃、小肠、膈肌及腹壁肌等而引起呕吐反应。

恶心、呕吐是一个复杂的反射过程，可分为恶心、干呕与呕吐三个阶段。恶心时胃张力和蠕动减弱，十二指肠张力增强，伴或不伴有十二指肠液反流。干呕时胃上部放松而胃窦部短暂收缩。呕吐时胃窦部持续收缩，贲门开放，腹肌收缩，腹压增加，迫使胃内容物急速从胃反流，经食管、口腔排出即呕吐。呕吐与反食的不同在于，反食无恶心与呕吐的协调动作而胃内容物经食管一口一口地溢出至口腔。

## 三、临床表现

**1. 消化系统疾病** 口咽部刺激引起的呕吐一般表现为受到刺激后或于晨起后恶心、干呕；功能性消化不良一般表现为晨起呕吐；进食过程中或餐后随即呕吐则可能为幽门管溃疡；幽门梗阻患者可表现为餐后较久或数餐后呕吐，其呕吐物常为隔夜宿食；食物中毒者呕吐一般发生于进食后近期；急性胰腺炎患者一般呕吐较频繁，呕吐物常为食物及胆汁。

**2. 中枢性呕吐** 脑膜炎、蛛网膜下腔出血等疾病引起的呕吐多表现为喷射状；早期妊娠反应一般表现为晨起呕吐。

**3. 前庭功能障碍** 迷路炎一般是化脓性中耳炎常见的并发症，呕吐同时常伴有听力障碍；梅尼埃

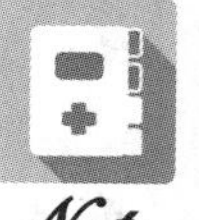

病表现为突发性旋转性眩晕伴恶心、呕吐；晕动病一般于乘车、乘船时发生。

## 四、伴随症状

**1. 腹痛、腹泻** 多见于急性胃肠炎、细菌性食物中毒以及其他原因所致的急性中毒等。

**2. 右上腹疼痛、寒战、发热与黄疸** 应考虑急性胆囊炎、胆石症等。

**3. 头痛** 多见于颅内压增高、青光眼等。

**4. 听力障碍、眩晕及眼球震颤** 主要见于前庭器官疾病。

## 五、问诊要点

**1. 病史** 有无与恶心、呕吐相关疾病的病史，有无腹部手术史、服药史，女性患者月经史。

**2. 临床特点** 包括起病急缓、发生与持续时间、发生频率，与体位、进食与情绪的关系，呕吐物的性状、气味、加重与缓解因素。

**3. 诊疗经过** 是否做 X 线钡餐、胃镜、腹部 B 超、血糖、血电解质等检查及结果。

**4. 伴随症状** 了解有无上述伴随症状。

# 第十节 呕血与便血

## 呕　　血

呕血(hematemesis)是指上消化道疾病(屈氏韧带以上的消化器官，包括食管、胃、十二指肠、肝、胆、胰以及胃空肠吻合术后空肠上段疾病)或全身性疾病所致的上消化道出血，血液经口腔呕出。呕血是消化道及全身性出血性疾病常见的临床症状，呕血常伴有黑便，大量出血时可出现失血性休克而危及患者生命。

## 一、病因

### (一) 消化系统疾病

**1. 食管疾病** 如各种食管炎、食管癌、食管异物、食管静脉曲张破裂、食管贲门黏膜撕裂、食管裂孔疝、食管损伤等。

**2. 胃及十二指肠疾病** 如消化性溃疡、胃癌、胃泌素瘤、药物和应激因素引起的急性胃黏膜病变、胃平滑肌瘤、胃黏膜脱垂等。

**3. 肝、胆、胰腺疾病** 肝硬化门静脉高压所致的食管-胃底静脉曲张破裂、肝癌、胆道结石、胆囊癌、胆管癌、壶腹癌、急性胰腺炎、胰腺癌等。

### (二) 全身性疾病

**1. 血液病** 包括原发性血小板减少性紫癜、过敏性紫癜、白血病、血友病、霍奇金病、遗传性毛细血管扩张症等。

**2. 感染性疾病** 如重症肝炎、流行性出血热、钩端螺旋体病、败血症等。

**3. 结缔组织病** 如系统性红斑狼疮、皮肌炎、结节性多动脉炎等累及上消化道时可引起呕血。

**4. 其他** 尿毒症、慢性肺源性心脏病、抗凝药物应用过量等。

临床引起呕血的原因很多，其中以消化性溃疡引起者最为常见，其次是食管-胃底静脉曲张破裂、急性胃黏膜病变和胃癌。

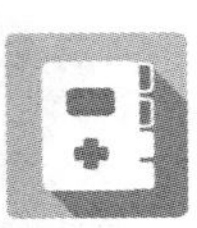


## 二、临床表现

**1. 呕血与黑便** 患者呕血前常有上腹不适和恶心，随后呕出血性胃内容物。其颜色取决于出血量多少、血液在胃内停留时间及出血部位。出血量多、在胃内停留时间短、出血位于食管时，颜色为鲜红色、暗红色或混有血凝块；当出血量较少或在胃内停留时间较长，因血红蛋白与胃酸作用而形成酸化正铁血红蛋白而使呕吐物呈棕褐色或咖啡渣样。呕血时因部分血液经肠道排出，可形成黑便。

**2. 周围循环衰竭** 出血量占循环血容量的10%以下时，患者一般无失血的全身表现。出血量占循环血容量10%～20%时，患者可出现头晕、乏力等症状。若出血量达到循环血容量的20%以上，患者可出现出冷汗、心慌、四肢厥冷、脉搏增快等急性失血症状。出血量占循环血容量的30%以上时，则由于循环血容量的迅速减少而导致周围循环衰竭，患者表现为烦躁不安或意识障碍、面色苍白、四肢湿冷、呼吸急促、脉搏细速、血压下降、尿量减少等。

**3. 血液学改变** 急性出血早期血常规可无明显变化，出血后，由于组织液渗入血管内，稀释血液，一般于3 h后才出现红细胞与血红蛋白减少。因此，大出血早期不能根据红细胞数与血红蛋白量来判断有无出血及出血量。

**4. 发热** 大量出血后，多数患者可在24 h内出现低热，一般可持续3～5天。

**5. 氮质血症** 呕血时，因部分血液进入肠道，血红蛋白的分解产物在肠内被吸收，在出血数小时后血中尿素氮上升，并于24～48 h达高峰，但一般不超过14.3 mmol/L，3～4天后降至正常。

## 三、伴随症状

**1. 上腹疼痛** 呕血伴慢性反复发作的上腹痛，且有节律性，呈周期性发作者，多见于消化性溃疡；中老年人，若出现呕血伴慢性反复上腹痛，无明显规律且消瘦者，应注意胃癌的可能性。

**2. 肝、脾肿大** 呕血伴肝肿大且肝质地较硬、表面凹凸不平或有结节，并同时有肝区疼痛者，应注意考虑肝癌；大量呕血伴脾肿大，并有腹壁静脉曲张、腹腔积液、肝功能减退等则提示肝硬化。

**3. 黄疸** 呕血伴黄疸、发热、皮肤黏膜出血，见于钩端螺旋体病、败血症等急性感染性疾病。呕血伴黄疸、寒战、发热、右上腹疼痛者，多由胆道疾病所致。

**4. 皮肤黏膜出血** 见于血液系统疾病、肝硬化、重症肝炎等。

**5. 左锁骨上淋巴结肿大** 见于胃癌或胰腺癌等。

**6. 呕血** 若发生于剧烈呕吐后，则多为食管贲门黏膜撕裂所致。

## 四、问诊要点及注意事项

**1. 确定是否为呕血** 注意排除咯血和口、鼻、咽部出血等。

**2. 病史** 注意了解既往病史如是否有反复发作的周期性、节律性上腹痛病史，病毒性肝炎、肝硬化病史，近期是否有大量饮酒史、服用非甾体抗炎药物史、颅脑手术史、严重外伤史等。

**3. 呕血的颜色** 观察呕血的颜色可帮助判断出血的部位、出血量及出血的速度。

**4. 估计出血量** 估计出血量应结合其他症状如黑便及有无全身表现等综合分析。

**5. 伴随症状** 可作为病因判断的重要依据。

# 便　　血

便血(hematochezia)是指消化道出血后，血液经肛门排出。便血颜色可呈鲜红色、暗红色或黑色。出血量少，大便颜色无明显变化，而粪便隐血试验阳性者，称为隐血(occult blood)。若血液在肠道内停留时间较长，红细胞被破坏后，血红蛋白中的铁与硫化物结合形成硫化亚铁，使粪便呈黑色，由于附有黏液而发亮，类似柏油，称为柏油样便。

## 一、病因

引起便血的原因很多，除引起呕血的病因外，便血还见于下消化道疾病。

**1. 直肠与肛管疾病** 如局部外伤、直肠炎、直肠息肉、直肠癌、痔、肛裂、肛瘘等。

**2. 结肠疾病** 常见疾病有急性细菌性肠炎、阿米巴痢疾、溃疡性结肠炎、结肠息肉、结肠癌等。

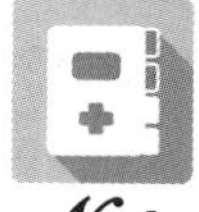

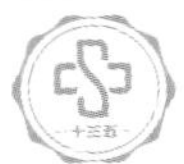


**3. 小肠疾病** 急性出血性坏死性肠炎、肠结核、肠伤寒、钩虫病、小肠肿瘤、肠套叠等。

**4. 肠道血管病变** 如血管瘤、毛细血管扩张症、血管畸形、缺血性肠炎、静脉曲张等。

### 二、临床表现

**1. 便血** 便血颜色主要与出血部位、出血量多少及血液在肠道内停留的时间长短有关。出血部位低、出血量多且出血速度快则呈鲜红色，上消化道出血多表现为黑便，但如出血量多且伴肠蠕动加快时，亦可排出鲜红血便。

便血时，大便可表现为全血或混合有粪便。排便前后有鲜血滴出或喷出者，多为直肠或肛管疾病出血，如痔、肛裂、直肠肿瘤等。而急性细菌性痢疾多为黏液脓血便；阿米巴痢疾多表现为暗红色果酱样脓血便；急性出血性坏死性肠炎时粪便呈洗肉水样，并有腥臭味。

**2. 全身症状** 便血者若出血量少，一般无明显全身表现；若出血量大，则可出现贫血和周围循环衰竭症状。

### 三、伴随症状

**1. 腹痛** 便血伴慢性上腹周期性、节律性疼痛者多为消化性溃疡；伴急性腹痛，并有排便后腹痛减轻者则多见于细菌性痢疾、阿米巴痢疾、溃疡性结肠炎等；伴急性上腹绞痛、黄疸、发热者，应考虑胆囊或胆管出血。

**2. 里急后重** 常见于细菌性痢疾、直肠炎、直肠癌等。

**3. 发热** 多见于急性感染性疾病如败血症、钩端螺旋体病、恶性肿瘤如肠道淋巴瘤、急性出血性坏死性肠炎等。

**4. 腹部肿块** 提示结肠癌、肠结核、肠套叠等。

**5. 皮肤黏膜出血** 多见于血液病如白血病、过敏性紫癜、血友病等，以及急性传染病如重症肝炎、流行性出血热等。

### 四、问诊要点

**1. 病史** 注意了解既往病史如慢性上腹痛病史、结核病史、动脉硬化病史、血液病病史等。

**2. 发病年龄** 儿童以感染性肠炎、急性出血性坏死性肠炎、肠套叠、血液病较多见；而中老年患者较常见的原因则为结肠癌、结肠血管扩张、缺血性肠炎等。

**3. 粪便特点** 可根据不同疾病的粪便特点帮助正确诊断。

**4. 一般情况** 如是否有周围循环衰竭表现可帮助判断失血量及血容量丢失情况。

**5. 伴随症状** 了解伴随症状对正确诊断亦有重要意义。

## 第十一节 便秘与腹泻

## 便 秘

便秘(constipation)一般是指大便次数每周少于 3 次，伴排便困难及粪便干结。便秘如长期持续存在，可对患者生活产生较大影响，甚至降低生活质量。

### 一、病因

#### (一) 功能性便秘

常见原因包括以下方面。

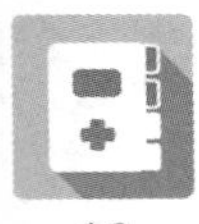

**1. 饮食因素** 进食量少、膳食纤维摄入不足、水分摄入不足等，对结肠运动的刺激减少。

**2. 精神神经因素** 如生活缺乏规律、生活压力过大、生活规律突然改变等干扰或抑制了正常排便习惯。

**3. 结肠运动功能紊乱** 常见于肠易激综合征，与结肠痉挛有关。

**4. 其他** 如多次妊娠者，腹肌与盆腔肌张力不足，排便动力缺乏；年老体弱者，活动过少，肠痉挛致排便困难；腹泻患者因滥用泻药，形成药物依赖而造成便秘等。

（二）器质性疾病

常见原因如下。

**1. 直肠与肛门病变** 如痔、肛裂、肛周围脓肿和溃疡、直肠炎等导致肛门括约肌痉挛及排便疼痛，造成惧怕排便而形成便秘。

**2. 结肠梗阻** 结肠肿瘤、Crohn 病、先天性巨结肠及各种原因引起的肠粘连、肠扭转、肠套叠等导致结肠完全或不完全性梗阻。

**3. 腹腔疾病** 腹腔或盆腔内肿瘤（如子宫肌瘤）的压迫；各种原因引起的大量腹腔积液、膈肌麻痹等导致排便无力。

**4. 全身性疾病** 尿毒症、糖尿病、甲状腺功能减退症、急性脑血管病、截瘫、多发性硬化、皮肌炎等可使肠肌松弛而导致排便无力。

**5. 药物因素** 如吗啡类药物、抗胆碱能药、钙通道阻滞剂、镇静剂、抗抑郁药及含钙、铝的制酸剂等使肠肌松弛而引起便秘。

## 二、发生机制

粪便主要是由经消化吸收后的食物残渣进入结肠后，其水分和电解质被进一步吸收而形成的，粪便形成后进入乙状结肠和直肠，再通过排便活动排出体外。在整个形成及排出过程中，神经活动的异常、肠平滑肌病变及肛门括约肌功能异常或病变均可导致便秘。便秘的发生机制中，常见因素如下：①当进食量过少、摄入的纤维素或水分不足时，肠内的食糜和粪团的量不足以刺激正常的肠蠕动。②肠道内肌肉张力减低和蠕动减弱使排便活动受到限制。③肠蠕动受阻致肠内容物滞留而不能下排，如肠梗阻。④排便过程中的神经及肌肉活动障碍，如排便反射减弱或消失、肛门括约肌痉挛、腹肌及膈肌收缩力减弱等。

## 三、临床表现

慢性便秘患者主要表现为排便次数减少，一般每周在 3 次以下。粪便坚硬有时如羊粪，颜色为深褐色。排便时可有左腹或下腹部痉挛性疼痛及下坠感，排便困难严重者可因痔加重或肛裂而出现大便带血或便血。多数患者无明显全身症状，部分患者可有口苦、腹胀、下腹不适或头痛、头晕等神经功能症状，但一般不重。患者可有焦虑、紧张等情绪，可进一步加重便秘表现。体检时可在左下腹部触及痉挛的乙状结肠。急性便秘患者主要见于各种原因的肠梗阻，故可出现原发病的表现如腹痛、腹胀、呕吐等。

## 四、伴随症状

**1. 腹痛、腹胀、呕吐** 一般为肠梗阻所致。

**2. 腹部包块** 常见原因为结肠肿瘤、肠结核及 Crohn 病等。

**3. 便秘与腹泻交替出现** 多见于肠易激综合征、肠结核、溃疡性结肠炎。

## 五、问诊要点

**1. 诱因** 如精神状态、工作生活情况、饮食情况，是否有生活规律被打乱等情况发生等。

**2. 便秘特点** 如大便的次数、性状、量，排便是否困难，起病及发作特点等。

**3. 病史** 是否有腹部手术史，内分泌疾病、代谢疾病、慢性铅中毒等病史。

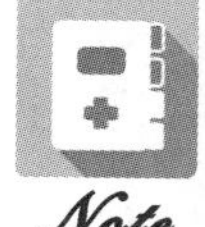

**4. 药物使用情况** 是否服用可引起便秘的药物如吗啡、鸦片制剂、肠道吸收剂等；是否长期服用泻药等。

## 腹　泻

腹泻(diarrhea)是指排便次数增多，粪便稀薄，或伴有黏液、脓血、未消化食物者。腹泻根据其病程可分为急性腹泻与慢性腹泻，病程超过 2 个月者为慢性腹泻。

### 一、病因

#### (一) 急性腹泻

**1. 肠道疾病** 常见于各种病原体如病毒、细菌、真菌、原虫、血吸虫等感染引起的急性肠炎及急性出血性坏死性肠炎、溃疡性结肠炎急性发作、急性缺血性肠病等。

**2. 急性中毒** 包括动物性中毒如鱼胆、河豚等中毒，植物性中毒如毒蕈、桐油等中毒，以及化学毒物中毒如砷、铅、汞、有机磷等中毒。

**3. 全身感染性疾病** 如败血症、伤寒及副伤寒、肺炎球菌肺炎、败血症等。

**4. 药物性腹泻** 泻药、拟胆碱能药、抗癌药、抗生素等均可能引起腹泻。

**5. 其他** 如变态反应性肠炎、过敏性紫癜、甲状腺危象等。

#### (二) 慢性腹泻

**1. 消化系统疾病**

(1) 胃部疾病：如慢性萎缩性胃炎、胃大部切除术后胃酸分泌减少。

(2) 肠道疾病：①慢性肠道感染：如阿米巴痢疾、慢性细菌性痢疾、肠结核、钩虫病、绦虫病、血吸虫病等。②肠道非感染性疾病：如溃疡性结肠炎、Crohn 病、吸收不良综合征等。③肠道肿瘤：如结肠癌、结肠绒毛状腺瘤等。

(3) 肝胆胰疾病：如肝硬化、胆汁淤积性黄疸、慢性胰腺炎、胰腺癌等。

**2. 全身性疾病** 主要有甲状腺功能亢进症、胃泌素瘤、糖尿病性肠病、肾上腺皮质功能减退症、系统性红斑狼疮、尿毒症、肠易激综合征等。

**3. 药源性腹泻** 某些药物如甲状腺素、利血平、洋地黄类药物、某些抗肿瘤药和抗生素等引起腹泻。

### 二、发生机制

腹泻的发生机制复杂，且腹泻发生时往往不是单一的机制致病，可能同时有多种原因，仅以其中之一占优势。其发生机制可分为以下方面。

**1. 渗透性腹泻** 由摄入大量高渗性食物或药物，肠内渗透压增高，阻碍了肠内水分与电解质的吸收所致。如服用甘露醇引起的腹泻。

**2. 分泌性腹泻** 肠道黏膜分泌大量液体等超过肠黏膜吸收能力所致。如霍乱弧菌外毒素引起的大量水样腹泻即属此型。

**3. 吸收不良性腹泻** 由肠黏膜的吸收面积减少或吸收障碍所致。如小肠大部分切除、吸收不良综合征等。

**4. 渗出性腹泻** 由于肠黏膜炎症导致大量黏液、脓血、渗出而引起。见于各种感染性肠炎、炎症性肠病、放射性肠病等。

**5. 动力性腹泻** 肠蠕动亢进而使食物在肠内停留时间过短，不能充分吸收所致。如胃肠功能紊乱、糖尿病、甲状腺功能亢进症等。

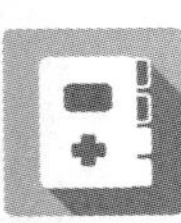
Note

### 三、临床表现

**1. 起病与病程** 急性腹泻起病急，病程短，多由感染或食物中毒引起。慢性腹泻起病缓慢，病程长，常见于慢性感染、非特异性炎症、肠道肿瘤、消化功能障碍。

**2. 腹泻次数与粪便性状** 急性感染性腹泻可有不洁饮食史，多于进食后 24 h 内发病，腹泻次数为每天数次至数十次。慢性腹泻者排便次数多为每天数次。粪便性状根据不同部位病变可有不同特点，如小肠病变者多呈糊状或稀水样；直肠、乙状结肠的病变可表现为黏液性粪便，混有血液或脓血，且每次排便量少；小肠吸收不良者，粪便呈油腻状，有恶臭，含食物残渣；阿米巴痢疾患者粪便一般为果酱样。

**3. 腹泻与腹痛** 腹泻患者常伴有腹痛症状，如小肠病变者腹痛多在脐周，便后腹痛不减轻；结肠疾病腹痛多在下腹部，大便后腹痛可减轻或缓解；而分泌性腹泻多无明显腹痛。

## 四、伴随症状

**1. 发热** 多见于传染性疾病如细菌性疾病、伤寒、肠结核及肠道恶性淋巴瘤等。

**2. 里急后重** 见于乙状结肠及直肠病变如急、慢性细菌性痢疾，直肠炎、直肠癌等。

**3. 消瘦** 多见于小肠吸收不良性疾病、胃肠恶性肿瘤及甲状腺功能亢进症等。

**4. 腹部包块** 见于胃肠恶性肿瘤、Crohn 病、肠结核等。

**5. 关节肿痛** 见于 Crohn 病、溃疡性结肠炎、系统性红斑狼疮等。

## 五、问诊要点

**1. 腹泻的起病与诱因** 起病急、缓，有无不洁饮食史，是否与紧张、焦虑有关等。

**2. 腹泻的次数与粪便性状** 对判断疾病原因、性质和部位具有重要作用。

**3. 发病年龄、性别、职业** 可为诊断提供重要的辅助资料。如结肠癌多见于中老年人；肠易激综合征、甲状腺功能亢进症引起的腹泻多见于女性；血吸虫病则多见于流行区农民和渔民等。

**4. 其他** 如是否为集体发病对食物中毒的诊断有重要意义；腹泻加重或缓解因素；病后一般情况的变化等均对诊断有一定意义。

# 第十二节 黄 疸

黄疸(jaundice)是指由于血清中胆红素浓度升高引起皮肤、黏膜及巩膜黄染的现象。正常血清总胆红素浓度为 1.7～17.1 μmol/L，若胆红素浓度在 17.1～34.2 μmol/L，而临床无黄疸表现者，称为隐性黄疸。当胆红素浓度超过 34.2 μmol/L 时，出现临床可见的黄疸，称显性黄疸。

## 一、胆红素的正常代谢

### (一) 胆红素的形成

正常人体血清中的胆红素来源于两个途径。一是血中衰老死亡的红细胞，占胆红素总量的 80%～85%，是胆红素的主要来源。正常成人红细胞的平均寿命约为 120 天，衰老死亡的红细胞经单核细胞-吞噬细胞破坏，释放出血红蛋白，血红蛋白在组织蛋白酶的作用下分解为血红素和珠蛋白，血红素在催化酶的作用下转变成胆绿素，再经还原酶还原为胆红素。二是骨髓幼稚红细胞的血红蛋白和肝内含有亚铁血红素的蛋白质，称为旁路胆红素，占总量的 15%～20%。上述胆红素称为非结合胆红素(unconjugated bilirubin，UCB)或游离胆红素，属脂溶性物质，不溶于水，不能从肾小球滤出，故尿中不出现非结合胆红素。

### (二) 胆红素的运输及代谢

非结合胆红素进入血液与清蛋白结合，经血液循环运输至肝脏，与清蛋白分离并被肝细胞摄取，在肝细胞内经葡萄糖醛酸转移酶的催化作用，形成结合胆红素(conjugated bilirubin，CB)。结合胆红素为水溶性物质，可通过肾小球滤过随尿液排出。

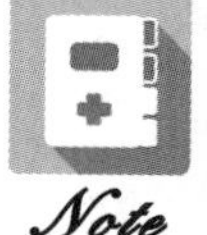

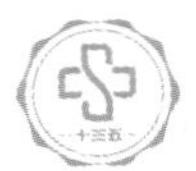



（三）胆红素的排出

结合胆红素在肝细胞内与胆汁酸盐一起，被分泌进入毛细胆管，经胆管排入肠道，在回肠末端及结肠经细菌酶的分解与还原作用形成尿胆原（urobilinogen），尿胆原大部分从粪便排出，称为粪胆原。10%～20%的尿胆原经肠道被吸收，通过门静脉血回到肝脏，大部分再转变成结合胆红素，又随胆汁排入肠道，形成"胆红素的肠肝循环"。另外，被吸收回肝脏的小部分尿胆原经体循环由肾排出体外（图2-5）。

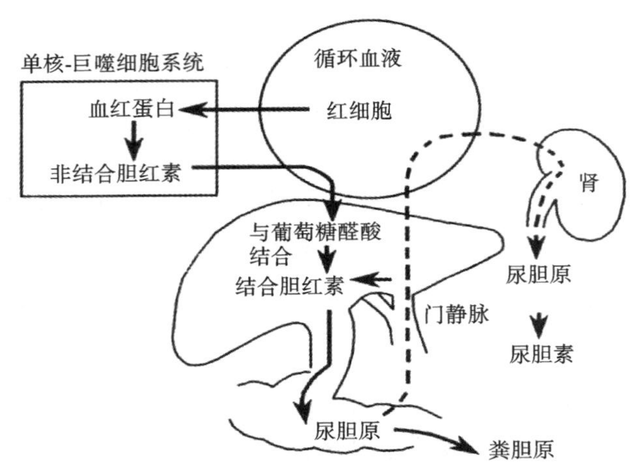


图 2-5　胆红素正常代谢

## 二、病因、发病机制和临床表现

根据病因和发病机制，黄疸可分为溶血性黄疸、肝细胞性黄疸、胆汁淤积性黄疸和先天性非溶血性黄疸等四类，临床上以前三类最常见。

（一）溶血性黄疸

**1. 病因与发病机制**　临床上凡是能引起溶血的疾病均可导致溶血性黄疸。常见病因有：①先天性溶血性疾病，如海洋性贫血、遗传性球形红细胞增多症等。②后天性获得性溶血性疾病，如自身免疫性溶血性贫血、新生儿溶血病、蚕豆病、异型输血后溶血及伯氨喹、蛇毒、毒蕈所致的溶血性黄疸。

由于红细胞大量被破坏，释放出大量非结合胆红素，超过肝细胞的摄取、转化与排泌能力。同时，溶血造成的贫血、缺氧及红细胞破坏产物的毒性作用，可削弱肝细胞的胆红素代谢功能，使非结合胆红素在血中潴留，超过正常水平而出现黄疸（图2-6）。

**2. 临床表现**　溶血性黄疸多为轻度，皮肤呈浅柠檬色，无皮肤瘙痒。急性溶血时可有寒战、发热、头痛、呕吐、腰痛，伴有不同程度贫血及血红蛋白尿（尿液呈浓茶色或酱油色），严重时可有急性肾衰竭；慢性溶血性疾病多为先天性，黄疸为轻度或间歇性，常伴有贫血和脾肿大。

**3. 实验室检查**　血清总胆红素增高，非结合胆红素增高，结合胆红素基本正常。尿液检查尿胆原增多，而无胆红素。急性溶血时，尿液中有血红蛋白排出，隐血试验阳性。血液常规检查可见贫血表现及网织红细胞增加等。

（二）肝细胞性黄疸

**1. 病因与发病机制**　见于各种引起肝细胞损害的疾病。如病毒性肝炎、肝硬化、肝癌、中毒性肝炎、钩端螺旋体病、败血症等。

由于严重的肝细胞损害，肝细胞对胆红素的摄取、结合能力降低，血液中非结合胆红素增加。而未受损的肝细胞仍能将部分非结合胆红素转化为结合胆红素。结合胆红素仅一部分经胆道进入肠道而排出，另一部分则由于毛细胆管和胆小管被肿胀的肝细胞压迫，炎症细胞浸润或胆栓阻塞，胆汁排泄受阻而反流入血液循环中，导致血中结合胆红素浓度也增高（图2-7）。

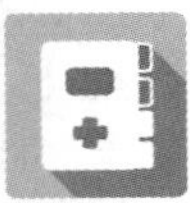

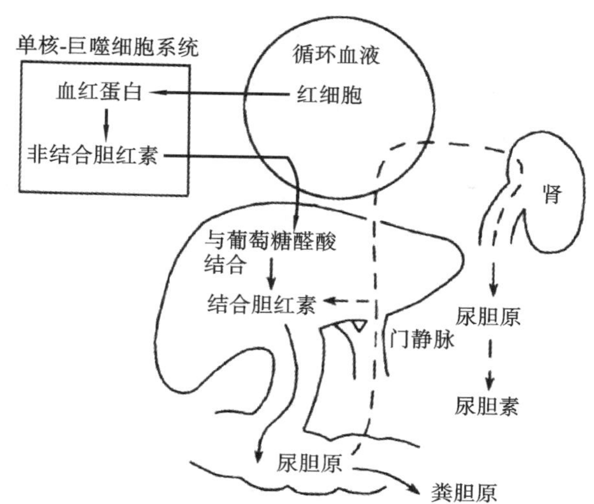


图 2-6 溶血性黄疸发生机制

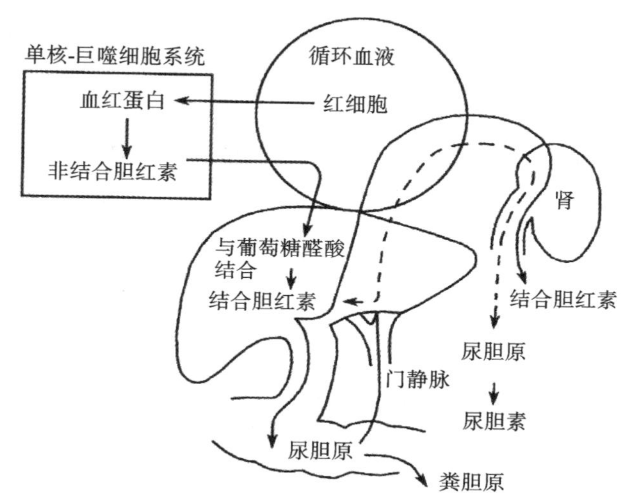


图 2-7 肝细胞性黄疸发生机制

**2. 临床表现** 肝细胞性黄疸患者的皮肤、黏膜呈浅黄至深黄色，可有轻度皮肤瘙痒。患者可有疲乏、食欲减退、恶心、呕吐、厌油、肝区不适或压痛等表现，严重者可有出血倾向、腹腔积液、肝性脑病等。

**3. 实验室检查** 血清中总胆红素增加，结合胆红素和非结合胆红素均增加。尿液检查尿胆原增高，尿胆红素定性试验阳性。肝功能可有不同程度的损害。

### （三）胆汁淤积性黄疸

**1. 病因与发病机制** 胆汁淤积可分为肝内性和肝外性。前者病因主要有肝内泥沙样结石、胆汁淤积型肝炎、药物性胆汁淤积、原发性胆汁性肝硬化、肝内肿瘤、妊娠期特发性黄疸等。而后者病因主要包括胆总管结石、急性胆囊炎、胆道蛔虫症、胰腺炎、胆系肿瘤、胰腺癌及先天性胆道闭锁等。

肝内、外胆管系统发生阻塞时，阻塞上方的胆管压力升高，胆管扩张，导致胆小管与毛细胆管破裂，胆汁中的结合胆红素反流入血。部分肝内胆汁淤积性黄疸与胆汁的分泌功能障碍有关(图 2-8)。

**2. 临床表现** 胆汁淤积性黄疸多数较为严重，皮肤、黏膜呈暗黄色，甚至呈黄绿色，有明显的皮肤瘙痒和心动过缓。粪便颜色变浅或呈白陶土色。

**3. 实验室检查** 血清中总胆红素增高，以结合胆红素增多为主。尿胆红素试验阳性，尿中尿胆原及粪胆原减少或缺如。血清碱性磷酸酶及总胆固醇增高。

### （四）先天性非溶血性黄疸

本组疾病临床上少见。

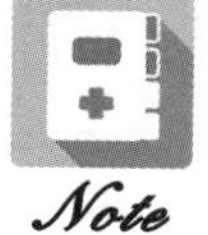

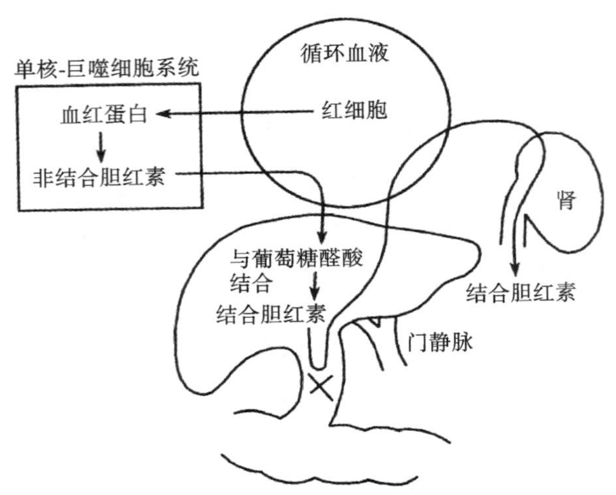


图 2-8 胆汁淤积性黄疸发生机制

**1. Gilbert 综合征** 由于肝细胞摄取非结合胆红素功能障碍及肝内葡萄糖醛酸转移酶不足，导致血清中非结合胆红素增高而出现黄疸。

**2. Dubin-Johnson 综合征** 由于肝细胞向毛细胆管排泄结合胆红素发生障碍，导致血清中结合胆红素增高。

**3. Crigler-Najjar 综合征** 由于肝细胞缺乏葡萄糖醛酸转移酶，导致非结合胆红素不能转化成为结合胆红素。本病由于血清中非结合胆红素甚高，非结合胆红素可透过血脑屏障损伤大脑实质而产生核黄疸，见于新生儿，预后不良。

**4. Rotor 综合征** 主要由于肝细胞摄取非结合胆红素和排泄结合胆红素存在先天性缺陷而导致血清中胆红素浓度升高。

## 三、伴随症状

**1. 发热** 多见于急性胆囊炎、病毒性肝炎、肝脓肿、钩端螺旋体病、败血症、急性溶血等。

**2. 右上腹疼痛** 黄疸伴右上腹剧烈疼痛者多为胆道结石、胆道蛔虫病、肝脓肿等。寒战高热、黄疸、右上腹剧痛，三者合称为夏科(Charcot)三联征，是急性化脓性胆管炎的特征。持续性右上腹钝痛一般见于病毒性肝炎、原发性肝癌等。

**3. 腹腔积液** 多见于重症肝炎、肝硬化失代偿期、原发性肝癌等。

**4. 肝肿大** 多见于各种肝胆疾病。如急性病毒性肝炎一般表现为肝肿大、肝质地软且表面光滑有压痛；肝肿大且质地坚硬、表面凹凸不平有结节者见于原发性肝癌；肝脏无明显肿大，质地较硬边缘不整齐，表面有小结节者多见于肝硬化。

**5. 脾肿大** 常见于病毒性肝炎、败血症、疟疾、肝硬化及各种原因引起的溶血性贫血及淋巴瘤等。

**6. 胆囊肿大** 见于胆总管结石、胆总管癌、胰头癌、壶腹癌等。

## 四、问诊要点

**1. 排除假性黄疸** 排除如进食过多胡萝卜、南瓜、西红柿、柑橘或长期应用米帕林、呋喃类药物等引起的假性黄疸。

**2. 年龄** 婴儿期多为新生儿黄疸、先天性胆道闭锁、先天性非溶血性黄疸；青少年、儿童中以病毒性肝炎较多见；40 岁左右中青年人中以胆结石、胆囊炎、肝硬化较常见；而中老年人要特别注意肝硬化、肝胆胰恶性肿瘤等。

**3. 相关病史** 长期大量饮酒者易导致酒精性肝炎、肝硬化；发病前有病毒性肝炎患者接触史或有不洁注射、输血史等，应考虑病毒性肝炎；肝胆手术术后黄疸则应注意胆管结扎、瘢痕、残存结石等原因。

**4. 黄疸的特点** 包括黄疸发生的急缓、皮肤颜色特点、有无皮肤瘙痒、尿粪颜色等。

**5. 伴随症状** 详细了解有无上述伴随症状，对黄疸的诊断非常重要。

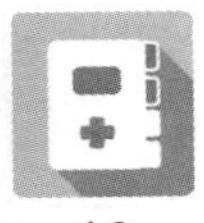

Note

# 第十三节 心 悸

心悸(palpitation)是一种自觉心脏跳动的不适感或心慌感。心悸时,心率可快、可慢,也可有心律失常,心率和心律正常者亦可有心悸。

## 一、发生机制

心悸的发生机制尚未完全清楚,一般认为与心率、心律及心搏出量改变有关,也因个体差异而感受不同。在心动过速时,因舒张期缩短,心室血液充盈不足,心室收缩期室内压上升速率增快,心室肌与心瓣膜的紧张度突然增加而感心悸;心动过缓时,舒张期延长,心室血液充盈量增加,心肌收缩力代偿性增强而产生心悸。异位心律失常如期前收缩,在一个较长的代偿间歇之后心室收缩强而有力也会出现心悸。心悸与心律失常出现时间的长短有关,如突然发生的阵发性心动过速、期前收缩,心悸往往较明显,而慢性心律失常如心房颤动,可因逐渐适应而无明显心悸。心悸的发生还与精神因素及注意力有关,焦虑、紧张及注意力集中时易于出现。

## 二、病因与临床表现

**1. 心脏搏动增强** 可为生理性或病理性。

生理性因素见于:①正常人在剧烈运动、精神紧张、情绪激动时;②饮酒、喝浓茶或咖啡后;③应用某些药物,如肾上腺素、麻黄碱、咖啡因、阿托品、甲状腺片等。

病理性因素常见于:①心室肥厚:如高血压性心脏病、主动脉瓣关闭不全、二尖瓣关闭不全、动脉导管未闭、室间隔缺损等导致心室肥厚引起心悸。②其他引起心搏出量增加的疾病:如甲状腺功能亢进症、贫血、发热、低糖血症等。

**2. 心律失常** 各种心动过速、心动过缓或其他心律失常时,均可出现心悸:①心动过速:如窦性心动过速、阵发性室上性或室性心动过速等。②心动过缓:如病态窦房结综合征、二度或三度房室传导阻滞、房室交界性心律和迷走神经过度兴奋等。③其他心律失常:如期前收缩、心房扑动或颤动等。

**3. 心脏神经症** 由自主神经功能紊乱所引起,心脏本身并无器质性病变。多见于青年女性。除心悸外,患者常有胸闷、心前区或心尖部隐痛,以及疲乏、失眠、头晕、头痛、耳鸣、记忆力减退等神经衰弱表现,且在焦虑、情绪激动等情况下更易发生。

## 三、伴随症状

**1. 发热** 见于风湿热、心肌炎、心包炎、感染性心内膜炎及其他发热性疾病。

**2. 心前区疼痛** 见于冠状动脉粥样硬化性心脏病、心肌炎、心肌病、主动脉瓣狭窄及心脏神经症等。

**3. 呼吸困难** 见于心肌炎、心肌病、心包炎、急性心肌梗死、心力衰竭等。

**4. 晕厥或抽搐** 见于三度房室传导阻滞、阵发性室性心动过速、心室颤动、病态窦房结综合征等。

**5. 食欲亢进、多汗、消瘦** 见于甲状腺功能亢进。

**6. 皮肤苍白、头晕、乏力** 见于各种贫血。

## 四、问诊要点

(1) 有无喝浓茶、咖啡、烟酒等嗜好,有无精神刺激史。

(2) 发作诱因、时间、频率、病程。

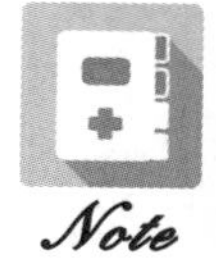

（3）有无心脏病、内分泌疾病、贫血性疾病、神经症等病史。

（4）有无上述伴随症状。

## 第十四节　尿 量 异 常

正常成人 24 h 尿量为 1000～2000 mL。若 24 h 尿量少于 400 mL，或每小时尿量少于 17 mL 称为少尿（oliguria）。24 h 尿量少于 100 mL，或 12 h 完全无尿称为无尿。24 h 尿量超过 2500 mL 称为多尿（polyuria）。

### 一、病因与发生机制

#### （一）少尿与无尿

其病因有以下三类。

**1. 肾前性**

（1）有效血容量减少：见于各种原因引起的休克、重度失水、大出血、肾病综合征和肝肾综合征等，由于有效血容量减少，肾血流减少。

（2）心脏排血功能下降：见于各种原因所致的心力衰竭、严重心律失常等，由于血压下降，肾血流减少。

（3）肾血管病变：肾血管狭窄或炎症、肾病综合征、狼疮性肾炎、长期卧床患者所致的肾动脉栓塞或血栓形成；高血压危象、妊娠期高血压等引起肾动脉持续痉挛，肾缺血导致急性肾衰竭。

**2. 肾性**

（1）肾小球病变：见于重症急性肾炎、急进性肾炎和慢性肾炎等，因严重感染、血压持续增高或肾毒性药物作用而引起肾功能急剧恶化。

（2）肾小管病变：见于某些药物或感染引起的急性间质性肾炎、生物毒物或重金属及化学毒物所致的急性肾小管坏死，严重的肾盂肾炎可并发肾乳头坏死。

**3. 肾后性**

（1）机械性尿路梗阻：如结石、血凝块、坏死组织阻塞输尿管、膀胱进出口或后尿道。

（2）尿路的受压：如肿瘤、腹膜后淋巴瘤、前列腺肥大、特发性腹膜后纤维化等。

（3）其他：如输尿管手术后、结核或溃疡愈合后瘢痕挛缩，严重肾下垂或游走肾所致的肾扭转，神经源性膀胱等。

#### （二）多尿

**1. 暂时性多尿**　见于短时内摄入过多水、饮料和含水分过多的食物以及使用利尿剂后，出现暂时性多尿。

**2. 持续性多尿**

（1）内分泌代谢障碍：常见于：①垂体性尿崩症：因下丘脑-垂体病变使抗利尿激素（ADH）分泌减少或缺乏，肾远曲小管重吸收水分减少，排出低比重尿，每天尿量可达 5000 mL 以上。②糖尿病：尿内含糖多引起渗透性利尿，尿量增多。③原发性甲状旁腺功能亢进：血液中过多的钙和尿中高浓度磷需要大量水分将其排出而形成多尿。④原发性醛固酮增多症：引起血中钠浓度升高，刺激渗透压感受器，患者摄入水分增多，排尿增多。

（2）肾脏疾病：①肾性尿崩症：肾远曲小管和集合管存在先天或获得性缺陷，对抗利尿激素反应性降低，水分重吸收减少而出现多尿。②肾小管浓缩功能不全：见于慢性肾炎、慢性肾盂肾炎、肾小球硬化、肾小管酸中毒，以及药物、化学物品或重金属对肾小管的损害。也可见于急性肾衰竭多尿期等。

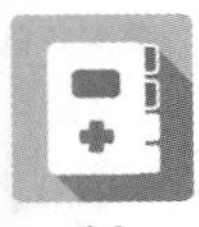

（3）精神因素：精神性多饮患者常自觉烦渴而大量饮水引起多尿。

## 二、伴随症状

### （一）少尿

**1. 肾绞痛** 多见于肾结石。

**2. 大量蛋白尿、水肿、低蛋白血症和高脂血症** 见于肾病综合征。

**3. 血尿、蛋白尿、高血压和水肿** 见于急性肾炎、急进性肾炎。

**4. 发热、腰痛和尿路刺激征** 见于急性肾盂肾炎。

**5. 排尿困难** 见于前列腺肥大。

### （二）多尿

**1. 烦渴、多饮、排低比重尿** 见于尿崩症。

**2. 多饮、多食和消瘦** 见于糖尿病。

**3. 高血压、周期性瘫痪和低血钾** 见于原发性醛固酮增多症。

**4. 少尿数天后出现多尿** 见于急性肾小管坏死恢复期。

## 三、问诊要点

### （一）少尿

(1) 少尿开始出现的时间、24 h 尿量。

(2) 有无引起少尿的病因如肾毒性药物用药史、休克、大出血、脱水或心力衰竭等。

(3) 过去和现在是否有泌尿系统疾病如慢性肾炎、尿路结石、前列腺肥大等。

(4) 少尿的伴随症状。

### （二）多尿

(1) 开始出现多尿的时间、24 h 尿量。

(2) 有无烦渴多饮和全天水摄入量。

(3) 是否服用利尿剂。

(4) 有无慢性病史，用药史及疗效情况等。

(5) 多尿的伴随症状。

# 第十五节 尿频、尿急、尿痛

正常人白天平均排尿 3～5 次，夜间排尿 0～2 次，每次尿量 200～400 mL。如果单位时间内排尿次数超过正常，称为尿频（frequent micturition）。尿急（urgent micturition）是指患者一有尿意即需立即排尿，常常由于无法控制而出现尿失禁。尿痛（dysuria）是指患者排尿时感觉耻骨上区、会阴部和尿道内疼痛或有烧灼感。尿频、尿急和尿痛常同时出现，合称为尿路刺激征（又称为膀胱刺激征）。

## 一、病因与临床表现

### （一）尿频

**1. 生理性尿频** 正常人过量饮水、天气寒冷或精神紧张时出现尿频属正常现象。其特点是每次排尿量不减少，不伴有尿急和尿痛症状。

**2. 病理性尿频**

(1) 炎症性尿频：见于膀胱炎、尿道炎、前列腺炎等。其特点是患者同时出现尿频、尿急和尿痛，每次排尿量少，尿液检查可见白细胞、致病菌等。炎症是引起尿频、尿急和尿痛的最常见原因。

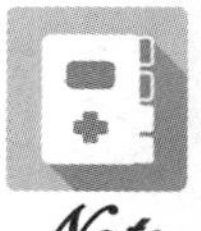

(2) 多尿性尿频：见于糖尿病、尿崩症、急性肾衰竭的多尿期和精神性多饮等。患者每日总尿量增加，排尿次数增多，每次排尿量不少。

(3) 膀胱容量减少性尿频：见于膀胱内占位性病变（如肿瘤或巨大结石）、膀胱附近肿物压迫（如妊娠子宫）、膀胱挛缩或纤维化（如膀胱结核）。表现为持续性尿频，每次排尿量减少，伴或不伴尿急和尿痛。药物治疗难以缓解。

(4) 神经性尿频：即神经源性膀胱。由于神经系统疾病如大脑皮层或基底节部位的病变、帕金森病等，导致膀胱排空或储存功能紊乱而出现尿频、尿急症状。

(5) 精神因素：见于癔症、精神紧张、焦虑或恐惧时，部分患者在听见流水声甚至看见水即可出现尿急。

### （二）尿急

(1) 炎症：见于膀胱炎、尿道炎、前列腺炎等，尤其是膀胱三角和后尿道炎症，尿急症状明显。

(2) 结石和异物：膀胱、尿道结石或异物刺激黏膜产生尿急。

(3) 肿瘤：见于膀胱癌和前列腺癌等。

(4) 神经精神性：见于神经源性膀胱等。

(5) 剧烈运动或高温环境中尿液浓缩，酸性高的尿液刺激膀胱或尿道黏膜产生尿急。

### （三）尿痛

引起尿急的病因多可引起尿痛。疼痛部位一般在耻骨上区、会阴部和尿道内，呈刺痛或烧灼样痛。尿道炎患者多在排尿开始时出现疼痛，而膀胱炎、后尿道炎和前列腺炎患者尿痛常出现于排尿终末。

## 二、伴随症状

**1. 尿频伴有尿急与尿痛**　见于尿道炎和膀胱炎。尿路刺激征较轻而伴有明显的发热和腰痛者见于肾盂肾炎；伴有会阴部、腹股沟和睾丸胀痛者见于急性前列腺炎。

**2. 尿频、尿急、尿痛伴有尿流突然中断**　见于膀胱结石堵住出口或嵌顿于后尿道。

**3. 尿频、尿急伴有无痛性血尿**　多见于膀胱癌。

**4. 老年男性尿频伴有尿线细和进行性排尿困难**　见于前列腺增生。

## 三、问诊要点

(1) 既往有无相关病史如结核病，泌尿系感染、结石，盆腔疾病、中枢神经系统受损和精神病史。

(2) 了解尿频的程度，是否伴有尿急和尿痛。

(3) 尿痛的部位、性质、时间和放射部位。

(4) 有无伴随症状如发热、腰痛、血尿、排尿困难、尿道口分泌物等。

(5) 对疑有性传播疾病所致下尿路感染，应当询问患者本人或其配偶有无不洁性生活史。

（桑艳军）

# 第十六节　体 重 变 化

## 一、肥胖

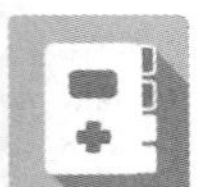


肥胖(obesity)是体内脂肪积聚过多而呈现的一种状态。肥胖按病因分为：①原发性肥胖：又称单纯性肥胖。②继发性肥胖。按脂肪在身体分布分为：①普遍型肥胖：又称均匀性肥胖。②腹型肥胖：又称向心性肥胖、内脏型肥胖、男性型肥胖。③臀型肥胖：又称非向心性肥胖、女性型肥胖。

（一）肥胖的测量

**1. 按身高体重计算** 通常认为超过标准体重的10%为超重，超过标准体重的20%为肥胖。标准体重要根据身高计算，按照世界卫生组织标准，男性：体重(kg)=[身高(cm)-80]×0.7，女性：体重(kg)=[身高(cm)-70]×0.6。简单粗略计算标准体重，体重(kg)=身高(cm)-105。

**2. 体重指数** 目前多数采用体重指数判定肥胖与否，且比较准确。体重指数(BMI)=体重(kg)/身高的平方($m^2$)，世界卫生组织标准：BMI 18.5～24.9为正常，BMI 25～29.9为超重，BMI≥30为肥胖。我国标准：BMI 18.5～23.9为正常，BMI 24～27.9为超重，BMI ≥28为肥胖。

世界卫生组织根据BMI将肥胖分为3级。1级：BMI 30～34.9；2级：BMI 35～39.9；3级：BMI ≥40。

**3. 其他** ①测量肱三头肌皮褶厚度：男>2.5 cm、女>3.0 cm为肥胖。②腹围：男≥90 cm、女≥85 cm为肥胖。

（二）病因与发病机制

单纯性肥胖多与遗传、生活方式等因素有关；继发性肥胖与多种内分泌代谢性疾病有关，对肥胖有影响的内分泌素有肾上腺糖皮质激素、甲状腺素、性激素、胰岛素等。

**1. 遗传因素** 遗传因素主要通过增加机体对肥胖的易感性起作用，肥胖者往往有较明确的家族史。

**2. 内分泌因素** 包括下丘脑、垂体疾病、库欣综合征、甲状腺功能减退症、性腺功能减退症及多囊卵巢综合征等。

**3. 生活方式** 不良生活方式可引起肥胖，包括：①饮食过量；②进食行为(食物种类、进食次数、时间等)异常；③运动过少；④饮酒。

**4. 药物因素** 长期使用糖皮质激素、氯丙嗪、胰岛素等可引起医源性肥胖。

**5. 脂肪细胞因子** 目前研究较多的脂肪细胞因子有脂联素、抵抗素、瘦素及肿瘤坏死因子α等，它们均参与了胰岛素抵抗、脂代谢紊乱、糖代谢异常的发生机制，同样也是肥胖的发病机制。

（三）临床表现

肥胖以体重增加为最主要的临床表现，不同的病因有其不同的肥胖类型及表现。

**1. 单纯性肥胖** 最常见的一种肥胖，单纯性肥胖有下列特点。

(1) 可有家族史或营养过度史。

(2) 多为均匀性肥胖。

(3) 无内分泌代谢等疾病。

**2. 继发性肥胖** 较为少见，常继发于以下几种疾病。

(1) 下丘脑性肥胖：在表现下丘脑功能障碍(饮水、进食、体温、睡眠及智力精神异常)的同时出现不同程度的肥胖，多为均匀性中度肥胖。

(2) 间脑性肥胖：间脑损害引起自主神经-内分泌功能障碍，出现食欲波动、睡眠节律反常、血压易变、性功能减退、尿崩症等，表现为间脑综合征，呈现均匀性肥胖。

(3) 垂体性肥胖：垂体病变导致皮质醇分泌增多而引起肥胖，多为向心性肥胖。垂体瘤所致溢乳-闭经综合征亦可出现肥胖，但以泌乳、闭经、不孕为主要表现。分泌皮质醇过多，产生向心性肥胖。

(4) 库欣综合征：肾上腺皮质功能亢进，分泌皮质醇过多，产生向心性肥胖，且伴有满月脸、多血质外貌、皮肤紫纹、痤疮、高血压和骨质疏松等表现。

(5) 甲状腺功能减退症：常因皮下蛋白质和水的潴留而产生黏液性水肿和体重增加，如有肥胖，脂肪沉积以颈部明显，面容呈满月形，皮肤黄白粗厚，出现非凹陷性水肿。常伴有表情呆滞、动作缓慢、畏寒少汗、便秘等表现。

(6) 肥胖性生殖无能综合征：亦称Frohlich综合征。发生于少年阶段，脂肪多积聚于躯干，常有肘外翻及膝内翻畸形、生殖器官不发育。成年后发病者，除出现肥胖外，还有性功能丧失、闭经和不育等。

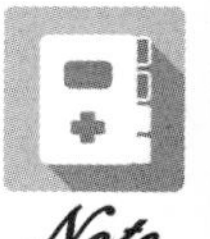

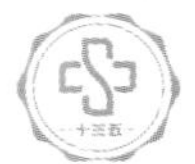


(7) 性幼稚-色素性视网膜炎多指(趾)畸形综合征:亦称 Laurence-Moon-Biedl 综合征,主要表现为肥胖、多指(趾)、色素性视网膜退行性变三联征,此外可伴有智力障碍、生殖器发育不良、卷发、长眉毛、长睫毛和侏儒症等。男性患者居多。

(8) 双侧多囊卵巢综合征:亦称 Stein-Leventhal 综合征,除肥胖外,还有长期渐进性月经稀少、闭经,长期无排卵,多年不育。双侧卵巢对称性增大。

(9) 性腺性肥胖:多在切除性腺或放射线照射损毁性腺以后出现肥胖,脂肪分布主要在腰部以下、臀部及大腿等处。

(10) 痛性肥胖综合征:在肥胖的基础上形成多个疼痛性皮下结节,患者常有停经过早或性功能减退等表现。

(11) 颅骨内板增生症:亦称 Morgagni-Stewart-Morel 综合征,患者几乎全部为女性,发生于绝经后,表现为肥胖、头痛、颅骨板增生,常伴有精神症状,肥胖以躯干及四肢近端明显,呈向心性肥胖。

(12) 肥胖-通气不良综合征:亦称 Pickwickian 综合征,表现为肥胖、矮小、通气功能减低、嗜睡、发绀、杵状指等。

### (四) 伴随症状

(1) 伴有家族史或营养过度者常为单纯性肥胖。

(2) 伴有饮水、进食、睡眠及智力精神异常者可见于下丘脑性肥胖。

(3) 伴有食欲波动、血压易变、性功能减退及尿崩症者可见于间脑性肥胖。

(4) 伴有溢乳、闭经者可见于垂体性肥胖。

(5) 伴有满月脸、多血质外貌的向心性肥胖患者可见于库欣综合征。

(6) 伴有颜面、下肢黏液性水肿者可见于甲状腺功能减退症。

(7) 伴有性功能丧失、闭经不育者可见于肥胖性生殖无能综合征、双侧多囊卵巢综合征。

## 二、消瘦

消瘦(emaciation)是指由于各种原因造成体重低于正常低限的一种状态。通常认为,体重低于标准体重的 10%就可诊断为消瘦,也有人主张体重低于标准体重的 10%为低体重,低于标准体重的 20%为消瘦。目前国内外多采用体重指数(BMI)判定消瘦,BMI<18.5 为消瘦。

### (一) 病因与发生机制

多种原因使机体摄入营养物质减少或机体对营养物质消耗增加,形成负氮平衡而引起消瘦,引起消瘦的病因有下列几种。

(1) 营养物质摄入不足:如吞咽困难、进食减少等各种原因引起糖类、蛋白质和脂肪摄入不足均可导致消瘦。

(2) 营养物质消化、吸收障碍:即使营养物质摄入体内,由于消化、吸收障碍,亦可引起消瘦。消化、吸收障碍可见于胃源性、肠源性、肝源性、胰源性、胆源性等疾病。

(3) 营养物质利用障碍:可见于糖尿病患者,糖被机体吸收后,因胰岛素缺乏,不能被体内细胞利用,糖从尿中排出而引起消瘦。

(4) 营养物质消耗增加:如内分泌代谢性疾病、慢性消耗性疾病、大面积烧伤、高热等。

(5) 减肥。

(6) 体质性消瘦:个别人生来即消瘦,无任何疾病征象,可有家族史。

### (二) 临床表现

消瘦以体重减轻为最主要的临床表现。根据病因不同而出现不同的临床表现。按系统分类可有下列几方面表现。

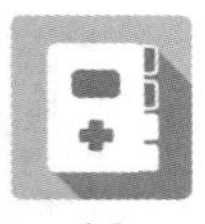

**1. 消化系统疾病** 包括口腔、食管、胃肠及肝、胆、胰等各种疾病,除每种疾病特异性表现之外,一般均有食欲缺乏、恶心、呕吐、腹胀、腹痛、腹泻等症状。

**2. 神经系统疾病** 包括神经性厌食、延髓性麻痹和重症肌无力等，可表现为厌食、吞咽困难、恶心、呕吐等。

**3. 内分泌代谢疾病** 如甲状腺功能亢进、肾上腺皮质功能减退症（艾迪生病）、希恩综合征、1 型糖尿病等。

**4. 慢性消耗性疾病** 结核病患者可伴有低热、盗汗、乏力、咯血等。肿瘤患者可有各种肿瘤特有的症状和体征。慢性感染者可因不同的感染疾病而出现相应的症状和体征。

**5. 神经精神疾病** 如抑郁症患者可有情绪低落、自卑、无自信心、思维缓慢、睡眠障碍、食欲不振等症状。

### （三）伴随症状

（1）伴有吞咽困难、腹部不适、腹痛腹泻及便血者见于口、咽、食管疾病，慢性胃肠炎、消化性溃疡、胃癌，慢性痢疾、肝硬化，以及胆囊、胰腺等消化系统疾病。

（2）伴有咯血者见于肺结核、肺癌等。

（3）伴有发热者见于慢性感染、肺结核及肿瘤等。

（4）伴有多尿、多饮、多食者见于糖尿病。

（5）伴有畏热、多汗、心悸、震颤多动者见于甲状腺功能亢进。

（6）伴有皮肤黏膜色素沉着、低血压者见于肾上腺皮质功能减退症。

（7）伴有情绪低落、自卑、食欲缺乏者见于抑郁症。

### （四）问诊要点

（1）饮食习惯、食谱构成、生活方式。

（2）家族史，注意询问与家族遗传的关系。

（3）成人患者询问月经、性功能及生育情况。

（4）体重变化出现的时间、伴随症状、身体变化显著的部位及引起变化的诱因。

（5）消瘦者应特别注意询问性格类型、工作及生活压力。

# 第十七节 抽搐与惊厥

抽搐（tic）与惊厥（convulsion）均属于不随意运动。抽搐是指全身或局部成群骨骼肌非自主的抽动或强烈收缩，常可引起关节运动和强直。当肌群收缩表现为强直性和阵挛性时，称为惊厥。惊厥表现的抽搐一般为全身性、对称性，伴有或不伴有意识丧失。

惊厥的概念与癫痫有相同点也有不相同点。癫痫大发作与惊厥的概念相同，而癫痫小发作则不应称为惊厥。

## 一、病因

抽搐与惊厥的病因可分为特发性与症状性。特发性常由先天性脑部状态不稳定所致。症状性病因如下。

**1. 脑部疾病**

（1）感染：如脑炎、脑膜炎、脑脓肿、脑结核瘤、脑灰质炎等。

（2）外伤：如产伤、颅脑外伤等。

（3）肿瘤：包括原发性肿瘤、脑转移瘤。

（4）血管疾病：如脑出血、蛛网膜下腔出血、高血压脑病、脑栓塞、脑血栓形成、脑缺氧等。

（5）寄生虫病：如脑型疟疾、脑血吸虫病、脑棘球蚴病、脑囊虫病等。

（6）其他：①先天性脑发育障碍；②原因未明的大脑变性，如结节性硬化、播散性硬化、核黄疸等。

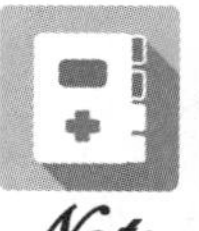

**2. 全身性疾病**

(1) 感染：如急性胃肠炎、中毒型细菌性痢疾、链球菌败血症、中耳炎、百日咳、狂犬病、破伤风等。小儿高热惊厥主要由急性感染所致。

(2) 中毒：①内源性：如尿毒症、肝性脑病等。②外源性：如酒精、苯、铅、砷、汞、氯喹、阿托品、樟脑、白果、有机磷农药等中毒。

(3) 心血管疾病：高血压脑病或阿-斯(Adams-Stokes)综合征等。

(4) 代谢障碍：如低血糖、低血钙及低镁血症，急性间歇性血卟啉病、子痫、维生素 B6 缺乏等。其中低血钙可表现为典型的手足搐搦症。

(5) 风湿病：如系统性红斑狼疮、脑血管炎等。

(6) 其他：如突然撤停安眠药、抗癫痫药，还可见于热射病、溺水、窒息、触电等。

**3. 神经官能症** 如癔症性抽搐和惊厥。

此外，尚有一重要类型，即小儿惊厥(部分为特发性，部分由脑损害而引起)，高热惊厥多见于小儿。

## 二、发病机制

抽搐与惊厥发生机制尚未完全明了，目前认为可能是由运动神经元的异常放电所致。根据引起肌肉异常收缩的兴奋信号的来源不同，基本上可分为两种情况：①大脑功能障碍：如癫痫大发作等。②非大脑功能障碍：如破伤风、士的宁中毒、低钙血症性抽搐等。

## 三、临床表现

由于病因不同，抽搐和惊厥的临床表现形式也不一样，通常可分为全身性和局限性两种。

**1. 全身性抽搐** 以全身骨骼肌痉挛为主要表现，多伴有意识丧失。

(1) 癫痫大发作：患者表现为突然意识模糊或丧失，全身强直、呼吸暂停，继而四肢发生阵挛性抽搐，呼吸不规则，大小便失控、发绀，发作约半分钟后自行停止，也可反复发作或呈持续状态。发作时可有瞳孔散大、对光反射消失或迟钝、病理反射阳性等。发作停止后不久意识恢复。如为肌阵挛性，则一般只是意识障碍。由破伤风引起者表现为持续性强直性痉挛，伴剧烈的肌肉疼痛。

(2) 癔症性发作：发作前常有一定的诱因，如生气、情绪激动或各种不良刺激，发作样式不固定，时间较长，没有舌咬伤和大小便失控。

**2. 局限性抽搐** 以身体某一局部连续性肌肉收缩为主要表现，大多见于口角、眼睑、手足等。而手足搐搦症则表现为间歇性双侧强直性肌痉挛，以上肢手部最典型，呈"助产士手"。

## 四、问诊要点

**1. 一般情况** 抽搐与惊厥发生的年龄、病程、发作的诱因、有无先兆、与体力活动有无关系，是否为孕妇等。

**2. 抽搐的性质** 抽搐是全身性还是局限性，持续强直还是间歇阵挛性。

**3. 发作前后的表现** 意识状态、有无抽动、有无定向力异常等。

**4. 既往史** 有无脑部疾病、全身性疾病、癔症、毒物接触和外伤等病史及相关症状，对患儿应询问其分娩史、生长发育史。

**5. 有无以下伴随的症状**

(1) 伴发热：多见于小儿的急性感染，也可见于胃肠功能紊乱、重度失水等。但须注意，惊厥也可引起发热。

(2) 伴血压增高：见于高血压病、肾炎、子痫、铅中毒等。

(3) 伴脑膜刺激征：见于脑膜炎、脑膜脑炎、假性脑膜炎、蛛网膜下腔出血等。

(4) 伴瞳孔扩大与舌咬伤：见于癫痫大发作。

(5) 伴剧烈头痛：见于高血压、急性感染、蛛网膜下腔出血、颅脑外伤、颅内占位性病变等。

(6) 伴意识丧失：见于癫痫大发作、重症颅脑疾病等。

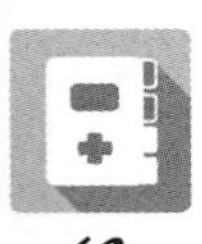
Note

# 第十八节 眩晕与晕厥

## 一、眩晕

眩晕(vertigo)是患者感到自身或周围环境物体旋转或摇动的一种主观感觉障碍,常伴有客观的平衡障碍,一般无意识障碍。临床上将眩晕分为:①前庭系统性眩晕:亦称真性眩晕,由前庭神经系统功能障碍引起,表现为旋转感、摇晃感、移动感等。②非前庭系统性眩晕:亦称一般性眩晕,多由全身性疾病引起,表现为头晕、头胀、头重脚轻、眼花等,有时似觉颅内在转动但并无外境或自身旋转的感觉。

### (一)病因与临床表现

眩晕的发生,有多种因素,可因病因不同而异。根据病因,眩晕可分为周围性眩晕(耳性眩晕)、中枢性眩晕(脑性眩晕)和其他原因的眩晕。

**1. 周围性眩晕(耳性眩晕)** 内耳前庭至前庭神经颅外段之间的病变所引起的眩晕。

(1) 梅尼埃病:由于内耳的淋巴代谢失调、淋巴分泌过多或吸收障碍,引起内耳膜迷路积水所致,亦有人认为是变态反应、B族维生素缺乏等因素所致。其以发作性眩晕伴耳鸣、听力减退及眼球震颤为主要特点,严重时可伴有恶心、呕吐、面色苍白和出汗,发作多短暂,很少超过2周。具有易复发的特点。

(2) 迷路炎:由中耳病变(胆脂瘤、炎症性肉芽组织等)直接破坏迷路的骨壁引起,少数是炎症经血行或淋巴扩散所致。症状同上,检查发现鼓膜穿孔,有助于诊断。

(3) 药物中毒:由对药物敏感、内耳前庭或耳蜗受损所致。常由链霉素、庆大霉素及其同类药物中毒性损害所致。多为渐进性眩晕伴耳鸣、听力减退,常先有口周及四肢发麻等。水杨酸制剂、奎宁、某些镇静安眠药(氯丙嗪、哌替啶等)亦可引起眩晕。

(4) 前庭神经元炎:多在发热或上呼吸道感染后突然出现眩晕,伴恶心、呕吐,一般无耳鸣及听力减退。持续时间较长,可达6周,痊愈后很少复发。

(5) 位置性眩晕:头部处在一定位置时出现眩晕和眼球震颤,多数不伴耳鸣及听力减退。可见于迷路和中枢病变。

(6) 晕动病:由于乘坐车、船或飞机时,内耳迷路受到机械性刺激,引起前庭功能紊乱而出现眩晕。常伴恶心、呕吐、面色苍白、出冷汗等。

**2. 中枢性眩晕(脑性眩晕)** 前庭神经颅内段、前庭神经核及其纤维联系、小脑、大脑等的病变所引起的眩晕。常见于颅内血管性疾病、颅内占位性病变、颅内感染性疾病、颅内脱髓鞘疾病及变性疾病、癫痫等。以上疾病可有不同程度眩晕和原发病的其他表现。

**3. 全身疾病性眩晕** 如低血压、高血压、严重心律失常等心血管疾病;各种原因所致的贫血、出血等血液病;急性感染性疾病、尿毒症、肝病和糖尿病等中毒性疾病。

**4. 眼源性眩晕** 见于先天性视力减退、屈光不正、眼肌麻痹、青光眼等;看电影、电视或用脑时间过长引起的屏幕性眩晕等。

**5. 神经精神性眩晕** 见于神经官能症、更年期综合征、抑郁症等。

### (二)问诊要点

(1)发作时间、诱因、病程,有无易复发的特点。

(2) 有无以下伴随症状

①伴耳鸣、听力下降:见于前庭器官疾病、第八对脑神经病及肿瘤。

②伴恶心、呕吐:见于梅尼埃病、晕动病等。

③伴共济失调:见于小脑、颅后凹或脑干病变。

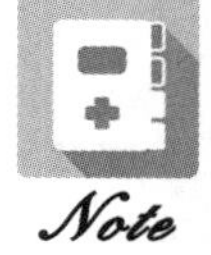

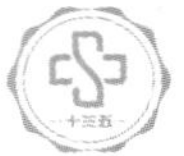


④伴眼球震颤：见于脑干病变、梅尼埃病。

⑤伴听力下降：见于药物中毒。

(3) 有无急性感染、中耳炎、颅脑疾病及外伤、心血管疾病、严重肝肾疾病、糖尿病等病史。有无晕车、晕船及服药史。

## 二、晕厥

晕厥(syncope)是由于一过性广泛脑供血不足所致的短暂意识丧失状态。发作时患者因肌张力消失、不能保持正常姿势而倒地，一般为突然发作，可迅速恢复，很少有后遗症。

### (一) 病因与临床表现

**1. 血管舒缩障碍**

(1) 单纯性晕厥(血管抑制性晕厥)：多见于年轻体弱女性，发作常有明显诱因(如疼痛、情绪紧张、恐惧、轻微出血、各种穿刺及小手术等)，在天气闷热、空气污浊、疲劳、空腹、失眠及妊娠等情况下更易发生。晕厥前期有头晕、眩晕、恶心、上腹不适、面色苍白、肢体发软、坐立不安和焦虑等，持续数分钟继而突然意识丧失，常伴有血压下降、脉搏微弱，持续数秒或数分钟后可自然苏醒，无后遗症。发生机制是由各种刺激通过迷走神经反射，引起短暂的血管床扩张，回心血量减少、心排血量减少、血压下降导致脑供血不足所致。

(2) 直立性低血压(体位性低血压)：表现为在体位骤变(主要由卧位或蹲位突然站起)时发生晕厥。可见于：①某些长期站立于固定位置及长期卧床者；②服用某些药物，如氯丙嗪、胍乙啶、亚硝酸盐类等或交感神经切除术后患者；③某些全身性疾病，如脊髓空洞症、多发性神经根炎、脑动脉粥样硬化、急性传染病恢复期、慢性营养不良等。发生机制可能是由下肢静脉张力低、血液蓄积于下肢(体位性)，周围血管扩张淤血(服用亚硝酸盐类药物)或血液循环反射调节障碍等因素，使回心血量减少、心排血量减少、血压下降导致脑供血不足所致。

(3) 颈动脉窦综合征：由于颈动脉窦附近病变，如局部动脉硬化、动脉炎、颈动脉窦周围淋巴结炎或淋巴结肿大、肿瘤以及瘢痕压迫或颈动脉窦受刺激，致迷走神经兴奋、心率减慢、心排血量减少、血压下降致脑供血不足。可表现为发作性晕厥或伴有抽搐。常见的诱因有用手压迫颈动脉窦、突然转头、衣领过紧等。

(4) 排尿性晕厥：多见于青年男性，在排尿中或排尿结束时发作，持续 1～2 min，自行苏醒，无后遗症。机制可能为综合性的，包括自身自主神经不稳定，体位骤变(夜间起床)，排尿时做屏气动作或通过迷走神经反射致心排血量减少、血压下降、脑缺血等。

(5) 咳嗽性晕厥：见于患慢性肺部疾病者，在剧烈咳嗽后发生。机制可能是剧咳时胸腔内压力增加，静脉血回流受阻，心排血量降低、血压下降、脑缺血所致，亦有认为由剧烈咳嗽时脑脊液压力迅速升高，对大脑产生震荡作用所致。

(6) 其他因素：如剧烈疼痛，下腔静脉综合征(晚期妊娠和腹腔巨大肿物压迫)，食管、纵隔、胸腔疾病，胆绞痛，支气管镜检时由于血管舒缩功能障碍或迷走神经兴奋，导致发生晕厥。

**2. 心源性晕厥**　见于严重心律失常、心脏排血受阻、心肌缺血及心力衰竭等。由于心脏病心排血量突然减少或心脏停搏，导致脑组织缺氧而发生晕厥。最严重的为阿-斯(Adams-Stokes)综合征，主要表现为在心搏停止 5～10 s 时出现晕厥，停搏 15 s 以上可出现抽搐，偶有大小便失禁。

**3. 脑源性晕厥**　见于脑动脉粥样硬化、短暂性脑缺血发作、偏头痛、无脉病、慢性铅中毒性脑病等。由脑部血管或主要供应脑部血液的血管发生循环障碍，导致一时性广泛性脑供血不足所致。如脑动脉硬化引起血管腔变窄，高血压脑病引起脑动脉痉挛，偏头痛及颈椎病时基底动脉舒缩障碍，各种原因所致的脑动脉微栓塞、动脉炎等病变均可出现晕厥。其中短暂性脑缺血发作可表现为多种神经功能障碍症状。由于损害的血管不同而表现多样化，如偏瘫、肢体麻木、语言障碍等。

**4. 血液成分异常所致晕厥**

(1) 低血糖性晕厥：低血糖综合征由血糖低而影响大脑的能量供应所致，表现为头晕、乏力、饥饿

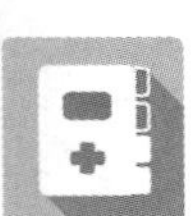
Note

感、恶心、出汗、震颤、神志恍惚、晕厥甚至昏迷。

(2) 通气过度综合征所致晕厥：通气过度综合征时由于情绪紧张或癔症发作时，呼吸急促，通气过度，二氧化碳排出增加，导致呼吸性碱中毒、脑部毛细血管收缩、脑缺氧，表现为头晕、乏力、颜面四肢有针刺感，可伴有血钙降低而发生手足搐搦。

(3) 哭泣性晕厥：好发于幼童，先有哭泣，继而屏住呼吸，导致脑缺氧而发生晕厥。

(4) 重症贫血所致晕厥：由于血氧饱和度低下而在用力时发生晕厥。

(5) 高原晕厥：由短暂缺氧所引起。

### (二) 问诊要点

(1) 晕厥发生年龄、性别。

(2) 晕厥发作的诱因，发作与体位关系、与咳嗽及排尿关系、与用药关系。

(3) 晕厥发生速度、发作持续时间，发作时面色、血压及脉搏情况。

(4) 有无以下伴随症状：

①伴有明显的自主神经功能障碍(如面色苍白、出冷汗、恶心、乏力等)：多见于血管抑制性晕厥或低血糖性晕厥。

②伴有面色苍白、发绀、呼吸困难：见于急性左心衰竭。

③伴有心率和心律明显改变：见于心源性晕厥。

④伴有抽搐：见于中枢神经系统疾病、心源性晕厥。

⑤伴有头痛、呕吐、视听障碍：提示中枢神经系统疾病。

⑥伴有发热、水肿、杵状指：提示心肺疾病。

⑦伴有呼吸深而快、手足发麻、抽搐：见于通气过度综合征、癔症等。

⑧伴有心悸、乏力、出汗、饥饿感：见于低血糖性晕厥。

(5) 有无心、脑血管病史。

(6) 既往有无相同发作史及家族史。

# 第十九节 意识障碍

意识障碍(disturbance of consciousness)是指人对周围环境及自身状态的识别和觉察能力出现障碍。多由高级神经中枢功能活动(意识、感觉和运动)受损所引起，可表现为嗜睡、意识模糊、昏睡和谵妄，严重的意识障碍为昏迷。

## 一、病因与发生机制

各种感染、中毒和机械压迫等因素引起神经细胞或轴索损害，均可导致不同程度的意识障碍。由于脑缺血、缺氧、葡萄糖供给不足、酶代谢异常等因素可引起脑细胞代谢紊乱，从而导致网状结构功能损害和脑活动功能减退，因此产生意识障碍。

**1. 重症急性感染** 如败血症、肺炎、中毒型细菌性痢疾、伤寒、斑疹伤寒、恙虫病和颅脑感染等。

**2. 颅脑非感染性疾病**

(1) 脑血管疾病：脑缺血、脑出血、蛛网膜下腔出血、脑栓塞、脑血栓形成、高血压脑病等。

(2) 脑占位性疾病：如脑肿瘤、脑脓肿。

(3) 颅脑损伤：脑震荡、脑挫裂伤、外伤性颅内血肿、颅骨骨折等。

(4) 癫痫。

**3. 内分泌与代谢障碍** 如尿毒症、肝性脑病、肺性脑病、甲状腺危象、甲状腺功能减退、糖尿病性昏迷、低血糖、妊娠中毒症等。

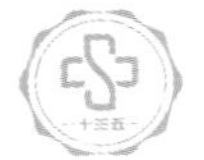


**4. 心血管疾病** 如重度休克、心律失常，心肌梗死引起 Adams-Stokes 综合征等。

**5. 水、电解质平衡紊乱** 如低钠血症、低氯性碱中毒、高氯性酸中毒等。

**6. 外源性中毒** 如安眠药、有机磷杀虫药、氰化物、一氧化碳、酒精和吗啡等中毒。

**7. 物理性及缺氧性损害** 如高温中暑、日射病、触电、高山病等。

## 二、临床表现

意识障碍可有下列不同程度的表现。

**1. 嗜睡(somnolence)** 最轻的意识障碍，是一种病理性倦睡，患者陷入持续的睡眠状态，可被唤醒，并能正确回答和做出各种反应，但当刺激去除后很快又再入睡。

**2. 意识模糊(confusion)** 意识水平轻度下降，是较嗜睡更深的一种意识障碍。患者能保持简单的精神活动，但对时间、地点、人物的定向能力发生障碍。

**3. 昏睡(stupor)** 接近于人事不省的意识状态。患者处于熟睡状态，不易被唤醒。虽在强烈刺激下(如压迫眶上神经、摇动患者身体等)可被唤醒，但很快又再入睡。醒时答话含糊或答非所问。

**4. 谵妄(delirium)** 一种以兴奋性增高为主的高级神经中枢急性活动失调状态，临床上表现为意识模糊、定向力丧失、感觉错乱(幻觉、错觉)、躁动不安、言语杂乱。谵妄可发生于急性感染的发热期间，也可见于某些药物中毒(如颠茄类药物中毒、急性酒精中毒)、代谢障碍(如肝性脑病)、循环障碍或中枢神经系统疾病等。由于病因不同，有些患者可以康复，有些患者可发展为昏迷状态。

**5. 昏迷(coma)** 严重的意识障碍，表现为意识持续的中断或完全丧失。按其程度可区分为三阶段，这三阶段并无严格的界限，可互相转化。

(1) 轻度昏迷：意识大部分丧失，无自主运动，对声、光刺激无反应，对疼痛刺激尚可出现痛苦的表情或肢体退缩等防御反应。角膜反射、瞳孔对光反射、眼球运动、吞咽反射等可存在。

(2) 中度昏迷：对周围事物及各种刺激均无反应，对于剧烈刺激或可出现防御反射。角膜反射减弱，瞳孔对光反射迟钝，眼球无转动。

(3) 深度昏迷：全身肌肉松弛，对各种刺激全无反应。深、浅反射均消失。

## 三、问诊要点

(1) 起病时间、发病前后情况、诱因、病程、程度。

(2) 有无以下伴随症状：

①伴发热：先发热后有意识障碍可见于重症感染性疾病；先有意识障碍后有发热，见于脑出血、蛛网膜下腔出血、巴比妥类药物中毒等。

②伴呼吸缓慢：呼吸中枢受抑制的表现，可见于吗啡、巴比妥类、有机磷杀虫药等中毒，银环蛇咬伤等。

③伴瞳孔变化：瞳孔散大可见于颠茄类、酒精、氰化物等中毒，癫痫、低血糖状态等。瞳孔缩小可见于吗啡类、巴比妥类、有机磷杀虫药等中毒。

④伴心动过缓：可见于颅内高压症、房室传导阻滞以及吗啡类、毒蕈等中毒。

⑤伴血压改变：高血压可见于高血压脑病、脑血管意外、肾炎尿毒症等。低血压可见于各种原因的休克。

⑥伴皮肤黏膜改变：出血点、淤斑和紫癜等可见于严重感染和出血性疾病；口唇呈樱桃红色提示一氧化碳中毒。

⑦伴脑膜刺激征：见于脑膜炎、蛛网膜下腔出血等。

⑧伴瘫痪：见于脑出血、脑梗死或颅内占位性病变等。

(3) 有无急性感染性休克、高血压、动脉硬化、糖尿病、肝肾疾病、肺源性心脏病、癫痫、肿瘤等病。

(4) 有无服毒及毒物接触史。注意患者周围的药瓶、未服完的药片以及呕吐物，应收集备验。

(5) 发病的环境和现场特点，季节、时间和地点，注意有无发生头部外伤、高温中暑，有无触电的病史。

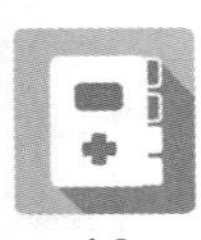

# 第二十节 情感症状

人类的精神活动是极其复杂、相互联系又相互制约的过程，是大脑功能的体现。正常的大脑功能能够产生正常的精神活动；异常的大脑结构和功能可能引起异常的精神活动与行为表现。引起大脑结构和功能异常的原因有多方面：①器质性因素，包括脑部疾病和躯体疾病；②其他生物学因素，如遗传与环境因素、毒物或精神活性物质的使用等；③社会心理因素，如应激性生活事件、个性、父母的养育方式、社会经济状况、人际关系等。

异常的精神活动通过人的外显行为如言语、书写、表情、动作行为等表现出来，被称为精神症状。判断某种精神活动属于正常范围还是病态，主要从以下三个方面对比分析：①纵向比较，即与其过去的一贯表现相比是否有明显的精神状态改变；②横向比较，即与大多数正常人的精神状态比较，差别是否明显、持续时间是否超出了一般限度；③结合当事人的心理背景、当时的处境进行具体的分析和判断。观察精神症状时，不仅要观察精神症状存在与否，还要观察其严重程度、持续时间和发生频率。精神症状一般不是随时随地地表现出来，因此需要通过多种途径仔细了解、仔细观察、反复检查。

精神检查的方法主要是面谈和观察。通过面谈全面了解患者、了解患者所处的环境、了解患者病态的内心体验；同时观察患者的言谈表情、动作行为等。精神症状有多种，本节主要介绍临床上常见的抑郁、焦虑等情绪情感症状。

## 一、抑郁

抑郁（depression）是以显著而持久的情绪低落为主要特征的综合征，其核心症状包括情绪低落、兴趣缺乏、快感缺失，可伴有躯体症状、自杀观念或行为等。

抑郁和焦虑被认为是情绪障碍的两个不同方面的症状，不同阶段的症状比例不同。在抑郁和焦虑相关性研究中发现，内科患者焦虑与抑郁的出现有明显的相关性，焦虑者中84%伴有抑郁，抑郁者中79%伴有焦虑。

### （一）病因与发生机制

**1. 生物因素** 抑郁的病因及发生机制尚不清楚。家系、双生子、寄养子的研究均提示其发生与遗传因素有关，但尚不能确定具体什么基因的异常与抑郁有关。长期以来，人们认为内分泌与抑郁有关。神经内分泌系统调节与睡眠、食欲、性欲、快感体验有关的重要激素，并影响机体对外界紧张性刺激做出反应。另外，有证据显示女性在月经前、月经期间、产后、更年期发生抑郁的概率增加。

**2. 心理因素** 抑郁是对有压力的负性生活事件的反应，这些事件包括人际关系破裂、失业、患重病等；然而大多数承受压力的人不会发生抑郁。抑郁者的思维方式悲观、扭曲，面对负性生活事件时，常做出消极的结论，忽视好的一面，只注意到消极的部分，并夸大消极部分，却没有意识到自己的观点和想法是消极和错误的。还有理论认为源于童年的遭遇，患者没有形成有力、积极、理性的自我意识，成年后不断在与他人的关系中寻求认同、安全感和自尊，担心分离和被抛弃，当亲密关系出现问题或没有达到完美时就会陷入抑郁。

### （二）临床表现

**1. 情绪低落** 患者感到深切的悲伤，痛苦难熬，愁眉苦脸，唉声叹气，自称“高兴不起来”“活着没意思”等，有度日如年、生不如死之感。

**2. 兴趣缺乏** 患者对以前喜欢的活动兴趣明显减退甚至丧失。

**3. 快感缺失** 体会不到生活的快乐，不能从平日的活动中获得乐趣。

**4. 思维迟缓** 表现为思维联想速度缓慢，反应迟钝，思路闭塞，思考问题困难，自感头脑变笨，主动言语减少，语速慢，语声低，交流困难。

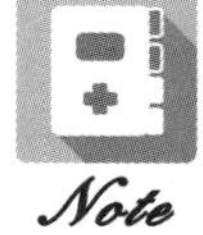

**5. 运动性迟滞或激越** 活动减少，动作缓慢，无精打采，严重者呈木僵或亚木僵状态：不言、不动、不食、面部表情固定，大小便潴留、对刺激缺乏反应，其意识是清楚的。激越者表现为烦躁不安、紧张、难于控制自己，甚至出现攻击行为。

**6. 自责自罪** 患者对自己以前的轻微过失或错误感到自责，认为自己犯了严重的过错，罪孽深重。

**7. 自杀观念或行为** 患者感到生活没有意思，而死是一种解脱，即自杀观念。有的患者有自杀计划和行动。有的患者会出现扩大性自杀，认为活着的亲人（如子女）也非常痛苦，因而在杀亲人后自杀。

**8. 躯体症状** 包括睡眠障碍、食欲减退、体重下降、性欲减退、便秘、躯体疼痛、疲惫乏力、自主神经功能失调症状等。也有少数患者表现为食欲增强、暴食、体重增加。患者可以表现为身体各部位的疼痛不适，但相应的实验室或辅助检查没有发现可以解释上述躯体不适的病变。

**9. 其他** 部分患者在抑郁一段时间后出现幻觉、妄想等精神病性症状等。如听到别人嘲弄或谴责的声音，坚信自己有某种罪行，怀疑别人在议论他等。

### （三）问诊要点

（1）起病年龄、病前性格、有无诱因、起病形式、周期性和季节性、精神障碍家族史。有研究显示15～24岁是最易发生抑郁的年龄段。儿童、老年抑郁症状常不典型。女性月经前或月经期、产后、更年期易发生抑郁。遭遇负性生活事件、身患重病，尤其是个性悲观者易发生抑郁。有些患者的情绪变化表现为一定的周期性或季节性，如常在春季发病。

（2）病前有无感染、发热、颅脑外伤、躯体疾病病史，有无酒精或精神活性物质使用史。

（3）具体临床症状，以及有无自杀观念和自伤、自杀行为。

（4）伴随症状，如认知功能（反应速度、注意力、记忆力、抽象思维能力等）、精神病性症状、躯体症状等。

## 二、焦虑

焦虑（anxiety）是常见的一种情绪体验。当人们预感到可能出现不利情景时，会产生担忧、紧张、不安、恐惧、不愉快的综合性情绪体验，即为焦虑。它是一种令人讨厌的、消极的，甚至是危险的情绪，常伴有明显的生理变化，尤其是自主神经活动的变化，如心悸、血压升高、呼吸加深加快、皮肤苍白、失眠、尿频、腹泻等。精神病学中将焦虑定义为在缺乏相应的客观因素的情况下，患者表现顾虑重重、紧张恐惧，以致搓手顿足似有大祸临头，惶惶不可终日，伴有心悸、出汗、手抖、尿频等自主神经功能紊乱症状。严重的急性焦虑发作，被称为惊恐障碍，患者体验到濒死感、失控感，伴有呼吸困难、心跳加快等自主神经功能紊乱症状，一般发作持续几分钟至十几分钟。

几乎每个人一生中都有过焦虑的情绪体验，它是进化过程中形成的一种适应性的反应。这种适应性的反应，即正常的焦虑反应，和病理性的焦虑之间存在以下差异：①正常的焦虑中，人们所担心的问题是真实存在的，病理性焦虑者的担忧是不真实的，其所担心的事物不会构成伤害甚至不太可能发生；②正常的焦虑中，人们所体验的紧张和恐惧感，与他们面临的真实的威胁一致，而病理性焦虑者所体验的紧张和恐惧感，与可能发生的危害不成比例，如患者认为自己可能患有胃癌，反复检查，虽然医师多次告知其没有患癌症，仍紧张和担心；③正常的焦虑中，当威胁消失之后人们的恐惧反应会减弱或消失，但病理性焦虑中即使威胁消失，患者的担忧仍然会继续存在，且可能会对未来产生预期性的焦虑，如患者的消化性溃疡已经治好，看起来也很健康，但患者仍继续为他的健康担心。

焦虑可见于很多心理或精神障碍，如焦虑症、抑郁症、睡眠障碍、精神分裂症、应激相关障碍、酒精或药物滥用者以及躯体疾病伴发的心理障碍等。

### （一）病因及发生机制

**1. 遗传因素** 研究显示遗传因素在焦虑症的发展中起一定作用。

**2. 神经生物学因素** 与焦虑有关的中枢神经递质包括去甲肾上腺素（NE）、5-羟色胺（5-HT）、γ-氨基丁酸（GABA）等物质功能调节失常。

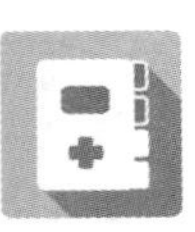

**3. 心理学因素** 焦虑是对某些环境刺激的恐惧而形成的一种条件反射。焦虑患者的思维关注威

胁，以负性自动思维方式对环境做出反应，导致焦虑。

（二）临床表现

**1. 精神方面** 焦虑的核心特点是过度担心。表现为对未来可能发生、难以预料的某种危险或不幸事件的担心，其担心和烦恼的程度与现实不相称。

**2. 行为方面** 表现为肌肉紧张、运动不安、搓手顿足、不能静坐、来回走动。严重时感到肌肉酸痛，如紧张性头痛、肩背部疼痛等，有的患者出现肢体震颤。惊恐障碍患者常因为担心再次发作产生回避行为，不敢单独出门，害怕人多热闹的场所。

**3. 自主神经功能紊乱** 表现为心悸、胸闷、气短、皮肤潮红或苍白、口干、便秘或腹泻、出汗、尿意频繁等。有的患者出现阳痿、早泄或月经紊乱等。惊恐发作时还可表现为呼吸困难或窒息感、堵塞感、濒死感等。

（三）问诊要点

**1. 焦虑与性别、个性、生活压力的关系** 女性患焦虑的概率高于男性。绝对主义、完美主义的人，或敏感脆弱者易产生焦虑。另外，生活压力大、遭遇创伤性的生活事件者易出现焦虑。

**2. 焦虑的起病情况** 有些焦虑继发于各种躯体疾病。还有些焦虑应警惕与用药有关，如苯丙胺、可卡因、咖啡因、阿片类物质、激素、镇静催眠药等，长期使用或戒断、或量大而中毒后可引起焦虑症状，应注意询问用药史。

## 小　结

病史采集是医师通过对患者或相关人员的系统询问获取病史资料，经过综合分析而做出临床判断的一种诊法。采集病史是医师诊治患者的第一步，它是医患沟通、建立良好医患关系的最重要时机。病史采集的主要内容有一般项目、主诉、现病史、既往史、系统回顾、个人史、婚姻史、月经史与生育史、家族史等九个方面。病史的完整性和准确性对疾病的诊断和处理有很大的影响，因此病史采集是每个临床医师必须掌握的基本技能，也是执业医师资格技能考试内容之一。学习的重点是掌握临床常见症状的问诊要点，能娴熟地与患者及家属进行有效沟通，按照标准住院病历要求完成住院患者的病史采集。病史采集是医学生必须扎实掌握的技能，应注重反复实践操作训练。

## 思 考 题

1. 全身性水肿的常见病因有哪些？
2. 如何鉴别心源性水肿与肾源性水肿？
3. 阅读下列病例资料，写出病史询问的内容，并列出可能的疾病。

患儿，男，13 岁。晨起其母亲发现眼睑水肿，病前 2 周曾有“急性扁桃体炎”。

（张朝霞）

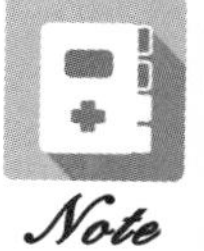

# 第二篇

# 体格检查

TIGEJIANCHA

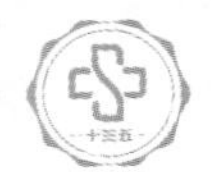



体格检查(physical examination)是指医师运用自己的感官和借助于传统或简便的检查工具，如体温表、血压计、叩诊锤、听诊器、检眼镜等，客观地了解和评估患者身体状况的一系列最基本的检查方法。许多疾病通过体格检查再结合病史就可以做出临床诊断。

体格检查的方法有五种：视诊、触诊、叩诊、听诊和嗅诊。要想熟练地进行全面、有序、重点、规范和正确的体格检查，既需要扎实的医学知识，更需要反复的临床实践和丰富的临床经验。体格检查的过程既是基本技能的训练过程及诊断疾病的必要步骤，也是临床经验的积累过程，它也是与患者交流、沟通、建立良好医患关系的过程。

体格检查时应注意：

(1) 应以患者为中心，要关心、体贴患者，要有高度的责任感和良好的医德修养。

(2) 检查患者时光线应适当，室内应温暖，环境应安静。

(3) 医师应仪表端庄，指甲修短，举止大方，态度诚恳和蔼。

(4) 检查患者前，应有礼貌地对患者做自我介绍，并说明体格检查的原因、目的和要求，便于更好地取得患者密切配合。检查结束应对患者的配合与协作表示感谢。

(5) 检查过程中，应注意避免交叉感染，检查前医师应洗手或用消毒液擦手，必要时可穿隔离衣、戴口罩和手套，并做好隔离消毒工作。

(6) 医师应站在患者右侧，检查手法应规范轻柔。

(7) 全身体格检查时应全面、有序、重点、规范和正确。体格检查要按一定顺序进行，避免重复和遗漏，避免反复翻动患者，力求遵循规范的检查顺序。通常首先进行生命体征和一般检查，然后按头、颈、胸、腹、脊柱、四肢和神经系统的顺序进行检查，必要时进行生殖器、肛门和直肠检查。根据病情轻重、避免影响检查结果等因素，可调整检查顺序，利于及时抢救和处理患者。

(8) 在体格检查过程中，应注意左、右及相邻部位等的对照检查。

(9) 注意保护患者隐私，被检查部位暴露应充分，该部位检查完毕即行遮蔽。

(10) 应根据病情变化及时进行复查，这样才能有助于病情观察，有助于补充和修正诊断。

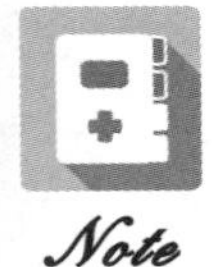

Note

# 第三章　体格检查基本方法

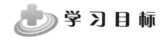

## 学习目标

1. 掌握视诊、触诊、叩诊、听诊及嗅诊的检查方法及其临床意义。
2. 熟悉体格检查中常用的检查工具的使用方法。
3. 了解体格检查中的注意事项。
4. 能够将视诊、触诊、叩诊、听诊等检查方法熟练应用于临床体格检查之中。
5. 能够通过语言交流取得患者信任，促进患者配合检查。

## 第一节　视　　诊

视诊(inspection)是医师通过视觉观察患者全身或局部表现从而诊断疾病的一种方法。视诊方法简单，适用范围广，是体格检查的第一步，为深入检查提供线索和诊断资料，有时甚至仅靠视诊就可以对某些疾病做出初步诊断。但视诊又是一种常被忽略的诊断和检查方法。只有在丰富医学知识和临床经验的基础上才能减少和避免视而不见的现象；只有反复临床实践，才能深入、细致、敏锐地观察；只有将视诊与其他检查方法紧密结合起来，将局部征象与全身表现结合起来，才能发现并确定具有重要诊断意义的临床征象。

### 一、视诊的应用范围

**1. 全身状态的视诊**　包括年龄、发育、营养、体型、意识状态、面容、表情、体位、姿势、步态等一般状态。

**2. 局部的视诊**　可了解患者身体各部分的改变，如皮肤、黏膜、眼、耳、鼻、口、舌、头颈、胸廓、腹部、四肢、骨骼、关节、肌肉等的外形及其他有无异常；特殊部位的视诊需借助某些仪器完成，如借助耳镜、检眼镜、喉镜、内镜等分别检查鼓膜、眼底、支气管及胃肠黏膜有无异常等。

### 二、视诊注意事项

视诊最好在自然光线下进行，并充分暴露检查部位，必要时应从切线角度观察(如心尖搏动等)。

## 第二节　触　　诊

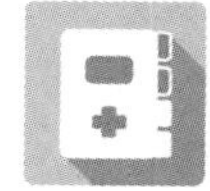

触诊(palpation)是医师通过手的触觉判断所接触的内脏器官及躯体部分的物理特征(如体温、湿

度、震颤、压痛、波动、摩擦感以及包块的位置、大小、轮廓、表面性质、硬度、移动度等)从而诊断疾病的一种方法。它可以进一步检查视诊发现的异常征象,也可以明确视诊所不能明确的体征。触诊的应用范围很广,可遍及全身各部,尤以腹部检查更为重要。手的感觉以指腹对触觉敏感,掌指关节部掌面的皮肤对震动较为敏感,手背皮肤对温度较为敏感,因此触诊时多用这些部位。

## 一、触诊方法

由于按触诊部位及检查目的不同,根据施加压力的不同触诊方法可分浅部触诊法和深部触诊法。

**1. 浅部触诊法(light palpation)** 适用于体表浅在病变(皮肤、关节、软组织,浅部动脉、静脉、神经,阴囊、精索等)的检查和评估。浅部触诊法可触及的深度约为 1 cm。触诊时,将一手放在被检查部位,用掌指关节和腕关节的协同动作以旋转或滑动方式轻压触摸。浅部触诊一般不引起患者痛苦或痛苦较轻,也多不引起肌肉紧张,因此有利于检查腹部有无压痛、抵抗感、搏动、包块和某些肿大脏器等。浅部触诊也常常作为深部触诊前的适应性检查,有利于患者做好心理准备,减少不适感。

**2. 深部触诊法(deep palpation)** 检查时可用单手或两手叠加,由浅入深,逐渐加压达深部进行触诊。深部触诊法可触及的深度多在 2 cm 以上,有时可达 4~5 cm。主要适用于腹部脏器和腹腔病变的检查及评估。根据检查目的和手法不同又可分为以下几种方法(图 3-1)。

(1) 深部滑行触诊法(deep slipping palpation):检查时嘱患者张口平静呼吸,或与患者谈话以转移其注意力,使被检查者腹肌尽量松弛,医师用右手并拢的示、中、无名指平放在腹壁上,手指末端逐渐触向腹腔的脏器或包块,在被触及的包块上做上下左右滑动触摸,如为肠管或条索状包块,则做与包块长轴相垂直方向的滑动触摸。常用于腹腔深部包块和胃肠病变的检查。

(2) 双手触诊法(bimanual palpation):将左手掌置于被检查脏器或包块的后部,托向右手方向,用右手中间三指并拢平置于腹壁被检查部位,使被检查的脏器或包块位于双手之间,并更接近体表,有利于右手触诊检查。检查时配合好患者的腹式呼吸。此方法主要用于肝、脾、肾和腹腔肿物的检查。

(3) 深压触诊法(deep press palpation):一只手的两个或三个并拢的手指逐渐深压腹壁被检部位,应达 4~5 cm,用于探测腹腔深在病变的部位或确定腹部压痛点,如阑尾压痛点、胆囊压痛点、输尿管压痛点等。检查反跳痛时,在手指深压的基础上稍停片刻,数秒后迅速将手抬起,并询问患者是否感觉疼痛加重或观察患者是否出现痛苦表情,有则记录为反跳痛(+),提示病变波及壁层腹膜。

(4) 冲击触诊法(ballottement):又称为浮沉触诊法。检查时,右手并拢的示、中、无名指三个手指指端与腹壁成 70°~90°角,放于腹壁拟检查的相应部位,做数次急速而较有力的冲击动作,在冲击腹壁时指端会有腹腔脏器或包块浮沉的感觉。因急速冲击可使腹腔积液在腹腔器官表面暂时移去,器官较为固定,故指端易于触及。冲击触诊会使患者感到不适,操作时应避免用力过猛。这种方法一般只用于大量腹腔积液时肝、脾及腹腔包块难以触及者。

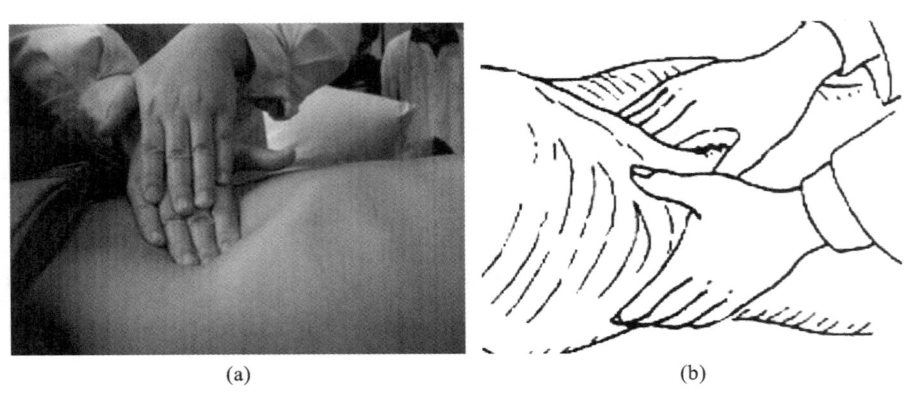

(a) (b)

**图 3-1 触诊手法**

(a)深压触诊法;(b)双手触诊法检查肝脏

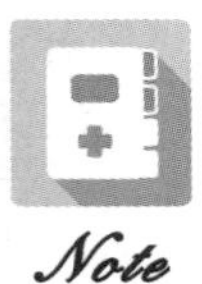

Note

## 二、触诊注意事项

(1) 检查前医师要向患者说明触诊的目的,消除患者的紧张情绪,取得患者的信任和配合。

(2) 医师手应温暖,动作应轻柔,由浅入深,由轻而重,要尽量避免和减少患者的痛苦。

(3) 触诊应从无病部位逐步触到有病部位。

(4) 检查时医师和患者都应采取适宜的位置。如检查腹部时,患者一般取屈膝仰卧位,双手置于体侧,嘱患者微张口做腹式呼吸,以利于放松腹肌和肝脾下移。如检查肝、脾、肾也可嘱患者取侧卧位,医师站在患者的右侧,面向患者,以便随时观察患者的表情。

(5) 触诊下腹部时,应嘱患者排尿,以免将充盈的膀胱误认为腹腔包块,有时也须排便后检查。

(6) 触诊时医师应手脑并用,边检查边思索。应注意病变的部位、特点、毗邻关系,以明确病变的性质和来源。

# 第三节 叩 诊

叩诊(percussion)是医师用手指叩击身体表面某一部位,使之震动而产生音响(称为叩诊音),根据震动和声响的特点来判断被检查部位的脏器状态有无异常的一种诊断方法。叩诊多用于确定心、肺、肝、脾等脏器的边界,胸膜病变、浆膜腔中液体或气体的有无或多少、肺部病变大小与性质以及子宫、卵巢和膀胱有无胀大等情况。另外用手或利用叩诊锤直接叩击被检查部位检查反射和观察疼痛也属于叩诊。

## 一、叩诊方法

因叩诊部位不同,被检查者采取的体位也不同。如叩诊胸部时多取坐位或仰卧位,叩诊腹部时常取仰卧位,检查少量腹腔积液可取肘膝位。

根据叩诊的手法与目的的不同,通常又将叩诊方法分为直接叩诊法与间接叩诊法两种。

**1. 直接叩诊法(direct percussion)** 医师右手中间三个手指并拢,用掌面直接拍击或叩击被检查部位,借助于拍击的反响或指下的震动感判断病变情况的叩诊方法称为直接叩诊法(图 3-2(a))。适用于胸部、腹部范围较广泛的病变,如胸膜粘连或增厚、大量胸腔积液或腹腔积液及气胸等。

**2. 间接叩诊法(indirect percussion)** 最常用的叩诊方法。一般的叩诊深度可达 5~7 cm 。医师将左手中指第二指节紧贴于叩诊部位,其他手指稍微抬起,不与体表接触;右手手指自然弯曲,以中指指端叩击左手中指末端指关节处或第二节指骨的远端,因为该处易与被检查部位紧密接触,而且对于被检查部位的震动较敏感。叩击方向应与叩诊部位的体表垂直(图 3-2(b))。

为了检查患者肝区或肾区有无叩击痛,医师可将左手手掌平置于被检查部位,右手握成拳状,并用其尺侧叩击左手手背,询问或观察患者有无疼痛感。

## 二、叩诊注意事项

(1) 环境要安静和温暖,以免影响叩诊音的判断;医师手要温暖。

(2) 根据叩诊部位不同,患者应采取适当体位,如叩诊胸部时,可取坐位或卧位;叩诊腹部时常取仰卧位;确定有无少量腹腔积液时,可嘱患者取肘膝位。

(3) 叩诊要按一定顺序进行,从上到下,从前到后,并做两侧对比,注意对称部位叩诊音的异同。

(4) 叩诊时不仅要注意叩诊音响的变化,还要注意不同病灶的震动感差异,两者应相互结合观察。

(5) 叩诊操作应规范,叩诊时以腕关节与掌指关节的活动为主,避免肘关节和肩关节参与运动。叩击动作要灵活、短促、富有弹性。叩击后右手中指应立即抬起,以免影响对叩诊音的判断。在同一部位

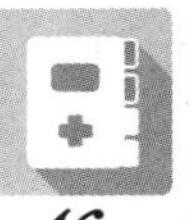
Note

(a)　　(b)

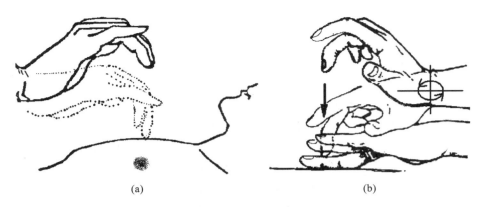

**图 3-2　叩诊手法**

(a)直接叩诊法;(b)间接叩诊法

叩诊可连续叩击 2～3 下,避免不间断地连续快速叩击。

(6) 叩击力量要均匀稳定,一般叩诊可达到的深度为 5～7 cm。对待不同的检查部位,叩击力量应视病变组织性质、范围大小或位置深浅等具体情况决定,当被检部位范围比较小或位置表浅时,宜使用轻叩诊法,如确定心脏、肝脏的相对浊音界及叩诊脾界;当被检部位范围比较大或位置比较深时,则需要用中度力量叩诊,如确定心、肝绝对浊音界;当被检脏器或病灶位置距体表很深,达 7 cm 左右时,则需使用重叩诊法。

## 三、叩诊音

叩诊时被叩击部位产生的反响称为叩诊音(percussion sound)。因被叩击部位的组织或器官的密度、弹性、含气量以及与体表的间距等的不同,可产生不同的叩诊音。根据声音的强弱(振幅的大小)、长短、频率的高低及音律和谐(是否乐音)的不同,临床上分为清音、鼓音、过清音、浊音、实音五种。

**1. 清音(resonance)**　一种音调较低(频率为 100～128 次/秒)、音响较强、振动持续时间较长的非乐性音。这是正常肺部的叩诊音,提示肺组织的弹性、含气量、致密度正常。

**2. 鼓音(tympany)**　如同击鼓声,是一种和谐的乐音。与清音相比,音响较强,振动持续时间也较长,在叩击含有大量气体的空腔器官时出现。正常见于胸部左下的胃泡区及腹部;病理情况下,可见于肺空洞、气胸、气腹等。

**3. 过清音(hyperresonance)**　一种音调与音响介于清音与鼓音之间的声音,是属于鼓音范畴的一种变音。音调较清音低,音响较清音强的类乐性音,当肺组织含气量增多及弹性减弱时,叩诊即为过清音,见于肺气肿。正常成人是不会出现的,而正常儿童可叩出相对过清音。

**4. 浊音(dullness)**　一种音调较高、音响较弱、振动持续时间较短的非乐性音。除音响外,所感到的振动也较弱。当叩击被少量含气组织覆盖的实质器官时产生,如叩击心或肝被肺的边缘所覆盖的部分;病理情况下,当肺组织含气量减少时出现,如肺炎。

**5. 实音(flatness)**　一种音调较浊音更高、音响更弱、振动持续时间更短的非乐性音。实音亦称重浊音或绝对浊音。当叩击肌肉、实质器官(如心、肝等)即为实音;病理情况见于大量胸腔积液或肺实变等。

五种叩诊音及其特点见表 3-1。

**表 3-1　五种叩诊音及其特点**

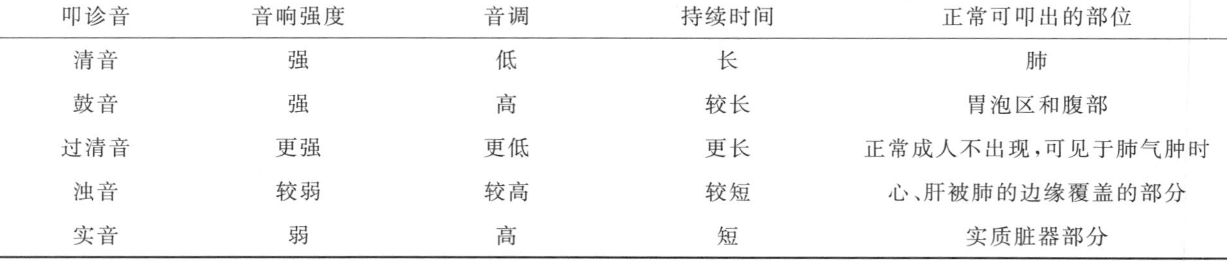

| 叩诊音 | 音响强度 | 音调 | 持续时间 | 正常可叩出的部位 |
|---|---|---|---|---|
| 清音 | 强 | 低 | 长 | 肺 |
| 鼓音 | 强 | 高 | 较长 | 胃泡区和腹部 |
| 过清音 | 更强 | 更低 | 更长 | 正常成人不出现,可见于肺气肿时 |
| 浊音 | 较弱 | 较高 | 较短 | 心、肝被肺的边缘覆盖的部分 |
| 实音 | 弱 | 高 | 短 | 实质脏器部分 |

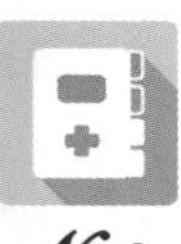

# 第四节 听 诊

听诊(auscultation)是医师用耳朵或借助听诊器听取患者身体各部分发出的声音判断正常与否而诊断疾病的一种方法。广义的听诊包括听身体各部分所发出的任何声音，如语声、呼吸声、咳嗽声和呃逆、嗳气、呻吟、啼哭、呼叫发出的声音以及肠鸣音、关节活动音及骨摩擦音等，这些声音有时可对临床诊断提供有用的线索。

## 一、听诊方法

根据检查方法的不同，听诊可以分为直接听诊与间接听诊法两种。

**1. 直接听诊法(direct auscultation)** 医师将耳直接贴于被检查者的体壁上进行听诊的检查方法。这样听得的体内声音很微弱，而且不方便，这是听诊器出现之前所采用的听诊方法，除某些特殊或紧急情况外临床上已很少采用。

**2. 间接听诊法(indirect auscultation)** 用听诊器(stethoscope)进行听诊的一种检查方法。此法方便，可以在任何体位听诊时应用。因听诊器能放大声音，且能阻断环境中的噪声，故应用范围广，除用于心、肺、腹的听诊外，还可用于血管音、皮下气肿音、骨折面摩擦音、肌束颤动音、关节活动音等的听诊。

听诊器通常由耳件、体件和软管三部分组成，其长度应与医师手臂长度相适应(图 3-3)。听诊前应注意检查耳件方向是否正确(向前，佩戴后适当调整角度)，硬管和软管管腔是否通畅。体件又称为胸件，有钟型和膜型两种类型，钟型体件适用于听取低调声音，如二尖瓣狭窄的隆隆样舒张期杂音，或者听诊小部位(如小儿肺部、瘦人的肋间等)；使用时应轻触体表被检部位，但应注意避免体件与皮肤摩擦而产生的附加音。膜型体件适用于听取高调声音，如主动脉瓣关闭不全的杂音及呼吸音、肠鸣音等，使用时应紧触体表被检查部位。

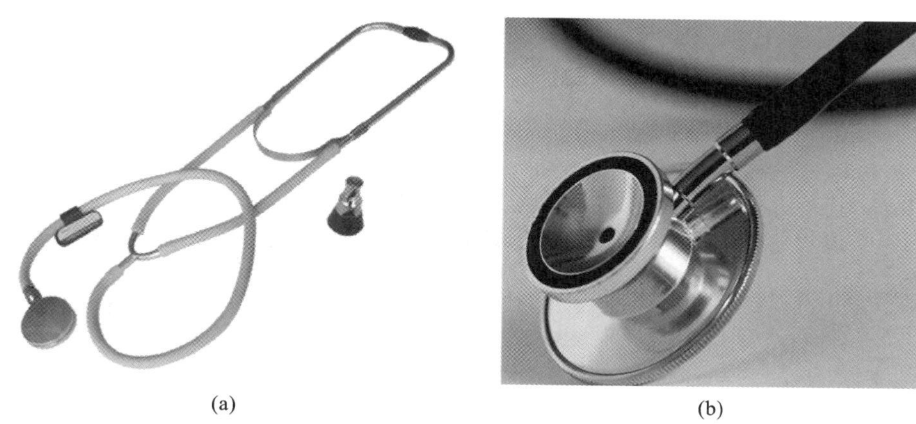

(a) (b)

图 3-3 听诊器

## 二、听诊注意事项

(1) 听诊环境应安静、避免干扰；要温暖和避风，避免患者肌肉颤动而出现附加音。

(2) 在寒冷季节检查者手应温暖，接触被检查者皮肤前应用手测试其温度，如果过凉可以用手摩擦胸件后再接触被检查者体表。

(3) 检查部位应充分显露，切忌隔着衣服听诊，听诊器体件直接接触皮肤以获取确切的听诊结果。

(4) 应根据病情和听诊的需要，嘱患者采取适当的体位。

(5) 要正确使用听诊器。听诊之前应调整好听诊器的各个部分。耳件应弯曲向前、向下、向内，与

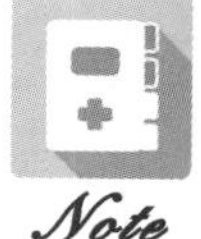

耳道方向相合;连接胶管应通畅,勿接触任何物体;膜型体件放置应紧贴皮肤无缝隙,钟型体件则轻放于被检部位皮肤。

(6)听诊时应全神贯注,注意上下对比及左右对称部位的对比。听肺部时要摒除心音的干扰,听心音时要摒除呼吸音的干扰,必要时嘱被检查者控制呼吸配合听诊。

用听诊器进行听诊是临床医师的一项基本功,是许多疾病,尤其是心肺疾病诊断的重要手段。听诊是体格检查基本方法中的重点和难点,尤其对肺部和心脏的听诊,必须要勤学苦练、仔细体会、反复实践、善于比较,才能切实掌握和熟练应用。

## 第五节 嗅 诊

嗅诊(olfactory examination)是医师通过嗅觉来判断发自患者的异常气味与疾病之间关系的一种诊断方法。气味可来自患者皮肤、黏膜、呼吸道、胃肠道、呕吐物、排泄物、分泌物、血液和脓液等。嗅诊时医师可用手将气味扇向自己的鼻部,然后仔细判断气味的特点与性质。

根据疾病的不同,其气味特点和性质也不一样。嗅诊常常能迅速提供有重要意义的诊断线索。如正常汗液无特殊强烈刺激气味,如果汗液有酸味见于风湿热或长期服用水杨酸、阿司匹林等解热镇痛药的患者;特殊的狐臭见于腋臭等患者;脚臭味见于多汗者或脚癣合并感染者。

正常痰液无特殊气味,如果痰液有血腥味见于大量咯血的患者;恶臭味多见于厌氧菌感染,如肺脓肿或支气管扩张者。脓液有恶臭应考虑气性坏疽的可能。

闻到呼出气体有浓烈酒味见于饮酒后或酒精中毒;呼吸呈刺激性蒜味见于有机磷农药中毒;烂苹果味见于糖尿病酮症酸中毒,糖尿病患者病情严重时,大量脂肪在肝脏里氧化而产生酮体,并扩散到血液中,致使呼出的气息中带有丙酮,所以患者呼出的气体就会带有烂苹果味;氨味见于尿毒症;肝腥臭味见于肝性脑病者,由于甲基硫醇和二甲基二硫化物不能被肝脏代谢,在体内潴留而散发出一种特殊气味。

口臭为口腔发出难闻气味,一般见于口腔炎症、胃炎等消化道疾病。

呕吐物有粪臭味见于长期剧烈呕吐或者肠梗阻;由于胃内容物长时间潴留发酵产酸,呕吐带有强烈酸味的隔夜宿食考虑幽门梗阻或者贲门失弛症。呕吐物有脓液并有烂苹果味,可见于胃坏疽。

大便带有腐败性臭味,提示消化不良或胰腺功能不足;腥臭味粪便见于细菌性痢疾;肝腥味粪便见于阿米巴痢疾。

尿呈浓烈的氨味,见于膀胱炎等,由尿液在膀胱内被细菌发酵所致。

临床工作中,嗅诊可迅速提供具有重要意义的诊断线索,但必须要结合其他检查才能做出正确的诊断。

## 思 考 题

1. 体格检查的基本检查方法及注意事项是什么?
2. 深部触诊法有几种?分别适用于什么检查?
3. 沿右侧锁骨中线从上至下可以叩出几种叩诊音?分别代表什么?
4. 如何才能很好地听诊呼吸,试计数邻座同学呼吸次数。

(李鹏)

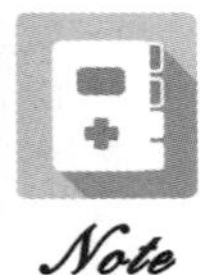

# 第四章　一般检查

## 学习目标

1. 掌握全身状态检查的内容及方法；掌握淋巴结检查的方法及顺序。
2. 熟悉常见异常面容、体位及步态的临床意义；熟悉淋巴结肿大的常见原因。
3. 了解皮肤检查的内容。

## 能力目标

能完成全身一般状态的检查，能识别可能的阳性体征并判断与相关疾病之间的联系。

一般检查为全身体格检查过程中的第一步，是对患者全身状态的概括性观察。检查方法以视诊为主，配合触诊、听诊和嗅诊进行检查。

一般检查的内容有全身状态检查，包括年龄、性别、体温、呼吸、脉搏、血压、发育与营养、意识状态、面容表情、体位、姿势、步态等，还有皮肤和淋巴结的检查。

## 第一节　全身状态检查

### 一、年龄

随着年龄(age)的增长，机体出现生长发育、成熟、衰老等一系列改变。年龄与疾病的发生及预后有密切的关系：佝偻病、麻疹、白喉等多发生于儿童；结核病、风湿热多发生于少年与青年；动脉硬化性疾病和某些癌肿多发生于老年人。年龄大小一般通过问诊即可得知，但在某些情况下，如昏迷、死亡或隐瞒年龄时则需通过观察进行判断，可以通过观察皮肤的弹性与光泽、肌肉的状态、毛发的颜色和分布、面与颈部皮肤的皱纹、牙齿的状态等方面进行大体上的判断。

### 二、性别

因正常人的性征很明显，性别(sex)不难判断。女性性征的正常发育，与雌激素和雄激素有关：女性受雄激素的影响出现大阴唇与阴蒂的发育，腋毛、阴毛生长，可出现痤疮；受雌激素的影响出现乳房、外阴、子宫及卵巢的发育。男性性征的发育仅与雄激素有关，表现为睾丸、阴茎的发育，腋毛多，阴毛呈菱形分布，声音低而洪亮，皮脂腺分泌多，可出现痤疮。某些疾病的发生与性别有一定的关系，某些疾病也可引起性征发生改变。

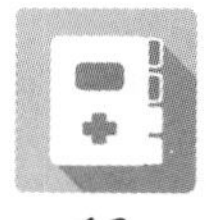

Note

**1. 与性别相关的疾病**　甲状腺疾病和系统性红斑狼疮多见于女性，甲型血友病仅见于男性。

**2. 某些疾病可改变性征** 肾上腺皮质肿瘤或长期使用肾上腺皮质激素，可导致女性患者男性化，如多毛、声音低沉、乳房及子宫缩小、月经失调甚至闭经等。肝硬化或支气管肺癌可使男性患者女性化，如乳房发育，皮肤、毛发分布及声音改变等。

**3. 性染色体异常影响性别和性征** 性染色体数目和结构异常可影响性发育和性征，导致两性畸形。

## 三、生命体征

生命体征(vital sign)是评价生命活动存在与否及其质量的指标，包括体温、脉搏、呼吸和血压四项，为体格检查时必须检查的项目之一。通过生命体征的检查判断患者的病情轻重和危急程度，测量之后应及时而准确地记录于体温记录单及病历上。

### （一）体温

**1. 体温测量及正常范围** 每次体格检查均应测量体温并按摄氏法进行记录。测量体温的方法通常有以下三种。

（1）口测法：将消毒后的体温计置于患者舌下，嘱其紧闭口唇，5 min 后读数。正常值为 36.3～37.2 ℃。使用该法时应嘱患者不要用口呼吸，以免影响测量结果。该法结果较为准确，但不能用于婴幼儿、神志不清者以及患有口鼻腔疾病、呼吸困难、不能合作者。

（2）肛测法：患者取侧卧位，将肛门体温计头端涂以润滑剂后，缓慢插入肛门内达体温计长度的一半为止，5 min 后读数。正常值为 36.5～37.7 ℃。肛测法一般较口测法读数高 0.3～0.5 ℃。该法测值稳定，多用于婴幼儿及神志不清者。

（3）腋测法：将体温计头端置于患者腋窝深处，嘱患者用上臂将体温计夹紧，10 min 后读数。正常值为 36～37 ℃。使用该法时，腋窝处应无致热或降温物品，并将腋窝汗液擦干，以免影响测定结果。该法简便、安全，且不易发生交叉感染，为最常用的体温测定方法。

生理情况下，体温有一定的波动。早晨体温略低，下午略高，24 h 内体温波动幅度一般不超过 1 ℃；运动或进食后体温略高；儿童体温略高，老年人体温略低，月经期前或妊娠期妇女体温略高。体温超过正常值称为发热，体温低于正常值则称为体温过低。

**2. 体温的记录** 体温测定的结果，应按时记录于体温记录单上，并描绘出体温曲线。多数发热性疾病，其体温曲线的变化具有一定的规律性，称为热型。临床常见热型详见第一篇第二章第一节“发热”。

**3. 体温测量误差及原因** 临床上有时出现体温测量结果与患者的实际状态不一致，应对其原因进行分析，以免导致诊断和处理上的错误。误差的常见原因有以下几个方面。

（1）测量前未将体温计的汞柱甩到 35 ℃以下，致使结果高于实际体温。

（2）采用腋测法时，由于患者明显消瘦、病情危重或神志不清而无法将体温计夹紧，致使测量结果低于实际体温。

（3）检测的部位或附近存在冷热物品或刺激时，可对测定结果造成影响，如用温水漱口、局部放置冰袋或热水袋等。

**4. 体温异常的临床意义**

（1）发热：感染、创伤、恶性肿瘤、脑血管意外及各种体腔内出血等均可引起发热(详见第一篇第二章第一节“发热”)。

（2）体温过低：多见于休克、严重营养不良、甲状腺功能低下及过久暴露于低温条件下等。

### （二）呼吸

观察记录患者呼吸的频率、节律等(详见第二篇第六章第三节“肺与胸膜检查”)。

### （三）脉搏

观察记录患者脉搏的频率、节律等(详见第二篇第六章第六节“血管检查”)。

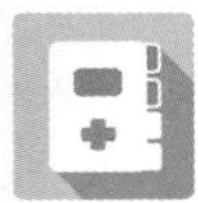

Note

（四）血压

测量并记录动脉血压的高低(详见第二篇第六章第六节“血管检查”)。

## 四、发育与体型

### （一）发育

发育(development)往往通过患者年龄、智力和体格成长状态(包括身高、体重及第二性征)之间的关系进行综合评价。发育正常者，其年龄、智力与体格状态协调一致。成年以前，随年龄的增长，体格不断成长，在青春期，可出现一段生长速度加快的青春期急速成长期，属于正常发育状态。

衡量成人发育正常的指标如下：①头部的长度为身高的1/8～1/7；②胸围为身高的1/2；③双上肢水平伸展开后，左右指端的距离与身高基本一致；④坐高等于下肢的长度。正常人各年龄组的身高与体重之间存在一定的对应关系。

机体的发育受种族遗传、内分泌、营养代谢、生活条件及体育锻炼等多种因素的影响。临床上异常发育主要与内分泌的改变密切相关。常见异常发育表现如下。

**1. 腺垂体功能异常** 发育成熟前，如出现垂体前叶功能亢进，可致体格异常高大称为巨人症(gigantism)；如发生垂体功能减退，可致体格异常矮小称为垂体性侏儒症(pituitary dwarfism)。

**2. 甲状腺功能异常** 甲状腺对体格发育具有促进作用。如在发育成熟前出现甲状腺功能亢进，可因代谢增强、食欲亢进，导致体格发育有所改变；如发生甲状腺功能减退，可导致体格矮小和智力低下，称为呆小病(cretinism)。

**3. 性激素分泌异常** 性激素决定第二性征的发育，性激素分泌受损可导致第二性征的改变。男性患者出现“阉人”征，表现为上、下肢过长，骨盆宽大，无胡须，毛发稀少，皮下脂肪丰满，外生殖器发育不良，发音呈女声；女性患者出现乳房发育不良、闭经、体格男性化、多毛、皮下脂肪减少、发音呈男声。性激素对体格亦具有一定的影响，性早熟儿童，患病初期可较同龄儿童体格发育快，但因骨骺过早闭合常常限制其后期的体格发育。

### （二）体型

体型(habitus)是身体各部发育的外在表现，包括骨骼、肌肉的生长与脂肪分布的状态等。成年人的体型可分为以下3种类型。

**1. 无力型** 亦称瘦长型，表现为体高肌瘦、颈细长、肩窄下垂、胸廓扁平、腹上角小于90°。

**2. 正力型** 亦称匀称型，表现为身体各个部分生长匀称适中，腹上角为90°左右，见于多数正常成人。

**3. 超力型** 亦称矮胖型，表现为体格粗壮、颈粗短、面红、肩宽平、胸围大、腹上角大于90°。

## 五、营养状态

营养状态(state of nutrition)与食物的摄取、消化、吸收和机体代谢状况等因素密切相关，可作为判定健康和疾病程度的标准之一。对营养状态异常通常采用肥胖和消瘦进行描述。

评价营养状态一般较易，通常根据皮肤、毛发、皮下脂肪、肌肉的发育情况进行综合判断，最简便、迅速的方法是观察皮下脂肪充实的程度。尽管脂肪的分布存在个体差异，男女各有不同，但由于前臂屈侧及上臂背侧下1/3处脂肪分布的个体差异最小，通常将前臂屈侧或上臂背侧下1/3处作为检查脂肪充实程度最适宜的部位(图4-1)。此外，在一定时间内监测体重的变化亦可反映机体的营养状态。

营养状态通常用良好、中等、不良三个等级进行描述。①良好：皮肤黏膜红润、有光泽、弹性良好，皮下脂肪丰满而有弹性，肌肉结实，指甲、毛发润泽，肋间隙及锁骨上窝深浅适中，肩胛部和股部肌肉丰满。②不良：皮肤黏膜干燥、弹性差，皮下脂肪菲薄，肌肉松弛无力，指甲粗糙无光泽，毛发稀疏干枯，肋间隙、锁骨上窝凹陷明显，肩胛骨和髂骨嶙峋突出。③中等：介于两者之间。

临床上将营养状态异常分为营养不良和营养过度两个方面，通常以身高、体重和体重指数(BMI)指

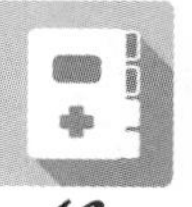
Note

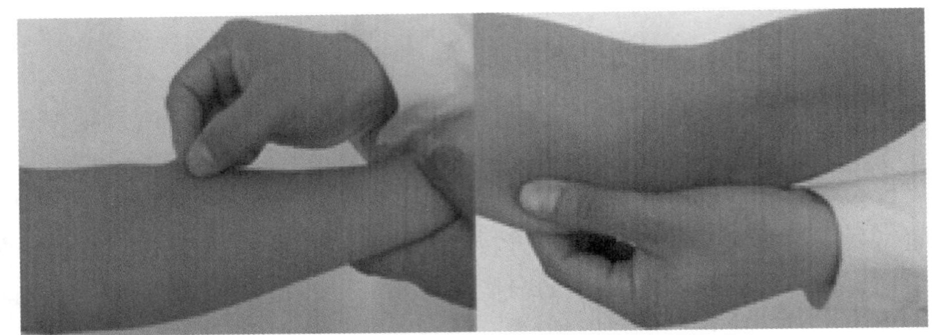

图 4-1　皮下脂肪充实的程度检查

标来衡量。根据世界卫生组织的标准，男：体重(kg)=[身高(cm)-80]×0.7，女：体重(kg)=[身高(cm)-70]×0.6，计算标准体重，BMI=体重(kg)/身高的平方($m^2$)。

**1. 营养不良**　因摄入不足和(或)消耗增多引起。当体重低于标准体重的10%，或BMI<18.5时称为消瘦(emaciation)，极度消瘦者称为恶病质(cachexia)。营养不良多见于长期或严重的疾病，一般轻微或短期的疾病不易导致营养状态的异常。营养不良常见原因有以下几个方面。

(1) 营养物质摄入不足：因食管、胃肠道疾病，神经系统及肝、肾等内脏疾病，而导致吞咽困难、进食减少或严重恶心、呕吐等造成摄入不足，如食管癌、慢性萎缩性胃炎、神经性厌食症、胰腺炎、肝硬化等。

(2) 消化吸收障碍：因胃、肠、胰腺、肝脏及胆道疾病而引起消化液或消化酶的合成和分泌减少，影响消化和吸收，如皮革胃、重症肝炎、慢性胆囊炎、胆囊切除术后等。

(3) 消耗增多：多因慢性消耗性疾病、内分泌代谢性疾病和严重神经精神因素的影响而导致，如长期活动性肺结核、恶性肿瘤、甲状腺功能亢进症及某些慢性感染等，均引起糖、脂肪和蛋白质的消耗过多。

**2. 营养过度**　体内脂肪积聚过多，主要表现为体重增加。当体重超过标准体重的20%以上者称为肥胖(obesity)，亦可计算BMI，按我国标准，BMI 18.5～23.9为正常，24～27.9为超重，≥28为肥胖。肥胖的最常见原因为热量摄入过多，超过消耗量，常与遗传、内分泌、生活方式、运动和精神因素有关。按病因肥胖可分为外源性肥胖和内源性肥胖两种。

(1) 外源性肥胖：常因摄入热量过多所致，表现为全身脂肪分布均匀，身体各个部位无异常改变。有一定的遗传倾向，儿童期患者表现为生长较快，青少年患者可有外生殖器发育迟缓。

(2) 内源性肥胖：主要为某些内分泌疾病，如肥胖性生殖无能综合征(Frohlich综合征)、肾上腺皮质功能亢进症(Cushing综合征)、甲状腺功能减退症等引起具有一定特征的肥胖和性功能障碍。

## 六、意识状态

意识(consciousness)是指人对环境和自身状态的认知与觉察能力。意识状态是大脑功能活动的综合表现，即对环境和自身的知觉状态。正常人意识清晰，定向力正常，反应敏锐精确，思维和情感活动正常，语言流畅、准确，表达能力良好。凡能影响大脑功能活动的疾病均可引起程度不等的意识改变，称为意识障碍。临床上意识障碍者可出现兴奋不安、思维紊乱、语言表达能力减退或失常、情感活动异常、无意识动作增加等异常表现。根据意识障碍的程度将其分为嗜睡、意识模糊、昏睡、谵妄以及昏迷(详见第一篇第二章第十九节“意识障碍”)。

判断患者意识状态多采用问诊，通过交谈观察患者的思维、反应、情感、计算及定向力等方面的表现。对较为严重者，尚应进行痛觉试验、瞳孔反射等检查，以判定患者意识障碍的程度。

## 七、面容与表情

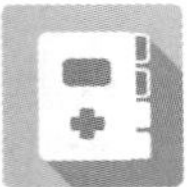

Note

面容(facial features)是指面部所呈现的状态；表情(expression)是在面部或姿态上思想感情的表现。健康人表情自然，神态安怡。患病后因病痛困扰，常出现痛苦、忧虑或疲惫的面容与表情。某些疾病发展到一定程度时，出现特征性的面容与表情，对疾病的诊断具有重要价值（图 4-2）。

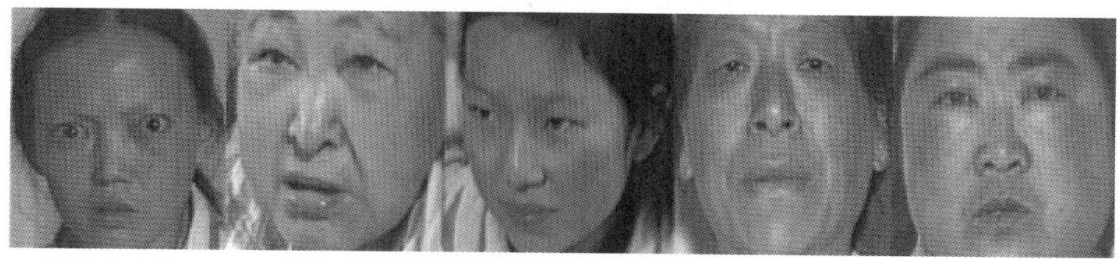
甲状腺功能亢进面容
黏液性水肿面容
二尖瓣面容
肢端肥大症面容
满月面容

**图 4-2 几种特殊面容**

面容和表情的检查通过视诊即可确定，临床上常见的典型面容改变有以下几种。

**1. 急性病容** 表现为面色潮红，兴奋不安，鼻翼扇动，口唇疱疹，表情痛苦。多见于急性感染性疾病，如肺炎链球菌肺炎、疟疾、流行性脑脊髓膜炎等。

**2. 慢性病容** 表现为憔悴面容，面色晦暗或苍白无华，目光暗淡，表情忧虑。见于慢性消耗性疾病，如恶性肿瘤、肝硬化、严重结核病等。

**3. 贫血面容** 表现为面色苍白，唇舌色淡，表情疲惫。见于各种原因所致的贫血。

**4. 肝病面容** 表现为面色晦暗，没有光泽，皮肤干燥、粗糙，额部、鼻背、双颊有褐色色素沉着，甚至出现"古铜色"面容。见于慢性肝脏疾病。

**5. 肾病面容** 表现为面色苍白，眼睑、颜面水肿，舌色淡，舌缘有齿痕。见于慢性肾脏疾病。

**6. 甲状腺功能亢进面容** 表现为惊愕面容，眼裂增宽，眼球凸出，目光炯炯，兴奋不安，烦躁易怒。见于甲状腺功能亢进。

**7. 黏液性水肿面容** 表现为面色苍黄，颜面水肿，睑厚面宽，目光呆滞，反应迟钝，眉毛、头发稀疏，舌色淡、肥大。见于甲状腺功能减退症。

**8. 二尖瓣面容** 表现为面色晦暗，双颊紫红，口唇轻度发绀。见于风湿性心瓣膜病二尖瓣狭窄。

**9. 肢端肥大症面容** 表现为头颅增大，面部变长，下颌增宽、向前突出，眉弓及两颧骨隆起，唇舌肥厚，耳鼻增大。见于肢端肥大症。

**10. 伤寒面容** 表情淡漠，反应迟钝，懒言少语，呈无欲状态。见于肠伤寒、脑脊髓膜炎、脑炎等高热衰竭患者。

**11. 苦笑面容** 表现为牙关紧闭，面肌痉挛，呈苦笑状，见于破伤风。

**12. 满月面容** 面圆如满月，皮肤发红，常伴头背部痤疮和胡须生长。见于 Cushing 综合征及长期应用糖皮质激素者。

**13. 面具面容** 面部呆板、无表情，似面具样。见于帕金森病、脑炎、脑血管疾病、脑萎缩等。

## 八、体位

体位（position）是指身体所处的状态。体位的改变对某些疾病的诊断具有一定的意义。常见的体位有以下几种。

**1. 自主体位（active position）** 身体活动自如，不受限制。见于正常人、轻症和疾病早期患者。

**2. 被动体位（passive position）** 患者自己不能调整或变换身体的位置。见于极度衰竭或意识丧失者。

**3. 强迫体位（compulsive position）** 为减轻痛苦，患者被迫采取某种特殊的体位。临床上常见的强迫体位有以下几种。

（1）强迫仰卧位：患者仰卧，双腿蜷曲，借以减轻腹部肌肉的紧张程度。见于急性腹膜炎等。

（2）强迫俯卧位：患者俯卧以减轻脊背肌肉的紧张程度。见于脊柱疾病。

（3）强迫侧卧位：胸膜疾病的患者多采取患侧卧位，可限制患侧胸廓活动以减轻疼痛，同时有利于健侧代偿呼吸。见于一侧胸膜炎和大量胸腔积液的患者。

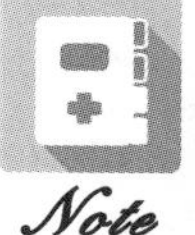

(4) 强迫坐位:亦称端坐呼吸(orthopnea)。患者坐于床沿,两手置于膝盖上或扶持床边。此体位便于辅助呼吸肌参与呼吸运动,加大膈肌活动度,增加肺通气量,并减少回心血量从而减轻心脏负担。见于心、肺功能不全者。

(5) 强迫蹲位:在活动过程中,患者因呼吸困难和心悸而停止活动并采用蹲踞位或肘膝位以缓解症状。见于先天性发绀型心脏病。

(6) 强迫停立位:患者在步行时心前区疼痛突然发作,常被迫立刻站住,并以右手按抚心前部位,待症状逐渐缓解后才继续行走。见于心绞痛。

(7) 辗转体位:患者辗转反侧,坐卧不安。见于胆石症、胆道蛔虫症、肾绞痛等。

(8) 角弓反张位:由于颈及脊背肌肉强直,患者出现头向后仰,胸腹前凸,背过伸,躯干呈弓形。见于破伤风及小儿脑膜炎。

## 九、姿势

姿势(posture)是指举止的状态。健康成人躯干端正,肢体活动自如。正常的姿势主要依靠骨骼结构和各部分肌肉的紧张度来保持,但亦受机体健康状况及精神状态的影响,如疲劳和情绪低落时往往呈现出肩垂、背弓、动作迟缓的状态。患者因某些疾病的影响,也可出现姿势的改变,如颈椎疾病时出现颈部活动受限;充血性心力衰竭患者多愿采取坐位,因其仰卧时可出现呼吸困难;腹部疼痛时可有躯干制动或弯曲,胃、十二指肠溃疡或胃肠痉挛性疼痛发作时,患者常捧腹而行。

## 十、步态

步态(gait)指走动时所表现的姿态。健康人的步态因年龄、机体状态和所受训练的影响而有不同表现,如小儿喜急行或小跑,青壮年矫健快速,老年人则常为小步慢行。当机体患某些疾病时可导致步态发生显著改变,并具有一定的特征性,有助于疾病的诊断。常见的典型异常步态有以下几种。

**1. 蹒跚步态(waddling gait)** 行走时身体左右摇摆似鸭行。见于佝偻病、大骨节病、进行性肌营养不良和先天性双侧髋关节脱位等。

**2. 醉酒步态(drunken man gait)** 行走时躯干重心不稳,步态紊乱不准确如醉酒状。见于小脑疾病、酒精及巴比妥类中毒。

**3. 共济失调步态(ataxic gait)** 起步时一脚高抬,骤然垂落,且双目向下注视,两脚间距很宽,以防身体倾倒,闭目时不能保持身体平衡。见于脊髓病变患者。

**4. 慌张步态(festinating gait)** 起步后双脚擦地,小步急速趋行,身体前倾,越走越快,有难以止步之势。见于帕金森病(图 4-3)。

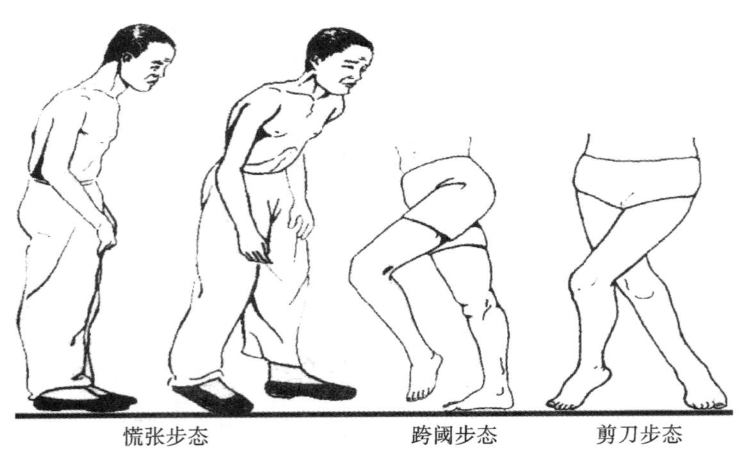


**图 4-3 常见几种异常步态**

**5. 跨阈步态(steppage gait)** 由于踝部肌腱、肌肉弛缓,患足下垂,行走时必须抬高患肢才能起步。见于腓总神经麻痹(图 4-3)。

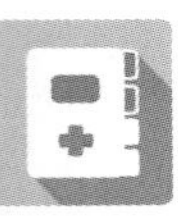

**6. 剪刀步态(scissors gait)** 由于双下肢肌张力增高，尤以伸肌和内收肌张力增高明显，移步时下肢过度内收，两腿交叉呈剪刀状。见于脑性瘫痪与截瘫患者(图 4-3)。

**7. 间歇性跛行(intermittent claudication)** 行走中，因下肢突发酸痛乏力，患者被迫停止行进，稍事休息后才能继续行进。见于高血压、动脉硬化患者。

## 第二节 皮肤检查

皮肤本身的疾病很多，许多疾病在疾病发展过程中可伴随着多种皮肤病变和反应。皮肤的病变和反应有的是局部的，有的是全身的。皮肤病变除可表现为颜色、湿度、弹性的改变外，也可出现皮疹、出血点、紫癜、水肿及瘢痕等异常表现。皮肤检查主要通过视诊观察，有时也需配合触诊。

### 一、颜色

皮肤的颜色(skin color)与种族有关，同一种族的皮肤颜色又与毛细血管的分布、血液的充盈度、色素量的多少、皮下脂肪的厚薄有关。

**1. 苍白(pallor)** 贫血、末梢毛细血管痉挛或充盈不足，如寒冷、惊恐、休克、虚脱及主动脉瓣关闭不全等可导致皮肤苍白。如仅见肢体末端苍白，可能与肢体动脉痉挛或阻塞有关，如雷诺病、血栓闭塞性脉管炎等。

**2. 发红(redness)** 由于毛细血管扩张充血、血流加速、血量增加以及红细胞量增多导致皮肤发红。生理情况下见于运动、饮酒后；病理情况下见于发热性疾病，如肺炎链球菌肺炎、猩红热、阿托品及一氧化碳中毒等。皮肤持久性发红见于 Cushing 综合征及真性红细胞增多症。

**3. 发绀(cyanosis)** 发绀时皮肤呈青紫色，常出现于口唇、耳廓、面颊及肢端。见于还原血红蛋白增多或异常血红蛋白血症。

**4. 黄染(stained yellow)** 皮肤黏膜发黄称为黄染，常见的原因如下。

(1) 黄疸：由于血清内胆红素浓度增高而使皮肤、黏膜、体液及其他组织黄染的现象为黄疸。当血清总胆红素浓度超过 34.2 μmol/L 时，即可出现黄疸(图 4-4)。黄疸导致皮肤黏膜黄染的主要特点如下：①黄疸首先出现于巩膜、硬腭后部及软腭黏膜上，随着血中胆红素浓度的继续增高，黏膜黄染更明显，才会逐渐出现皮肤黄染；②巩膜黄染是连续的，近角巩膜缘处黄染轻、黄色淡，远角巩膜缘处黄染重、黄色深。

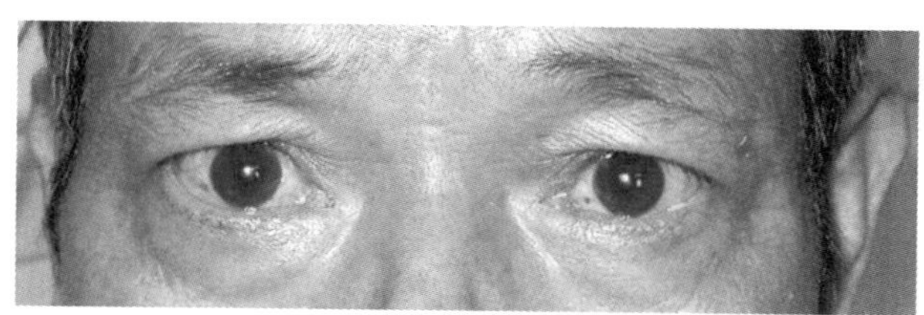

图 4-4 黄疸

(2) 胡萝卜素增高：食用胡萝卜、南瓜、橘子等富含胡萝卜素的食物过多时可引起血中胡萝卜素增高，当超过 2.5 g/L 时，可使皮肤黄染。其特点如下：①黄染首先出现于手掌、足底、前额及鼻部皮肤；②一般不出现巩膜和口腔黏膜黄染；③血中胆红素水平不高；④停止食用富含胡萝卜素的食物后，黄染逐渐消退。

(3) 药物影响：长期服用米帕林、呋喃类等含有黄色色素的药物可引起皮肤黄染。其特点如下：①黄染首先出现于皮肤，严重者也可出现于巩膜；②巩膜黄染的特点是角巩膜缘处黄染重、黄色深。离角巩膜缘越远，黄染越轻，黄色越淡，这一点是与黄疸的重要区别。

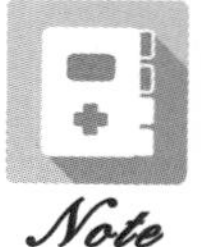

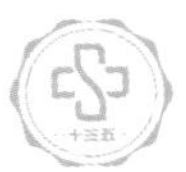


**5. 色素沉着(pigmentation)** 由于表皮基底层的黑色素增多导致部分或全身皮肤色泽加深。生理情况下，身体的外露部分，以及乳头、腋窝、生殖器官、关节、肛门周围等处皮肤黑色素较多，皮肤颜色较深。如上述部位的色素明显加深，或其他部位出现色素沉着，则提示为病理征象。常见于慢性肾上腺皮质功能减退，也见于肝硬化、晚期肝癌、肢端肥大症以及使用某些药物如砷剂和抗肿瘤药物等。

孕妇妊娠期间，面部、额部可出现棕褐色对称性色素斑，称为妊娠斑；老年人也可出现全身或面部的散在色素斑，称为老年斑。

**6. 色素脱失** 正常皮肤含有一定量的色素，当体内缺乏酪氨酸酶导致酪氨酸不能转化为多巴从而不能形成黑色素时，即可表现为色素脱失。临床上常见的色素脱失有以下几种。

(1) 白癜风(vitiligo)：为多形性、大小不等的色素脱失斑片，可逐渐扩大，但进展缓慢，无自觉症状亦不引起生理功能改变。全身各部位皮肤均可发生，常发生于指背、腕、前臂、颜面、颈项及生殖器周围。见于白癜风患者，偶见于甲状腺功能亢进、肾上腺皮质功能减退及恶性贫血患者。

(2) 白斑(leukoplakia)：多为圆形或椭圆形色素脱失斑片，面积一般不大，常发生于口腔黏膜及女性外阴部，部分白斑可发生癌变。

(3) 白化症(albinismus)：全身皮肤和毛发色素脱失，属于遗传性疾病，因先天性酪氨酸酶合成障碍所致。

## 二、湿度

皮肤湿度(moisture)主要与汗腺分泌功能有关，出汗多者皮肤比较湿润，出汗少者皮肤比较干燥。在气温高、湿度大的环境中出汗增多属于人体正常的生理调节。在某些病理情况下出现出汗增多或无汗，具有一定的诊断价值。如风湿病、结核病和布鲁菌病患者出汗较多；甲状腺功能亢进、佝偻病患者也往往表现有多汗。夜间入睡后出汗称为盗汗，多见于结核病。大汗淋漓却手足皮肤冰凉称为冷汗，见于休克和虚脱患者。

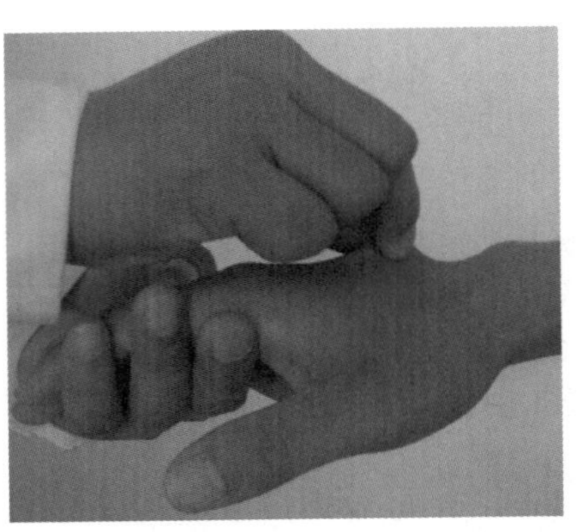
图 4-5 皮肤弹性检查

## 三、弹性

皮肤弹性(elasticity)与年龄、营养状态、皮下脂肪及组织间隙所含液体量有关，儿童及青年人皮肤组织紧致，富有弹性；中年以后皮肤组织逐渐松弛，弹性减弱；老年人皮肤组织萎缩，皮下脂肪减少，弹性减退。检查皮肤弹性时，常选择手背或上臂内侧，以拇指和示指将皮肤提起，松手后皮肤皱褶迅速平复表明弹性正常。如皱褶平复缓慢为弹性减弱，见于患长期消耗性疾病或严重脱水者。发热时由于血液循环加速，周围血管充盈，可使皮肤弹性增加(图 4-5)。

## 四、皮疹

皮疹(skin eruption)多为全身性疾病的表现之一，是临床上诊断某些疾病的重要依据。皮疹的种类很多，常见于传染病、皮肤病、药物及其他物质所致的过敏反应等。不同疾病出现皮疹的规律和形态有一定的特异性，发现皮疹时应仔细观察并记录，包括其出现与消失的时间、发展顺序、分布部位、形态、大小、颜色及压之是否褪色，是否平坦或隆起，有无瘙痒及脱屑等。临床上常见的皮疹有以下几种。

**1. 斑疹(macula)** 表现为局部皮肤发红，一般不凸出皮肤表面。见于斑疹伤寒、丹毒、风湿性多形性红斑等。

**2. 玫瑰疹(roseola)** 一种鲜红色圆形斑疹，直径为 2～3 mm，由病灶周围血管扩张所致。检查时拉紧附近皮肤或以手指按压可使皮疹消退，松开时又复出现，多出现于胸腹部。为伤寒和副伤寒的特征性皮疹。

**3. 丘疹(papules)** 除局部颜色改变外，病灶还凸于皮肤表面。见于药物疹、麻疹及湿疹等。

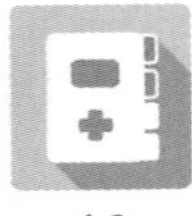
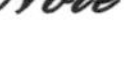

**4. 斑丘疹(maculopapule)** 在丘疹周围有皮肤发红的底盘称为斑丘疹。见于风疹、猩红热和药物疹等。

**5. 荨麻疹(urticaria)** 稍隆起于皮肤表面的苍白色或红色的局限性水肿，为速发性皮肤变态反应所致，见于各种过敏反应。

## 五、脱屑

皮肤脱屑(desquamation)常见于正常皮肤，由于皮肤表层不断角化和更新所致，但数量很少，一般不易察觉。病理状态下可见大量皮肤脱屑。米糠样脱屑常见于麻疹；片状脱屑常见于猩红热；银白色鳞状脱屑见于银屑病。

## 六、皮下出血

根据皮下出血(subcutaneous hemorrhage)的直径大小及伴随情况将其分为以下几种：小于 2 mm 称为淤点，3～5 mm 称为紫癜，大于 5 mm 称为淤斑；片状出血并伴有皮肤显著隆起的称为血肿。体检时，较大面积的皮下出血易于诊断，较小的淤点应注意与红色的皮疹或小红痣进行鉴别。皮疹受压时，一般可褪色或消失，淤点和小红痣受压后不褪色，但小红痣于触诊时有稍高于皮肤表面的感觉，且表面光亮。皮下出血常见于造血系统疾病、重症感染、某些血管损害性疾病以及药物中毒等。

## 七、蜘蛛痣与肝掌

蜘蛛痣(spider angioma)是皮肤小动脉末端分支性扩张所形成的血管痣，形似蜘蛛，故而得此名。多见于上腔静脉分布的区域内，如面、颈、手背、上臂、前胸和肩部等部位，其大小不等。检查时用铅笔尖或棉签压迫蜘蛛痣的中心点，其周围辐射状小血管网立即消失，去除压力后又复出现。肝掌(liver palms)是指慢性肝病患者的手掌在大鱼际、小鱼际和指尖掌面处常常发红，色如朱砂，加压后褪色。一般认为蜘蛛痣和肝掌的出现与肝脏对雌激素的灭活作用减弱有关，故常见于急、慢性肝炎或肝硬化患者(图 4-6)，但也可见于少数健康人。

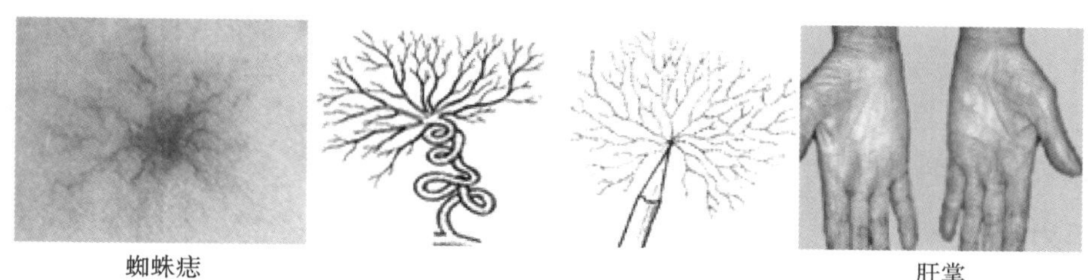


**图 4-6 蜘蛛痣与肝掌**

## 八、水肿

组织间隙内液体积聚过多使组织肿胀称为水肿(edema)。水肿的检查应以视诊和触诊相结合，既要观察有无水肿，也要感知其程度，而且仅凭视诊虽可诊断明显水肿，但轻度水肿容易遗漏。凹陷性水肿局部受压后可出现凹陷(图 4-7)，而黏液性水肿及象皮肿(丝虫病)尽管组织肿胀明显，但受压后并无组织凹陷。临床上将水肿分为轻、中、重三度。

**1. 轻度** 仅见于眼睑、眶下软组织、胫骨前、踝部皮下组织，指压后可见组织轻度下陷，平复较快。

**2. 中度** 全身组织均见明显水肿，指压后可出现明显的组织下陷，平复缓慢。

**3. 重度** 全身组织严重水肿，身体低位皮肤紧绷发亮，甚至有液体渗出。胸腔、腹腔等可见积液，外阴部亦可见严重水肿。

## 九、溃疡与瘢痕

溃疡(ulcer)为真皮或皮肤深层组织的破坏所致的缺损。皮肤溃疡为继发损害，凡是皮肤损伤，感

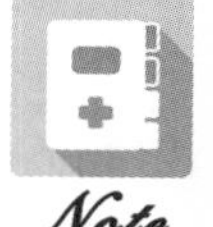

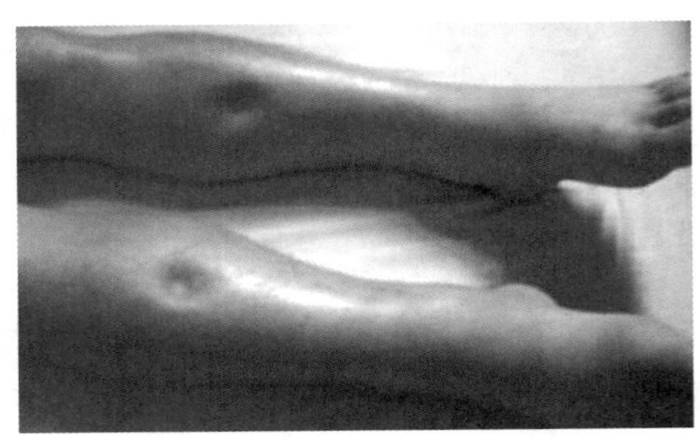

图 4-7　凹陷性水肿

染或结节破溃达一定深度均可导致皮肤溃疡的发生。一般是由外伤、微生物感染、肿瘤、循环障碍和神经功能障碍、免疫功能异常或先天皮肤缺损等引起。检查时应注意溃疡发生的部位、大小、数目、颜色、边缘、基底及表面分泌物等情况。

瘢痕(scar)指皮肤外伤或病变愈合后结缔组织增生形成的斑块。外伤、感染及手术等均可在皮肤上遗留瘢痕,为曾患某些疾病的证据。如癫痫患者摔伤后常出现额部与面部瘢痕;患过皮肤疮疖者在相应部位可遗留瘢痕;患过天花者,在其面部或其他部位有多数大小类似的瘢痕;颈淋巴结结核破溃愈合后常在颈部皮肤遗留瘢痕。

## 十、皮下结节

皮下结节(subcutaneous nodules)需应用视诊结合触诊进行检查。较大的皮下结节视诊即可发现,较小的触诊才能查及。触诊检查时,注意其大小、硬度、部位、活动度及有无压痛等。痛风结节为痛风的特征性病变,是血液尿酸浓度增高,尿酸盐结晶在皮下结缔组织沉积所致,为大小不一(直径为 0.2～2.0 cm)的黄白色结节,以外耳的耳廓、跖趾、指(趾)关节及掌指关节等部位多见;位于关节附近、长骨骺端,无压痛,圆形硬质的小结节多为风湿结节,见于风湿热和类风湿疾病等;位于皮下、肌肉表面,无压痛,豆状硬韧可推动的小结,多为猪肉绦虫囊尾蚴结节,见于囊尾蚴病;如结节沿末梢动脉分布,多为动脉炎结节,见于结节性多动脉炎;如指尖、足趾、大小鱼际肌腱部位存在粉红色有压痛的小结节,称为 Osler 小结,见于感染性心内膜炎;游走性皮下结节,见于一些寄生虫疾病,如肺吸虫病;无明显局部炎症、生长迅速的皮下结节,见于肿瘤所致的皮下转移。

## 十一、毛发

毛发(hair)的颜色、曲直与种族有关,其分布、数量和颜色可因性别与年龄而有所不同,亦受遗传、营养和精神状态的影响。正常人毛发的多少存在个体差异,一般男性体毛较多,阴毛呈菱形分布;女性体毛较少,阴毛多呈倒三角形分布。中年以后因毛发根部的血运和细胞代谢减退,头发可逐渐减少或色素脱失,形成秃顶或白发。

毛发的多少及分布变化对临床诊断有辅助意义。毛发增多见于一些内分泌疾病,如 Cushing 综合征及长期使用肾上腺皮质激素及性激素者,女性患者除一般体毛增多外,尚可生长胡须。病理性毛发脱落常见于以下几种原因。

**1. 头部皮肤疾病**　如脂溢性皮炎、螨寄生等可呈不规则脱发,以顶部显著。

**2. 神经营养障碍**　如斑秃,脱发多为圆形,范围大小不等,发生突然,可以再生。

**3. 某些发热性疾病**　如伤寒等。

**4. 某些内分泌疾病**　如甲状腺功能减退症及垂体功能减退症。

**5. 理化因素**　如过量的放射线影响,某些抗癌药物如环磷酰胺、顺铂等。

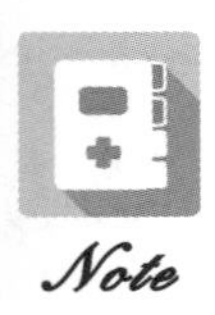

# 第三节 淋巴结检查

淋巴结分布于全身，一般体格检查仅能检查身体各部浅表的淋巴结。正常情况下，淋巴结较小，直径多在0.2～0.5 cm之间，质地柔软，表面光滑，与毗邻组织无粘连，不易触及，也无压痛。

## 一、表浅淋巴结分布

### （一）头颈部

头颈部淋巴结群如下（图4-8）。

**1. 耳前淋巴结** 位于耳屏前方。

**2. 耳后淋巴结** 位于耳后乳突表面、胸锁乳突肌止点处，亦称乳突淋巴结。

**3. 枕淋巴结** 位于头后枕骨部位，斜方肌起点与胸锁乳突肌止点之间。

**4. 颌下淋巴结** 位于颌下腺附近，下颌角与颏部之中间部位。

**5. 颏下淋巴结** 位于颏下三角内，下颌舌骨肌表面，两侧下颌骨前端中点后方。

**6. 颈前淋巴结** 位于胸锁乳突肌表面及下颌角处。

**7. 颈后淋巴结** 位于斜方肌前缘。

**8. 锁骨上淋巴结** 位于锁骨与胸锁乳突肌所形成的夹角处。

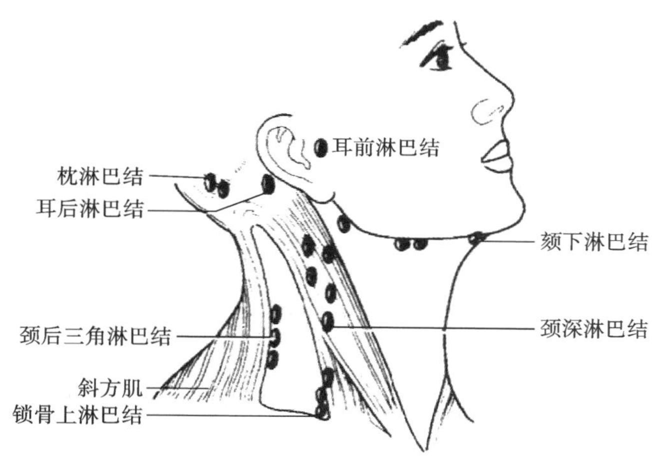


**图4-8 头颈部淋巴结**

### （二）上肢

**1. 腋窝淋巴结** 上肢最大的淋巴结组群，分为5群。

（1）外侧淋巴结群：位于腋窝外侧壁。

（2）胸肌淋巴结群：位于胸大肌下缘深部。

（3）肩胛下淋巴结群：位于腋窝后皱襞深部。

（4）中央淋巴结群：位于腋窝内侧壁近肋骨及前锯肌处。

（5）腋尖淋巴结群：位于腋窝顶部。

**2. 滑车上淋巴结** 位于上臂内侧，内上髁上方3～4 cm处，肱二头肌与肱三头肌之间的间沟内。

### （三）下肢

**1. 腹股沟淋巴结** 位于腹股沟韧带下方股三角内，分为上、下两群：①上群：位于腹股沟韧带下方，与韧带平行排列，又称腹股沟韧带横组或水平组。②下群：位于大隐静脉上端，沿静脉走向排列，又称腹

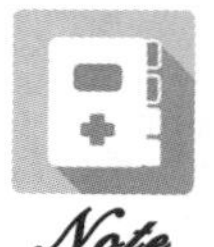

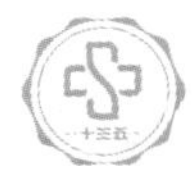



股沟淋巴结纵组或垂直组。

**2. 腘窝淋巴结** 位于小隐静脉和腘静脉的汇合处。

## 二、检查方法及顺序

### (一) 检查方法

检查淋巴结采用视诊和触诊两种方法。视诊时既要注意局部征象，如皮肤颜色、是否隆起、有无皮疹、瘢痕、瘘管等，还要注意观察全身状态。

触诊是检查淋巴结的主要方法。检查者将示、中、无名三指并拢，其指腹平放于被检查部位的皮肤上进行滑动触诊，滑动的方式应取相互垂直的多个方向滑动或转动式滑动，这有利于淋巴结与肌肉和血管结节的鉴别。

**1. 头颈部淋巴结检查** 触诊检查时被检查者通常取坐位，检查者站在被检查者前面或背后，手指紧贴检查部位，由浅及深进行滑动触诊，同时嘱被检查者头稍低，或略偏向检查侧，以使皮肤或肌肉松弛，有利于触诊；当被检查者取卧位时，检查者可站于被检查者的右侧，左手扶被检查者头部，右手采用滑动触诊的方法进行检查。

**2. 锁骨上淋巴结检查** 被检查者取坐位或卧位，头部稍向前屈，双手进行触诊，左手触诊右侧，右手触诊左侧，由浅部逐渐触摸至锁骨后深部。

**3. 腋窝淋巴结检查** 被检查者手臂稍外展，检查者以右手检查左侧，以左手检查右侧，触诊时由浅及深至腋窝各部。

**4. 滑车上淋巴结检查** 以左(右)手扶托被检查者左(右)前臂，以右(左)手向滑车上由浅及深进行滑动触摸。

**5. 腹股沟淋巴结检查** 被检查者平卧，检查者站在被检查者右侧，右手四指并拢，以指腹触及腹股沟，由浅及深滑动触诊，先触摸腹股沟韧带下方水平组淋巴结，再触摸腹股沟大隐静脉处的垂直组淋巴结。

**6. 腘窝淋巴结检查** 被检查者平卧，双腿屈曲，检查者一手扶持被检腿，另一手于腘窝处进行滑动触诊。

触诊发现肿大的淋巴结时，应注意其部位、大小、数目、硬度、压痛、活动度、有无粘连，局部皮肤有无红肿、瘢痕及瘘管等。同时注意寻找引起淋巴结肿大的病因。

### (二) 检查顺序

淋巴结的检查应在全身体格检查，做相应身体部位检查时进行。为避免遗漏，应特别注意各部位淋巴结的检查顺序。

**1. 头颈部淋巴结的检查顺序** 耳前、耳后、枕、颌下、颏下、颈前、颈后、锁骨上淋巴结。

**2. 上肢淋巴结的检查顺序** 腋窝淋巴结、滑车上淋巴结。腋窝淋巴结应按腋尖群、中央群、胸肌群、肩胛下群和外侧群的顺序进行。

**3. 下肢淋巴结的检查顺序** 腹股沟淋巴结、腘窝淋巴结。

## 三、淋巴结肿大病因及表现

淋巴结肿大按其分布可分为局限性和全身性淋巴结肿大。

### (一) 局限性淋巴结肿大

**1. 非特异性淋巴结炎** 由引流区域的急慢性炎症所引起，如急性化脓性扁桃体炎、齿龈炎可引起相应部位的颈淋巴结肿大。急性炎症初期，肿大的淋巴结柔软、有压痛，表面光滑无粘连，肿大至一定程度即停止。慢性炎症时，淋巴结较硬，最终淋巴结可缩小或消退。

**2. 单纯性淋巴结炎** 淋巴结本身的急性炎症。肿大的淋巴结疼痛，中等硬度，有触痛，多发生于颈部淋巴结。

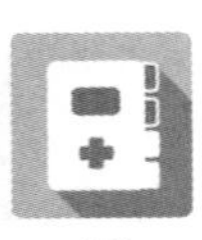

Note

**3. 淋巴结结核** 肿大的淋巴结常发生于颈部血管周围，为多发性，质地稍硬，大小不等，可相互粘连，或与周围组织粘连。如发生干酪样坏死，则可有波动感。晚期破溃可形成瘘管，愈合后形成瘢痕。

**4. 恶性肿瘤淋巴结转移** 恶性肿瘤转移所致肿大的淋巴结，往往质地坚硬，或有橡皮样感，表面光滑或突起，与周围组织粘连，不易推动，一般无压痛。肿大淋巴结的发生部位与原发肿瘤密切相关，肺癌可向右侧锁骨上或腋窝淋巴结群转移；胃癌多向左侧锁骨上淋巴结群转移，因此处为胸导管进颈静脉的入口，这种肿大的淋巴结称为 Virchow 淋巴结，常为胃癌、食管癌转移的标志。

### （二）全身性淋巴结肿大

**1. 感染性疾病** 病毒感染见于传染性单核细胞增多症、艾滋病等；细菌感染见于布鲁菌病、血行播散型肺结核、麻风病等；螺旋体感染见于梅毒、钩端螺旋体病等；原虫与寄生虫感染见于黑热病、丝虫病等。

**2. 非感染性疾病**

（1）结缔组织病：如系统性红斑狼疮、结节病等。

（2）血液系统病：如急、慢性白血病，淋巴瘤等。

（杨传武）

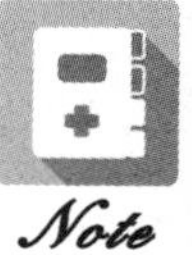

# 第五章　头颈部检查

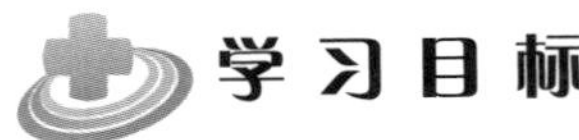

1. 掌握头颈部检查的操作步骤方法、适应证及禁忌证。
2. 熟悉头颈部检查的操作准备及临床意义。
3. 了解头颈部检查的操作目的、注意事项。
4. 能完成头颈部检查的规范操作，并正确书写操作记录。
5. 能与患者及家属进行有效沟通，正确告知和填写头颈部检查相关知情同意书。

## 第一节　头部检查

头部是检查者最先也最容易观察到的部分，仔细检查常常能够提供很多有价值的诊断资料，应全面详尽地进行视诊、触诊。以视诊为主，配合触诊，按照从头发和头皮到头颅的顺序进行全面系统的检查。因头部器官的功能和解剖特点，在行头部检查时常需要一些特殊的检查方法。

### 一、头发和头皮

#### （一）检查头发

观察颜色、疏密度、脱发的类型与特点。头发的颜色、曲直和疏密度可因种族遗传和年龄而不同。儿童和老年人头发较稀疏，头发逐渐变白是老年性改变。脱发可由疾病引起，常见于伤寒、甲状腺功能减退症、斑秃等；也可由物理与化学因素引起，如经过放射治疗和抗癌药物等治疗后，患者出现脱发。检查时要注意其发生部位、形状与头发改变的特点。

#### （二）检查头皮

用手分开头发，观察头皮颜色、头皮屑，有无头癣、疖痈、外伤、血肿及瘢痕等。

### 二、头颅

#### （一）头颅的视诊

观察头颅大小、外形变化。转动头部观察有无活动受限及有无异常活动。头部活动受限，可见于颈椎疾病；头部不随意地颤动，见于帕金森病（Parkinson 病）；与颈动脉搏动一致的点头运动，称 Musset 征，见于严重主动脉瓣关闭不全。

#### （二）头颅的触诊

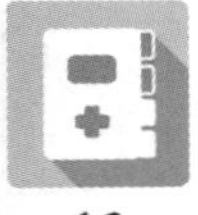

用双手触摸头颅的每一个部位，了解其外形，有无压痛和异常隆起。

### （三）测量头围

测量头围以判断头颅的大小。测量时以软尺自眉间通过枕骨粗隆绕到颅后。头围在发育阶段的变化为：新生儿约 34 cm，出生后前半年增加 8 cm，后半年增加 3 cm，第二年增加 2 cm，第三、四年内约增加 1.5 cm，4～10 岁共增加约 1.5 cm，到 18 岁可达 53 cm 或以上，之后几乎不再变化。矢状缝和其他颅缝大多在出生后 6 个月骨化，骨化过早会影响颅脑的发育。

头颅的大小异常或畸形可成为临床一些疾病的典型体征，常见的如下。

**1. 小颅(microcephalia)** 小儿囟门多在 12～18 个月闭合，如过早闭合可形成小头畸形，这种畸形常伴有大脑发育不全，患者有智力发育障碍。

**2. 尖颅(oxycephaly)** 亦称塔颅(tower skull)，由于矢状缝与冠状缝过早闭合，导致头顶部尖突高起，与颜面的比例异常。见于先天性疾病尖颅并指(趾)畸形(acrocephalosyndactyly)，即 Apert 综合征(图 5-1)。

**3. 方颅(squared skull)** 前额左右突出，头顶平坦呈方形，且头部受压部位常有头发脱落，见于小儿佝偻病或先天性梅毒(图 5-2)。

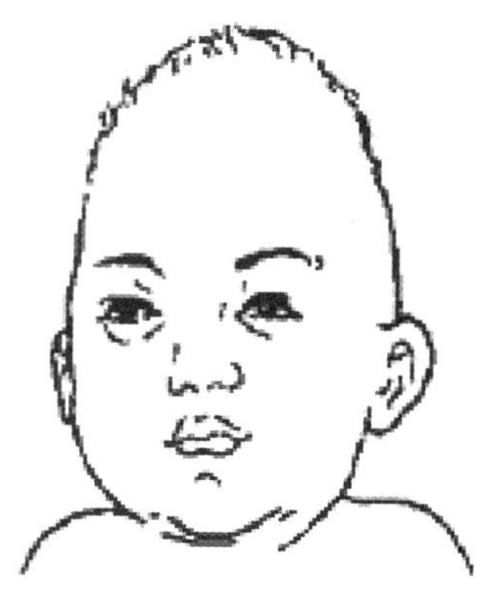

图 5-1 尖颅

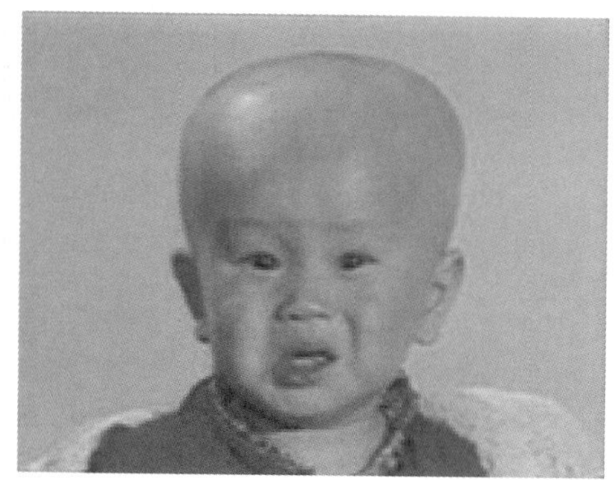

图 5-2 方颅

**4. 巨颅(large skull)** 额、顶、颞及枕部突出膨大呈圆形，颈部静脉充盈，对比之下颜面很小。由于颅内压增高，患者出现双目下视、巩膜外露的特殊表情，称落日现象(setting sun phenomenon)，见于脑积水(图 5-3)。

**5. 长颅(dolichocranic)** 自颅顶至下颌部的长度明显增大，见于 Manfan 综合征及肢端肥大症(图 5-4)。

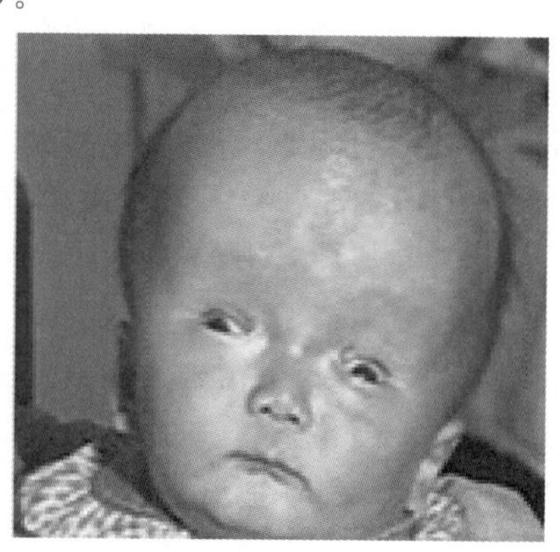

图 5-3 巨颅

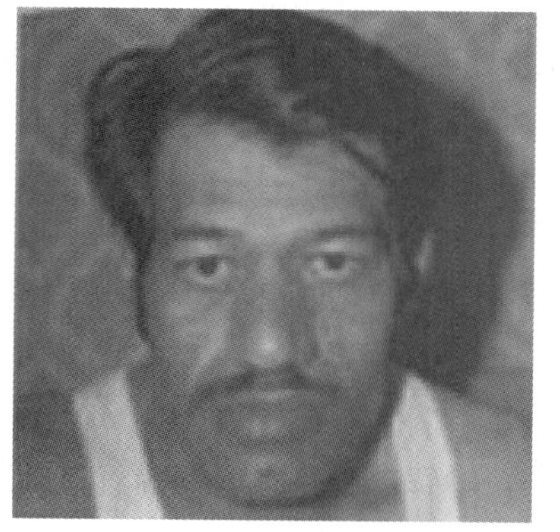

图 5-4 长颅

**6. 变形颅(deforming skull)** 发生于中年人，以颅骨增大变形为特征，同时伴有长骨的骨质增厚与弯曲，见于变形性骨炎(Paget 病)。

（杨笑怡）

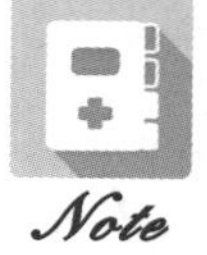

# 第二节　头部器官检查

头部器官是人体重要的外形特征之一。面部肌群很多，有丰富的血管和神经分布，是构成面容和表情的基础。除头部器官本身的疾病外，许多全身性疾病在头部器官上也有特征性改变，检查头部器官对某些疾病的诊断具有重要意义。按照从上到下的顺序，依次检查眼、耳、鼻、口。

## 一、眼

眼的外部结构见图 5-5。

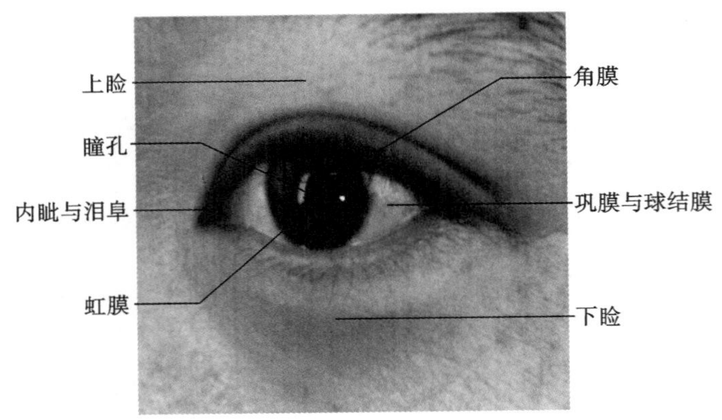


图 5-5　眼的外部结构

### （一）检查眼眉

观察眉毛分布，正常人眉毛分布不均匀，内侧与中间部分比较浓密，外侧部分比较稀疏。眉毛明显脱落常见于黏液性水肿、腺垂体功能减退，也可见于麻风病。

### （二）检查眼睑

观察眼睑有无下垂，有无睑内翻、眼睑闭合障碍、眼睑水肿。

**1. 睑内翻(entropion)**　由于瘢痕形成，睑缘向内翻转，见于沙眼。

**2. 上睑下垂(ptosis)**　双侧上睑下垂见于先天性上睑下垂、重症肌无力；单侧上睑下垂见于蛛网膜下腔出血、白喉、脑脓肿、脑炎、外伤等引起的动眼神经麻痹。

**3. 眼睑闭合障碍**　双侧眼睑闭合障碍可见于甲状腺功能亢进；单侧闭合障碍见于面神经麻痹。

**4. 眼睑水肿**　眼睑皮下组织疏松，轻度或初发水肿常在眼睑表现出来。常见原因为肾炎、慢性肝病、营养不良、贫血、血管神经性水肿等。此外，还应注意检查眼睑有无包块、压痛、倒睫等。

### （三）检查结膜

包括睑结膜、穹隆结膜和球结膜的检查。检查结膜时最好在自然光线下进行。检查上睑结膜和穹隆结膜时需要翻转上眼睑。

**1. 翻转上睑结膜的方法**　用示指与拇指捏住上睑中外 1/3 交界处的边缘，嘱被检查者向下看，此时轻轻向前下方牵拉，然后示指向下压迫睑板上缘，并与拇指配合将睑缘向上捻转即可将上眼睑翻开。右手检查左侧，左手检查右侧。检查后，轻轻向下牵拉上睑，同时嘱咐患者往上看，即可使眼睑恢复正常位置。翻眼睑时动作要轻巧、柔和，以免引起被检查者痛苦和流泪。

**2. 翻转下睑结膜的方法**　翻转下睑结膜较上睑结膜容易，用拇指或示指放在下睑中央部睑缘稍下方，向下轻拉，嘱被检查者向上看，就可以看到下睑结膜。

**3. 检查球结膜的方法**　用示指和拇指分别向上、向下推开上下眼睑，露出球结膜。必要时让被检

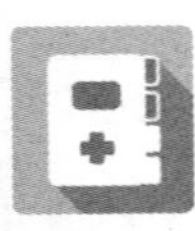
Note

查者转动眼球，球结膜各部位就可以充分暴露。

检查结膜时，注意有无结膜充血水肿、苍白、出血点，有无颗粒、滤泡、瘢痕等。结膜常见的改变如下：充血时黏膜发红可见血管充盈，见于结膜炎、角膜炎；结膜上有多少不等的散在出血点，可见于感染性心内膜炎、败血症；如伴随有充血、分泌物，见于急性结膜炎；大片的结膜下出血，见于高血压、动脉硬化；颗粒与滤泡见于沙眼；结膜苍白见于贫血；结膜发黄见于黄疸。球结膜水肿见于颅内高压、肺性脑病、重症水肿等。除沙眼、春季结膜炎外，几乎所有结膜炎症在下睑结膜的表现都比上睑结膜更明显。

### （四）检查泪囊

让被检查者向上看，检查者用双手拇指轻压被检查者双眼内眦下方，即骨性眶缘下内侧，挤压泪囊。观察有无分泌物或泪液自上、下泪点溢出。若有黏液脓性分泌物流出，应考虑慢性泪囊炎。有急性炎症时应避免做此检查。

### （五）检查眼球

**1. 检查眼球外形** 包括观察有无突出或凹陷。

（1）眼球突出（exophthalmos）：正常人眼球突出度在 12～14 mm，平均为 13 mm，眼球突出是指眼球突出度超出正常范围。双侧眼球突出见于甲状腺功能亢进。甲状腺功能亢进患者除突眼外还有以下眼征：①Stellwag 征：瞬目（即眨眼）减少。②Graefe 征：眼球下转时上睑不能相应下垂。③Mobius 征：表现为集合运动减弱，即目标由远处逐渐移近眼球时，两侧眼球不能适度内聚。④Joffroy 征：上视时无额纹出现。单侧眼球突出，多由局部炎症或眶内占位性病变所致，偶见于颅内病变（图 5-6）。

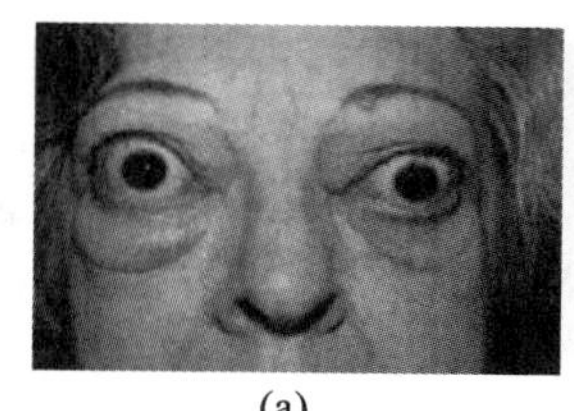
(a)

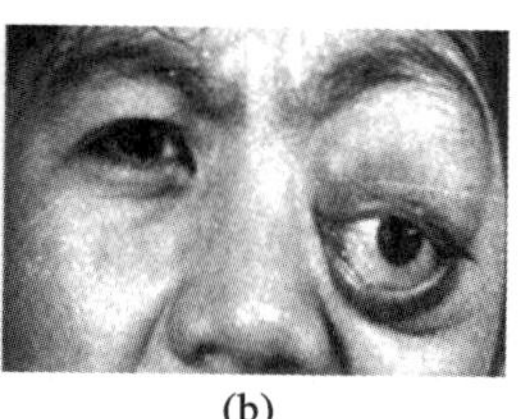
(b)

**图 5-6 眼球突出**

（a）甲状腺功能亢进；（b）单眼突出

（2）眼球下陷：双侧下陷见于严重脱水。老年人由于眶内脂肪萎缩也可有双眼球后退；单侧下陷，见于 Horner 综合征和眶尖骨折。

**2. 检查眼球运动** 实际上是检查六条眼外肌的运动功能。

检查方法：检查者置目标物（棉签或手指尖）于被检查者眼前 30～40 cm 处，嘱被检查者头部固定，眼球随目标物方向移动。一般按从中心→左→中心→左上→中心→左下→中心→右→中心→右上→中心→右下六个方位的顺序进行，观察被检查者眼球运动是否受限制。每一个方向代表双眼的一对配偶肌的功能（图 5-7），若有某一方向运动受限，则提示该对配偶肌功能障碍，并伴有复视。由支配眼肌运动的神经核、神经或眼外肌本身器质性病变所产生的斜视，称为麻痹性斜视。

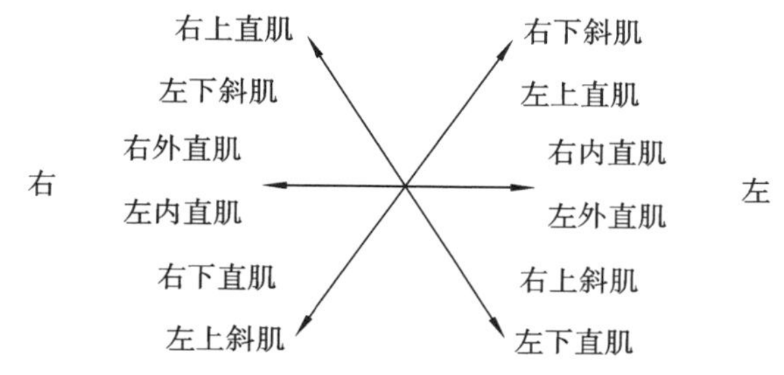


**图 5-7 眼外肌六个方向的运动功能**

常见异常运动：①眼球运动障碍伴复视、麻痹性斜视：多由颅脑外伤、鼻咽癌、脑炎、脑膜炎、脑脓肿、脑血管病变所引起。②眼球震颤：双侧眼球发生一系列有规律的快速往返运动，称为眼球震颤。运动的速度起始时缓慢，称为慢相；复原时迅速，称为快相。检查方法是嘱被检查者眼球随检查者手指所示方向（水平和垂直）运动数次，观察是否出现震颤。水平方向震颤常见，垂直和旋转方向震颤少见。自发的眼球震颤见于耳源性眩晕、小脑疾病和视力严重低下等。

**3. 检查眼内压** 眼内压可采用触诊法或眼压计来检查。前者是医师凭手指的感觉判断其眼球的硬度，该法虽不够准确，但简便易行，有临床应用的价值。检查时，让患者向下看（不能闭眼），检查者用

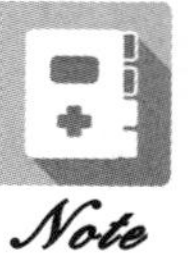
Note

双手示指放在上睑的眉弓和睑板上缘之间，其他手指放在额部和颊部，然后两手示指交替地轻压眼球的赤道部，便可借助指尖感觉眼球波动的抗力，判断其软硬度。

眼内压异常：①眼内压减低：双眼球凹陷，见于眼球萎缩或脱水。②眼内压增高：见于眼压增高性疾病，如青光眼。

**4. 检查角膜** 检查时用斜照光更易观察其透明度，注意有无云翳、白斑、软化、溃疡、新生血管等。因角膜表面有丰富的感觉神经末梢，故角膜的感觉十分敏感，检查时多加注意。

云翳与白斑若发生在角膜的瞳孔区可引起不同程度的视力障碍。角膜周边的血管增生可由严重沙眼所造成。角膜软化见于婴幼儿营养不良、维生素 A 缺乏等。角膜边缘及周围出现灰白色混浊环，多见于老年人，故称为老年环(arcus senilis)，是类脂质沉着的结果，无自觉症状，不影响视力。角膜边缘若出现黄色或棕褐色的色素环，环的外缘较清晰，内缘较模糊，称为 Kayser-Fleischer 环，是铜代谢障碍的结果，见于肝豆状核变性(Wilson 病)。

**5. 检查巩膜** 在自然光线下观察巩膜颜色。巩膜不透明，又因血管极少，故为瓷白色。在发生黄疸时，巩膜比其他黏膜更先表现出黄染，且这种黄染在巩膜是连续的，近角巩膜缘较轻，越远离角巩膜缘越黄。检查时，可让被检查者向内下视，暴露其巩膜的外上部分更容易发现黄疸。中年以后在内眦部可出现黄色斑块，为脂肪沉着所形成，这种斑块呈不均匀性分布，应与黄疸鉴别。血液中其他黄色色素成分(如胡萝卜素、阿的平等)增多时，也可引起巩膜黄染，特点是角巩膜缘处黄染重，离角巩膜缘越远黄染越轻，这一点是与黄疸的重要区别。

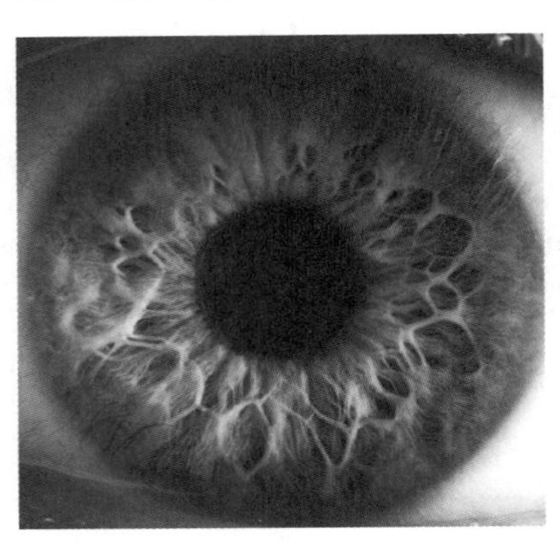

图 5-8 虹膜

**6. 检查虹膜** 虹膜是眼球葡萄膜的最前部分，中央有圆形孔洞即瞳孔，虹膜内有瞳孔括约肌与扩大肌，能调节瞳孔的大小。正常虹膜纹理近瞳孔部分呈放射状排列，周边呈环形排列(图 5-8)。纹理模糊或消失见于虹膜炎症、水肿和萎缩。形态异常或有裂孔，见于虹膜后粘连、外伤、先天性虹膜缺损等。

**7. 检查瞳孔** 瞳孔是虹膜中央的孔洞。瞳孔缩小(瞳孔括约肌收缩)，由动眼神经的副交感神经纤维支配；瞳孔扩大(瞳孔扩大肌收缩)，由交感神经支配。对瞳孔的检查应注意瞳孔的形状、大小、位置，双侧是否等圆、等大，对光及集合反射等。

(1) 观察瞳孔的形状与大小：正常瞳孔为正圆形，双侧等大，直径为 3～4 mm。瞳孔呈椭圆形，常为青光眼或眼内肿瘤所致；形状不规则见于虹膜粘连。引起瞳孔大小改变的因素很多，生理情况下，婴幼儿和老年人瞳孔较小，青少年瞳孔较大，在光亮处瞳孔较小，兴奋或在暗处瞳孔扩大。病理情况下，瞳孔缩小见于虹膜炎症、中毒(有机磷类农药)、药物反应(毛果芸香碱、吗啡、氯丙嗪)等。瞳孔扩大见于外伤、颈交感神经刺激、青光眼绝对期、视神经萎缩、药物影响(阿托品、可卡因)等。双侧瞳孔散大并伴有对光反射消失为濒死状态的表现。一侧眼交感神经麻痹，产生 Horner 综合征，出现瞳孔缩小、眼睑下垂和眼球下陷，同侧结膜充血及面部无汗。双侧瞳孔大小不等，常提示有颅内病变，如脑外伤、脑肿瘤、中枢神经梅毒、脑疝等。双侧瞳孔不等且变化不定，可能是中枢神经和虹膜的神经支配障碍。如双侧瞳孔不等且伴有对光反射减弱或消失以及神志不清，常常是中脑功能受到损害的表现。

(2) 检查对光反射：检查瞳孔功能活动的测验。包括检查直接对光反射和间接对光反射。

检查方法：检查直接对光反射时，通常用手电筒直接照射瞳孔并观察其大小变化。对于正常人，当眼受到光线刺激后瞳孔立即缩小，移开光源后瞳孔迅速复原。间接对光反射是指光线照射一眼时，另一眼瞳孔立即缩小，移开光线，瞳孔扩大。检查间接对光反射时，应以一手挡住光线以免检查眼受到照射而形成直接对光反射。瞳孔对光反射迟钝或消失，见于昏迷患者。

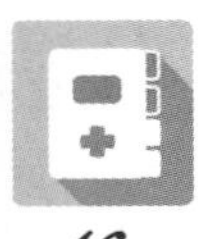

Note

(3) 检查集合反射：检查方法是嘱被检查者注视 1 m 以外的目标(通常是检查者的示指尖)，然后将目标逐渐移近眼球(距眼球 5～10 cm)，正常人此时可见双眼内聚、瞳孔缩小，称为集合反射

(convergence reflex)。由于视物由远到近,也同时伴随了晶状体的调节(accommodation),因此,双眼内聚、瞳孔缩小、晶状体调节,这三者又统称为近反射(near reflex)。动眼神经损伤时,睫状肌和双眼内直肌麻痹,集合反射和调节反射均消失。

**8. 检查眼底** 眼底检查需借助检眼镜。一般要求在不散瞳的情况下进行,被检查者不戴眼镜。

正常眼底的视神经乳头为卵圆形或圆形,边缘清楚,色淡红,颞侧较鼻侧稍淡,中央凹陷。动脉色鲜红,静脉色暗红,动静脉管径的正常比例是 2∶3(图 5-9)。检查眼底主要观察的项目:视神经乳头、视网膜血管、黄斑区、视网膜各象限,应注意视神经乳头的颜色、边缘、大小、形状,视网膜有无出血和渗出物、动脉有无硬化等。

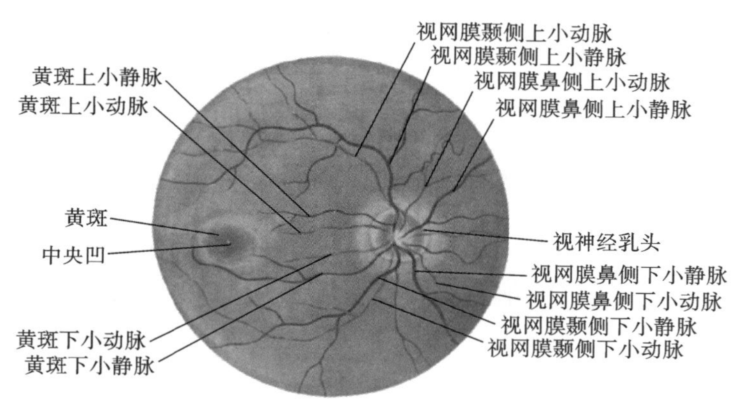


**图 5-9 右眼眼底示意图**

视神经乳头水肿常见于颅内肿瘤、脑脓肿、外伤性脑出血、脑膜炎、脑炎等引起颅内压增高时,其发生的原理是颅内压增高后影响视网膜中央静脉的回流。视神经乳头突出的高度可以用屈光度(D)记录,即视神经乳头突出的最高点的屈光度和周边视网膜的屈光度的差距,例如,用眼底镜片黑字 2(+2)看清视神经乳头,而用镜片红字 1(−1)看清周边视网膜,则可得出差距为 3 个屈光度(3D),即视神经乳头水肿为 3D,相当于实际高度 1 mm。

许多全身性疾病可以引起眼底的改变。①高血压动脉硬化:早期为视网膜动脉痉挛,硬化期为视网膜动脉变细,反光增强,有动静脉交叉压迫现象,动脉呈铜丝状甚至银丝状,晚期围绕视神经乳头可见火焰状出血、棉絮状渗出物,严重时有视神经乳头水肿。②慢性肾炎:视神经乳头及周围视网膜水肿,可见火焰状出血、棉絮状渗出物。③子痫前期-子痫:视网膜动脉痉挛、水肿,渗出物增多时可致视网膜脱离。④糖尿病:视网膜静脉扩张迂曲,视网膜有点状和片状深层出血。⑤白血病:视神经乳头边界不清,视网膜血管色淡,血管曲张或弯曲,视网膜上有带白色中心的出血斑及渗出物。

### (六) 检查视功能

视功能包括视力、视野、色觉和立体视等检查。

**1. 视力** 视力分为远视力和近视力,后者通常指阅读视力。其检测是采用通用国际标准视力表进行。

(1) 远视力检查:用远距离视力表检查。被检查者距视力表 5 m 远,两眼分别检查。一般先检查右眼,用干净的卡片或遮眼板盖于左眼前,但勿使眼球受压。嘱被检查者从上至下指出"E"字形视标开口的方向,记录所能看清的最小一行视标读数,即为该眼的远视力。能看清"1.0"行视标者为正常视力。如远视力未达到正常,可用针孔镜放在被检眼前,测其针孔视力,如能改善,则说明视力较差,多由屈光不正所致,通常需戴镜矫正。戴眼镜者必须测裸眼视力和戴眼镜的矫正视力。如在 5 m 处不能辨认"0.1"行视标,应让患者逐步走近视力表,直至认出"0.1"视标为止,并以实测距离(m)除以正常人能看清该行视标的距离(5 m)记录其视力。如在 3 m 处看清,则记录视力为 0.06。在 1 m 处不能辨认"0.1"行视标者,则改为"数手指"。让患者背光而立,检查者任意伸出几个手指,嘱其说出手指的数目,记录为数指/距离(CF/cm)。若手指移近眼前到 5 cm 仍数不清,则改为用手指在患者眼前左右摆动,如能看

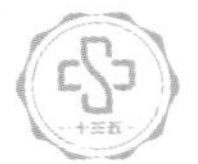



到，记录为手动/距离(HM/cm)。不能看到眼前手动者，到暗室中用手电筒照被检眼，如能准确地看到光亮，记录为光感(LP)，不能者，记录为无光感。确定有光感后，还需分别检查视网膜各个部位的“光定位”。良好的光定位通常提示视网膜和视神经的功能是正常的，反之，则多提示视网膜和视神经的病变。

(2) 近视力检查：用近距离视力表。在距视力表 33 cm 处，能看清“1.0”行视标者为正常视力。尚可让患者改变检查距离，即将视力表拿近或远离至清晰辨认，以便测得其最佳视力和估计其屈光性质与度数。因此，近视力检查能了解眼的调节能力，与远视力检查配合则可初步诊断是否有屈光不正(包括散光、近视、远视)和老视，或是否有器质性病变，如白内障、眼底病变等。

**2. 视野**　视野是当眼球向正前方固视不动时所见的空间范围，与中央视力相对而言，它是周围视力，可检查黄斑中心凹以外的视网膜功能。可用手试对比检查法粗略测量，或借助视野计做精准测量。

(1) 手试对比检查法：该法可粗略地测定视野。检查方法：被检查者与检查者相对而坐，距离约 1 m，两眼分别检查。如检查右眼，则嘱其用手遮住左眼，右眼注视检查者的左眼，此时，检查者亦应将自己的右眼遮盖；然后，检查者将其手指置于自己与患者中间等距离处，分别自上、下、左、右等不同的方位从外周逐渐向眼的中央部移动，嘱被检查者在发现手指时，立即示意。如被检查者能在各方向与检查者同时看到手指，则大致属正常视野。

(2) 视野计测量：若手试对比检查法结果异常或疑有视野缺失，可利用视野计做精确的视野测定。视野计的主要构造为一可自由转动的半圆弓，正中有一白色(或镜面)视标，供被检眼注视之用。眼与视标的距离为 30 cm。当患者用一眼(另一眼用眼罩盖住)注视视标时，检查者从边缘周围各部位，将视标向中央移动，直至被检查者察觉为止。

视野在各方向均缩小者，称为向心性视野狭小。在视野内的视力缺失地区称为暗点。视野的左或右一半缺失，称为偏盲。双眼视野颞侧偏盲或象限偏盲，见于视交叉以后的中枢病变，单侧不规则的视野缺损见于视神经和视网膜病变。

**3. 色觉**　色觉的异常可分为色弱和色盲两种。色弱是对某种颜色的识别能力减低；色盲是对某种颜色的识别能力丧失。色盲又分先天性与后天性两种，先天性色盲是遗传性疾病，以红绿色盲最常见，遗传方式为伴性遗传，男性发病率为 4.7%，女性为 0.7%；后天性者多由视网膜病变、视神经萎缩和球后视神经炎引起。蓝黄色盲极为少见，全色盲更罕见。

色觉检查要在适宜的光线下进行，让被检查者在 50 cm 距离处读出色盲表上的数字或图像，如 5～10 s内不能读出表上的彩色数字或图像，则可按色盲表的说明判断为某种色盲或色弱。色觉障碍的患者不适于从事交通运输、服兵役、警察、美术、印染、医疗、化验等工作，因而色觉检查已被列为体格检查的常规项目之一。

**4. 立体视**　立体视的检查参见眼科学教材。

## 二、耳

耳是听觉和平衡器官，分外耳、中耳和内耳三个部分。

### (一) 外耳

**1. 检查耳廓**　注意观察耳廓的外形、大小、位置和对称性，是否有发育畸形、外伤瘢痕、红肿、瘘口、低垂耳等。观察是否有结节，痛风患者可在耳廓上触及痛性小结节，为尿酸钠沉着的结果。耳廓红肿并有局部发热和疼痛，见于感染。牵拉和触诊耳廓引起疼痛，常提示有炎症。

**2. 检查外耳道**　将耳廓向后上方牵拉，使外耳道变直，有助于看清外耳道，必要时借助耳镜。注意皮肤是否正常，有无溢液。如有黄色液体流出并有痒痛者为外耳道炎；外耳道内有局部红肿、疼痛，并有耳廓牵拉痛则为疖肿。有脓液流出并有全身症状，则应考虑急性中耳炎。有血液或脑脊液流出则应考虑颅底骨折。对耳鸣患者则应注意是否存在外耳道瘢痕狭窄、耵聍或异物阻塞。

### (二) 中耳

中耳是一个含气空腔，位于颞骨之中。

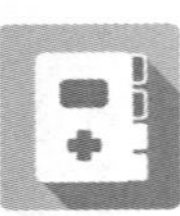

**1. 鼓膜**　将耳廓向后上方牵拉，使外耳道变直，借助耳镜观察鼓膜是否穿孔，注意穿孔位置，如有

溢脓并有恶臭，可能为胆脂瘤。

**2. 乳突** 外壳由骨密质组成，内腔为大小不等的骨松质小房，乳突内腔与中耳鼓室相通。用手指按压耳廓后乳突，检查有无压痛。患化脓性中耳炎引流不畅时可蔓延为乳突炎，检查时可发现耳廓后方皮肤有红肿，乳突有明显压痛，有时可见瘘管。严重时，可继发耳源性脑脓肿或脑膜炎。

### （三）听力

体格检查时可先用粗略的方法了解被检查者的听力，粗测发现被检查者有听力减退时，则应进行精确的听力测试和其他相应的专科检查。听力减退见于耳道有耵聍或异物、听神经损害、局部或全身血管硬化、中耳炎、耳硬化等。

**1. 粗略检测方法** 在静室内嘱被检查者闭目坐于椅子上，并用手指堵塞一侧耳道，检查者持手表或以拇指与示指互相摩擦，自 1 m 以外逐渐移近被检查者耳部，直到被检查者听到声音为止，测量距离；同样方法检查另一耳。比较两耳的测试结果并与检查者（正常人）的听力进行对照。正常人一般在 1 m 处可闻机械表声或捻指声。

**2. 精测方法** 使用规定频率的音叉或电测听设备所进行的一系列较精确的测试，对明确诊断更有价值。

## 三、鼻

### （一）鼻的外形

视诊时注意鼻部皮肤颜色和鼻外形的改变以及有无鼻翼扇动。

如鼻梁部皮肤出现红色斑块，病损处高于皮面并向两侧面颊部扩展，见于系统性红斑狼疮。如发红的皮肤损害主要在鼻尖和鼻翼，并有毛细血管扩张和组织肥厚，见于酒渣鼻（rosacea）。如鼻梁皮肤出现黑褐色斑点或斑片，见于日晒后或其他原因所致的色素沉着，如黑热病、慢性肝脏疾病等。鼻腔完全堵塞、外界变形、鼻梁宽平如蛙状，称为蛙状鼻，见于肥大的鼻息肉患者。鼻骨骨折是常见的骨折之一，凡鼻外伤引起鼻出血的患者都应仔细检查有无鼻骨或软骨的骨折或移位。鞍鼻（saddle nose）是由鼻骨破坏、鼻梁塌陷所致，见于鼻骨骨折、鼻骨发育不良、先天性梅毒和麻风病。吸气时鼻孔张大，呼气时鼻孔回缩，称鼻翼扇动，见于伴有呼吸困难的高热性疾病（如大叶性肺炎）、支气管哮喘和心源性哮喘发作时。

### （二）检查鼻腔

被检查者头稍后仰，检查者左手拇指上托其鼻尖部，暴露鼻腔，或使用鼻镜观察。注意观察鼻腔是否通畅，有无出血、分泌物，鼻腔黏膜有无充血、糜烂、溃疡等，鼻中隔有无明显偏曲和穿孔。

**1. 鼻中隔** 正常成人的鼻中隔很少完全在正中位置，多数稍有偏曲，如有明显的偏曲，并产生呼吸障碍，称为鼻中隔偏曲，严重的高位偏曲可压迫鼻甲，引起神经性头痛，也可因偏曲部骨质刺激黏膜而引起出血。鼻中隔出现孔洞称为鼻中隔穿孔，患者可听到鼻腔中有哨声，检查时用小型手电筒照射一侧鼻孔，可见对侧有亮光透入。穿孔多为鼻腔慢性炎症、外伤等引起。

**2. 鼻出血** 正常鼻腔无出血。鼻出血多为单侧，见于外伤、鼻腔感染、局部血管损伤、鼻咽癌、鼻中隔偏曲等。双侧出血则多由全身性疾病引起，如某些发热性传染病（流行性出血热、伤寒等）、血液系统疾病（血小板减少性紫癜、再生障碍性贫血、白血病、血友病）、高血压、肝脏疾病、维生素 C 或维生素 D 缺乏等，妇女如发生周期性鼻出血则应考虑到子宫内膜异位症。

**3. 鼻腔黏膜** 正常鼻黏膜为淡红色，表面光滑湿润而有光泽。急性炎症时鼻腔黏膜肿胀呈鲜红色，有黏性分泌物。慢性炎症时黏膜呈暗红色，下鼻甲前端有时呈桑葚状，分泌物为黏脓性，变应性鼻炎的黏膜苍白水肿或呈淡紫色，分泌物呈水样稀薄。萎缩性鼻炎的黏膜萎缩、干燥，失去正常光泽，被覆脓痂，下鼻甲缩小，鼻腔宽大，嗅觉减退或丧失，中鼻甲偶见肥厚或息肉样变。不用器械，只能视诊鼻前庭、鼻底和部分下鼻甲；使用鼻镜则可检查中鼻甲、中鼻道、嗅裂和鼻中隔上部。

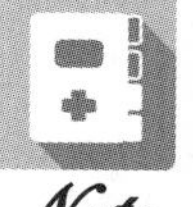

**4. 鼻腔分泌物** 鼻腔黏膜受到各种刺激时会产生过多的分泌物。清稀无色的分泌物为卡他性炎

症，黏稠发黄或发绿的分泌物为鼻或鼻窦的化脓性炎症所引起。

（三）检查鼻窦

鼻窦为鼻腔周围含气的骨质空腔，共四对（图 5-10）。都有窦口与鼻腔相通，当引流不畅时易发生炎症，产生压痛。额窦、筛窦、上颌窦可在体表触及压痛，蝶窦位置较深，不能触及压痛。按照由上至下即额窦、筛窦、上颌窦的顺序检查。

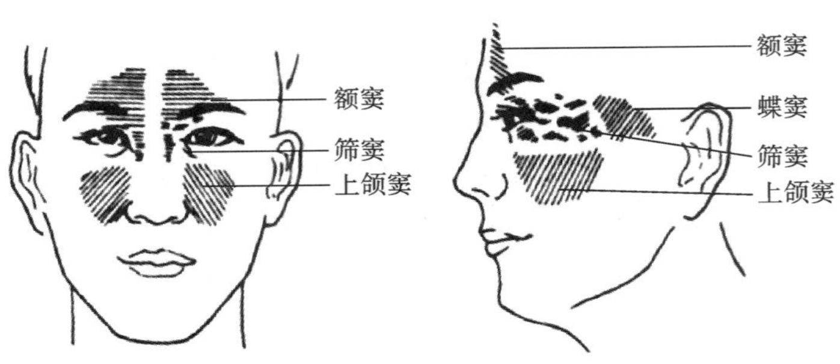


**图 5-10　鼻窦位置示意图**

**1. 额窦**　检查者一手扶持被检查者枕部，用另一拇指或示指置于眼眶上缘内侧用力向后向上按压。或以两手固定头部，双手拇指置于眼眶上缘内侧向后、向上按压，询问有无压痛，两侧有无差异。也可用中指叩击该区，询问有无叩击痛。

**2. 筛窦**　检查者双手固定被检查者两侧耳后，双侧拇指分别置于鼻根部与眼内眦之间向后方按压，询问有无压痛。

**3. 上颌窦**　检查者双手固定于病被检查者的两侧耳后，将拇指分别置于左右颧部向后按压，询问有无压痛，并比较两侧压痛有无区别。也可用右手中指指腹叩击颧部，并询问有否叩击痛。

## 四、口

口的检查包括口唇、口腔内器官和组织以及口腔气味等。可直接观察，必要时使用压舌板和口腔镜。

（一）观察口唇

口唇的毛细血管十分丰富，因此健康人口唇红润光泽，当毛细血管充盈不足或血红蛋白含量降低时，口唇即呈苍白色，见于贫血、虚脱、主动脉瓣关闭不全等。口唇颜色深红为血液循环加速、毛细血管过度充盈所致，见于急性发热性疾病。口唇发绀为血液中还原血红蛋白含量增加所致，见于心力衰竭和呼吸衰竭等。口唇干燥并有皲裂，见于严重脱水患者。口唇疱疹为口唇黏膜与皮肤交界处发生的成簇的小水泡，半透明，初发时有痒感或刺激感，随后出现疼痛，1 周左右即结棕色痂，愈后不留瘢痕，多为单纯疱疹病毒感染所引起，常伴发于大叶性肺炎、感冒、流行性脑脊髓膜炎、疟疾等。口唇有红色斑片，加压即褪色，见于遗传性毛细血管扩张症，除口唇外，在其他部位也可出现。口唇突然发生非炎症性、无痛性肿胀，见于血管神经性水肿。口角糜烂见于核黄素缺乏症。口唇肥厚增大见于黏液性水肿（myxedema）、肢端肥大症（acromegaly）以及呆小病（cretinism）等。唇裂为先天性发育畸形。

（二）检查口腔黏膜

检查时光线要充足，可借助压舌板暴露各个部位的口腔黏膜，进行全面观察，注意观察色泽，有无出血点、溃疡等。

正常口腔黏膜光洁呈粉红色。出现蓝黑色色素沉着多为肾上腺皮质功能减退症（Addison 病）。如出现大小不等的黏膜下出血点或淤斑，则可能为各种出血性疾病或维生素 C 缺乏。黏膜溃疡可见于慢性复发性口疮。无痛性黏膜溃疡可见于系统性红斑狼疮。在相当于第二磨牙处的颊黏膜出现白色针尖样白点，周围有微血管扩张的红晕，为麻疹黏膜斑（Koplik spot），是麻疹的早期特征。此外，黏膜充血肿胀并伴有小出血点，称为黏膜疹，多为对称性，见于猩红热、风疹和某些药物中毒。乳白色薄膜覆盖于口

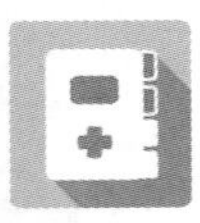

Note

腔黏膜、口角等处，为雪口病（鹅口疮），为白色念珠菌感染，多见于衰弱的患儿或老年患者，或长期使用广谱抗生素和抗癌药的患者。

检查口底黏膜和舌底部，让被检查者舌头上翘触及硬腭。口底组织比较松软，有时需要用触诊法才能触及口底新生物，颌下腺导管结石也可用触诊法检查。

### （三）检查牙齿

检查牙齿时，要注意有无龋齿、缺齿、义齿、残根和牙齿的颜色、形状。如有异常，按下列方式记录（图 5-11）。

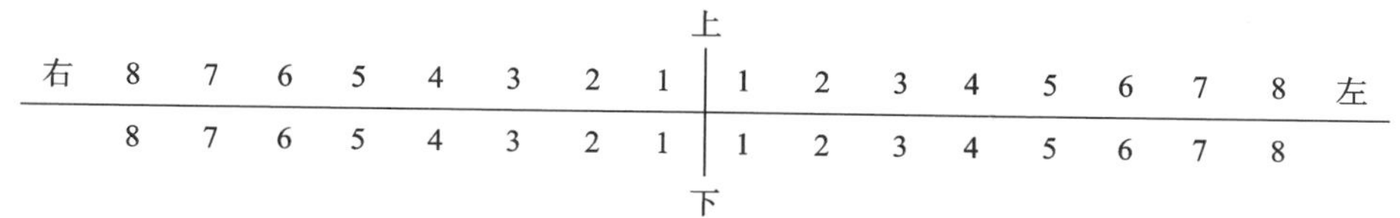


**图 5-11　牙齿检查记录方法**

注：1. 中切牙；2. 侧切牙；3. 尖牙；4. 第一前磨牙；5. 第二前磨牙；6. 第一磨牙；7. 第二磨牙；8. 第三磨牙。

如 1┘为右上中切牙；┐4为右下第一前磨牙；5┘ ┌7 示右上第二前磨牙及左下第二磨牙为某种病变的部位。

牙的色泽和形状也具有临床意义。如牙齿呈黄褐色，为斑釉牙，见于长期饮用含氟量高的水或服用四环素等药物后。中切牙切缘凹陷呈月牙形伴牙间隙分离过宽，称为 Hutchinson 齿，为先天性梅毒的重要体征之一。单纯性牙间隙过宽，见于肢端肥大症。

### （四）检查牙龈

正常牙龈呈粉红色，质韧且与牙颈部紧密贴合，检查时经压迫无出血及溢脓。检查牙龈时注意观察有无水肿、出血、溢脓或色素沉着。牙龈水肿见于慢性牙周炎；牙龈萎缩，见于牙周病；牙龈缘出血常为口腔内局部因素引起，如牙石等，也可由全身性疾病所致，如维生素 C 缺乏病、肝脏疾病或血液系统出血性疾病等；牙龈经挤压后有脓液溢出见于慢性牙周炎、牙龈瘘管等。牙龈的游离缘出现蓝灰色点线为铅线，见于慢性铅中毒。在铋、汞、砷中毒时，也可出现类似黑褐色点线状色素沉着，应结合病史注意鉴别。

### （五）检查舌

检查包括舌的感觉、舌体大小、舌苔、色泽变化，有无溃疡及舌的运动情况。正常舌质红润，舌体柔软，舌苔薄白，活动自如，伸舌居中，无震颤。许多局部或全身疾病均可使舌的感觉、运动与形态发生变化，这些变化往往能为临床提供重要的诊断依据（图 5-12）。

**1. 草莓舌**　舌乳头肿胀、发红类似草莓，见于猩红热或长期发热患者。

**2. 牛肉舌**　舌面绛红如生牛肉状，见于糙皮病（又称烟酸缺乏症）。

**3. 镜面舌**　亦称光滑舌，舌头萎缩，舌体较小，舌面光滑呈粉红色或红色，见于缺铁性贫血、恶性贫血及慢性萎缩性胃炎。

**4. 地图舌**　在舌面上出现边缘不规则的黄色上皮细胞堆积而成的隆起，状如地图。舌面的上皮隆起部分边缘不规则，存在时间不长，数日内即可剥落恢复正常。如剥落后再形成新的黄色隆起，称为移行性舌炎。这种舌炎多不伴随其他病变，其发生原因尚未明确，也可由核黄素缺乏引起。

**5. 毛舌**　也称黑舌，舌面上出现黑色或黑褐色毛，故称毛舌，此为丝状乳头缠绕了真菌丝以及其上皮细胞角化所形成，见于体弱久病或长期大量应用广谱抗生素（引起真菌生长）的患者。

**6. 裂纹舌**　舌面出现横向裂纹，见于先天愚型、核黄素缺乏（伴有舌痛）；如舌面出现纵向裂纹而无脱水的其他表现，应考虑梅毒性舌炎。

**7. 干燥舌**　轻度干燥不伴有外形改变；明显干燥见于张口呼吸（鼻腔病变）、大量吸烟、阿托品作用和放射治疗后；严重时舌面出现纵向裂纹，舌体缩小（可伴有皮肤干燥、弹性减退），见于严重脱水。

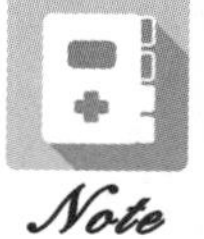

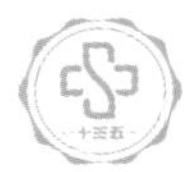


**8. 舌体增大** 短期舌体肿大见于舌炎、口腔炎、舌体蜂窝织炎、脓肿、血肿或血管神经性水肿；长期舌体增大见于呆小病（婴儿甲状腺功能减退症）、黏液性水肿、先天愚型和舌肿瘤。

**9. 舌的运动异常** 震颤见于甲状腺功能亢进；偏斜见于舌下神经麻痹。

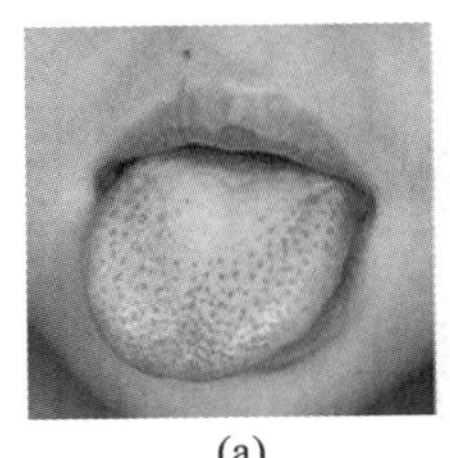
(a)
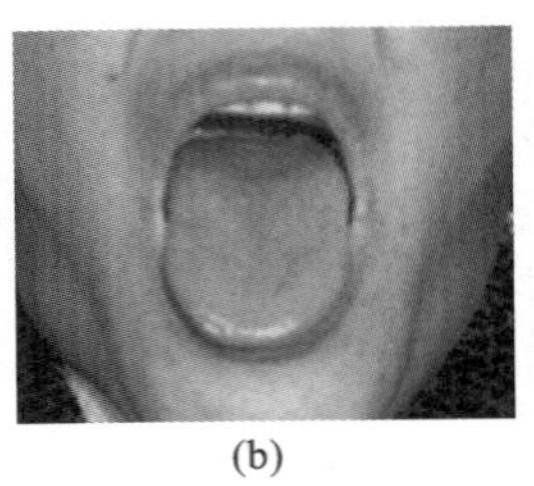
(b)
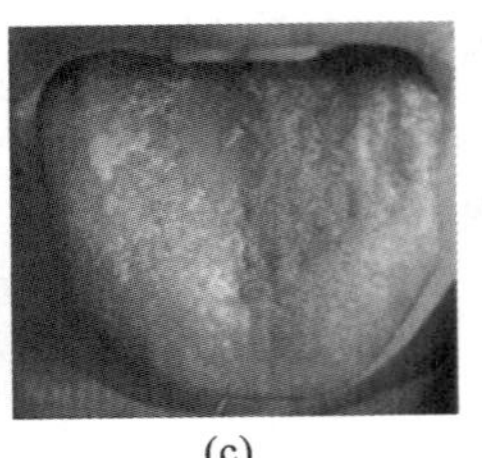
(c)

**图 5-12 常见舌的异常形态**

(a)草莓舌；(b)镜面舌；(c)地图舌

### （六）检查咽部及扁桃体

咽部分为三个部分：鼻咽、口咽、喉咽（图 5-13、图 5-14）。

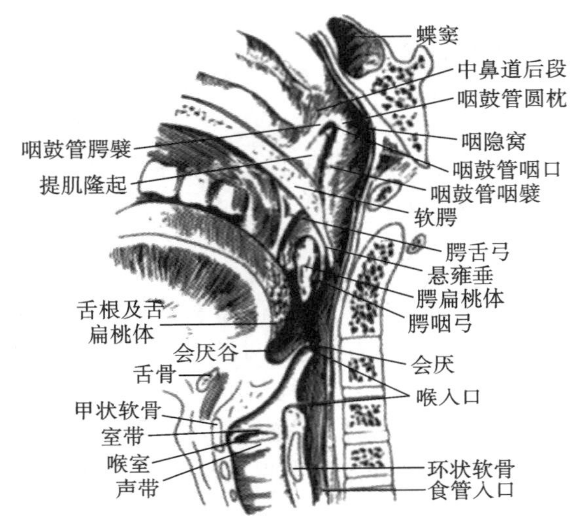


**图 5-13 咽部解剖示意图**

**1. 鼻咽** 位于软腭平面之上、鼻腔的后方。鼻咽部位置隐蔽，直接视诊窥及不到，需借助间接喉镜或电子鼻咽喉镜等器械。在儿童时期，鼻咽部位淋巴组织丰富，称为腺样体或增殖体，青春期前后逐渐萎缩，如果过度肥大，可发生鼻塞、张口呼吸和语音单调。如一侧有血性分泌物伴耳鸣、耳聋，应考虑早期鼻咽癌，鼻咽癌好发于咽隐窝和鼻咽顶壁。

**2. 口咽及扁桃体** 位于软腭平面之上、会厌上缘的上方；前方直对口腔，软腭向下延续形成前、后两层黏膜皱襞，前面的黏膜皱襞称为舌腭弓，后面的黏膜皱襞称为咽腭弓，扁桃体位于舌腭弓和咽腭弓之间的扁桃体窝中，咽腭弓的后方称咽后壁（图 5-15），一般咽部检查即指这个范围。

检查方法：被检查者取坐位，头略后仰，口张大并发“啊”音，此时医师用压舌板在舌的前 2/3 与后 1/3 交界处迅速下压，此时软腭上抬，在照明的配合下即可见软腭、腭垂、软腭弓、扁桃体、咽后壁等。

检查时若发现咽部充血红肿，分泌物增多，多见于急性咽炎。咽部充血，表面粗糙，并有淋巴滤泡呈簇状增生，见于慢性咽炎。扁桃体红肿增大，可伴有黄白色分泌物或苔片状易剥离假膜，见于扁桃体炎。扁桃体充血红肿，并有不易剥离假膜（强行剥离时出血）见于白喉。正常情况下，扁桃体位于腭舌弓和腭咽弓之间的扁桃体窝中而不被查见。扁桃体肿大分为 3 度（图 5-16）：Ⅰ度肿大时扁桃体不超过腭咽弓；Ⅱ度肿大时扁桃体超过腭咽弓；Ⅲ度肿大时扁桃体达到或超过咽后壁中线（图 5-17）。一般检查未见扁桃体增大时可用压舌板刺激咽部，引起反射性恶心，如看到扁桃体突出为包埋式扁桃体，同时隐窝有脓栓时常构成反复发热的隐性病灶。

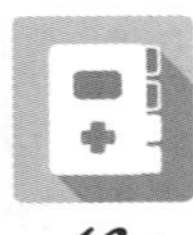
Note

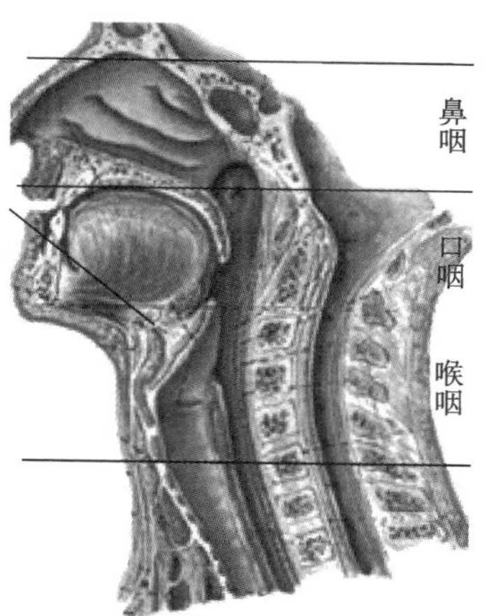


图 5-14 咽部矢状切面示意图

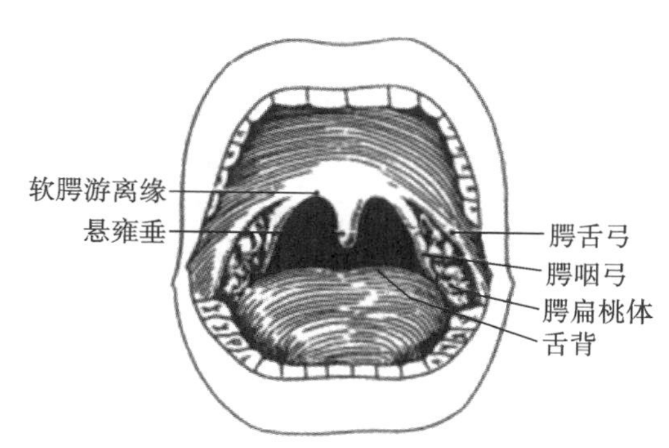


图 5-15 口咽解剖示意图

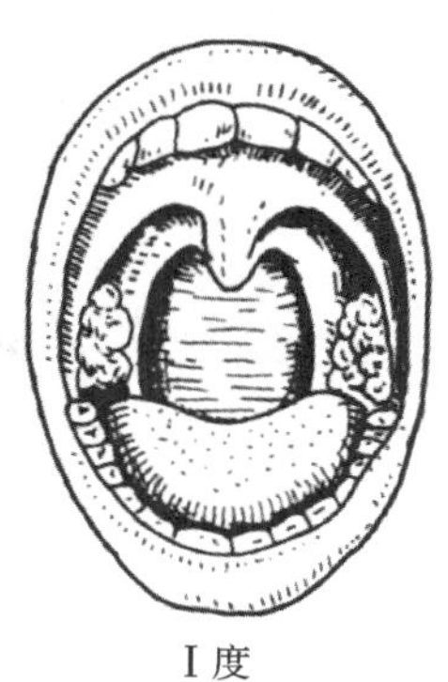


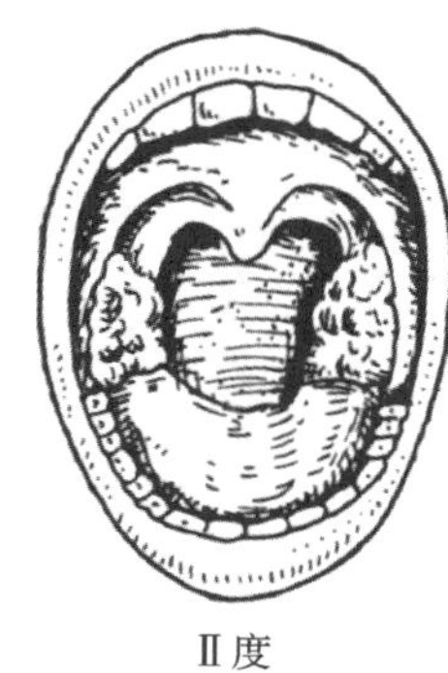


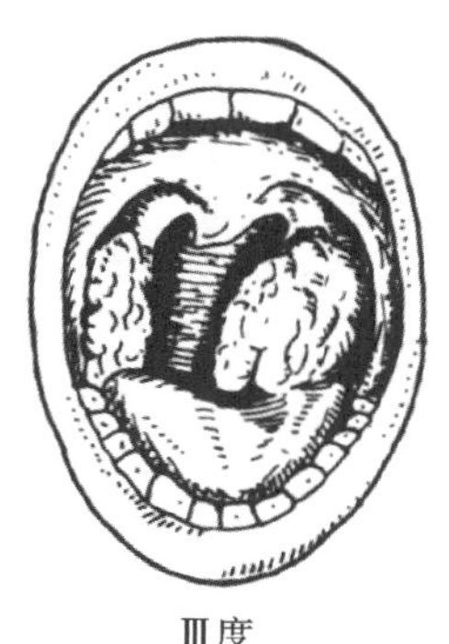


图 5-16 扁桃体位置及其大小分度示意图

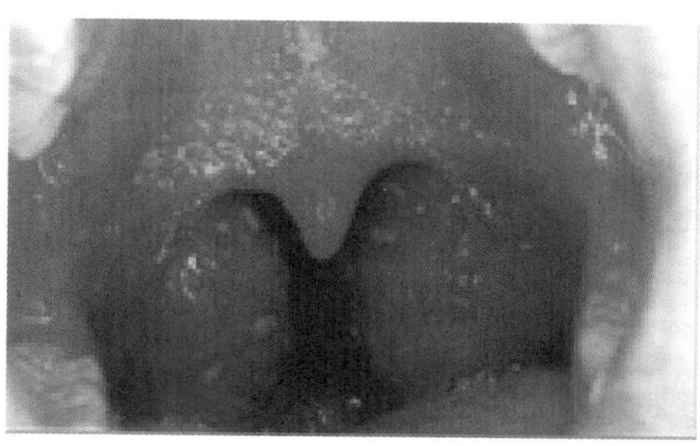

图 5-17 Ⅲ度肿大的扁桃体

**3. 喉咽** 位于口咽之下，也称下咽部，其前方通喉腔，下端通食管。喉咽及其下方的喉部需用喉镜进行检查。

(七) 检查喉

喉位于喉咽之下，向下连接气管。喉为软骨、肌肉韧带、纤维组织及黏膜所组成的一个管腔结构，是发音的主要器官。但声音的协调和语言的构成还需肺、气管、咽部、口腔、鼻腔、鼻窦等多方面的配合才能完成。以上任何部分发生病损时都会使声音发生变化。急性声音嘶哑或失声常见于急性炎症，慢性失声要考虑喉癌(检查方法见耳鼻咽喉科学)。喉的神经支配有喉上神经与喉返神经。上述神经受到损害，如纵隔或喉肿瘤时，可引起声带麻痹甚至失声。

(八) 口腔的气味

健康人口腔无特殊气味，饮酒、吸烟的人可有烟酒味，如有特殊难闻的气味称为口臭，可由口腔局

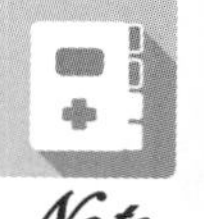

Note

部、胃肠道或其他全身性疾病引起。口腔局部病变如牙龈炎、龋齿、牙周炎可产生臭味；牙槽脓肿为腥臭味；牙龈出血为血腥味。其他疾病也可引起具有特殊气味的口臭：糖尿病酮症酸中毒患者可发出烂苹果味；尿毒症患者可发出尿味；肝坏死患者口腔中有肝臭味：肝脓肿患者呼吸时可发出组织坏死的臭味；有机磷农药中毒的患者口腔中能闻到大蒜味。

### 五、腮腺

腮腺位于耳屏、下颌角、颧弓所构成的三角区内，正常腮腺体薄而软，触诊时摸不出腺体轮廓。腮腺导管位于颧骨下 1.5 cm 处，横过嚼肌表面，开口相当于上颌第二磨牙对面的颊黏膜上，检查时注意导管口有无分泌物（图 5-18）。腮腺肿大时可见到以耳垂为中心的隆起，并可触及边缘不明显的包块（图 5-19）。

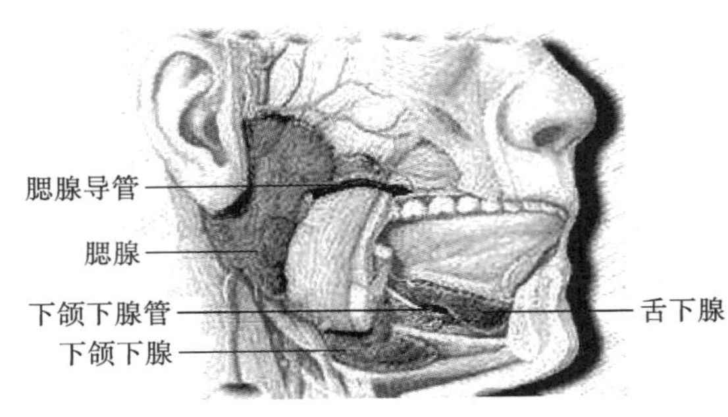


**图 5-18　腮腺及腮腺导管的位置**

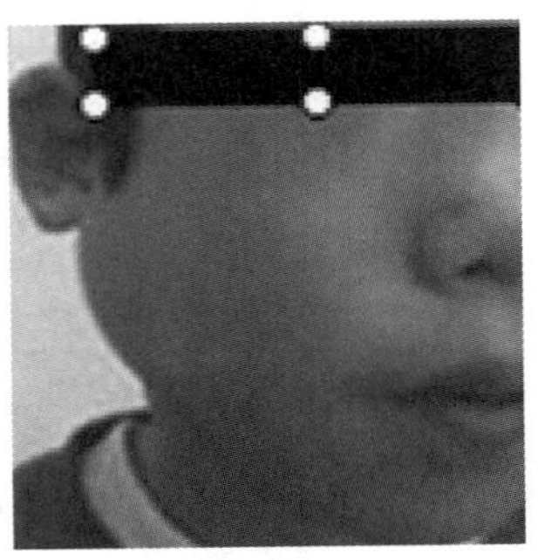

**图 5-19　腮腺肿大**

腮腺肿大常见于以下疾病。

**1. 急性流行性腮腺炎**　腮腺迅速胀大，先为单侧，继而可累及对侧，检查时有压痛，急性期可能累及胰腺、睾丸或卵巢。腮腺导管结石时，腮腺肿大，进食时肿胀和疼痛加重。Mikulicz 综合征除腮腺肿大外，还同时有泪腺、颌下腺肿大，但皆为无痛性。

**2. 急性化脓性腮腺炎**　发生于抵抗力下降的重症患者，多为单侧性，检查时在导管口处加压后有脓性分泌物流出，多见于胃肠道术后及口腔卫生不良者。

**3. 腮腺肿瘤**　多形性腺瘤质韧呈结节状，边界清楚，可有移动性；恶性肿瘤质硬、有痛感，发展迅速，与周围组织有粘连，可伴有面瘫。

## 第三节　颈部检查

### 一、颈部外形与分区

正常人颈部直立，左、右两侧对称，矮胖者较粗短，瘦长者较细长。当患者颈部一侧有包块或斜颈等时，则左右不对称。男性的甲状软骨比较突出，而女性的则平坦不显著。胸锁乳突肌在转头时明显可见。头稍后仰，更易观察颈部有无包块、瘢痕和两侧是否对称。正常人安静坐位时静脉血管不显露。

为更好地描述和标记颈部病变的部位，根据解剖结构，颈部每侧各分为两个三角区域：①颈前三角：胸锁乳突肌内缘、下颌骨下缘和前正中线之间的区域。②颈后三角：胸锁乳突肌后缘、锁骨上缘和斜方肌前缘之间的区域。

### 二、检查颈部姿势与运动

正常人坐位时颈部直立，伸曲、转动自如。检查时应注意颈部静态与动态时的改变，嘱被检查者做

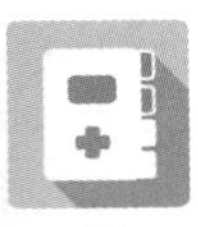
Note

颈部伸曲、转动动作。如头部固定向一侧偏斜称为斜颈，常见于先天性颈肌挛缩和斜颈，颈肌外伤、瘢痕挛缩。先天性斜颈者，病侧的胸锁乳突肌粗短，头部直立时病侧的胸锁乳突肌胸骨端隆起，是其特征性表现。如头部不能抬起，见于严重消耗性疾病的晚期、重症肌无力、脊髓前角细胞炎、进行性肌萎缩等。颈部活动受限伴有疼痛，常见于软组织炎症、颈肌扭伤、肥大性脊椎炎、颈椎结核和肿瘤。颈部强直是脑膜受刺激的特征，见于各种脑膜炎、蛛网膜下腔出血等。

## 三、颈部皮肤与包块

### （一）颈部皮肤

检查时注意有无蜘蛛痣、感染（疖、痈、结核）及其他局限性或广泛性病变，如瘢痕、瘘管、神经性皮炎、银屑病等。

### （二）颈部包块

检查时注意包块的部位、数目、大小、质地、活动度、与邻近器官的关系和有无压痛等特点。如为淋巴结肿大，则质地不硬，有轻度压痛时，可能为非特异性淋巴结炎；如质地较硬，且伴有纵隔、胸腔或腹腔病变的症状或体征，则应考虑到恶性肿瘤的淋巴结转移；如为全身性、无痛性淋巴结肿大，则多见于血液系统疾病。如包块为圆形，表面光滑、有囊样感、压迫能使之缩小，则可能为囊状瘤。若颈部包块弹性大又无全身症状，则应考虑囊肿的可能。肿大的甲状腺和甲状腺来源的包块在做吞咽动作时可随吞咽向上移动，以此可与颈前其他包块鉴别。

## 四、颈部血管

包括颈静脉和颈动脉。

### （一）视诊

观察颈静脉充盈情况和颈动脉搏动情况。

正常人安静坐位或立位时，颈外静脉常不显露，平躺时可稍见充盈，充盈水平仅限于锁骨上缘至下颌角距离的下 2/3 以内。在坐位或半卧位（上半身与水平面成 45°角）时，如颈静脉明显充盈、怒张或搏动，为异常征象，提示颈静脉压升高，上腔静脉血液回心受阻或静脉压增高，见于右心衰竭、缩窄性心包炎、心包积液、上腔静脉阻塞综合征，以及胸腔、腹腔压力增加等情况。若平卧位时看不到颈静脉充盈，提示低血容量状态。

颈静脉搏动可见于三尖瓣关闭不全等。颈静脉与右心房压力改变的关系，右侧颈部较左侧明显，可能是由于右侧无名静脉为上腔静脉的直接延续且较左侧无名静脉短，故应观察右侧颈静脉。

正常人在安静坐位或立位，颈动脉搏动微弱而不易看到。只在剧烈活动后心搏出量增加时可见，且很微弱。如安静状态下出现明显的颈动脉搏动，提示心排血量增加或脉压增加的疾病，常见于甲状腺功能亢进症、高血压、主动脉瓣关闭不全或严重贫血等。

### （二）触诊

颈动脉和颈静脉均有搏动可能，且两者位置相近，应注意鉴别。一般静脉搏动柔和，范围弥散，视诊可观察到，但触诊时无搏动感，动脉搏动比较强劲，为膨胀性，触诊时感到搏动强劲有力，压迫颈外静脉下段搏动依然存在。颈静脉搏动弱而弥散，触诊无搏动感，压迫颈外静脉下段后搏动消失。如颈静脉在心室收缩期显著地搏动，提示三尖瓣关闭不全，心室收缩时血液从右心室向右心房方向反流。

### （三）听诊

听诊颈部血管时，用钟型听诊器，被检查者可取坐位或立位。如发现异常杂音，应注意其部位、强度、性质、音调、传播方向和出现时间，以及被检查者姿势改变和呼吸等对杂音的影响。如在颈部大血管区如听到血管性杂音，应考虑颈动脉或椎动脉狭窄。颈动脉狭窄的典型杂音发自颈动脉分叉部，并向下颌部放射，出现于收缩中期，呈吹风样高音调性质。这种杂音往往提示强劲的颈动脉血流和颈动脉粥样硬化狭窄，但也可见于健侧颈动脉，可能是由代偿性血流增快而导致。如在锁骨上窝处听到杂音，则可

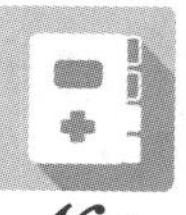

Note

能为锁骨下动脉狭窄，见于颈肋压迫。颈静脉杂音最常出现于右侧颈下部，它随体位变动、转颈、呼吸等改变其性质，与动脉杂音不同。如在被检查者颈静脉处闻及柔和、低调、连续性杂音，尤其在右侧锁骨上窝处最明显，可能是颈静脉血流快速流入上腔静脉口径较宽的球部所造成的，为生理性静脉血管音，用手指压迫颈静脉时即可消失。

## 五、甲状腺

甲状腺位于甲状软骨的下方和两侧，正常为 15～25 g，表面光滑，柔软不易触及(图 5-20)。

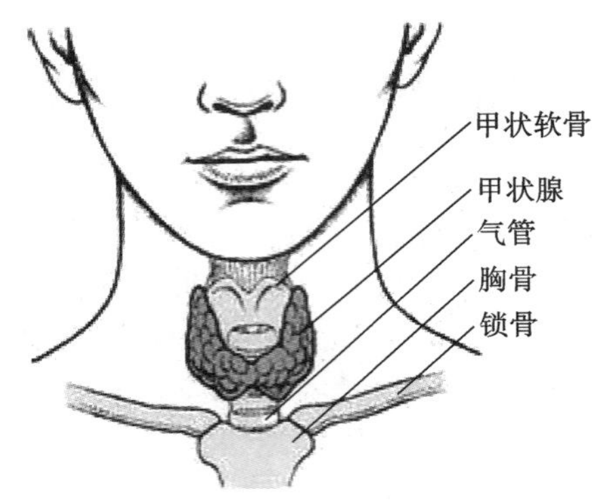


**图 5-20　甲状腺位置示意图**

当发现有甲状腺肿大时，要注意观察其大小、是否对称，硬度、有无压痛，是否光滑、有无结节和震颤。

### (一) 甲状腺检查方法

**1. 视诊**　嘱被检查者双手放于枕后，头向后仰，做吞咽动作。观察甲状腺的大小和对称性。正常人甲状腺外观不突出，青春期女性略有增大。检查时嘱被检查者做吞咽动作，甲状腺随吞咽动作向上、下移动，常可以此将颈前的其他包块与甲状腺病变相互鉴别。

**2. 触诊**　触诊比视诊更能明确甲状腺的轮廓及病变的性质，是检查甲状腺的基本方法，有单手或双手触诊两种手法。触诊包括甲状腺峡部和甲状腺侧叶的检查。在视诊观察甲状腺的轮廓后，需用触诊进一步明确其大小和性质。

(1) 甲状腺峡部：位于环状软骨下方第 2～4 气管环前面。站于被检查者前面用拇指或站于被检查者后面用示指从胸骨上切迹向上触摸，可感到气管前软组织，判断有无增厚，请被检查者吞咽，可感到此软组织在手指下滑动，判断有无长大和肿块。

(2) 甲状腺侧叶前面触诊：被检查者取坐位，稍低头，颈部肌肉放松。检查者一手拇指施压于一侧甲状软骨，将气管推向对侧，另一手示、中指在对侧胸锁乳突肌后缘向前推挤甲状腺侧叶，拇指在胸锁乳突肌前缘触诊，配合吞咽动作，重复检查，可触及被推挤的甲状腺。用同样方法检查另一侧甲状腺(图 5-21(a))。

(3) 甲状腺侧叶后面触诊：类似前面触诊。被检查者取坐位，稍低头，颈部肌肉放松。检查者一手示、中指施压于一侧甲状软骨，将气管推向对侧，另一手拇指在对侧胸锁乳突肌后缘向前推挤甲状腺，示、中指在其前缘触诊甲状腺。配合吞咽动作，重复检查。用同样方法检查另一侧甲状腺(图 5-21(b))。

**3. 听诊**　当触及甲状腺肿大时，将钟型听诊器直接放置在甲状腺上听诊，注意有无连续的低调的静脉“嗡鸣”血管杂音。如可以听到，有助于甲状腺功能亢进的诊断。另外，在弥漫性甲状腺肿伴甲状腺功能亢进者还可听到收缩期动脉杂音。

### (二) 甲状腺肿大分度

甲状腺肿大可分为三度，Ⅰ度：不能看出肿大但能触及；Ⅱ度：既可看出肿大又能触及，但肿大在胸锁乳突肌以内区域；Ⅲ度：肿大超出胸锁乳突肌外缘(图 5-22)。

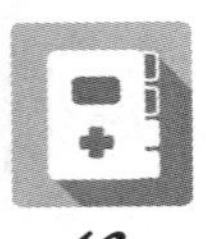

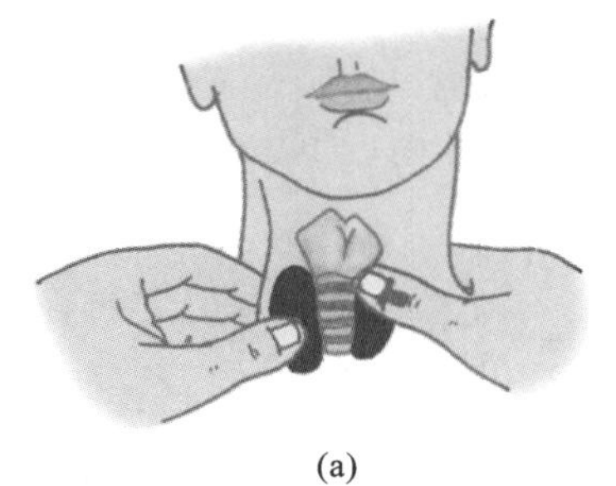
(a)

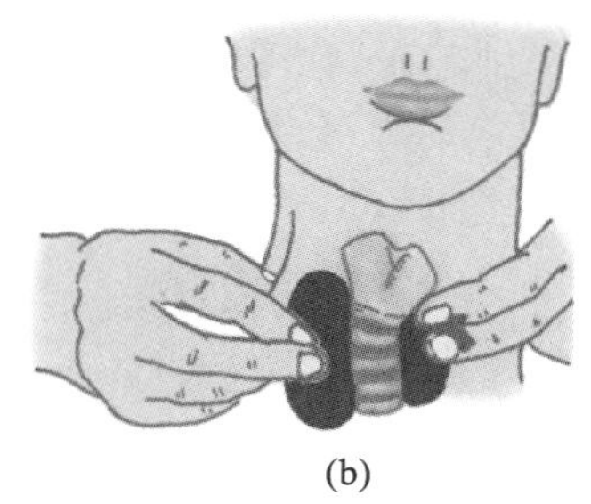
(b)

**图 5-21 触诊甲状腺示意图**

(a)从前面触诊甲状腺;(b)从后面触诊甲状腺

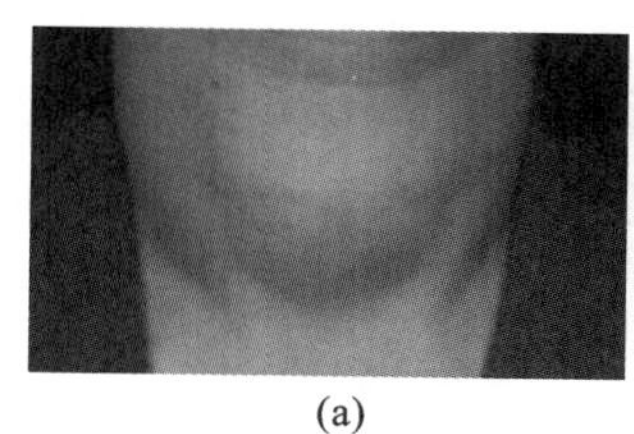
(a)

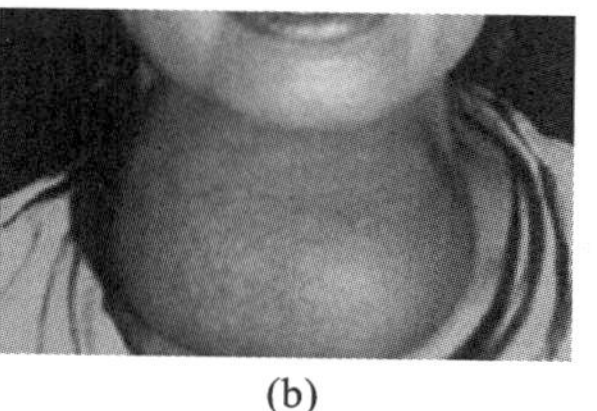
(b)

**图 5-22 甲状腺肿大**

(a)甲状腺Ⅱ度肿大;(b)甲状腺Ⅲ度肿大

### (三)甲状腺肿大的临床意义

根据肿大甲状腺的特点,判断引起甲状腺肿大的原因。

**1. 单纯甲状腺肿大** 甲状腺明显肿大,多为弥漫性,也可为结节性,常不伴有甲状腺功能亢进体征。因缺碘、致甲状腺肿物质或酶的缺陷等引起。

**2. 甲状腺功能亢进** 甲状腺可呈对称性或非对称肿大,质地多柔软;由于血管增多、增粗且血流加快,可听到连续性静脉“嗡鸣”血管杂音,可触及震颤。

**3. 甲状腺肿瘤** 甲状腺癌肿常呈不对称性肿大,表面凹凸不平,为结节性,质地坚硬,与周围组织发生粘连,波及喉返神经、颈交感神经时,可引起声音嘶哑;甲状腺腺瘤呈圆形或椭圆形肿大,多为单发,也可多发,质地坚韧,无压痛。因大部分甲状腺癌发展较慢,体积较小时易与甲状腺腺瘤和颈前淋巴结肿大等相互混淆。

**4. 慢性淋巴性甲状腺炎(桥本甲状腺炎)** 多为对称性、弥漫性肿大,也可呈结节性肿大,与四周无粘连而边界清楚,表面光滑,质地坚韧而有弹性。由于肿大腺体向后挤压颈总动脉,在腺体后缘可触及颈总动脉搏动,而甲状腺癌常将颈总动脉包绕在癌组织内,腺体后缘不能触及颈总动脉搏动,可借此对两者进行鉴别。

**5. 甲状旁腺腺瘤** 甲状旁腺位于甲状腺之后,发生腺瘤时可使甲状腺突出,检查时也随吞咽移动,需结合甲状旁腺功能亢进的临床表现加以鉴别。

## 六、气管

正常人气管位于颈前正中部。当气管周围组织出现病变时可影响气管位置。

### (一)检查方法

嘱被检查者取舒适坐位或仰卧位,两上肢下伸,使颈部处于自然直立状态。检查者站其前(或右)侧,分别将示指和无名指置于两侧胸锁关节上,中指置于气管正中,观察中指是否在示指和无名指的中间,或以中指置于气管与两侧胸锁乳突肌之间的间隙,据两侧间隙是否等宽来判断气管有无偏移。如中指与其两指距离不等或两侧间隙不等宽则表示气管有移位。

### (二)气管移位的临床意义

根据气管偏移的方向可以判断病变的性质。

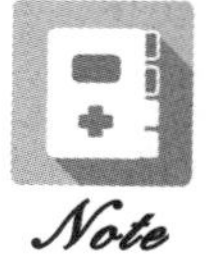

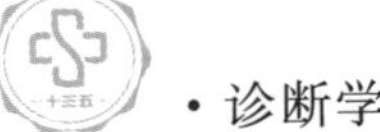


**1. 移向健侧** 大量胸腔积液、气胸或纵隔肿瘤及不对称性甲状腺肿大，可将气管推向健侧。

**2. 移向患侧** 肺不张、肺硬化、胸膜粘连等可将气管拉向患侧。

**3. 向下移位** 主动脉弓动脉瘤时，因心脏收缩时瘤体膨大并向后下方挤压气管，因而每随心脏搏动可以触到气管的向下拽动，称为 Oliver 征。

（杨笑怡）

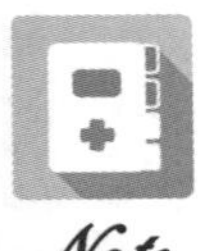
Note

# 第六章　胸部检查

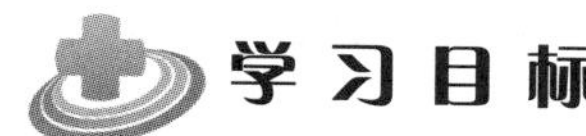

1. 掌握胸部检查的内容及方法；掌握肺部叩诊音、呼吸音、啰音的临床意义。
2. 熟悉胸部体表标志；熟悉语音震颤、胸膜摩擦感的检查方法。
3. 了解胸壁、乳腺的检查方法。
4. 能完成胸部检查，能识别胸部可能的阳性体征并判断与相关疾病之间的联系。

胸部是指颈部以下和腹部以上的区域，主要由胸廓、乳房和胸廓内组织器官（气管、支气管、肺、胸膜、心脏、血管、淋巴结、食管、纵隔等）组成。胸廓由 12 个胸椎和 12 对肋骨、锁骨及胸骨组成，其前部较短，背部稍长。胸部检查的内容很多，主要包括胸廓、胸壁、乳房、肺、胸膜、心脏和血管等的检查。

胸部基本的物理检查临床上沿用已久，设备条件要求不高，使用方便，能收集到许多具有重要价值的资料和征象，对胸部疾病的诊断具有十分重要的意义。当然，一个正确的诊断除了基本的物理检查外，还必须强调结合病史和其他辅助检查进行综合判断。

胸部物理检查使用视诊、触诊、叩诊和听诊四种检查方法。检查应在温度合适、光线充足的环境中进行，尽可能暴露全部胸廓。患者视病情或检查需要取坐位或卧位，按视、触、叩、听顺序进行全面系统的检查。一般先检查前胸部及两侧胸部，然后再检查背部。这样既可克服只注意叩诊和听诊，而忽略视诊和触诊的现象发生，也可避免重要体征的遗漏。

## 第一节　胸部的体表标志

胸廓内有心、肺等重要脏器，胸部检查的目的是判断这些脏器是否出现病理状态。胸廓内各脏器的位置可通过物理检查予以确定。为描述和标记胸廓内部脏器的轮廓和位置，以及异常体征出现的部位和范围，熟识胸廓上的自然标志和人为画线具有十分重要的意义。

### 一、骨骼标志

胸部的骨骼标志见图 6-1。

**1. 胸骨柄**　胸骨上端略呈六角形的骨块，上部两侧与左、右锁骨的胸骨端相连，下方则与胸骨体相连。

**2. 胸骨上切迹**　胸骨柄上缘，正常情况下气管位于切迹正中。

**3. 胸骨角**　又称 Louis 角，位于胸骨柄与胸骨体连接处，向前略突起。胸骨角两侧分别与左、右第 2 肋软骨相连，是计数肋骨和肋间隙的重要标志。另外胸骨角还标志着气管分叉、心房上缘和上、下纵隔交界处，向后对应第 4 或第 5 胸椎水平。

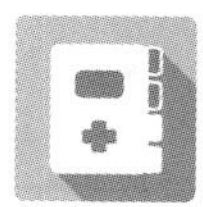

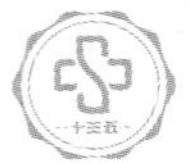



**4. 剑突** 胸骨体下端的突出部分，呈三角形，其底部与胸骨体相连。正常人剑突的长短差异很大。

**5. 腹上角** 左、右肋弓在胸骨下端会合所形成的夹角，由左、右两侧的第 7～10 肋软骨相互连接而成，又称胸骨下角。正常体形者为 70°～110°，体形瘦长者角度较小，矮胖者较大。深吸气时角度加大，呼气时角度变小。

**6. 肋骨** 共 12 对。背部肋骨与相应的胸椎相连，由后上方向前下方倾斜，其倾斜度上方略小，下方稍大。在前胸部第 1～7 肋骨与各自的肋软骨连接，第 8～10 肋骨与 3 个联合在一起的肋软骨连接后，再与胸骨相连，构成胸廓的骨性支架。第 11～12 肋骨不与胸骨相连，其前端为游离缘，称为浮肋。

**7. 肋间隙** 两肋骨之间的间隙，常用于定位水平位置。第 1 肋骨下的间隙为第 1 肋间隙，第 2 肋骨下的间隙为第 2 肋间隙，以此类推。第 1 对肋骨前面因与锁骨重叠常不能触及，其余肋骨可在胸壁上触及。

**8. 肩胛下角** 肩胛骨的最下部，常作为背部计数肋骨及肋间隙的标志。当两上肢自然下垂时，肩胛下角相当于第 7 或第 8 肋间隙，或相当于第 8 胸椎水平。此常作为后胸部计数肋骨的标志。

**9. 肋脊角** 第 12 肋骨与脊柱构成的夹角，前方为肾脏和输尿管所在的区域。

**10. 脊柱棘突** 后正中线的标志。位于颈根部的第 7 颈椎棘突最为突出，其下即为胸椎的起点，常以此处作为计数胸椎的标志。

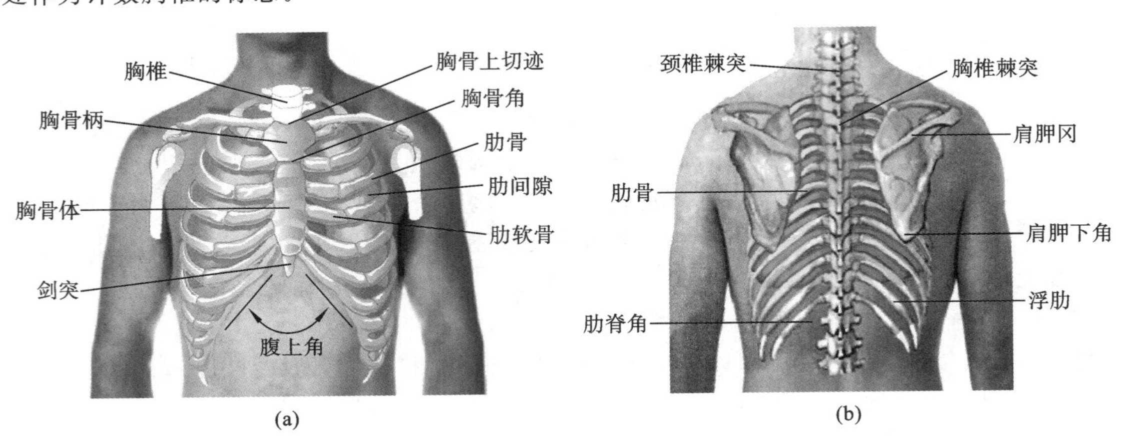


**图 6-1 胸部的骨骼标志**

(a)正面观；(b)背面观

## 二、自然陷窝和解剖区域

胸部自然陷窝有腋窝、胸骨上窝、锁骨上窝和锁骨下窝四个，解剖区域有肩胛上区、肩胛下区和肩胛间区三个。

**1. 腋窝** 上肢内侧与胸壁相连的凹陷部。

**2. 胸骨上窝** 胸骨柄上方的凹陷区，其后为气管。

**3. 锁骨上窝** 左、右锁骨上方的凹陷区，相当于两肺肺尖的上部。

**4. 锁骨下窝** 左、右锁骨下方的凹陷区，下界为第 3 肋骨下缘，相当于两肺肺尖的下部。

**5. 肩胛上区** 两肩胛冈以上的区域，其外上界为斜方肌的上缘，相当于两肺肺尖的下部。

**6. 肩胛下区** 两肩胛下角的连线与第 12 胸椎水平线之间的区域。后正中线将此区分为左、右两部。

**7. 肩胛间区** 左、右两肩胛骨内缘之间的区域。后正中线将此区分为左右两部。

## 三、垂直线标志

为了方便描述和定位胸部的垂直位置，根据胸部的骨骼标志和陷窝人为画出 9 条垂直线（图 6-2）。

**1. 前正中线** 胸骨正中的垂直线，上端位于胸骨柄上缘的中点，向下通过剑突中央的垂直线。

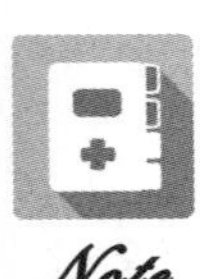

Note

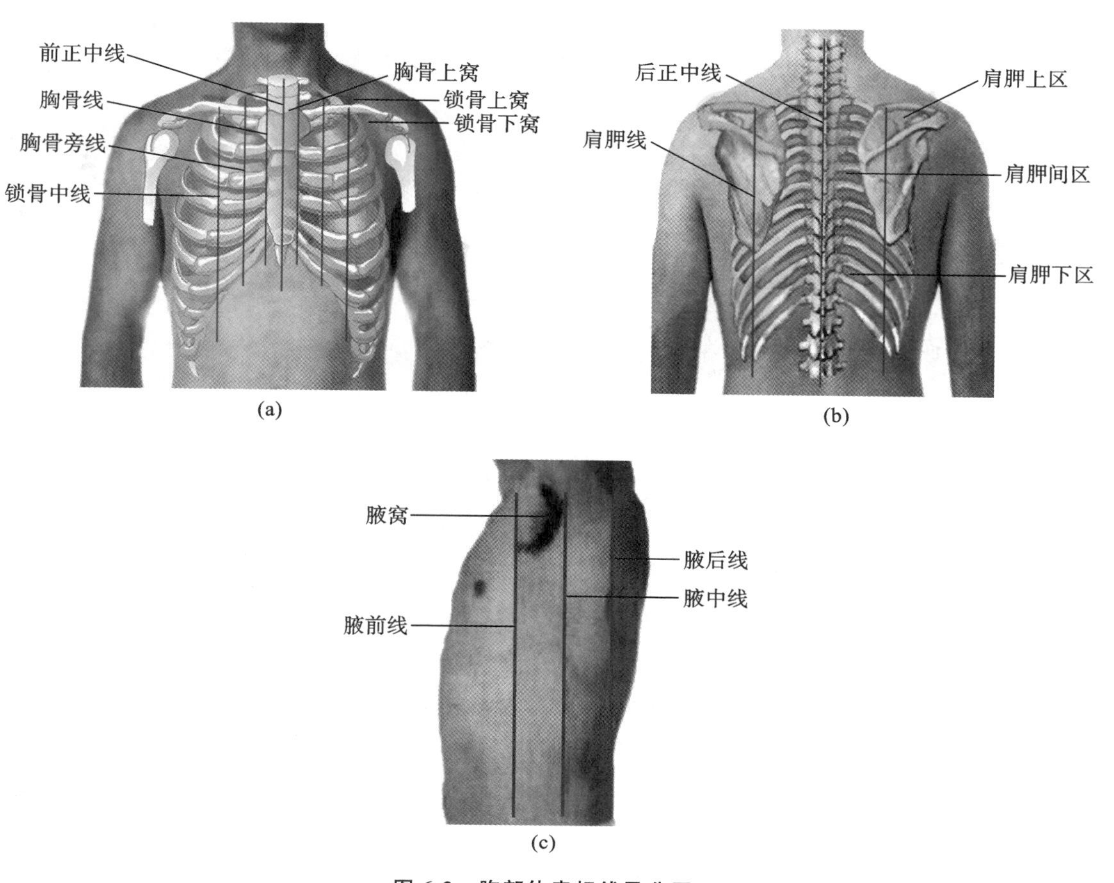


**图 6-2 胸部体表标线及分区**

(a)正面观;(b)背面观;(c)侧面观

**2. 锁骨中线** 通过锁骨的肩峰端与胸骨端两者中点的垂直线,即通过锁骨中点向下的垂直线。

**3. 胸骨线** 沿胸骨两侧边缘与前正中线平行的垂直线。

**4. 胸骨旁线** 通过胸骨线与锁骨中线连线中点的垂直线。

**5. 腋前线** 通过腋窝前皱襞沿前侧胸壁向下的垂直线。

**6. 腋后线** 通过腋窝后皱襞沿后侧胸壁向下的垂直线。

**7. 腋中线** 通过腋窝顶端,于腋前线和腋后线之间向下的垂直线。

**8. 肩胛线** 双臂自然下垂时通过肩胛下角与后正中线平行的垂直线。

**9. 后正中线** 通过椎骨棘突,沿脊柱正中下行的垂直线。

# 第二节 胸壁、胸廓与乳房检查

## 一、胸壁

检查胸壁(chest wall)时,除注意营养状态、皮肤、淋巴结和骨骼肌发育的情况外,还要重点检查以下各项。

**1. 静脉** 正常胸壁静脉外观不明显。当上、下腔静脉阻塞所致侧支循环建立时可出现胸壁静脉充盈或曲张。上腔静脉阻塞时,静脉血流方向为自上而下;下腔静脉阻塞时,血流方向为自下而上。

**2. 皮下气肿(subcutaneous emphysema)** 正常胸壁无皮下气肿。当气管、肺、胸膜损伤后,气体自病变部位逸出,积存于皮下称皮下气肿。偶见于胸壁局部产气杆菌感染。皮下气肿严重者气体可由胸

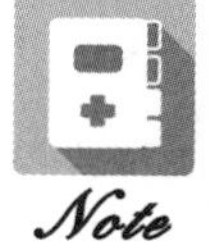

壁皮下向颈部、腹部或其他部位的皮下蔓延。以手按压存在皮下气肿的皮肤，引起气体在皮下组织内移动，而出现握雪感或捻发感。用听诊器按压皮下气肿部位时也可听到类似捻动头发的声音，称皮下气肿捻发音。

**3. 胸壁压痛** 正常情况胸壁无压痛。当存在肋间神经炎、肋软骨炎、胸壁软组织炎、肋骨骨折时，受累局部可有压痛。骨髓异常增生者，常有胸骨压痛和叩击痛，多见于白血病患者。

## 二、胸廓

正常胸廓(thorax)双侧大致对称，略呈椭圆形。成年人胸廓前后径较左右径短，二者比例约为 1∶1.5，小儿和老年人胸廓的前后径略小于左右径或几乎相等。常见的胸廓外形改变有以下几种(图 6-3)。

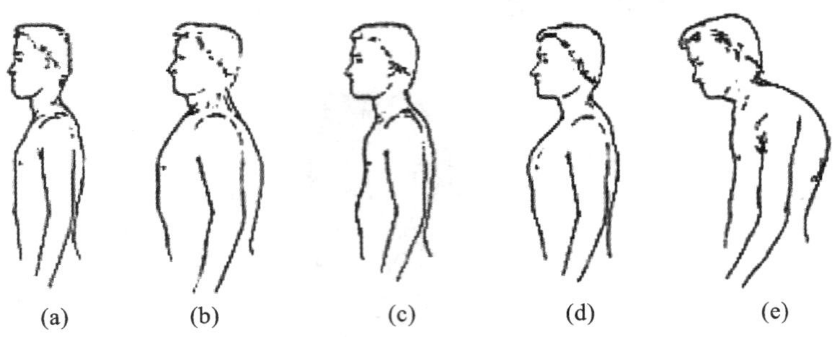


**图 6-3 胸廓外形的改变**

(a)正常胸；(b)桶状胸；(c)漏斗胸；(d)鸡胸；(e)脊柱后凸

**1. 扁平胸(flat chest)** 胸廓呈扁平状，其前后径短，前后径小于 1/2 左右径。见于体形瘦长者、慢性消耗性疾病如肺结核患者。

**2. 桶状胸(barrel chest)** 胸廓呈圆桶状，其前后径增加，前后径与左右径之比等于或大于 1∶1。肋骨的斜度变小，腹上角增大，肋间隙增宽且饱满。见于严重慢性阻塞性肺疾病患者，亦可发生于老年人或体形矮胖者。

**3. 佝偻病胸(rachitic chest)** 佝偻病所致的胸廓改变，包括：

(1) 佝偻病串珠：沿胸骨两侧各肋骨与肋软骨交界处隆起，形成串珠样改变。

(2) 肋膈沟：下胸部前面的肋骨外翻，沿膈附着的部位其胸壁向内凹陷形成沟状带。

(3) 漏斗胸：胸骨剑突处明显内陷，形似漏斗。

(4) 鸡胸：胸廓前后径与左右径之比大于 1，上下距离较短，胸骨下端前突，胸廓前侧壁肋骨凹陷。

**4. 胸廓一侧变形**

(1) 胸廓一侧膨隆：多见于大量胸腔积液、气胸或一侧严重代偿性肺气肿。

(2) 胸廓一侧平坦或下陷：常见于肺不张、肺纤维化、广泛性胸膜增厚和粘连等。

**5. 胸廓局部隆起** 可见于心脏明显增大、心包大量积液、主动脉瘤、胸内或胸壁肿瘤等。肋软骨炎和肋骨骨折患者除有局部隆起表现外，还会伴有局部压痛，骨折断端还可听到骨摩擦音。

**6. 脊柱畸形引起的胸廓改变** 严重脊柱前凸、侧凸或后凸可导致胸廓两侧不对称，肋间隙增宽或变窄，胸腔内器官与表面标志的关系发生改变。严重者还可引起呼吸、循环功能障碍。常见于脊柱结核等。

## 三、乳房

正常儿童及男性乳房(breast)不明显，乳头一般位于锁骨中线第 4 肋间隙。正常女性乳房在青春期逐渐发育增大，呈半球形，乳头逐渐长大呈圆柱形。

乳房的检查应按照一定的程序，不能仅检查患者叙述不适的部位，以免发生漏诊。除检查乳房外，还应检查引流乳房部位的淋巴结。检查时应充分暴露被检查者的胸部，并应有良好的照明。被检查者可采取坐位或仰卧位。首先进行视诊，然后再触诊。

（一）视诊

乳房视诊时应仔细观察双侧乳房的位置、大小、形态、对称性及皮肤有无溃疡、瘢痕、凹陷等；观察乳头是否对称，有无移位、内陷及有无分泌物等；还需观察腋窝和锁骨上窝区域有无异常表现。

**1. 对称性** 正常女性坐位时两侧乳房基本对称。一侧乳房明显增大见于先天畸形、囊肿、炎症或肿瘤等，一侧乳房明显缩小则多因发育不全所致。

**2. 皮肤改变**

(1) 皮肤发红：多为局部炎症或乳腺癌累及浅表淋巴管引起的癌性淋巴管炎。前者常同时伴有局部肿、热、痛，后者局部皮肤呈深红色，不伴热痛，可予鉴别。此外，还应注意乳房皮肤有无溃疡、色素沉着和瘢痕等。

(2) 皮肤水肿：乳房水肿使毛囊和毛囊开口变得明显可见，多见于乳腺癌和炎症。癌肿引起的水肿为癌细胞浸润阻塞皮肤淋巴管所致的淋巴水肿。此时，因毛囊及毛囊孔明显下陷，故局部皮肤外观呈“橘皮”或“猪皮”样。炎症导致的水肿是由于炎症刺激使毛细血管通透性增加，血浆渗出至血管外，进入细胞间隙之故，常伴有皮肤发红。乳房皮肤水肿应注意其部位和范围。

(3) 皮肤回缩：乳房皮肤回缩可由外伤或炎症，使局部脂肪坏死，成纤维细胞增生，受累区域乳房表层和深层之间悬韧带纤维缩短所致。如无确切的乳房急性炎症和外伤的病史，皮肤回缩常提示恶性肿瘤的存在，轻度的皮肤回缩常为早期乳腺癌的征象。

为了早期发现乳房皮肤回缩，检查时教被检查者做各种能使前胸肌收缩、乳房悬韧带拉紧的动作，如双手上举过头，或双手掌面相互推压或双手推压两侧髋部等，均有助于查见乳房皮肤或乳头回缩的征象。

**3. 乳头** 如出现乳头回缩，为自幼发生，考虑发育异常；如为近期发生则可能为乳腺癌或炎性病变。乳头出现分泌物，分泌物可呈浆液性、黄色、绿色或血性，提示乳腺导管有病变。出血最常见于导管内乳头状瘤，但亦见于乳腺癌及乳管炎的患者。

**4. 腋窝和锁骨上窝** 乳房淋巴引流最重要的区域。必须仔细观察腋窝和锁骨上窝有无红肿、包块、溃疡、瘘管和瘢痕等。

（二）触诊

乳房的上界位于第 2 或第 3 肋骨，下界至第 6 或第 7 肋骨，内缘起自胸骨缘，外界止于腋前线。为方便记录，通常以乳头为中心作一水平线和垂直线将乳房分为 1(外上)、2(外下)、3(内下)、4(内上)四个象限（图 6-4）。

触诊乳房时，被检查者多采取坐位，首先两臂下垂进行检查，然后双臂高举过头或双手叉腰再行检查。如仰卧位检查，可垫以小枕头抬高肩部使乳房能较对称地位于胸壁上。触诊时先由健侧乳房开始，后检查患侧。检查者手掌和手指平放在乳房上，应用指腹轻施压力，以旋转或来回滑行的方式触诊。先检查左侧乳房，由外上象限开始，以顺时针方向对 4 个象限分别进行由浅入深的触诊，最后触诊乳头。以同样的方式再检查右侧乳房，从外上象限开始，但沿逆时针方向进行。

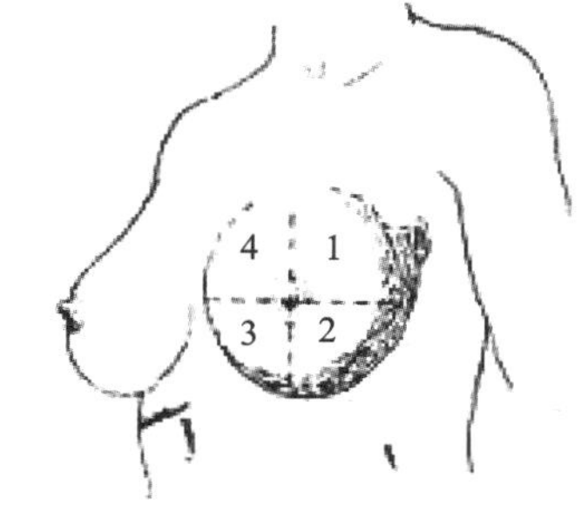

**图 6-4 乳房病变的定位与划区**

乳房触诊时注意有无红、肿、热、痛，有无包块，如有包块需注意其部位、大小、外形、硬度、压痛及活动度等。注意乳头有无硬结、弹性消失和分泌物等。正常乳房呈模糊的颗粒感和柔韧感，皮下脂肪组织的多寡，可影响乳房触诊的感觉。青年人乳房柔软，质地均匀一致，而老年人则多呈纤维和结节感。月经期乳房小叶充血，乳房有紧张及胀痛感，月经后充血迅速消退。妊娠期乳房增大并有柔韧感，而哺乳期则呈结节感。炎性病变有红、肿、热、痛的表现，局部有明显压痛。恶性病变往往无压痛，包块形态不规则，质地坚硬，表面凹凸不平，边缘多固定。

乳房触诊后，还应仔细触诊腋窝、锁骨上窝及颈部的淋巴结有无肿大或其他异常，因这些区域常为

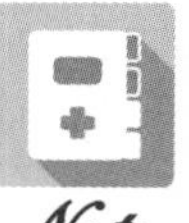

乳房炎症或恶性肿瘤扩展和转移的所在。

（三）乳房常见病变

**1. 急性乳腺炎** 乳房红、肿、热、痛，常局限于一侧乳房的某一象限。触诊有硬结、包块及触痛。多伴寒战、发热等全身中毒症状。哺乳期妇女最多见，也可见于青年女性和男性。

**2. 乳腺肿瘤** 包括良性和恶性，应予以鉴别。乳腺癌一般无炎症表现，质地坚硬，不规则，多为单发并与皮下组织粘连，局部皮肤呈橘皮样改变，乳头常回缩，晚期伴有腋窝淋巴结转移。多见于中年以上妇女。良性肿瘤则质地软，界限清楚，活动度较大，如乳腺囊性增生、乳腺纤维瘤等。

## 第三节 肺与胸膜检查

肺和胸膜的检查一般包括视、触、叩、听四个部分。检查时室内环境要求舒适温暖，因寒冷可诱发肌束震颤，往往造成视诊不满意或听诊音被干扰。光线也需充足，以免遗漏细节。患者一般采取坐位或仰卧位，充分暴露胸部。按照一定顺序进行检查，一般先检查前胸部和两侧胸部，然后再检查背部。

### 一、视诊

肺与胸膜检查的视诊内容包括呼吸运动、呼吸频率和呼吸节律三个方面。呼吸是通过中枢神经和神经反射予以调节和控制。健康人在静息状态下呼吸运动稳定而有节律，某些体液因素，如高碳酸血症可直接抑制呼吸中枢使呼吸变浅；低氧血症时可兴奋颈动脉窦及主动脉体化学感受器使呼吸变快；代谢性酸中毒时，血 pH 降低，通过肺脏代偿性排出 $CO_2$，使呼吸变深变慢。此外，肺的牵张反射亦可改变呼吸节律，如肺炎或心力衰竭时肺充血，呼吸可变得浅而快。另外，呼吸节律还可受主动意识的支配。

（一）呼吸运动

呼吸运动是通过膈肌和肋间肌的收缩和松弛来完成的。正常情况下吸气为主动运动，此时肋间肌和膈肌收缩，胸廓扩张，胸膜腔内负压增高，肺扩张，空气顺压力差经呼吸道进入肺内。呼气为被动运动，此时呼气肌并不收缩，而吸气肌松弛，胸廓缩小，胸膜腔内负压降低，肺脏的弹力回缩使肺泡内压力增高，肺内气体随之呼出。一般成人静息呼吸时，潮气量约为 500 mL。吸气时可见胸廓前部肋骨向上外方移动，膈肌收缩使腹部向外隆起，而呼气时则前部肋骨向下内方移动，膈肌松弛，腹部回缩。

**1. 呼吸运动方式** 有胸式呼吸和腹式呼吸两种。正常成年男性及儿童呼吸以膈肌运动为主，吸气时上腹部隆起较明显，形成腹式呼吸；女性则以肋间肌的运动为主，呼吸时胸廓扩张明显，形成胸式呼吸。实际上这两种呼吸方式往往同时存在，只是程度不同。病理情况下呼吸运动方式可发生改变。胸式呼吸减弱而腹式呼吸增强，见于肺、胸膜或胸壁疾病如肺炎、肺水肿、胸膜炎、气胸、肋间神经痛、肋骨骨折等。腹式呼吸减弱而胸式呼吸增强，见于腹膜炎、大量腹腔积液、肝脾极度肿大、腹腔内巨大肿瘤及晚期妊娠等。

**2. 呼吸困难** 当某些疾病导致呼吸道阻力增加时，患者表现出呼吸困难。上呼吸道部分阻塞患者，气流不能顺利进入肺内，故吸气时辅助呼吸肌也参与收缩，造成肺内负压极度增高，从而引起胸骨上窝、锁骨上窝及肋间隙向内凹陷，即“三凹征”，常见于气管阻塞，如气管肿瘤、异物等。下呼吸道阻塞患者，因气流呼出不畅，呼气时需要呼气肌参与收缩用力，从而引起肋间隙膨隆，呼气时间延长，常见于支气管哮喘和阻塞性肺气肿等。

根据呼吸困难主要出现在吸气相还是呼气相，判断其类型为吸气性、呼气性还是混合性，详见第一篇第二章第五节“呼吸困难”。

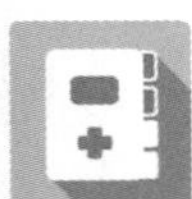

（二）呼吸频率

正常成人在静息状态下呼吸频率为 12～20 次/分，呼吸与脉搏之比为 1∶4。新生儿呼吸频率约为

Note

44 次/分，并随年龄增长而逐渐减慢。常见的呼吸频率改变如下（图 6-5）。

**1. 呼吸过速** 呼吸频率超过 20 次/分，称呼吸过速。常见于发热、疼痛、贫血、甲状腺功能亢进及心力衰竭。一般体温每升高 1 ℃，呼吸频率增加 4 次/分。

**2. 呼吸过缓** 呼吸频率低于 12 次/分，称为呼吸过缓。见于麻醉剂、镇静剂过量和颅内压增高等。

**3. 呼吸深度的变化**

（1）呼吸浅快：见于呼吸肌麻痹、腹腔积液、妊娠晚期、肥胖以及肺部疾病，如肺炎、胸膜炎、胸腔积液和气胸等。

（2）呼吸深快：剧烈运动时，因机体耗氧量增加，需要增加肺内气体交换，故呼吸加深加快。情绪激动或过度紧张时亦常出现呼吸深快，并有过度通气的现象，引起呼吸性碱中毒，患者常感口周及肢端发麻，甚至可发生手足搐搦及呼吸暂停。严重代谢性酸中毒时，因细胞外液碳酸氢盐不足，pH 降低，通过肺脏代偿排出 $CO_2$，调节细胞外酸碱平衡，从而出现深而快的呼吸，见于糖尿病酮症酸中毒和尿毒症酸中毒等，此种深大的呼吸又称为库斯莫尔（Kussmaul）呼吸。

### （三）呼吸节律

正常成人静息状态下呼吸节律规整，幅度均匀。在病理状态下，往往会出现各种呼吸节律的变化。常见呼吸节律的改变如下（图 6-5）。

**1. 潮式呼吸** 又称陈施（Cheyne-Stokes）呼吸。特点是呼吸由浅慢逐渐变为深快，然后再由深快变为浅慢，随之出现一段呼吸暂停，如此周而复始。每个潮式呼吸周期可长达 30 s 至 2 min，呼吸暂停可持续 5～30 s。此种呼吸节律的变化多发生于中枢神经系统病变，如脑炎、脑膜炎、颅内压增高及某些中毒，如糖尿病酮症酸中毒、巴比妥类中毒等，由于呼吸中枢的兴奋性降低，调节呼吸的反馈系统失常而引起。只有当缺氧严重，二氧化碳潴留至一定程度时，才能刺激呼吸中枢，促使呼吸恢复和加强；当呼吸恢复，积聚的二氧化碳呼出后，呼吸中枢又失去有效的兴奋性，使呼吸再次减弱进而暂停。必须注意有些老年人深睡时亦可出现潮式呼吸，为脑动脉硬化、中枢神经供血不足的表现。

**2. 间停呼吸** 又称比奥（Biot）呼吸。表现为规律呼吸数次后，突然停止一段时间，然后又开始呼吸，周而复始。其发生机制和病因与潮式呼吸大致相同，但病情更加严重，提示预后不良，常在临终前发生。

**3. 叹气样呼吸** 表现为在正常呼吸节律中插入一次深大呼吸，并常伴有叹息声。此多为功能性改变，见于精神紧张、自主神经功能紊乱、抑郁症等。

正常呼吸
呼吸规则而舒适，频率12～20次/分

叹气样呼吸
频繁间插深呼吸

呼吸过缓
呼吸频率<12次/分

陈施呼吸
不同呼吸深度的周期性变化并间插呼吸暂停

呼吸过速
呼吸频率>20次/分

库斯莫尔呼吸
快而深且用力呼吸

过度通气
深呼吸，频率>20次/分

比奥呼吸
间插不规则周期性呼吸暂停，打乱了呼吸的连续性

**图 6-5 常见的呼吸类型及特点**

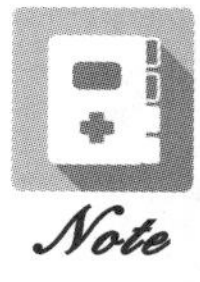

## 二、触诊

### (一) 胸廓扩张度

胸廓扩张度(thoracic expansion)即呼吸时的胸廓动度。胸廓前下部呼吸动度较大,检查较易。测定前胸廓扩张度时,检查者两手置于被检查者胸廓下面的前侧部,左、右拇指分别沿两侧肋缘指向剑突,拇指尖在前正中线两侧对称部位,而手掌和伸展的手指置于前侧胸壁;测定后胸廓扩张度时,检查者将两手平置于患者背部,约第 10 肋骨水平,拇指与中线平行,并将两侧皮肤向中线轻推。检查时嘱被检查者做深呼吸,观察比较两手的动度是否一致。若一侧胸廓扩张受限,多见于大量胸腔积液、气胸、胸膜增厚和肺不张等。

### (二) 语音震颤

语音震颤(vocal fremitus)指被检查者发出语音,声波沿气管、支气管、肺泡传到胸壁所引起的震动,由检查者的手触及,又称触觉语颤(tactile fremitus)。根据语音震颤的增强或减弱可判断胸内病变的性质。

**1. 检查方法** 检查者将左、右手的尺侧缘或掌面轻放于两侧胸壁的对称部位,然后嘱被检查者用同等强度重复发"yi"长音。按照从上至下,从内到外的顺序检查,并且左、右两手交叉检查对比,比较两侧相应部位语音震颤的异同,注意有无增强或减弱。

**2. 影响语音震颤强弱的因素** 语音震颤的强弱主要取决于气管、支气管是否通畅以及胸壁传导是否良好。正常情况下语音震颤的强度与发音的强弱、音调的高低、胸壁的厚薄以及支气管至胸壁距离的差异等因素相关。一般来说,发音强、音调低、胸壁薄及支气管至胸壁的距离近者语音震颤强,反之则弱。此外,语音震颤在靠近气管和支气管前后走向的区域,即肩胛间区及左、右胸骨旁第 1、2 肋间隙最强,于肺底最弱。因此,正常成人,男性和消瘦者的语音震颤较儿童、女性和肥胖者强;前胸上部较前胸下部强,右胸上部较左胸上部强。

病理情况下语音震颤的改变如下。

(1) 语音震颤增强,主要见于:①肺组织实变,如大叶性肺炎实变期、肺结核、大片肺梗死等。②靠近胸壁的肺内巨大空腔,声波在空腔内产生共鸣,如肺脓肿、肺结核空洞。

(2) 语音震颤减弱,主要见于:①肺内含气量过多,如肺气肿、慢性阻塞性肺疾病。②支气管阻塞,如阻塞性肺不张、支气管肺癌。③大量胸腔积液或气胸。④胸膜高度肥厚粘连。⑤胸壁皮下气肿。

### (三) 胸膜摩擦感

正常的胸膜脏层和壁层之间润滑,呼吸时不产生摩擦。当胸膜有急性炎症时,纤维蛋白沉积于两层胸膜,使其表面粗糙,呼吸时脏层和壁层胸膜相互摩擦,可由检查者的手感觉到,似皮革相互摩擦的感觉,称胸膜摩擦感(pleural friction fremitus)。通常于呼气、吸气两相均可触及,但在吸气相末更易触到。检查胸膜摩擦感的方法是将手掌紧贴于胸廓的下前侧部,因该处为胸廓呼吸动度最大的区域,最易触及。

## 三、叩诊

### (一) 叩诊方法

胸部叩诊有直接叩诊和间接叩诊两种方法,以间接叩诊为主。

**1. 直接叩诊法** 中间三指掌面直接拍击检查部位,适用于胸部大面积的病变。

**2. 间接叩诊法** 患者取坐位或仰卧位,肌肉放松,两臂下垂,平静呼吸。按照自上而下、由前向后的顺序依次检查前胸、侧胸及背部。首先叩诊前胸壁,由锁骨上窝开始,沿锁骨中线、腋前线自第 1 肋间隙从上到下逐一肋间隙进行叩诊。叩诊侧胸壁,嘱被检查者举起上臂置于头部,自腋窝开始,沿腋中线、腋后线自上而下叩诊,直至肋缘。最后叩诊背部,嘱患者向前稍低头,上半身略前倾,双手交叉抱肘于胸前,尽可能使肩胛骨移向外侧方。自肺尖开始,沿肩胛线逐一肋间隙向下叩诊,直至肺底膈活动范围被

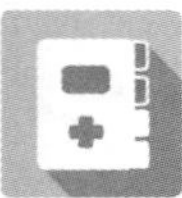
Note

确定为止。

间接叩诊时注意板指应平贴于肋间隙并与肋骨平行，叩诊肩胛间区时，板指应与脊柱平行。叩击时力量要均匀，左右、上下、内外进行对比，注意叩诊音的变化。

### （二）叩诊音的分类

胸部叩诊音可分为清音、过清音、鼓音、浊音、实音。详见第二篇第三章第三节“叩诊”。

### （三）叩诊内容

**1. 正常肺部叩诊音** 正常肺部叩诊为清音，但其声音的强弱、高低与肺脏含气量的多少、胸壁的厚薄以及邻近脏器的影响有关。由于肺上叶体积较下叶小，且上胸部的肌肉较厚，故前胸上部较下部叩诊音稍浊；因右肺上叶较左肺上叶小，且惯用右手者右侧胸大肌较厚，故右肺上部叩诊音亦稍浊；由于背部的肌肉、骨骼层次较多，故背部的叩诊音较前胸部稍浊；右侧腋下部因受肝脏的影响叩诊音稍浊，而左侧腋前线下方因有胃泡存在，故叩诊呈鼓音，又称 Traube 鼓音区（图 6-6）。

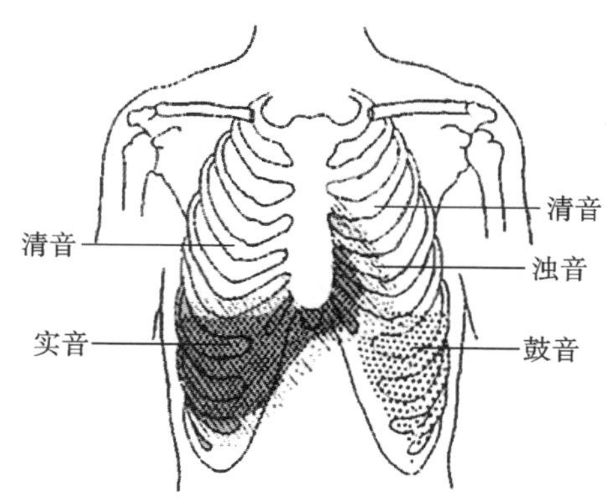


图 6-6 正常胸部叩诊音

**2. 肺界的叩诊**

(1) 肺上界：肺尖的宽度。检查时自斜方肌前缘中央部开始叩诊为清音，由此逐渐叩向外侧，直至清音变为浊音，即为肺上界的外侧终点；再从上述中央部向内叩，至清音变为浊音即为肺上界的内侧终点。此两点间的距离即为肺尖的宽度，又称 Kronig 峡（图 6-7）。正常宽度为 4～6 cm。肺上界变窄或叩诊浊音，常见于肺尖部结核、纤维性变、肺不张等；肺上界变宽，常见于肺气肿、气胸等。

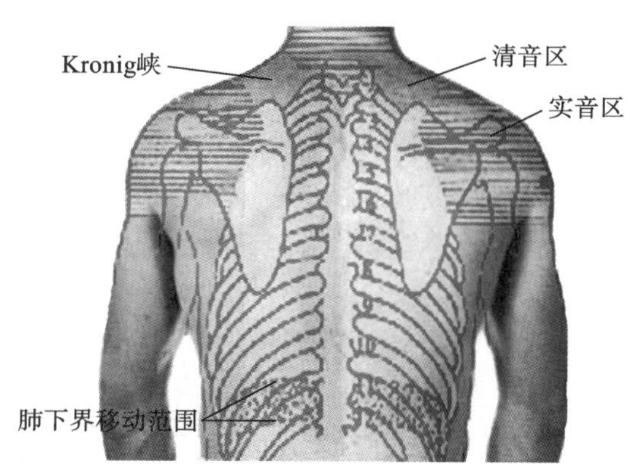


图 6-7 正常肺尖宽度（Kronig 峡）与肺下界移动范围

(2) 肺前界：心脏的绝对浊音界。正常人右肺前界相当于胸骨线的位置，左肺前界则相当于胸骨旁线第 4 至第 6 肋间隙的位置。心脏扩大、心肌肥厚、心包积液、主动脉瘤和肺门淋巴结明显肿大，可使左、右两肺前界间的浊音区扩大；反之，肺气肿则可使其缩小。

(3) 肺下界：叩诊肺下界时，一般自上而下，先右侧，后左侧，在上述各垂直线进行叩诊。除在右锁骨中线上叩诊音由清音先变为浊音（称肺肝界，即肝上界），后由浊音变为实音处为肺下界外，在其他垂

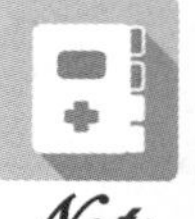

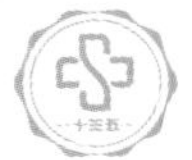



直线上叩诊由清音变为实音处，即为该垂直线上的肺下界。左肺下界除锁骨中线的下端因受心脏浊音区及胃泡鼓音区的影响，不易确定外，其他均与右肺相同。平静呼吸时，锁骨中线、腋中线、肩胛线上肺下界分别为第 6 肋间隙、第 8 肋间隙、第 10 肋间隙。体形瘦长者的肺下界可下降一肋；儿童及矮胖者可上升一肋；妊娠末期，两侧肺下界上升。病理情况下，肺下界下移，常见于肺气肿、腹腔内脏器下垂；肺下界上移，常见于肺不张、胸腔积液、肝脾肿大、膈下脓肿以及腹内压升高，如高度腹腔积液、气腹、鼓肠及巨大腹腔肿瘤等。

**3. 肺下界移动范围** 相当于深呼吸时横膈的移动范围。检查方法：首先让被检查者平静呼吸，在肩胛线上进行自上而下的叩诊，先叩出肺下界位置，再让被检查者深吸气后屏住呼吸，立即向下叩诊，当清音变为浊音时，即为肩胛线上肺下界的最低点。嘱被检查者恢复平静呼吸，叩出平静呼吸时的肺下界，再嘱被检查者做深呼气并屏住呼吸，随即向上叩诊，直至浊音变为清音时，即为肩胛线上肺下界的最高点。最高至最低点间的距离即为肺下界的移动范围。正常人肺下界移动范围为 6～8 cm。肺下界移动度减弱，见于肺气肿、肺部炎症或水肿、肺不张及肺纤维化等。当胸腔大量积液或积气、胸膜完全粘连、膈肌麻痹时，肺下界移动范围不能叩出。

#### （四）胸部异常叩诊音

正常肺脏的清音区，如出现浊音、实音、鼓音或过清音则为异常叩诊音，提示肺或胸膜、胸壁出现病理改变。异常叩诊音的出现取决于病变的性质、范围及部位的深浅。一般距胸部表面 5 cm 以上的深部病灶、直径小于 3 cm 的小病灶或少量胸腔积液时，常不能发现叩诊音的改变。

**1. 浊音或实音** 见于以下情况。

(1) 肺部大面积含气量减少：如肺炎、肺结核、肺不张、高度肺水肿、广泛的肺纤维化等。

(2) 肺内不含气的占位性病变：如肺肿瘤、肺包虫或囊虫病、未液化的肺脓肿等。

(3) 胸膜及胸壁病变：如胸腔积液、胸膜增厚、胸壁水肿等。

**2. 鼓音** 见于以下情况。

(1) 肺内含气量明显增加：如气胸、肺大疱。

(2) 肺内空腔性病变：空腔直径大于 3 cm，且靠近胸壁时，叩诊可呈鼓音，如空洞型肺结核、液化了的肺脓肿和肺囊肿等。空洞巨大、位置表浅、腔壁光滑或患张力性气胸的患者，叩诊呈鼓音，同时具有金属性回响，故又称为空瓮音。

**3. 过清音** 见于肺张力减弱而含气量增多时，如肺气肿患者。

### 四、听诊

肺部听诊时被检查者取坐位或卧位，平静呼吸或稍深呼吸。听诊顺序由肺尖开始，自上而下，先前胸到侧胸，最后背部。同时双侧对称部位要进行对比。每个部位最好听诊 1～2 个呼吸周期。必要时还可嘱被检查者咳嗽数声后立即听诊，这样有利于察觉呼吸音及附加音的改变。听诊的内容如下。

#### （一）正常呼吸音

正常呼吸音有四种，即气管呼吸音、支气管呼吸音、支气管肺泡呼吸音及肺泡呼吸音（表 6-1、图 6-8）。

**表 6-1　四种正常呼吸音特征的比较**

| 特征 | 气管呼吸音 | 支气管呼吸音 | 支气管肺泡呼吸音 | 肺泡呼吸音 |
|---|---|---|---|---|
| 音调 | 极高 | 高 | 中等 | 低 |
| 强度 | 极响亮 | 响亮 | 中等 | 柔和 |
| 性质 | 粗糙 | 管样 | 沙沙声，但呈管样 | 轻柔的沙沙声 |
| 吸气相：呼气相 | 1：1 | 1：3 | 1：1 | 3：1 |
| 正常听诊区域 | 胸外气管 | 胸骨柄 | 主支气管 | 大部分肺野 |

Note

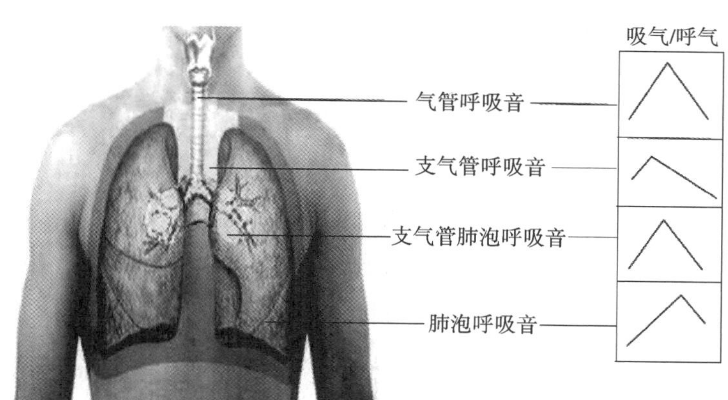


图 6-8 正常呼吸音及其特点

**1. 气管呼吸音(tracheal breath sound)** 空气进出气管发出的声音,粗糙、响亮且高调,吸气相与呼气相几乎相等,于胸外气管上面可听及。因不能说明临床上任何问题,临床应用较少。

**2. 支气管呼吸音(bronchial breath sound)** 呼吸时气流在声门、气管或主支气管内形成的湍流所产生的声音。此声音很像将舌根部抬高,经口呼气所发出的"哈"音,音调高,音响强。因吸气为主动运动,吸气时声门增宽,进气快;而呼气为被动运动,声门较窄,出气较慢;故吸气相较呼气相短,且呼气音较吸气音强而高调,吸气末与呼气始之间有极短暂的间隙。此种呼吸音在正常人的喉部、胸骨上窝、背部第 6、7 颈椎及第 1、2 胸椎附近均可听到。

**3. 支气管肺泡呼吸音(bronchovesicular breath sound)** 支气管呼吸音与肺泡呼吸音的混合声音,又称混合性呼吸音。吸气相和呼气相基本相等,吸气音与肺泡呼吸音的吸气音性质相似,但音响较强,音调较高。呼气音与支气管呼吸音的呼气音相似,但音响较弱,音调较低。正常人在胸骨两侧第 1、2 肋间隙,肩胛间区第 3、4 胸椎水平以及肺尖前后部可听及支气管肺泡呼吸音。若在其他部位听到此音,则称为异常支气管肺泡呼吸音,提示有病变存在。

**4. 肺泡呼吸音(vesicular breath sound)** 空气在细支气管和肺泡内进出时肺泡弹性的变化和气流的振动产生的声音。吸气时气流经支气管进入肺泡,冲击肺泡壁,使肺泡由松弛变为紧张,呼气时肺泡由紧张变为松弛。肺泡呼吸音类似以上齿轻咬下唇出气时发的"夫"音,音调较低。吸气时音响比呼气强,音调较高,时相较长。吸气为主动运动,吸入肺泡的气流速度较快,肺泡维持紧张的时间较长,而呼气为被动运动,呼出的气流速度慢,肺泡亦随之转为松弛状态。一般在呼气终止前呼气声即先消失,并非呼气动作比吸气动作短,而是呼气末气流太小,不能听及呼气声而已。

正常情况下除支气管呼吸音及支气管肺泡呼吸音分布的部位外,其余部位均听到肺泡呼吸音,其强弱与性别、年龄、呼吸的深浅、肺组织弹性的大小及胸壁的厚薄等有关。男性的肺泡呼吸音较女性强,因男性呼吸运动的力量较强,且胸壁皮下脂肪较少;儿童的肺泡呼吸音较老年人强,因儿童的胸壁较薄且肺泡富有弹性,而老年人的肺泡弹性则较差;肺泡组织较多,胸壁肌肉较薄的部位,如乳房下部及肩胛下部肺泡呼吸音最强,腋窝下部次之,而肺尖及肺下缘区域则较弱。此外,体形矮胖者肺泡呼吸音亦较瘦长者弱。

### (二) 异常呼吸音

异常呼吸音有异常肺泡呼吸音、异常支气管呼吸音和异常支气管肺泡呼吸音三种。

**1. 异常肺泡呼吸音**

(1) 肺泡呼吸音增强:与呼吸运动及通气功能增强、进入肺泡内的气流增多或流速加快有关。双侧肺泡呼吸音增强见于:①机体需氧量增加,引起呼吸加深加快,如运动、发热或代谢亢进等;②缺氧兴奋呼吸中枢,导致呼吸运动增强,如贫血等;③血液酸度增高,刺激呼吸中枢,使呼吸深长,如酸中毒等。单侧肺泡呼吸音增强见于一侧肺或胸膜有病变致其呼吸功能下降,则健侧肺发生代偿性肺泡呼吸音增强。

(2) 肺泡呼吸音减弱或消失:进出肺泡的空气量减少或进出肺泡的空气流速减慢及声音传导障碍,

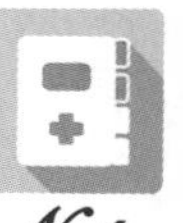

Note

可导致局部、单侧或双肺出现肺泡呼吸音减弱或消失。常见的原因有：①胸廓活动受限，如胸痛、肋软骨骨化等；②呼吸肌疾病，如重症肌无力、膈肌瘫痪和极度衰竭等；③支气管阻塞，如慢性阻塞性肺疾病、支气管狭窄等；④压迫性肺膨胀不全，如胸腔积液或气胸等；⑤腹部疾病，如大量腹腔积液、腹部巨大肿瘤等。

(3) 呼气音延长，常见于：①下呼吸道部分阻塞、痉挛或狭窄，导致呼气阻力增加，如支气管炎、支气管哮喘等；②肺组织弹性减退，使呼气的驱动力减弱，如慢性阻塞性肺气肿等。

(4) 断续性呼吸音：当肺脏局部有小的炎性病灶或小支气管狭窄时，空气不能均匀地进入肺泡，吸气音有短促的间歇而不连续。常见于肺炎或肺结核等。

(5) 粗糙性呼吸音：与支气管黏膜轻度水肿或炎症浸润造成支气管不光滑或狭窄，气流进出不畅有关。多见于支气管炎或肺部炎症的早期。

**2. 异常支气管呼吸音**　在正常肺泡呼吸音的区域听到支气管呼吸音，即为异常支气管呼吸音。临床上也将其称为管状呼吸音(tubular breath sound)，见于以下几种情况。

(1) 肺组织实变：因主气道产生的呼吸音通过较致密的肺实变组织，传至体表而被听到。异常支气管呼吸音的部位、范围和强弱与肺实变的部位、大小和深浅有关，实变的范围越大、位置越浅，其声音越强，反之则较弱。常见于大叶性肺炎的实变期。

(2) 肺内大空腔：当支气管与肺内大空洞相通，且其周围肺组织又有实变时，气流在大空腔中回旋引起腔内共鸣，并通过实变组织的良好传导，在体表可以听及清晰的支气管呼吸音，见于肺脓肿或空洞型肺结核等。

(3) 压迫性肺不张：大量胸腔积液时，因压迫肺组织引起肺不张，该处致密的肺组织有利于支气管音的传导，有时在积液上方可以听到支气管呼吸音。

**3. 异常支气管肺泡呼吸音**　在正常肺泡呼吸音的区域内听到的支气管肺泡呼吸音称为异常支气管肺泡呼吸音。主要是由于肺实变区域小，且与正常含气肺组织混合存在或肺实变位置较深。常见于支气管肺炎、肺结核、大叶性肺炎初期等。在胸腔积液上方肺膨胀不全的区域也可听到。

（三）啰音

啰音是呼吸音以外的附加音，该音在正常情况下并不存在，故不属于呼吸音的改变。啰音按其性质可分为干啰音和湿啰音两种。

**1. 干啰音(wheezes, rhonchi)**　由于气管、支气管或细支气管狭窄或部分阻塞，气流吸入或呼出时发生湍流而产生的声音。

(1) 发生机制：当呼吸道发生狭窄或不完全阻塞时均可产生干啰音(图 6-9)。①炎症引起的黏膜充血水肿和分泌物增加；②支气管平滑肌痉挛；③管腔内肿瘤或异物阻塞；④管壁被管外肿大的淋巴结或纵隔肿瘤压迫引起的管腔狭窄等。

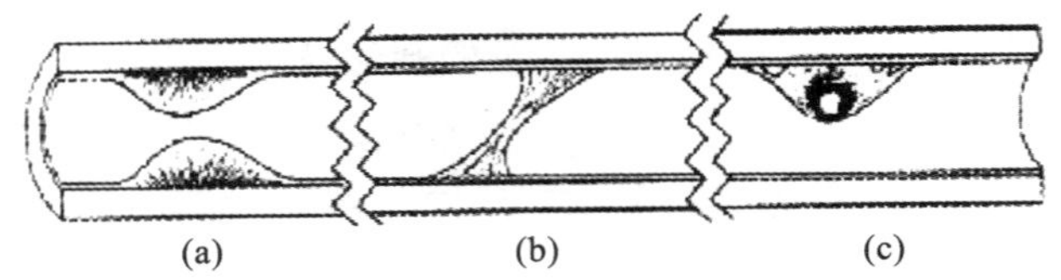


**图 6-9　干啰音的发生机制**

(a)管腔狭窄；(b)管腔内有分泌物；(c)管腔内有新生物或受压

(2) 特点：干啰音为一种持续时间较长、带乐性的呼吸附加音。音调较高，持续时间较长，吸气及呼气时均可听及，但以呼气时明显。干啰音的强度和性质易改变，部位易变换，在瞬间数量可明显增减。发生于主支气管以上的大气道干啰音，有时不用听诊器亦可听及，谓之喘鸣。

(3) 分类：根据干啰音音调的高低可分为高调和低调两种(图 6-10)。①高调干啰音：又称哨笛音或哮鸣音，音调高，用力呼气时其性质常呈上升性。多发生于较细小的支气管。②低调干啰音：音调低，像熟睡时打鼾的声音，又称鼾音。多发生于气管或较大的支气管。

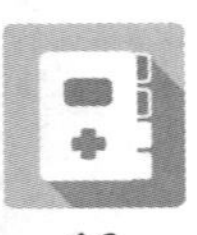
Note

(4) 临床意义：发生于双侧肺部的干啰音常见于支气管哮喘、慢性支气管炎、慢性阻塞性肺疾病和心源性哮喘等。局限性干啰音，往往是由于局部支气管发生狭窄所致，常见于支气管内膜结核或肿瘤等。

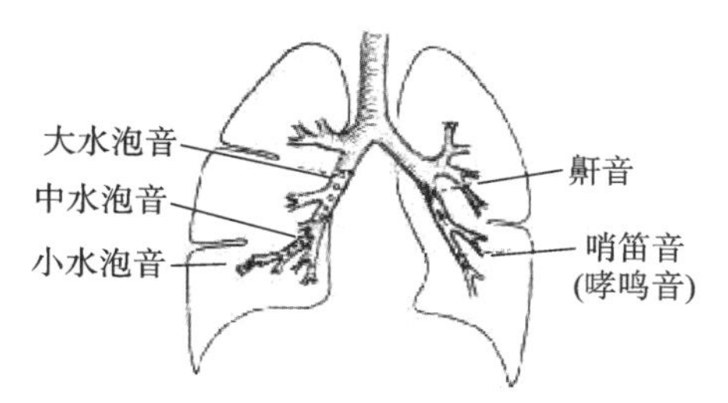


**图 6-10　啰音的种类及其发生部位**

**2. 湿啰音(moist crackles)**　吸气时气流通过含有稀薄分泌物(渗出液、黏液、脓液、血液)的支气管，形成的水泡破裂所发出的声音，故又称为水泡音(bubble sound)。或认为由于小支气管壁因分泌物黏着而陷闭，吸气时突然开放重新充气所产生的爆裂音。

(1) 特点：湿啰音为呼吸音以外的附加音，断续而短暂，一次常连续多个出现，于吸气时或吸气终末较为明显，有时也出现于呼气早期。部位较恒定，性质不易变，中、小湿啰音可同时存在，咳嗽后可减轻或消失。

(2) 分类及临床意义：按呼吸道腔径大小和腔内渗出物的多少分为粗湿啰音、中湿啰音、细湿啰音和捻发音。①粗湿啰音：又称大水泡音。发生于气管、主支气管或空洞部位，多出现于吸气早期。见于支气管扩张、肺水肿和肺结核、肺脓肿空洞等。昏迷或濒死患者因无力排出呼吸道分泌物，于气管处可听到大水泡音，有时不用听诊器亦能听到，称之痰鸣。②中湿啰音：又称中水泡音。发生于中等直径的支气管，多出现于吸气中期。见于支气管炎、支气管肺炎。③细湿啰音：又称小水泡音。发生于小支气管，多在吸气后期出现。常见于细支气管炎、支气管肺炎、肺淤血等。④捻发音：在吸气末发生的一种极细微而均匀一致的湿啰音，像用手指在耳边捻搓一束头发时发出的声音。这是由于细支气管和肺泡壁因分泌物而互相黏着陷闭，吸气时被气流冲开重新充气而发出的高音调、高频率的细小爆裂音。常见于细支气管和肺泡的炎症或充血，如肺淤血、肺炎早期和肺泡炎等。老年人或长期卧床患者，可在肺底听到捻发音，一般无临床意义。

局部出现湿啰音，常提示该部位有病变，如肺炎、肺结核、支气管扩张等。发生于两侧肺底的湿啰音，常见于心力衰竭时的肺淤血和支气管肺炎等。如双肺满布湿啰音，则多见于急性肺水肿和严重支气管肺炎。

### (四) 语音共振

语音共振(vocal resonance)又称听觉语音，其产生机制与语音震颤基本相同。嘱被检查者用一般强度的声音重复发“yi”长音，喉部产生的振动经气管、支气管、肺泡传至胸壁，由听诊器听及，故语音共振较语音震颤更敏感。正常情况下，听到的语音共振并不响亮清晰，音节亦含糊难辨。语音共振一般在气管和大支气管附近听到的声音最强，在肺底则较弱。语音共振的异常改变如下。

**1. 语音共振减弱**　见于支气管阻塞、胸腔积液、胸膜增厚、胸壁水肿、慢性阻塞性肺疾病及肥胖等。

**2. 语音共振增强**　见于肺实变和中等量胸腔积液上方肺被压缩时。在病理情况下，语音共振的性质会发生变化，根据听诊的差异，语音共振增强可分为以下几种。

(1) 支气管语音：语音共振的强度和清晰度均增加，常同时伴语音震颤增强，见于肺实变。

(2) 胸语音：一种更强、更响亮和较近耳的支气管语音，清晰，容易听及。见于大范围的肺实变区域。

(3) 羊鸣音：不但语音的强度增加，而且性质发生改变，带有鼻音，很像羊叫声。常在中等量胸腔积液的上方肺受压的区域听到，亦可在肺实变伴有少量胸腔积液的部位听到。

(4) 耳语音：嘱患者用耳语方式发“yi”长音，正常情况下，在能听到肺泡呼吸音的部位，仅能听到极微弱的音响，称耳语音。当发生肺实变时，在该区域往往可听到清晰的、音调较高的耳语音，对早期诊断肺实变有重要价值。

### (五) 胸膜摩擦音

胸膜摩擦音的发生机制与胸膜摩擦感相同。当胸膜面由于炎症、纤维素渗出而变得粗糙时，随着呼吸便可出现胸膜摩擦音，用听诊器可以听及。其声音特征颇似用一手掩耳，以另一手指在其手背上摩擦

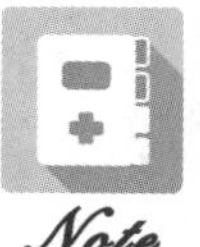

时所听到的声音。胸膜摩擦音通常于呼吸两相均可听到，而且十分近耳，一般于吸气末或呼气初较为明显，屏气时即消失。深呼吸或在听诊器体件上加压时，胸膜摩擦音的强度可增加。胸膜摩擦音最常听到的部位是前下侧胸壁，因呼吸时该区域的呼吸动度最大。多出现在胸膜炎早期，当胸腔积液增多时，因两层胸膜被分开，摩擦音消失，在积液吸收过程中当两层胸膜又接触时，可再出现。当纵隔胸膜发炎时，于呼吸及心脏搏动时均可听到胸膜摩擦音。胸膜摩擦音常见于纤维素性胸膜炎、肺梗死、胸膜肿瘤及尿毒症等。

## 第四节　呼吸系统常见疾病的主要症状和体征

### 一、大叶性肺炎

大叶性肺炎是大叶性分布的肺炎性病变。其常见病因为肺炎链球菌感染。病理改变分四期——充血期、红色肝变期、灰色肝变期及消散期，其中红色肝变期与灰色肝变期均为实变期。按病期的不同，临床表现各异。目前典型大叶性肺炎相对少见。

**1. 症状**　多为青壮年男性，受寒、饥饿、疲劳、醉酒为其诱因；起病急，先有寒战，继则高热，常呈稽留热，体温达 39～40 ℃。患者诉头痛，全身肌肉酸痛。患侧胸痛，咳嗽，咳铁锈色痰。数日后体温急剧下降，症状明显缓解。

**2. 体征**　急性热病容，颜面潮红，鼻翼扇动，呼吸困难，脉率增速，常伴有口唇疱疹。严重者可发绀。充血期可见局部呼吸动度减弱，语音震颤稍增强，叩诊浊音，并可听及捻发音。实变期时，语音震颤和语音共振明显增强，叩诊为浊音或实音，并可听到支气管呼吸音。如病变累及胸膜则可听及胸膜摩擦音。消散期时，病变部位叩诊逐渐变为清音，支气管呼吸音亦逐渐消失，出现湿啰音，最后湿啰音亦逐渐消失，呼吸音恢复正常。

### 二、慢性阻塞性肺疾病

慢性阻塞性肺疾病是在慢性支气管炎、肺气肿等肺部疾病的基础上逐渐发展起来的气道、肺实质及肺血管的慢性非特异性炎症。起病潜隐，发展缓慢，晚期发展为慢性肺源性心脏病。主要病理改变为细支气管管腔狭窄，终末支气管远端过度充气、膨胀，肺组织弹性回缩力下降、结构破坏及肺容积增大等。

**1. 症状**　主要表现为慢性咳嗽、咳痰以及呼吸困难。好发于秋冬季。晨起咳嗽加重伴咳白色黏液或浆液泡沫样痰，当合并感染时，则呈脓性。患者常觉气短、胸闷，活动时明显，并随病情进展而逐渐加重。

**2. 体征**　胸廓呈桶状，肋间隙增宽，呼吸运动减弱，语音震颤减弱，双肺叩诊呈过清音，肺下界下移，心浊音界缩小甚至消失，肝浊音界下移。肺泡呼吸音减弱，呼气相延长，双肺底可闻及湿啰音。

### 三、胸腔积液

正常胸膜腔内含有少量的浆液，为 5～15 mL。胸膜腔内液体积聚增多即为胸腔积液，其主要原因有胸膜毛细血管内静水压增加，如心力衰竭；胸膜毛细血管通透性增加，如胸膜炎；血浆胶体渗透压下降，如肝硬化；壁层胸膜淋巴回流受阻，如癌栓；还有外伤引起胸腔积血。胸腔积液的性质按病因不同分为漏出液和渗出液两种。

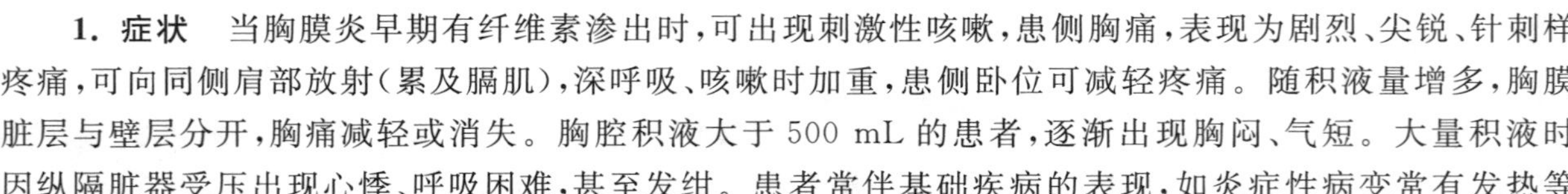
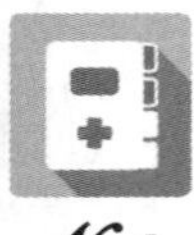

**1. 症状**　当胸膜炎早期有纤维素渗出时，可出现刺激性咳嗽，患侧胸痛，表现为剧烈、尖锐、针刺样疼痛，可向同侧肩部放射（累及膈肌），深呼吸、咳嗽时加重，患侧卧位可减轻疼痛。随积液量增多，胸膜脏层与壁层分开，胸痛减轻或消失。胸腔积液大于 500 mL 的患者，逐渐出现胸闷、气短。大量积液时因纵隔脏器受压出现心悸、呼吸困难，甚至发绀。患者常伴基础疾病的表现，如炎症性病变常有发热等中毒症状。非炎症性病变所致的漏出液常伴心力衰竭、腹腔积液或水肿等。

**2. 体征** 早期干性胸膜炎时可触及胸膜摩擦感和闻及胸膜摩擦音。少量积液常无明显体征，中等量至大量积液可出现呼吸浅快，患侧呼吸运动减弱，肋间隙饱满，语音震颤和语音共振减弱或消失，心尖搏动及气管移向健侧，积液区叩诊浊音或实音。积液区上方有时可听到支气管呼吸音。

## 四、气胸

气胸是指气体进入胸膜腔。常因慢性呼吸道疾病，如慢性阻塞性肺疾病、肺结核或肺表面胸膜下肺大疱破裂，使肺和支气管内气体进入胸膜腔而形成气胸，称为自发性气胸。

**1. 症状** 多于屏气、剧烈活动或用力咳嗽时突然发生。患者突感一侧胸部刺痛，进行性呼吸困难，不能平卧或被迫取健侧卧位。可有咳嗽，但无痰或少量痰。大量张力性气胸患者可出现烦躁不安、大汗淋漓、挣扎坐起甚至呼吸衰竭。严重者可出现极度呼吸困难、发绀伴休克，甚至昏迷、死亡。

**2. 体征** 少量胸腔积气可无明显体征。当肺压缩大于30%时即可出现患侧胸廓饱满，肋间隙变宽，呼吸动度减弱，语音震颤及语音共振减弱或消失。气管向健侧移位，若出现皮下气肿有握雪感。叩诊患侧呈鼓音。听诊呼吸音减弱或消失。右侧气胸时肝浊音界下移。

肺与胸膜常见疾病的体征及鉴别见表6-2。

**表6-2 肺与胸膜常见疾病的体征及鉴别**

| 疾病 | 视诊 | | | 触诊 | 叩诊 | 听诊 | | |
|---|---|---|---|---|---|---|---|---|
| | 胸廓 | 呼吸动度 | 气管 | 语音震颤 | 叩诊音 | 呼吸音 | 啰音 | 语音共振 |
| 大叶性肺炎 | 对称 | 患侧减弱 | 居中 | 患侧增强 | 浊音 | 支气管呼吸音 | 湿啰音 | 患侧增强 |
| 慢性阻塞性肺疾病 | 桶状 | 双侧减弱 | 居中 | 双侧减弱 | 过清音 | 减弱 | 多无 | 减弱 |
| 哮喘 | 对称 | 双侧减弱 | 居中 | 双侧减弱 | 过清音 | 减弱 | 干啰音 | 减弱 |
| 肺水肿 | 对称 | 双侧减弱 | 居中 | 正常或减弱 | 正常或浊音 | 减弱 | 湿啰音 | 正常或减弱 |
| 肺不张 | 患侧平坦 | 患侧减弱 | 移向患侧 | 减弱或消失 | 浊音 | 减弱或消失 | 无 | 减弱或消失 |
| 胸腔积液 | 患侧饱满 | 患侧减弱 | 移向健侧 | 减弱或消失 | 浊音或实音 | 减弱或消失 | 无 | 减弱或消失 |
| 气胸 | 患侧饱满 | 患侧减弱 | 移向健侧 | 减弱或消失 | 鼓音 | 减弱或消失 | 无 | 减弱或消失 |

（杨传武）

# 第五节 心脏检查

## 学习目标

1. 掌握心脏的视诊、触诊、叩诊、听诊的检查方法及体征；第一、二心音产生的机制、听诊特点及其改变的临床意义；心脏杂音的产生机制、临床意义及听诊要点。

2. 熟悉心前区震颤的原因、部位、时期及其临床意义；期前收缩和心房颤动的听诊特点；奔马律及

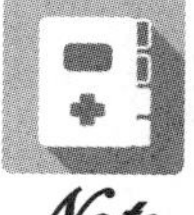

开瓣音的产生机制、临床意义及听诊要点。

3. 了解心包摩擦音的产生机制及听诊特点。

4. 能够准确地叩出心脏。

5. 能够辨别收缩期及舒张期杂音。

心脏检查是临床医师做出心血管疾病诊断的基本功，在对患者详细地询问病史的基础上，仔细认真进行心脏检查，是准确诊断疾病并及时救治患者的关键环节。即使在先进的医学仪器广泛使用的今天，心脏检查仍然是临床工作不可替代的重要手段。因为仪器的检查结果往往需结合病史和体检，进行综合考虑，才能对疾病做出正确的诊断。另一方面，某些物理检查所见，如心音的改变、心脏杂音、奔马律、交替脉等重要的体征，是目前常规仪器检查所不能发现的。

心脏检查时，需要保持环境安静、温暖舒适、光线充足，患者一般取仰卧位，充分暴露检查部位，医师多位于患者右侧，门诊患者也可取坐位，必要时可更换体位反复检查。心脏检查时，一方面注意采取视诊(inspection)、触诊(palpation)、叩诊(percussion)、听诊(auscultation)依次进行，以全面地了解心脏情况；另一方面在确定某一异常体征时，也可同时交替应用两种以上的检查方法加以判断。

## 一、视诊

患者尽可能取卧位，医师站在被检查者右侧，除观察一般胸廓轮廓后，医师可将视线与被检查者胸廓同高，便于观察心前区不明显的心尖搏动以及有无隆起、异常搏动等。

### (一) 胸廓畸形

正常人胸廓前后径、横径左右应基本对称，体检时，应注意与心脏有关的胸廓畸形情况。

**1. 心前区隆起** 正常人心前区与右侧的胸部基本对称。心前区隆起，多数因儿童生长发育完成前胸廓正常发育受到影响而形成。常见胸骨下段及胸骨左缘第3、4、5肋骨与肋间的局部隆起，多为先天性心脏病造成心脏肥大，尤其是右心室肥厚挤压胸廓所致，常见于法洛四联症、肺动脉瓣狭窄等，少数情况见于儿童期风湿性心瓣膜病的二尖瓣狭窄或伴有大量渗出液的儿童期慢性心包炎。胸骨右缘第2肋间或其附近有局部隆起，多由主动脉弓动脉瘤或升主动脉扩张所致，常伴有收缩期搏动。

**2. 鸡胸、漏斗胸、脊柱畸形** 一方面严重者有可能使心脏位置产生偏移；另一方面这些畸形也提示某种心脏疾病的可能性，如脊柱后侧凸可引起肺源性心脏病，鸡胸可伴有马方综合征。参见本章第二节胸廓检查相关内容。

### (二) 心尖搏动

心尖搏动(apical impulse)主要是由于心室收缩时心脏摆动，心尖向前冲击前胸壁相应部位而形成的位于心前区左下方的心脏搏动最强点。正常成人心尖搏动一般位于第5肋间，左锁骨中线内侧0.5～1.0 cm，搏动范围直径为2.0～2.5 cm，应注意心尖搏动的位置、范围和强弱。

**1. 心尖搏动移位** 心尖搏动位置的变化可受多种生理性和病理性因素的影响。

(1) 生理性因素：心尖搏动移位可受体位、体型和呼吸等因素的影响。

卧位时膈的位置较坐位时稍高，因而正常仰卧时心尖搏动略上移；左侧卧位时，心尖搏动向左移2.0～3.0 cm；右侧卧位时，心尖搏动可向右移1.0～2.5 cm。侧卧时心尖搏动的位置若无变动，提示胸腔内可能有病变，如粘连性心包胸膜炎。

体形矮胖者、心脏呈横位的患儿，心尖搏动的位置可向上外移至第4肋间左锁骨中线外；妊娠时因膈肌上升，心尖搏动也可向上外移动。体形瘦长的人(特别是处于站立或坐位)横膈下移，心脏呈悬垂位，心尖搏动可向内下移至第6肋间，距前正中线较近。

(2) 病理性因素：心尖搏动移位可受心脏本身和心脏以外因素的影响(表6-3)。

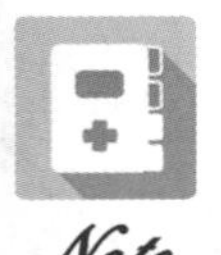

表 6-3 心尖搏动移位的常见病理因素

| 因素 | 心尖搏动移位 | 临床常见疾病 |
|---|---|---|
| 心脏因素 | | |
| 左心室增大 | 向左下移位 | 主动脉瓣关闭不全等 |
| 右心室增大 | 向左侧移位(深吸气时有时可见剑突下搏动) | 二尖瓣狭窄等 |
| 左心室、右心室均增大 | 向左下移位,伴心浊音界两侧扩大 | 扩张型心肌病等 |
| 右位心 | 心尖搏动位于右侧心壁 | 先天性右位心 |
| 心脏以外的因素 | | |
| 纵隔移位 | 心尖搏动向患侧移位 | 一侧胸膜粘连、增厚或肺不张 |
| | 心尖搏动向健侧移位 | 一侧胸腔积液或气胸等 |
| 横膈移位 | 心尖搏动向左外侧移位 | 大量腹腔积液等,横膈抬高使心脏呈横位 |
| | 心尖搏动移向内下,可达第 6 肋间 | 严重肺气肿等,横膈下移使心脏呈垂位 |

**2. 心尖搏动强弱及范围的变化** 心尖搏动强弱及范围的变化受生理和病理情况的影响。

生理情况下,胸壁肥厚,乳房悬垂或肋间隙狭窄时心尖搏动较弱,搏动范围也缩小;胸壁较薄或肋间隙增宽时,心尖搏动相应增强,范围也较大。另外,剧烈运动与情绪激动时,心尖搏动也随之增强。

病理情况下心肌收缩力增强也可使心尖搏动增强,如高热、严重贫血、甲状腺功能亢进或左心室肥厚心功能代偿期。心肌收缩力下降可见于扩张型心肌病和急性心肌梗死等。然而心尖搏动减弱除考虑心肌收缩力下降外,尚应考虑其他心脏因素如心包积液、缩窄性心包炎等。心脏以外的因素如肺气肿、左侧大量胸腔积液或气胸时,由于心脏与前胸壁的距离增加使心尖搏动减弱。

**3. 负性心尖搏动** 正常心脏收缩时,心尖搏动向外凸起,如心脏收缩时心尖搏动反而内陷,称负性心尖搏动(inward impulse),可见于粘连性心包炎或心包与周围组织广泛粘连。另外,重度右心室肥大所致心脏顺钟向转位,使左心室向后移位也可引起负性心尖搏动。

### (三)心前区搏动

**1. 胸骨左缘第 3、4 肋间搏动** 当心脏收缩时在此部位出现强有力而较持久的搏动,可持续至第二心音开始,多见于右心室持久的压力负荷增加所致的右心室肥厚,也多见于先天性心脏病所致的右心室肥厚,如房间隔缺损等。

右心室增大,伴有肺气肿时,剑突下可出现心脏搏动,且于深吸气时增强。这是因为深吸气时回右心室的血量增加和膈肌下降所致。上腹部搏动也可由腹主动脉传来,但深吸气时搏动减弱,可鉴别。全心明显增大时,心脏搏动弥散,在整个心前区都能看到。

**2. 剑突下搏动** 病理情况下,可见于肺源性心脏病右心室肥厚和腹主动脉瘤。前者是右心室收缩期搏动,后者为腹主动脉搏动产生。鉴别搏动来自右心室或腹主动脉的方法有二种:一种是深吸气后搏动增强为右心室搏动,减弱则为腹主动脉搏动;另一种是将手指平放从剑突下向上压入前胸壁后方,体会到搏动冲击手指末端为右心室搏动,而当搏动冲击手指掌面则是腹主动脉搏动。另外,消瘦者的剑突下搏动可能来自正常的腹主动脉搏动或心脏垂位时的右心室搏动。

**3. 心底部搏动** 胸骨左缘第 2 肋间(肺动脉瓣区)收缩期搏动,多见于肺动脉扩张或肺动脉高压,也可见于少数正常青年人(特别是体形瘦长者)在做体力活动或情绪激动时。胸骨右缘第 2 肋间(主动脉瓣区)收缩期搏动,多见于主动脉弓动脉瘤或升主动脉扩张。

## 二、触诊

心脏触诊除了可以验证视诊检查的结果外,还能发现视诊未能发现的体征,与视诊同时进行,能起互补效果。通常是用全手掌、手掌尺侧(小鱼际)或示指和中指指腹并拢同时触诊,必要时也可单指指腹触诊。将掌面或指腹轻贴于胸壁心前区,并调节压力,以获得最好的效果。触诊内容包括心尖搏动、震

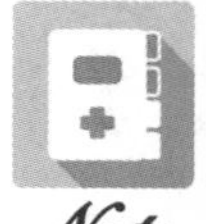

颤和心包摩擦感。

### （一）心尖搏动及心前区搏动

触诊可进一步确定心尖搏动的位置、范围及强度。特别是心尖搏动视诊不清时，常需触诊才能确定。触诊感知的心尖搏动冲击胸壁的时间即心室收缩期的开始，有助于确定第一心音。心尖部抬举性搏动是指心尖部徐缓、有力的搏动，可使手指指尖抬起且持续至第二心音开始，与此同时，心尖搏动范围也增大，为左心室肥厚的体征。胸骨下缘收缩期抬举性搏动是右心室肥厚的可靠指征。

对视诊所发现的心前区其他异常搏动也可运用触诊进一步确定或鉴别。另外，心尖搏动的触诊对于复杂的心律失常患者结合听诊以确定第一、第二心音或收缩期、舒张期也有重要价值。

### （二）震颤

震颤（thrill）是指触诊时手掌尺侧或手指指腹可以触到的一种细小震动感，其感觉与猫呼吸时在其喉部触到的震动相似，故又名猫喘。震颤多是因为血液流经狭窄的瓣膜口或畸形的孔道时产生涡流致使瓣膜、心腔壁或血管壁发生震动传至胸壁而引起。

触到震颤则提示心脏有器质性病变。一般来说，触诊有震颤者，多数也可听到响亮的杂音。但是，通常触诊对低频振动较敏感，而听诊对高频振动较敏感。对于某些低音调的舒张期杂音（如二尖瓣狭窄），可能该杂音不响亮或几乎听不到，但触诊时仍可觉察到震颤，需引起注意。

当触到震颤时，须首先注意其部位及来源（瓣膜、大血管或间隔缺损），其次确定发生时间（收缩期、舒张期或连续性）以判定其临床意义。根据发生的时间不同，震颤可分为收缩期震颤、舒张期震颤及连续性震颤。在一般情况下，震颤见于某些先天性心血管疾病或狭窄性瓣膜病变，而瓣膜关闭不全时，则较少有震颤，仅在房室瓣重度关闭不全时可触及震颤。除右心（三尖瓣及肺动脉瓣）所产生的震颤外，震颤在深呼气后较易触及。临床上最常见的是二尖瓣狭窄时心尖部的舒张期震颤。不同部位与时相震颤的常见相关病变见表 6-4。

**表 6-4　心前区震颤的临床意义**

| 部　位 | 时　相 | 常见病变 |
| --- | --- | --- |
| 胸骨右缘第 2 肋间 | 收缩期 | 主动脉瓣狭窄（风湿性、先天性、老年性） |
| 胸骨左缘第 2 肋间 | 收缩期 | 肺动脉瓣狭窄（先天性） |
| 胸骨左缘第 3、4 肋间 | 收缩期 | 室间隔缺损（先天性） |
| 胸骨左缘第 2 肋间 | 连续性 | 动脉导管未闭（先天性） |
| 心尖部 | 舒张期 | 二尖瓣狭窄（风湿性） |
| 心尖部 | 收缩期 | 重度二尖瓣狭窄（风湿性与非风湿性） |

### （三）心包摩擦感

正常心包膜脏层和壁层的表面是滑润的，因而心脏跳动时不会发生摩擦振动。

心包摩擦感是由急性心包炎时心包膜纤维素渗出致表面变得粗糙，心脏收缩时脏层、壁层心包摩擦产生的振动传至胸壁所导致的。通常在心前区或胸骨左缘第 3、4 肋间较易触及，多呈收缩期和舒张期双相的粗糙摩擦感，但一般在收缩期较明显，坐位时前倾体位或深呼气末（使心脏靠近胸壁）更为清楚。随着渗液的增多，心包脏层与壁层分离，摩擦感则消失。

## 三、叩诊

叩诊的目的在于测出心脏和大血管的大小、形状及其在胸廓内的位置。心浊音界包括相对浊音界及绝对浊音界两个部分，心脏左、右缘被肺遮盖，叩诊呈相对浊音，没有遮盖的部分叩诊呈绝对浊音。通常心脏相对浊音界反映心脏的实际大小。但是，在早期右心室肥厚时，相对浊音界可能改变不多，而绝对浊音界则增大；心包积液量较多时，绝对浊音界与相对浊音界较为接近。因此，注意分辨这两种心浊音界有一定的临床意义（图 6-11）。

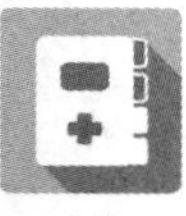

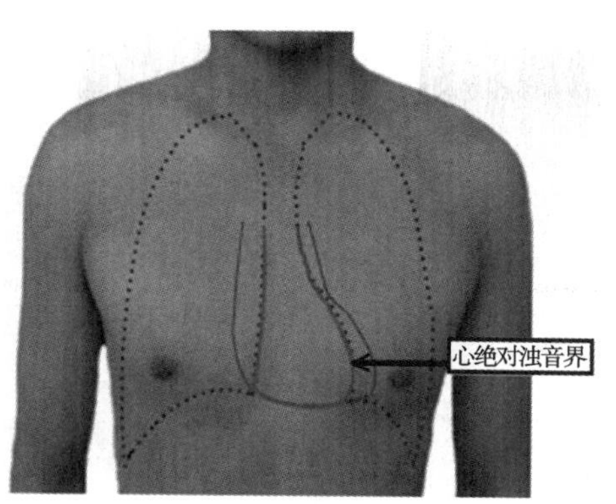


图 6-11　心的绝对浊音界和相对浊音界

（一）叩诊方法

叩诊采用间接叩诊法，患者可取仰卧位或坐位进行较浅而均匀的呼吸。以左手中指作为叩诊板指，仰卧位板指与肋骨平行，坐位时板指与心缘平行。必要时分别进行坐、卧位叩诊，并注意两种体位时心浊音界的不同改变。

右手中指利用右腕关节活动叩击扳指，并且由外向内逐渐移动板指，以听到声音由清变浊来确定心浊音界。通常测定左侧的心浊音界用轻叩诊法较为准确，而右侧叩诊宜使用较重的叩诊法，叩诊时也要注意根据患者胖瘦程度等调整力度。另外，必须注意叩诊时板指每次移动距离不宜过大，并在发现声音由清变浊时，需进一步往返叩诊几次，以免得出的心界范围小于实际大小。

（二）叩诊顺序

先叩左界，后叩右界，由下而上，由外向内。左侧从心尖搏动外 2～3 cm 处开始，逐个肋间向上，直至第 2 肋间；右界先叩出肝浊音界，然后于其上一肋间由外向内，逐一肋间向上叩诊，直至第 2 肋间。对各肋间叩得的浊音界逐一做出标记，并测量其与胸骨中线间的垂直距离。

（三）正常心浊音界

心脏的相对浊音界代表心脏的大小，其上界与大血管的浊音区相连，下界与膈及肝脏相连。正常心脏浊音界的右界几乎与胸骨右缘相合，但在第 4 肋间处可在胸骨右缘稍外。正常心脏左界自第 2 肋间起向外逐渐形成一外凸弧形，直至第 5 肋间；而在第 3 肋间处距前正中线为 3.5～4.5 cm，约为第 5 肋间处的一半，此处称心腰部。

正常成人心脏左、右相对浊音界与前正中线的距离见表 6-5。

表 6-5　正常成人心脏相对浊界

| 右界/cm | 肋　间 | 左界/cm |
|---|---|---|
| 2～3 | Ⅱ | 2～3 |
| 2～3 | Ⅲ | 3.5～4.5 |
| 3～4 | Ⅳ | 5～6 |
|  | Ⅴ | 7～9 |

注：左锁骨中线距胸骨中线为 8～10 cm。

（四）心浊音界各部的组成

心脏左界第 2 肋间处相当于肺动脉段，第 3 肋间为左心耳，第 4、5 肋间为左心室，其中血管与左心交接处向内凹陷，称心腰。心脏右界第 2 肋间相当于升主动脉和上腔静脉，第 3 肋间以下为右心房。

心上界相当于第 3 肋骨前端下缘水平，其上方即相当于第 1、2 肋间隙水平的胸骨部分的浊音区（即心底部浊音区），为大血管在胸壁上的投影区。心下界由右心室及左心室心尖部组成。各个部位在胸部的投影见图 6-12。

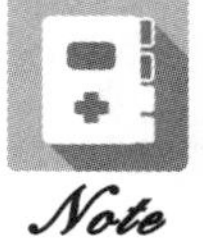
Note

图 6-12　心脏各个部位在胸壁的投影

## （五）心浊音界改变及其临床意义

心浊音界改变受心脏本身病变和心脏以外因素的影响。

**1. 心脏以外因素**　可以造成心脏移位或心浊音界改变，如一侧大量胸腔积液或气胸时胸部检查可见心界移向健侧；一侧胸膜粘连、增厚与肺不张则使心界移向病侧。大量腹腔积液或腹腔巨大肿瘤可使横膈抬高、心脏呈横位，以致心界向左增大等。肺气肿时心浊音界变小。

**2. 心脏本身病变**　包括心房、心室增大与心包积液等，其心浊音界的改变情况和临床常见疾病见表 6-6。

表 6-6　心浊音界改变的心脏因素和临床常见疾病

| 因素 | 心浊音界 | 临床常见疾病 |
| --- | --- | --- |
| 左心室增大 | 向左下增大，心腰加深，心界似靴形(图 6-13(a)) | 主动脉瓣关闭不全等 |
| 右心室增大 | 轻度增大：绝对浊音界增大，相对浊音界无明显改变<br>显著增大：心界向左右两侧增大 | 肺源性心脏病或房间隔缺损等 |
| 左、右心室增大 | 心浊音界向两侧增大，且左界向左下增大，称普大型 | 扩张型心肌病等 |
| 左心房增大或合并肺动脉段扩大 | 左心房显著增大：胸骨左缘第 3 肋间心界增大，心腰消失<br>左心房与肺动脉段均增大：胸骨左缘第 2、3 肋间心界增大，心腰更为丰满或膨出，心界如梨形(图 6-13(b)) | 二尖瓣狭窄等 |
| 主动脉扩张 | 胸骨右缘第 1、2 肋间浊音界增宽，常伴收缩期搏动 | 升主动脉瘤等 |
| 心包积液 | 两侧增大，相对、绝对浊音界几乎相同，并随体位而改变，坐位时心界呈三角形烧瓶样，卧位时心底部浊音界增宽 | 心包积液 |

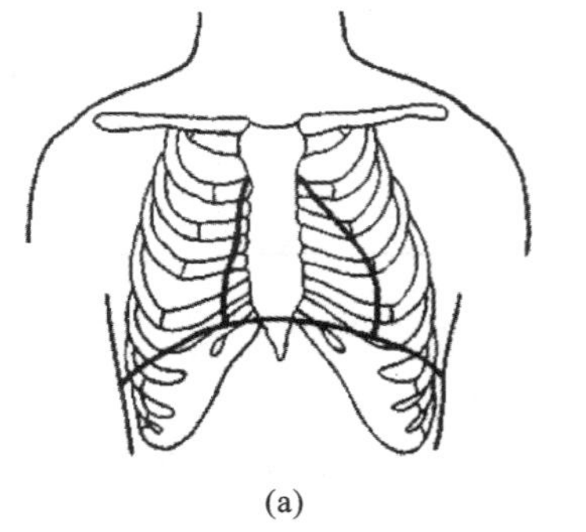

(a)

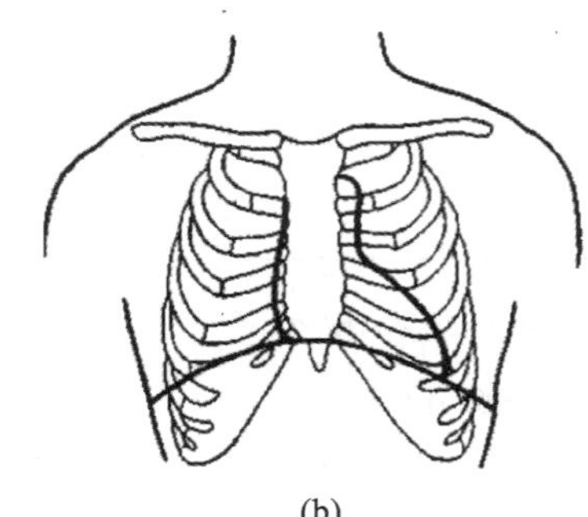

(b)

图 6-13　靴形心与梨形心

(a)靴形心；(b)梨形心

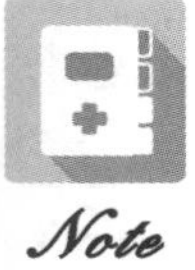

Note

## 四、听诊

心脏听诊是心脏物理诊断中最重要和较难掌握的方法。听诊需注意心率、心律、心音、心脏杂音和额外心音等特征，进而对心脏的病理生理状况进行分析。

听诊时，患者多取卧位或坐位。然而，对疑有二尖瓣狭窄者，宜嘱患者取左侧卧位；对疑有主动脉瓣关闭不全者宜取坐位且上半身前倾。另外，具备一副高质量的听诊器有利于获得更多和更可靠的信息。注意不能隔着衣服进行心脏听诊。

### （一）心脏瓣膜听诊区

心脏内各个瓣膜活动所引起的杂音和心音可以传导到胸壁上，但由于瓣膜位置不同，其声音传到胸壁的位置也就不同。某一瓣膜的病变如在某一部位听诊最清楚，则该部位就称为某瓣膜的听诊区。心脏瓣膜解剖位置和听诊部位并不完全一致，它主要和该瓣膜的血流方向或声音传导方向有关。常用的心脏听诊区有 5 个：二尖瓣区、主动脉瓣区、主动脉瓣第二听诊区、肺动脉瓣区、三尖瓣区（图 6-14）。

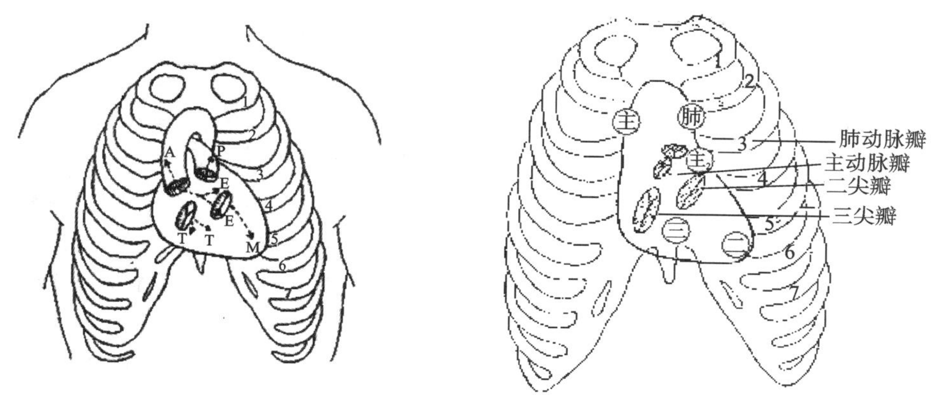


**图 6-14　心脏各瓣膜在前胸壁上的投影和其听诊区**

二尖瓣区：位于心尖搏动最强点，又称心尖部。

肺动脉瓣区：在胸骨左缘第 2 肋间。

主动脉瓣区：在胸骨右缘第 2 肋间。

主动脉第二听诊区：在胸骨左缘第 3 肋间，又称 Erb 区。

三尖瓣区：在胸骨下端左缘，即胸骨左缘第 4、5 肋间。

需要指出的是，这些通常的听诊区域是假定心脏结构和位置正常的情况下设定的，在心脏病的心脏结构和位置发生改变时，需根据心脏结构改变的特点和血流的方向，适当移动听诊部位和扩大听诊范围，对于某些心脏结构异常的心脏病尚可取特定的听诊区域。

### （二）听诊顺序

通常从心尖部开始按逆时针方向，即按二尖瓣区→肺动脉瓣区→主动脉瓣区→主动脉瓣第二听诊区→三尖瓣区顺序听诊。亦可按瓣膜病变好发部位的次序进行，即按二尖瓣区→主动脉瓣区→主动脉瓣第二听诊区→肺动脉瓣区→三尖瓣区的顺序，从一个瓣膜区逐渐移向另一瓣膜区，全面仔细地听诊，以免遗漏各瓣膜区以外各部位的附加音或杂音。

### （三）听诊内容

包括心率、心律、心音、额外心音、杂音和心包摩擦音。

**1. 心率(heart rate)**　每分钟心搏次数。正常成人在安静、清醒的情况下心率为每分钟 60～100 次，一般多为 60～80 次/分，与脉搏一致。老年人偏慢，女性稍快，儿童较快。如心率每分钟少于 60 次，称为心动过缓，可见于正常人中的长期从事重体力劳动者和运动员、飞行员；病理性的多见于颅内高压症、阻塞性黄疸、甲状腺功能减退以及洋地黄、奎尼丁或心得安类药物过量或中毒等。如成人心率每分钟超过 100 次，婴幼儿心率每分钟超过 150 次称为心动过速，可由生理性因素激动、紧张引起，也可见于

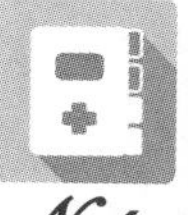

Note

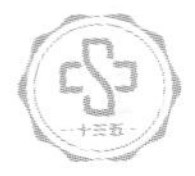



发热、贫血、心力衰竭、休克、甲状腺功能亢进和应用肾上腺素、阿托品等药物之后。

**2. 心律(cardiac rhythm)** 心跳的节律,正常人心律基本规整。由于某些生理或病理因素的影响,心律可发生变化,因而出现各种心律失常,常见有下面三种。

(1) 窦性心律不齐(sinus arrhythmia):多数和呼吸运动有关,吸气时加快,呼气时减慢,深呼吸时心律不齐更加明显。其机制是吸气时交感神经张力增高,心率增快,呼气时迷走神经张力增高,心率变慢。窦性心律不齐是一种生理现象,常见于青少年,一般无临床意义。

(2) 期前收缩(premature beat):又称早搏、过早搏动。指听诊时在规则的心律中突然提前出现一次心跳,继之有一较长间歇。如果期前收缩规律出现,可形成联律,常见的有二联律(连续每一次窦性搏动后出现一次期前收缩)和三联律(每两次窦性搏动后出现一次期前收缩)等。期前收缩发生次数较少,可见于正常人;如频繁出现,须考虑有器质性心脏病。

(3) 心房颤动(atrial fibrillation):由心房内异位节律点发出了极高频率的冲动,或异位冲动产生环行运动所致。临床上有三大特点:心律绝对不规则;第一心音强弱不等;脉搏短绌,即脉率少于心率。心房颤动多见于风湿性心脏病、冠状动脉粥样硬化性心脏病、高血压性心脏病、洋地黄中毒、甲状腺功能亢进等,少数原因不明称特发性。之所以发生脉搏短绌,是因为心率快慢不一,当心率过快时,心室充盈量过少,不足以引起周围血管搏动。

**3. 心音(heart sound)** 按其在心动周期中出现的先后顺序,依次命名为第一心音(first heart sound,$S_1$)、第二心音(second heart sound,$S_2$)、第三心音(third heart sound,$S_3$)和第四心音(fourth heart sound,$S_4$)。正常情况下只能听到 $S_1$、$S_2$;在青少年可闻及 $S_3$,听到 $S_4$ 多数属病理情况。

(1) $S_1$:发生在心室收缩期,标志着心室收缩的开始。由于瓣膜关闭(主要是二尖瓣和三尖瓣的关闭)、瓣叶突然紧张产生振动所致。听诊特点:音调低钝,强度较响,历时较长(持续约 0.1 s),与心尖搏动同时出现,在心尖部最响。

(2) $S_2$:发生在心室舒张期,标志着心室舒张的开始。主要由血流在主动脉与肺动脉内突然减速和半月瓣突然关闭引起瓣膜振动所致。其他如房室瓣的开放等因素也参与 $S_2$ 的形成。听诊特点:音调较高且脆,强度较 $S_1$ 弱,历时较短(持续约 0.08 s),在心尖搏动之后出现,心底部最响。

(3) $S_3$:发生在心室舒张早期,即快速充盈期末,距 $S_2$ 后 0.12～0.18 s,故生理学上也叫舒张早期音或快速充盈音,是一种低频低振幅的心音。主要由心室快速充盈期末血流冲击心室壁,心室肌纤维伸展延长,房室瓣、腱索和乳头肌突然紧张、振动所致。听诊特点:轻而低音调,持续时间短(约 0.04 s),在心尖部或其内上方,仰卧位、呼气时较清楚。正常情况只在部分儿童和青少年中听到。

(4) $S_4$:出现在心室舒张末期,约在 $S_1$ 前 0.1 s(收缩期前),是与心房收缩有关的一组心室收缩期前的振动,又叫心房音。其产生与心房收缩使房室瓣及其相关结构突然紧张振动有关。正常心房收缩听不到声音,病理情况下,则在心尖部及其内侧较明显,低调、沉浊而弱。

心脏听诊最基本的技能是识别 $S_1$ 和 $S_2$。只有正确区分二者,才能正确地判定心室的收缩期和舒张期,才能由此进一步确定杂音或额外心音所处的心动周期时相(图 6-15)。通常情况下,$S_1$ 与 $S_2$ 的判断并无困难,区别如下。

①$S_1$ 音调较 $S_2$ 低,时限较长,在心尖部最响。$S_2$ 音调较高,时限较短,心底部较响。

②$S_1$ 至 $S_2$ 的距离较 $S_2$ 至下一心搏 $S_1$ 的距离短。

③心尖和颈动脉的向外搏动与 $S_1$ 同步,其中利用颈动脉搏动判别 $S_1$ 更为方便。

④心尖部听诊难以区分时,可先听心底部(心底部的 $S_1$ 与 $S_2$ 易于区分),再将听诊器胸件移向心尖,边移边默诵心音节律,进而确定心尖部的 $S_1$ 和 $S_2$。

**4. 心音改变及其临床意义**

1) 心音强度的改变 影响心音强度的因素有心外因素和心脏本身因素。心外因素如胸壁厚度、肺含气量多少;心脏本身因素如心室收缩力、排血量、心室充盈程度、瓣膜位置的高低、瓣膜的活动性及其与周围组织的碰击(人工瓣膜或支架等)。

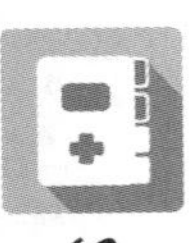

(1) $S_1$ 强度的改变:主要决定因素是心室内压增加的速率,心室内压增加的速率越快,$S_1$ 越强;其

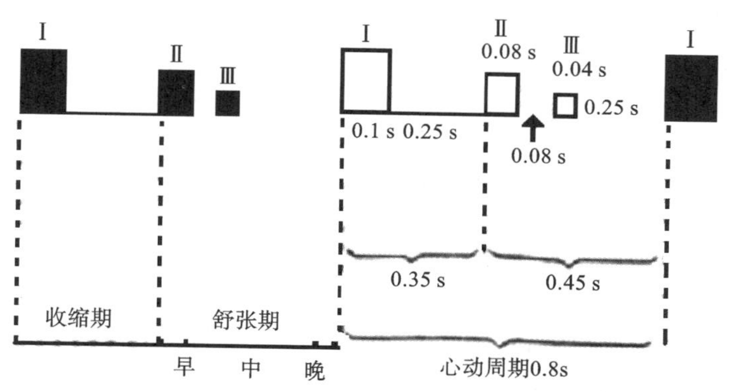


**图 6-15　心音与心动周期**

次，与心室开始收缩时二尖瓣和三尖瓣的弹性与位置等情况有密切关系。①$S_1$增强：在风湿性心脏病二尖瓣狭窄时，血液于舒张期从左心房流入左心室受阻，左心室充盈度减少，舒张晚期二尖瓣位置较低而紧张度差，当左心室收缩时，由于左心室血容量较少，收缩期相应缩短，左心室内压力上升速度快，弛缓而低位的二尖瓣突然紧张、关闭而产生振动，因而 $S_1$ 增强，呈高音调而清脆的性质，一般称为"拍击性"$S_1$。期前收缩、阵发性心动过速或心房扑动时，左心室充盈度较低，$S_1$ 增强。也见于高热、甲状腺功能亢进及心室肥厚时，因心肌收缩力加强所致。②$S_1$减弱：$S_1$减弱见于心肌炎、心肌梗死时，因心肌收缩力减弱，$S_1$亦减弱。二尖瓣关闭不全时，左心室的充盈度大，因而瓣膜位置较高，紧张度亦高，加上瓣膜病变损害致关闭不完全，瓣膜活动性减少，因而 $S_1$ 往往明显减弱，甚至可以消失。主动脉瓣关闭不全时，左心室充盈度大，心脏收缩时房室瓣关闭缓慢，致 $S_1$ 减弱。房室传导阻滞时 P-R 间期延长，$S_1$ 减弱。严重的二尖瓣关闭不全因左心室舒张时过度充盈，瓣膜关闭时振幅小，也可引起 $S_1$ 减弱。③$S_1$ 强弱不等：常见于心房颤动和完全性房室传导阻滞。前者当两次心搏相距近时，第一心音增强，相距远时则减弱；后者当心房、心室几乎同时收缩时 $S_1$ 增强，又称"大炮音"（cannon sound），其机制是在心室收缩正好即刻出现在心房收缩之后，心室在相对未完全舒张和未被血液充分充盈的情况下，二尖瓣位置较低，急速的心室收缩使二尖瓣迅速和有力地关闭使 $S_1$ 增强。

（2）$S_2$强度的改变：与主动脉、肺动脉的压力高低及半月瓣的状况有关。$S_2$有两个主要部分即主动脉瓣部分（$A_2$）和肺动脉瓣部分（$P_2$），通常 $A_2$在主动脉瓣区最清楚，$P_2$在肺动脉瓣区最清晰。一般情况下，青少年 $P_2>A_2$，成年人 $P_2=A_2$，而老年人 $P_2<A_2$。①肺动脉瓣区第二心音（$P_2$）增强：见于肺动脉压力增高时，如风湿性心脏病二尖瓣狭窄，舒张期血液从左心房流入左心室受到阻碍，左心房则过度充盈以致扩大，压力增高，随之肺部亦充血，肺动脉压力升高，因而 $P_2$ 增强。此外，肺气肿、肺源性心脏病、某些先天性心脏病伴有肺动脉高压时，$P_2$也可增强。②肺动脉瓣区第二心音（$P_2$）减弱：见于严重的肺动脉瓣狭窄，主要由右心室排血量减少，肺动脉内压力减低所致。③主动脉瓣区第二心音（$A_2$）增强：表示主动脉内压力增高，主要见于高血压、主动脉硬化，后者除音响增强外常带有金属性音调。④主动脉瓣区第二心音（$A_2$）减弱：见于左心室排血量减少，如低血压、主动脉瓣狭窄及主动脉瓣关闭不全等。

2）心音性质改变　当心肌受损时，$S_1$可失去原有的特征而且明显减弱，$S_2$也弱，$S_1$与 $S_2$极相似，形成"单音律"。心脏收缩期和舒张期的时间几乎相等，此时听诊心音好似钟摆"嘀嗒"声，称为"钟摆律"；伴心率加快，每分钟超过 120 次，极似胎儿心音，称为"胎心律"，提示病情严重，如大面积急性心肌梗死和重症心肌炎等。

3）心音分裂（splitting of heart sounds）　在正常情况下，心室收缩与舒张时两个房室瓣与两个半月瓣的关闭并非绝对同步，三尖瓣较二尖瓣延迟关闭 0.02～0.03 s，肺动脉瓣关闭迟于主动脉瓣约 0.03 s，上述时间差不能被人耳分辨，听诊仍为一个声音。当 $S_1$、$S_2$的两个主要成分之间的间距延长，听诊时则出现一个心音分成两个心音，称为心音分裂。

（1）$S_1$分裂（splitting of first sound）：$S_1$的重要组成部分为二尖瓣和三尖瓣的关闭。正常情况下，二尖瓣关闭较三尖瓣关闭早。当左、右心室收缩明显不同步时，二者若相差超过 0.03 s 以上，即可听出

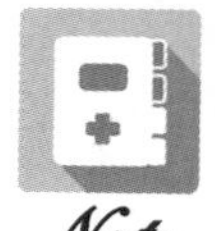

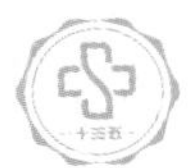


$S_1$分裂。生理情况下，偶见于儿童与青年。病理情况下，常见于心室电或机械活动延迟使三尖瓣关闭明显迟于二尖瓣，如完全性右束支传导阻滞、肺动脉高压、右心衰竭、先天性三尖瓣下移畸形、二尖瓣狭窄或心房黏液瘤等。

（2）$S_2$分裂(splitting of second sound)：主动脉瓣及肺动脉瓣明显不同步的关闭(超过 0.035 s)，可引起 $S_2$分裂。$S_2$分裂临床较常见，可有下列情况(图 6-16)。

①生理性分裂(physiologic splitting)：无心脏疾病存在，常见于青少年，深吸气末因胸腔负压增加，右心回心血量增加，右心室排血时间延长，左、右心室舒张不同步，使肺动脉瓣关闭明显延迟，因而出现$S_2$分裂。②通常分裂(general splitting)：在病理情况下，任何原因引起右心室排血时间延长或肺动脉瓣关闭延迟，均可出现通常分裂，是临床上最常见的 $S_2$分裂。室间隔缺损时，右心室排血量增多，肺动脉瓣关闭延缓可产生通常分裂；二尖瓣狭窄时，左心室的充盈度较小，故排血量较少，因此主动脉瓣的关闭较肺动脉关闭更为提早，因而产生通常分裂；原发性肺动脉高压、右束支传导阻滞等均可出现通常分裂。③反常分裂(paradoxical splitting)：又称逆分裂，指主动脉瓣关闭迟于肺动脉瓣，吸气时分裂变窄，呼气时变宽。$S_2$逆分裂是病理性体征，见于完全性左束支传导阻滞、主动脉瓣狭窄或重度高血压。④固定分裂(fixed splitting)：见于房间隔缺损时，$S_2$分裂程度几乎不受呼气、吸气时相的影响。明显的$S_2$分裂、逆分裂及$S_2$固定分裂均属病理性。

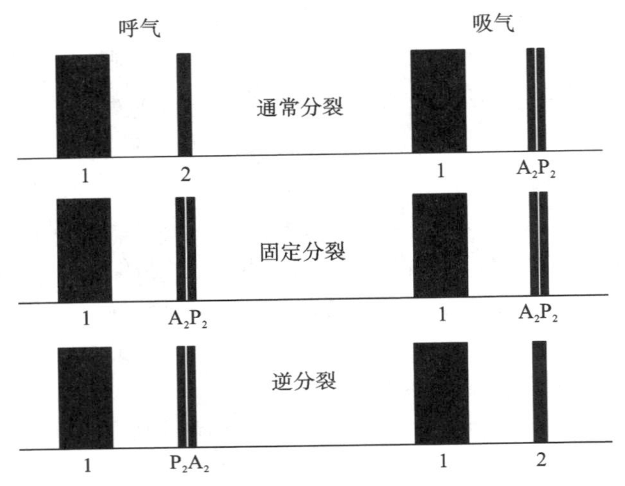


**图 6-16　$S_2$的分裂示意图**

注：$A_2$为 $S_2$主动脉成分；$P_2$为 $S_2$肺动脉成分。

**5．额外心音(extra cardiac sound)**　在正常心音之外听到的病理性附加心音，与心脏杂音不同，有舒张期额外心音、收缩期额外心音和医源性额外心音。多数为病理性，大部分出现在 $S_2$之后即舒张期，与原有的 $S_1$和 $S_2$构成三音律(triple rhythm)，如喷射音、奔马律、二尖瓣开放拍击音及心包叩击音等。也可出现在 $S_1$之后即收缩期，如收缩期喷射音。少数可出现两个附加心音，则构成四音律(quadruple rhythm)。任何额外附加音与原有 2 个心音组成的三音律、四音律都是病理现象，但必须与生理性 $S_3$和心音分裂进行鉴别。

1）收缩期额外心音　根据发生部位可分为肺动脉收缩期喷射音和主动脉收缩期喷射音。

（1）收缩早期喷射音(early systolic ejection sound)：又称收缩早期喀喇音(click)。此音发生在收缩早期紧随 $S_1$之后 0.05～0.07 s，为高频爆裂样声音，高调、短促、清脆，在心底部听诊最清楚。该音的发生主要由扩大的主动脉或肺动脉在心室收缩射血时突然扩张振动，或在主动脉、肺动脉内压力增高的情况下，半月瓣有力地开放突然受到限制而产生振动所致。临床上分为两种类型：①肺动脉收缩早期喷射音：该音出现在 $S_1$之后，音调高而尖锐、清脆，呈喀喇音或爆裂样音。在肺动脉瓣区最响，不向心尖部传导，吸气时减弱或消失，呼气时增强。常见于动脉导管未闭、肺动脉高压、原发性肺动脉扩张、轻中度肺动脉瓣狭窄、房间隔缺损和室间隔缺损等。②主动脉收缩早期喷射音：此音亦出现在 $S_1$之后，性质与肺动脉收缩早期喷射音相同。在胸骨右缘第 2、3 肋间最响，可传到心尖部，不随呼吸时相改变而变化。

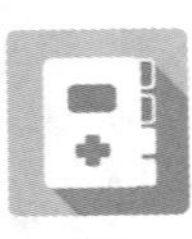
Note

常见于主动脉瓣狭窄、主动脉缩窄、主动脉瓣关闭不全和高血压等。当瓣膜钙化和活动减弱时，此喷射音可消失。

(2) 收缩中、晚期喀喇音(mid and late systolic click)：亦称为非喷射性收缩中、晚期喀喇音，高调、短促、清脆，如关门落锁的 Ka-Ta 样声音。该音性质与收缩早期喀喇音相同，在心尖或胸骨左缘下听得最清楚，改变体位从下蹲到直立可使喀喇音在收缩期的较早阶段发生，而下蹲位或持续紧握指掌可使喀喇音发生时间延迟。出现在 $S_1$ 之后 0.08 s 以内者为收缩中期喀喇音，在 0.08 s 以上者称为收缩晚期喀喇音。常见于各种不同原因所致的二尖瓣脱垂，如腱索异常细长、瓣叶黏液瘤样改变、冠状动脉粥样硬化性心脏病、心肌梗死所致乳头肌功能不全、二尖瓣疾病等。收缩中、晚期喀喇音合并收缩晚期杂音也称二尖瓣脱垂综合征。如健康人发现孤立的、无症状的喀喇音，则不一定是病理性的。

2) 舒张期额外心音

(1) 奔马律(gallop rhythm)：在 $S_2$ 之后出现的响亮额外音，当心率快时与原有的 $S_1$、$S_2$ 组成类似马奔跑时的蹄声，故称奔马律，是心肌严重损害的体征。通常在心尖部或心尖部偏右上处最易听到，按其出现的时间早晚可分 3 种。

①舒张早期奔马律(protodiastolic gallop)：又称舒张期奔马律。最常见，为病理性 $S_3$，为一短促而低调的音响。左心室舒张期奔马律可在心尖部或其右上方听到，呼气末最响，右心室舒张期奔马律较少见，在胸骨左缘第 3、4 肋间或胸骨下端左侧听到，吸气末最响。发生机制多数认为是由血液从压力升高的心房腔急速流入心室，冲击顺应性减低的心室壁，使其发生振动所产生。奔马律的发生往往提示有心肌的高度衰竭或急性心室扩大，故临床上有较重要的意义。常见于心肌炎、心肌病、急性心肌梗死、心力衰竭(尤其左心室衰竭)等。舒张期奔马律发生的时间与 $S_3$ 基本相似，故须与生理性 $S_3$ 鉴别，其鉴别点见表 6-7。②舒张晚期奔马律(late diastolic gallop)：又称收缩期前奔马律或房性奔马律。$S_1$ 之前出现一附加的声音与 $S_1$、$S_2$ 组成奔马律。此音较低钝，为病理性 $S_4$，常在心尖部或胸骨左缘第 3、4 肋间听到。该音的产生是由于心室过度充盈或顺应性减低时，充盈阻力增高，而心房压随之增高，心房收缩力加强，心室则因室壁的张力增高，能很好地传导音响，使加强的 $S_4$ 传到胸壁而形成。发生心房颤动时，心房丧失有节奏地收缩，此奔马律即消失，多发生于左心室或右心室收缩负荷过度和舒张晚期充盈阻力增加的疾病，如冠状动脉粥样硬化性心脏病、高血压性心脏病、主动脉瓣狭窄、心肌炎、心肌病等。③重叠型奔马律(summation gallop)：称为舒张中期奔马律。它是由于舒张早期奔马律与收缩期前奔马律在心率相当快时互相重叠所引起。P-R 间期延长使增强的 $S_4$ 在舒张中期出现，显著的心动过速(心率在 120 次/分以上)使舒张期缩短，因而心室的快速充盈与心房收缩同时发生，使上两音重叠，待心率稍慢时，可发现患者既有舒张早期奔马律又有收缩期前奔马律，听诊为四个心音，称舒张期四音律。可见于左或右心功能不全伴有心动过速时，亦可见于风湿热伴有 P-R 间期延长与心动过速的患者。偶见于正常人发生心动过速时。

**表 6-7　舒张期奔马律与生理性 $S_3$ 鉴别**

| | 奔马律 | 生理性 $S_3$ |
|---|---|---|
| 心率 | 快，多在 100 次/分以上 | 心率正常，运动以后心率由快减慢时 |
| 听诊特点 | 三个音响的时间间隔、性质大致相同 | 距 $S_2$ 较近，音响较低 |
| 心脏情况 | 常伴有心脏病的症状与体征 | 无 |
| 体位改变 | 不受体位影响 | 常在坐位或立位消失 |
| 常见人群 | 见于器质性心脏病患者 | 健康人，特别是儿童和青年 |

(2) 二尖瓣开放拍击音(opening snap)：简称开瓣音。在二尖瓣狭窄时，可在第二心音后较短时间内(0.07～0.08 s)听到。听诊特点为音调高、短促而响亮、清脆，呈拍击样，以心尖内侧较清楚。见于二尖瓣狭窄时，舒张早期血液自左心房迅速流入左心室，弹性尚好的瓣叶迅速开放后又突然停止所致瓣叶振动引起的拍击样声音。开瓣音的存在可作为二尖瓣瓣叶弹性及活动尚好的间接指标，还可作为二尖瓣分离术适应证的重要参考条件。

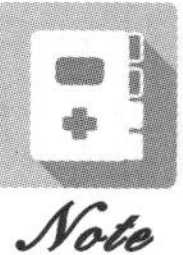

(3) 心包叩击音(pericardial knock):此为舒张早期附加音,发生在 $S_2$ 主动脉瓣成分之后 0.1 s 时,响度变化较大,响亮时可具拍击性质。故易与 $S_3$、舒张期奔马律及二尖瓣狭窄的拍击音相混淆。舒张期心包叩击音的发生较 $S_3$ 早,较拍击音迟。在整个心前区可听到,但以心尖部和胸骨下段左缘处听得最清楚。该音可能由于心包炎后心包缩窄,限制了心室的舒张,在舒张早期心室快速充盈期,心室舒张受到阻碍而被迫骤然停止,使心室壁振动所产生。可见于缩窄性心包炎。有时心包积液时亦可听到。

(4) 肿瘤扑落音(tumor plop):见于心房黏液瘤患者,在其心尖或内侧胸骨左缘第 3、4 肋间,在 $S_2$ 后 0.08～0.12 s,出现时间较开瓣音晚,声音类似,但音调较低,且随体位改变。为黏液瘤在舒张期随血流进入心室,撞碰心房、心室壁和瓣膜,瘤蒂柄突然紧张产生振动所致。

3) 医源性额外音　随着心血管疾病治疗技术的发展,人工器材可置入心脏,导致额外心音的出现。主要有人工瓣膜和人工起搏器导致的额外音。

(1) 人工瓣膜替换术后额外心音:在置换人工金属瓣后均可产生瓣膜开关时撞击金属支架所致的金属乐音。音调高、响亮、短促。人工二尖瓣关瓣音在心尖部最响,而开瓣音在胸骨左下缘最明显。人工主动脉瓣开瓣音在心底及心尖部均可听到,而关瓣音仅在心底部可闻及。

(2) 安置人工起搏器后额外音:可能出现二种额外音。①起搏音:发生在 $S_1$ 前 0.08～0.12 s 处,高频、短促、带喀喇音性质,心尖内侧或胸骨左下缘最清楚。为起搏电极发放的脉冲电流刺激心内膜或心外膜电极附近的神经组织,引起局部肌肉收缩和起搏电极导管在心腔内摆动引起的振动所致。②膈肌音:发生在 $S_1$ 之前,伴上腹部肌肉收缩,为起搏电极发放的脉冲电流刺激膈肌或膈神经引起膈肌收缩所产生。

几种主要三音律与心音分裂的比较见表 6-8。

**表 6-8　几种主要三音律与心音分裂的比较**

| | 最响部位 | 声音的性质 | 出现的时间 | 呼吸的影响 | 临床意义 |
|---|---|---|---|---|---|
| 生理性 $S_3$ | 心尖部或其右上方心尖部 | 单调,低而柔和 | 舒张早期 | 呼气末最响 | 健康儿童及青年 |
| $S_1$ 分裂 | 肺动脉瓣区 | 短促,两音相同 | $S_1$ 的两个成分间隔大于 0.03 s | | 右心衰竭、二尖瓣狭窄 |
| $S_2$ 分裂 | 心尖部(左心室) | 短促,两音相同 | $S_2$ 的两个成分间隔大于 0.03 s | | 正常人、完全性右束支传导阻滞等 |
| 舒张早期奔马律 | 剑突下(右心室) | 音调低,强度弱 | 舒张早期 | 呼气末最响 | 严重器质性心脏病 |
| 二尖瓣拍击音 | 心尖与胸骨左缘第 3、4 肋间之间 | 音调高而脆,短促且响亮 | 舒张早期 | 吸气时最响 | 心肌炎、心肌梗死、二尖瓣狭窄等 |

**6. 心脏杂音(cardiac murmurs)**　正常心音及额外心音以外,在收缩期和(或)舒张期出现、在心脏或血管内产生湍流所致的室壁、瓣膜或血管壁振动所产生的一种持续时间较长的异常声音。可与心音分开或相连续,甚至完全遮盖心音。它对心脏病的诊断有重要意义。

1) 杂音产生的机制　正常血流呈层流状态。血流加速、异常血流通道、血管管径异常等情况,可使层流转变为湍流或旋涡而冲击心壁、大血管壁、瓣膜、腱索等使之振动而在相应部位产生杂音。具体机制见图 6-17。

常见以下几种情况。

(1) 血流增快:血液在管腔内的流动呈层流状态,即中央部流速最快,愈近血管壁处愈缓慢。如血液流速增快,则可使此层流变为紊乱的流动而形成旋涡,使心壁或血管壁产生振动出现杂音。可见于健康人运动后、贫血、甲状腺功能亢进等。

(2) 瓣膜口狭窄:瓣膜本身的病变引起瓣口狭窄者称器质性狭窄,如二尖瓣狭窄、主动脉瓣狭窄等。凡瓣膜本身无病变,由于心腔或大血管的扩张而产生的相对的瓣口狭窄称相对性狭窄。当血流通过狭

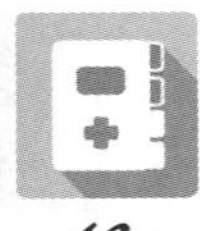
Note

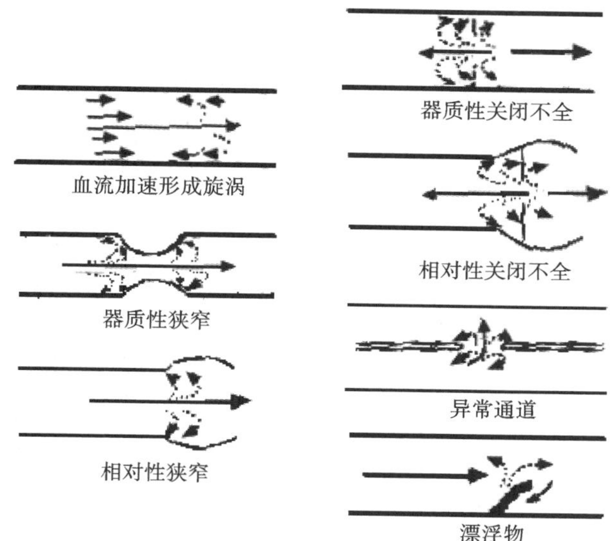


图 6-17 杂音产生机制示意图

窄瓣口(不论器质性或相对性)到扩大的心腔或大血管均可发生涡流而产生杂音。

(3) 瓣膜关闭不全:瓣膜本身的病变引起瓣口关闭不全称器质性关闭不全,如风湿性心脏病二尖瓣关闭不全、主动脉瓣关闭不全。若瓣膜本身无病变,而由于心室扩大使乳头肌和腱索向两侧推移,以致瓣口关闭不全,如心肌炎;或由于大血管扩张,瓣膜肌环亦随之扩张,使瓣口关闭不全,如主动脉硬化、高血压引起功能性关闭不全或相对性关闭不全。杂音乃是血液反流通过关闭不全的瓣膜产生旋涡的结果。

(4) 心腔或大血管间有异常的通道:异常通道可产生分流,形成湍流而产生杂音。如室间隔缺损、动脉导管未闭、动静脉瘘等。

(5) 心腔异常结构:如心室内乳头肌或心腔内有断裂的腱索,干扰血流,产生湍流场,亦可引起杂音。

(6) 血管腔扩大:如动脉瘤,血液自正常的血管腔流入扩大的部分时,也可发生旋涡,产生杂音。

2) 杂音的特性与听诊要点　杂音的听诊有一定的难度,当听到心脏杂音时,应注意杂音发生的时间、最响的部位,杂音的性质、音调、强度、传导方向和杂音与呼吸、运动及体位的关系等,以此来判断其临床意义。

(1) 最响部位和传导方向:最响的部位往往就是杂音发生的部位。如二尖瓣的病变,杂音往往在心尖部最响;主动脉瓣的病变,杂音在主动脉瓣听诊区最响;而先天性心脏病如室间隔缺损,可在胸骨左缘第 3、4 肋间闻及响亮而粗糙的收缩期杂音。因此确定杂音部位,对于判断心脏病变的部位有重要意义。生理性杂音多在肺动脉瓣区与心尖部出现。

杂音常沿着产生杂音的血流方向传导,并可借周围的组织向四周扩散。由于杂音的来源不同,杂音的最响部位和传导方向也不同,根据杂音最响部位和传导方向可判断杂音的来源及其病理性质。例如,二尖瓣关闭不全,收缩期杂音在心尖部最响,并向左腋下及左肩胛下角处传导;主动脉瓣狭窄的收缩期杂音,以主动脉瓣区最响,并可向上传导至颈部;主动脉瓣关闭不全的舒张期杂音以主动脉瓣第二听诊区最响,并向胸骨下端甚至向心尖部传导。但有些杂音较局限,如二尖瓣狭窄的舒张期杂音常局限于心尖部,肺动脉瓣狭窄的收缩期杂音局限于肺动脉瓣区及附近。由于许多杂音具有传导性,在心脏任何听诊区听到的杂音除考虑相应的瓣膜病变外,尚应考虑是否由其他部位传导所致。一般杂音传导越远,杂音亦越弱,但杂音的性质不变。因此如在心前区两个部位都听到同性质和同期的杂音时,为了判断杂音是来自一个瓣膜区抑或两个瓣膜区,可将听诊器从其中的一个瓣膜区逐渐移向另一区来进行听诊,若杂音逐渐减弱,则可能为杂音最响处的瓣膜有病变,其他听诊区的杂音是传导而来的;若杂音逐渐减弱,但当移近至另一瓣膜区时,杂音又增强且性质不相同,则可能两个瓣膜均有病变。

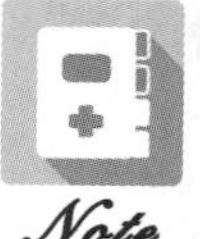

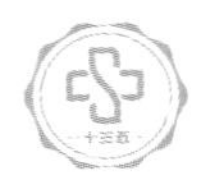



(2) 杂音出现的时期:在识别$S_1$与$S_2$的基础上才能判别杂音出现的时间,分清杂音发生于心动周期的收缩期或是舒张期,并应分清杂音是属于各期中的早、中、晚三个阶段的哪一阶段,或是属于全期杂音。此点对判断瓣膜病变的性质有重要的临床意义。一般认为,舒张期杂音和连续性杂音均为器质性杂音,而收缩期杂音则可能系器质性或功能性,应注意鉴别。①收缩期杂音(systolic murmurs ,SM):发生于$S_1$至$S_2$之间的杂音称为收缩期杂音,与$S_1$相合者称为收缩期早期杂音;距$S_1$有一定距离者称为收缩中期杂音;在收缩期的较晚部分发生者称为收缩晚期杂音;发生于整个收缩期者为全收缩期杂音。②舒张期杂音(diastolic murmurs ,DM):发生于$S_2$至下一个心动周期的$S_1$之间的杂音称为舒张期杂音,亦可分为舒张早、中、晚期杂音,如二尖瓣狭窄的舒张期杂音常出现在舒张中期及晚期;主动脉瓣关闭不全的舒张期杂音则出现在舒张早期。③连续性杂音(continuous murmurs):若杂音连续在收缩期及舒张期出现称为连续性杂音。④双期杂音:收缩期与舒张期均出现但不连续的杂音。

(3) 杂音的性质:由于杂音的不同频率而表现出音调与音色的不同。临床上常用于形容杂音音调的词为柔和、粗糙。杂音的音色可形容为吹风样、隆隆样(雷鸣样)、机器样、喷射样、叹气样(哈气样)、乐音样和鸟鸣样等。不同音调与音色的杂音,反映不同的病理变化,通过杂音的性质可部分地了解病变的情况。

临床上可根据杂音的性质,推断不同的病变。常见杂音的性质及相关疾病如下:①吹风样杂音:音调较高,如吹风。又可分为柔和的或粗糙的。粗糙的吹风样杂音可似拉锯样,见于主动脉瓣狭窄;心尖区粗糙的吹风样全收缩期杂音,常提示二尖瓣关闭不全;主动脉瓣关闭不全的舒张早期杂音则为音调高、响度低的吹风样杂音,类似泼水样或叹气声。粗糙的杂音多为器质性,柔和而高调的杂音多为功能性。②隆隆样杂音:低音调、性质粗糙有如雷鸣样的隆隆声,如心尖区舒张期隆隆样杂音是二尖瓣狭窄的特征。③乐音样杂音:音调高,因瓣叶外翻、瓣膜破裂或腱索断裂所致。可见于梅毒性主动脉瓣关闭不全伴有瓣膜外翻者及亚急性感染性心内膜炎伴有赘生物时。④机器样杂音:粗糙犹如机器的轰鸣声,如动脉导管未闭而产生的杂音。

(4) 杂音的强度:亦即杂音的响度。此取决于以下几种因素。①瓣膜口狭窄或关闭不全的程度:一般来说,杂音的强度与病变严重的程度成正比,但并不完全如此。例如,二尖瓣极度狭窄时,通过的血流极少,杂音反而消失。②血流速度:血流速度增快,杂音增强。③压力的变化:狭窄口两侧的压力差越大,杂音越响。如心功能不全心肌收缩力减弱时,狭窄口两侧压力差减小,则杂音减弱甚至消失;当心脏功能改善,两侧压力差增大,血流增快,则杂音又增强。

此外,杂音的强弱亦受胸壁的厚薄及心外因素的影响。如胸壁厚、肺气肿、心包积液等均可使杂音减弱。

收缩期杂音强度采用 Levine 6 级分级法,对舒张期杂音的分级也可参照此标准,但亦只分为轻、中、重度三级。6 级分别如下。

①1 级:很轻微的杂音,占时短,需仔细听才能听出,易被初学者遗漏,无震颤。

②2 级:轻度响,较易听出的弱杂音,无震颤。

③3 级:中等响亮的杂音,易于听到,无震颤。

④4 级:中度响亮的杂音,易于听到,有震颤。

⑤5 级:很响亮的杂音,震颤明显,听诊器胸件的部分边缘接触胸壁,即能听到。

⑥6 级:极响的杂音,震颤明显,听诊器稍离开胸壁也能听到。

杂音分级的记录方法:杂音级别为分子,分母为 6,如强度为 5 级的收缩期杂音,可写成 5/6 级收缩期杂音。

(5) 杂音的形态:在心动周期中杂音强度的变化规律,用心音图记录,构成一定的形态。常见的杂音形态有 5 种(图 6-18)。

①递增型杂音(crescendo murmur):杂音由弱逐渐增强,如二尖瓣狭窄的舒张期隆隆样杂音。

②递减型杂音(decrescendo murmur):杂音由较强逐渐减弱,如主动脉瓣关闭不全时的舒张期叹气样杂音。

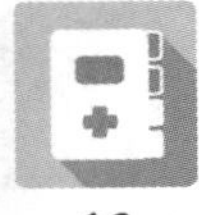

Note

③递增递减型杂音(crescendo-decrescendo murmur):又称菱形杂音,即杂音由弱转强,再由强转弱,如主动脉瓣狭窄的收缩期杂音。

④连续型杂音(continuous murmur):杂音由收缩期开始,逐渐增强,高峰在 $S_2$ 处,舒张期开始渐减,直到下一心动周期的 $S_1$ 前消失,如动脉导管未闭的连续性杂音。

⑤一贯型杂音(plateau murmur):强度大体保持一致,如二尖瓣关闭不全的全收缩期杂音。

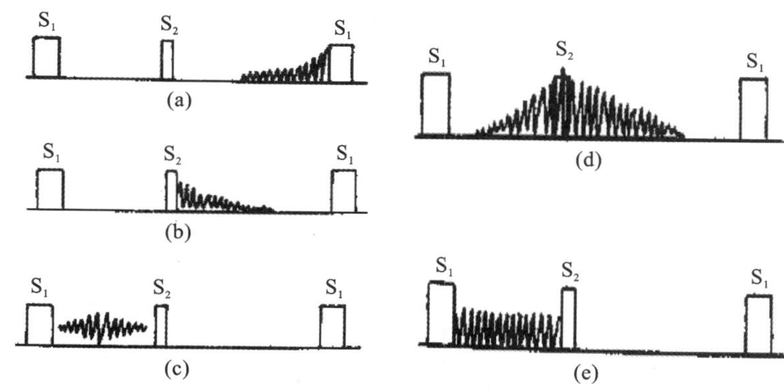


**图 6-18 心脏各类杂音示意图**

(a)递增型;(b)递减型;(c)递增递减型;(d)连续型;(e)一贯型

(6) 杂音与呼吸、体位及运动的关系:改变呼吸、变换体位、运动等方法使杂音增强易于听诊,有助诊断。

①呼吸:深呼吸对心排血量及回心血量有影响。当深吸气时,肺循环血容量增多,左心排血量相应减少,右心回心血量增多,因而深吸气时三尖瓣与肺动脉瓣区杂音较强;而深呼气时肺循环血容量减少,左心排血量稍多,则二尖瓣与主动脉瓣区的杂音较响,且深呼气时,心脏被肺掩盖的部分减少,因而杂音增强。

②体位:变换体位有助于杂音的检出,如:二尖瓣狭窄时,左侧卧位杂音最响;主动脉瓣关闭不全的舒张期杂音在坐位稍前倾时较易听到,深呼气末屏住呼吸时尤为清晰;仰卧位时则二尖瓣、三尖瓣与肺动脉瓣关闭不全的杂音更明显。此外,迅速改变体位所导致的血流分布和回心血量的改变也可影响杂音的强度,如从卧位或下蹲位迅速站立,使瞬间回心血量减少,从而使二尖瓣、三尖瓣、主动脉瓣关闭不全及肺动脉瓣狭窄与关闭不全的杂音均减轻,而肥厚型梗阻性心肌病的杂音则增强。

③运动:在休息时杂音较弱,但在运动后血流加速,心脏搏动增强,杂音增强,听诊更加清楚。

3) 杂音的临床意义 听到心脏杂音时,应区别是生理性的还是病理性的。几乎所有的舒张期和连续性杂音都是病理性的。收缩期杂音则不能只听到杂音就认为是病理性的,因为在有些正常人中亦可听到此杂音。在正常生理情况下产生的杂音称生理性杂音。生理性杂音的诊断必须符合以下条件:只限于收缩期,心脏无增大,杂音柔和、呈吹风样,无震颤。生理性杂音与病理性杂音的鉴别有重要的临床意义,具体见表 6-9。

**表 6-9 生理性与器质性收缩期杂音的鉴别要点**

| 鉴别点 | 生理性 | 病理性 |
| --- | --- | --- |
| 年龄 | 儿童、青少年多见 | 不定 |
| 部位 | 肺动脉瓣区和(或)心尖区 | 不定 |
| 性质 | 柔和、呈吹风样 | 粗糙、呈吹风样,常呈高调 |
| 持续时间 | 短促 | 较长、常为全收缩期 |
| 强度 | ≤2/6 级 | 常不低于 3/6 级 |
| 震颤 | 无 | 3/6 级以上可伴有震颤 |
| 传导 | 局限 | 沿血流方向传导较远而广 |

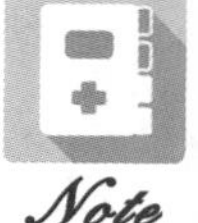

根据杂音的时期和与部位，将杂音的特点和临床意义分述如下（表 6-10）。

表 6-10　临床常见杂音的部位、时期与病变关系

| 最响部位 | 收缩期杂音 | 舒张期杂音 |
|---|---|---|
| 二尖瓣听诊区 | 二尖瓣关闭不全 | 二尖瓣狭窄 |
| 三尖瓣听诊区 | 三尖瓣关闭不全（较少见） | 三尖瓣狭窄（较少见） |
| 主动脉瓣听诊区 | 主动脉瓣狭窄 | 主动脉瓣关闭不全 |
| 肺动脉瓣听诊区 | 肺动脉瓣狭窄 | 肺动脉瓣关闭不全 |
| 胸骨左缘第 2 肋间 | 动脉导管未闭（常为连续性） | |

（1）收缩期杂音。

二尖瓣区：①功能性：见于运动、发热、贫血、妊娠与甲状腺功能亢进等，杂音性质柔和、呈吹风样，2/6级以下，时限短较局限，原因去除后杂音消失。②相对性：见于左心增大引起的二尖瓣相对性关闭不全，如高血压性心脏病、冠状动脉粥样硬化性心脏病、贫血性心脏病和扩张型心肌病等，杂音柔和，呈吹风样，传导不明显。③器质性：主要见于风湿性二尖瓣关闭不全、二尖瓣脱垂综合征等，杂音为吹风样，较粗糙，多在 3 级以上，呈递减型，常持续全收缩期，遮盖 $S_1$，且向左腋下传导。

主动脉瓣区：①器质性：见于主动脉瓣狭窄。杂音为喷射性，响亮而粗糙，向颈部传导，常伴有震颤，且主动脉瓣区 $S_2$ 减弱。②功能性：见于升主动脉扩张，如高血压和主动脉粥样硬化，杂音柔和，常有主动脉瓣区 $S_2$ 亢进。

肺动脉瓣区：①生理性：多见于青少年及儿童，杂音较弱且柔和，于卧位吸气时明显，坐位时减弱或消失。此因肺动脉壁较薄，易于扩张，且右心室流出道在收缩期有轻度相对性狭窄，故出现生理性杂音。②器质性：见于肺动脉瓣狭窄，常在该区听到响亮而粗糙的收缩期杂音，呈递增递减型，常伴有收缩期细震颤及肺动脉瓣区 $S_2$ 减弱，肺动脉高压（二尖瓣狭窄、房间隔缺损）常引起肺动脉扩张，以致肺动脉瓣口相对狭窄而出现收缩期杂音，但不伴有细震颤。③相对性：见于肺多血或肺动脉高压导致肺动脉扩张产生的肺动脉瓣相对狭窄。

三尖瓣区：①相对性：多见于右心室扩大的患者，如二尖瓣狭窄伴右心衰竭、肺心病。三尖瓣关闭不全时，可在此区听到收缩期杂音，为吹风样，柔和，3/6 级以下，吸气时增强。②器质性：极少见，特点似器质性二尖瓣关闭不全，但杂音不向左腋下传导，可伴颈静脉和肝脏收缩期搏动。

其他部位：常见的有胸骨左缘第 3、4 肋间响亮而粗糙的收缩期杂音伴震颤，提示室间隔缺损或肥厚型梗阻性心肌病。

（2）舒张期杂音：舒张期杂音大多数是由瓣膜器质性损害所致，少数则由于相对性的改变所引起。

二尖瓣区：①器质性：见于风湿性心脏病二尖瓣狭窄，为心尖部局限性的舒张中、晚期低调、递增型隆隆样杂音，常伴震颤、$S_1$ 增强、开瓣音。②相对性：可见于左心室增大，如高血压性心脏病。也见于重度主动脉瓣关闭不全时引起二尖瓣相对狭窄，心尖部亦可听到一隆隆样舒张期杂音，但不伴震颤及 $S_1$ 增强和开瓣音，称为 Austin Flint 杂音。此杂音主要是由从主动脉反流入左心室的血液将二尖瓣的前叶冲起，形成相对性二尖瓣狭窄所致。

肺动脉瓣区：多由于肺动脉瓣扩张导致相对性关闭不全，器质性极少见。在二尖瓣狭窄时，由于肺动脉压力增高，肺动脉扩张引起相对性的肺动脉瓣关闭不全，可以出现柔和递减型、吹风样舒张早期杂音，称为 Graham Steell 杂音。

主动脉瓣区：见于器质性的主动脉瓣关闭不全。此种舒张期杂音呈叹气样、递减型，可传至胸骨下端左侧或心尖部，在主动脉瓣第二听诊区听得较清楚。前倾坐位、呼气末屏气时更易听到。明显的主动脉瓣关闭不全常伴有周围血管征。

三尖瓣区：三尖瓣狭窄所产生的隆隆样舒张期杂音，在胸骨下端可听见。此常由右心室扩大所致相对性三尖瓣狭窄所引起。器质性三尖瓣狭窄很少见。

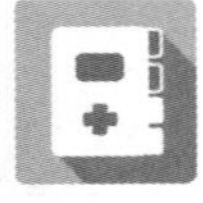

Note

（3）连续性杂音：动脉导管未闭时，可在第 2 肋间胸骨左缘及其附近，听到机器样连续性杂音，几乎占据整个心动周期，以收缩期末最响，并可伴有连续性细震颤。连续性杂音亦可见于动静脉瘘。

（4）联合瓣膜病变的杂音：两个或两个以上瓣膜病变称联合病变，可在不同瓣膜区产生不同性质、不同时期的杂音。

**7. 心包摩擦音(pericardial friction sound)** 脏层与壁层心包由于生物性或理化因素致纤维蛋白沉积而粗糙，以致在心脏搏动时产生摩擦而出现的声音。音质粗糙、音调高、呈搔抓样、较表浅，类似纸张摩擦的声音。其发生与心搏一致，收缩期与舒张期均能听到，常在胸骨左缘第 3、4 肋间心脏绝对浊音界以内最清楚，听诊器胸件向胸壁加压可使心包摩擦音增强。屏气时仍存在，可据此与胸膜摩擦音相鉴别。见于各种感染性心包炎，也可见于风湿性病变、急性心肌梗死、尿毒症、系统性红斑狼疮等。当心包积液增多时，心包摩擦音可减弱，甚至消失。

## 第六节　血管检查

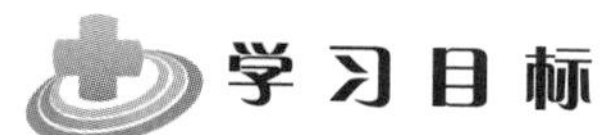


1. 掌握脉搏、血压、血管杂音和周围血管征的检查方法及临床意义。
2. 熟悉血压变动的临床意义。
3. 了解脉搏异常改变的机制。
4. 能够正确地测量血压，并了解其改变的临床意义。

血管的检查是体格检查的重要组成部分，主要通过视诊、触诊、听诊来检查。本节重点阐述周围血管检查，包括脉搏、血压、血管杂音和周围血管征。

### 一、脉搏

动脉血管随心脏收缩和舒张而出现的扩张和回缩所引起的搏动称动脉搏动，简称脉搏。通过脉搏可了解患者的全身状况、循环功能及某些血管疾病的重要体征，在临床诊断中有重要意义。

脉搏的检查主要用触诊，也可用脉搏计描记波形。检查时应注意血管的硬度、压痛等。动脉的触诊尤应注意血管的搏动（脉搏），此为血管检查中不可缺少的重要步骤。

脉搏检查一般常用桡动脉，如不能检查桡动脉时，可检查颞动脉、颈动脉、肱动脉、股动脉、腘动脉、足背动脉。检查的方法：患者手掌平置向上，医师用示、中、无名指指尖，按于桡动脉近手腕处。注意两侧桡动脉脉搏的大小和出现时间，生理情况下，两侧差异很小，不易察觉。某些病理情况可有明显的差异。当两侧脉搏大小不等时，应考虑脉搏小的一侧动脉有无先天性异常、动脉病变或受其他因素的影响。疑有血管疾病时，应详细地进行上、下肢动脉检查，左、右两侧对比。如主动脉缩窄时下肢动脉搏动可较上肢明显减弱甚至触不到；主动脉综合征时，两侧桡动脉脉搏可大小不等；主动脉动脉瘤时，左侧脉搏出现较右侧晚。如一侧胫后动脉或足背动脉搏动减弱或消失，则提示该侧动脉阻塞，可见于血栓闭塞性脉管炎。

检查脉搏时，应注意脉搏的速率、节律、紧张度与动脉壁状态、强弱等情况。

#### （一）速率

一般称脉率，脉率的影响因素一般类似于心率。正常成人安静时脉率在 60～100 次/分。儿童较快，初生婴儿可达 140 次/分，小于 3 岁的儿童多在 100 次/分以上；女性稍快，老年人偏慢。各种生理、

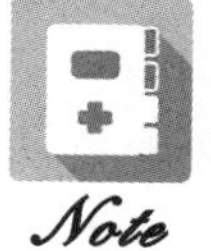

病理情况或药物影响也可使脉率增快或减慢。脉搏日间较快，睡眠时较慢；体力活动、饭后、精神兴奋时可增快。病理情况下，脉率增快可见于：发热、贫血、甲状腺功能亢进、心肌炎、心功能不全、休克、阵发性心动过速、心房颤动。脉率减慢可见于：颅内压增高（迷走神经紧张度增高）、胆汁淤积性黄疸、完全性房室传导阻滞、甲状腺功能减退等。一般情况下脉率与心率一致，但在某些心律失常如频发期前收缩、心房颤动时，由于心搏出量过少，周围血管不能出现脉搏，则脉率少于心率，称为脉搏短绌（绌脉）。因此，对有心律失常的患者在检查脉搏时，应同时计数 1 min 心率以做对照。

### （二）脉律

脉搏的节律（简称脉律）可反映心脏的节律，正常脉搏的节律是规则的。但在正常小儿、青年和一部分成人中有窦性心律不齐者，脉律可随呼吸改变，吸气时脉搏增快，呼气时减慢。各种心律失常，如在心率上出现过快、过慢或心律不规则时，在脉搏上也可反映出来。例如，心房颤动者脉律绝对不规则；期前收缩是二联或三联律时，可出现一定规律的不整脉，即二联脉、三联脉；不完全性房室传导阻滞时可出现脉搏脱漏，称脱落脉（dropped pulse），心脏听诊可同时有漏跳出现，此点可与脉搏短绌区别。

### （三）紧张度与动脉壁状态

脉搏的紧张度与动脉硬化的程度有关。检查时可将两个手指指腹置于动脉上，近心端手指用力按压，使远心端手指触不到脉搏，说明血流已被完全阻断。其所施压力大小及感觉的血管壁的弹性状态即为脉搏紧张度。例如，将桡动脉压紧后，虽远端手指触不到动脉搏动，但可触及条状动脉的存在，并且硬而缺乏弹性，似条索状、迂曲或结节状，提示动脉硬化。此外，紧张度亦随性别、年龄而略有不同。

### （四）强弱

脉搏的强弱与左心室排血量及速度、末梢血管的阻力及动脉壁的弹性有关，即与动脉的充盈度及脉压大小有关。脉搏减弱而振幅低是由心搏出量少、脉压小和外周阻力增高所致，见于主动脉瓣狭窄、周围循环衰竭等；脉搏增强且振幅大，是由心搏出量多、脉压大和外周阻力低所致，见于体力活动、精神兴奋、发热、甲状腺功能亢进、主动脉瓣关闭不全等。

### （五）脉波

脉搏触诊可以了解血流通过动脉，动脉内压力上升和下降的情况。上升的速度与左心室收缩时血液射至主动脉内的速度及主动脉的完整性有关。脉波也可用脉搏计描记成曲线进行分析。了解脉波变化有助于心血管疾病的诊断，通过仔细地触诊动脉（如桡动脉、肱动脉或股动脉）可发现各种脉波异常的情况。

**1. 正常脉波** 由升支、波峰和降支组成。升支（叩击波）：陡直，发生在左心室收缩早期，由左心室射血冲击主动脉壁所致。波峰（潮波）：圆钝，在收缩中、晚期血液向动脉远端运行的同时，部分反流，冲击主动脉壁所致。降支（重搏波）：舒张期主动脉瓣关闭，血液由外周向近端折回后又向前，以及主动脉壁的弹性回缩，使血液持续流向外周动脉所致。其上的切迹称重搏波。在明显主动脉硬化者，重搏波趋于不明显。

**2. 水冲脉（water hammer pulse）** 脉搏骤起骤降，急促而有力，犹如潮水涨落，故称水冲脉。主要由心室收缩时限缩短及末梢阻力减弱，使收缩压增高，舒张压降低，脉压差增大所致。常见于严重贫血、甲状腺功能亢进、情绪激动及其他周围血管扩张的疾病，或者主动脉瓣关闭不全、动脉导管未闭、动静脉瘘等存在血液分流、反流的情况时。检查时，可用手紧握患者手腕掌面，将示、中、无名指按于桡动脉上，先在与患者心脏一致的水平触感脉搏，然后将患者手臂高举过头，可明显感知桡动脉有犹如水冲般的急促而有力的脉搏冲击。此常与毛细血管搏动并存。

**3. 交替脉（pulses alternans）** 其特点为节律规则而脉搏的强弱出现交替的改变。必要时嘱患者在呼气中期屏住呼吸，以排除呼吸变化所影响的可能性。轻者仅可用脉搏计描出，重者则可触知，此乃因心室收缩强弱交替引起，是心功能损害的重要体征之一。可见于高血压性心脏病、冠状动脉粥样硬化性心脏病及主动脉瓣关闭不全等。一般测量血压时，更易于发现交替脉。因心搏较强时收缩压较高，心搏较弱时收缩压较低，二者之间可出现 10～30 mmHg 的压力差，因而，收缩压一高一低呈交替出现。

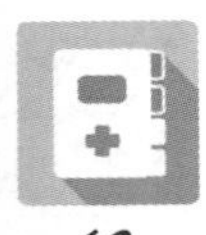

Note

**4. 奇脉(paradoxical pulse)** 吸气时脉搏明显减弱或消失，在呼气终末时变强，称为奇脉。正常人脉搏强弱受呼吸周期影响较小。这是因为正常人吸气时由于胸腔内负压增大，体循环血液向右心的灌注亦相应地增加，此时肺能容纳的血量亦随之增加，因此，由肺循环向左心回流的血量没有明显改变。心包积液或缩窄性心包炎患者吸气时肺循环血容量有所增加，但由于右心舒张受限，体循环的血液向右心回流不能相应地增加，右心室排入肺循环的血量减少；另一方面肺循环受吸气时胸腔负压的影响，肺血管扩张，结果是肺静脉血流入左心的量较正常时减少，左心室搏出量亦因之减少，脉搏变弱甚至不能触及，故又称“吸停脉”。在呼气时，较多的血液从肺流入左心，则脉搏变强。奇脉可用血压计检出，正常人吸气末收缩压较呼气时收缩压下降 0.4～1.33 kPa(3～10 mmHg)。如下降 1.33 kPa(10 mmHg)以上即称奇脉。明显的奇脉可用手触知。

**5. 无脉(pulseless)** 脉搏消失。见于严重休克及多发性大动脉炎，有严重的动脉管腔闭塞时，相应部分可触不到搏动。

## 二、血压

血压(blood pressure,BP)通常指体循环动脉血压，是重要的生命体征。

### (一) 测量方法

血压测定方法有二种。

**1. 直接测压法** 经皮穿刺将导管由周围动脉送至主动脉，导管末端接监护测压系统，自动显示血压值。本法虽然精确、实时且不受外周动脉收缩的影响，但这是有创的检查方式，仅适用于危重、疑难病例。

**2. 间接测量法** 袖带加压法，以血压计测量。血压计有汞柱式、弹簧式和电子血压计，诊所或医院常用汞柱式血压计进行测量，是最为常用的间接测压法。间接测量法的优点为简便易行，但易受多种因素影响，尤其是受周围动脉舒缩变化的影响(图 6-19)。

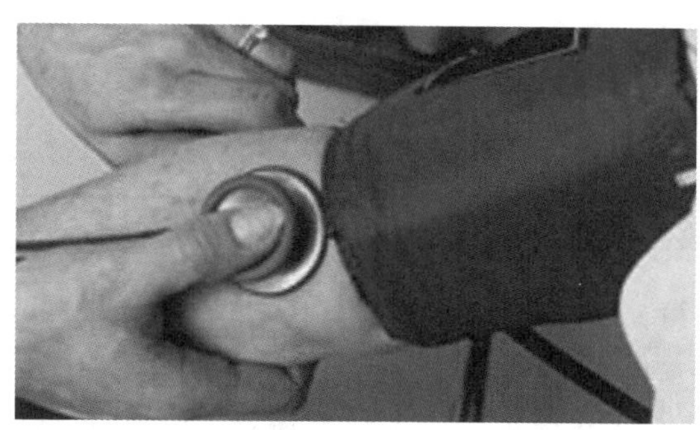

**图 6-19 间接测量法测血压**

具体操作方法：①被检查者半小时内禁烟、禁咖啡、排空膀胱，安静环境下休息 5～10 min。②取仰卧位或坐位，裸露的上肢自然伸直并轻度外展。③上臂与右心房同高。④袖带均匀紧贴皮肤缚于上臂肘关节上 2～3 cm 处，气袖中央部分必须对准肱动脉表面；⑤检查者触及肘窝处肱动脉搏动后，听诊器胸件置于肱动脉上(肘窝横纹的内 1/3 处)。⑥测量时快速充气，边充气边听诊，使气囊内压力达到桡动脉搏动消失后再升高 30 mmHg(4.0 kPa)，然后以恒定的速率(4～6 mmHg/s)缓慢放气。在心率缓慢者，放气速率应更慢些。平视下降的汞柱表面，根据 Korotkoff 分期法确定血压值。⑦在放气过程中仔细听取 Korotkoff 音，观察第Ⅰ时相(第一音)和第Ⅴ时相(消失音)水银柱凸面的垂直高度。收缩压读数取 Korotkoff 音第Ⅰ时相，舒张压读数取 Korotkoff 音第Ⅴ时相。获得舒张压读数后，快速放气至零。小于 12 岁儿童、妊娠妇女、严重贫血、甲状腺功能亢进、主动脉瓣关闭不全及 Korotkoff 音不消失者，以第Ⅳ时相(变音)定为舒张压。⑧应相隔 1～2 min 重复测量，取 2 次读数的平均值记录。如果收缩压或舒张压的 2 次读数相差 5 mmHg 以上，应再次测量，取 3 次读数的平均值记录。

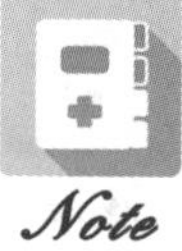

知识链接

**Korotkoff 音**

Korotkoff 音分为 5 期(5 个时相),首先听到的响亮拍击声(第 1 期)代表收缩压,随后拍击声有所减弱和带有柔和、吹风样杂音成为第 2 期,在第 3 期当压力进一步降低而动脉血流量增加后,拍击声增强、杂音消失,然后音调突然变得沉闷为第 4 期,最终声音消失即达第 5 期。第 5 期的血压值即舒张压。

收缩压与舒张压之差为脉压。舒张压加 1/3 脉压为平均动脉压。

气袖宽度:气袖大小应适合患者的上臂臂围,至少应包裹 80%上臂。手臂过于粗大或测大腿血压时,用标准气袖测值会过高,反之,手臂太细或儿童测压时用标准气袖则结果会偏低。因此,针对这些特殊情况,为保证测量准确,须使用适当大小的袖带。

### (二) 血压标准

正常成人血压标准的制定经历了多次改变,主要根据大规模流行病学资料分析获得。根据《中国高血压防治指南》(2010 年修订版)的标准,规定具体见表 6-11。

**表 6-11 血压水平的定义和分类**

| 类别 | 收缩压/mmHg | 舒张压/mmHg |
|---|---|---|
| 正常血压 | <120 | <80 |
| 正常高值 | 120～139 | 80～89 |
| 高血压: | ≥140 | ≥90 |
| 1 级高血压(“轻度”) | 140～159 | 90～99 |
| 2 级高血压(“中度”) | 160～179 | 100～109 |
| 3 级高血压(“重度”) | ≥180 | ≥110 |
| 单纯收缩期高血压 | ≥140 | <90 |

注:若患者的收缩压与舒张压分属不同的级别时,则以较高的分级为准。单纯收缩期高血压也可按照收缩压水平分为 1、2、3 级。

### (三) 血压变动的临床意义

**1. 高血压** 若在安静、清醒的条件下采用标准测量方法,至少 3 次非同日血压值达到或超过 140/90 mmHg,即可认为有高血压,如果仅收缩压达到标准则称为单纯收缩期高血压。高血压绝大多数是原发性高血压,约 5%继发于其他疾病,称为继发性或症状性高血压。高血压是动脉粥样硬化和冠心病的重要危险因素,也是心力衰竭的重要原因。

**2. 低血压** 凡血压低于 90/60 mmHg 时称低血压。持续的低血压状态可见于休克、心肌梗死、急性心脏压塞等。如果被检查者自诉一贯血压偏低,一般无症状,多为体质的原因。另外,如果患者平卧 5 min 以上后站立 1 min 和 5 min,其收缩压下降 20 mmHg 以上,并伴有头晕或晕厥,为直立性低血压。

**3. 双侧上肢血压差别显著** 正常双侧上肢血压差为 5～10 mmHg,若双上肢血压差别超过此范围则属异常。常见于多发性大动脉炎或先天性动脉畸形等。

**4. 上、下肢血压差异常** 正常下肢血压高于上肢血压达 20～40 mmHg,如下肢血压低于上肢见于主动脉缩窄、胸腹主动脉型大动脉炎等。

**5. 脉压改变** 当脉压>40 mmHg,为脉压增大,常见于甲状腺功能亢进、主动脉瓣关闭不全和动脉硬化等。若脉压<30 mmHg,则为脉压减小,可见于主动脉瓣狭窄、心包积液及严重衰竭患者。

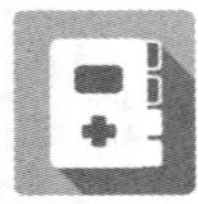

### (四) 动态血压监测

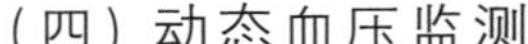

近年来在血压监测方面除了重危患者的床旁有创监测外,尚有动态血压监测(ambulatory blood

pressure monitoring,ABPM)。正常参考标准:24 h 平均血压<130/80 mmHg;白昼平均血压<135/85 mmHg;夜间平均血压<120/70 mmHg。白昼血压有两个高峰,上午 8 时至 10 时,下午 4 时至 6 时,夜间血压较白昼下降 10%,称杓形曲线,为正常昼夜节律。

知识链接

**动态血压监测**

动态血压监测是高血压诊治中的一项进展。测量应使用符合国际标准(BHS 和 AAMI)的动态血压检测仪,按设定间期 24 h 记录血压。一般设白昼时间为 6 am~10 pm;每 15 或 20 min 测血压一次;晚间为 10 pm~次晨 6 am,每 30 min 记录一次。正常情况下,夜间血压值较白昼低 10%~15%。凡是疑有单纯性诊所高血压(白大衣高血压)、隐蔽性高血压、顽固难治性高血压、发作性高血压或低血压,以及降压治疗效果差的患者,均应考虑做动态血压监测作为常规血压检测的补充手段。

#### (五) 家庭自测血压

部分患者在诊所或医院内由医护人员测定血压时,由于情绪紧张等因素,血压值可能偏高,甚至超过正常范围称为诊所高血压(白大衣高血压)。对此,除考虑动态血压监测外,尚可考虑家庭自测血压以进行鉴别。家庭自测血压由患者或其家属,采用上述的血压测量方法测定血压,并进行记录,就诊时供医师参考,必要时补充进行动态血压监测。家庭自测血压的正常血压值为小于 135/85 mmHg,注意与诊所血压的标准有所不同。

### 三、血管杂音及周围血管征

#### (一) 动脉杂音

多见于周围动脉、肺动脉和冠状动脉。如:甲状腺功能亢进时在肿大的甲状腺上可听到连续性杂音;多发性大动脉炎时,在其狭窄部位(多在两锁骨上、颈后三角区或背部)听到收缩期杂音;肾动脉狭窄时,在上腹部或腰背部可听到收缩期杂音;外周动静脉瘘时,在病变部位可听到连续性杂音;肺内动静脉瘘时,在胸部相应部位有连续性杂音;冠状动静脉瘘时,在心前区出现表浅而柔和的连续性杂音或双期杂音。

#### (二) 静脉杂音

由于静脉压低,不易出现涡流,因此杂音一般不明显,较常见的有颈静脉营营声,为颈静脉血液快速流入上腔静脉所致,属无害性杂音,颈部近锁骨处(右侧多见)可听到低调、柔和、连续性杂音,坐位及站立时明显,以手指压迫颈静脉暂时中断血流,杂音可消失。肝硬化门静脉高压时,由于腹壁静脉曲张,可在脐周或上腹部闻及连续性静脉营营声。

#### (三) 周围血管征

**1. 水冲脉** 参见前述。

**2. 枪击音(pistol shot sound)** 在外周较大动脉(常选择股动脉)表面轻放听诊器胸件时可闻及与心跳一致的“Ta-Ta”样短促如射枪的声音,称动脉枪击音。

**3. Duroziez 双重杂音** 听诊器胸件稍加压时,则可听到双期(收缩期与舒张期)吹风样杂音,称为 Duroziez 双重杂音。见于主动脉瓣关闭不全、脉压增大的疾病(甲状腺功能亢进症、严重贫血)。

**4. 毛细血管搏动征(capillary pulsation)** 用手指轻压患者指甲末端或以玻片轻压口唇黏膜,出现与心动周期一致的有规律的红、白交替现象,称毛细血管搏动征,主要见于主动脉瓣重度关闭不全。

凡体检时发现上述体征可统称周围血管征阳性,主要见于主动脉瓣重度关闭不全、甲状腺功能亢进症和重度贫血等。

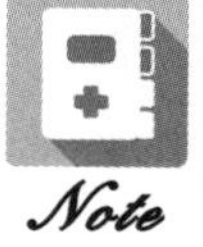

Note

# 第七节　循环系统常见疾病的主要症状和体征

## 学习目标

1. 掌握二尖瓣狭窄、主动脉瓣狭窄的症状和体征。
2. 熟悉二尖瓣关闭不全、主动脉瓣关闭不全、心包积液、心力衰竭的症状和体征。
3. 了解心力衰竭的病因。
4. 能够通过听诊初步鉴别二尖瓣狭窄及主动脉瓣狭窄。

## 一、二尖瓣狭窄

### (一) 概述

二尖瓣狭窄(mitral stenosis)是我国很常见的心脏瓣膜病，主要是风湿性心脏病反复发作后导致的慢性心脏瓣膜损害，少数病因是先天性的。现今，老年人的瓣膜钙化所致的心脏瓣膜病变在我国日渐增多。

**1. 分度**　正常二尖瓣口径面积为 4～6 $cm^2$，病变时二尖瓣口明显缩小，一般将瓣口缩小程度分为三度：①轻度狭窄：瓣口面积缩小至 1.5～2 $cm^2$。②中度狭窄：瓣口面积缩小至 1～1.5 $cm^2$。③重度狭窄：瓣口面积<1 $cm^2$。

**2. 病理改变**　主要为瓣叶交界处发生炎症、水肿、相互粘连及融合，严重病变时瓣膜增厚、硬化和腱索缩短及相互粘连，造成瓣膜狭窄进一步加重。

**3. 分期**　根据狭窄程度和代偿状态，可分为三期：①代偿期：当瓣口面积减少至 2 $cm^2$，左心房排血受阻，继而发生代偿性扩张和肥厚，以增强左心房容量和收缩，增加瓣口血流量。②左心房失代偿期：瓣口面积减小到 1.5 $cm^2$时，左心房压力进一步升高，当瓣口面积减小为 1 $cm^2$时，左心房压力显著增高。由于左心房与肺静脉之间并无瓣膜，因此，肺静脉压和肺毛细血管压亦升高，肺血管扩张、淤血；进而出现间质性肺水肿和肺血管壁增厚，引起肺顺应性降低，表现为呼吸困难，并逐步加重。③右心衰竭期：由于长期肺动脉高压，右心室后负荷增加，出现右心室肥厚与扩张，最后导致右心衰竭。

### (二) 症状

失代偿期发生时，患者初为劳力性呼吸困难，随着病情发展，出现休息时呼吸困难、阵发性夜间呼吸困难、端坐呼吸，甚至发生急性肺水肿。另外，活动或夜间睡眠时发生咳嗽，劳累时加重，多为干咳。咳嗽致支气管内膜血管或肺泡内毛细血管破裂时，有血丝痰；如咯出较大量鲜血，通常见于黏膜下支气管静脉破裂出血；急性肺水肿时多有大量粉红色泡沫样痰。如左心房明显扩张压迫食管，可引起吞咽困难；扩大的左心房和肺动脉压迫左喉返神经致其麻痹可出现声音嘶哑。

### (三) 体征

**1. 视诊**　两侧颧部绀红色呈二尖瓣面容，口唇轻度发绀，由于右心室增大心尖搏动可向左移位。若儿童期即有二尖瓣狭窄，因右心室肥厚，心前区可有隆起。

**2. 触诊**　心尖区常有舒张期震颤，患者左侧卧位时较明显。右心室肥厚时，心尖搏动左移，并且胸骨左下缘或剑突下可触及右心室收缩期抬举样搏动。

**3. 叩诊**　轻度二尖瓣狭窄者的心浊音界无异常。中度以上狭窄造成肺动脉段、左心房增大，胸骨左缘第 2、3 肋间心浊音界向左扩大，正常心腰消失，心浊音界可呈梨形。

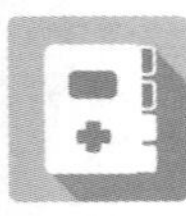
Note

**4. 听诊**　①局限于心尖区的低调、隆隆样、舒张中晚期递增型杂音，左侧卧位时更明显，这是二尖瓣狭窄最重要而又特征性的体征。窦性心律时，由于舒张晚期心房收缩促使血流加速，杂音于此期加强；心房颤动时，舒张晚期杂音可不明显。②心尖区 $S_1$ 亢进，为本病听诊的第二个特征。③部分患者于心尖区内侧可闻及一个紧跟 $S_2$ 后的高调、短促、响亮的二尖瓣开放拍击音（开瓣音），提示瓣膜弹性及活动度尚好。开瓣音在 $S_2$ 后发生越早，提示左心房压力高和狭窄严重。如瓣叶钙化僵硬，则 $S_1$ 减弱和（或）开瓣音消失。④由于肺动脉高压，同时主动脉压力低于正常，两瓣不能同步关闭，导致 $P_2$ 亢进和分裂。⑤如肺动脉扩张，肺动脉瓣区可有递减型高调叹气样舒张期早期 Graham Steell 杂音，于吸气末增强。⑥右心室扩大伴三尖瓣关闭不全时，胸骨左缘第 4、5 肋间有收缩期吹风性杂音，于吸气时增强。⑦晚期患者可出现心房颤动，心音强弱不等，心律绝对不规则，有脉搏短绌。

## 二、二尖瓣关闭不全

### （一）概述

二尖瓣关闭不全（mitral insufficiency）可分为急性与慢性两种类型。急性者常由感染或缺血坏死引起腱索断裂或乳头肌坏死，也可为人工瓣膜置换术后并发急性瓣周漏而导致，病情危急，预后严重。慢性二尖瓣关闭不全的病因可有风湿性、二尖瓣脱垂、冠心病乳头肌功能失调、老年性二尖瓣退行性变等。

单纯慢性二尖瓣关闭不全的病程往往较长，无症状期可达数十年；然而，一旦出现症状则左心功能急转直下，出现明显的症状。由于二尖瓣关闭不全，收缩期左心室射出的部分血流通过关闭不全的瓣口反流到左心房，使左心房充盈度和压力均增加，导致左心房扩张；也因左心房流入左心室的血量较正常增多，亦致使左心室肥厚和扩大。持续的严重容量负荷过度，导致左心室功能衰竭，左心室舒张末期压力和左心房压明显上升，出现肺淤血，最终发生肺动脉高压和右心衰竭。

### （二）症状

慢性二尖瓣关闭不全早期，患者无明显自觉症状，一旦出现明显症状，多数已有不可逆的心功能损害。表现为心悸、咳嗽、劳力性呼吸困难、疲乏无力等，但急性肺水肿、咯血或动脉栓塞较二尖瓣狭窄者少。

### （三）体征

**1. 视诊** 左心室增大时，心尖搏动向左下移位，心尖搏动强，发生心力衰竭后减弱。

**2. 触诊** 心尖搏动有力，可呈抬举样，在重度关闭不全患者可触及收缩期震颤。

**3. 叩诊** 心浊音界向左下扩大，晚期可向两侧扩大，提示左、右心室均增大。

**4. 听诊** 心尖区可闻及响亮粗糙、音调较高的 3/6 级以上全收缩期吹风样杂音，向左腋下和左肩胛下区传导。后叶损害为主时，杂音可传向胸骨左缘和心底部。$S_1$ 常减弱，$P_2$ 可亢进和分裂。严重反流时心尖区可闻及 $S_3$，以及紧随 $S_3$ 后的短促舒张期隆隆样杂音。

## 三、主动脉瓣狭窄

### （一）概述

主动脉瓣狭窄（aortic stenosis）主要病因有风湿性、先天性及老年性主动脉瓣钙化等。

主动脉瓣狭窄使左心室排血明显受阻，久之引起左心室肥厚，顺应性降低，导致左心室舒张末压进行性升高，增加左心房后负荷。最终，由于室壁应力增高、心肌缺血和纤维化等导致左心室功能衰竭。同时，由于左心室后负荷增加，前向性排血阻力增高，使冠状动脉血流减少，且由于左心室壁增厚，心肌氧耗增加，引起心肌缺血而产生心绞痛和左心衰竭。又可因心排血量减低和（或）心律失常导致脑供血不足而出现眩晕、昏厥及心脏性猝死。

### （二）症状

轻度狭窄患者可无症状。中、重度狭窄者，常见呼吸困难、心绞痛和晕厥，为典型主动脉瓣狭窄的三联征。

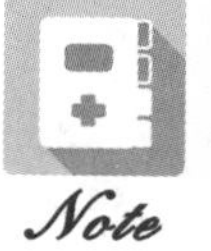

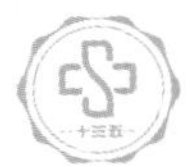



（三）体征

**1. 视诊** 心尖搏动增强，位置可稍移向左下。

**2. 触诊** 心尖搏动有力，呈抬举样。胸骨右缘第2肋间可触及收缩期震颤。

**3. 叩诊** 心浊音界正常或可稍向左下增大。

**4. 听诊** 在胸骨右缘第2肋间可闻及3/6级以上收缩期粗糙喷射性杂音，呈递增递减型，向颈部传导。主动脉瓣区 $S_2$ 减弱，由于左心室射血时间延长，可在呼气时闻及 $S_2$ 逆分裂。因左心室显著肥厚致舒张功能减退、顺应性下降而使心房为增加排血而加强收缩，因此心尖区有时可闻及 $S_4$。

## 四、主动脉瓣关闭不全

（一）概述

主动脉瓣关闭不全（aortic insufficiency）可由风湿性与非风湿性病因（先天性、瓣膜脱垂、感染性心内膜炎等）引起。主动脉瓣关闭不全，可分为急性与慢性。慢性者也可有很长的无症状期。主动脉瓣关闭不全时左心室的舒张期不但接受左心房流入的血液，而且接受从主动脉反流的血液，左心室舒张末期容量增加，使左心室出现代偿性肥厚和扩张，进而引起左心衰竭。左心室心肌肥厚致心肌氧耗增多，并且主动脉舒张压显著降低，引起冠状动脉供血不足，二者均致心肌缺血，患者可出现心绞痛。主动脉瓣关闭不全者由于舒张压下降、脉压加大，出现周围血管征。另外，由于左心室舒张期容量增加，二尖瓣一直处于较高位置而可形成相对性二尖瓣狭窄。

（二）症状

症状出现较晚。可因心搏出量增多有心悸、心前区不适、头部搏动感、体位性头晕等症状。存在心肌缺血时可出现心绞痛，晚期有劳力性呼吸困难。

（三）体征

**1. 视诊** 心尖搏动向左下移位，部分重度关闭不全者颈动脉搏动明显，并可有随心搏出现的点头运动。

**2. 触诊** 心尖搏动移向左下，呈抬举样。有水冲脉及毛细血管搏动等。

**3. 叩诊** 心界向左下增大而心腰不大，因而心浊音界轮廓似靴形。

**4. 听诊** 主动脉瓣第二听诊区可闻及叹气样、递减型、舒张期杂音，向胸骨左下方和心尖区传导，以前倾坐位最易听清。重度反流者，有相对性二尖瓣狭窄，心尖区出现柔和、低调、递减型舒张中、晚期隆隆样杂音（Austin Flint 杂音），为主动脉瓣关闭不全时回流血液限制二尖瓣开放所致。周围大血管可听到枪击音和 Duroziez 双重杂音。

## 五、心包积液

（一）概述

心包积液（pericardial effusion）指心包腔内积聚过多液体（正常心包液为30～50 mL），包括液性、浆液纤维蛋白性、脓性和血性等。病因可有感染性（如结核、病毒、化脓性等）与非感染性（如风湿性、肿瘤转移、出血、尿毒症性等）。病理生理改变取决于积液的量与积液速度。由于心包腔内压力增高致使心脏舒张受阻，影响静脉回流，心室充盈减弱及排血随之减少。大量心包积液或急性心包积液量较大时可以出现急性心包压塞而危及生命。

（二）症状

心前区发闷、心悸、呼吸困难、腹胀、水肿等，以及原发病的症状，如结核的低热、盗汗，化脓性感染的畏寒、高热等。严重的心包压塞可出现休克。

（三）体征

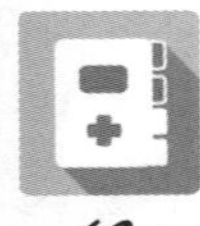

**1. 视诊** 心尖搏动明显减弱甚至消失。

**2. 触诊** 心尖搏动弱而不易触到，如能明确触及则在心相对浊音界的内侧。

**3. 叩诊** 心浊音界向两侧扩大，且随体位改变；卧位时心底部浊音界增宽，坐位时心尖部增宽。

**4. 听诊** 早期由炎症引起的少量心包积液可在心前区闻及心包摩擦音，积液量增多后消失。心率较快，心音弱而远，偶然可闻及心包叩击音。

大量积液时，由于静脉回流障碍，可出现颈静脉怒张、肝肿大和肝-颈静脉回流征阳性。还可由于左肺受压出现 Ewart 征，即左肩胛下区语颤增强、叩诊浊音并闻及支气管肺泡呼吸音。脉压减小，并可出现奇脉。

## 六、心力衰竭

### （一）概述

心力衰竭(heart failure)指由于心肌舒缩功能障碍引起心排血量减少，不能满足机体代谢需要的一种综合征。临床上以肺和(或)体循环淤血以及组织灌注不足为特征。

心力衰竭的病因很多，可分为心脏本身病变和心室负荷过重两大类，前者如心肌缺血、心肌坏死或心肌炎症等；后者又可分为压力负荷过重(如高血压、主动脉瓣狭窄等)和容量负荷过重(如二尖瓣或主动脉瓣关闭不全等)。心力衰竭的发生除基本病因外，常有诱发因素促使其发病或使其在原有基础上病情加重，如感染、心律失常、钠盐摄入过多、输液过多和(或)过快、妊娠分娩以及过度劳累等增加心脏负荷的多种因素。

### （二）症状

**1. 左心衰竭（肺淤血及心排血量减少）** 乏力，头晕，劳力性呼吸困难、夜间阵发性呼吸困难、端坐呼吸，咳嗽、咳泡沫样痰，少数出现咯血。

**2. 右心衰竭（体循环淤血及心排血量减少）** 腹胀、少尿及食欲不振，甚至恶心、呕吐。

### （三）体征

**1. 左心衰竭** 主要为肺淤血的体征。

(1) 视诊：有不同程度的呼吸急促、轻微发绀，高枕卧位或端坐体位。急性肺水肿时可出现自口、鼻涌出大量粉红色泡沫，呼吸窘迫，并大汗淋漓。

(2) 触诊：严重者可出现交替脉。

(3) 叩诊：除原发性心脏病体征外，通常无特殊发现。

(4) 听诊：心率增快，心尖区及其内侧可闻及舒张期奔马律，$P_2$亢进。根据心力衰竭程度的轻重，单侧或双侧肺由肺底往上有不同程度的细小湿啰音，也可伴少量哮鸣音；急性肺水肿时，则双肺满布湿啰音和哮鸣音。

**2. 右心衰竭** 主要是体循环淤血的体征。

(1) 视诊：颈静脉怒张，可有周围性发绀、水肿。

(2) 触诊：可触及不同程度的肝肿大、压痛及肝-颈静脉回流征阳性。下肢或腰骶部等下垂部位凹陷性水肿，严重者可全身水肿。

(3) 叩诊：可有胸腔积液(右侧多见)与腹腔积液体征。

(4) 听诊：由于右心室扩大，可在三尖瓣区闻及三尖瓣相对关闭不全的收缩期吹风样杂音，以及右心室舒张期奔马律。

除以上所列体征外，尚有原发性心脏病变和心力衰竭诱因的症状与体征。

（李鹏）

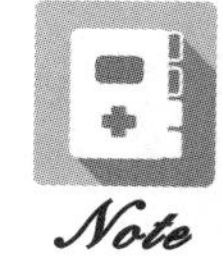

# 第七章　腹部检查

## 学习目标

1. 掌握腹部检查的操作步骤、方法、适应证及禁忌证。
2. 熟悉腹部检查的操作准备及临床意义。
3. 了解腹部检查的操作目的、注意事项。
4. 能完成腹部检查的规范操作，并正确书写操作记录。
5. 能与患者及家属进行有效沟通，正确进行告知和填写腹部检查相关知情同意书。

腹部主要由腹壁、腹腔和其内脏器组成。腹部范围上起横膈，下至骨盆，前面及侧面为腹壁，后面为脊柱及腰肌。腹部体表上以两侧肋弓下缘和胸骨剑突与胸部为界，下至两侧腹股沟韧带和耻骨联合。腹腔有很多重要脏器与消化、泌尿、生殖、内分泌、血液、血管系统相关，故腹部检查是体格检查的重要组成部分。腹部检查应用视诊、触诊、叩诊、听诊四种方法，以触诊最为重要。触诊中又以脏器触诊尤为重要，且较难掌握，尤其是肝脾触诊，需要勤学苦练，多实践体会，才能不断提高触诊水平。为了避免触诊引起胃肠蠕动增加，使肠鸣音发生变化，腹部检查的顺序为视、听、叩、触，但记录时仍按视、触、叩、听的顺序。

## 第一节　腹部体表标志及分区

腹部检查必须熟悉腹部脏器的部位及其所在体表的投影。为准确描写脏器病变和体征的部位和范围，常借助腹部的天然体表标志，人为地将腹部划分为几个区，以便熟悉脏器的位置和其在体表的投影。

### 一、腹部体表标志

常用的腹部体表标志如下（图 7-1）。

**1. 肋弓下缘（costal margin）**　由第 8～10 肋软骨连接形成的肋缘和第 11、12 浮肋构成。肋弓下缘是腹部体表的上界，常用于腹部分区，肝、脾的测量和胆囊的定位。

**2. 剑突（xiphoid process）**　胸骨下端的软骨，是腹部体表的上界，常作为肝脏测量的标志。

**3. 腹上角（upper abdominal angle）**　两侧肋弓至剑突根部的交角，常用于判断体型及肝脏的测量。

**4. 腹直肌外缘（lateral border of rectus muscles）**　相当于锁骨中线的延续，常为手术切口和胆囊点的定位。右侧腹直肌外缘与肋弓下缘交界处为胆囊点。

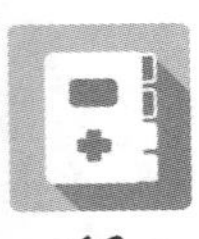


**5. 腹中线（midabdominal line）**　又称腹白线，是胸骨中线的延续，是腹部四区分法的垂直线，此处易有白线疝。

**6. 腹股沟韧带（inguinal ligament）**　其与耻骨联合上缘共同构成腹部体表的下界，是寻找股动脉、

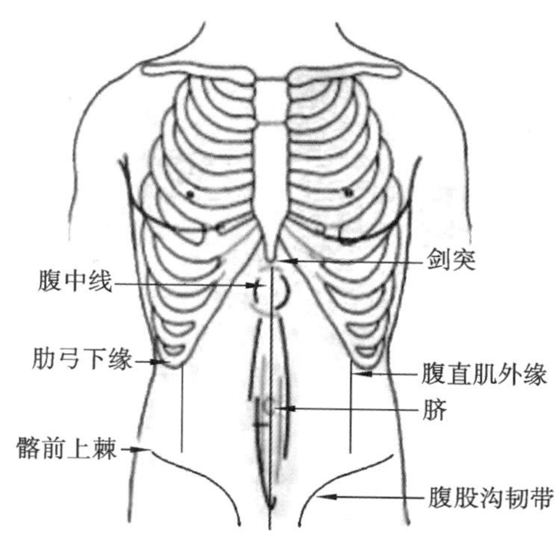


图 7-1 腹部体表标志示意图

股静脉的标志，常是腹股沟疝的通过部位和所在(腹股沟管或腹股沟三角)。

**7. 脐(umbilicus)** 位于腹部中心，向后投影相当于第 3～4 腰椎之间，是腹部四区分法的标志及腰椎麻醉和穿刺的标志。此处易有脐疝。

**8. 髂前上棘(anterior superior iliac spine)** 髂嵴前方凸出点，是骨髓穿刺的常用部位和腹部九区分法的标志。

**9. 耻骨联合(public symphysis)** 由两耻骨联合面借纤维软骨相连接构成，与腹股沟韧带共同组成腹部体表下界。

**10. 肋脊角(costovertebral angle)** 背部两侧第 12 肋骨与脊柱的交角，是检查肾脏压痛、叩痛的位置。

## 二、腹部分区

目前常用的腹部分区有四区分和九区分两种方法。

**1. 四区分法** 通过脐画一水平线与一垂直线，两线相交将腹部分为四区，即左、右上腹部和左、右下腹部(图 7-2)。各区所包含主要脏器如下。

(1) 右上腹部(right upper quadrant)：肝、胆囊、幽门、大网膜、十二指肠、小肠、胰头、右肾上腺、右肾、结肠肝曲、部分横结肠、腹主动脉。

(2) 右下腹部(right lower quadrant)：盲肠、阑尾、部分升结肠、小肠、右输尿管、胀大的膀胱、淋巴结、男性右侧精索、输尿管、女性右侧卵巢和输卵管、增大的子宫。

(3) 左上腹部(left upper quadrant)：肝左叶、脾、胃、腹主动脉、胰体、胰尾、小肠、结肠脾曲、部分横结肠、左肾上腺、左肾、大网膜。

(4) 左下腹部(right upper quadrant)：乙状结肠、部分降结肠、小肠、左输尿管、胀大的膀胱、淋巴结、男性左侧精索、女性左侧卵巢和输卵管、增大的子宫。

四区分法简单易行，但较粗略，难于准确定位为其不足之处。

**2. 九区分法** 由两条水平线和两条垂直线将腹部分为井字形的九个区。两条水平线为两侧肋弓下缘连线和两侧髂前上棘连线，两条垂直线经过左、右髂前上棘至腹中线连线的中点，四线相交将腹部划分为井字形九区，即左、右上腹部(季肋部)，左、右侧腹部(腰部)，左、右下腹部(髂部)及上腹部，中腹部(脐部)和下腹部(耻骨上部)(图 7-2)。各区脏器分布情况如下。

(1) 左上腹部(左季肋部，left hypochondrial region)：脾、胃、结肠脾曲、胰尾、左肾、左肾上腺。

(2) 左侧腹部(左腰部，left lumber region)：降结肠、空肠、回肠、左肾。

(3) 左下腹部(左髂部，left iliac region)：乙状结肠、淋巴结、女性左侧卵巢和输卵管、男性左侧精索。

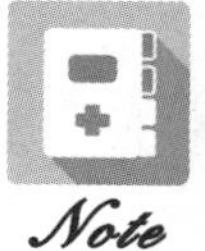

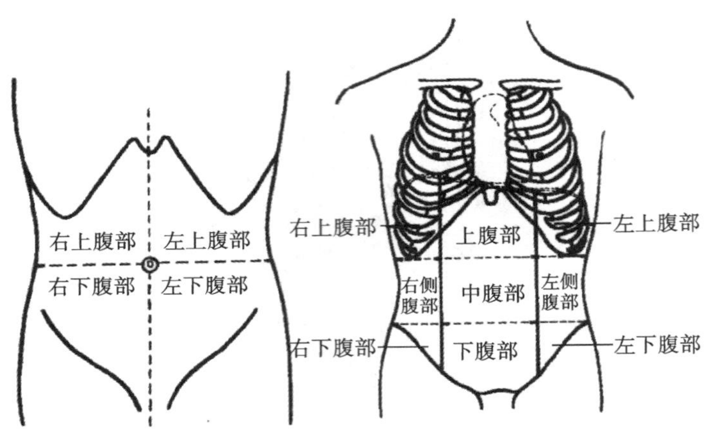


图 7-2　腹部体表四区分法及九区分法示意图

(4) 右上腹部(右季肋部,right hypochondrial region):肝右叶、胆囊、结肠肝曲、右肾、右肾上腺。

(5) 右侧腹部(右腰部,right lumber region):升结肠、空肠、右肾。

(6) 右下腹部(右髂部,right iliac region):盲肠、阑尾、回肠末端、淋巴结、女性右侧卵巢和输卵管、男性右侧精索。

(7) 上腹部(epigastric region):肝左叶、胃、十二指肠、胰头、胰体、横结肠、腹主动脉、大网膜。

(8) 中腹部(脐部,umbilical region):十二指肠下部、空肠、回肠、下垂的胃或横结肠、输尿管、腹主动脉脉、大网膜、肠系膜及淋巴结。

(9) 下腹部(耻骨上部,hypogastric region):回肠、乙状结肠、输尿管、胀大的膀胱、增大的女性子宫。

九区分法较细,定位准确,但因各区较小,包含脏器常超过一个分区,加之体型不同,脏器位置可略有差异,有时左、右上腹部和左、右下腹部范围很小,应用不便,是其缺点。临床上常用四分区法,其不足之处,以九分区法补充,如在四区分法的基础上加用上腹、中腹、下腹和左、右侧腹部。

## 第二节　视　　诊

进行腹部视诊前,嘱被检查者排空膀胱后取低枕仰卧位,两手自然置于身体两侧,充分暴露全腹部,从肋弓下缘、剑突至腹股沟韧带和耻骨联合,其余部位遮盖,应注意保暖,暴露时间不宜过长,以免腹部受凉引起不适。应在光线充足柔和、温暖的环境中进行检查,光线应从前侧方射入视野,有利于观察腹部表面的器官轮廓、肿块、肠型和蠕动波等。最好利用自然光线,因为在灯光下常不能辨别皮肤的某些变化,如皮肤黄染等。检查者立于被检查者的右侧,按一定顺序自上而下地进行观察腹部,为便于观察腹壁微小的变化,有时检查者需要将视线降低至腹平面,从侧面呈切线方向观察腹部细小征象。

腹部视诊的主要内容有腹部外形、腹部皮肤、呼吸运动、腹壁静脉、胃肠型及蠕动波、上腹部搏动等。

### 一、腹部外形

观察腹部外形是否对称,全腹或局部有无膨隆或凹陷,同时有腹腔积液或腹部肿块时,还应测量腹围的大小。

健康正常成年人平卧时,前腹壁与肋缘至耻骨联合的连线大致相平或略为低凹,称为腹部平坦,坐起时脐以下部分稍前凸。腹部外形较饱满,前腹壁稍高于肋缘与耻骨联合的平面,称为腹部饱满,见于肥胖者或小儿(尤其餐后)。腹壁皮下脂肪较少,前腹壁稍低于肋缘与耻骨联合的平面,称为腹部低平,见于消瘦者及老年人。这些都属于正常腹部外形。

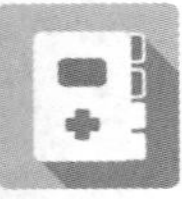

除此以外，如腹部外形明显膨隆或凹陷，则应视为异常，有病理意义。

（一）腹部膨隆

平卧时前腹壁明显高于肋缘与耻骨联合的平面，呈外凸起状，称腹部膨隆，可分为生理状况如妊娠、肥胖，或病理状况如腹腔积液、腹内积气、巨大肿瘤等引起，因情况不同表现如下。

**1. 全腹膨隆** 腹部弥漫性膨隆呈球形或椭圆形，除因肥胖、腹壁皮下脂肪明显增多，腹壁变厚，脐凹陷外，多见于腹腔内容物增多者，此时腹壁无增厚，腹压影响使脐突出。常见于下列情况。

(1) 腹腔积液：腹腔内有大量积液称腹腔积液(ascites)。平卧位时腹壁松弛，液体下沉于腹腔两侧，致侧腹部明显膨出扁而宽，称为蛙腹，侧卧或坐位时，因液体移动而使腹下部膨出。常见于肝硬化门静脉高压症，腹腔积液量多致腹压增高，此时可使脐部突出，亦可见于心力衰竭、缩窄性心包炎、腹膜癌转移(肝癌、卵巢癌多见)、肾病综合征、胰源性腹腔积液或结核性腹膜炎等。大量腹腔积液需与肥胖相鉴别，可观察脐部，脐膨出者为大量腹腔积液，脐凹陷者为肥胖。腹膜有炎症或肿瘤浸润时，腹肌紧张，腹部常呈尖凸形，称为尖腹(apical belly)。

(2) 腹内积气：腹内积气多在胃肠道内，大量积气可引起全腹膨隆，使腹部呈球形，两侧腰部膨出不明显，变动体位时其形状无明显改变。积气在胃肠内者，见于各种原因引起的肠梗阻或肠麻痹，积气在胃肠道外、腹腔内者称为气腹，见于胃肠穿孔或治疗性人工气腹。胃肠穿孔常伴有不同程度的腹膜炎症。

(3) 腹内巨大肿块：腹部膨隆呈球形。如巨大卵巢囊肿、畸胎瘤等，足月妊娠亦可引起全腹膨隆。

当全腹膨隆时，常需测量腹围，观察膨隆的程度和变化。测量方法是让被检查者排尿后，取平卧位，用软尺经脐绕腹一周，所测得周长即为腹围(脐周腹围)，通常以厘米为单位。也可以测量其腹部最大周长(最大腹围)，同时记录。定期在同样条件下测量比较，以观察腹腔内容物的变化。

**2. 局部膨隆** 腹部的局限性膨隆常由腹腔脏器肿大、腹内肿瘤或炎性肿块、胃或肠胀气，以及腹壁上的肿物和疝等导致。视诊时应注意膨隆的部位、外形，有无搏动，是否随呼吸而移位或随体位而改变。脏器肿大一般都在该脏器所在部位，并保持该脏器的外形特征，如脾脏切迹等。

右上腹膨隆常见于肝肿大(肿瘤、脓肿、淤血等)，胆囊肿大及结肠肝曲肿瘤。上腹中部膨隆见于肝左叶肿大、胃癌、胃扩张(如幽门梗阻、胃扭转)、胰腺肿瘤或囊肿。左上腹膨隆常见于脾肿大、结肠脾曲肿瘤或巨结肠。腰部膨隆见于多囊肾、巨大肾上腺肿瘤、肾盂大量积水或积脓。脐部膨隆见于脐疝、腹部炎性包块(如结核性腹膜炎致肠粘连)。右下腹膨隆见于回盲部结核或肿瘤、克罗恩病(Crohn)及阑尾周围脓肿等。下腹部膨隆常见于子宫增大(妊娠、子宫肌瘤等)、膀胱胀大(导尿后膨隆可完全消失)。左下腹膨隆见于降结肠及乙状结肠肿瘤、干结粪块(灌肠后消失)。此外还可因游走下垂的肾脏或女性患者的卵巢癌或囊肿而致下腹部膨隆。

有时局部膨隆是由于腹壁上的肿块(如皮下脂肪瘤、纤维瘤、结核性脓肿等)引起的病变，而非腹腔内病变。鉴别局部肿块是在腹腔内还是在腹壁上，其方法是让患者双手托头，从仰卧位做起坐动作，使腹壁肌肉紧张，如肿块更为明显，说明在腹壁上，被紧张的腹肌托起而明显；如肿块变得不清楚或消失，说明被紧张的腹肌所遮盖，证明肿块可能在腹腔内。

局部膨隆近圆形者，多为囊肿、肿瘤或炎性肿块(后者有压痛亦可边缘不规则)；呈长形者，多为肠道病变，如肠梗阻、肠套叠、肠扭转、巨结肠症等。膨隆伴搏动见于动脉瘤或压在腹主动脉上的脏器或肿物传导其搏动。膨隆随体位改变而移位明显者，可能为游走肿大的脾、胃，带蒂的肿块(卵巢囊肿)、大网膜或肠系膜上的肿块。腹壁或腹膜后肿块(神经纤维瘤、纤维肉瘤等)，一般不随体位改变而移位。随呼吸移动的局部膨隆，多为膈下脏器或肿块。增加腹压时，在手术瘢痕、脐、腹白线、腹股沟处出现局部膨隆，卧位或低腹压后消失者，见于该部位的可复性疝。

（二）腹部凹陷

仰卧时前腹壁明显低于肋缘与耻骨联合平面，称腹部凹陷(abdominal concavity)。凹陷亦分全腹和局部，但以全腹凹陷意义更为重要。

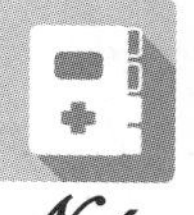

**1. 全腹凹陷** 患者仰卧时前腹壁明显凹陷，多见于显著消瘦、严重脱水及恶病质等，如慢性消耗性

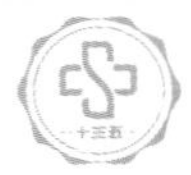



疾病:结核病、恶性肿瘤、神经性厌食、糖尿病、垂体前叶功能减退症及甲状腺功能亢进症等患者。严重者,前腹壁凹陷几乎贴近于脊柱,而肋弓、髂嵴和耻骨联合异常显露,全腹呈舟状,称为舟状腹(scaphoid abdomen)。吸气时出现全腹凹陷见于膈肌麻痹和上呼吸道梗阻。同时早期急性弥漫性腹膜炎引起腹肌痉挛性收缩,膈疝时腹内脏器进入胸腔,亦可导致全腹凹陷。

**2. 局部凹陷** 较少见,多由手术后腹壁瘢痕收缩所致,患者立位或加大腹压时,凹陷可更明显。白线疝(腹直肌分裂)、切口疝于卧位时可见凹陷,但立位或加大腹压时,局部反而膨出。

## 二、腹壁皮肤

### (一) 皮疹

不同种类的皮疹提示不同的疾病,充血性或出血性皮疹常出现于发疹性高热疾病或某些传染病,如伤寒的玫瑰疹、猩红热、麻疹及药物过敏等。紫癜或荨麻疹可能是过敏性疾病全身表现的一部分。一侧腹部或腰部的疱疹(沿脊神经走行分布)提示带状疱疹的诊断。

### (二) 色素

一般正常情况下,腹部皮肤的颜色较暴露部位稍淡,在皮肤皱褶处(如腹股沟及系腰带部位)有褐色素沉着,可见于肾上腺皮质功能不全(Addison disease)。散在点状深褐色色素沉着常为血色病。腹部和腰部不规则的斑片状色素沉着,见于多发性神经纤维瘤。腰部、季肋部和下腹部皮肤呈蓝色,为血液自腹膜后间隙渗到侧腹壁皮下所致格雷·特纳征(Grey Turner sign),多见于重症急性胰腺炎和肠绞窄。脐周围或下腹壁皮肤发蓝为腹腔内大出血的征象——卡伦征(Cullen sign),见于重症急性胰腺炎或宫外孕破裂等。妇女妊娠时,在脐与耻骨之间的中线上有褐色素沉着,常持续至分娩后才逐渐消退。此外,长久的热敷腹部可留下红褐色环状或地图样痕迹,类似皮疹,需注意辨别。

### (三) 腹纹

多分布于下腹部和左、右下腹部。

白纹为腹壁真皮结缔组织因张力增高断裂所致,呈银白色条纹,见于大量腹腔积液、过度肥胖或经产妇女。妊娠纹出现在下腹部和髂部,下腹部者以耻骨为中心略呈放射状,条纹处皮肤较薄,在妊娠期呈淡蓝色或粉红色,产后则转为银白色而长期存在。

紫纹是皮质醇增多症的常见征象,多出现在下腹部和臀部,还可见于股外侧和肩背部。由于糖皮质激素引起蛋白质分解增强和被迅速沉积的皮下脂肪膨胀,真皮层中结缔组织胀裂,以致紫纹处的真皮萎缩变薄,上面仅覆盖一层薄薄的表皮,加之此处皮下毛细血管网丰富,红细胞偏多,故条纹呈紫色。

### (四) 瘢痕

腹部瘢痕多为外伤、手术或皮肤感染的遗迹,有时对诊断和鉴别很有帮助,特别是某些特定部位的手术瘢痕,常提示患者的手术史。如右下腹麦氏点处切口瘢痕标志着曾行阑尾手术,右上腹直肌旁切口瘢痕标志曾行胆囊手术,左上腹弧形切口瘢痕标志曾行脾切除术等。

### (五) 疝

任何脏器或组织离开了原来的部位,通过人体正常或不正常的薄弱点或缺损、孔隙进入另一部位即为疝。腹部疝可分为腹内疝和腹外疝两大类,以后者较多见。腹外疝为腹腔内容物经腹壁或骨盆壁的间隙或薄弱部分向体表凸出而形成。脐疝多见于大量腹腔积液的患者、婴幼儿或经产妇;先天性腹直肌两侧闭合不良者可有白线疝;手术瘢痕愈合不良处可有切口疝;股疝位于腹股沟韧带中部,多见于女性;腹股沟疝则偏于内侧;男性腹股沟斜疝可下降至阴囊,女性可降至大阴唇,该疝在增加腹压时明显,卧位时可缩小或消失,亦可以手法还纳,必要时可变换体位或嘱患者咳嗽时进行检查,如有嵌顿可引起急性腹痛。

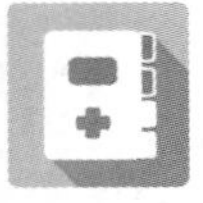

### (六) 腹部体毛

男性胸骨前的体毛可向下延伸达脐部。男性阴毛多呈三角形分布,尖端向上可沿前正中线直达脐部;女性阴毛为倒三角形,上缘为一水平线,止于耻骨联合上缘处,界限清楚。腹部体毛增多或女性阴毛呈男性型分布见于肾上腺性变态综合征和皮质醇增多症。腹部体毛稀少见于腺垂体功能减退症、黏液性水肿和性腺功能减退症。

## 三、呼吸运动

正常人呼吸时腹壁上下起伏,吸气时上抬,呼气时下陷,即为腹式呼吸运动,男性及小儿以腹式呼吸为主,而成年女性则以胸式呼吸为主,腹壁起伏不明显。

腹式呼吸减弱常见于腹膜炎症、腹腔积液、急性腹痛、腹腔内巨大肿物或妊娠等。腹式呼吸消失常见于胃肠穿孔所致急性腹膜炎或膈肌麻痹等。肺部、胸膜疾病时,由于胸式呼吸受限而致腹式呼吸增强。腹式呼吸增强也可见于癔症性呼吸。

## 四、腹壁静脉

正常人腹壁静脉一般看不清楚,但在较瘦或皮肤白皙的人、皮肤较薄而松弛的老年人可见静脉显露于皮肤,但常为较直条纹,并不迂曲,仍属正常。其他使腹压增加的情况(腹腔积液、腹腔巨大肿物、妊娠等)也可见静脉显露。

腹壁静脉曲张(或扩张)常见于门静脉高压致循环障碍或上、下腔静脉回流受阻而有侧支循环形成时,导致腹壁静脉呈现迂曲、扩张状态,称腹壁静脉曲张。门静脉高压显著时,于脐部可见到一簇曲张静脉向四周放射,形如水母头(caput medusae)。常在此处听到静脉血管杂音。

腹壁静脉曲张时,测定腹壁静脉血流方向,有助于鉴别静脉阻塞的部位,对病因诊断很有帮助。检查静脉血流方向的方法:选择一段没有分支的静脉,检查者将右手示指和中指并拢压在该段静脉上,然后将一手指沿着静脉紧压并向外移动,将静脉中的血液挤出,到一定距离后放松该手指,另一手指仍紧压静脉,如果挤空的静脉很快充盈,说明血流方向是从放松的手指端流向紧压的手指一端。再用同法放松另一手指,即可看出血流方向(图 7-3)。

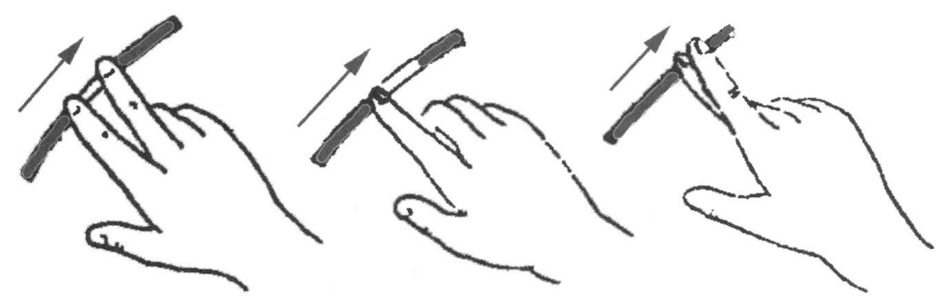

图 7-3 检查血流方向

正常时脐水平线以上的腹壁静脉血流自下向上经胸壁静脉和腋静脉而进入上腔静脉,脐水平以下的腹壁静脉自上向下经大隐静脉而流入下腔静脉,而肝门静脉阻塞有门静脉高压时,腹壁曲张静脉常以脐为中心向四周伸展,血液经脐静脉(胚胎时的脐静脉于胎儿出生后闭塞而成圆韧带,此时再通)脐孔而入腹壁浅静脉流向四方。上腔静脉阻塞时,脐部以上(上腹壁)或胸壁的浅静脉曲张的方向均转流向下;下腔静脉阻塞时,脐部以下(下腹壁)浅静脉血流方向也转流向上,曲张的静脉大都分布在腹壁两侧,有时在臀部及股部外侧(图 7-4)。借简单的指压法即可鉴别。

## 五、脐部

正常时脐与腹壁相平或稍凹陷。脐深陷见于腹壁肥胖者;脐稍凸出见于少年或腹壁菲薄者;大量腹腔积液时脐明显凸出,当剧咳或腹内压显著增加并伴有脐部组织薄弱时,脐可膨出而发生脐疝,当有粘连性结核腹膜炎时脐内陷。脐的皮肤变蓝色,见于腹壁或腹腔内出血。脐部分泌物呈浆液性或脓性,有臭味,多为炎症所致。分泌物呈水样,有尿味,为脐尿管未闭征象。脐溃烂,可能为化脓性或结核性感染所致;脐部溃疡如呈坚硬、固定而凸出,多为癌肿所致。

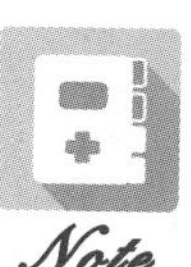

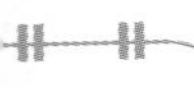



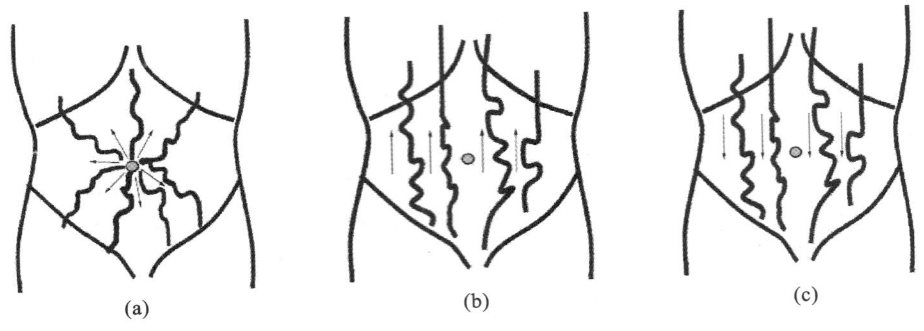

图 7-4 腹壁静脉曲张

(a)门静脉阻塞时血流分布和方向;(b)下腔静脉阻塞时血流分布和方向;(c)上腔静脉阻塞时血流分布和方向

## 六、胃肠型和蠕动波

正常人腹部一般看不到胃和肠的轮廓及蠕动波形,而腹壁菲薄或松弛的老年人、经产妇或极度消瘦者可能见到。

当胃肠道发生梗阻时,梗阻近端饱满而隆起,可显出各自轮廓,称为胃型或肠型,如果胃肠蠕动呈现出波浪式运动称为蠕动波。胃的蠕动增强,可以看到自左肋缘下向右缓慢推进的蠕动波,到达右腹直肌旁(幽门区)消失,此为正蠕动波,有时还可见到自右向左的逆蠕动波。肠梗阻时亦可看到肠蠕动波,小肠梗阻所致的蠕动波多见于脐部,严重梗阻时,可见胀大的肠袢呈管状隆起,组成多层梯形肠型于腹中部,并可看到明显的肠蠕动波,运行方向不一致,此起彼伏,全腹膨胀,听诊时可闻高调肠鸣音或呈金属音调。结肠远端梗阻时,其宽大的肠型多位于腹部周边,同时盲肠多胀大成球形,随每次蠕动波的到来而更加隆起。肠麻痹时蠕动波消失。在观察蠕动波时,从侧面观察更易察见,同时也可用手轻拍腹壁而诱其发生。

## 七、上腹部搏动

上腹部搏动大多由腹主动脉搏动传导而来,可见于正常较瘦者。腹主动脉瘤和肝血管瘤时,上腹部搏动明显。右心室增大(二尖瓣狭窄或二尖瓣关闭)时,上腹部也可见明显搏动。二者的鉴别方法有两种:其一是用示指及中指指腹贴于剑突下部,于吸气时指尖部感到搏动为右心室增大,如于呼气时指腹感到明显搏动,则为腹主动脉搏动。其二是手指平放从剑突下向上压入前胸壁后方,右心室搏动冲击手指末端,如为腹主动脉搏动则冲击手指掌面。

# 第三节 触 诊

触诊是腹部检查的主要方法,对腹部体征的认知和疾病的诊断具有重要意义。它不仅可以进一步确定视诊所见,还可为叩诊、听诊提示重点。有些体征主要依靠触诊发现,如腹膜刺激征、腹部肿块、脏器肿大等。在腹部触诊时,各种触诊手法都能用到。

为了达到满意的腹部触诊效果,一般嘱被检查者排尿后取低枕仰卧位,两手自然置于身体两侧,两腿屈起并稍分开,腹肌尽量松弛,做深而均匀缓慢腹式呼吸,吸气时横膈向下而腹部上抬隆起,呼气时腹部自然下陷,可使膈下脏器随呼吸上下移动。检查肝脏、脾脏时,还可分别取左、右侧卧位,检查肾脏时可用坐位或立位,检查腹部肿瘤时还可用肘膝位。

检查者立于被检查者右侧,面对被检查者,前臂应与腹部表面在同一水平,检查时手要温暖,指甲剪短,手法要轻柔,先以全手掌放于腹壁上部,使患者适应片刻,并感受腹肌紧张度。按顺序进行触诊,一般自左下腹开始逆时针方向至右下腹,再至脐部,依次检查腹部各区。原则是先触诊未诉疼痛部位,逐

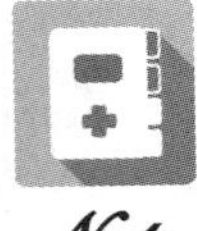

Note

渐移向病变区域，以免造成被检查者感受的错觉，同时注意病变区与健康区的比较。应边触诊边观察被检查者的反应与表情，对精神紧张或有痛苦者给予安慰和解释，亦可边触诊边与被检查者交谈，转移其注意力而减少腹肌紧张，以保证顺利完成检查。

腹部各种触诊手法应结合不同的检查部位灵活应用：①浅部触诊：使腹壁压陷约 1 cm，用于发现腹壁的紧张度、表浅的压痛、肿块、搏动和腹壁上的肿物（如皮下脂肪瘤、结节等）等。②深部触诊：使腹壁压陷至少 2 cm 以上，有时可达 4～5 cm，以了解腹腔内脏器情况，用于检查压痛、反跳痛和腹内肿物等。包括深压触诊，以探测腹腔深在病变的压痛点和反跳痛。③滑动触诊：在被触及脏器或肿块上做上下、左右的滑动触摸，以探知脏器或肿块的形态和大小。④双手触诊：常用于肝、脾、肾和腹腔内肿块的检查，检查盆腔的双合诊亦属此列。⑤冲击触诊：又称浮沉触诊，用于大量腹腔积液时检查深部的脏器或肿块。⑥钩指触诊：多用于肝、脾触诊。

## 一、腹壁紧张度

正常人腹壁有一定张力，但触之柔软，较易压陷，称腹壁柔软，有些人（尤其儿童）因不习惯触摸或怕痒而发笑致腹肌自主性痉挛，称肌卫增强，在适当诱导或将患者的手夹在医师两手间进行触诊，转移注意力后可消失，不属异常。某些病理情况可使全腹或局部腹肌紧张度增加或减弱。

### （一）腹壁紧张度增加

**1. 全腹壁紧张度增加** 可分为几种情况：①由于腹内容物增加如肠胀气或气腹，大量腹腔积液（多为漏出液或血性漏出液）者，触诊腹部张力可增加，但无肌痉挛，亦无压痛。②急性胃肠穿孔或脏器破裂所致急性弥漫性腹膜炎，因腹膜刺激引起腹肌反射性痉挛，腹壁常有明显紧张，甚至强直硬如木板，称为板状腹。③结核性炎症或其他慢性病变时，由于发展缓慢，对腹膜的刺激不强，且伴有腹膜增厚，肠管和肠系膜粘连，故形成腹壁柔韧而具抵抗力，不易压陷，触之犹如揉面团一样，称为揉面感（或称柔韧感），此征也可见于腹膜转移癌。

**2. 局限性腹壁紧张** 由该处脏器的炎症侵及腹膜所致，如急性阑尾炎出现右下腹紧张，胃肠穿孔也可出现右下腹紧张，穿孔时胃肠内容物顺肠系膜右侧流至右下腹引起该部的肌紧张和压痛；急性胆囊炎可发生右上腹肌紧张；急性胰腺炎可有上腹或左上腹肌紧张。在年老体弱、腹肌发育不良、大量腹腔积液或过度肥胖的患者腹膜虽有炎症，但腹壁紧张可不明显，盆腔脏器炎症也不引起明显腹壁紧张。

### （二）腹壁紧张度减低

多由腹肌张力减低或消失所致。检查时触诊腹壁松软无力，失去弹性。

**1. 全腹紧张度减低** 见于慢性消耗性疾病、体弱的老年人、脱水患者、经产妇及放出大量腹腔积液后的患者。脊髓损伤所致腹肌瘫痪和重症肌无力亦可使腹壁紧张度消失。

**2. 局部紧张度减低** 较少见，可见于局部的腹肌瘫痪或缺陷（如腹壁疝等）。

## 二、压痛及反跳痛

### （一）压痛

正常腹部触诊时无疼痛感，重按时仅有一种压迫感。触诊时，由浅入深进行按压，发生疼痛者，称为压痛（tenderness）。真正的压痛多来自腹壁或腹腔内的病变。腹壁病变比较表浅，抓捏腹壁或仰卧屈颈抬肩时腹部肌肉紧张，此时触痛明显可视为腹壁病变，否则多为腹腔内病变。腹腔内的病变，如脏器的炎症、结核、结石、淤血、肿瘤、破裂、扭转以及腹膜的刺激（炎症、出血等）等均可引起压痛。

压痛的部位常提示存在相关脏器的病变，其压痛部位及其临床意义应结合局部组织及疼痛性质来考虑。临床常见的压痛部位和压痛点：急性肝炎时，可在右季肋部、上腹部产生压痛；胆囊的病变常有右上腹部及右肩胛下区压痛；胰体和胰尾的炎症和肿瘤，可有左上腹部及左腰部压痛；阑尾炎早期局部可无压痛，以后才有右下腹压痛；此外，胸部病变如下叶肺炎、胸膜炎、心肌梗死等在上腹部或季肋部可出现压痛，盆腔疾病如膀胱、子宫及附件的疾病可有下腹部压痛。一些位置较固定的压痛点常反映特定的

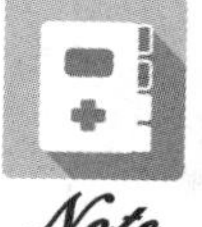

疾病(图 7-5),如胆囊点,位于右侧腹直肌外缘与肋弓交界处,胆囊炎时此处有明显的压痛等;阑尾点又称麦氏点(McBurney 点),位于脐与右髂前上棘连线的中、外 1/3 交界处,阑尾炎时此处有压痛。当检查者用右手压迫左下腹降结肠区,相当于麦氏点对称部位,再用左手按压其上端使结肠内气体传送至右下腹盲肠和阑尾部位,如引起右下腹疼痛,则为罗夫辛征(Rovsing sign)阳性,提示右下腹部有炎症。当遇下腹痛腹部触诊无明显压痛时,嘱患者取左侧卧位,两腿伸直,并使右下肢被动向后过伸,如发生右下腹痛,称为腰大肌征(psoas sign)阳性,提示炎症阑尾位于盲肠后位。

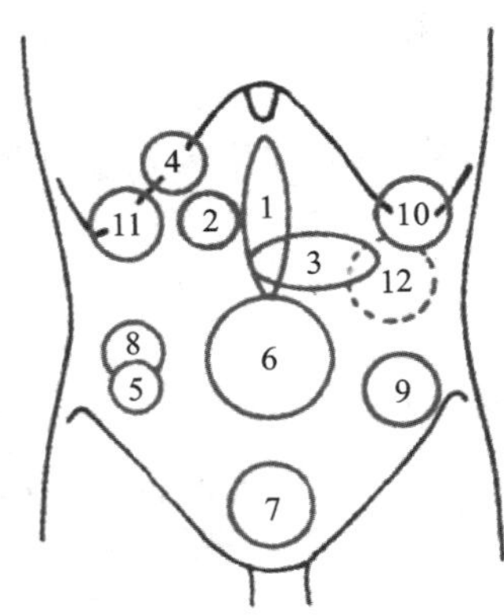


**图 7-5　腹部常见疾病压痛点**

注:①胃炎或溃疡;②十二指肠溃疡;③胰腺炎或肿瘤;④胆囊疾病;⑤阑尾炎;⑥小肠疾病;⑦膀胱或子宫病变;⑧回盲部炎症或结核;⑨乙状结肠炎症;⑩脾或结肠脾曲病变;⑪肝或结肠肝曲病变;⑫胰腺炎腰部压痛点。

### (二) 反跳痛

当检查者用手触诊腹部出现压痛后,用并拢的 2～3 个手指(示、中、无名指)压于原处稍停片刻,使压痛感觉趋于稳定,然后迅速将手抬起,如此时患者感觉腹痛骤然加重,并常伴有痛苦表情或呻吟,称为反跳痛(rebound tenderness)。反跳痛的出现,提示炎症已波及邻近腹膜壁层,当突然松手时腹膜被激惹而引起疼痛,是腹内脏器病变累及邻近腹膜的标志。疼痛也可发生在远离受试的部位,提示局部或弥漫性腹膜炎。临床上把腹肌紧张、压痛及反跳痛统称为腹膜刺激征(peritoneal irritation sign),亦称腹膜炎三联征,是急性腹膜炎的可靠体征。当腹内脏器炎症尚未累及壁层腹膜时,可仅有压痛而无反跳痛。

## 三、腹内主要器官触诊

腹腔内重要器官较多,如肝、脾、肾、胆囊、胰腺、膀胱及胃肠等,当有病变发生时,对其进行触诊,常可触到脏器增大或局限性肿块,对诊断有重要意义。

### (一) 肝脏触诊

主要用于了解肝脏下缘的位置和肝脏的质地、表面、边缘及搏动等。触诊时,被检查者处于仰卧位,两膝关节屈曲,使腹壁放松,并做较深腹式呼吸动作以使肝脏在膈下上下移动。检查者立于患者右侧用单手或双手触诊(图 7-6)。

**1. 单手触诊法**　较为常用,检查者将右手四指并拢,掌指关节伸直,与肋缘大致平行地放在右上腹部(或脐右侧)估计肝下缘的下方。最敏感的触诊部位是示指前端的桡侧,并非指尖端,故应以示指前外侧指腹迎触肝脏,手掌紧贴腹壁。触诊时嘱患者做均匀而较深的腹式呼吸,触诊的手法应与呼吸运动密切配合,呼气时,腹壁松弛下陷,手指压向腹壁深部,吸气时,腹壁隆起,手指缓慢抬起朝肋缘向上迎触下移的肝缘。需要注意的是,吸气时手指上抬速度一定要落后于腹壁的抬起,而呼气时手指应在腹壁下陷前提前下压,这样就可能有两次机会触到肝缘。若未触及时,则需逐渐向上移动触诊,每次移动不超过 1 cm,如此反复进行,手指逐渐向肋缘移动,直到触到肝缘或肋缘为止,并沿右肋缘向外及剑突触诊,以了解全部肝下缘的情况。触诊需在右锁骨中线及前正中线上分别触诊肝缘。若患者腹肌发达,检查者右手宜置于腹直肌外缘稍外处向上触诊,否则肝缘易被掩盖或将腹直肌腱划误认为肝缘。触及肝脏下

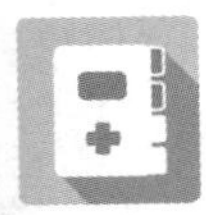

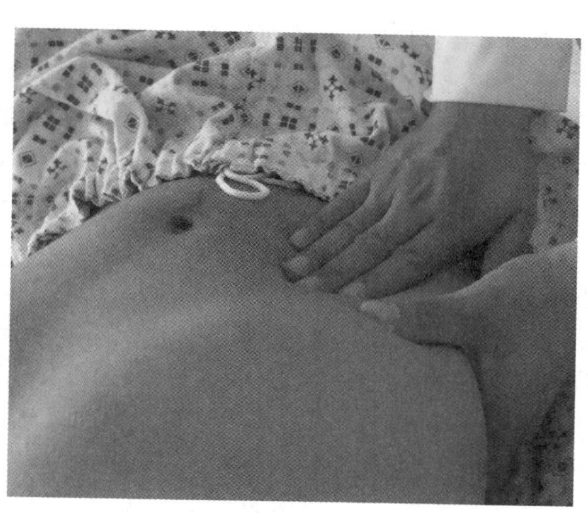

图 7-6　肝脏双手触诊方法

缘时，需测量其与肋缘或剑突根部的距离，以厘米表示。

当右手示指上移到肋缘仍未触到肝脏，但右腹部较饱满时，应考虑巨大肝脏，手指可能自始即在肝脏上面，故触不到肝缘，应下移初始触诊的部位自髂前上棘或更低的平面开始。如遇腹腔积液患者，深部触诊法不能触及肝脏时，可应用冲击触诊法，即用并拢三个手指垂直在肝缘附近冲击式连续按压数次，待排开腹腔积液后脏器浮起时常触及肝脏，此法在脾脏和腹部肿块触诊时亦可应用。

肝脏触诊到肝下缘时应注意鉴别其他腹腔器官：①横结肠：横行索条状物，可用滑行触诊法于上腹部或脐水平触到横结肠上、下缘，与肝缘感觉不同。②腹直肌腱划：检查腹肌发达者时，有时酷似肝缘，但左右两侧对称，不超过腹直肌外缘，且不随呼吸上下移动。③右肾下极：位置较深，边缘圆钝，不向两侧延展，触诊手指不能探入其后掀起下缘。

**2. 双手触诊法**　检查者右手位置同单手触诊法，而用左手放在患者右背部第 12 肋骨与髂嵴之间脊柱旁肌肉的外侧，拇指张开置于肋部，触诊时检查者左手向上推，使肝下缘紧贴前腹壁下移，同时也限制了右下胸扩张，以增加膈肌下移的幅度，这样吸气时下移的肝脏就更易碰到右手指，可提高触诊的效果。

**3. 钩指触诊法**　此手法适用于儿童和腹壁薄软者，触诊时检查者位于患者右肩旁，面向其足部，将右手掌搭在患者右前胸下部，右手第 2～5 指并拢弯曲成钩状，嘱患者做深腹式呼吸动作，检查者随深吸气而更进一步屈曲指关节，这样指腹容易触到下移的肝下缘。此手法亦可用双手第 2～5 指并拢弯曲成钩状进行触诊。

触及肝脏时，应详细体会并描述下列内容。

**1. 大小**　正常成人的肝脏，一般在肋缘下触不到，但腹壁松软的体形瘦长者，于深吸气时可于肋弓下触及肝下缘，在 1 cm 以内。在剑突下可触及肝下缘，多在 3 cm 以内，在腹上角较锐的瘦高者剑突根部下可达 5 cm，但不会超过剑突根部至脐距离的中、上 1/3 交界处。两岁以下的小儿肝脏相对较大，较易触及。成人如超出上述标准，肝脏质地柔软，表面光滑，且无压痛，则首先应考虑肝下移，此时可用叩诊法叩出肝上界，如肝上界也相应降低，肝上下径正常，则为肝下移，如肝上界正常或升高，则提示肝肿大。

肝脏下移常见于内脏下垂，肺气肿、右侧胸腔大量积液导致膈肌下降。

肝肿大可分为弥漫性及局限性，有时可作图表示肝脏大小。弥漫性肿大见于病毒性肝炎、肝淤血、脂肪肝、早期肝硬化、巴德-吉亚利综合征（Budd-Chiari syndrome）、白血病、血吸虫病、华支睾吸虫病等；局限性肝肿大常可看到或触到局部膨隆，多见于肝脓肿、肝肿瘤及肝囊肿（包括肝棘球蚴病）等。

肝脏缩小见于急性和亚急性重型肝炎、门脉性肝硬化晚期，病情极为严重。

**2. 质地**　一般将肝脏质地分为三级：质软、质韧（中等硬度）和质硬。正常肝脏质地柔软，如触撅起之口唇；急性病毒性肝炎及脂肪肝时肝质地稍韧，慢性病毒性肝炎及肝淤血质韧，如触鼻尖；肝硬化质

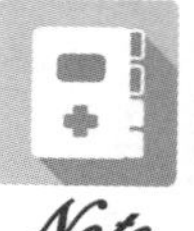

硬，肝癌质地最坚硬，如触前额；肝脓肿或囊肿有液体时呈囊性感，大而表浅者可能触到波动感。

**3. 边缘和表面状态** 触及肝脏时应注意肝脏表面是否光滑、有无结节，边缘是否整齐、厚薄是否一致。正常肝脏边缘整齐且厚薄一致、表面光滑。肝脏边缘圆钝常见于脂肪肝或肝淤血。肝边缘锐利，表面扪及细小结节，多见于肝硬化，而肝癌、多囊肝和肝棘球蚴病时肝脏边缘不规则，表面不光滑，呈不均匀的结节状。肝表面呈大块状隆起者，见于巨块型肝癌或肝脓肿。肝呈明显分叶状者见于肝梅毒。

**4. 压痛** 正常肝脏和肝硬化者无压痛，如果肝包膜有炎性反应或因肝肿大受到牵拉，则有压痛，轻度弥散性压痛见于病毒性肝炎、肝淤血等，局限性剧烈压痛见于较表浅的肝脓肿（常在右侧肋间隙处）。叩击时有叩击痛，一般多为深部肝脓肿。

**5. 搏动** 正常肝脏触不到搏动，由炎症、肿瘤等原因引起的肝肿大本身并不伴有搏动，当肝脏肿大压到腹主动脉或右心室增大到向下推压肝脏时，可出现肝脏搏动。如果触到肝脏搏动，应注意区别是肝脏本身的扩张性搏动或是传导性搏动。

(1) 扩张性搏动：肝脏本身的搏动，见于三尖瓣关闭不全，因收缩期右心室血液反流到右心房，右心室搏动通过右心房、下腔静脉而传导到肝脏。检查时置两手掌于肝脏左、右叶或两手分别放于肝脏前、后两面，让患者暂停呼吸，即可感觉到肝脏呈开合样搏动，两手被推向两侧的感觉，称为扩张性搏动。此外，三尖瓣关闭不全的患者同时还伴有颈静脉搏动。

(2) 传导性搏动（单向性搏动）：由肝脏传导其下面的腹主动脉的搏动所致，双手掌放在肝表面有被推向上的感觉，为传导性搏动，见于肿大的肝脏压在腹主动脉上。

**6. 肝区摩擦感** 检查时将右手的掌面轻贴于肝区，让患者做腹式呼吸动作，正常时掌下无摩擦感。肝周围炎时，肝表面和邻近的腹膜可因有纤维素性渗出物而变得粗糙，二者的相互摩擦可用手触知，为肝区摩擦感，听诊时亦可听到肝区摩擦音。

**7. 肝震颤** 检查时需用浮沉触诊法。手指掌面稍用力按压肝囊肿表面片刻，如感到一种微细的震动感，称为肝震颤，也可用左手中间 3 指按压在肝囊肿表面，中指重压，示指和无名指轻压，再用右手中指叩击左手中指第二指骨的远端，每叩一次，叩指应在被叩指上停留片刻，用左手的示指和无名指感触震动感觉。肝震颤见于肝棘球蚴病。由于包囊中的多数子囊浮动，撞击囊壁而形成震颤。此征虽不常出现，但有其特殊意义。

**8. 肝-颈静脉回流** 正常人立位或坐位时颈外静脉常不显露，或施压之初可有轻度扩张，但迅速下降到正常水平。平卧时可稍见充盈，充盈的水平仅限于锁骨上缘至下颌角距离的下 2/3 以内。若取 30°～45°的半卧位时颈外静脉充盈高度超过正常水平，称为颈静脉怒张，常见于右心衰竭、缩窄性心包炎、心包积液或上腔静脉阻塞综合征。当右心衰竭引起肝淤血肿大时，用手压迫肿大肝脏可使颈静脉怒张更明显，但停止压迫肝脏后下降，称肝-颈静脉回流征阳性。检查方法：嘱被检查者卧床，头垫一枕，张口平静呼吸，避免 Valsalva 憋气动作。如有颈静脉怒张者，应将床头抬高 30°～45°，使颈静脉怒张水平位于颈根部。检查者将右手掌面紧贴于右上腹肝区，逐渐加压持续 10 s，同时观察颈静脉怒张程度。右心衰竭患者颈静脉持续而明显怒张，但停止压迫肝脏后下降（至少 4 $cmH_2O$），称肝-颈静脉回流征阳性。其发生机制是因压迫淤血的肝脏使回心血量增加，已经充血的右心房不能再接受回心血液而使颈静脉压被迫上升所致。

由于肝脏病变的性质不同，物理性状也各异，故触诊时必须逐项仔细检查，认真体验，综合判断其临床意义。如急性病毒性肝炎时，肝脏可轻度肿大，表面光滑，边缘钝，质稍韧，但有充实感及压痛；肝淤血时，肝脏可明显肿大，且大小随淤血程度变化较大，表面光滑，边缘圆钝，质韧，也有压痛，肝-颈静脉回流征阳性为其特征；脂肪肝所致肝肿大，表面光滑，质软或稍韧，但无压痛；肝硬化的早期，肝常肿大，晚期则缩小，质较硬，边缘锐利，表面可能触到小结节，无压痛；肝癌时肝脏逐渐肿大，质地坚硬如石，边缘不整，表面高低不平，可有大小不等的结节或巨块，压痛和叩痛明显。

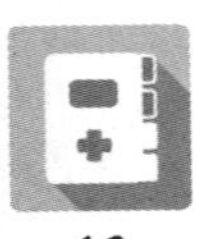

Note

（二）胆囊触诊

胆囊触诊可用单手滑行触诊法或钩指触诊法进行。正常时胆囊隐存于肝之后，不能触及。胆囊肿大超过肝缘及肋缘时，可在右肋缘下腹直肌外缘处触到。肿大的胆囊一般呈梨形或卵圆形，有时较长呈布袋形，表面光滑，张力较高，常有触痛，随呼吸上下移动，其质地和压痛视病变性质而定。如急性胆囊炎所致的胆囊肿大，呈囊性感，有明显压痛；壶腹周围癌所致胆囊肿大，呈囊性感而无压痛；胆囊结石或胆囊癌时，肿大的胆囊有实体感。常见的引起胆囊肿大的原因如下：①胆总管阻塞，胆汁大量淤积在胆囊内，见于胆总管癌、胆总管结石及胰头癌等；②急性胆囊炎时，胆囊渗出物潴留，胆囊肿大，呈囊性感，有明显压痛；③胆囊内有大量结石或癌肿。

胆囊疾病时，因肿大情况不同，有时胆囊有炎症，但尚未突出到肋缘以下，此时胆囊不能被触诊查到，但可探测胆囊触痛。检查者将左手掌放于患者右前下胸部，左手拇指按压在右腹直肌外缘与右肋交界处（胆囊点），让患者缓慢深吸气，在吸气过程中，发炎的胆囊随吸气下移时，碰到正在加压的拇指，即可引起疼痛，此为胆囊触痛，如因剧烈的疼痛而致吸气中止称墨菲征（Murphy sign）阳性，又称胆囊触痛征阳性（图 7-7），见于急性胆囊炎。在胰头癌压迫胆总管导致阻塞时，患者出现明显黄疸且逐渐加深，胆囊显著肿大但无压痛，称为库瓦西耶征（Courvoisier sign）阳性。在胆总管结石梗阻所致的黄疸患者中，由于胆囊常有慢性炎症，囊壁因纤维化而皱缩，且与周围组织粘连而失去移动性，因而有黄疸但胆囊不肿大。

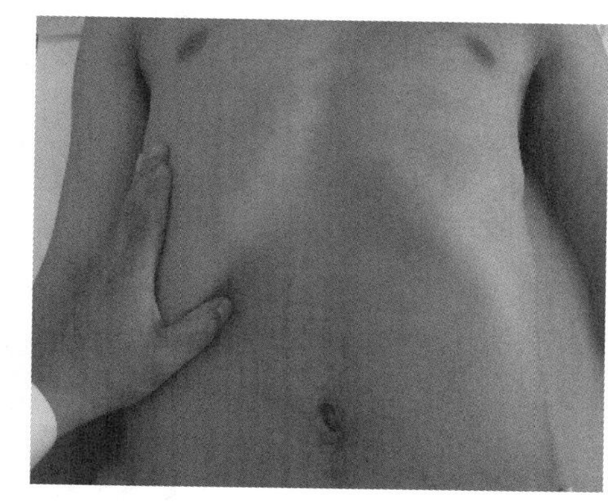

**图 7-7　Murphy 征检查方法**

（三）脾脏触诊

正常人体的脾脏不能触及。罹患内脏下垂、左侧胸腔积液、积气等疾病者，膈肌下降使脾脏向下移位，触诊时能触及下移的脾脏。除此以外，能触到脾脏则提示脾脏肿大至正常 2 倍以上。触到脾脏后应注意其大小、形态、质地、表面是否光滑、有无压痛及摩擦感等。这些常可提示引起脾脏肿大的某些病因。脾脏切迹为其形态特征，有助于与腹腔脏器或其他肿块鉴别。

**1. 单手触诊法**　脾脏明显肿大而位置又较表浅时，用右手单手稍用力触诊即可查到。嘱被检查者取仰卧位，双腿屈曲或取右侧卧位，右下肢伸直，左下肢屈曲。检查者立于被检查者右侧，将右手掌平放于脐部，中间三指并拢，与左肋弓大致呈垂直方向，自脐水平线开始触诊。自下而上与被检查者的腹式呼吸配合，呼气时，腹壁松弛下陷，手指压向腹壁深部，吸气时，腹壁隆起，手指缓慢抬起朝左侧肋缘向上迎触下移的脾脏边缘，直到触到脾下缘或左侧肋缘为止。

**2. 双手触诊法**　如果脾脏肿大的位置较深，应用双手触诊法进行检查，患者仰卧，两腿稍屈曲，检查者左手绕过被检查者腹前方，手掌置于其左胸下部第 9～11 肋处，试将其脾脏从后向前托起，并限制胸廓运动，右手掌平放于脐部，与左肋弓大致成垂直方向，以稍微弯曲的手指末端轻压向腹部深处，待被检查者吸气时向肋弓方向迎触脾尖，如同触诊肝脏一样，直至触到脾缘或左肋缘为止。在脾脏轻度肿大而仰卧位不易触到时，可嘱被检查者取右侧卧位，双下肢屈曲，此时用双手触诊则容易触到（图 7-8）。

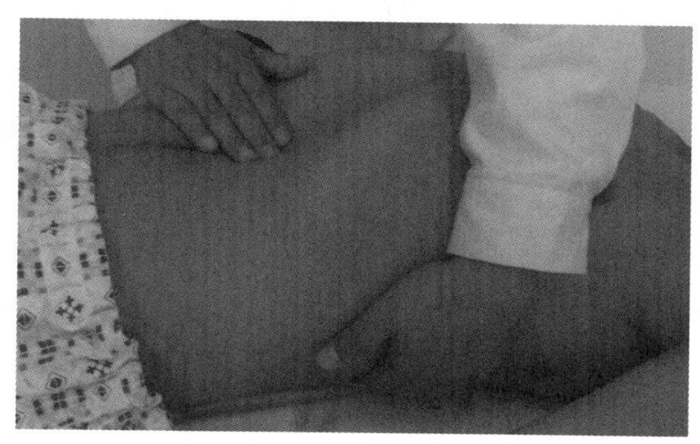

**图 7-8　脾脏双手触诊方法**

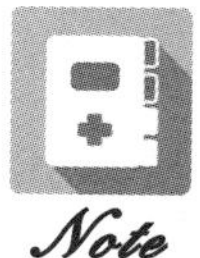

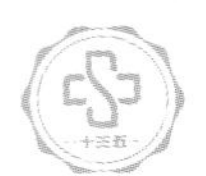



脾脏触诊比较困难，初学者常不能掌握要领以致漏诊。需注意按压要轻柔，不宜过重，以免将脾脏推入腹腔深部，更不宜触及。脾脏肿大形态不一，有的很薄很软，触到后也常不易察觉，应认真感触；有的呈狭长形，紧贴腰肌前面，故需沿左肋缘仔细触诊，认真体会。亦可站于被检查者左肩旁，用钩指触诊法单手或双手在肋缘触诊脾脏边缘。

脾脏肿大的测量法如下（图 7-9）。

**1. 第Ⅰ线（又称甲乙线）测量**　左锁骨中线与左肋缘交点至脾下缘的距离，以厘米表示（下同）。

**2. 第Ⅱ线（又称甲丙线）测量**　左锁骨中线与左肋缘交点至脾脏最远点的距离（应大于第Ⅰ线测量）。

**3. 第Ⅲ线（又称丁戊线）测量**　脾右缘与前正中线的距离。如脾脏高度增大向右越过前正中线，则测量脾右缘至前正中线的最大距离，以"＋"表示；未超过前正中线则测量脾右缘与前正中线的最短距离，以"－"表示。

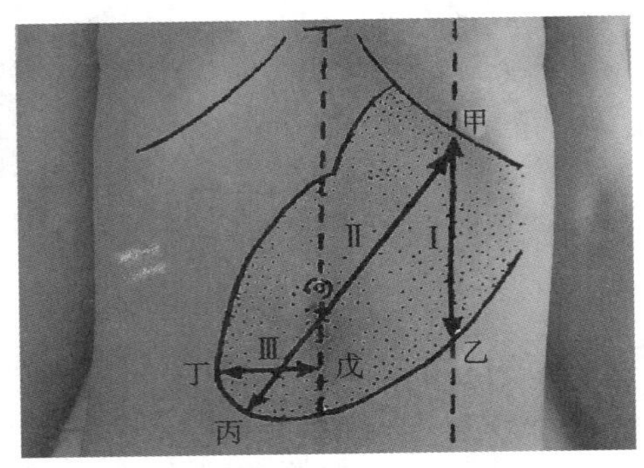


**图 7-9　脾肿大测量方法**

脾脏轻度肿大时只做第Ⅰ线测量，脾脏明显肿大时，应加测第Ⅱ线和第Ⅲ线，并绘图表示。临床记录中，常将脾肿大分为轻、中、高三度。脾缘不超过 2 cm 为轻度肿大；超过 2 cm，在脐水平线以上为中度肿大；超过脐水平线或前正中线则为高度肿大，即巨脾。

脾脏轻度肿大，一般质地柔软，常见于急慢性肝炎、伤寒、粟粒性结核、急性疟疾、感染性心内膜炎及败血症等。脾脏中度肿大，质地一般较硬，常见于肝硬化、疟疾后遗症、慢性淋巴细胞白血病、慢性溶血性黄疸、淋巴瘤、系统性红斑狼疮等。脾脏高度肿大，表面光滑者见于慢性粒细胞白血病、黑热病、慢性疟疾和骨髓纤维化等；表面不平滑而有结节者见于淋巴瘤和恶性组织细胞病。脾脏表面有囊性肿物者见于脾囊肿。脾脏压痛见于脾脓肿、脾梗死等。脾周围炎或脾梗死时，由于脾包膜有纤维素性渗出，并累及壁层腹膜，故脾脏触诊时有摩擦感且有明显压痛，听诊时也可闻及摩擦音。

在左肋缘下还可能触到其他肿块，需与脾脏鉴别：①增大的左肾，其位置较深，边缘圆钝，表面光滑且无切迹。即使高度肿大，也不会越过正中线。②肿大的肝左叶，可沿其边缘向右触诊，如发现其隐没于右肋缘后或与肝右叶相连，则为肝左叶。肝左叶肿大不会引起脾浊音区扩大。③结肠脾曲肿物，质硬、多近圆形或不规则，与脾脏边缘不同。④胰尾部囊肿，无锐利的边缘和切迹，并且不随呼吸移动。

（四）肾脏触诊

正常人肾脏一般不易触及，有时可触到右肾下极。身材瘦长者，肾下垂、游走肾或肾脏代偿性增大时，肾脏较易触到。检查肾脏通常采用平卧位或立位，用双手触诊法（图 7-10）。卧位触诊右肾时，嘱患者两腿屈曲并做较深腹式呼吸，检查者立于被检查者右侧，以左手掌托起其右腰部，使肾脏向上贴近前腹壁，右手掌平放在右上腹部，手指方向大致平行于右肋缘进行右肾深部触诊，于患者吸气时双手夹触肾脏。如触到光滑钝圆的脏器，可能触到较低的右肾下部 1/3，如能在双手间握住更大部分，则可感知其蚕豆状外形，质地韧实，表面光滑。握住时患者无明显压痛，常有酸痛或类似恶心的不适感。触诊左肾时，左手越过患者腹前方从后面托起左腰部，右手掌横置于患者左上腹部，依前法双手触诊左肾。如患者腹壁较厚或配合动作不协调，以致右手难以压向后腹壁时，可采用下法触诊：患者吸气时，用左手向前冲击后腰部，如肾下移至两手之间时，则右手有被顶推的感觉；与此相反，也可用右手指向左手方向腰

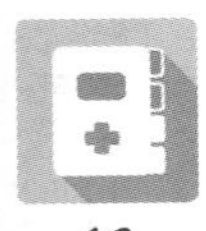

Note

部做冲击动作，左手也可有同样的感觉而触及肾脏。如卧位未触及肾脏，还可让患者采取侧卧或站立位，在放松腹肌做深呼吸运动下，检查者于被检查者侧面用双手前后联合触诊肾脏，当肾下垂或游走肾时，立位较易触到。

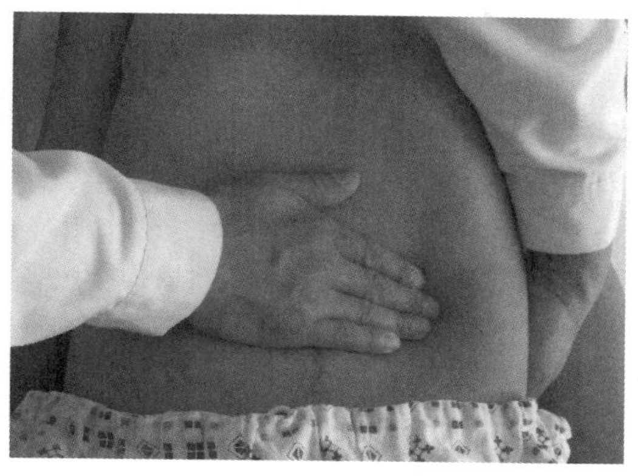

图 7-10 肾脏双手触诊方法

在深吸气时能触到1/2以上的肾脏即为肾下垂。有时右侧肾下垂易误认为肝肿大，左侧肾下垂易误认为脾肿大，应注意鉴别。如肾下垂明显并能在腹腔各个方向移动时称为游走肾。肾脏肿大见于肾盂积水或积脓、肾肿瘤、多囊肾等。当肾盂积水或积脓时，肾脏的质地柔软而富有弹性，有时有波动感。多囊肾时，一侧或两侧肾脏为不规则形增大，有囊性感。肾肿瘤时则肾表面不平，质地坚硬。

当肾脏、尿路及其邻近组织有炎症或其他疾病时，肾区和腹部可在相应部位出现压痛点(图 7-11)。

**1. 季肋点** 位于第10肋骨前端肋弓与腹直肌外缘交点处，右侧位置稍低，相当于肾盂位置。

**2. 上输尿管点** 在腹直肌外缘平脐水平线上。

**3. 中输尿管点** 在腹直肌外缘与髂前上棘水平连线交叉处，相当于输尿管第二狭窄处。

**4. 肋脊点** 背部第12肋骨与脊柱的交角(肋脊角)顶点。

**5. 肋腰点** 腰大肌外缘与第12肋的交叉点。

肋脊点和肋腰点是肾脏一些炎症性疾病出现压痛或叩击痛的部位，如肾盂肾炎、肾脓肿和肾结石等。如炎症深隐于肾实质内，可无压痛而仅有叩击痛。季肋点压痛提示肾脏病变。上输尿管点或中输尿管点出现压痛，提示输尿管结石、结核或化脓性炎症。

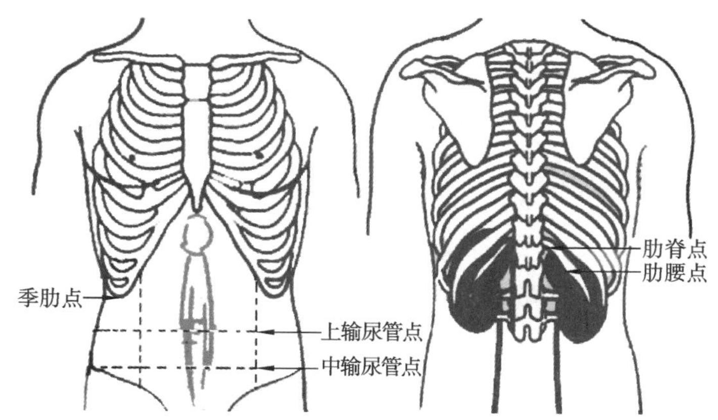


图 7-11 肾脏和尿路疾病压痛点

## (五) 膀胱触诊

正常膀胱空虚时隐存于盆腔内不易被触到。只有当膀胱积尿、充盈胀大时，才会越出耻骨上缘而在下腹中部被触到。膀胱触诊一般采用单手滑行法。在仰卧屈膝情况下，检查者以右手自脐开始向耻骨方向触摸，触及肿块后应详察其性质，以便鉴别其为膀胱、子宫或其他肿物。胀大的膀胱多为积尿所致，呈扁圆形或圆形，触之囊性感，不能用手推移。按压时有尿意，排尿或导尿后缩小或消失。借此可与妊

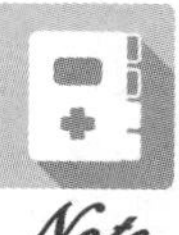

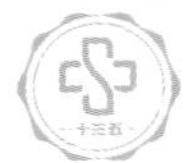


娠子宫、卵巢囊肿及直肠肿物等鉴别。膀胱胀大最多见于尿道梗阻(如前列腺增生或癌)、脊髓病(如截瘫)所致的尿潴留,也见于昏迷患者、腰椎或骶椎麻醉后、手术后局部疼痛患者。如长期尿潴留致膀胱慢性炎症,导尿后膀胱亦不能完全回缩。当膀胱有结石或肿瘤时,如果腹壁菲薄柔软,可用双手触诊法,右手示指戴手套插入直肠内向前方推压,左手四指在耻骨联合上施压,可在腹腔的深处耻骨联合的后方触到肿块。

(六)胰腺触诊

胰腺位于上腹部的腹膜后,相当于第1、2腰椎水平。正常胰腺由于部位深、质地软,故不能触及。胰头及胰颈约于中线偏右,胰体、尾在中线左侧。当胰腺有病变时,则可在上腹部出现体征。在上腹中部或左上腹有横行呈带状的压痛及肌紧张,并涉及左腰部者,提示胰腺炎症;如起病急同时有腰部、季肋部、下腹部皮下淤血而发蓝,则提示重症急性胰腺炎;如在上腹部触到质硬而无移动性肿物时,又为横行索条状,应考虑慢性胰腺炎;如呈坚硬块状、表面不光滑似有结节,则可能为胰腺癌。胰头癌时,可出现梗阻性黄疸及胆囊肿大而无压痛(即 Courvoisier 征阳性)。在上腹部肋缘下或左上腹部触到囊性肿物,如果位置固定、表面光滑、无压痛,应考虑胰腺假性囊肿。但要注意胃在胰腺前面,故此区肿物需与胃部肿物相鉴别。

## 四、腹部肿块

除以上脏器外,腹部还可能触及一些肿块。包括肿大或异位的脏器、炎症性肿块、囊肿、肿大淋巴结以及良、恶性肿瘤,胃肠内结石、粪块等,因此应注意鉴别。首先应将正常脏器与病理性肿块区别开来。

(一)正常腹部可触到的结构

**1. 腹直肌肌腹及腱划** 在腹肌发达者或运动员的腹壁中上部,可触到腹直肌肌腹,隆起略呈圆形或方块,较硬,其间有横行凹沟,为腱划,易被误为腹壁肿物或肝缘。但其在中线两侧是对称出现,较浅表,于屈颈抬肩腹肌紧张时更明显,可与肝脏及腹腔内肿物区别。

**2. 腰椎椎体及骶骨岬** 形体消瘦及腹壁薄软者,在脐附近中线位常可触到骨样硬度的肿块,轮廓清楚,自腹后壁向前突出,有时可触到其左前方有搏动,此即腰椎($L_4$～$L_5$)椎体或骶骨岬($S_1$向前凸出处)。初学者易将其误为后腹壁肿瘤。在其左前方常可查到腹主动脉搏动,宽度不超过 3.5 cm。

**3. 乙状结肠粪块** 除腹壁过厚者外,正常人的乙状结肠用滑行触诊法常可触到,位于左下腹近腹股沟韧带处,内存粪便时明显,呈平滑、稍硬的索条状,无压痛,可被手指推动,很少有蠕动感。当有干结粪块潴留于内时,可触到类圆形肿块或较粗索条,可有轻压痛,易误为肿瘤。为鉴别起见可于肿块部位皮肤上做标志,隔日复查,如于排便或洗肠后肿块移位或消失,即可明确。

**4. 横结肠** 正常较瘦的人,于上腹部可触到一中间下垂的横行索条,腊肠样粗细,光滑柔软,滑行触诊时可推动,即为横结肠,触诊时应注意其硬度、体积、移动性和压痛。有显著内脏下垂时横结肠可下垂达脐部或以下,呈U形,因其上、下缘均可触及,故仔细检查不难与肝缘区别。

**5. 盲肠** 除腹壁过厚者外,大多数人在右下腹 McBurney 点稍内上部位可触到盲肠。正常时触之如圆柱状,其下部为梨状扩大的盲端,稍能移动,表面光滑,无压痛。

(二)异常肿块

如在腹部触到上述内容以外的肿块,则应视为异常,多有病理意义。触到这些肿块时应注意以下几点。

**1. 部位** 某些部位的肿块常来源于该部的脏器,如上腹中部触到肿块常为胃或胰腺的肿瘤、囊肿或胃内结石(可以移动);右肋下肿块常与肝和胆有关;两侧腹部的肿块常为结肠和肾的肿瘤;脐周或右下腹不规则、有压痛的肿块常为结核性腹膜炎所致的肠粘连;下腹两侧类圆形、可活动、具有压痛的肿块可能为腹腔淋巴结肿大,如位于较深、坚硬不规则的肿块则可能为腹膜后肿瘤;腹股沟韧带上方的肿块可能来自卵巢及其他盆腔器官;卵巢囊肿多有蒂,故可在腹腔内游走。

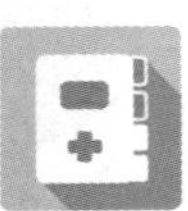

**2. 大小** 凡触及的肿块均应测量其上下径(纵长)、左右径(横宽)和前后径(深厚)。前后径难以测

出时，可大概估计，明确大小以便于动态观察。为了形象化，也可以用公认大小的实物做比喻，如拳头、鸡蛋、核桃、蚕豆等。巨大肿块多发生于卵巢、肾、肝、胰和子宫等实质性脏器，且以囊肿居多。腹膜后淋巴结结核和肿瘤也可达到很大的程度。胃、肠道肿物一般很少超过其内腔横径，因为未达横径长度就已出现梗阻症状。因胃肠痉挛、充气的肠袢而引起的肿块，大小常不定，甚至可自行消失。

**3. 形态** 触到肿块应注意其形状如何、轮廓是否清楚、边缘和表面是光滑还是不规则的、有无切迹等。圆形且表面光滑的肿块多为良性，以囊肿或淋巴结居多；形态不规则，表面凸凹不平且坚硬者，应多考虑恶性肿瘤、炎性肿物或结核性肿块；索条状或管状肿物，短时间内形态多变者，多为蛔虫团或肠套叠；左上腹包块有明显切迹多为脾脏；如在右上腹触到边缘光滑的卵圆形肿物，应疑为胆囊积液。

**4. 质地** 肿块若为实质性的，其质地可能柔韧、中等硬或坚硬，见于肿瘤、炎性或结核浸润块，如胃癌、肝癌、回盲部结核等。肿块若为囊性，质地柔软，见于囊肿、脓肿，如卵巢囊肿、多囊肾等。

**5. 压痛** 有明显压痛的一般多为炎性肿块，如位于右下腹的肿块压痛明显，常见于阑尾脓肿、肠结核或 Crohn 病等。与脏器有关的肿瘤压痛可轻重不等，有时反而轻微或不明显。

**6. 搏动** 较为消瘦者可以在腹部见到或触到动脉的搏动。如在腹中线附近触到明显的膨胀性搏动，则应考虑腹主动脉或其分支的动脉瘤。有时可触及震颤。

**7. 移动度** 如果肿块随呼吸而上下移动，多为肝、脾、胃、肾或其肿物，胆囊因附在肝下，横结肠因借胃结肠韧带与胃相连，故其肿物亦随呼吸而上下移动。肝脏和胆囊的移动度大，不易用手固定。如果肿块能用手推动者，可能来自胃、肠或肠系膜。移动度大的多为带蒂的肿物或游走的脏器。局部炎性肿块或脓肿及腹腔后壁的肿瘤，一般不能移动。

此外，还应注意所触及的肿块与腹壁和皮肤的关系，以区别腹腔内外的病变。一般腹壁肿块在患者从仰卧位起坐时，触诊仍清楚，反之为腹腔内肿块。腹膜上肿块一般较易触及，并可推动，腹膜后肿块，一般不易触及，也不易推动，若明显肿大者可触及。

## 五、液波震颤

腹腔内有大量游离液体时，如用手指叩击腹部，可感到液波震颤，或称波动感。检查时患者平卧，医师以一手掌面贴于患者一侧腹壁，另一手四指并拢屈曲，用指端叩击对侧腹壁（或以指端冲击式触诊），如有大量液体存在，则贴于腹壁的手掌有被液体波动冲击的感觉，即波动感。为防止腹壁本身的震动传至对侧，可让另一人将手掌尺侧缘压于脐部腹中线上，即可阻止。腹腔积液有 3000 mL 以上时才能查出液波震颤，不如移动性浊音敏感（图 7-12）。此外，肥胖者可出现假阳性，应注意鉴别。

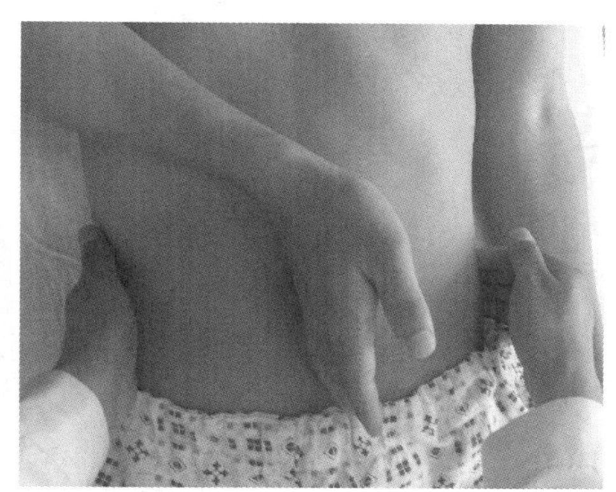

**图 7-12 液波震颤的检查方法**

# 第四节 叩 诊

腹部叩诊可采用直接和间接叩诊法，但一般采用间接叩诊法，因其较为准确、可靠。其主要作用在于了解某些脏器的大小、部位和叩痛，胃肠道充气情况，腹腔内有无积气、积液和包块等。

## 一、腹部叩诊音

正常腹部叩诊大部分区域均为鼓音，只有肝、脾所在部位，增大的膀胱和子宫占据的部位，以及两侧腹部近腰肌处叩诊呈浊音。当肝、脾或其他实质性脏器极度增大、腹腔内肿瘤和出现大量腹腔积液时，

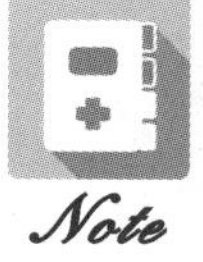

鼓音范围缩小，病变部位可出现浊音或实音。当胃肠高度胀气、人工气腹和胃肠穿孔致气腹时，则鼓音范围明显增大或出现在不应有鼓音的部位(如肝浊音界内)。叩诊可从左下腹开始逆时针方向至右下腹部，再至脐部，借此可获得腹部叩诊音的总体印象。

## 二、肝脏及胆囊叩诊

肝脏叩诊时被检查者取仰卧位，双腿屈曲，检查者立于被检查者右侧，采用间接叩诊法。确定肝上界时，一般都是沿右锁骨中线、右腋中线和右肩胛线，由肺区向下叩向腹部，叩指用力要适当，勿过轻或过重，当由清音转为浊音时，即为肝上界。此处相当于被肺遮盖的肝顶部，故又称肝相对浊音界。再向下叩 1～2 肋间，则浊音变为实音，此处的肝脏不再被肺所遮盖而直接贴近胸壁，称肝绝对浊音界(亦为肺下界)。确定肝下界时，最好由腹部鼓音区沿右锁骨中线或正中线向上叩，由鼓音转为浊音处即是。因肝下界与胃、结肠等重叠，很难叩准，故多用触诊或搔刮试验听诊法确定。一般叩得的肝下界比触得的肝下缘高 1～2 cm，但若肝缘明显增厚，则两项结果较为接近。在确定肝的上下界时要注意体型，体形匀称者的正常肝脏在右锁骨中线上，其上界在第 5 肋间，下界位于右季肋下缘。二者之间的距离为肝上下径，为 9～11 cm；在右腋中线上，其上界为第 7 肋间，下界相当于第 10 肋骨水平；在右肩胛线上，其上界为第 10 肋间。体形矮胖者肝上下界均可高一个肋间，体形瘦长者则可低一个肋间。

病理情况下，肝浊音界上移见于右肺纤维化、右下肺不张、气腹和鼓肠等；肝浊音界下移见于肺气肿、右侧张力性气胸、内脏下垂等。肝浊音界扩大见于肝癌、肝脓肿、肝炎、肝淤血、多囊肝等；膈下脓肿时，由于肝脏下移和膈肌升高，肝浊音区也扩大，但肝脏本身并未增大；肝浊音界缩小见于急性重型病毒性肝炎、肝硬化和胃肠胀气等；肝浊音界消失代之以鼓音者，多因肝脏表面被气体覆盖所致，是急性胃肠穿孔的一个重要征象，但也可见于腹部大手术后数日内，间位结肠(结肠位于肝与横膈之间)、全内脏转位等。

肝区叩击痛对于诊断肝炎、肝脓肿或肝癌有一定的意义(图 7-13)。叩诊右腋中线和右肩胛线时，可嘱被检查者取左侧卧位。

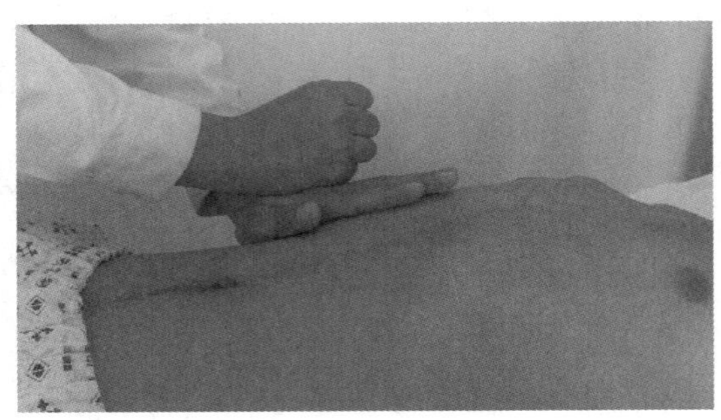

**图 7-13　肝区叩击痛检查方法**

胆囊位于深部，且被肝脏遮盖，临床上不能用叩诊检查其大小，仅能检查胆囊区有无叩击痛。胆囊区叩击痛为胆囊炎的重要体征。

## 三、胃泡鼓音区及脾叩诊

胃泡鼓音区位于左前胸下部肋缘以上，约呈半圆形，为胃底穹隆含气而形成。其上界为横膈及肺下缘，下界为肋弓，左界为脾脏，右界为肝左缘。正常情况下胃泡鼓音区应该存在(除非在饱餐后)，此区大小与胃内含气量的多少有关，也受邻近器官和组织病变的影响，有调查显示正常成人的胃泡鼓音区长径中位数为 9.5 cm(5.0～13.0 cm)，宽径为 6.0 cm(2.7～10.0 cm)，可作为参考。胃扩张、幽门梗阻等时可明显扩大；中、重度脾肿大，心包积液、左侧胸腔积液、肝左叶肿大(不会使鼓音区完全消失)等可明显缩小；当胃内充满液体或食物时，鼓音区消失而转为浊音，也可见于进食过多所致急性胃扩张或溺水患者。

当脾脏触诊不满意或在左肋下触到很小的脾缘时，应采用脾脏叩诊进一步检查脾脏大小。脾浊音

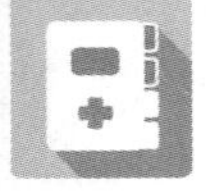
Note

区的叩诊宜采用轻叩法，在左腋中线上进行，正常时在该线上第 9～11 肋之间叩到脾浊音，其长度为4～7 cm，前方不超过腋前线。脾浊音区扩大见于各种原因所致的脾肿大。脾浊音区缩小见于左侧气胸、胃扩张、肠胀气等。

## 四、移动性浊音

腹腔内有较多的液体时，因重力作用，液体多潴积于腹腔的低处，叩诊时该部位呈浊音；变换体位后，腹腔内液体随体位的变换而移动，叩诊时浊音区亦随之变动，此种体征称为移动性浊音。

叩诊方法：采用间接叩诊法。被检查者取仰卧位，腹中部由于含气的肠管在液面浮起，叩诊呈鼓音，两侧腹部因腹腔积液积聚叩诊呈浊音。检查者由脐部开始向左侧叩诊，叩诊音由鼓音变为浊音后，板指固定不动，嘱被检查者右侧卧，再度叩诊变为鼓音，表明浊音移动。为避免腹腔内脏器或包块移动造成移动性浊音的假象，可用同样方法向右叩诊，叩诊变为浊音后，嘱患者左侧卧位，以确定浊音是否移动。这是发现有无腹腔积液的重要检查方法。当腹腔内游离腹腔积液在 1000 mL 以上时，即可查出移动性浊音（图 7-14）。

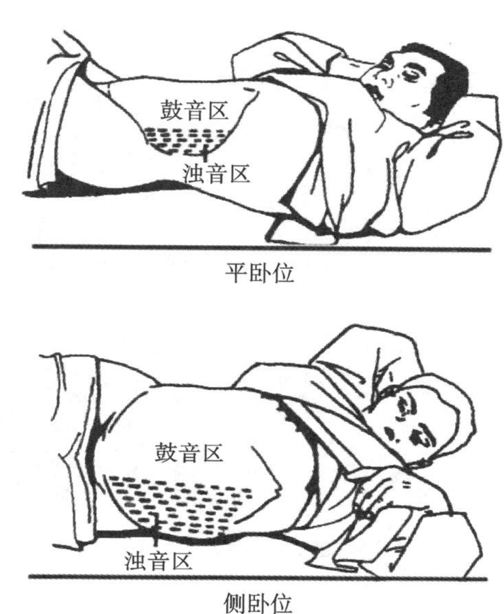


**图 7-14 移动性浊音的叩诊**

如果腹腔积液量少，用以上方法不能查出时，若病情允许可让患者取肘膝位，使脐部处于最低部位。由侧腹部向脐部叩诊，如由鼓音转为浊音，则提示有 120 mL 以上腹腔积液的可能（即水坑征）。也可让患者站立，如下腹部积有液体而呈浊音，液体的上界呈一水平线，在此水平线上为浮动的肠曲，叩诊呈鼓音。

下列情况易误为腹腔积液，应注意鉴别。

（1）肠梗阻时，肠管内有大量液体潴留，可因患者体位的变动，出现移动性浊音，但常伴有肠梗阻的征象。

（2）巨大的卵巢囊肿时，患者腹部叩诊也呈浊音，但与腹腔积液相反，仰卧位时，浊音区在腹中部，这是由肠管被卵巢囊肿压挤至两侧腹部所致，且卵巢囊肿的浊音不呈移动性（图 7-15）；另外可采用尺压试验也可进一步鉴别，即当患者仰卧时，用一硬尺横置于腹壁上，检查者两手将硬尺下压，如为卵巢囊肿，则腹主动脉的搏动可经囊肿壁传到硬尺，使硬尺发生节奏性跳动，如为腹腔积液，则搏动不能被传导，硬尺无此种跳动。

## 五、肋脊角叩击痛

主要用于检查肾脏病变。检查时，患者采取坐位或侧卧位，检查者用左手掌平放在其肋脊角处（肾区），右手握拳用由轻到中等的力量叩击左手背。正常时肋脊角处无叩击痛，当有肾炎、肾盂肾炎、肾结

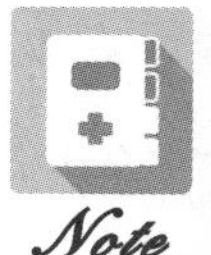

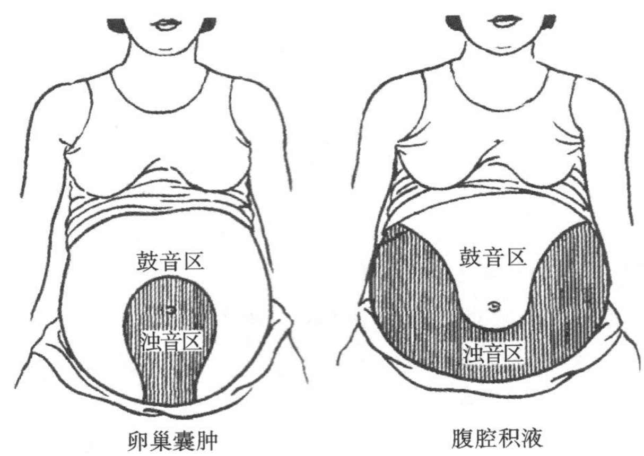


图 7-15　叩诊卵巢囊肿与腹腔积液的鉴别示意图

石、肾结核及肾周围炎时，肾区有不同程度的叩击痛（图 7-16）。

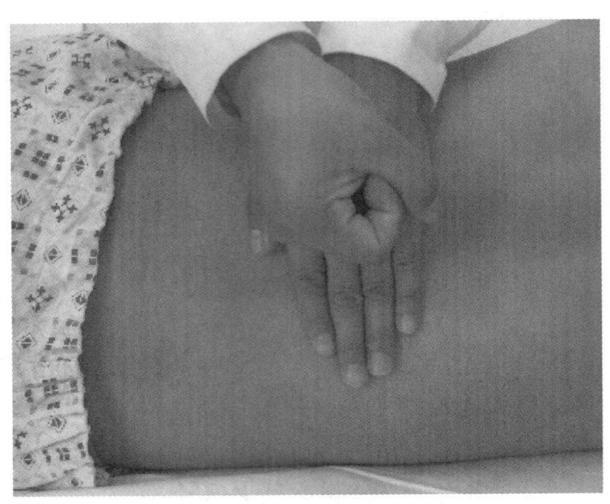

图 7-16　肋脊角叩击痛检查方法

## 六、膀胱叩诊

当膀胱触诊结果不满意时，可用叩诊来判断膀胱膨胀的程度。膀胱叩诊通常在耻骨联合上方从上往下进行，由鼓音转为浊音。膀胱空虚时，因耻骨上方肠管存在，叩诊呈鼓音，叩不出膀胱的轮廓。当膀胱内有尿液充盈时，耻骨上方叩诊呈圆形浊音区。女性应注意与妊娠时增大的子宫、子宫肌瘤或卵巢囊肿等鉴别，此时该区叩诊也呈浊音。排尿或导尿后复查，如浊音区转为鼓音，即为尿潴留所致膀胱增大。腹腔积液时，耻骨上方叩诊也可有浊音区，但此区的弧形上缘凹向脐部，而膀胱肿大时浊音区的弧形上缘凸向脐部。

# 第五节　听　　诊

腹部听诊（图 7-17）应在腹壁上全面听诊各区，尤其注意上腹部、中腹部、腹部两侧及肝、脾各区。听诊内容主要有：肠鸣音、振水音、血管杂音、摩擦音和搔弹音。妊娠 5 个月以上的妇女还可在脐下方听到胎儿心音（130～160 次/分）等。

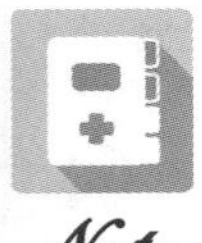

## 一、肠鸣音

肠蠕动时，肠管内气体和液体随之流动，产生一种断断续续的咕噜声（或气过水声）称为肠鸣音

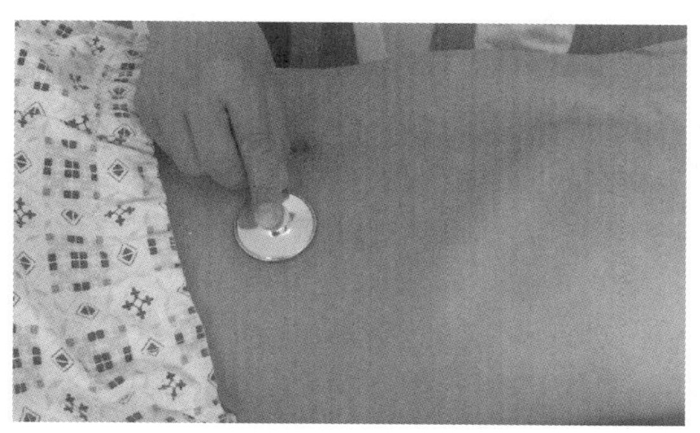

图 7-17 腹部听诊

(bowel sound)。

听诊方法:被检查者取仰卧位,检查者将听诊器体件放在其腹部进行听诊,通常将右下腹部作为肠鸣音听诊点,如果长时间未听到肠鸣音,可用手指轻弹腹壁,刺激肠道蠕动。在正常情况下,肠鸣音为每分钟 4～5 次,其频率声响和音调变异较大,餐后频繁而明显,休息时稀疏而微弱,只有靠检查者的经验来判断是否正常。当肠蠕动增强时,肠鸣音可达每分钟 10 次以上,但音调不特别高亢,称肠鸣音活跃,见于急性胃肠炎、服泻药后或胃肠道大出血时;如次数多且肠鸣音响亮、高亢,甚至呈叮当声或金属音,称肠鸣音亢进,见于机械性肠梗阻。此类患者肠腔扩大,积气增多,肠壁胀大变薄且极度紧张,与亢进的肠鸣音可产生共鸣,因而在腹部可听到高亢的金属性音调。如肠梗阻持续存在,肠壁肌肉劳损,肠壁蠕动减弱,肠鸣音亦减弱,或数分钟才听到一次,称为肠鸣音减弱,也可见于老年性便秘、腹膜炎、电解质紊乱(低血钾)及胃肠动力低下等。如持续听诊 2 min 以上仍未听到肠鸣音,即使用手指轻叩或搔弹腹部也未听到肠鸣音,称为肠鸣音消失,见于急性腹膜炎或麻痹性肠梗阻。

## 二、振水音

在胃内有大量液体及气体存留时可出现振水音。检查时患者仰卧,检查者以一耳凑近上腹部,同时以冲击触诊法振动胃部,即可听到气、液撞击的声音,亦可将听诊器膜型体件置于上腹部进行听诊。正常人在餐后或饮大量液体时可有上腹部振水音,但若在清晨空腹或餐后 8 h 以上仍有此音,则考虑有幽门梗阻或胃扩张的可能。

## 三、血管杂音

正常人腹部无血管杂音,腹部听到血管杂音,提示该处存在腹部疾病。血管杂音有动脉性和静脉性杂音。

### (一) 动脉性杂音

动脉性杂音常在中腹部或腹部两侧,并有收缩期和舒张期的分别。如腹主动脉、肾动脉、髂动脉及股动脉等处听诊。①在中腹部的收缩期血管杂音(喷射性杂音)常提示腹主动脉瘤或腹主动脉狭窄。前者可触到该部搏动的肿块,后者则搏动减弱,下肢血压低于上肢,严重者触不到足背动脉搏动。②在左、右上腹部的收缩期血管杂音,提示肾动脉狭窄,可见于年轻的高血压患者。③在下腹部两侧的收缩期血管杂音,提示髂动脉狭窄。④当左叶肝癌压迫肝动脉或腹主动脉时,可在肿块部位听到吹风样血管杂音或在肿瘤部位(较表浅时)听到微弱的连续性血管杂音。

### (二) 静脉性杂音

静脉性杂音为连续的嗡鸣声或"潺潺"声,无收缩期与舒张期性质之分,常出现在脐周或上腹部,尤其是腹壁静脉曲张严重时,此音提示门静脉高压(常为肝硬化引起)时有侧支循环形成,称克吕韦耶-鲍姆加滕综合征(Cruveilhier-Baumgarten syndrome)。

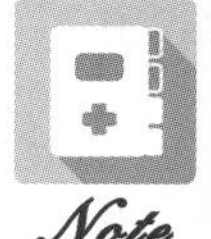

### 四、摩擦音

主要见于脾周围炎、脾梗死、肝周围炎或胆囊炎在累及局部腹膜等情况下，可在深呼吸时，于各相应部位听到摩擦音，严重时可触及摩擦感。腹膜纤维渗出性炎症时，亦可在腹壁听到摩擦音。

### 五、搔弹音

在腹部听诊搔弹音的改变可以协助测定肝下缘和微量腹腔积液，还可用来测定扩张的胃界。

（一）肝下缘的测定

当肝下缘触诊不清楚时，可用搔弹法协助定界。患者取仰卧位，检查者以左手持听诊器膜型体件置于右肋缘肝脏表面上，右手示指在上腹部沿听诊器膜型体件半圆形等距离搔刮腹壁，当其未达肝缘时，只听到遥远而轻微的声音，当搔刮至肝脏表面时，声音明显增强而近耳。这是由于实质性脏器对声音的传导优于空腔脏器。此法常用于腹壁较厚或不能满意地配合触诊的患者，也有时用以鉴别右上腹肿物是否为肿大的肝脏。

（二）微量腹腔积液的测定

被检查者取肘膝位数分钟，使腹腔积液积聚于腹内最低处的脐区。将听诊器膜型体件贴于脐旁腹壁，检查者以手指在一侧腹壁稳定、快速轻弹，听其声响，同时逐步将体件向对侧腹部移动，继续轻弹，如声音突然变得响亮，此体件所在处即为腹腔积液边缘之上。此法可鉴定出至少 120 mL 的游离腹腔积液。

## 第六节　腹部常见疾病的主要症状和体征

### 一、消化性溃疡

消化性溃疡主要指发生在胃、十二指肠的深达黏膜肌层的慢性溃疡。溃疡的形成与胃肠道黏膜在某种情况下被胃酸和胃蛋白酶的消化作用有关，是一种常见病和多发病。

（一）症状

上腹部疼痛是消化性溃疡的主要症状，其发生机制可能与以下原因相关。

(1) 胃酸对溃疡面的刺激。

(2) 胃酸作用于溃疡和周围组织引起化学性炎症，使溃疡壁和溃疡底部神经末梢的痛阈减低。

(3) 溃疡局部肌张力增高或痉挛。

(4) 溃疡穿透，使浆膜面受侵。

疼痛的特点有以下几个方面：①部位：胃溃疡的疼痛多位于中上腹部稍偏高处、剑突下或剑突下偏左处。十二指肠溃疡的疼痛对位于中上腹部、脐上方或脐上偏右处。胃或十二指肠后壁溃疡特别是穿透性溃疡的疼痛可放射至背部。疼痛范围直径多为数厘米。因空腔脏器疼痛属内脏神经痛，在体表上定位不十分确切，所以疼痛不一定能准确反映溃疡所在的解剖位置。②性质：消化性溃疡的疼痛性质常为钝痛、隐痛、胀痛、烧灼痛、饥饿痛等。急性发作时可有绞拧或刀割样剧痛。当溃疡穿透浆液层或穿孔，即可出现持续性剧痛。③节律性：消化性溃疡的疼痛与进食有一定关系。胃溃疡的疼痛多在餐后 1 h 内发生，经 1 h 后逐渐缓解，至下一次餐后再重复出现上述规律，呈进餐—疼痛—缓解的规律。十二指肠溃疡的疼痛则多发生在两餐之间，持续至下一次进餐后缓解，呈疼痛—进餐—缓解的规律，又称空腹痛，也可出现夜间痛，可于午夜及清晨 1 时发生疼痛，服用制酸药、抑酸药物或进食后疼痛可好转。④周期性：上腹疼痛可持续数天、数周、数月，继以较长时间缓解，之后又复发，一年四季均可发病，但好发季

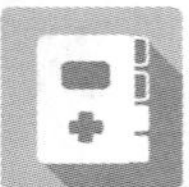

Note

节为秋末和春初,与寒冷有明显关系。⑤长期性:溃疡愈合后常易复发,因此常表现为上腹部疼痛屡愈屡发,延续数年或数十年,每次发作持续数周或数月不等。⑥影响因素:过度紧张、劳累、焦虑、忧郁、饮食不慎、气候变化、烟酒和药物影响等因素可使消化性溃疡的症状加剧。可采用休息、进食和服制酸药物或抑酸药物等方法使症状减轻或完全缓解。

消化性溃疡其他的常见症状:餐后腹胀、反酸、嗳气、胃灼热、流涎、恶心、呕吐、食欲缺乏、便秘、因进食后会使疼痛发作以致惧怕进食而引起的体重减轻等。

### (二)体征

消化性溃疡患者缺乏特异性体征,多数患者呈瘦长体型,腹上角呈锐角。在溃疡活动期,多数患者有上腹部局限性轻压痛,胃溃疡压痛点常偏左,十二指肠溃疡压痛点常偏右,少数患者可有贫血和营养不良的体征。后壁溃疡穿孔,可有背部皮肤感觉过敏区和明显压痛。出血时可见全身皮肤黏膜苍白。

### (三)并发症

**1. 出血** 胃、十二指肠溃疡容易侵蚀血管,导致胃、十二指肠溃疡并发出血是上消化道出血的最常见病因,表现为呕血和黑便。出血量在 1500 mL 以上可引起循环障碍,可出现心动过速、血压降低和贫血等休克症状。出血前因溃疡局部充血,疼痛往往会加重,出血后因充血减轻,碱性血液又可中和胃酸,故疼痛可减轻。

**2. 穿孔** 胃、十二指肠溃疡可发生穿孔,急性穿孔部位多为十二指肠前壁或胃前壁。发生穿孔时,腹痛突然变得非常剧烈,起始于上腹部,可蔓延至全腹,接着出现腹膜炎的症状和体征。患者可表现为恶心、呕吐、烦躁不安、面色苍白、四肢湿冷、心动过速,甚至有休克表现。全腹壁呈板样强直,有明显压痛和反跳痛,肝浊音界缩小或消失、肠鸣音减弱或消失。后壁溃疡穿孔或穿孔较小者,只引起局限性腹膜炎,称亚急性穿孔。后壁溃疡慢性穿孔常与邻近器官发生粘连,形成包裹性积液,称穿透性溃疡,可引起持续性、顽固的背部疼痛。

**3. 幽门梗阻** 十二指肠溃疡和幽门管溃疡可引起幽门反射性痉挛、充血、水肿或瘢痕收缩,而产生幽门梗阻。幽门梗阻患者常表现为餐后上腹饱胀、食欲减退、嗳气、反酸、呕吐。反复的发作性呕吐是幽门梗阻的主要症状,多发生于餐后 30～60 min,每隔 1～2 天发作 1 次,每次呕吐量可达 1 L 以上,为大量酸酵宿食,吐后感觉舒服。全身有脱水和消瘦的表现。腹部检查可发现胃型和胃蠕动波,空腹时上腹部可查到振水音,是幽门梗阻的特征性体征。

**4. 癌变** 胃溃疡可发生癌变,估计癌变率在 3%以下,应提高警惕,及早诊断。十二指肠溃疡不会引起癌变。如患者为中年以上,有长期胃溃疡病史,顽固不愈,近来腹痛的节律性消失,食欲减退,营养状态明显下降,大便潜血持续阳性,溃疡发生于胃大弯或胃窦部,经严格内科药物治疗 4～6 周症状无改善者,均提示有溃疡癌变的可能。

## 二、急性腹膜炎

当腹膜受到细菌感染或化学物质如胃、肠、胰液及胆汁等刺激时,即可引起腹膜急性炎症,称为急性腹膜炎。临床上以细菌感染所致者最为严重。

### (一)分类

**1. 按炎症范围分为弥漫性和局限性** 弥漫性急性腹膜炎患者炎症广泛,波及整个腹腔。局限性急性腹膜炎患者,炎症被粘连分隔在腹腔的某一局部区域。

**2. 按发病来源分为继发性和原发性** 绝大多数腹膜炎为继发性,常继发于腹腔内脏器的穿孔、炎症、损伤破裂的直接蔓延,或继发于外伤及手术的感染。原发性腹膜炎是指腹腔内并无明显的原发感染病灶,病原菌从腹腔外病灶经血液或淋巴液播散而感染腹膜,常见于抵抗力低下的患者,如肾病综合征或肝硬化患者。

**3. 按炎症开始时的性质分为无菌性或感染性** 无菌性腹膜炎常见于消化性溃疡急性穿孔的初期,化学性炎症由胃液、胰液、胆汁、尿液或某些囊肿液漏入腹腔或腹腔内出血所致。感染性腹膜炎则由各

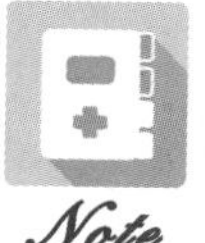

Note

种病原体直接侵袭腹膜所致。

（二）症状

急性弥漫性腹膜炎常见于消化性溃疡急性穿孔和外伤性胃肠穿孔。主要表现为突然发生的上腹部持续性剧烈疼痛，一般以原发病灶处最显著，腹痛迅速扩展至全腹，于深呼吸、咳嗽和转动体位时疼痛加剧。开始时，由于腹膜受炎症刺激而引起反射性恶心和呕吐，呕吐物为胃内容物，有时可带有胆汁。之后则出现麻痹性肠梗阻，转为持续性呕吐，呕吐物可有肠内容物，伴有恶臭。全身表现可有发热及毒血症，严重者可出现血压下降等休克征象。

急性局限性腹膜炎常常发生于病变脏器部位的附近，如急性阑尾炎时局限性腹膜炎可局限于右下腹，急性胆囊炎时局限在右上腹。此为脏器炎症扩散波及邻近腹膜壁层被包裹所致，疼痛局限于病变位置，多呈持续钝痛。

（三）体征

急性弥漫性腹膜炎患者多为急性危重病容，全身冷汗，表情痛苦，为减轻腹痛常被迫采取双下肢屈曲仰卧位，呼吸浅速。在病程后期因高热、不能进食、呕吐、失水、酸中毒等，患者出现精神萎靡、面色灰白、皮肤和口舌干燥、眼球及两颊内陷、脉搏频速无力、血压下降等征象。腹部检查可发现典型的腹膜炎三联征——腹肌紧张、压痛、反跳痛。局限性腹膜炎时，腹肌紧张、压痛、反跳痛局限于腹部的病变局部。如局限性腹膜炎局部形成脓肿，或炎症与周围大网膜和肠管粘连成团时，触诊时可在局部触及有明显压痛的肿块。弥漫性腹膜炎患者，视诊时可见腹式呼吸明显减弱或消失，当腹腔内炎性渗出液增多或肠管发生麻痹明显扩张时，可见腹部膨隆。触诊时全腹均可触及腹肌紧张、压痛、反跳痛，胃溃疡穿孔由于腹膜受胃酸强烈刺激，腹肌强烈收缩可呈现板状腹。叩诊时，由于胃肠穿孔后游离气体积聚于膈下，可出现肝浊音界缩小或消失，腹腔有大量渗液时，可叩出移动性浊音。听诊时肠鸣音减弱或消失。

## 三、肝硬化

肝硬化是一种由肝细胞损害引起弥漫性纤维组织增生和结节形成，导致正常肝小叶结构破坏和肝内循环障碍为特点的常见慢性肝病。引发肝硬化的病因很多，主要有病毒性肝炎、慢性酒精中毒、血吸虫病、营养不良、代谢障碍、药物和工业毒物中毒及慢性右心衰竭等。根据病理特征分为小结节性、大结节性、大小结节混合性及再生结节不明显性等各类。

（一）症状

肝硬化起病隐匿，进展缓慢，肝脏又有较强的代偿功能，因此在肝硬化发生后较长一段时间内，甚至数年内并无明显症状及体征。临床上将肝硬化分为代偿期（早期）和失代偿期（中、晚期），但两期的分界并不明显或有重叠现象，注意灵活使用。

代偿期肝硬化患者的症状较轻微，常缺乏特异性，可有食欲缺乏、消化不良、腹胀、恶心、大便不规则等消化系统症状及乏力、头晕、消瘦等全身症状。

失代偿期肝硬化时上述症状加重，并可出现水肿、腹腔积液、黄疸、皮肤黏膜出血、发热、肝性脑病、少尿、无尿等症状。

（二）体征

肝硬化患者面色灰暗，缺少光泽，皮肤、巩膜黄染，面、颈和上胸部可见毛细血管扩张或蜘蛛痣，手掌的大、小鱼际和指端有红斑称为肝掌，男性常有乳房发育并伴压痛。肝脏由肿大变小，质地变硬，表面不光滑。脾脏轻至中度肿大，下肢常有水肿，皮肤可有淤点、淤斑、苍白等肝功能减退表现。

失代偿期肝硬化会出现门静脉高压的表现。

**1. 腹腔积液**　肝硬化晚期最突出的临床表现就是腹腔积液。腹腔积液出现之前，常发生肠内胀气，腹腔积液出现后腹壁紧张度增加，患者直立时下腹部饱满，仰卧位时腹部两侧膨隆呈蛙腹状。大量腹腔积液使腹压增高时，脐部受压而凸出形成脐疝。叩诊有移动性浊音，大量腹腔积液者可有液波震颤。大量腹腔积液使横膈抬高和运动受限，患者可发生呼吸困难和心悸。腹腔积液压迫下腔静脉可引

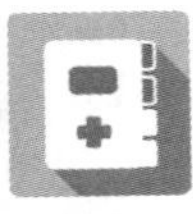

起肾淤血和下肢水肿。部分患者因大量腹腔积液使腹压增高，腹腔积液通过膈肌变薄的孔道和胸膜淋巴管漏入胸腔，可产生胸腔积液。

**2. 侧支循环的建立与开放** 门静脉高压时，静脉回流受阻，使门静脉与腔静脉之间形成侧支循环，临床上重要的侧支循环有三条。

(1) 食管和胃底静脉曲张：由门静脉系统的胃冠状静脉和腔静脉系统的食管静脉形成侧支，经奇静脉回流入上腔静脉产生食管下端和胃底黏膜下静脉曲张。若进食粗糙食物、遭到胃酸侵蚀或腹内压突然增高，可致曲张静脉破裂出血，表现为呕血、黑便、休克，甚至肝性脑病，严重时可危及生命。

(2) 腹壁静脉曲张：门静脉高压使脐静脉重新开放与腹壁静脉形成侧支，使脐周腹壁静脉曲张。脐以上腹壁静脉血流经胸壁静脉和腋静脉回流入上腔静脉，脐以下腹壁静脉经大隐静脉、髂外静脉回流入下腔静脉，在剑突下，脐周腹壁静脉曲张处可听到静脉连续性营营声。腹壁静脉高度曲张，外观可呈水母头状。

(3) 痔静脉曲张：门静脉系统的直肠上静脉与腔静脉系统的直肠下静脉和肛门静脉吻合成侧支，明显扩张形成痔核，破裂时引起便血。

**3. 脾肿大** 门静脉高压时，脾脏由于慢性淤血、脾索纤维增生导致脾脏轻、中度肿大。脾肿大时可伴脾功能亢进，全血细胞减少。当发生上消化道出血时，脾脏可暂时缩小。当发生脾周围炎时，可出现左上腹隐痛和脾区摩擦感、摩擦音。

## 四、急性阑尾炎

急性阑尾炎是阑尾的急性炎症性病变，是外科最常见的急腹症。

### (一) 症状

腹痛是主要症状，早期为中上腹或脐周范围较为弥散的疼痛(内脏神经痛)，经数小时后炎症波及浆膜和腹膜壁层，出现定位清楚的右下腹疼痛(躯体神经痛)。据统计，70%～80%患者有典型的转移性右下腹痛病史。少数患者病情发展快，疼痛一开始即局限于右下腹。患者常伴有恶心、呕吐、便秘、腹泻及轻度发热。

### (二) 体征

病程的早期在上腹或脐周有模糊不清的轻压痛，数小时后，右下腹麦氏点有显著而固定的压痛和反跳痛，这是诊断阑尾炎的重要依据。若右手加压左下腹降结肠区，再用左手反复按压前上端，患者诉右下腹痛，称为罗夫辛征(Rovsing sign)阳性，这是由结肠内气体倒流刺激发炎阑尾所致。患者取左侧卧位，两腿伸直，当使右下肢被动向后过伸时发生右下腹痛，称为腰大肌征阳性，此征提示发炎阑尾位于盲肠后位。低位或盆腔内阑尾炎症时，可有直肠右前壁触痛或触及肿块。

患者可出现低热，体温常低于 38 ℃，无寒战，但体温可随病情发展而升高。当阑尾炎进展至坏死穿孔后，患者可出现高热，右下腹压痛和反跳痛更明显，并伴局部腹肌紧张。形成阑尾周围脓肿时，可触及有明显压痛的肿块。

## 五、肠梗阻

肠梗阻是肠内容物在肠道通过受阻时所产生的一种常见急腹症。

### (一) 分类

根据肠梗阻产生的原因分为以下几种类型。

**1. 机械性肠梗阻** 临床上最常见。由于各种原因引起肠腔狭小，影响肠内容物顺利通过，如肠粘连、肠扭转、肠套叠、绞窄性疝、蛔虫团或粪块堵塞肠腔等所致。

**2. 动力性肠梗阻** 肠腔无狭窄，由于肠壁肌肉运动功能紊乱，使肠内容物不能通过，动力性肠梗阻又分为麻痹性肠梗阻和痉挛性肠梗阻。前者常见于腹部大手术后、急性弥漫性腹膜炎、腹膜后出血、感染和低钾血症等情况；后者较少见，由肠腔受外伤、异物或炎症刺激、铅中毒等所致。

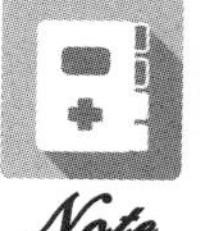

**3. 血运性肠梗阻** 临床上较少见，但病情凶险。由于肠系膜血管有栓塞或血栓形成导致肠管缺血，继而肠壁平滑肌发生麻痹，肠内容物运行停滞。

此外，根据肠壁有无血液循环障碍，分为单纯性和绞窄性肠梗阻；根据肠腔梗阻的程度，分为完全性和不完全性肠梗阻；根据肠梗阻发展的快慢，分为急性和慢性肠梗阻。

临床上肠梗阻随着病理过程的演变和发展，可由单纯性肠梗阻发展为绞窄性肠梗阻，由不完全性肠梗阻转变成完全性肠梗阻，由慢性肠梗阻转变为急性肠梗阻，由机械性肠梗阻转变为麻痹性肠梗阻。

### （二）症状

肠梗阻患者临床上多表现为腹痛、呕吐，排便、排气停止和腹胀，其中腹痛是最主要症状。机械性肠梗阻时，梗阻近端肠段平滑肌产生强烈收缩，患者可出现阵发性剧烈绞痛，数分钟一次，小肠梗阻的腹痛比结肠梗阻严重。高位小肠梗阻时一般腹痛在上腹部，低位小肠梗阻腹痛常位于脐周，结肠梗阻腹痛常位于下腹部。早期即有反射性呕吐，吐出胃肠内容物，高位小肠梗阻时，呕吐发生时间早，可吐出胃肠液及胆汁，呕吐量大；低位小肠梗阻时，呕吐出现较晚，先吐胃液和胆汁，之后可吐出粪臭味小肠内容物；如有肠管血供障碍，可吐出咖啡色血性液体；麻痹性肠梗阻者可有溢出性严重呕吐；结肠梗阻者一般无呕吐，或到病程晚期才有呕吐。

肠道积气、积液可产生腹胀。小肠梗阻时，上腹和中腹部腹胀明显；结肠梗阻时，上腹和两侧腹部腹胀明显。患者常无排便和排气，但在完全性小肠梗阻的早期，可排出结肠内积存的少量气体和粪便。

### （三）体征

肠梗阻患者呈痛苦重病面容，眼球凹陷呈脱水貌，呼吸急促，脉搏细速，甚至出现血压下降、休克等征象。腹部检查见腹部膨胀。小肠梗阻患者可见脐周不规则呈梯形多层排列的肠型和蠕动波；结肠梗阻患者可见腹部周边明显膨胀；绞窄性肠梗阻患者腹肌紧张且伴压痛，可出现反跳痛；机械性肠梗阻患者可听到肠鸣音明显亢进，呈金属音调；麻痹性肠梗阻患者肠鸣音减弱或消失。当腹腔有渗液时，可出现移动性浊音。

## 六、腹部肿块

腹部肿块（abdominal mass）是一种常见的腹部体征。可由很多病因引起，如炎症、肿瘤、寄生虫、梗阻、先天发育异常引起脏器肿大和脏器移位等产生异常肿块。肿块可位于腹壁、腹腔内或腹膜后，诊断有时困难，必须认真检查，应结合各方面有关的临床资料进行分析，加以鉴别。

### （一）病因

**1. 炎症性** 病毒性肝炎、胆囊积液、阑尾脓肿、回盲部结核、盆腔结核、肾结核等引起脏器肿大及形成异常肿块。

**2. 肿瘤性** 肝癌、胆囊癌、胃癌、结肠癌、卵巢癌、子宫肌瘤、肾癌、卵巢囊肿、白血病浸润脾脏等。

**3. 梗阻性** 幽门梗阻、肝淤血、肠套叠、尿潴留、肾盂积水等。

**4. 先天性** 多囊肾、肝囊肿等。

**5. 寄生虫性** 肝棘球蚴病、肠蛔虫症、晚期血吸虫病致脾肿大等。

**6. 其他** 脂肪肝、肝糖原贮积症、腹壁疝、腹壁纤维瘤、脂肪瘤、皮脂囊肿、游走脾、游走肾等。

### （二）症状

炎性肿块患者常伴有低热，肿块部位有疼痛。良性肿块患者病程较长，肿块生长速度缓慢，不伴全身其他症状。恶性肿块患者伴有食欲减退、消瘦、贫血，肿块生长速度较快等。肿块伴有黄疸多为肝、胆、胰病变。肿块伴消化道出血多考虑胃肠道病变。肿块伴呕吐和腹部绞痛多为胃肠道梗阻。肿块伴有尿路症状，常提示肾、膀胱病变。肿块伴月经周期紊乱，多提示卵巢、子宫病变。如黄疸进行性加深，且扪及无压痛性肿大的胆囊，常提示为胰头癌所致。慢性右心衰竭患者，肝肿大伴压痛，多为肝淤血。胆囊肿大有发热、间歇性黄疸、右上腹疼痛并向右肩部放射者，多见于胆结石。

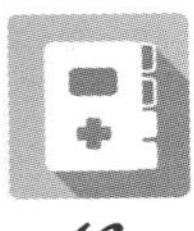

Note

（三）体征

**1. 全身检查** 应注意一般情况，营养状况，有无贫血、黄疸等。还应注意身体其他部位有无相似的肿块，如有无锁骨上窝、腋窝、直肠膀胱陷凹的淋巴结肿大和恶性肿瘤转移征象等。

**2. 腹部肿块的位置** 首先应区别肿块是来自腹壁还是腹腔内，可用屈颈抬肩动作，使腹肌收缩紧张，肿块更明显则位于腹壁上，如肿块变得不清楚，则位于腹腔内。其次应区别肿块是来自腹腔内还是腹膜后，可用肘膝位进行检查，如肿块更为清楚，且活动度增加有下垂感，则提示肿块位于腹腔内；如肿块不如仰卧位清楚，肿块位置深而固定，无下垂感觉，则提示肿块位于腹膜后，如胰腺等。腹部肿块的位置与腹部各区分布的相应脏器的病变有一定关系。

**3. 肿块的大小、形态、质地、压痛、活动度、搏动、震颤和数目** 肿块边缘清楚、表面光滑、质地软或韧、无明显压痛、可活动的多为良性肿瘤、脏器肿大或囊肿。肿块外形不规则、表面呈结节状、质地坚硬、位置较固定者，多为恶性肿瘤。边缘不清的有轻度压痛的肿块，可能为炎性肿块。多个结节，互相粘连则多见于腹腔结核。

炎性肿块患者常有腹肌紧张、压痛、发热、外周血白细胞计数增高。肿块位于肝、脾、胆、肾、胃、横结肠、大网膜者可随呼吸运动而活动。小肠和肠系膜的肿块可随体位左右移动，活动度较大。血管瘤、三尖瓣关闭不全致肝淤血肿大时，可扪及扩张性搏动。慢性右心衰竭致肝淤血肿大时，肝质地稍韧，边缘圆钝，表面光滑，有压痛，肝-颈静脉回流征阳性。肝棘球蚴病时，肝震颤试验阳性，即用右手手指的掌面按在肿大的肝脏囊肿表面，稍用力按压片刻可有一种特殊的震动感。

（杨笑怡）

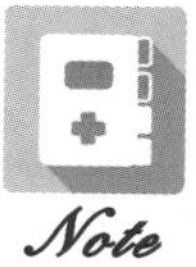

# 第八章　生殖器、肛门、直肠检查

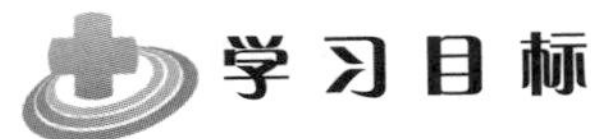

1. 掌握男性生殖器、肛门、直肠的检查方法。
2. 熟悉男性生殖器、肛门、直肠检查中常见阳性体征的临床意义。
3. 了解女性生殖器的检查方法。

## 第一节　男性生殖器检查

男性生殖器的检查包括阴茎、阴囊、前列腺和精囊的检查等。

### 一、检查阴茎

阴茎的检查顺序和方法如下。

**1. 视诊包皮**　阴茎的皮肤在阴茎颈前向内翻转覆盖于阴茎表面称为包皮。成年人包皮不应掩盖尿道口。翻起包皮后应露出阴茎头，若翻起后仍不能露出尿道外口或阴茎头者称为包茎。见于先天性包皮口狭窄或炎症、外伤后粘连。若包皮长度超过阴茎头，但翻起后能露出尿道口或阴茎头，称包皮过长。包皮过长或包茎易引起尿道外口或阴茎头感染、嵌顿；污垢在阴茎颈部易于残留，常被视为阴茎癌的重要致病因素之一。故提倡早期手术处理。

**2. 视诊阴茎头与阴茎颈**　阴茎前端膨大部分称为阴茎头，俗称龟头。在阴茎头、颈交界部位有一环形浅沟，称为阴茎颈或阴茎头冠。视诊时应将包皮上翻暴露全部阴茎头及阴茎颈，观察其表面的色泽，有无充血、水肿、分泌物及结节等。正常阴茎头红润、光滑，如有硬结并伴有暗红色溃疡、易出血或融合成菜花状，应考虑阴茎癌的可能性。阴茎颈部发现单个椭圆形质硬溃疡称为下疳，愈后留有瘢痕，此征对诊断梅毒有重要价值。阴茎头部如出现淡红色小丘疹融合成蕈样，呈乳突状突起，应考虑为尖锐湿疣。

**3. 视诊尿道口**　检查尿道口时，检查者用示指与拇指，轻轻挤压龟头使尿道张开，观察尿道口有无红肿、分泌物及溃疡。淋病奈瑟菌或其他病原体感染所致的尿道炎常可见以上改变。观察尿道口是否狭窄，先天性畸形或炎症粘连者常可出现尿道口狭窄。并注意有无尿道口异位，尿道下裂时尿道口位于阴茎腹面。如嘱患者排尿，裂口处常有尿液溢出。

**4. 视诊阴茎大小与形态**　成年人阴茎过小，呈婴儿型阴茎，见于垂体功能或性腺功能不全患者；在儿童期阴茎过大，呈成人型阴茎，见于性早熟患者，如促性腺激素过早分泌患者。假性性早熟见于睾丸间质细胞瘤患者。

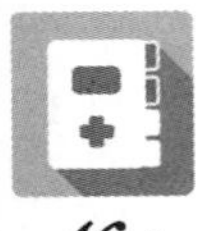
Note

## 二、检查阴囊

检查阴囊时患者取站立位或仰卧位，两腿稍分开。先视诊阴囊皮肤及外形，后进行阴囊触诊，方法是医师将双手的拇指置于患者阴囊前面，其余手指放在阴囊后面，起托护作用，利用拇指做来回滑动触诊，可双手同时进行。也可用单手触诊。阴囊检查按以下顺序进行。

**1. 视诊阴囊皮肤及外形** 正常阴囊皮肤呈深暗色，多皱褶。视诊时注意观察阴囊皮肤有无皮疹、脱屑、溃烂等损害，观察阴囊外形有无肿胀、肿块。

常见的阴囊病变如下：阴囊湿疹，阴囊皮肤增厚呈苔藓样，并有小片鳞屑；或皮肤糜烂，有大量浆液渗出，有时形成软痂，伴有顽固性奇痒；阴囊水肿，阴囊皮肤常因水肿而紧绷，可为全身性水肿的一部分，如肾病综合征，也可为局部因素所致，如局部炎症或过敏反应、静脉血或淋巴液回流受阻等；阴囊象皮肿，多为丝虫病引起；鞘膜积液，正常情况下鞘膜囊内有少量液体，当鞘膜本身或邻近器官出现病变时，鞘膜液体分泌增多，而形成积液，此时阴囊肿大，触之有水囊样感。不同病因所致鞘膜积液有时难以鉴别，如阴囊疝与睾丸肿瘤，透光试验有助于二者的鉴别。透光试验方法简便易行，方法是用不透明的纸片卷成圆筒，一端置于肿大的阴囊部位，对侧阴囊以电筒照射，从纸筒另一端观察阴囊透光情况。也可把房间关暗，用电筒照射阴囊后观察。鞘膜积液时，阴囊呈橙红色均质的半透明状，而阴囊疝和睾丸肿瘤则不透光。

**2. 触诊精索** 精索由输精管、提睾肌、动脉、静脉、精索神经及淋巴管等组成。精索在左、右阴囊腔内各有一条，位于附睾上方。检查方法：检查者用拇指和示指触诊精索，从附睾摸到腹股沟环。正常精索呈柔软的索条状，无压痛。若呈串珠样肿胀，见于输精管结核；若有挤压痛且局部皮肤红肿多为精索急性炎症；靠近附睾的精索触及硬结，常由丝虫病所致；精索有蚯蚓团样感多为精索静脉曲张所致。

**3. 触诊睾丸** 睾丸左、右各一，呈椭圆形，表面光滑柔韧。检查方法：检查者用拇指和示、中指触及睾丸，注意其大小、形状、硬度及有无触压痛等，并做两侧对比。睾丸急性肿痛、压痛明显者，见于急性睾丸炎，常继发于流行性腮腺炎、淋病等。睾丸慢性肿痛多由结核引起；一侧睾丸肿大、质硬并有结节，应考虑睾丸肿瘤或白血病细胞浸润。睾丸萎缩可因流行性腮腺炎或外伤后遗症及精索静脉曲张而引起；睾丸过小常为先天性或内分泌异常引起，如肥胖性生殖无能综合征等。如睾丸隐藏于腹股沟管内或阴茎根部、会阴部等处，称为隐睾症。隐睾以一侧多见，也可为双侧。无睾丸常见于先天性无睾症，可为单侧或双侧。

**4. 触诊附睾** 附睾位于睾丸后外侧，上端膨大为附睾头，下端细小如囊锥状为附睾尾。检查时医师用拇指和示、中指触诊。触诊时应注意附睾大小，有无结节和压痛；急性炎症时肿痛明显，且常伴有睾丸肿大，附睾与睾丸分界不清。附睾肿胀而无压痛，质硬并有结节感，伴有输精管增粗且呈串珠状，可能为附睾结核。

## 三、检查前列腺

前列腺位于膀胱下方、耻骨联合后约 2 cm 处，形状像前后稍扁的栗子，其上端宽大，下端窄小，后面较平坦。正中有纵行浅沟，将其分为左、右两叶，尿道从前列腺中纵行穿过，排泄管开口于尿道前列腺部。检查方法：被检查者取肘膝位，跪卧于检查台上，也可采用右侧卧位或站立弯腰位。检查者示指戴指套（或手套），指端涂以润滑剂，徐徐插入肛门，向腹侧触诊。正常前列腺质韧而有弹性，左、右两叶之间可触及正中沟。良性前列腺肥大时正中沟消失，表面光滑有韧感，无压痛及粘连，多见于老年人。前列腺肿大且有明显压痛，多见于急性前列腺炎；前列腺肿大、质硬、无压痛，表面有硬结节者多为前列腺癌。前列腺触诊时可同时做前列腺按摩留取前列腺液进行化验检查。

若需取前列腺液送检，可进行前列腺按摩。用指诊检查的示指向前、向内、向左、向右各按摩数次，再沿中间沟顺尿道方向滑行挤压，前列腺液即可由尿道口流出，取标本立即送检。

## 四、检查精囊

精囊位于前列腺外上方，为菱锥形囊状非成对的附属性腺。正常时，肛诊一般不易触及精囊。如可

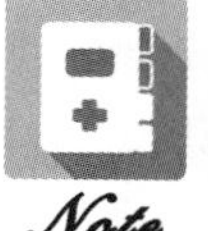

触及则视为病理状态。精囊呈条索状肿胀并有触压痛多为炎症所致;精囊表面呈结节状多因结核引起,质硬肿大应考虑癌变。精囊病变常继发于前列腺,如炎症波及、结核扩散和前列腺癌的侵犯。

# 第二节　女性生殖器检查

一般情况下女性患者的生殖器不做常规检查,如全身性疾病疑有局部表现时可做外生殖器检查,疑有妇产科疾病时应由妇产科医师进行检查。检查时患者应排空膀胱,暴露下身,仰卧于检查台上,两腿外展、屈膝,医师戴无菌手套进行检查。检查顺序与方法如下。

## 一、外生殖器

**1. 阴阜**　阴阜位于耻骨联合前面,为皮下脂肪丰富、柔软的脂肪垫。性成熟后皮肤有阴毛,呈倒三角形分布,为女性第二性征。若阴毛脱落稀少或缺如,见于性功能减退症或希思综合征等;阴毛明显增多,多见于肾上腺皮质功能亢进。

**2. 大阴唇**　性成熟后大阴唇表面有阴毛,未生育妇女两侧大阴唇自然合拢遮盖外阴;经产妇两侧大阴唇常分开;老年人或绝经后则常萎缩。

**3. 小阴唇**　小阴唇位于大阴唇内侧,为一对较薄的皮肤皱襞,两侧小阴唇常合拢遮盖阴道外口。小阴唇表面光滑、呈浅红色或褐色。小阴唇炎症时常有红肿、疼痛。局部色素脱失见于白斑症。若有结节、溃烂应考虑癌变可能。如有乳突状或蕈样突起见于尖锐湿疣。

**4. 阴蒂**　阴蒂为两侧小阴唇前端会合处与大阴唇前连合之间的隆起部分,外表为阴蒂包皮,其内具有男性阴茎海绵体样组织,性兴奋时能勃起。阴蒂过小见于性发育不全;过大应考虑两性畸形;红肿见于外阴炎症。

**5. 阴道前庭**　阴道前庭为两侧小阴唇之间的菱形裂隙,前部有尿道口,后部有阴道口。前庭大腺分居于阴道口两侧,如黄豆粒大,开口于小阴唇与处女膜的沟内。如有炎症则局部红肿、硬痛并有脓液溢出。肿大明显而压痛轻,可见于前庭大腺囊肿。

## 二、内生殖器

**1. 阴道及宫颈口检查**　阴道为生殖通道,平常前、后壁相互贴近,内腔狭窄,但富于收缩和伸展性。检查时,医师用拇指、示指分开两侧小阴唇,在前庭后部可见阴道外口,其周围有处女膜。或用阴道窥具检查,选择合适型号的阴道窥具。将两叶合拢,前端涂以生理盐水或润滑剂,以一手的拇指和示指分开两侧小阴唇,另一手斜持窥具沿阴道侧后壁缓慢插入阴道内,之后向上、向后推进,并逐渐将窥具两叶转平、张开,直至完全暴露宫颈。进行阴道及宫颈视诊,并进行阴道、宫颈分泌物或细胞涂片检查。检查完毕后,应将两叶合拢后取出。

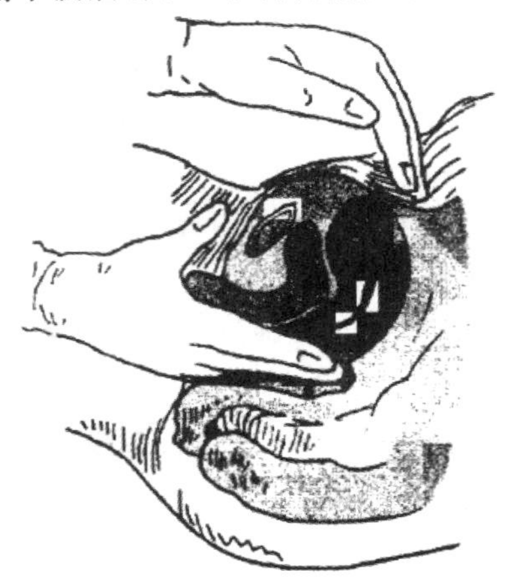
图 8-1　双合诊检查子宫及其附件

未婚女性一般不做阴道检查,但已婚妇女有指征者不能省略该项检查。正常阴道黏膜呈浅红色,柔软、光滑。检查时应注意其紧张度,有无瘢痕、肿块、分泌物、出血等,并观察宫颈有无溃烂及新生物形成。

**2. 子宫检查**　子宫位于骨盆腔中央,呈倒梨形。触诊子宫应以双合诊法进行检查。检查方法:一手戴手套,示、中两指涂以生理盐水或润滑剂,轻轻沿阴道内后壁进入阴道,另一手在腹部配合检查。依次触诊阴道、宫颈、盆腔脏器的情况(图8-1)。

正常宫颈表面光滑,妊娠时质软呈紫色,检查时应注意宫

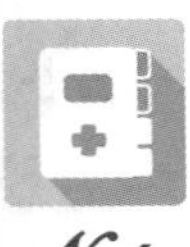
Note

颈有无充血、糜烂、肥大及息肉。子宫体积匀称性增大见于妊娠;非匀称性增大见于各种肿瘤。

**3. 输卵管** 正常输卵管表面光滑、质韧无压痛。输卵管肿胀、增粗或有结节,弯曲或僵直,且常与周围组织粘连、固定,有明显触压痛者,多见于急、慢性炎症或结核。明显肿大可为输卵管积脓或积水。双侧输卵管病变者,管腔变窄或梗阻,难以受孕。

**4. 卵巢** 卵巢为一对扁椭圆形性腺,表面光滑、质软。绝经后萎缩变小、变硬;卵巢触诊多用双合诊,增大常见于卵巢炎症、卵巢囊肿。

# 第三节 肛门与直肠检查

## 一、常用的检查体位

检查时可根据病情需要,让患者采取不同的体位予以配合,以便达到所需的检查目的。

**1. 肘膝位** 患者两肘关节屈曲,置于检查台上,胸部尽量靠近检查台,两膝关节屈曲成直角跪于检查台上,臀部抬高(图 8-2)。此体位最常用于前列腺、精囊及内镜检查。

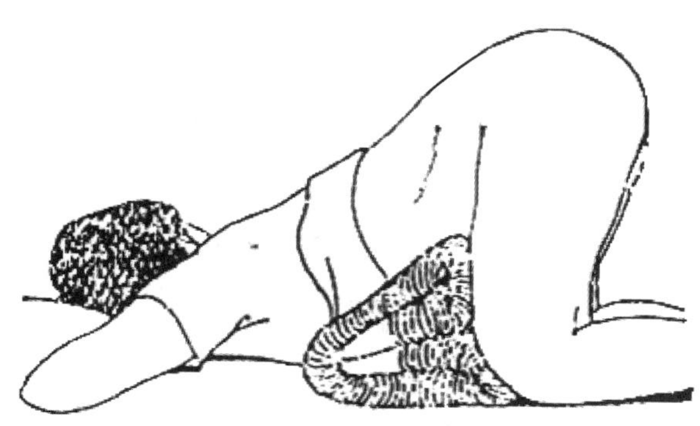

图 8-2 肘膝位

**2. 左侧卧位** 患者取左侧卧位,右腿向腹部屈曲,左腿伸直,臀部靠近检查台右边(图 8-3)。医师位于患者背后进行检查。该体位适用于病重、年老体弱或女性患者。

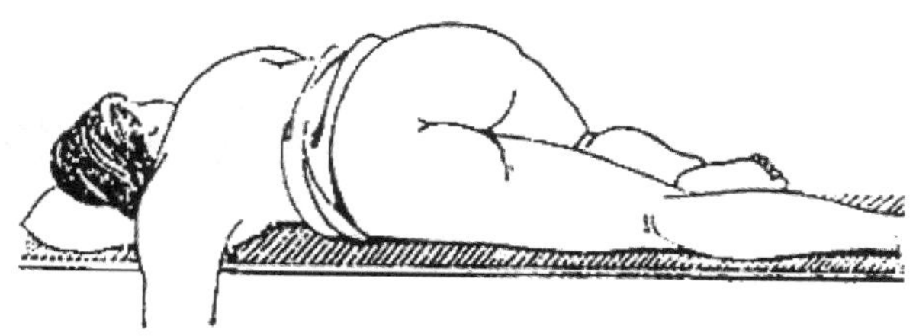

图 8-3 左侧卧位

**3. 仰卧位或截石位** 患者仰卧于检查台上,臀部垫高,两腿屈曲、抬高并外展。适用于重症体弱患者或直肠膀胱陷凹的检查,亦可进行直肠双合诊,即右手示指在直肠内,左手在下腹部,双手配合,以检查盆腔脏器的病变情况。

**4. 蹲位** 患者下蹲呈排大便的姿势,屏气向下用力。适用于检查直肠脱出、内痔及直肠息肉等。

## 二、检查内容及方法

肛门与直肠的检查方法以视诊、触诊为主,必要时辅以内镜检查。检查所发现的病变如肿块、溃疡等应按时针方向进行记录,并注明检查时患者所取体位。

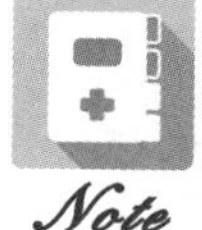

（一）视诊

医师用手分开患者臀部，观察肛门及其周围皮肤颜色及皱褶，正常颜色较深，皱褶自肛门向外周呈放射状。让患者提肛、收缩肛门时括约肌皱褶更明显，做排便动作时皱褶变浅。还应观察肛门周围有无脓血、黏液、肛裂、外痔、瘘管口或脓肿等。

**1. 肛门闭锁与狭窄** 多见于新生儿先天性畸形。因感染、外伤或手术引起的肛门狭窄，常可在肛周发现瘢痕。

**2. 肛门瘢痕与红肿** 肛门瘢痕多见于外伤或手术后，肛门红肿多为肛门周围炎症或脓肿。

**3. 肛裂** 患者自觉排便时疼痛，排出的粪便周围常附有少许鲜血。检查时肛门常可见裂口，触诊时有明显触压痛。

**4. 痔** 痔是直肠下端黏膜下或肛管边缘皮下的内痔静脉丛或外痔静脉丛扩大和曲张所致的静脉团。多见于成年人，患者常有大便带血、痔块脱出、疼痛或瘙痒感。内痔位于齿状线以上，排便时可突出肛门口外；外痔位于齿状线以下；混合痔是齿状线上、下均可发现紫红色包块，具有外痔与内痔的特点。

**5. 肛门直肠瘘** 简称肛瘘，多为肛管或直肠周围脓肿与结核所致，不易愈合，检查时可见肛门周围皮肤有瘘管开口，有时有脓性分泌物流出，在直肠或肛管内可见瘘管的内口或伴有硬结。

**6. 直肠脱垂** 直肠脱垂又称脱肛。检查时患者取蹲位，观察肛门外有无突出物。如无突出物或突出不明显，让患者屏气做排便动作时肛门外可见紫红色球状突出物，且随排便力气加大而突出更为明显。此即直肠部分脱垂（黏膜脱垂）；若突出物呈椭圆形块状物，表面有环形皱襞，即为直肠完全脱垂（直肠壁全层脱垂），停止排便时不易回复。

（二）触诊

肛门和直肠触诊通常称为肛诊或直肠指诊。

检查方法：患者可采取肘膝位、左侧卧位或仰卧位等。触诊时医师右手示指戴指套或手套，并涂以润滑剂后，将示指置于肛门外口轻轻按摩，等患者肛门括约肌适应放松后，再徐徐插入肛门、直肠内（图8-4）。

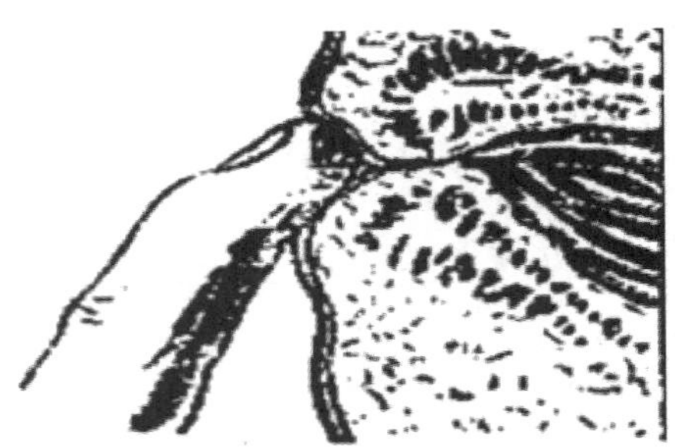

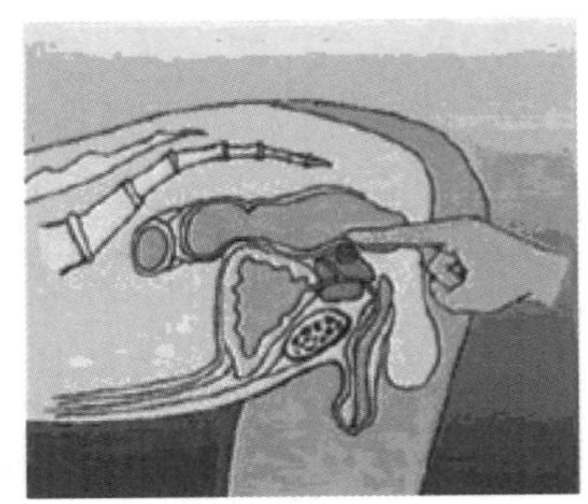

**图 8-4 直肠指诊**

先检查肛门及括约肌的紧张度，再查肛管及直肠的内壁。注意有无压痛及黏膜是否光滑，有无肿块及搏动感。男性还可触诊前列腺与精囊，女性则可检查宫颈、子宫、输卵管等。必要时配用双合诊，对以上器官的疾病诊断有重要价值，此外对盆腔的其他疾病如阑尾炎、髂窝脓肿也有诊断意义。

直肠指诊时应注意有无以下异常改变：①直肠剧烈触痛，常因肛裂及感染引起；②触痛伴有波动感，见于肛门、直肠周围脓肿；③直肠内触及柔软、光滑而有弹性的包块，常为直肠息肉；④触及坚硬、凹凸不平的包块，应考虑直肠癌；⑤指诊后指套表面带有黏液、脓液或血液，应取其涂片镜检或做细菌学检查。如直肠病变病因不明，应进一步做内镜检查，如直肠镜和乙状结肠镜检查（见内镜检查），以助鉴别。

**（汤之明）**

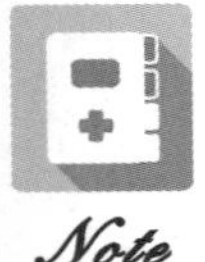

Note

# 第九章　脊柱与四肢检查

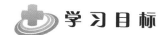

## 学习目标

1. 掌握脊柱弯曲度、压痛与叩击痛的检查方法。
2. 掌握脊柱病理性变形的临床表现及其临床意义。
3. 掌握四肢形态异常、运动障碍、关节病变的检查方法。
4. 熟悉脊柱活动受限的临床表现。
5. 熟悉足部常见畸形的临床表现。

## 第一节　脊柱检查

脊柱是支撑体重、维持躯体各种姿势的重要支柱，是躯体活动的枢纽。由 7 个颈椎、12 个胸椎、5 个腰椎、5 个骶椎、4 个尾椎组成。第 7 颈椎棘突特别长，颈前屈时更明显；两肩胛冈内端的连线通过第 3 胸椎的棘突，两肩胛下角的连线通过第 7 胸椎棘突；双侧髂嵴最高点的连线，一般通过第 4 胸椎体下部或第 4、5 椎体间隙；双侧髂后上棘的连线通过第 5 腰椎与第 1 骶椎棘突之间。脊柱病变时表现为局部疼痛、姿势或形态异常以及活动度受限等。脊柱检查时被检查者可处站立位或坐位，按视、触、叩的顺序进行。应注意其弯曲度、活动范围及有无畸形、压痛和叩痛等。

### 一、脊柱弯曲度

视诊：被检查者取直立位或者坐位，从侧面观察脊柱的弯曲度，再从后面观察脊柱有无侧弯。

触诊：轻度侧弯时需借助触诊确定。检查者用示、中指或拇指沿脊椎的棘突以适当的压力往下划压，划压后皮肤出现一条红色充血痕，以此痕为标准，观察脊柱有无侧弯。

#### （一）生理性弯曲

正常人直立时，脊柱从侧面观察有四个生理弯曲，即颈段稍向前凸，胸段稍向后凸，腰椎明显向前凸，骶椎则明显向后凸（图 9-1）。让患者取站立位或坐位，从后面观察脊柱有无侧弯。轻度侧弯时需借助触诊确定。正常人脊柱无侧弯。除利用以上方法进行检查外，还应侧面观察脊柱各部形态，了解有无前后突出畸形。

#### （二）病理性变形

**1. 颈椎变形**　颈部检查需观察自然姿势有无异常，如患者立位时有无侧偏、前屈、过度后伸和僵硬感。颈侧偏见于先天性斜颈，患者头向一侧倾斜，患侧胸锁乳突肌隆起。

**2. 脊柱后凸**　脊柱过度后弯称为脊柱后凸，也称为驼背，多发生于胸段脊柱。脊柱后凸时前胸凹陷，头颈部前倾。脊柱胸段后凸的原因甚多，表现也不完全相同，常见病因如下。

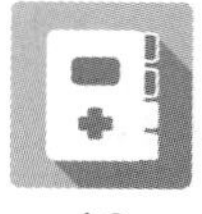

Note

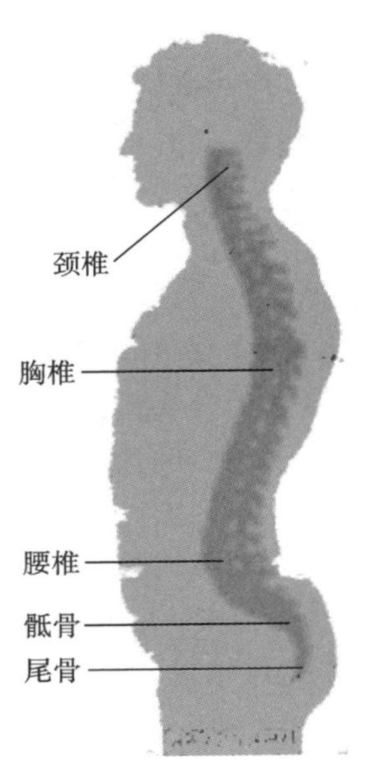

图 9-1　正常人脊柱生理弯曲

(1) 佝偻病：多在儿童期发病，坐位时胸段呈明显均匀性向后弯曲，仰卧位时弯曲可消失。

(2) 脊柱结核：多在青少年时期发病，病变常位于胸椎下段及腰段，由于椎体被破坏、压缩，棘突明显向后凸出，形成特征性的成角畸形。可伴有全身其他脏器的结核病变如肺结核等。

(3) 类风湿脊柱炎：多见于成年人，脊柱胸段成弧形（或弓形）后凸，常表现为脊柱强直性固定，仰卧位时亦不能伸直。

(4) 脊椎退行性变：多见于老年人，常发生在胸段上半部。由于骨质退行性变，胸椎椎体被压缩造成胸椎明显后凸，形成驼背。

(5) 其他：如外伤性脊椎压缩性骨折所致脊柱后凸，可发生于任何年龄；青少年胸段下部均匀性后凸，见于脊椎骨软骨炎。

**3. 脊柱前凸**　脊柱过度向前弯曲称为脊柱前凸。多发生在腰椎部位。患者腹部明显向前突出，臀部明显向后突出，多由晚期妊娠、大量腹腔积液、腹腔巨大肿瘤、第 5 腰椎向前滑脱、髋关节结核及先天性髋关节后脱位等所致。

**4. 脊柱侧凸**　脊柱离开后正中线向左或向右偏曲称为脊柱侧凸。侧凸严重时可出现肩部及骨盆畸形。根据侧凸的发生部位不同，分为胸段侧凸、腰段侧凸及胸腰段联合侧凸；并根据侧凸的性状分为姿势性和器质性两种。

(1) 姿势性侧凸：无脊柱结构的异常。姿势性侧凸早期脊柱的弯曲度多不固定，改变体位可使侧凸得以纠正，如平卧位或向前弯腰时脊柱侧突可消失。姿势性侧凸的原因如下：①儿童发育期坐、立姿势不良。②代偿性侧凸可由一侧下肢明显短于另一侧所致。③坐骨神经性侧凸，多为因椎间盘突出，患者改变体位，以放松对神经根压迫的一种保护性措施。突出的椎间盘位于神经根外侧时，腰椎突向患侧；位于神经根内侧时，腰椎突向健侧。④脊髓灰质炎后遗症等。

(2) 器质性侧凸：脊柱器质性侧凸的特点是改变体位不能使侧凸得到纠正。其病因有先天性脊柱发育不全、肌肉麻痹、营养不良、慢性胸膜肥厚、胸膜粘连及肩部或胸廓的畸形等。

## 二、脊柱活动度

检查方法：让被检查者直立，检查者用手固定被检查者骨盆，嘱其做前屈、后伸、侧弯、旋转等动作，以观察脊柱的活动情况及有无变形。已有脊柱外伤可疑骨折或关节脱位时，应避免脊柱活动，以防止损伤脊髓。

**1. 正常活动度**　正常人脊柱有一定活动度，但各部位的活动范围明显不同。颈椎段和腰椎段的活动范围最大；胸椎段活动范围最小；骶椎和尾椎已融合成骨块状，几乎无活动性。正常人在直立、骨盆固定的条件下，颈椎、胸椎、腰椎段的活动范围参考值见表 9-1。

表 9-1　颈、胸、腰椎及全脊椎活动范围

| | 前屈 | 后伸 | 左、右侧翻 | 旋转度（一侧） |
|---|---|---|---|---|
| 颈椎 | 35°～45° | 35°～45° | 45° | 60°～80° |
| 胸椎 | 30° | 20° | 20° | 35° |
| 腰椎 | 75° | 30° | 35° | 8° |
| 全脊柱 | 128° | 125° | 73.5° | 115° |

注：由于年龄、运动训练以及脊柱结构差异等因素，脊柱的运动范围存在较大的个体差异。

**2. 活动受限**　检查脊柱颈椎段活动度时，医师固定患者肩部，嘱患者做前屈、后仰、侧弯及左、右旋转等动作，颈及软组织有病变时，活动常不能达以上范围，否则有疼痛感，严重时出现僵直。脊柱颈椎段活动受限常见于：①颈部肌纤维组织炎及韧带受损；②颈椎病；③结核或肿瘤浸润；④颈椎外伤、骨折或

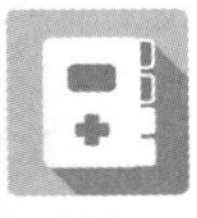

Note

关节脱位等。脊柱腰椎段活动受限常见于:①腰部肌纤维组织炎及韧带受损;②腰椎椎管狭窄;③椎间盘突出;④腰椎结核或肿瘤;⑤腰椎骨折或脱位等。

## 三、脊柱压痛与叩击痛

**1. 压痛** 嘱被检查者取端坐位,身体稍向前倾。检查者以右手拇指从枕骨粗隆开始自上而下逐个按压脊椎棘突及椎旁肌肉,正常时每个棘突及椎旁肌肉均无压痛。如有压痛,提示压痛部位可能有病变,并以第 7 颈椎棘突为标志计数病变椎体的位置。除颈椎外,颈旁组织的压痛也提示相应病变,如落枕时斜方肌中点处有压痛;颈肋综合征及前斜角肌综合征的压痛点在锁骨上窝和颈外侧三角区内;颈部肌纤维组织炎的压痛点在颈肩部,范围比较广泛。胸腰椎病变如结核、椎间盘突出及外伤或骨折,均在相应脊椎棘突有压痛,若椎旁肌肉有压痛,常为腰背肌纤维炎或劳损。

**2. 叩击痛** 常用的脊柱叩击方法有两种。

(1) 直接叩击法:用中指或叩诊锤垂直叩击各椎体的棘突,多用于检查胸椎与腰椎。颈椎疾病,特别是颈椎骨关节损伤时,因颈椎位置深,一般不用此法检查。

(2) 间接叩击法:嘱被检查者取坐位,检查者将左手掌置于其头部,右手半握拳以小鱼际肌部位叩击左手背,了解脊柱各部位有无疼痛。如疼痛阳性见于脊柱结核、脊椎骨折及椎间盘突出等。叩击痛的部位多为病变部位。如有颈椎病或颈椎间盘脱出症,间接叩诊时可出现上肢的放射性疼痛。

## 四、脊柱检查的几种特殊试验

**1. 颈椎特殊试验**

(1) Jackson 压头试验:患者取端坐位,检查者双手重叠放于其头顶部,向下加压,如患者出现颈痛或上肢放射痛即为阳性。多见于颈椎病及颈椎间盘突出症。

(2) 前屈旋颈试验(Fenz 征):嘱患者头颈部前屈,并左右旋转,如果颈椎处感觉疼痛,则属阳性,多提示颈椎小关节的退行性改变。

(3) 颈静脉加压试验(压颈试验,Naffziger 试验):患者仰卧,检查者以双手指按压患者两侧颈静脉,如其颈部及上肢疼痛加重,为根性颈椎病,此乃因脑脊液回流不畅致蛛网膜下腔压力增高所致。此试验也常用于下肢坐骨神经痛患者的检查,颈部加压时若下肢症状加重,则提示其坐骨神经痛症状源于腰椎管内病变,即根性疼痛。

(4) 旋颈试验:患者取坐位,头略后仰,并自动向左、右做旋颈动作。如患者出现头昏、头痛、视力模糊症状,提示椎动脉型颈椎病。因转动头部时椎动脉受到扭曲,加重了椎-基底动脉供血不足,头部停止转动,症状亦随即消失。

**2. 腰骶椎的特殊试验**

(1) 摇摆试验:患者平卧,屈膝、髋,双手抱于膝前。检查者手扶患者双膝,左右摇摆,如腰部疼痛为阳性。多见于腰骶部病变。

(2) 拾物试验:将一物品放在地上,嘱患者拾起。腰椎正常者可两膝伸直,腰部自然弯曲,俯身将物品拾起。如患者先以一手扶膝蹲下,腰部挺直地用手接近物品,即为拾物试验阳性。见于腰椎间盘脱出、腰肌外伤及炎症。

(3) 直腿抬高试验(Lasegue 征):患者仰卧,双下肢平伸,检查者一手握患者踝部,另一手置于大腿伸侧,分别做双侧直腿抬高动作,腰与大腿正常可达 80°～90°。若抬高不足 70°,且伴有下肢后侧的放射性疼痛,则为阳性。见于腰椎间盘突出症,也可见于单纯性坐骨神经痛。

(4) 屈颈试验(Linder 征):患者仰卧,也可取端坐位或直立位,检查者一手置于患者胸前,另一手置于枕后,缓慢、用力地上抬其头部,使颈前屈,若出现下肢放射痛,则为阳性。见于腰椎间盘突出症的“根肩型”患者。其机制是屈颈时,硬脊膜上移,脊神经根被动牵扯,加重了突出的椎间盘对神经根的压迫,因而出现下肢的放射痛。

(5) 股神经牵拉试验:患者俯卧,髋、膝关节完全伸直。检查者将患者一侧下肢抬起,使髋关节过

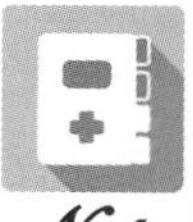

Note

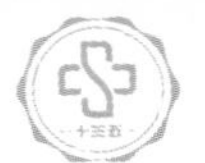



伸，如大腿前方出现放射痛为阳性。可见于高位腰椎间盘突出症（$L_2$～$L_3$或$L_3$～$L_4$）患者。其机制是上述动作加剧了股神经本身及组成股神经的$L_2$～$L_4$神经根的紧张度，加重了对受累神经根的压迫，因而出现上述症状。

## 第二节　四肢、关节检查

四肢及其关节检查通常运用视诊与触诊，两者相互配合，必要时采用叩诊和听诊。四肢检查除大体形态和长度外，应以关节检查为主。正常人四肢与关节左右对称，形态正常，无肿胀及压痛，活动不受限。

### 一、上肢

包括肩、上臂、肘、前臂、腕及手，检查时应充分暴露以上部位。

#### （一）长度

双上肢长度可用目测，嘱被检查者双上肢向前，手掌并拢比较其长度，也可用带尺测量肩峰至桡骨茎突或中指指尖的距离。上臂长度则为从肩峰至尺骨鹰嘴的距离。前臂长度是从鹰嘴突至尺骨茎突的距离。双上肢长度正常情况下等长，长度不一见于先天性短肢畸形、骨折重叠和关节脱位等，如肩关节脱位时，患侧上臂长于健侧，肱骨颈骨折时患侧短于健侧。

#### （二）肩关节

**1. 外形**　被检查者脱去上衣，取坐位，在良好的照明情况下，观察双肩的外形有无改变。正常双肩对称，呈弧形，若肩关节弧形轮廓消失，肩峰突出，则呈“方肩”（图 9-2），见于肩关节脱位或三角肌萎缩。两侧肩关节一高一低，颈短耸肩，见于先天性肩胛高耸症及脊柱侧弯。锁骨骨折，远端下垂，使该侧肩下垂，肩部突出畸形如戴肩章状，见于外伤性肩锁关节脱位，由锁骨外端过度上翘所致。

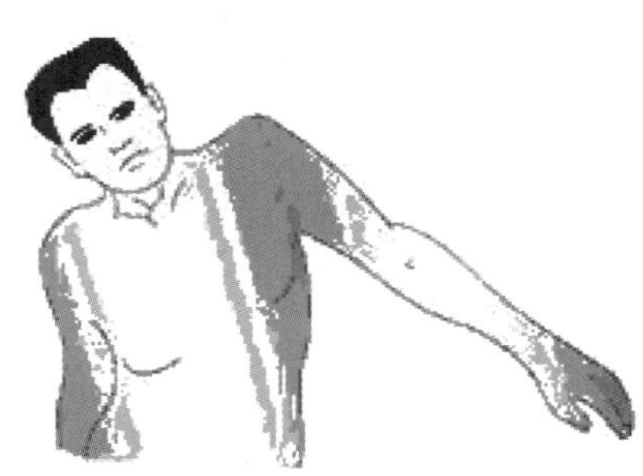

图 9-2　方肩

**2. 运动**　嘱患者做自主运动，观察有无活动受限，或检查者一手固定被检查者肩胛骨，另一手持前臂进行多个方向的活动。肩关节可达外展 90°，内收 45°，前屈 90°，后伸 35°，旋转 45°。肩关节周围炎时，关节各方向的活动均受限，称冻结肩。冈上肌肌腱炎时患者肩关节外展达 60°即感到疼痛，超过 120°时则疼痛消失。肩关节外展开始即痛，但仍可外展，见于肩关节炎；轻微外展即感疼痛见于肱骨或锁骨骨折；肩肱关节或肩锁关节脱位时，搭肩试验常为阳性（Dugas 征阳性）。做法是嘱被检查者用患侧手掌平放于对侧肩关节前方，如不能搭上且前臂不能自然贴紧胸壁，提示肩关节脱位。

**3. 压痛点**　肩关节周围不同部位的压痛点，对鉴别诊断很有帮助。肱骨结节间的压痛见于肱二头肌长头腱鞘炎，肱骨大结节的压痛可见于冈上肌肌腱损伤。肩峰下内方的触痛，可见于肩峰下滑囊炎。

#### （三）肘关节

**1. 形态**　正常肘关节双侧对称，伸直时肘关节轻度外翻，称携物角，为 5°～15°，检查此角时嘱被检查者伸直两上肢，手掌向前，左右对比。此角＞15°为肘外翻；＜0°为肘内翻。肘部骨折、脱位可引起肘关节外形改变，如髁上骨折时，可见肘窝上方突出，为肱骨下端向前移位所致；桡骨头脱位时，肘窝外下方向桡侧突出；肘关节后脱位时，鹰嘴向肘后方突出。检查肘关节时应注意双侧及肘窝部是否饱满、肿胀。肘关节积液和滑膜增生常出现肿胀。

**2. 运动**　肘关节活动正常时屈 135°～150°，伸 10°，旋前（手背向上转动）80°～90°，旋后（手背向下

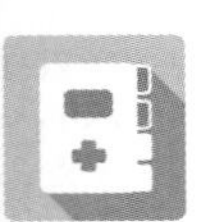

Note

转动)80°～90°。

**3. 触诊** 注意肘关节周围皮肤温度,有无肿块,肱动脉搏动,桡骨小头是否有压痛,滑车淋巴结是否肿大。

（四）腕关节及手

**1. 外形** 手的功能位置为腕背伸 30°并稍偏尺侧,拇指于外展时对掌屈曲位,其余各指屈曲,呈握茶杯姿势(图 9-3)。手的自然休息姿势呈半握拳状,腕关节稍背伸约 20°,向尺侧倾斜约 10°,拇指尖靠近示指关节的桡侧,其余四指呈半屈曲状,屈曲程度由示指向小指逐渐增大,且各指尖均指向舟骨结节处。

**2. 局部肿胀与隆起** 腕关节可因外伤、关节炎、关节结核而肿胀,腕关节背侧或旁侧局部隆起见于腱鞘囊肿,腕背侧肿胀见于腕肌腱腱鞘炎或软组织损伤。桡尺远侧关节半脱位可使尺骨小头向腕背侧隆起。手指关节出现梭形肿胀见于类风湿关节炎;骨性关节炎也可出现手指关节梭形肿胀,但有特征性的 Heberden 结节;如单个手指关节出现梭形肿胀,可能为指骨结核或内生软骨瘤,手指侧副韧带损伤可使指间关节侧方肿胀。

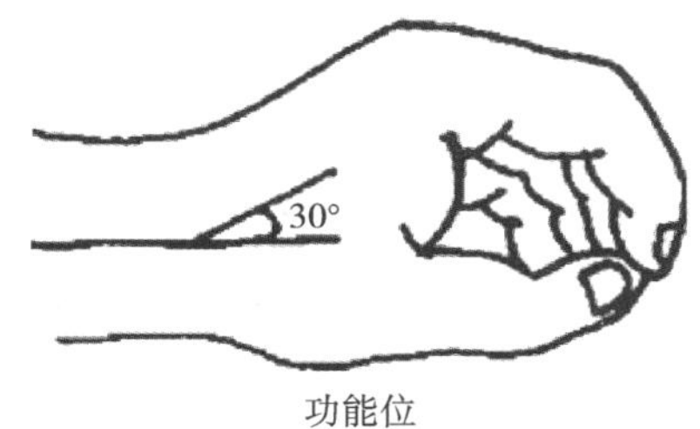


图 9-3 手的功能位

**3. 畸形** 腕部手掌的神经、血管、肌腱及骨骼的损伤或先天性因素等均可引起畸形,常见的如下。

(1) 腕垂症:桡神经损伤所致。

(2) 猿掌:正中神经损伤所致。

(3) 爪形手:手指呈鸟爪样,见于尺神经损伤、进行性肌萎缩、脊髓空洞症和麻风等。

(4) 餐叉样畸形:见于 Colles 骨折。

(5) 杵状指(趾)(acropachy):手指或足趾末端增生、肥厚、增宽,指甲从根部到末端拱形隆起呈杵状(图 9-4)。其发生机制可能与肢体末端慢性缺氧、代谢障碍及中毒性损害有关,缺氧时末端肢体毛细血管增生扩张,因血流丰富,软组织增生,末端膨大。杵状指(趾)常见于:①呼吸系统疾病,如慢性肺脓肿、支气管扩张和支气管肺癌;②某些心血管疾病,如发绀型先天性心脏病、亚急性感染性心内膜炎;③营养障碍性疾病,如肝硬化。

(2) 匙状甲(koilonychia):又称反甲,特点为指甲中央凹陷,边缘翘起,指甲变薄,表面粗糙有条纹(图 9-5)。常见于缺铁性贫血和高原疾病,偶见于风湿热及甲癣。

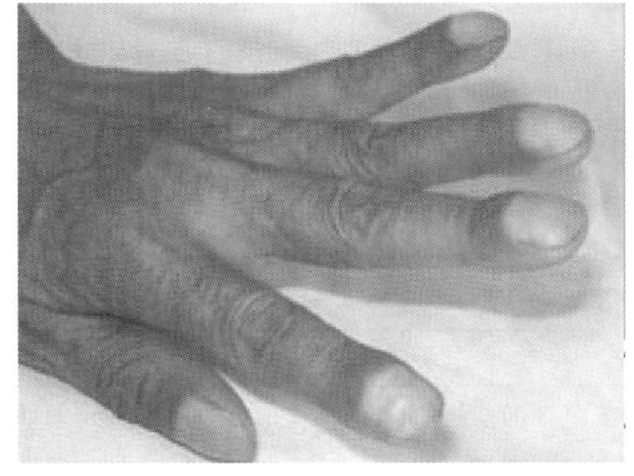

图 9-4 杵状指

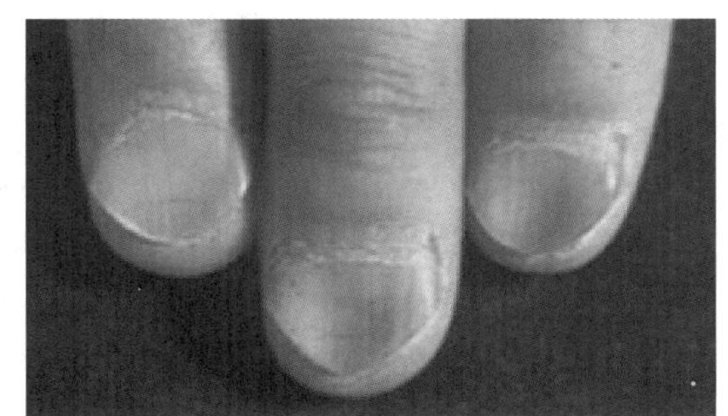

图 9-5 匙状甲

**4. 运动** 腕关节及手指关节运动范围见表 9-2。

表 9-2 腕关节及手指关节活动范围

| 关节 | 背伸 | 掌屈 | 内收(桡侧) | 外展(尺侧) |
| --- | --- | --- | --- | --- |
| 腕关节 | 30°～60° | 50°～60° | 25°～30° | 30°～40° |
| 掌指关节 | 伸 0° | 屈 60°～90° | — | — |

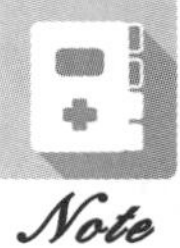

续表

| 关节 | 背伸 | 掌屈 | 内收(桡侧) | 外展(尺侧) |
|---|---|---|---|---|
| 近端指间 | 0° | 90° | — | — |
| 远端指间 | 0° | 60°～90° | — | — |

## 二、下肢

下肢包括臀、大腿、膝、小腿、踝和足。检查下肢时应充分暴露以上部位，双侧对比，先做一般外形检查，如双下肢长度是否一致，可用尺测量或双侧对比，一侧肢体缩短见于先天性短肢畸形、骨折或关节脱位。观察双下肢外形是否对称，有无静脉曲张和肿胀。一侧肢体肿胀见于深静脉血栓形成；肿胀伴有皮肤灼热、发红，见于蜂窝织炎或血管炎。观察双下肢皮肤有无出血点、皮肤溃疡及色素沉着，下肢慢性溃疡时常有皮肤色素沉着，然后做下肢各关节的检查。

### (一) 髋关节

**1. 步态**　由髋关节疾病引起的异常步态主要如下。

(1) 跛行：①疼痛性跛行：髋关节疼痛，不敢负重行走，患肢膝部微屈，轻轻落下足尖着地，然后迅速改换健肢负重，步态短促不稳，见于髋关节结核、暂时性滑膜炎、股骨头无菌性坏死等。②短肢跛行：以足尖落地或健侧下肢屈膝跳跃状行走，一侧下肢缩短 3 cm 以上则可出现跛行，见于小儿麻痹症后遗症。

(2) 鸭步：走路时两腿分开的距离宽，左右摇摆，如鸭子行走，见于先天性双侧髋关节脱位、髋内翻和小儿麻痹症所致的双侧臀中、小肌麻痹。

(3) 呆步：步行时下肢向前甩出，并转动躯干，步态呆板，见于髋关节强直、化脓性髋关节炎。

**2. 畸形**　患者取仰卧位，双下肢伸直，使患侧髂前上棘连线与躯干正中线保持垂直，腰部放松，腰椎放平贴于床面，观察关节有无下列畸形，若有则多为髋关节脱位、股骨干及股骨头骨折错位。

(1) 内收畸形：正常时双下肢可伸直并拢，若一侧下肢超越躯干中线向对侧偏移，而且不能外展为内收畸形。

(2) 外展畸形：下肢离开中线，向外侧偏移，不能内收，称外展畸形。

(3) 旋转畸形：仰卧位时，正常髌骨及拇趾指向上方，若向内外侧偏斜，为髋关节内外旋畸形。

**3. 肿胀及皮肤皱褶**　若腹股沟异常饱满，示髋关节肿胀；臀肌是否丰满，当髋关节病变时臀肌萎缩；臀部皱褶不对称，示一侧髋关节脱位。

**4. 肿块、窦道及瘢痕**　注意髋关节周围皮肤有无肿块、窦道及瘢痕，髋关节结核时常有以上改变。

**5. 压痛**　髋关节位置深，只能触诊其体表位置，腹股沟韧带中点后下 1 cm，再向外 1 cm，触及此处有无压痛及波动感，髋关节有积液时有波动感，若此处硬韧饱满，则可能为髋关节前脱位，若该处空虚，则可能为后脱位。

**6. 活动度**　髋关节的检查方法及活动范围见表 9-3。

**表 9-3　髋关节的检查方法及活动范围**

| 检查内容 | 检查方法 | 活动度 |
|---|---|---|
| 屈曲 | 患者仰卧，医师一手按压髂嵴，另一手将屈曲的膝关节推向前胸 | 130°～140° |
| 后伸 | 患者俯卧，医师一手按压臀部，另一手握小腿下端，屈膝 90°后上提 | 15°～30° |
| 内收 | 患者仰卧，双下肢伸直，固定骨盆，一侧下肢自中立位向对称下肢前面交叉内收 | 20°～30° |
| 外展 | 患者仰卧，双下肢伸直，固定骨盆，一侧下肢自中立位外展 | 30°～45° |
| 旋转 | 患者仰卧，双下肢伸直，髌骨及足尖向上，医师双手放于患者大腿下部和膝部旋转大腿，也可让患者屈髋屈膝 90°，医师一手扶患者臀部，另一手握踝部，向相反方向运动，小腿做外展、内收动作时，髋关节则为外旋、内旋 | 45° |

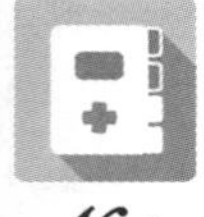
Note

**7. 其他**　①患者下肢伸直，医师以拳叩击足跟，如髋部疼痛，则示髋关节炎或骨折。②嘱患者做屈髋和伸髋动作，可闻及股骨大粗隆上方有明显的“咯噔”声，为紧张肥厚的阔筋膜张肌与股骨大粗隆的摩擦声。

（二）膝关节

**1. 膝内翻(genu valgum)** 患者直立时，双股骨内髁间距增大，小腿向内偏斜，膝关节向内形成角度，双下肢形成“O”状，称“O 形腿”（图 9-6），见于小儿佝偻病。

**2. 膝外翻(genu varum)** 患者暴露双膝关节，取站立位及平卧位进行检查。正常人直立时双腿并拢，两股骨内髁及两胫骨内踝可同时接触。若两髁距离增宽，小腿向外偏斜，双下肢呈“X”状，称“X 形腿”（图 9-7），见于佝偻病。

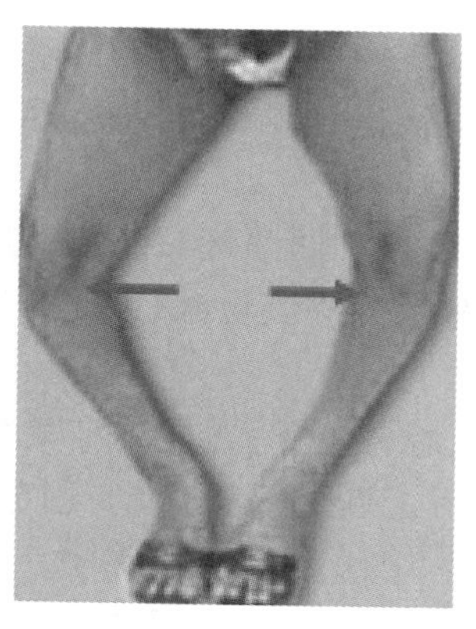

图 9-6 膝内翻

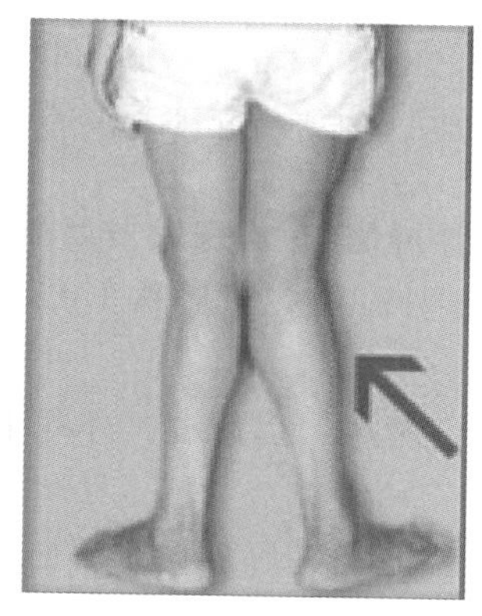

图 9-7 膝外翻

**3. 膝反张** 膝关节过度后伸形成向前的反屈状，称膝反张，见于小儿麻痹症后遗症、膝关节结核。

**4. 肿胀** 膝关节匀称性胀大，双侧膝眼消失并突出，见于膝关节积液。髌骨上方明显隆起见于髌上囊内积液；髌骨前面明显隆起见于髌前滑囊炎；膝关节呈梭形膨大，见于膝关节结核；关节间隙附近有突出物常为半月板囊肿。检查关节肿胀的同时应注意关节周围皮肤有无发红、灼热及窦道形成。

**5. 肌萎缩** 膝关节病变时，因疼痛影响步行，常导致相关肌肉的失用性萎缩，常见为股四头肌及内侧肌萎缩。

**6. 压痛** 膝关节发炎时，双膝眼处压痛；髌骨软骨炎时髌骨两侧有压痛；膝关节间隙压痛提示半月板损伤；侧副韧带损伤时，压痛点多在韧带上、下两端的附着处，胫骨结节骨骺炎时，压痛点位于髌韧带在胫骨的止点处。

**7. 肿块** 对膝关节周围的肿块，应注意大小、硬度、活动度，有无压痛及波动感。髌骨前方的肿块，且可触及囊性感，见于髌前滑囊炎；膝关节间隙处可触及肿块，且伸时明显，屈膝后消失，见于半月板囊肿；胫前上端或股骨下端有局限性隆起，无压痛，多为骨软骨瘤；腘窝处出现肿块，有囊性感，多为腘窝囊肿，如伴有与动脉同步的搏动，见于动脉瘤。

**8. 摩擦感** 医师一手置于患膝前方，另一手握住患者小腿做膝关节的伸屈动作，如膝部有摩擦感，提示膝关节面不光滑，见于炎症后遗症及创伤性关节炎。推动髌骨做上、下、左、右活动，如有摩擦感，提示髌骨表面不光滑，见于炎症及创伤后遗留的病变。

**9. 活动度** 膝关节屈曲可达 120°～150°，伸 5°～10°，内旋 10°，外旋 20°。

**10. 几种特殊试验**

（1）浮髌试验：患者取平卧位，下肢伸直放松，医师一手虎口卡于患膝髌骨上极，并加压压迫髌上囊，使关节液集中于髌骨底面，另一手示指垂直按压髌骨并迅速抬起，按压时髌骨与关节面有碰触感（图 9-8），松手时髌骨浮起，即为浮髌试验阳性，提示有中等量以上关节积液（50 mL）。

（2）侧方加压试验：患者取仰卧位，膝关节伸直，医师一手握住踝关节向外侧推抬，另一手置于膝关节外上方向内侧推压，使内侧副韧带紧张度增加，若膝关节内侧疼痛为阳性，提示内侧副韧带损伤，若向相反方向加压，外侧膝关节疼痛，提示外侧副韧带损伤。

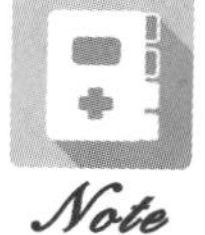

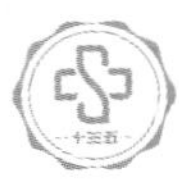


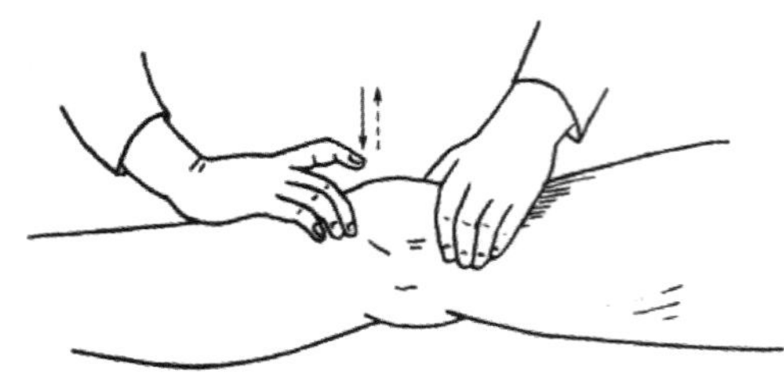
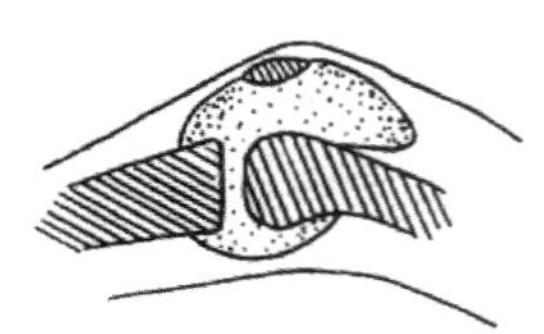

图 9-8　浮髌试验

## 三、踝关节与足

踝关节与足部的检查一般让患者取站立位或坐位时进行，有时需患者步行，从步态观察正常与否。

**1. 肿胀**

(1) 匀称性肿胀：正常踝关节两侧可见内外踝轮廓，跟腱两侧各有一凹陷区，踝关节背伸时，可见伸肌肌腱在皮下走行，踝关节肿胀时以上结构消失，见于踝关节扭伤、结核、化脓性关节炎及类风湿关节炎。

(2) 局限性肿胀：足背或内、外踝下方局限肿胀见于腱鞘炎或腱鞘囊肿；跟骨结节处肿胀见于跟腱周围炎；第二、三跖趾关节背侧或跖骨干局限性肿胀，可能为跖骨头无菌性坏死或骨折引起；足趾皮肤温度变冷、肿胀，皮肤呈乌黑色见于缺血性坏死。

**2. 局限性隆起**　足背部骨性隆起可见于外伤、骨质增生或先天性异常；内外踝明显突出，见于胫腓关节分离、内外踝骨折；踝关节前方隆起，见于距骨头骨质增生。

**3. 畸形**　足部常见的畸形有如下几种(图 9-9)。

(1) 扁平足(flat foot)：足纵弓塌陷，足跟外翻，前半足外展，形成足旋前畸形，横弓塌陷，前足增宽，足底前部形成胼胝。

(2) 弓形足(claw foot)：足纵弓高起，横弓下陷，足背隆起，足趾分开。

(3) 马蹄足：踝关节跖屈，前半足着地，常因跟腱挛缩或腓总神经麻痹引起。

(4) 跟足畸形：小腿三头肌麻痹，足不能跖屈，伸肌牵拉使踝关节背伸，形成跟足畸形，行走和站立时足跟着地。

(5) 足内翻：跟骨内旋，前足内收，足纵弓高度增加，站立时足不能踏平，外侧着地，常见于小儿麻痹后遗症。

(6) 足外翻：跟骨外旋，前足外展，足纵弓塌陷，舟骨突出，呈扁平状，跟腱延长线落在跟骨内侧，见于胫前肌、胫后肌麻痹。

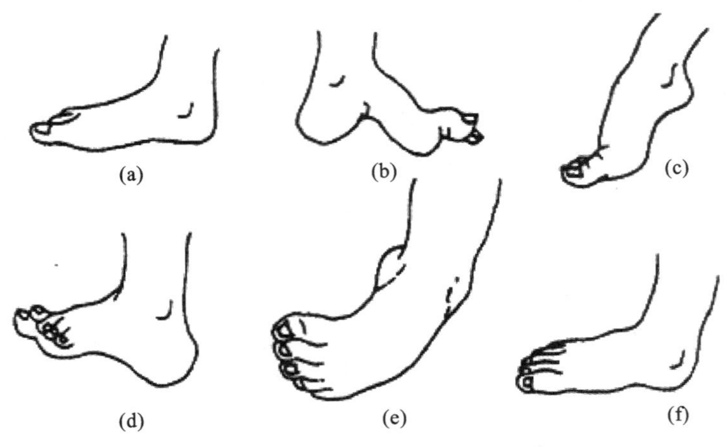


图 9-9　足部常见畸形

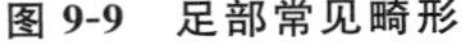
(a)扁平足；(b)弓形足；(c)马蹄足；(d)跟足畸形；(e)足内翻；(f)足外翻

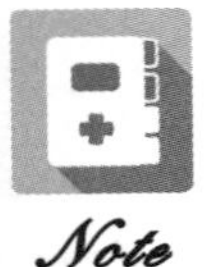
Note

**4. 压痛点** 内外踝骨折、跟骨骨折、韧带损伤局部均可出现压痛，第二、三跖骨头处压痛，见于跖骨头无菌性坏死；第二、三跖骨干压痛，见于疲劳性骨折；跟腱压痛，见于跟腱腱鞘炎；足跟内侧压痛，见于跟骨骨刺或跖筋膜炎。

**5. 其他** 踝足部触诊应注意跟腱张力，足底内侧跖筋膜有无挛缩，足背动脉搏动有无减弱。方法是医师将示、中指和无名指末节指腹并拢，放置于足背第1～2趾长伸肌肌腱间触及有无搏动感。

**6. 活动度** 可嘱患者主动活动或医师检查时做被动活动。踝关节与足的活动范围如下：①踝关节：背伸20°～30°，跖屈40°～50°。②跟距关节：内、外翻各30°。③附骨间关节：内收25°，外展25°。④跖趾关节：跖屈30°～40°，背伸45°。

## 小　结

本章主要介绍脊柱与四肢检查的方法、异常表现及其临床意义。其中脊柱弯曲度、活动度、压痛与叩击痛的检查及四肢、关节的检查是基层医师必须掌握的基本检查方法，也是执业助理医师资格技能考试内容之一。学习的重点是上述各种检查方法的操作步骤、异常表现及其临床意义。在理论学习的同时，应更注重实践操作训练，才能真正掌握本章内容。

（张娜）

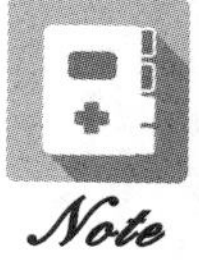

# 第十章　神经系统检查

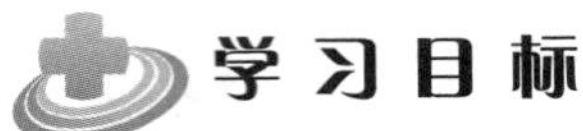

1. 掌握神经反射的检查方法及临床意义。
2. 熟悉 12 对脑神经的检查方法及临床意义，熟悉运动功能、感觉功能的检查方法及临床意义。
3. 了解自主神经系统的检查及临床意义。

神经系统检查包括脑神经、运动系统、感觉系统、神经反射和自主神经系统等方面。

神经系统检查是一项准确性要求很高的专科检查。掌握神经系统的基本检查方法，能获取对疾病的定位与定性诊断信息，是医学生临床教学中不可缺少的部分。检查时，首先要确定被检查者对外界刺激的反应状态，即意识状态（参见第二篇第四章第一节）。本章中的许多检查均要在被检查者意识状态清醒下完成。神经系统检查常需借助一定的检查工具，如叩诊锤、棉签、大头针、音叉、试管、手电筒、双规仪、检眼镜以及嗅觉、味觉测试用具等。

## 第一节　脑神经检查

脑神经共 12 对，检查脑神经对颅脑病变的定位诊断极为重要。检查时应按嗅神经→视神经→动眼、滑车、展神经→三叉神经→面神经→位听神经→舌咽、迷走神经→副神经→舌下神经的顺序进行，以免遗漏，同时注意双侧对比。

### 一、嗅神经

嗅神经系第 1 对脑神经。

检查方法：检查前先确定被检查者是否鼻孔通畅、有无鼻黏膜病变。然后嘱其闭目，依次检查双侧嗅觉。先压住一侧鼻孔，用被检查者熟悉的、无刺激性气味的物品（如杏仁、松节油、肉桂油、牙膏、香烟或香皂等）置于另一鼻孔下，让其辨别嗅到的各种气味。然后，换另一侧鼻孔进行测试，双侧比较。注意不能使用可直接刺激三叉神经末梢的挥发性液体，如酒精、氨水和甲醛溶液等。根据检查结果可判断一侧或双侧嗅觉状态。嗅觉功能障碍如能排除鼻黏膜病变，常见于同侧嗅神经损害，如嗅沟病变压迫嗅球、嗅束可引起嗅觉丧失。

### 二、视神经

视神经系第 2 对脑神经。检查包括视力、视野检查和眼底检查，详见第二篇第五章第二节。

### 三、动眼神经、滑车神经、展神经

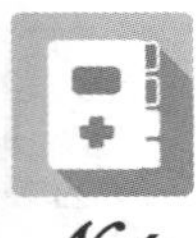

动眼神经、滑车神经、展神经分别为第 3、4、6 对脑神经，共同支配眼球运动，合称眼球运动神经，可

同时检查。检查时需注意眼裂外观、眼球运动、瞳孔及对光反射、调节反射等,方法详见第二篇第五章第二节。

检查中,如发现眼球运动向内、向上及向下活动受限,以及上睑下垂、调节反射消失均提示有动眼神经麻痹。如眼球向下及向外运动减弱,提示滑车神经有损害。眼球向外转动障碍则为展神经受损。瞳孔反射异常可由动眼神经或视神经受损所致。另外,眼球运动神经的麻痹可出现相应眼外肌的功能障碍导致麻痹性斜视,单侧眼球运动神经的麻痹可导致复视。

## 四、三叉神经

三叉神经系第5对脑神经,是混合性神经。感觉神经纤维分布于面部皮肤、眼、鼻、口腔黏膜;运动神经纤维支配咀嚼肌、颞肌和翼状内外肌。

**1. 感觉功能检查** 通过检查面部感觉和角膜反射判断三叉神经感觉有无异常。

(1) 面部感觉的检查:嘱被检查者闭眼,以针刺检查痛觉、棉絮检查触觉和盛有冷水或热水的试管检查温度觉。两侧及内外对比,观察其感觉反应,同时确定感觉障碍区域。注意区分周围性与核性感觉障碍,前者为患侧患支(眼支、上颌支、下颌支)分布区各种感觉缺失,后者呈葱皮样感觉障碍。

(2) 角膜反射的检查:嘱被检查者睁眼向内侧注视,以捻成细束的棉絮从患者视野外接近并轻触外侧角膜,避免触及睫毛,正常反应为被刺激侧迅速闭眼和对侧也出现眼睑闭合反应,前者称为直接角膜反射,而后者称为间接角膜反射。直接与间接角膜反射均消失见于三叉神经病变(传入障碍);直接反射消失,间接反射存在,见于患侧面神经瘫痪(传出障碍)。

**2. 运动功能检查** 检查者双手触按被检查者颞肌、咀嚼肌,嘱患者做咀嚼动作,对比双侧肌力强弱;再嘱被检查者做张口运动或露齿,以上、下门齿中缝为标准,观察张口时下颌有无偏斜。当一侧三叉神经运动纤维受损时,患侧咀嚼肌肌力减弱或出现萎缩,张口时由于翼状肌瘫痪,下颌偏向患侧。

## 五、面神经

面神经系第7对脑神经,主要支配面部表情肌,具有传导舌前2/3味觉的功能。

**1. 运动功能检查** 检查面部表情肌时,首先观察双侧额纹、眼裂、鼻唇沟和口角是否对称。然后,嘱被检查者做皱额、闭眼、露齿、微笑、鼓腮或吹哨动作。面神经受损可分为周围性损害和中枢性损害两种,一侧面神经周围性(核或核下性)损害时,患侧额纹减少、眼裂增大、鼻唇沟变浅,不能皱额、闭眼,微笑或露齿时口角歪向健侧,鼓腮及吹口哨时病变侧漏气。中枢性(核上的皮质脑干束或皮质运动区)损害时,由于上半部面肌受双侧皮质运动区的支配,皱额、闭眼无明显影响,只出现病灶对侧下半部面部表情肌的瘫痪。

**2. 味觉检查** 嘱被检查者伸舌,将少量不同味感的物质(食糖、食盐、醋或奎宁溶液)以棉签涂于一侧舌面测试味觉,被检查者不能讲话、缩舌和吞咽,用手指指出事先写在纸上的甜、咸、酸或苦四个字之一。先试可疑侧,再试另一侧。每种味觉试验完成后,用水漱口,再测试下一种味觉。面神经损害者则舌前2/3味觉丧失。

## 六、位听神经

位听神经又称前庭蜗神经,系第8对脑神经,包括前庭及耳蜗两种感觉神经。

**1. 听力检查** 测定耳蜗神经的功能。

检查方法如下。

(1) 粗测法:在静室内嘱被检查者闭目坐于椅子上,并用手指堵塞一侧耳道,检查者持手表或以拇指与示指互相摩擦,自1 m以外逐渐移近被检查者耳部,直到被检查者听到声音为止,测量距离,同样方法检查另一耳。比较两耳的测试结果并与检查者(正常人)的听力进行对照。正常人一般在1 m处可闻机械表声或捻指声。

(2) 精测法:使用规定频率的音叉或电测听设备所进行的一系列较精确的测试,对明确诊断更有

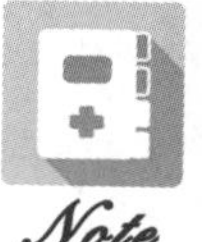
Note

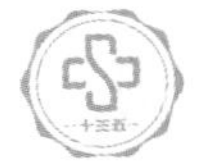



价值。

听力减退见于耳道有耵聍或异物、听神经损害、局部或全身血管硬化、中耳炎、耳硬化等。粗测发现被检查者有听力减退，则应进行精确的听力测试和其他相应的专科检查。

**2. 前庭功能检查** 询问被检查者有无眩晕、平衡失调，检查有无自发性眼球震颤。通过外耳道灌注冷、热水试验或旋转试验，观察有无前庭功能障碍所致的眼球震颤反应减弱或消失。

### 七、舌咽神经、迷走神经

舌咽神经、迷走神经系第 9 对、第 10 对脑神经，两者在解剖与功能上关系密切，常同时受损。

**1. 运动功能检查** 检查时注意被检查者有无发音嘶哑、带鼻音或完全失声，是否呛咳、有无吞咽困难。观察被检查者张口发“啊”音时悬雍垂是否居中，两侧软腭上抬是否一致。当一侧神经受损时，该侧软腭上抬减弱，悬雍垂偏向健侧；双侧神经麻痹时，悬雍垂虽居中，但双侧软腭上抬受限，甚至完全不能上抬。

**2. 咽反射检查** 用压舌板轻触左侧或右侧咽后壁，正常者出现咽部肌肉收缩和舌后缩，并有恶心反应，有神经损害者则患侧反射迟钝或消失。

**3. 感觉功能检查** 可用棉签轻触两侧软腭和咽后壁，观察感觉。另外，舌后 1/3 的味觉减退为舌咽神经损害，检查方法同面神经。

### 八、副神经

副神经系第 11 对脑神经，支配胸锁乳突肌及斜方肌。

检查方法：注意肌肉有无萎缩，嘱被检查者做耸肩及转头运动，检查者给予一定的阻力，比较两侧肌力。副神经受损时，向对侧转头及同侧耸肩无力或不能，同侧胸锁乳突肌及斜方肌萎缩。

### 九、舌下神经

舌下神经系第 12 对脑神经。

检查方法：嘱被检查者伸舌，注意观察有无伸舌偏斜、舌肌萎缩及肌束颤动。单侧舌下神经麻痹时伸舌，舌尖偏向病侧，双侧麻痹者则不能伸舌。

## 第二节　运动功能检查

运动是指在运动神经支配下的骨骼肌的活动，包括随意运动和不随意运动。随意运动受大脑皮层运动区支配，主要由锥体系完成；不随意运动（不自主运动）受锥体外系和小脑支配。可以通过肌力、肌张力、不随意运动和共济运动的检查来判断骨骼肌的运动功能。

### 一、肌力

肌力是指随意运动时肌肉收缩的最大力量。

检查方法：嘱被检查者做肢体伸屈动作，检查者从相反方向给予阻力，测试被检查者对阻力的克服力量，并注意两侧比较。

肌力的判断及记录方法：采用 0～5 级的六级分级法。

0 级　完全瘫痪，测不到肌肉收缩。

1 级　仅测到肌肉收缩，但不能产生动作。

2 级　肢体在床面上能水平移动，但不能抵抗自身重力，即不能抬离床面。

3 级　肢体能抬离床面，但不能抗阻力。

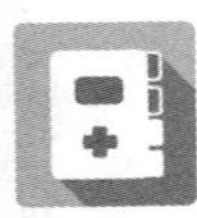

4 级　能做抗阻力动作，但不完全。

5 级　正常肌力。

临床意义：不同程度的肌力减退可分别称为完全性瘫痪和不完全性瘫痪（轻瘫）。不同部位或不同组合的瘫痪可分别命名为：①单瘫：单一肢体瘫痪，多见于脊髓灰质炎。②偏瘫：一侧肢体（上、下肢）瘫痪，常伴有同侧脑神经损害，多见于颅内病变或脑卒中。③交叉性偏瘫：为一侧肢体瘫痪及对侧颅神经损害，多见于脑干病变。④截瘫：双侧下肢瘫痪，是脊髓横贯性损伤的结果，见于脊髓外伤、炎症等。

## 二、肌张力

肌张力是指静息状态下的肌肉紧张度和被动运动时遇到的阻力。

检查方法：嘱被检查者肌肉放松，检查者根据触摸肌肉的硬度以及伸屈其肢体时感知肌肉对被动伸屈的阻力进行判断。

临床意义如下。

**1. 肌张力增高**　触摸肌肉，有坚实感，伸屈肢体时阻力增加。可表现为：①痉挛状态：在被动伸屈其肢体时，起始阻力大，终末阻力突然减弱，如折水果刀样感受，故也称“折刀现象”，为锥体束损害现象。②强直：伸肌和屈肌的肌张力均增高，被动运动时，各个方向的阻力增加是均匀一致的，肢体可保持在一定位置不动，如弯曲铅管的感觉，故又称“铅管样”强直。为锥体外系损害现象。

**2. 肌张力降低**　肌肉松软，伸屈其肢体时阻力低，关节运动范围扩大，见于下运动神经元病变（如周围神经炎、脊髓前角灰质炎等）、小脑病变和肌源性病变等。

## 三、不随意运动

不随意运动是指患者在意识清楚的情况下，随意肌不自主收缩所产生的一些无目的的异常动作，多为锥体外系损害的表现。主要表现如下。

**1. 震颤**　两组拮抗肌交替收缩引起的不自主动作，可有以下几种类型：①静止性震颤：静止时表现明显，而在运动时减轻，睡眠时消失，常伴肌张力增高，见于帕金森病。②意向性震颤：又称动作性震颤。震颤在休息时消失，动作时发生，愈近目的物愈明显，见于小脑疾病。

**2. 舞蹈样运动**　面部肌肉及肢体的快速、不规则、无目的、不对称的不自主运动，表现为做鬼脸、转颈、耸肩、手指间断性伸曲、摆手和伸臂等舞蹈样动作，睡眠时可减轻或消失，多见于儿童期脑风湿性病变。

**3. 手足徐动**　手指或足趾的一种缓慢持续的伸展扭曲动作，见于脑性瘫痪、肝豆状核变性和脑基底节变性。

**4. 手足搐搦（tetany）**　发作时手足肌肉呈紧张性痉挛，在上肢表现为手腕屈曲、手指伸展、指掌关节屈曲、拇指内收靠近掌心并与小拇指相对，形成“助产士手”。发生在下肢时，表现为踝关节和趾关节皆呈跖屈状。见于低钙血症和碱中毒。

## 四、共济运动

机体任何一个动作的完成均依赖于某组肌群协调一致的运动，称共济运动。这种协调主要靠小脑的功能以协调肌肉活动、维持平衡和帮助控制姿势，也需要运动系统的正常肌力，前庭神经系统的平衡功能，眼睛、头、身体动作的协调，以及感觉系统对位置的感觉共同参与作用。当这些部位发生病变，协调动作出现障碍时，称为共济失调（ataxia）。临床上，若睁眼和闭眼均不能完成检查动作，称小脑性共济失调或运动性共济失调，见于小脑半球病变。如睁眼完成动作准确，闭眼动作摇晃难以完成，称为感觉性共济失调，见于感觉系统病变。如多发性神经炎、脊髓亚急性联合变性、脊髓空洞等出现的共济失调。常用检查方法如下。

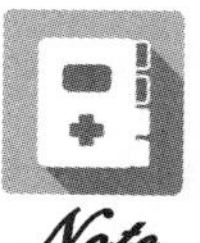

**1. 指鼻试验**　被检查者先以示指接触距其前方 0.5 m 检查者的示指，再以示指触自己的鼻尖，由慢到快，先睁眼、后闭眼，重复进行。小脑半球病变时同侧指鼻不准；如睁眼时指鼻准确，闭眼时出现障

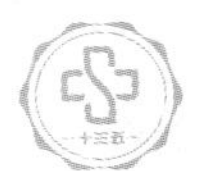


碍则为感觉性共济失调，见于多发性神经炎、脊髓亚急性联合变性、脊髓空洞等。

**2. 对指试验** 嘱被检查者伸直示指、屈肘，然后伸直前臂以示指触碰对面检查者的示指，先睁眼做，后闭眼做该动作。正常人闭眼后误差不超过5°。一侧小脑病变时，同侧上肢常向患侧偏斜；前庭病变时，两侧上肢均向患侧偏斜。

**3. 快速轮替动作** 被检查者伸直手掌并以前臂做快速旋前旋后动作，或一手用手掌、手背连续交替拍打对侧手掌，共济失调者动作缓慢、不协调。

**4. 跟-膝-胫试验** 被检查者仰卧，上抬一侧下肢，然后将足跟置于对侧膝盖下端，并沿胫骨前缘向下移动直至踝部，先睁眼、后闭眼重复进行。小脑损害时，动作不稳；感觉性共济失调者则睁眼做此试验正常，而闭眼做时动作偏斜。

**5. 罗姆伯格(Romberg)试验** 被检查者直立双足平行靠拢，双上肢向前平伸，先睁眼后闭眼，观察其姿势平衡。若睁眼时能平稳站立，闭眼时摇晃不稳，称为罗姆伯格(Romberg)试验阳性，为感觉性共济失调，见于脊髓后索及前庭器官的病变。如睁眼闭眼均站立不稳，闭眼更明显，称小脑性共济失调，见于小脑病变。

## 第三节　感觉功能检查

检查时，被检查者必须意识清晰，检查前让被检查者了解检查的目的与方法，以取得充分合作。检查时要注意左右侧和远近端部位的差别。感觉功能检查主观性强，易产生误差。因此检查时必须注意嘱被检查者闭目，以避免主观或暗示作用。如果被检查者无神经系统疾病的临床症状或其他体征，感觉功能的检查可以简要地分析远端指、趾的正常感觉是否存在，检查仅仅选择触觉、痛觉和震动觉。否则，被检查者需依次进行下列的感觉功能检查。

### 一、浅感觉检查

**1. 痛觉** 用别针的针尖均匀地轻刺被检查者皮肤，询问被检查者是否疼痛。为避免被检查者将触觉与痛觉混淆，应交替使用别针的针尖和针帽进行检查比较。注意两侧对称比较，同时记录痛感障碍类型(正常、过敏、减退或消失)与范围。痛觉障碍见于脊髓丘脑侧束损害。

**2. 温度觉** 用盛有热水(40～50 ℃)或冷水(5～10 ℃)的玻璃试管交替接触被检查者皮肤，嘱被检查者辨别冷、热感。温度觉障碍见于脊髓丘脑侧束损害。

**3. 触觉** 用棉签轻触被检查者的皮肤或黏膜，询问有无感觉。触觉障碍见于脊髓丘脑前束和后索病损。

### 二、深感觉检查

**1. 运动觉** 检查者轻轻夹住被检查者的手指或足趾两侧，上或下移动，令被检查者根据感觉说出“向上”或“向下”。运动觉障碍见于后索病损。

**2. 位置觉** 即关节觉。检查者将被检查者的肢体摆成某一姿势，请被检查者描述该姿势或用对侧肢体模仿，位置觉障碍见于后索病损。

**3. 震动觉** 用震动着的音叉(128 Hz)柄置于骨突起处(如内、外踝，手指、桡尺骨茎突、胫骨、膝盖等)，询问有无震动感觉，判断两侧有无差别，震动觉障碍见于后索病损。

### 三、复合感觉检查

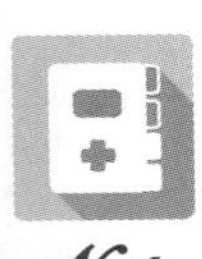

复合感觉是大脑综合分析的结果，也称皮质感觉。在深浅感觉正常的情况下，为了解大脑皮层有无病变，可进行复合感觉检查。

Note

**1. 皮肤定位觉** 检查者以手指或棉签轻触被检查者皮肤某处，让被检查者指出被触部位。该功能障碍见于皮质病变。

**2. 两点辨别觉** 以钝脚分规轻轻刺激皮肤上的两点（小心不要造成疼痛），检测被检查者辨别两点的能力，再逐渐缩小双脚间距，直到被检查者感觉为一点时，测其实际间距，两侧比较。正常情况下，手指的辨别间距是 2 mm，舌是 1 mm，脚趾是 3～8 mm，手掌是 8～12 mm，后背是 40～60 mm。检查时应注意个体差异，必须两侧对照。当触觉正常而两点辨别觉障碍时则为额叶病变。

**3. 实体觉** 嘱被检查者用单手触摸熟悉的物体，如钢笔、钥匙、硬币等，并说出物体的名称。先测功能差的一侧，再测另一侧。功能障碍见于皮质病变。

**4. 体表图形觉** 在被检查者的皮肤上画图形（方形、圆形、三角形等）或写简单的字（一、二、十等），观察其能否识别，须双侧对照。如有障碍，常为丘脑水平以上病变。

# 第四节 神经反射检查

反射是神经活动的基本形式，它是对刺激的非自主反应。神经反射由反射弧完成，反射弧包括感受器、传入神经元、中枢、传出神经元和效应器五个部分。反射弧中任一环节有病变都可影响反射，使其减弱或消失；反射又受高级神经中枢控制，如锥体束以上病变，可使反射活动失去抑制而出现反射亢进。反射包括生理反射和病理反射，根据刺激的部位，又可将生理反射分为浅反射和深反射两个部分。

## 一、浅反射

浅反射系刺激皮肤、黏膜或角膜等引起的反应。包括以下检查。

**1. 角膜反射**

(1) 检查方法：嘱被检查者睁眼向内侧注视，以捻成细束的棉絮从被检查者视野外接近并轻触外侧角膜，避免触及睫毛，正常反应为被刺激侧迅速闭眼和对侧也出现眼睑闭合反应，前者称为直接角膜反射，而后者称为间接角膜反射。

(2) 临床意义：直接与间接角膜反射均消失见于三叉神经病变（传入障碍）；直接反射消失，间接反射存在，见于患侧面神经瘫痪（传出障碍）。

**2. 腹壁反射**

(1) 检查方法：被检查者仰卧，下肢稍屈曲，使腹壁松弛，然后用钝头竹签分别沿肋缘下（胸髓 7、8 节）、脐平（胸髓 9、10 节）及腹股沟上（胸髓 11、12 节）的方向，由外向内轻划两侧腹壁皮肤，分别称为上、中、下腹壁反射（图 10-1）。正常反应是上、中或下腹壁局部腹肌收缩。

(2) 临床意义：反射消失分别见于上述不同平面的胸髓病损。双侧上、中、下腹壁反射均消失也见于昏迷和急性腹膜炎患者。一侧上、中、下部腹壁反射均消失见于同侧锥体束病损。肥胖、老年及经产妇由于腹壁过于松弛也会出现腹壁反射减弱或消失，应予以注意。

**3. 提睾反射**

(1) 检查方法：嘱被检查者取仰卧位，用竹签由下而上轻划被检查者股内侧上方皮肤，可引起同侧提睾肌收缩，睾丸上提（图 10-1）。

(2) 临床意义：双侧反射消失为腰髓 1、2 节病损。一侧反射减弱或消失见于锥体束损害。局部病变如腹股沟疝、阴囊水肿等也可影响提睾反射。

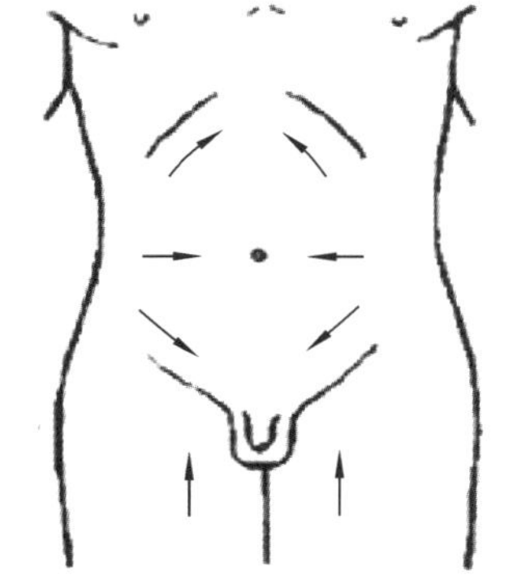

图 10-1 腹壁反射与提睾反射

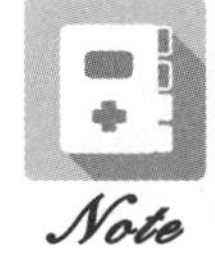

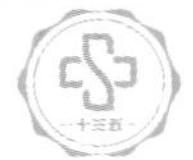



**4. 跖反射**

(1) 检查方法:嘱被检查者仰卧,下肢伸直,检查者手持被检查者踝部,用钝头竹签划足底外侧,由足跟向前至近小跖趾关节处转向踇趾侧,正常反应为足跖屈曲 ,即 Babinski 征阴性。

(2) 临床意义:反射消失为骶髓 1、2 节病损。

**5. 肛门反射**

(1) 检查方法:用大头针轻划肛门周围皮肤,可引起肛门外括约肌收缩。

(2) 临床意义:反射障碍为骶髓 4、5 节或肛尾神经病损。

## 二、深反射

深反射是指刺激骨膜、肌腱经深部感受器完成的反射,又称腱反射。检查时被检查者要合作,肢体肌肉应放松。检查者叩击力量要均等,两侧要对比。

反射强度通常分为以下几级。

0:反射消失。

+:肌肉收缩存在,但无相应关节活动,为反射减弱。

++:肌肉收缩并导致关节活动,为正常反射。

+++:反射增强,可为正常或病理状况。

++++:反射亢进并伴有阵挛,为病理状况。

**1. 肱二头肌反射**　检查方法:嘱被检查者前臂屈曲,检查者以左手拇指置于被检查者肘部肱二头肌肌腱上,然后右手持叩诊锤叩击左手拇指,可使肱二头肌收缩,前臂快速屈曲(图 10-2)。反射中枢为颈髓 5、6 节。

**2. 肱三头肌反射**　检查方法:嘱被检查者外展前臂,半屈肘关节,检查者用左手托住其前臂,右手用叩诊锤直接叩击鹰嘴上方的肱三头肌肌腱,可使肱三头肌收缩,引起前臂伸展。反射中枢为颈髓 6、7 节(图 10-3)。

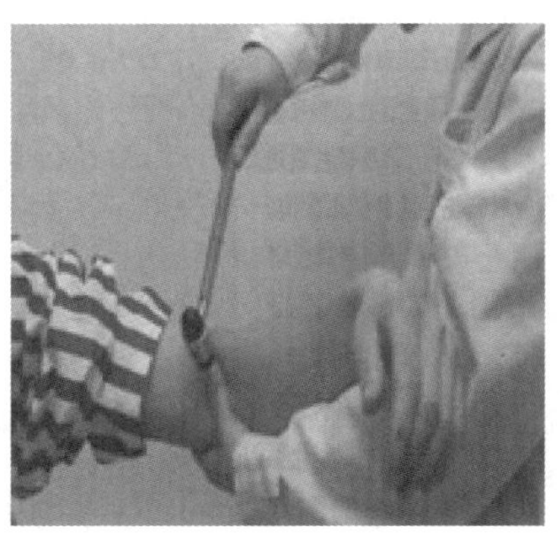

**图 10-2　肱二头肌反射**

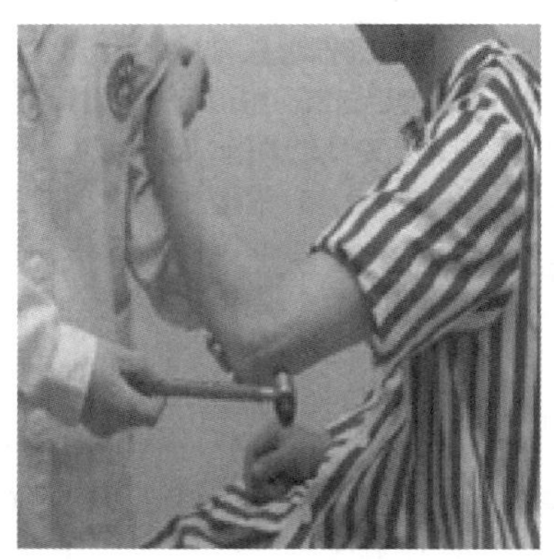

**图 10-3　肱三头肌反射**

**3. 桡骨膜反射**　检查方法:被检查者前臂置于半屈半旋前位,检查者以左手托住其前臂,并使腕关节自然下垂,随即以叩诊锤叩桡骨茎突(图 10-4),可引起肱桡肌收缩,发生屈肘和前臂旋前动作。反射中枢在颈髓 5、6 节。

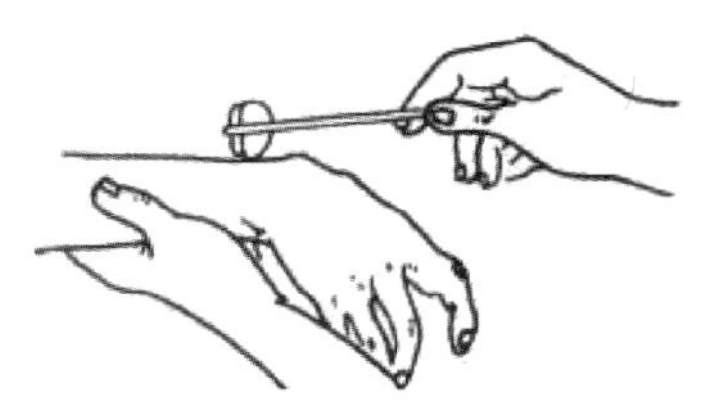

**图 10-4　桡骨膜反射**

**4. 膝反射**　检查方法:坐位检查时,被检查者小腿完全松弛下垂与大腿成直角;卧位检查时则被检查者仰卧,检查者以左手托起其膝关节使之屈曲约 120°,用右手持叩诊锤叩击髌骨下方股四头肌肌腱,可引起小腿伸展(图 10-5)。反射中枢在腰髓 2～4 节。

**5. 跟腱反射**　又称踝反射。

检查方法:嘱被检查者仰卧,髋及膝关节屈曲,下肢取外旋外展位。检查者左手将被检查者足部背屈成直角,以叩诊锤叩击跟

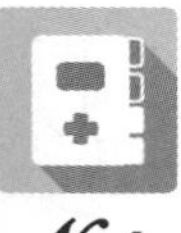

Note

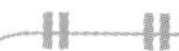

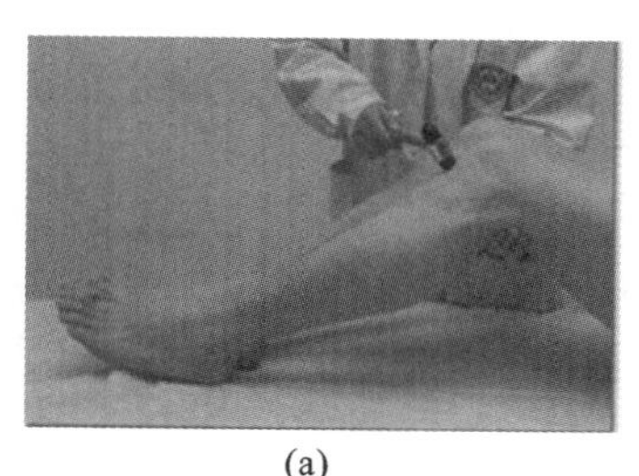

(a)

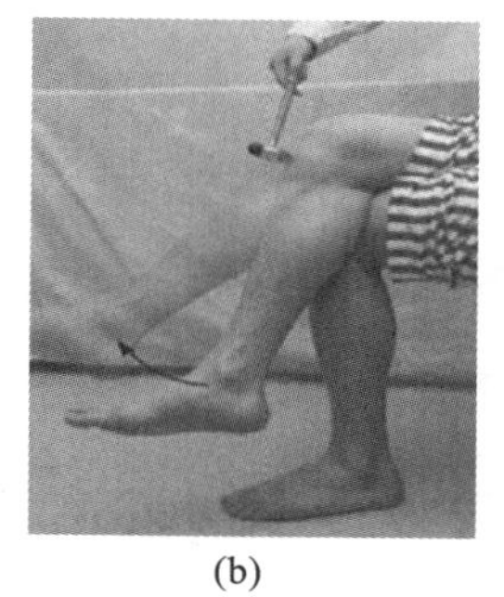

(b)

图 10-5 膝反射

(a)膝反射(卧位);(b)膝反射(坐位)

腱,反应为腓肠肌收缩,足向跖面屈曲(图 10-6)。反射中枢为骶髓 1、2 节。

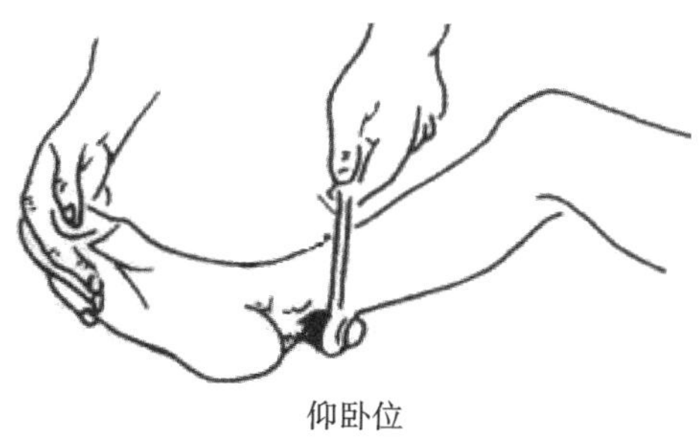

仰卧位

图 10-6 跟腱反射

**6. 阵挛** 锥体束以上病变导致深反射亢进时,用一持续力量使被检查的肌肉处于紧张状态,则该深反射涉及的肌肉就会发生节律性收缩,称为阵挛,常见的有髌阵挛和踝阵挛两种。

(1) 髌阵挛:嘱被检查者仰卧,下肢伸直,检查者以拇指与示指控住其髌骨上缘,用力向远端快速连续推动数次后维持推力。阳性反应为股四头肌发生节律性收缩使髌骨上下移动,临床意义同踝阵挛。

(2) 踝阵挛:嘱被检查者仰卧,髋与膝关节稍屈,检查者一手持其小腿,一手持其足掌前端,突然用力使踝关节背屈并维持之。阳性表现为腓肠肌与比目鱼肌发生连续性节律性收缩,而致足部呈现交替性屈伸动作,系腱反射极度亢进。

## 三、病理反射

病理反射指锥体束病损时,大脑失去了对脑干和脊髓的抑制作用而出现的异常反射。1 岁半以内的婴幼儿由于神经系统发育未完善,也可出现这种反射,不属于病理性。病理反射有以下几种。

**1. Babinski 征** 取位与检查跖反射一样,用竹签沿被检查者足底外侧缘,由后向前至小趾近跟部并转向内侧,阳性反应为踇趾背伸,余趾呈扇形展开(图 10-7)。

**2. Oppenheim 征** 检查者用拇指及示指沿被检查者胫骨前缘用力由上向下滑压,阳性表现同 Babinski 征(图 10-8)。

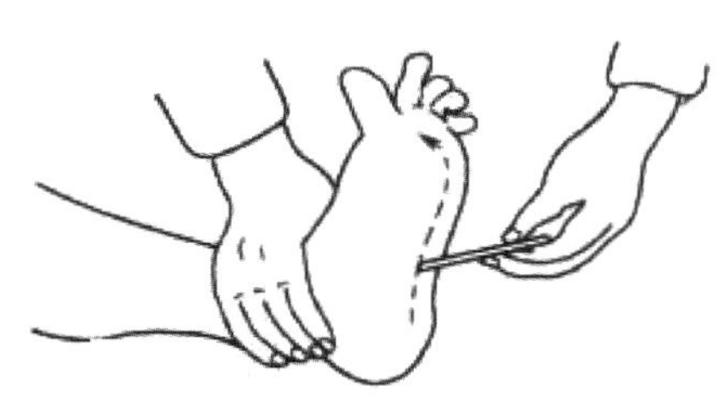

图 10-7 Babinski 征

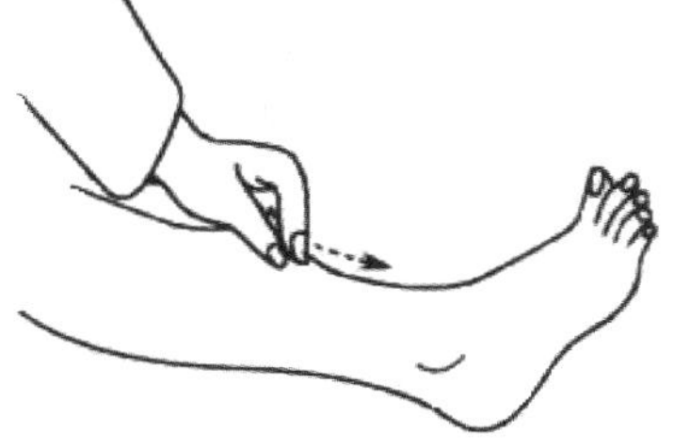

图 10-8 Oppenheim 征

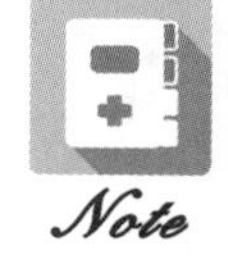

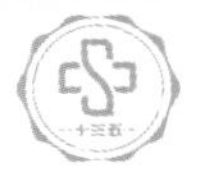



**3. Gordon 征** 检查时用手以一定力量捏压被检查者腓肠肌，阳性表现同 Babinski 征（图 10-9）。

**4. Chaddock 征** 用钝头竹签划外踝下方及足背外缘，阳性表现同 Babinski 征（图 10-10）。

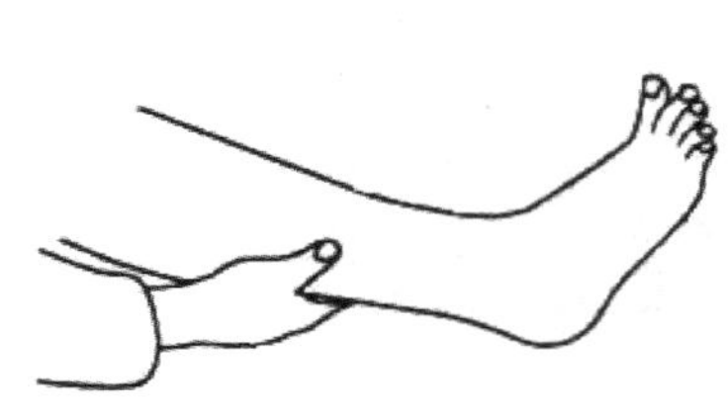

**图 10-9 Gordon 征**

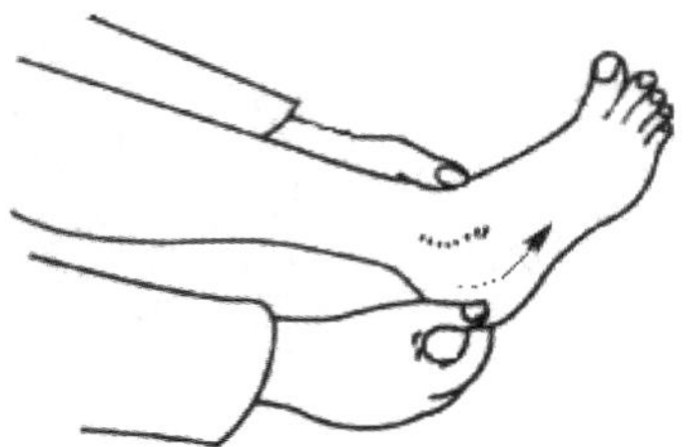

**图 10-10 Chaddock 征**

以上 4 种体征临床意义相同，其中 Babinski 征是最典型的病理反射。

**5. Hoffmann 征** 通常认为是病理反射，但也有认为是深反射亢进的表现，反射中枢为颈髓 7 节～胸髓 1 节。检查者左手持被检查者腕部，向上提，使腕部处于轻度过伸位，然后以右手中指与示指夹住被检查者中指并稍向上提，使腕部处于轻度过伸位。以拇指迅速弹刮被检查者的中指指甲，引起其余四指掌屈反应为阳性（图 10-11）。

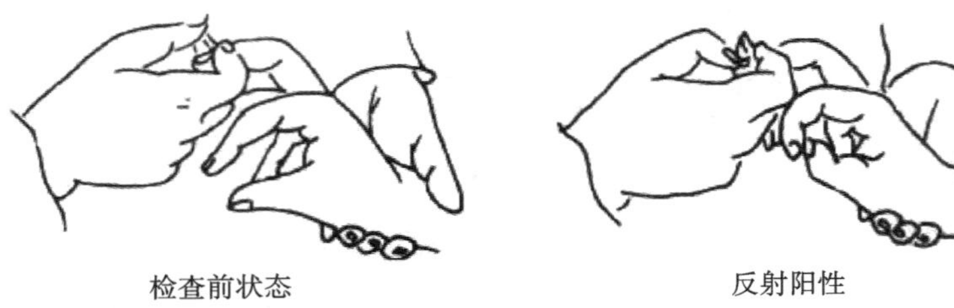


**图 10-11 Hoffmann 征**

## 四、脑膜刺激征

脑膜刺激征为脑膜受激惹的体征，见于脑膜炎、蛛网膜下腔出血和颅内压增高等。

**1. 颈强直** 嘱被检查者仰卧，检查者以一手托被检查者枕部，另一只手置于被检查者胸前做屈颈动作。如在做这一被动屈颈检查时感觉到抵抗力增强，即为颈部阻力增高或颈强直。在除外颈椎或颈部肌肉局部病变后，即可认为有脑膜刺激征。

**2. Kernig 征** 嘱被检查者仰卧，一侧下肢髋、膝关节屈曲成直角，检查者将其小腿抬高伸膝。正常人膝关节可伸达 135°以上。如伸膝受阻且伴疼痛与屈肌痉挛，则为阳性（图 10-12）。

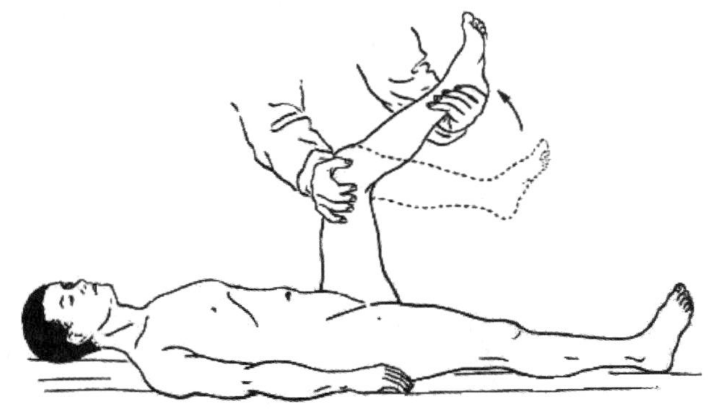

**图 10-12 Kernig 征检查**

**3. Brudzinski 征** 嘱被检查者仰卧，下肢伸直，检查者一手托起其枕部，另一手按于其胸前。当头部前屈时，双髋与膝关节同时屈曲则为阳性（图 10-13）。

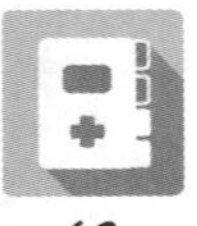

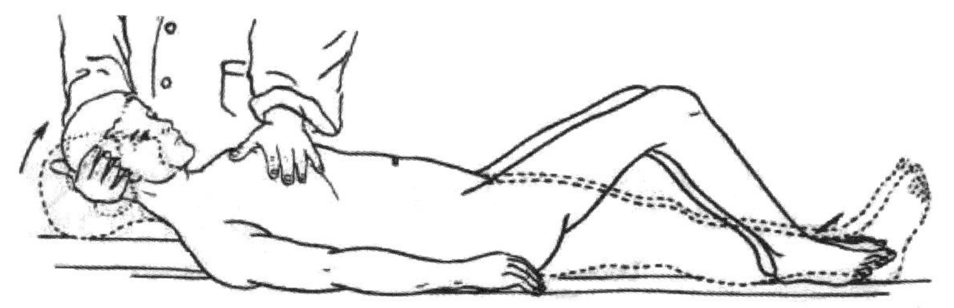

图 10-13 Brudzinski 征检查

## 第五节 自主神经功能检查

自主神经系统可分为交感与副交感两个系统，主要功能是调节内脏、血管与腺体等的活动。大部分内脏接受交感神经纤维和副交感神经纤维的双重支配，在大脑皮层的调节下，协调整个机体内、外环境的平衡。临床常用的检查方法有以下几种。

### 一、眼心反射

被检查者仰卧，双眼自然闭合，计数脉率。检查者用左手中指、示指分别置于被检查者眼球两侧，逐渐加压，以被检查者不痛为限。加压 20～30 s 后计数脉率，正常可减少 10～12 次/分，超过 12 次/分提示副交感(迷走)神经功能增强，迷走神经麻痹则无反应。如压迫后脉率非但不减慢反而加速，则提示交感神经功能亢进。

### 二、卧立位试验

嘱被检查者取平卧位，计数其脉率，然后起立站直，再计数其脉率。如由卧位到立位脉率增加超过 10 次/分为交感神经兴奋性增强。由立位到卧位，脉率减慢超过 10 次/分则为迷走神经兴奋性增强。

### 三、皮肤划痕试验

用钝头竹签在被检查者皮肤上适度加压划一条线，数秒钟后，皮肤先出现白色划痕(血管收缩)高出皮面，以后变红，属正常反应。如白色划痕持续较久，超过 5 min，提示交感神经兴奋性增高。如红色划痕迅速出现、持续时间较长、明显增宽甚至隆起，提示副交感神经兴奋性增高或交感神经麻痹。

### 四、竖毛反射

竖毛肌由交感神经支配。将冰块置于被检查者颈后或腋窝，数秒钟后可见竖毛肌收缩，毛囊处隆起如鸡皮。根据竖毛反射障碍的部位来判断交感神经功能障碍的范围。

## 小　　结

本章主要介绍神经系统的检查方法、异常表现及其临床意义。其中神经反射检查是基层医师必须掌握的基本检查方法，也是执业助理医师资格技能考试内容之一。学习的重点是上述各种检查方法的操作步骤、异常表现及其临床意义。在理论学习的同时，应更注重实践操作训练，才能真正掌握本章内容。

(张娜)

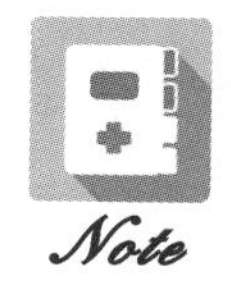

# 第十一章　全身体格检查

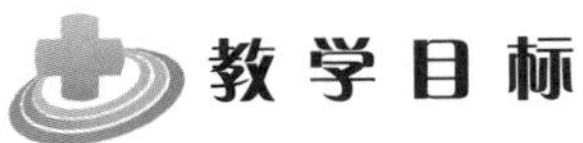

1. 掌握全身体格检查的基本要求。
2. 熟悉全身体格检查的基本内容。
3. 了解特殊情况的体格检查及注意事项。
4. 能够面对具体病例，从头到脚、全面系统地、井然有序地进行全身体格检查。

全身体格检查(complete physical examination)是临床医师和医学生必备的基本功，主要用于住院患者、健康人的全面体格检查等。它是指面对具体被检查者所进行的从头到脚、全面系统、井然有序的全身各部分的体格检查。

## 第一节　全身体格检查的基本要求与基本项目

### 一、全身体格检查的基本要求

为保证检查内容全面系统、顺序合理流畅，应该注意以下方面。

(1) 检查的内容务求全面系统。这是为了收集尽可能完整的客观资料，起到筛查的作用，也便于完成住院病历规定的各项要求。由于检查通常是在问诊之后进行，检查者一般对于应重点深入检查的内容已心中有数，因此，重点器官的检查必然应更为深入细致，一般来说应该包括器官系统教学中要求的各项内容。这就使每例全身体格检查不是机械地重复，而是在全面系统的基础上有所侧重，使检查内容既能涵盖住院病历的要求条目，又能重点深入患病的器官系统。

(2) 强调按照一定合理的顺序，规范检查过程。检查的顺序应是从头到脚分段进行，这样不但能最大限度地保证体格检查的效率和速度，而且能大大减少患者的不适和不必要的体位更动，同时也方便检查者操作。为了检查的方便，某些器官系统如皮肤、淋巴结、神经系统，采取分段检查，统一记录。

(3) 允许医师有自己合理的检查习惯。在遵循上述检查内容和顺序的基本原则的同时，允许根据具体患者和医师的情况，酌情对个别检查顺序做适当调整。如甲状腺触诊，常需从患者背后进行，因此，卧位的患者在坐位检查后胸时可再触诊甲状腺，予以补充。如检查前胸时，为了对发现的肺部体征有及时而全面的了解，也可立即检查后胸部。腹部检查采取视、听、叩、触顺序更好。四肢检查中，上肢检查习惯上是由手至肩，而下肢应由近及远进行。

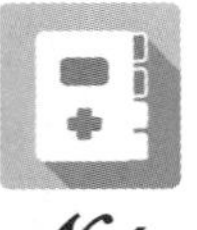

(4) 体格检查还要注意具体操作的灵活性。面对具体病例，如急诊、重症病例，可能需要简单体检后即着手抢救或治疗，遗留的内容待病情稳定后补充；不能坐起的患者，背部检查只能侧卧进行。肛门直肠、外生殖器的检查应根据病情需要确定是否检查，如确需检查应特别注意保护患者隐私。

(5) 全身体格检查时卧位检查的顺序：一般情况和生命体征→头颈部→前、侧胸部(心、肺)→(患者取坐位)后背部(包括肺、脊柱、肾区、骶部)→(卧位)腹部→上肢、下肢→肛门直肠→外生殖器→神经系统(最后站立位)。

(6) 全身体格检查时坐位检查的顺序：一般情况和生命体征→上肢→头颈部→后背部(包括肺、脊柱、肾区、骶部)→(患者取卧位)前胸部、侧胸部(心、肺)→腹部→下肢→肛门直肠→外生殖器→神经系统(最后站立位)。这样，可以保证分段而集中的体格检查顺利完成，而在整个检查过程中患者仅有两三次体位更换。

(7) 强调边查边想，正确评价；边查边问，核实补充。对于客观检查结果的正常限度、临床意义，需要医师的学识和经验。有时需要重复的检查和核实，才能获得完整而正确的资料。

(8) 检查过程中与患者的适当交流，不但可以融洽医患关系，而且可以补充病史资料，如想补充系统回顾的内容，查到哪里，问到哪里，简单几个问题便可十分自然而简捷地获取各系统患病的资料；又如健康教育及精神支持也可在检查过程中体现。

(9) 掌握检查的进度和时间。熟悉检查项目和顺序之后，可以使体格检查从容不迫、井然有序地进行，为避免给患者带来不适或负担，一般应尽量在 40 min 内完成。

(10) 检查结束时应与患者简单交谈，说明重要发现，患者应注意的事项或下一步的检查计划。但如对体征的意义把握不定，不要随便解释，以免增加患者思想负担或给医疗工作造成紊乱。

## 二、全身体格检查前的准备工作

(1) 准备必备的检查器械(检查床、体温表、血压计、听诊器、叩诊锤、压舌板、棉签、大头针、手电筒、近视力表等)。

(2) 安排好患者，将检查器械摆放到位。

(3) 医师做自我介绍，并与患者简短交流，说明检查的意图、注意事项和要求。

(4) 洗手，准备检查。

## 三、全身体格检查的基本项目

检查的基本项目根据上述检查要求拟定，遵循这一基本内容和逻辑顺序，有利于初学者养成良好的职业习惯和行为规范。这些看似机械、烦琐的项目是全身筛查必不可少的，也有利于完成住院病历规定的各项要求。由于各项检查手法已在前面器官系统检查中讲述，在此不予赘述。医学生按此条目学习，经过反复实践可以熟能生巧，应用自如，面对具体情况也能根据临床工作要求合理取舍。

**1. 一般检查/生命体征**

(1) 准备和清点器械。

(2) 自我介绍(姓名、职称，并进行简短交谈以融洽医患关系)。

(3) 观察发育、营养、面容、表情和意识等一般状态。

(4) 当患者在场时洗手。

(5) 测量体温(腋温，10 min)。

(6) 触诊桡动脉至少 30 s。

(7) 用双手同时触诊双侧桡动脉，检查其对称性。

(8) 计数呼吸频率至少 30 s。

(9) 测右上肢血压。

**2. 头颈部**

(1) 观察头部外形、毛发分布、异常运动等。

(2) 触诊头颅。

(3) 视诊双眼及眉毛。

(4) 分别检查左、右眼的近视力(用近视力表)。

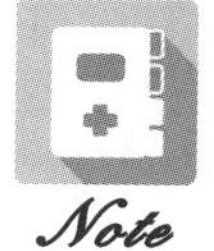

Note

(5) 检查下睑结膜、球结膜和巩膜。
(6) 检查泪囊。
(7) 翻转上睑,检查上睑、球结膜和巩膜。
(8) 检查面神经运动功能(皱额、闭目)。
(9) 检查眼球运动(检查六个方位)。
(10) 检查瞳孔直接对光反射。
(11) 检查瞳孔间接对光反射。
(12) 检查集合反射。
(13) 观察双侧外耳及耳后区。
(14) 触诊双侧外耳及耳后区。
(15) 触诊颞颌关节及其运动。
(16) 分别检查双耳听力(摩擦手指)。
(17) 观察外鼻。
(18) 触诊外鼻。
(19) 观察鼻前庭、鼻中隔。
(20) 分别检查左、右鼻道通气状态。
(21) 检查上颌窦,有无肿胀、压痛、叩痛等。
(22) 检查额窦,有无肿胀,压痛、叩痛等。
(23) 检查筛窦,有无压痛。
(24) 观察口唇、牙、上腭、舌质和舌苔。
(25) 借助压舌板检查颊黏膜、牙、牙龈、口底。
(26) 借助压舌板检查口咽部及扁桃体。
(27) 检查舌下神经(伸舌)。
(28) 检查面神经运动功能(露齿、鼓腮或吹口哨)。
(29) 检查三叉神经运动支(触双侧嚼肌,或以手对抗张口动作)。
(30) 检查三叉神经感觉支(上、中、下三支)。
(31) 暴露颈部。
(32) 观察颈部外形和皮肤、颈静脉充盈和颈动脉搏动情况。
(33) 检查颈椎屈曲及左、右活动情况。
(34) 检查副神经(耸肩及对抗头部旋转)。
(35) 触诊耳前淋巴结。
(36) 触诊耳后淋巴结。
(37) 触诊枕后淋巴结。
(38) 触诊颌下淋巴结。
(39) 触诊颏下淋巴结。
(40) 触诊颈前淋巴结浅组。
(41) 触诊颈后淋巴结。
(42) 触诊锁骨上淋巴结。
(43) 触诊甲状软骨。
(44) 触诊甲状腺峡部(配合吞咽)。
(45) 触诊甲状腺侧叶(配合吞咽)。
(46) 分别触诊左、右颈动脉。
(47) 触诊气管位置。
(48) 听诊颈部(甲状腺、血管)杂音。

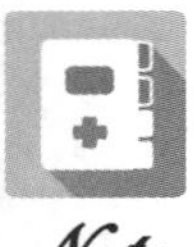
Note

**3. 前、侧胸部**

(1) 暴露胸部。
(2) 观察胸部外形、对称性、皮肤和呼吸运动等。
(3) 触诊左侧乳房(四个象限及乳头)。
(4) 触诊右侧乳房(四个象限及乳头)。
(5) 用右手触诊左侧腋窝淋巴结。
(6) 用左手触诊右侧腋窝淋巴结。
(7) 触诊胸壁弹性、有无压痛。
(8) 检查双侧呼吸动度。
(9) 检查双侧触觉语颤。
(10) 检查有无胸膜摩擦感。
(11) 叩诊双侧肺尖。
(12) 叩诊双侧前胸和侧胸。
(13) 听诊双侧肺尖。
(14) 听诊双侧前胸和侧胸。
(15) 检查双侧语音共振。
(16) 观察心尖、心前区搏动,切线方向观察。
(17) 触诊心尖搏动(两步法)。
(18) 触诊心前区。
(19) 叩诊左侧心脏相对浊音界。
(20) 叩诊右侧心脏相对浊音界。
(21) 听诊二尖瓣区(频率、节律、心音、杂音、摩擦音)。
(22) 听诊肺动脉瓣区(心音、杂音、摩擦音)。
(23) 听诊主动脉瓣区(心音、杂音、摩擦音)。
(24) 听诊主动脉瓣第二听诊区(心音、杂音、摩擦音)。
(25) 听诊三尖瓣区(心音、杂音、摩擦音)。

上述心脏听诊,先用膜型胸件,再酌情用钟型胸件补充。

**4. 背部**

(1) 请被检查者坐起。
(2) 充分暴露背部。
(3) 观察脊柱、胸廓外形及呼吸运动。
(4) 检查胸廓活动度及其对称性。
(5) 检查双侧触觉语颤。
(6) 检查有无胸膜摩擦感。
(7) 请被检查者双上肢交叉。
(8) 叩诊双侧后胸部。
(9) 叩诊双侧肺下界。
(10) 叩诊双侧肺下界移动度(肩胛线)。
(11) 听诊双侧后胸部。
(12) 听诊有无胸膜摩擦音。
(13) 检查双侧语音共振。
(14) 触诊脊柱有无畸形、压痛。
(15) 直接叩诊法检查脊柱有无叩击痛。
(16) 检查双侧肋脊点和肋腰点有无压痛。

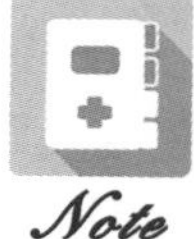

(17) 检查双侧肋脊角有无叩击痛。

**5. 腹部**

(1) 正确暴露腹部。

(2) 请被检查者屈膝、放松腹肌，双上肢置于躯干两侧。

(3) 观察腹部外形、对称性、皮肤、脐及腹式呼吸等。

(4) 听诊肠鸣音。

(5) 听诊腹部有无血管杂音。

(6) 叩诊全腹。

(7) 叩诊肝上界。

(8) 叩诊肝下界。

(9) 检查肝脏有无叩击痛。

(10) 检查移动性浊音(经脐平面先左后右)。

(11) 浅触诊全腹部(自左下腹开始、逆时针)。

(12) 深触诊全腹部(自左下腹开始、逆时针触诊至脐部结束)。

(13) 训练被检查者做加深的腹式呼吸 2～3 次。

(14) 在右锁骨中线上单手法触诊肝脏。

(15) 在右锁骨中线上双手法触诊肝脏。

(16) 在前正中线上双手法触诊肝脏。

(17) 检查肝-颈静脉回流征。

(18) 检查胆囊点是否有触痛。

(19) 双手法触诊脾脏。

(20) 如未能触及脾脏，嘱被检查者取右侧卧位，再触诊脾脏。

(21) 双手法触诊双侧肾脏。

(22) 检查腹部触觉(或痛觉)。

(23) 检查腹壁反射。

**6. 上肢**

(1) 正确暴露上肢。

(2) 观察上肢皮肤、关节等。

(3) 观察双手及指甲。

(4) 触诊指间关节和掌指关节。

(5) 检查指关节运动。

(6) 检查上肢远端肌力。

(7) 触诊腕关节。

(8) 检查腕关节运动。

(9) 触诊双肘鹰嘴和肱骨髁状突。

(10) 触诊滑车上淋巴结。

(11) 检查肘关节运动。

(12) 检查屈肘、伸肘的肌力。

(13) 暴露肩部。

(14) 视诊肩部外形。

(15) 触诊肩关节及其周围。

(16) 检查肩关节运动。

(17) 检查上肢触觉(或痛觉)。

(18) 检查肱二头肌反射。

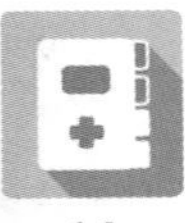

Note

(19) 检查肱三头肌反射。
(20) 检查桡骨骨膜反射。
(21) 检查 Hoffmann 征。

**7. 下肢**

(1) 正确暴露下肢。
(2) 观察双下肢外形、皮肤、趾甲等。
(3) 触诊腹股沟区有无肿块、疝等。
(4) 触诊腹股沟淋巴结横组。
(5) 触诊腹股沟淋巴结纵组。
(6) 触诊股动脉搏动,必要时听诊。
(7) 检查髓关节屈曲、内旋、外旋运动。
(8) 检查双下肢近端肌力(屈髋)。
(9) 触诊膝关节和浮髌试验。
(10) 检查膝关节屈曲运动。
(11) 触诊踝关节及跟腱。
(12) 检查有无凹陷性水肿。
(13) 触诊双侧足背动脉。
(14) 检查踝关节背屈、跖屈运动。
(15) 检查双足背屈、跖屈肌力。
(16) 检查踝关节内翻、外翻运动。
(17) 检查屈趾、伸趾运动。
(18) 检查下肢触觉(或痛觉)。
(19) 检查膝腱反射。
(20) 检查跟腱反射。
(21) 检查 Babinski 征。
(22) 检查 Oppenheim 征。
(23) 检查 Kernig 征。
(24) 检查 Brudzinski 征。
(25) 检查 Lasegue 征。

**8. 肛门直肠(仅必要时检查)**

(1) 嘱被检查者取左侧卧位,右腿屈曲。
(2) 观察肛门、肛周、会阴区。
(3) 戴上手套,示指涂以润滑剂行直肠指检。
(4) 观察指套有无分泌物。

**9. 外生殖器(仅必要时检查)**

(1) 解释检查的必要性,注意保护隐私。
(2) 确认膀胱已排空,被检查者取仰卧位。
男性:
①视诊阴毛、阴茎、冠状沟、龟头、包皮。
②视诊尿道外口。
③视诊阴囊,必要时做提睾反射。
④触诊双侧睾丸、附睾、精索。
女性:
①视诊阴毛、阴阜、大小阴唇、阴蒂。

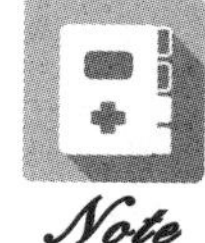

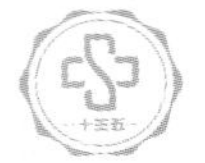



②视诊尿道口及阴道口。

③触诊阴阜、大小阴唇。

④触诊尿道旁腺、巴氏腺。

**10. 共济运动、步态与腰椎运动**

(1) 请被检查者站立。

(2) 指鼻试验(睁眼、闭眼)。

(3) 检查双手快速轮替运动。

(4) 观察步态。

(5) 检查屈腰运动。

(6) 检查伸腰运动。

(7) 检查腰椎侧弯运动。

(8) 检查腰椎旋转运动。

# 第二节　特殊情况的体格检查

有时,由于患者病情与体位的限制,心理或生理的缺陷,不能配合医师按常规方法和顺序进行全身检查,医师需考虑改变检查顺序,或使用变通方法实施。有时检查不得不在患者家中或临时的检查床上进行,又缺乏必要的设备条件,对此情况均应有灵活的策略和方法进行体格检查。

## 一、智力障碍患者的检查

智力障碍的患者可能由于不能理解意图、过去不悦的经历、恐惧或对检查方法不适应,不能配合检查。此时应特别耐心,创造舒适的检查环境,保护患者隐私,让一位亲近的家人或保健人员在场,常可使患者减少顾虑,配合检查。应减慢速度,轻柔、细致,不得已时可分次完成。如同检查小儿一样,可能有损伤或带来恐惧感的检查应留待最后完成,以免因此影响关键部位的检查。

## 二、情绪障碍或有精神疾病患者的检查

可能由于不合作、敌意而妨碍检查。有时有经验的工作人员或家人在场可抚慰患者与医师合作,借机尽量完成全身体格检查。对于全身或重点体格检查绝对必要的精神疾病患者,可在用镇静药物或适当约束后进行。

## 三、病重或生理缺陷患者的检查

检查需要更长的时间、更轻柔的手法、变通的检查方法和顺序来完成。抬起翻身、变动体位都可能需要助手。需要特别注意检查与主诉、现病史有关的器官系统。检查顺序需要酌情改变。

**1. 卧床的患者**　全身检查有时只能在卧位进行,检查者有时需要变更自己的位置来完成全部项目。如对不能坐起或站立的患者,眼底检查有时不得不在卧位情况下行;心脏检查有时需要配合变动体位的听诊,而患者又不能下蹲或做 Valsalva 动作,此时可嘱患者握拳、被动抬腿或用血压计袖袋压迫双臂等方法增加回心血量,对心音和杂音的确定同样有效;肺部检查时,常需助手帮助翻身以完成侧面及背部的叩诊与听诊;直肠检查可以用左侧卧位方式进行触诊,注意屈髋、屈膝,右腿应尽量完全屈曲,同时也可检查背部,特别是检查压疮、叩诊脊柱等。合作的患者可通过抬腿、抬头了解肌力。神经系统检查时,在颅神经方面,卧位检查无困难,但不宜进行呕吐与吞咽反射的检查。

**2. 轮椅上的患者**　头颈、心肺、上下肢检查同坐位的患者。腹部、直肠、外生殖器、下背部、臀部的检查则不可能满意,如十分必要,应转移至检查床上进行检查。

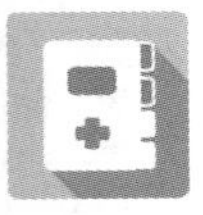

## 四、检查条件不佳的情景

在患者家里进行体格检查，需要携带必要的检查器械，注意家里的床一般较医院的检查台低，光线应尽量调整充足，最好有助手或家人在场协助完成。如果患者可以活动而又能合作，一般完成检查无困难；如其不能，则需助手协助翻身或固定体位。检查结束后应注意将所有用过的一次性消耗物品装袋处理，其余器械应充分清洁消毒才能供第二次使用。

## 五、某些意外紧急情况下的体格检查

临床医师有时在社交场合、旅行途中或度假期间遇到一些意外的救援要求和危及生命的急诊患者，在缺乏必要的器械的情况下，最重要的是思想准备，然后灵活应对现场的情景。显然，生命体征的检查是第一位的。在抢救期间可酌情抓紧时机，完成重要器官的一些检查，如神志状态、瞳孔大小、对光反射、眼球活动，以及心、肺听诊和四肢活动度等，不求全面、系统，但求与生命相关或创伤部位有关的体征能及时发现、准确评估，为进一步抢救或治疗的决策提供依据。

# 第三节　老年人的体格检查

随着我国老年人数量占总人口数的比例不断增加，除儿科医师外，各科都将见到越来越多的老年患者。体检时应正确区分年龄改变与病态，注意检查的技巧。

**1. 注意随着年龄增加而可能出现的老年性改变**　如：①视力、听力有一定下降，记忆力减退；②皮肤弹性降低；③瞳孔对光反应稍迟钝，眼球向上凝视能力下降；老年环也不是病理改变；④收缩压略升高，但仍在正常范围；⑤与脊柱后弓和椎体下塌有关的胸腔前后径增加；胸部检查时有捻发音并不一定是疾病所造成的；⑥肠蠕动功能下降致肠鸣音较少和较弱；⑦性器官（如女性阴唇、阴道，男性睾丸）萎缩；⑧前列腺增大；⑨肌肉常有轻度萎缩；⑩步态变慢，跨步变小；⑧神经系统检查时，踝反射可能减弱，其他深反射及肌力也可能减弱。

**2. 老年人体检时的特别注意事项**

(1) 定期的体格检查十分必要，但老年人可能由于骨关节改变而行动不便，应照顾患者实际情况，准备更多时间，耐心、细致进行体检。

(2) 检查的方法应灵活、机动，如在交谈中有效地了解智力、记忆力。

(3) 初步的精神状态检查可从患者一般状态（appearance）、情感反应（affect）及语言、行为是否适度（appropriateness）——三个“a”，加以评价。

(4) 注意患者视力、听力下降程度，一般对耳语音及高调语音分辨能力较差。

(5) 心脏检查时，注意第一心音改变及出现第三心音可能是病态表现。

(6) 血压检查最好包括坐、卧、立位，以了解循环代偿能力，并应双臂检查。

# 第四节　重点体格检查

前述全身体格检查对初学者十分重要，对于住院患者建立完整的医疗档案是必不可少的。但在门诊和急诊的日常医疗工作中，时间是相当有限的，而且，面对具体的患者，医师通过问诊又已经获得了病史资料，通过分析综合已勾画出疾病的假设，对患病的器官系统和病变的类型可能已有了初步印象。在此基础上进行的体格检查带有很强的目的性，可以用较少的时间进行重点的、更有效的体格检查。长期

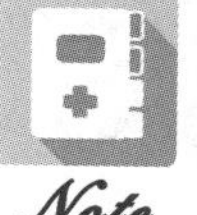

的医疗实践证明，这样的体格检查对门诊和急诊患者体格检查诊断资料的提供是完全可能的、有效的。进行有的放矢的重点体格检查，其顺序与全身体格检查基本一致，但应根据患者的体位、病情和需要对重点体格检查的部位和内容进行适当的调整，尽量减少患者的不适，又能较快地完成需要的、有针对性的检查。因为各种疾病的复杂性，重点体格检查绝不是"头痛查头、脚痛查脚"那么简单，对什么样的主诉（当然还有更复杂的病史）需要重点做哪些内容的体格检查，这需要丰富的疾病知识和建立诊断假设的能力，实际上也就是医师的临床诊断思维能力的反映。

## 思考题

1. 体格检查的方法有哪五种？
2. 五种叩诊音是什么？各有什么特点？
3. 卧位时全身体格检查的顺序是什么？
4. 演示前、侧胸部的检查方法。
5. 老年人的全身体格检查应注意什么？

（李鹏）

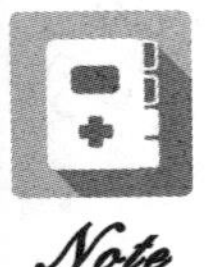

# 第三篇

# 临床基本操作技术

LINCHUANGJIBENCAOZUOJISHU

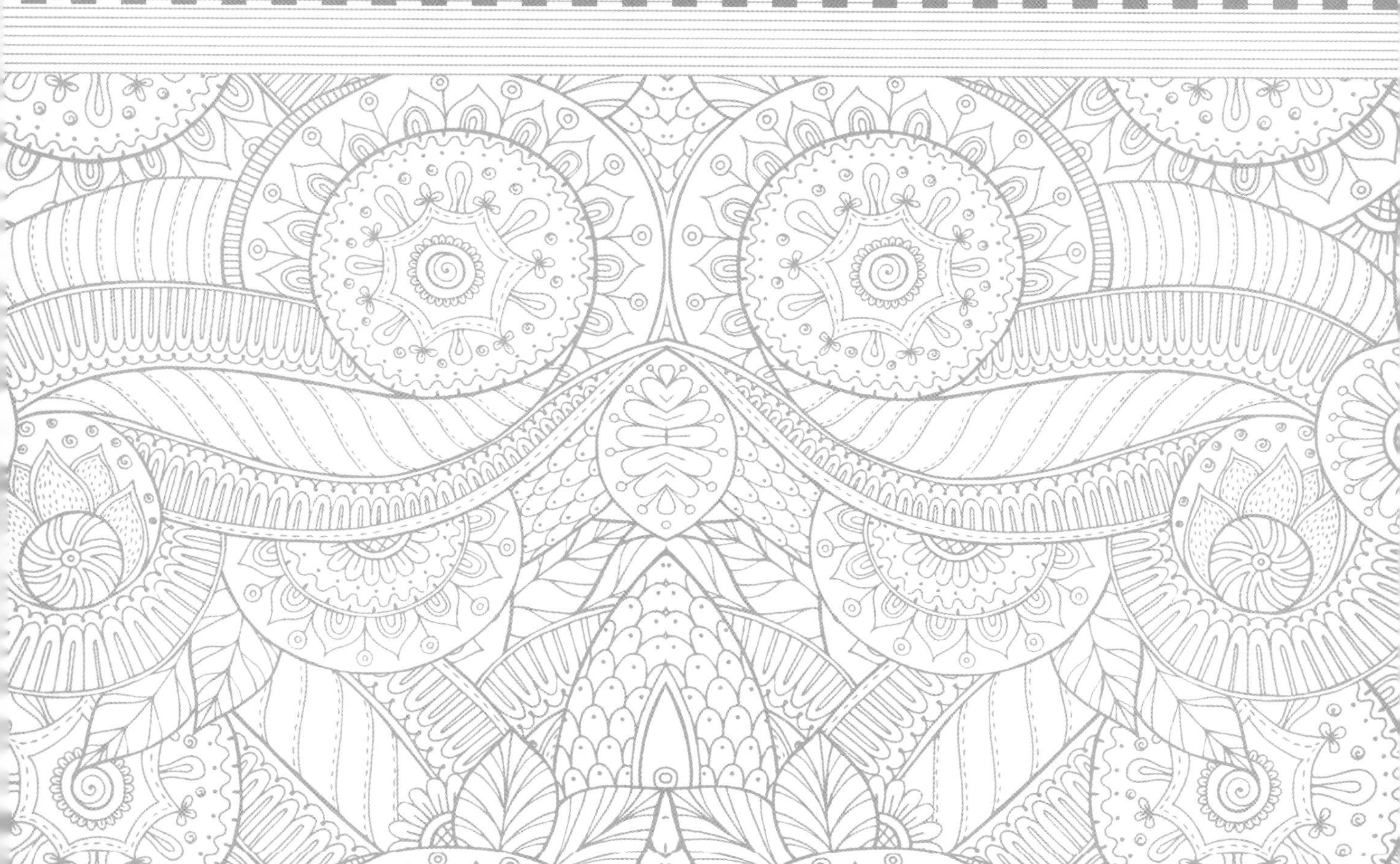

# 第十二章　胸膜腔穿刺术

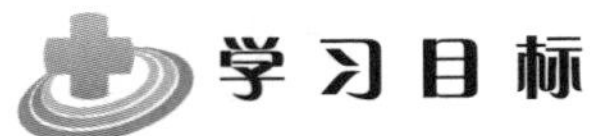

1. 掌握临床常用诊断技术的操作方法。

2. 熟悉临床常用诊断技术的适应证、禁忌证。

3. 了解临床常用诊断技术的注意事项。

4. 能在上级医师指导下完成临床常用诊断技术的规范操作，并正确书写操作记录。

5. 能与患者及家属进行有效沟通，正确进行告知和填写知情同意书。

胸膜腔穿刺术（thoracentesis）分为胸膜腔穿刺抽液术与胸膜腔穿刺抽气术。常用于明确胸腔积液性质、抽液或抽气减压，或进行胸膜腔闭式引流，或进行胸膜腔内给药等。

## 一、胸膜腔穿刺抽液术

【适应证】

**1. 诊断性穿刺**　主要针对原因未明的胸腔积液，穿刺抽取液体进一步检查以帮助确诊。

**2. 治疗性穿刺**　穿刺抽液可缓解胸腔大量积液产生的压迫症状；根据需要向胸腔内注射药物（如抗肿瘤药、促进胸膜粘连药物等）。

【禁忌证】

（1）体质衰弱、病情危重难以耐受或有精神疾病及不合作者。

（2）对麻醉药物过敏者。

（3）凝血功能障碍患者。

（4）穿刺部位或周围有感染或疑有胸腔棘球蚴病的患者。

【方法】

**1. 准备**　核查患者，签署知情同意书，洗手，戴帽子、口罩。

**2. 体位**　患者取面向椅背坐位，两前臂置于椅背上，前额伏于前臂上。卧床患者可取半坐位，前臂上举抱于枕部。

**3. 选择穿刺点**　选择患侧胸部叩诊浊音最明显部位，如腋前线第 5 肋间，腋中线第 6 肋间，腋后线第 7 肋间，肩胛下角线第 7、8 肋间为穿刺点，穿刺前应结合 X 线或超声检查定位。穿刺点用蘸甲紫（龙胆紫）的棉签或其他标记笔在皮肤上标记。

**4. 消毒铺单**　2%～3%碘酒以穿刺点为中心进行消毒，由内向外环形扩展，范围直径至少为 15 cm，75%乙醇脱碘 2 次。打开胸膜腔穿刺包，戴无菌手套，覆盖无菌洞巾，检查胸膜腔穿刺包内物品。注意胸膜腔穿刺针与抽液用注射器连接后是否通畅、是否漏气。

**5. 麻醉**　助手协助检查并打开 2%利多卡因安瓿，术者以 5 mL 注射器抽取 2～3 mL，竖直注射器排气后，在穿刺部位下一肋上缘的穿刺点打出皮丘，再垂直进针，回吸确认无出血后，推麻醉药物，逐层麻醉至壁层胸膜。拔针后用无菌纱布在局部按压几秒钟，待麻醉药物充分吸收。如穿刺点为肩胛线或

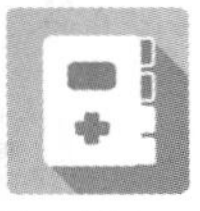

腋后线，肋间沿下位肋骨上缘进麻醉针，如穿刺点为腋中线或腋前线则取两肋之间进针。

**6. 穿刺抽液** 将胸膜腔穿刺针与抽液用 50 mL 注射器连接，关闭两者之间的开关，保证闭合紧密不漏气。术者以一手示指与中指固定穿刺部位皮肤，另一手持穿刺针沿麻醉处缓慢刺入，当针锋抵抗感消失时，打开闭合开关，进行抽液。助手用止血钳（或胸膜腔穿刺包的备用钳）协助固定穿刺针，以防损伤肺组织。注射器抽满后，关闭开关，记录抽液量，留取标本，分别装入各个标本小瓶中，填写检验单，送检标本。

也可采用带有三通活栓装置的穿刺针进行胸膜腔穿刺（图 12-1）。进入胸膜腔后，转动三通活栓使其与胸膜腔相通，进行抽液。注射器抽满后，转动活栓使其与外界相通排出液体。

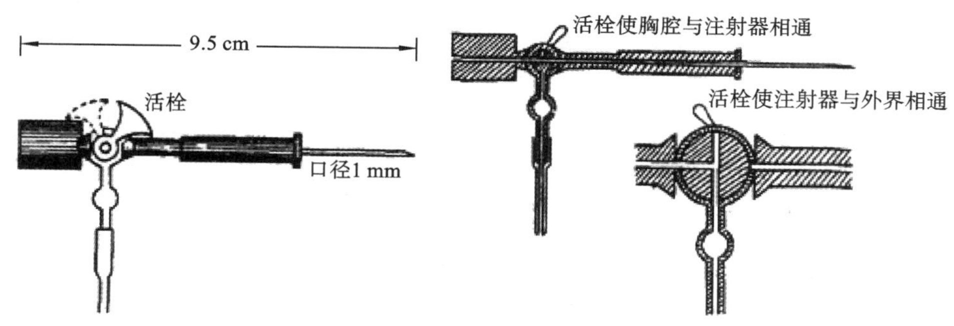


**图 12-1 三通活栓模式图**

**7. 拔针** 抽液结束，在呼气末屏住气，拔出穿刺针。局部消毒，覆盖无菌纱布，稍用力压迫片刻，胶布固定。

**8. 整理用物** 清洁器械，整理用物及操作场所，将医疗垃圾分类处置，做穿刺记录。嘱患者平卧休息，测血压并观察病情。

【注意事项】

（1）向患者及其家属充分告知病情及进行该项操作的目的、过程、可能风险、配合的事项。对精神紧张者适当使用镇静剂。

（2）操作中应密切观察患者反应。告知患者避免咳嗽、深呼吸或说话，若不能忍受，可将针退至皮下，剧烈咳嗽者应中止操作。

（3）一次抽液不可过多、过快，诊断性抽液 50～100 mL 即可；减压抽液，首次不超过 600 mL，以后每次不超过 1000 mL；如为脓胸，每次尽量抽尽。疑为化脓性感染时，助手用无菌试管留取标本，行涂片革兰染色镜检、细菌培养及药敏试验。检查癌细胞时，至少需 100 mL，并应立即送检，以免细胞自溶。

（4）严格无菌操作，防止空气进入胸腔。应避免在第 9 肋间以下穿刺，以免损伤腹腔脏器。

## 二、胸膜腔穿刺抽气术

【适应证】

主要针对气胸患者，穿刺抽气以解除对肺组织的压迫。

【禁忌证】

同胸膜腔穿刺抽液术。

【方法】

**1. 准备** 核查患者，签署知情同意书，洗手，戴帽子、口罩。一般在术前常规进行 X 线胸片检查以确诊并确定肺组织压缩程度。

**2. 体位** 患者取半坐卧位。

**3. 选择穿刺点** 通常选择患侧胸部锁骨中线第 2 肋间为穿刺点，局限性气胸则需要选取相应部位穿刺。

**4. 常规消毒皮肤、铺无菌洞巾、麻醉** 步骤同前述胸膜腔穿刺抽液术。

**5. 穿刺抽气** 取 50 mL 或 100 mL 注射器或气胸机抽气并测压，直至患者呼吸困难缓解为止。一

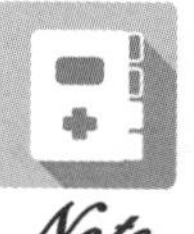

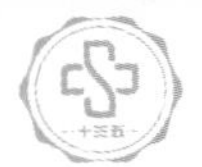



次抽气量一般不宜超过 1000 mL，可每日或隔日抽气 1 次。张力性气胸者病情危急，应迅速解除胸腔内正压以免发生严重并发症，紧急情况下如无抽气设备，为抢救患者生命，可用粗针头刺入胸膜腔临时排气。反复发生气胸以及交通性气胸或张力性气胸，可行胸膜腔闭式引流术。

【注意事项】

胸膜反应及其防治：胸膜反应是胸膜腔穿刺术中最常见的并发症。患者可出现持续性咳嗽、头晕、胸闷、面色苍白、心悸、出冷汗、四肢发凉、血压下降、虚脱甚至意识障碍等。多见于年轻人、体质虚弱者，尤其是空腹时，由精神紧张或血管迷走神经反射增强所致。术前应与患者充分沟通，了解既往有无类似病史，避免空腹穿刺，必要时可使用镇静剂或阿托品。一旦患者发生胸膜反应，术者立即停止操作，让患者取平卧位、注意保暖，观察脉搏、血压、神志变化。轻者经休息或心理疏导可自行缓解。重者给予吸氧及补充 10%葡萄糖，或皮下注射 0.1%肾上腺素 0.3～0.5 mL。

（汤之明）

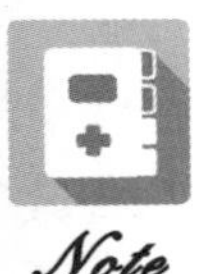

Note

# 第十三章　腹腔穿刺术

腹腔穿刺术(abdominocentesis)是指对有腹腔积液的患者,为了诊断和治疗疾病进行腹腔穿刺,抽取积液进行检验的操作过程。

【适应证】

(1) 腹腔积液原因不明或疑有内出血者。

(2) 大量腹腔积液引起难以忍受的腹胀、胸闷、气促者。

(3) 腹腔灌洗、人工气腹,需腹腔内注药或腹腔积液浓缩回输者。

【禁忌证】

(1) 广泛腹膜粘连者。

(2) 有肝性脑病先兆、棘球蚴病及巨大卵巢囊肿者。

(3) 大量腹腔积液伴有严重电解质紊乱者。

(4) 精神异常或不能配合者。

(5) 妊娠中后期。

(6) 有明显出血倾向者。

【方法】

**1. 准备**　核对患者,签署知情同意书;嘱患者排空膀胱,测量体重、腹围、生命体征,行腹部移动性浊音等检查,可常规做腹部超声检查,以确诊有无腹腔积液及量。洗手,戴帽子、口罩。

**2. 体位**　可根据患者情况采取坐位、半坐卧位、平卧位、侧卧位,头偏向一侧,尽量使患者舒服,以便其能耐受较长的操作时间。对疑为腹腔内出血或少量腹腔积液者行诊断性穿刺,取侧卧位为宜。

**3. 选择适宜的穿刺点**　①脐与左髂前上棘连线的中外 1/3 交界处,此处肠管较游离不易损伤,也可避免损伤腹壁下动脉,为常用穿刺点;②脐与耻骨联合上缘间连线的中点上方 1.0 cm 偏左或右 1.5 cm,此处无重要器官,穿刺较安全易愈合;③侧卧位,取脐平面与腋前线或腋中线交点处,适用于少量腹腔积液的诊断性穿刺。

**4. 消毒铺单**　2%～3%碘酒以穿刺点为中心进行消毒,向周边环形扩展,范围直径至少为 15 cm,75%乙醇脱碘 2 次。打开穿刺包,戴无菌手套,覆盖消毒洞巾,检查包内物品是否齐全,注意检查腹腔穿刺针与抽液用注射器连接后是否通畅、有无漏气。

**5. 麻醉**　助手协助检查并打开 2%利多卡因安瓿,术者以 5 mL 注射器抽取 2～3 mL,竖直排气后,在穿刺部位打出皮丘,再垂直进针,回吸确认无出血后,推麻醉药物,自皮肤至腹膜壁层逐层麻醉。拔针后用无菌纱布局部按压几秒钟,待麻醉药物充分吸收。

**6. 穿刺**　术者左手固定穿刺部位皮肤,右手持针经麻醉处垂直刺入腹壁,待针锋抵抗感突然消失时,示针尖已穿过腹膜壁层。助手戴手套后,用消毒血管钳协助固定针头,术者抽取腹腔积液,并留样送检。诊断性穿刺,可直接用 20 mL 或 50 mL 注射器及适当针头进行。大量放液时,可用 8 号或 9 号针头,并于针座接一橡皮管,以输液夹子调整速度,将腹腔积液引入容器中计量并送化验检查(第 1 管液体应舍弃,不做化验用)。

**7. 拔针**　抽液结束拔出穿刺针,局部消毒,覆盖无菌纱布,稍用力压迫片刻,用胶布固定,多头腹带包扎。

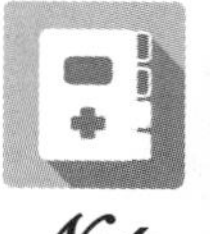

Note

**8. 整理用物** 清洁器械，整理用物及操作场所，将医疗垃圾分类处置（400 mL 腹腔积液加 1 g 疫克灵粉，保留 30 min 后，倒入专门倾倒医疗污物的渠道），做穿刺记录。

**9. 标本送检** 根据临床需要填写检验单，分送标本（腹腔积液常规检查需 4 mL，腹腔积液生化检查需 2 mL，细菌培养检查需 5 mL，腹腔积液病理检查需 250 mL 以上）。

**10. 术后观察** 嘱患者取平卧位休息，再次测量腹围、脉搏、血压、检查腹部体征，观察有无病情变化。

【注意事项】

(1) 向患者及其家属充分告知病情及进行该项操作的目的、过程、可能风险、配合的事项。对精神紧张者适当使用镇静剂。

(2) 术中注意观察患者，术后患者应平卧并使穿刺孔位于上方，以免腹腔积液继续漏出。

(3) 穿刺点选择视病情而定。少量腹腔积液者行诊断性穿刺，应让患者先侧卧于拟穿刺侧约 5 min；急腹症时，穿刺点宜选择在压痛点及肌紧张最明显部位。

(4) 严格执行操作规程，放液不可过快、过多，防止水、电解质紊乱或大量蛋白丢失诱发肝性脑病。初次放腹腔积液一般不超过 3 L，并在 2 h 以上的时间内缓慢放出。若能行腹腔积液浓缩回输或维持静脉输入大量清蛋白（6～8 g/L 腹腔积液），可放腹腔积液 4～6 L。血性腹腔积液，仅留取标本送检，不宜放液。

(5) 腹腔积液多者，为防止穿刺点漏液，在穿刺时要注意勿使自皮肤到腹膜壁层的针眼位于一条直线上。如穿刺孔有腹腔积液渗漏，可用蝶形胶布或火棉胶粘贴。

(6) 大量放液后，需束以多头腹带，以防腹压骤降，内脏血管扩张而引起血压下降或休克。

（汤之明）

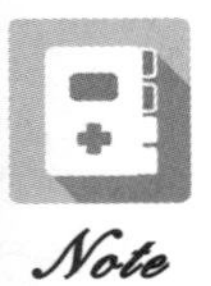

# 第十四章　腰椎穿刺术

腰椎穿刺术(lumbar puncture)是一种通过腰椎穿刺采集脑脊液标本、测定颅内压力、椎管内或鞘内给药，达到诊断和治疗神经系统疾病目的的操作技术。

【适应证】

(1) 中枢神经系统炎症性疾病的诊断与鉴别：如化脓性脑膜炎、结核性脑膜炎、病毒性脑膜炎、霉菌性脑膜炎、乙型脑炎等。

(2) 脑血管意外的诊断与鉴别：包括脑出血、脑梗死、蛛网膜下腔出血等。

(3) 肿瘤性疾病的诊断与治疗：如脑膜白血病的诊断及药物鞘内注射。

(4) 测定颅内压力和了解蛛网膜下腔是否阻塞等。

(5) 椎管内给药。

【禁忌证】

(1) 可疑颅内高压、后颅窝占位性病变、脑疝形成者。

(2) 休克、衰竭或濒危患者。

(3) 准备进行脊髓造影或气脑造影者。

(4) 穿刺部位有感染者。

(5) 有严重的凝血功能障碍患者或出血倾向者。

【方法】

**1. 准备**　核对患者，签署知情同意书；测量生命体征，观察意识，检查眼底，判断是否存在视神经乳头水肿等颅内压增高征象，查看头颅 CT、MRI 影像资料，评估全身状况。

**2. 体位**　患者侧卧于硬板床沿，背部与床面垂直，头向前胸屈曲，两手抱膝紧贴腹部，使躯干呈弓形；或由助手在术者对面一手挽住患者头部，另一手挽双下肢腘窝处并用力抱紧，使脊柱尽量后凸以增宽椎间隙，便于进针；肥胖、关节炎或脊柱侧弯的患者也可取坐位。

**3. 穿刺点选择**　以双侧髂嵴最高点连线与后正中线的交点为穿刺点，在皮肤上做一标记，此处相当于第 3、4 腰椎棘突间隙，有时也可在上一或下一腰椎间隙进行。

**4. 消毒铺单**　2%～3%碘酒以穿刺点为中心进行消毒，向周边环形扩展，范围直径至少为 15 cm，75%乙醇脱碘 2 次。打开腰椎穿刺包，戴无菌手套，覆盖消毒洞巾，检查腰椎穿刺包内物品是否齐全，注意穿刺针是否通畅。

**5. 麻醉**　助手协助检查并打开 2%利多卡因安瓿，术者以 5 mL 注射器抽取 2%利多卡因 2～3 mL，竖直排气后，在穿刺部位打出皮丘，再垂直进针，回吸确认无出血后，推麻醉药物，自皮肤到椎间韧带逐层麻醉。拔针后用无菌纱布局部按压几秒钟，待麻醉药物充分吸收。

**6. 穿刺**　术者用左手固定穿刺点皮肤，右手持穿刺针，垂直刺入皮下，针尖稍斜向头部，缓慢推进。成人进针深度为 4～6 cm，儿童为 2～4 cm。当针头穿过韧带与硬脊膜时，有阻力突然消失的落空感。此时可将针芯慢慢抽出，防止脑脊液流出过快造成脑疝，见脑脊液流出后，插入针芯。嘱助手协助患者稍放松体位，接上测压管测量压力(正常侧卧位脑脊液压力为 70～180 $mmH_2O$ 或 40～50 滴/分)。撤去测压管，收集脑脊液 2～5 mL 送检。如需做培养时，应用无菌操作法留标本。

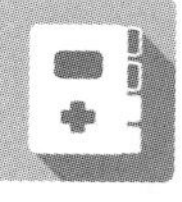

注意点：①穿刺时腰椎穿刺针的针尖斜面应平行于身体长轴，以避免损伤硬脊膜纤维，减少腰椎穿

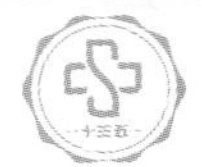



刺后头痛；②每次穿刺针推进时必须先将针芯插入。

**7. 拔针** 术毕，将针芯插入后一起拔出穿刺针，局部消毒，覆盖消毒纱布，稍用力压迫片刻，用胶布固定。

**8. 整理用物** 清洁器械，整理用物及操作场所，将医疗垃圾分类处置，做穿刺记录。

**9. 标本送检** 根据临床需要填写检验单，分送标本（第一管细菌学检查、第二管生化检查、第三管常规检查、第四管根据情况进行特异性检查）。

**10. 术后观察** 嘱患者去枕平卧 4～6 h，以免引起术后低颅内压性头痛。测量脉搏、血压，观察有无病情变化。

【注意事项】

（1）向患者及其家属充分告知病情及进行该项操作的目的、过程、可能风险、配合的事项。询问麻醉药物过敏史，对精神紧张者适当使用镇静剂。

（2）严格掌握适应证，凡疑有颅内高压者须做眼底检查。必要时脱水降低颅内压后再做穿刺，以免发生脑疝。

（3）进针要缓慢，以免用力过猛时刺伤马尾神经或血管，以致产生下肢疼痛或使脑脊液中混入血液影响结果判断。如系外伤出血，须待 5 天后重新检查。

（4）鞘内给药时，应先放出等量脑脊液后再注入药物。

**（汤之明）**

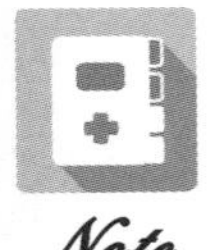

# 第十五章　骨髓穿刺术

骨髓穿刺术(bone marrow puncture)是采集骨髓液的一种常用诊断技术。其目的是通过骨髓细胞形态学、细胞遗传学、造血干细胞培养、病原生物学等检查对疾病进行诊断、鉴别诊断、疗效观察及预后判断。

【适应证】

(1) 各种血液病的诊断、鉴别诊断及疗效观察。

(2) 不明原因的红细胞、白细胞、血小板数量或形态学异常者。

(3) 不明原因的肝、脾、淋巴结肿大或长期发热者。

(4) 某些寄生虫病或传染病需要通过骨髓细菌培养或涂片寻找致病原。

【禁忌证】

(1) 穿刺部位有感染者。

(2) 严重出血的血友病。

【穿刺部位】

**1. 髂前上棘穿刺点**　髂前上棘后 1～2 cm,此处骨面较平坦、易固定,操作方便,危险性极小。

**2. 髂后上棘穿刺点**　骶椎两侧,臀部上方骨性突出部位。

**3. 胸骨穿刺点**　胸骨柄、胸骨体相当于第 1、2 肋间隙中线部位。此处骨髓含量丰富,但胸骨较薄,其后有大血管和心房,穿刺时务必小心。

**4. 腰椎棘突穿刺点**　腰椎棘突突出的部位。此处穿刺难度大,不常用。

**5. 小儿胫骨穿刺点**　胫骨粗隆下 1 cm 之前内侧。

【方法】

(1) 准备:核对患者,签署知情同意书。测量生命体征。洗手,戴帽子、口罩。

(2) 体位:由穿刺部位决定。胸骨及髂前上棘穿刺时取仰卧位。髂后上棘穿刺时取俯卧位。腰椎棘突穿刺时取坐位或侧卧位。小儿胫骨穿刺取仰卧位。

(3) 选择穿刺点。

(4) 消毒铺单:以穿刺点为中心常规消毒皮肤。戴无菌手套,覆盖消毒洞巾。检查骨髓穿刺包内物品是否完备。

(5) 麻醉:2%利多卡因 2～3 mL,做局部浸润麻醉直至骨膜。局部按压,待麻醉药物充分吸收。

(6) 穿刺:将骨髓穿刺针固定器固定在适当的长度上(髂后和髂前上棘穿刺一般为 1.5 cm,胸骨和腰椎棘突穿刺为 1.0 cm),左手拇指和示指固定穿刺部位,右手持穿刺针与骨面垂直刺入(胸骨穿刺时,穿刺针与骨面成 30°～40°角斜行刺入),当针尖接触骨质后,左右旋转穿刺针,缓缓刺入,当有突破感且穿刺针已固定在骨内时,表明穿刺针已进入骨髓腔。

(7) 抽取骨髓液:拔出针芯,接上 10 mL 或 20 mL 干燥的注射器,适当用力抽吸(若穿刺针确在骨髓腔内,抽吸时患者有轻微酸痛感),随即有少量红色骨髓液进入注射器中。骨髓液抽取量以 0.1～0.2 mL 为宜。

(8) 涂片:取下注射器,重新插入针芯。将抽取的骨髓液滴于载玻片上,快速涂片数张,备送形态学及细胞化学染色检查。如需做骨髓液细菌培养,再接上注射器,抽吸骨髓液 1～2 mL 注入培养瓶内。

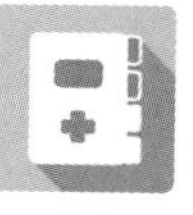

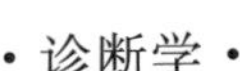

(9) 拔针:术毕,将插入针芯的穿刺针拔出,局部消毒,覆盖消毒纱布,稍用力压迫片刻,用胶布固定。

(10) 整理用物:清洁器械,整理用物及操作场所,将医疗垃圾分类处置,做穿刺记录。

(11) 标本送检:根据需要填写检验单,送检标本。同时做周围血涂片,以进行对照。

(12) 术后观察:卧床休息 1 天,3 天内穿刺部位保持清洁、干燥。

【注意事项】

(1) 向患者及其家属充分告知病情及进行该项操作的目的、过程、可能风险、配合的事项。术前检查出血时间、凝血时间,询问有无出血倾向、麻醉药物过敏史。

(2) 注射器与穿刺针必须干燥,以免发生溶血。骨髓液抽出后应立即涂片,避免凝固。

(3) 穿刺针头进入骨质后避免摆动过大,以免折断。如胸骨穿刺,用力不可过猛,穿刺不可过深,以防穿透内侧骨板而发生意外。

(4) 做细胞形态学检查时,抽吸液量不宜超过 0.2 mL,否则会使骨髓液稀释,影响结果判断。如做细菌培养,应先留取形态学检查标本后,再抽取 1～2 mL 送检。

(5) 干抽:操作正确,但仍不能抽取到骨髓液或仅吸出少许稀薄血液,则为“干抽”。可见于骨髓纤维化、骨髓有核细胞过度增生等。多次干抽时应进行骨髓活检。

(汤之明)

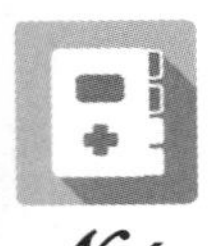
Note

# 第十六章　心包穿刺术

心包穿刺术(pericardiocentesis)主要用于判断心包积液的性质，协助病因的诊断；同时通过穿刺抽放积液，以缓解心脏压塞症状；还可以在心包腔内注射治疗性药物，如化脓性心包炎，经过穿刺排脓、冲洗和注射药物尚可达到一定的治疗作用。

【适应证】

**1. 诊断性穿刺**　用于确定心包积液的性质及病因，从而明确病因诊断与病理诊断。

**2. 治疗性穿刺**

(1) 减压性穿刺：发生急性心脏压塞时，穿刺抽取积液以缓解临床症状。

(2) 化脓性心包炎：穿刺抽取积脓，并可心包腔内用药辅助治疗。

【禁忌证】

(1) 少量心包积液或局限于左心室后壁的心包积液，或心包积液诊断未经证实，慢性缩窄性心包炎。

(2) 身体衰弱不能配合穿刺操作的患者。

(3) 通过其他诊断技术已明确病因，且无明显心脏压塞症状的患者。

(4) 出血性疾病患者，有心包积液但无心脏压塞症状者。

【方法】

**1. 准备**　核对患者，签署知情同意书。洗手，戴帽子、口罩。术前采用超声检查协助确定穿刺部位。

**2. 体位**　患者可取坐位或半卧位，一般心尖部穿刺宜取坐位，剑突下穿刺宜取半坐位。

**3. 穿刺部位**　穿刺部位可以通过下列方法确定：以清洁布巾盖住患者面部，仔细叩出心浊音界，采用超声检查确定的部位选好穿刺点，并决定进针方向和进针距离。通常采用的穿刺部位如下。

(1) 心尖部：左侧第5肋间心尖搏动外侧或心浊音界内侧1～2 cm处。穿刺针向内、向后推进指向脊柱。

(2) 剑突与左肋弓缘夹角处：此处穿刺不易损伤冠状动脉且不经胸腔，疑为化脓性心包炎时，经此处穿刺，不致发生感染。但此处穿刺针头必须穿过较致密的组织，若用力较猛，易撕破较薄的右心室或右心房。

**4. 消毒铺单**　常规消毒局部皮肤，术者及助手均戴无菌手套、铺洞巾。

**5. 麻醉**　自皮肤至心包壁层以2%利多卡因做逐层局部麻醉。

**6. 穿刺抽液**　可将心电监护仪的胸导联用消毒导线与穿刺针相连，在心电监护下穿刺，还可在超声引导下穿刺。术者持穿刺针穿刺，穿刺针进入皮下后，助手将注射器与穿刺针后的橡胶管相连，抽吸成负压，用血管钳夹闭橡皮管，术者将穿刺针缓慢推进，进针深度因胸壁或腹壁厚度而有所不同。

(1) 心尖部进针：根据横膈位置高低，一般在左侧第5肋间或第6肋间心浊音界内2.0 cm左右进针，应使针自下而上，向脊柱方向缓慢刺入。

(2) 剑突下进针：应使针体与腹壁成30°～40°角，向后、向上并稍向左刺入心包腔后下部。

当针头阻力感突然消失或液体流入穿刺针胶管时，即表示进入心包腔，若针尖感到心脏搏动或与穿刺针相连的心电监护上出现ST段抬高或室性期前收缩时，此时应退针少许，以免划伤心脏。术者确定

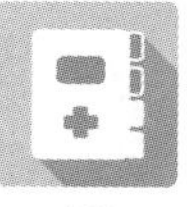

穿刺针进入心包腔后，由术者固定针头，助手用注射器抽液。缓慢抽吸，记录液量，留标本送检。在每次取下针管之前，应夹住橡胶管，以防空气进入。

**7. 包扎固定** 术毕拔出针后，盖消毒纱布、压迫数分钟，用胶布固定。

**8. 整理用物** 清洁器械，整理用物及操作场所，将医疗垃圾分类处置，做穿刺记录。嘱患者取平卧位休息，测血压并观察病情。

【注意事项】

(1) 严格掌握适应证，心包腔穿刺术有一定危险性，应由有经验的医师操作或指导，在心电监护下进行穿刺，在超声显像引导下进行心包腔穿刺抽液更为准确、安全。

(2) 术前应向患者做好解释，讲明穿刺目的，消除顾虑。嘱其在穿刺过程中勿咳嗽或深呼吸，术前半小时可服可待因 30 mg；术前须进行心脏超声检查，确定液平段大小、穿刺部位、穿刺方向和进针距离，选液平段最大、距体表最近点作为穿刺部位。

(3) 穿刺时麻醉要完善，以免因疼痛引起神经源性休克；术中、术后均需密切观察患者的呼吸、脉搏、血压及一般情况。如果抽液速度过快、抽取的液体量过多，短期内使大量血液回心可能导致肺水肿。抽液量可视病情不同而有所不同，若合并有左心功能不全或明显水钠潴留，抽液速度宜慢，第一次抽液不宜超过 200 mL，重复抽液可逐渐增到 300～500 mL；若无上述情况或为化脓性心包积液，则可尽量抽尽；若积液生成速度快，短期内需反复穿刺抽液者，可通过穿刺针放置引流导管，一般可保留 48～72 h；若抽出血性液体，应放置观察是否凝固，若 3～5 min 不凝固为心包腔内液体，可继续抽液。若凝固则可能来自心脏或损伤的血管，应立即停止穿刺，并严密观察有无心脏压塞症状出现。

(4) 取下引流管前夹闭橡皮管，以防空气进入。

(5) 术中偶可因刺破冠状动脉或心肌造成急性心脏压塞；极少数患者在针头触及心脏时会发生心搏骤停(迷走神经性心脏停搏或心室颤动)，故术前应准备好抢救药品及器械，一旦发生，立刻抢救，必要时与心脏外科联系手术治疗。

(汤之明)

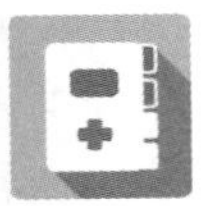

Note

# 第十七章　三腔二囊管压迫术

门静脉高压引起的食管-胃底静脉曲张破裂大出血，在药物治疗无效时，可暂时使用三腔二囊管压迫术止血，为后续有效止血做准备。

【适应证】

食管-胃底静脉破裂出血患者的紧急止血。

【禁忌证】

病情垂危或深昏迷不合作者；咽喉、食管肿瘤病变或曾经手术者；胸腹主动脉瘤者；严重冠心病、高血压、心功能不全者慎用。

【方法】

(1) 准备：核对患者，签署知情同意书，测量生命体征。洗手，戴帽子、口罩。

(2) 术前认真检查三腔管是否通气，并做注气试验，检查 2 个气囊是否漏气，并了解胃囊、食管囊容积与膨胀情况。分别标记出 3 个腔通道，并认出管腔上 45 cm、60 cm 处刻度。

(3) 嘱患者取平卧位，头偏向一侧，将三腔管远端及气囊表面涂石蜡油，用注射器将气囊内空气抽尽备用，先进行鼻腔及咽喉部局麻，然后将三腔二囊管自鼻腔插入至咽喉部，嘱患者做吞咽动作，将三腔二囊管进至 60 cm 处再抽取胃液，若自胃管内抽到胃液或胃内积血时，提示管端已达胃部。

(4) 用注射器先向胃囊内注入空气 200 mL 左右，此时用血压计去掉袖带直接测压，使囊内压保持 50～60 mmHg，将胃囊开口部用血管钳夹紧以免漏气，再缓缓向外牵拉三腔管至有轻度弹性阻力感时，表明膨胀的胃囊已紧贴胃底黏膜上，用约 0.5 kg 重物(500 mL 的空输液瓶或其内盛少量水)通过输液架上安装的滑车装置，持续牵引三腔管外端，以达到充分压迫的目的。三腔管露出于鼻唇部处做一醒目标志，以便观察。

(5) 经上述处理如仍有呕血时，则应再向食管囊内注入空气 100 mL 左右，然后夹住食管囊外口。食管囊内的压力为 20～30 mmHg，可使气囊压迫食管下段的曲张静脉。

(6) 气囊持续压迫 24 h 后，则需放松牵引，以防止黏膜糜烂，放气解除压迫时，应先抽尽食管囊内气体，再放胃囊内气体，同时嘱患者口服石蜡油 15～20 mL，以防止气囊外壁与食管黏膜粘连。放气 30 min 后，再充气，牵引。如果观察出血停止已超过 24 h，可放出气囊内气体，留管观察。若再出血，立即再行压迫。

(7) 气囊压迫时间一般不超过 72 h，如继续间断出血可适当延长。拔管前抽尽 2 个气囊内的气体，嘱患者口服石蜡油 20～30 mL，缓缓将三腔二囊管取出。

【注意事项】

(1) 术前向患者解释操作的目的，以取得密切配合，对躁动不合作或高度紧张者，可肌内注射地西泮 10 mg 或异丙嗪 25 mg。

(2) 操作时助手站在术者的对侧，并备好吸痰器防止插管时大量胃内积血反流，导致呼吸道阻塞而窒息。

(3) 胃囊与食管囊的容积与压力数据变异较大，在操作前应分别测定各囊注气量并了解压力变化，确定适宜参数。但需注意应保持胃囊足够的容积，以免自贲门滑出，而食管囊内的压力不宜超过 40 mmHg，以免压迫食管动脉造成局部坏死。

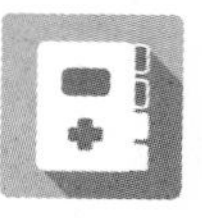

(4) 三腔管牵引方向应顺身体纵轴,与鼻唇部成45°角,以防该处鼻腔黏膜及唇部皮肤过度受压而产生糜烂、坏死。

(5) 三腔二囊管压迫短暂止血效果肯定,但患者较痛苦,并发症较多,如吸入性肺炎、窒息、食管炎、食管黏膜坏死、心律失常等,故在使用期间应加强护理,随时监测容积及压力变化,防止并发症,严防气囊漏气、破裂及囊滑脱引起的窒息,如发生上述情况应立即将食管囊内气体放尽再拔管。定时从胃管中抽吸,以判断出血情况,并可从胃管注药止血。

(6) 注气时从胃囊开始,再充气食管囊。放气则顺序相反。注气不能过多或不足,以防止气囊破裂或三腔管滑脱。

(汤之明)

# 第十八章　导　尿　术

导尿术是将导尿管插入膀胱引流尿液，是临床常用的基本操作技术，医学技术在不断发展，导尿术在方法上日趋改进，并不断得到完善。

【适应证】

(1) 解除各种病因引起的尿潴留。

(2) 测定膀胱容量、压力、残余尿量。

(3) 探查尿道有无狭窄或梗阻，对有无尿道损伤行诊断性导尿。

(4) 留取尿标本做化验检查。

(5) 各种危重患者需准确记录尿量，便于指导治疗。

(6) 某些术前、术后及产前、产后需要时。

(7) 昏迷、尿失禁时采用保留导尿管以保持局部清洁。

【禁忌证】

(1) 女性患者患有急性尿道炎时。

(2) 女性患者尿道下裂、尿道口开口于阴道内者。

(3) 男性患者由于外伤或手术造成的阴茎过于短小，需要保留导尿时无法将导尿管牢靠固定在阴茎者，不宜应用普通导尿管导尿(应采用气囊导尿管导尿)。

【方法】

**1. 准备**　无菌导尿包 1 个。内有导尿管粗细不同者 2～3 根，一般采用橡胶导尿管(现常用气囊导尿管)。血管钳 1 把、镊子 1 把、治疗碗 1～2 个、石蜡油球 2 个、有盖标本瓶 2～3 个、棉球数个、纱布数块、弯盘 1 个、孔巾 1 块、治疗盘一个，油布、治疗巾各 1 块、0.1%新洁尔灭、0.5%碘伏溶液、无菌手套 1～2 副。如需留置导尿管时另备备皮用具、胶布、引流管及引流袋各 1 个。操作者洗净双手，戴帽子、口罩，备齐用物携至患者床旁，向患者解释以取得合作。注意保护患者隐私，关闭门窗、窗帘或用屏风遮挡患者。

**2. 操作步骤**　女性患者导尿步骤如下。

(1) 患者取仰卧位，双腿屈曲略向外展，暴露清楚操作区域，操作人员位于患者右侧，显露外阴，铺油布、治疗巾于患者臀下，弯盘置于两大腿之间近外阴处，放入棉球于治疗碗内，倒入 0.1%新洁尔灭或 0.5%碘伏溶液，用血管钳夹取棉球擦洗外阴后，戴好手套，左手拇指和示指分开大阴唇，右手持镊子擦洗小阴唇及尿道口，整个擦洗顺序为由外向内、自上而下，消毒棉球使用后移去。

(2) 在患者两腿之间用无菌技术打开导尿包，戴无菌手套，铺孔巾形成一无菌区。用石蜡油球充分润滑导尿管前端，用 0.1%新洁尔灭或 0.5%碘伏棉球由内向外消毒尿道口、小阴唇，右手持血管钳夹住导尿管轻轻插入尿道 4～6 cm，见尿液流出后说明导尿管已进入膀胱，再继续插入 1～2 cm，将尿液引入无菌治疗碗内。如需做化验，留取中段尿于无菌标本瓶中。

(3) 导尿完毕，轻轻拔出导尿管，用无菌纱布为患者擦干净外阴。

(4) 需留置导尿管者，导尿前为患者剃去阴毛，以便胶布固定。固定导尿管方法：使用较宽胶布，一端剪成 3 条，中间 1 条固定于导尿管上，其余 2 条交叉贴在阴阜两侧的皮肤上，宽胶布宽的一端贴在阴阜中上部，另用胶布条将导尿管固定于患者大腿内侧皮肤上。

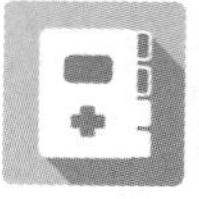

Note

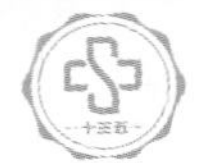



男性患者导尿步骤如下。

(1) 患者取仰卧位，拉下裤至膝部，暴露出阴部，双腿放平略向外分开，将油布、治疗巾垫于臀下，治疗碗内倒入0.1%新洁尔灭或0.5%碘伏溶液。操作者左手用无菌纱布裹住阴茎，将包皮向后推，露出尿道口，右手持血管钳夹碘伏棉球，自尿道口环形向上消毒至冠状沟上，连续消毒2次，注意擦净包皮及冠状沟处。再纵行擦洗阴茎及阴囊皮肤2次。

(2) 将放在患者两腿间的导尿包使用无菌技术打开，戴无菌手套，铺孔巾，用石蜡油球润滑导尿管，左手用无菌纱布包裹阴茎，提起阴茎和腹壁成60°角，使尿道的生理弯曲度减小(老年男性有前列腺增生者可推入5～10 mL石蜡油于尿道里)，将包皮向后翻露出尿道外口，左手的拇、示指轻轻分开尿道口，右手用血管钳夹住导尿管距离顶端3～4 cm处，对准尿道口轻轻插入约20 cm，见尿液流出后说明导尿管已进入膀胱，再插入2 cm左右，将尿液引入无菌碗内，如需做化验，留取中段尿于无菌标本瓶中。

(3) 导尿完毕，拔出导尿管，用纱布擦净尿道外口。

(4) 如要留置导尿管，普通导尿管的固定方法为：将2条宽胶布制成蝶形胶布，固定在阴茎两侧，再用细胶布半环形固定这两条胶布，固定完毕，连接尿袋，固定于床旁。

【注意事项】

(1) 导尿包严格灭菌，导尿全过程要按无菌操作进行，以防止发生尿路逆行性感染。

(2) 导尿前应根据患者情况选择粗细适宜的导尿管，导尿管要用石蜡油充分润滑，插管动作要轻柔，以免损伤尿道黏膜。

(3) 尿潴留者第一次放尿量不能超过500 mL，以防因腹压急剧降低引起虚脱。另外膀胱内压突然减压也可造成膀胱黏膜充血后发生出血。

(4) 引流管及引流袋应保持密闭状态，引流管长短要适当，引流袋须低于膀胱位置，1～2天更换引流袋，每天用0.1%新洁尔灭或0.5%碘伏棉球消毒尿道口。长期留置导尿管的患者在拔管前应先交替进行膀胱充盈和排空，间歇性引流，以锻炼膀胱的反射功能。

**(汤之明)**

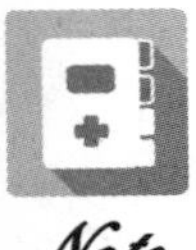

# 第十九章　插　胃　管

插胃管(gastric tube)是将胃管由鼻腔路径插入胃内，以满足患者各种治疗的需要。常用于洗胃、腹部手术术后、昏迷，以及其他原因而不能进食者。

【方法】

(1) 患者体位取平卧或半卧位，头向后仰，测定鼻尖经耳垂到剑突的长度。

(2) 仔细查看和清洁患者鼻腔与口腔。若口腔有活动假牙应取出。

(3) 为了避免空气进入胃内，须用止血钳夹闭胃管末端，使用石蜡油将胃管前端涂擦。左手用一块纱布块托住胃管，右手用一把镊子夹持胃管前端从一侧鼻孔沿下鼻道缓缓送入。如患者神志清醒，胃管插至咽部时，可嘱其做吞咽动作，以助胃管下行，此时插入速度应稍快，昏迷者则可直接插入。插入胃管的长度成人常为 50 cm 左右，婴幼儿为 15～18 cm。在插管过程中，如果患者出现呛咳、发绀、呼吸困难等表现，则说明胃管误入气管内，应立即拔出，休息片刻待以上症状消失后再插。

(4) 插管完毕后，要进行测试，方法如下。用注射器抽吸胃管，如抽出胃液，证明胃管已在胃中，如未能抽出胃液，可用下列方法证明胃管是否在胃内：①向胃管内注入空气的同时，将听诊器置于上腹部听诊，如能听到气过水声，表示胃管在胃内，反之，则表示胃管尚未入胃内；②可将胃管外端浸入一杯水中，如无气泡冒出，表示胃管在胃内，如有气泡冒出，且与呼气一致，则表示胃管误入气管内，应立即拔出，重新再插。

(5) 核实胃管在胃里，且位置符合要求，深度适宜，即可用胶布条将胃管妥善固定于面颊部。

(6) 患者如需灌注流质食物，胃管外端接 50～100 mL 注射器，可先注入少许温开水，再缓缓注入所需食物。

(7) 对严重呕吐患者，可用流筒滴注法，用输液夹调节好速度，使流质食物慢慢滴入胃内，以避免流质食物注入过多、过快而引起呕吐。

(8) 如为腹部手术术后放置胃管，应根据医嘱抽吸、观察、记录胃内容物。

(9) 拔管时间根据病情而定，例如，腹部手术术后拔管时间常要在患者肛门排气后。

【注意事项】

(1) 食管-胃底静脉曲张者，不宜施行此术，因易导致曲张的静脉破裂出血。

(2) 插管前要先仔细检查胃管所经过的路径(鼻、咽喉、口腔、食管)是否通畅。

(3) 为了避免损伤鼻腔黏膜，插管一定要沿下鼻腔下缘处进入，不能沿鼻腔顶部插入，应沿咽后壁滑下，以免经喉口而误入气管里。并应随时注意，如误入气管而引起呛咳等，当即退出。胃管插入咽部时，同时伴随吞咽动作有利于胃管下行进入胃内。

(4) 昏迷患者因神经反射减弱或消失，胃管误入气管时，也可能不会有咳嗽、呼吸困难或发绀等症状，应注意鉴别。

(5) 如患者同时吸氧，切勿将氧气管与胃管混淆。向胃管内注入流质食物前，必须判明胃管确实在胃内方能注食，鼻饲时应注意流质食物的温度、注入的速度及数量，一般一次注入量不超过 300 mL，长期鼻饲患者，一般 4～5 天更换一次胃管。鼻饲完毕，尽量不搬动患者，以免引起呕吐。

(6) 做好口腔卫生护理，积极防止口腔溃疡等并发症的发生。

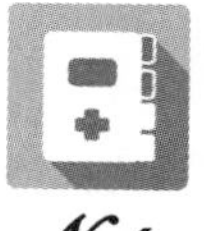

(汤之明)

Note

# 第二十章　吸　氧　术

吸氧术是指通过给氧，提高动脉血氧分压（$PaO_2$）和动脉血氧饱和度（$SaO_2$），增加动脉血氧含量（$CaO_2$），纠正由各种原因造成的缺氧状态，促进组织的新陈代谢，维持机体生命活动的一种治疗方法。

【方法】

**1. 用物准备**

（1）供氧设备：氧气筒和氧气表装置或氧气枕、氧气管道化装置等。

（2）吸氧器具：鼻导管或鼻套管、鼻塞、面罩、漏斗、头罩等。

（3）辅助用物：治疗盘内置治疗碗（内盛镊子一把）、小药杯（内盛冷开水）、玻璃接管、橡胶管、棉签、胶布、纱布、扳手、安全别针、松节油、75%乙醇、弯盘等。

**2. 操作步骤**

（1）鼻塞与鼻导管给氧：选择一侧鼻孔并清洁；连接鼻塞或者鼻导管，调节氧流量；将鼻塞或导管塞入鼻孔；胶布妥善固定（胶布过敏者可用丝绸胶布）。

（2）面罩给氧：面罩置患者口鼻部，并妥善固定；确定氧气流出通畅后，调节氧流量；连接氧气于面罩的进气接口。

（3）头罩给氧：适用于婴幼儿给氧。将头罩罩在婴幼儿头部，调节氧流量表，连接氧气于头罩的进气孔上。

【注意事项】

（1）床边禁火，禁吸烟，防高温。

（2）嘱患者一般不要自行调节氧流量。

（汤之明）

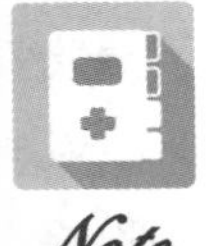

Note

# 第二十一章　动、静脉穿刺术

动、静脉穿刺术是国家医师资格考试中实践技能考试操作内容之一，也是医学生必须掌握的基本技能。

## 一、动脉穿刺技术

【适应证】

（1）严重休克需急救的患者，经静脉快速输血后情况未见改善，须经动脉提高冠状动脉灌注量及增加有效血容量。

（2）麻醉或手术期以及危重患者持续监测动脉血压。

（3）施行特殊检查或治疗，如血气分析、选择性血管造影和治疗、心导管置入、血液透析治疗等。

【禁忌证】

（1）慢性严重心、肺或肾脏疾病、晚期肿瘤。

（2）周围皮肤炎症或动脉痉挛以及血栓形成。

（3）有出血倾向者。

【方法】

**1．准备**

（1）了解、熟悉患者病情。与患者或家属谈话，做好解释工作，争取清醒患者配合。

（2）如果部位需要，可先行局部备皮。

（3）准备清洁盘、小切开包、穿刺针、导引导丝及动脉留置导管；0.4%枸橼酸钠生理盐水或肝素生理盐水冲洗液；加压装置。

**2．操作步骤**　以桡动脉穿刺为例。

（1）腕下垫纱布卷，呈背伸位，常规皮肤消毒、铺洞巾。

（2）术者戴好帽子、口罩，立于患者穿刺侧，戴无菌手套，以左手示指和中指在桡侧腕关节上 2 cm 动脉搏动明显处固定欲穿刺的动脉。

（3）右手持注射器（肝素生理盐水冲洗），在两指间垂直或与动脉走向成 40°角刺入。如见鲜红色血液直升入注射器，表示已刺入动脉。

（4）用左手固定原穿刺针的方向及深度，右手以最大速度注射药液或采血。操作完毕，迅速拔出针头，局部加压不得少于 5 min。

【注意事项】

（1）必须严格无菌操作，以防感染。

（2）如抽出暗黑色血液表示误入静脉，应立即拔出，压迫穿刺点 3～5 min。

（3）若一次穿刺失败，切勿反复穿刺，以防损伤血管。

（4）穿刺后妥善压迫止血，防止局部血栓形成。

## 二、静脉穿刺技术

【适应证】

（1）需长期输液而外周静脉因硬化、塌陷致穿刺困难者。

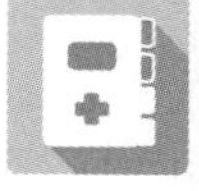

Note

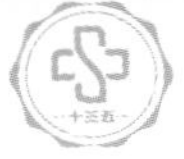



(2) 需行肠道外全静脉营养者。

(3) 危重患者及采血困难患者急症处理。

(4) 中心静脉压测定。

【方法】

**1. 准备**

(1) 了解、熟悉患者病情，与患者或家属谈话，做好解释工作，争取清醒患者配合。

(2) 如果部位需要，可先行局部备皮。

(3) 准备清洁盘、穿刺包等。

**2. 操作步骤** 以股静脉穿刺为例。

(1) 患者取平卧位，其穿刺下肢轻微外展、外旋，以腹股沟韧带中心的内下方 1.5～3.0 cm、股动脉搏动内侧为穿刺点。

(2) 术者戴好帽子、口罩立于患者一侧，消毒局部皮肤，戴无菌手套，铺无菌洞巾。于穿刺点处轻轻压迫皮肤及股静脉并稍加固定。

(3) 右手持注射器向左手示指、中指固定的穿刺点刺入，进针方向与穿刺部位的皮肤成 30°～45°角，顺血流方向或成垂直方向，边进针边抽吸缓缓刺入。

(4) 当穿刺针进入股静脉后，即有静脉血液回流入注射针管内，再进针 2～4 mm 即可采血或注射药物。

(5) 若未能抽出血液，则先向深部刺入，采用边退针边抽吸至有血液抽吸出为止；或者调整穿刺方向、深度或重新穿刺。

(6) 穿刺完毕，拔出针头并消毒皮肤，盖上无菌小纱布，局部压迫 3～5 min，以防出血，再用胶布固定。

【注意事项】

(1) 必须严格无菌操作，以防感染。

(2) 如抽出鲜红色血液，表示误入动脉，应立即拔出，压迫穿刺点 5 min。

(3) 尽量避免反复穿刺，一般穿刺 3 次不成功应停止。

(4) 穿刺后妥善压迫止血，防止局部血栓形成。

**(汤之明)**

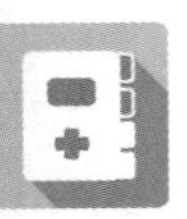

Note

# 第四篇

# 医学影像检查

YIXUEYINGXIANGJIANCHA

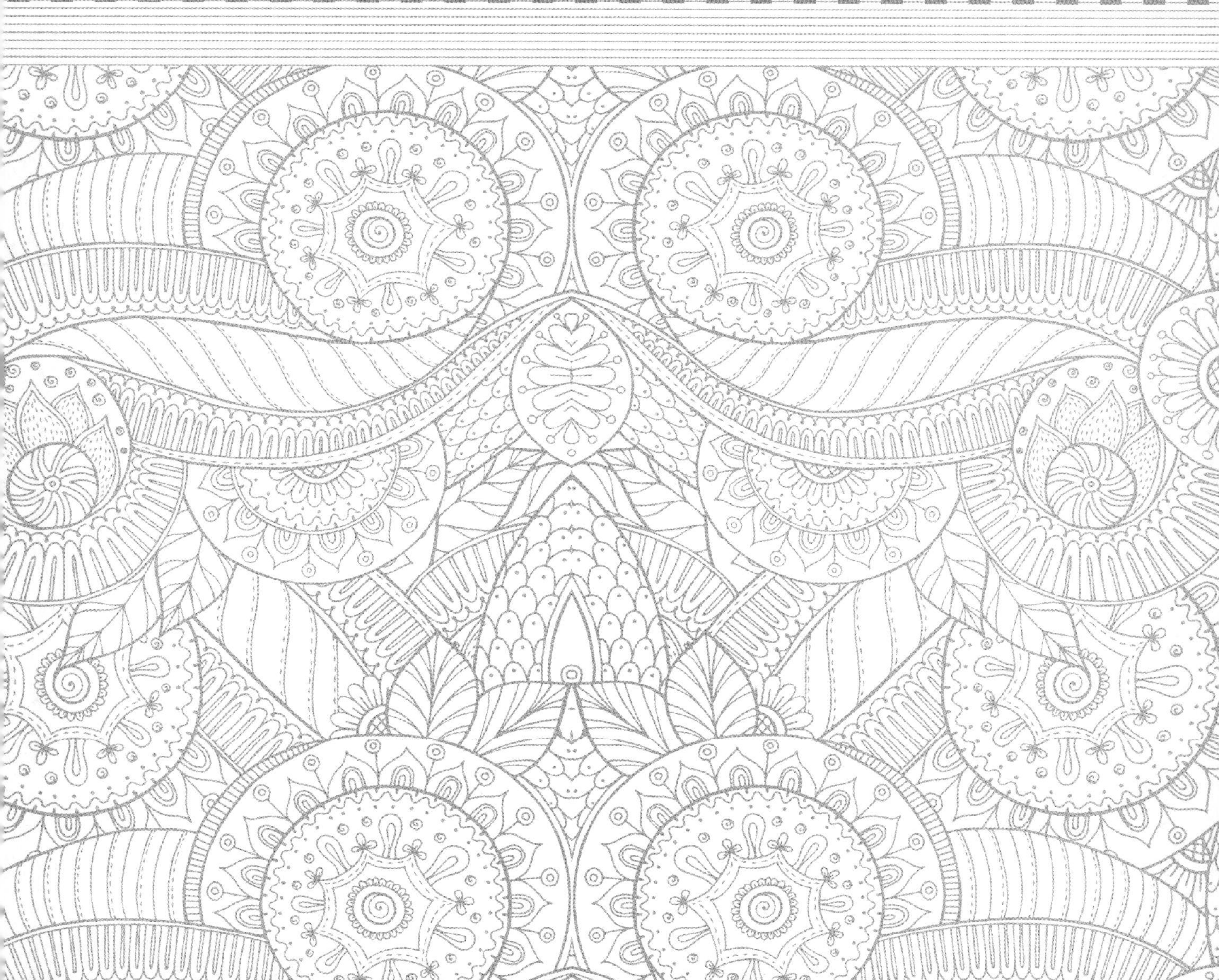

在1895年伦琴发现X线以后不久，X线就被用于人体检查，进行疾病诊断，形成了放射诊断学这一新学科，并奠定了医学影像学的基础。医学影像检查作为一种医疗辅助手段用于诊断和治疗，也作为一种科研手段用于生命科学的研究。其在临床上的应用非常广泛，为疾病的诊断提供了科学和直观的依据。

自20世纪50年代以来，随着科学技术水平的不断提高，成像技术和检查方法得到了迅速的发展，相继出现超声成像和核素γ闪烁显像。20世纪70年代和80年代又相继出现了X线计算机体层成像(X-ray computed tomography，X-ray CT或CT)、磁共振成像(magnetic resonance imaging，MRI)和发射体层成像(emission computed tomography，ECT)，包括单光子发射计算机断层显像(single photon emission computed tomography，SPECT)与正电子发射体层成像(positron emission tomography，PET)等新的成像技术。这些成像技术极大地拓宽了原有的放射诊断学领域，形成了包括常规X线诊断、超声诊断、核素显像诊断、CT和MRI诊断在内的医学影像诊断学。近年来，CT、MRI、超声和核素显像设备在不断地改进和完善，检查技术和方法也在不断地创新。影像诊断已从单一的形态成像诊断发展为集形态成像、功能成像和代谢成像为一体的综合诊断体系。分子影像学是新兴的医学影像分支，可在细胞和分子水平对人体生物活动的发生、发展过程进行实时成像，其研究和开发使影像诊断学扩展到了微观领域。

目前，数字成像改变了传统的模拟X线成像，其有利于图像信息的保存和传输，使远程放射学成为现实，极大地方便了会诊工作。纵观医学影像诊断学的发展，其应用领域在不断地扩大，诊断水平亦在不断地提高，也是临床医学中的重要学科之一。影像检查科是医院不可或缺的、重要的临床科室。医学影像诊断学在自身迅速发展的同时，也促进了其他临床学科的发展，使医疗事业整体水平有了明显提高。

医学影像诊断的主要依据和信息来源是图像，在进行影像诊断时，应掌握不同成像技术的成像原理，熟悉它们各自的图像特点和临床应用，并根据这些图像表现推测它们所代表的组织类型和病理变化，进而指明可能存在的病症及性质。一般在能够正确诊断的前提下，应选择简便、安全、痛苦小的、无创或微创的成像检查技术。但有时仅依据影像表现，尚难做出准确的诊断，必须结合临床资料，包括病史、体检和实验室检查结果等综合分析，互相印证，以期做出正确的诊断。

介入放射学近年来发展很快，应用越来越普及，成为并行于内科治疗、外科治疗的第三种治疗体系。本教材以诊断学为主，有关介入技术做简要介绍。

超声成像和核医学成像，目前在我国多为相对独立的科室。

临床医学专业学生学习影像诊断学的侧重点：熟悉各种成像技术的成像原理及检查方法，明确不同成像技术的优势和不足，学会合理选择和正确应用影像检查技术。掌握各种成像技术的图像特点，熟悉各种成像技术所获取图像上的正常及异常表现，掌握常见疾病的典型影像表现。全面了解介入放射学的基本概念与基本原理，重点掌握介入诊疗技术的临床应用。

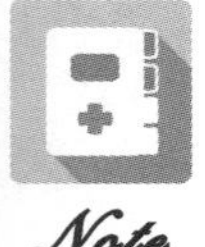

# 第二十二章　X线与CT检查

## 第一节　成像技术与临床应用

### 一、X线成像

#### （一）X线的产生和特性

**1. X线的产生**　X线是真空管内高速运行的电子群撞击钨靶时产生的，其产生必备三个条件：①自由运行的电子群；②电子群在高压电场作用下高速运行；③高速运行的电子群在运动中撞击钨靶而发生能量转换。其中绝大部分（99%以上）动能转化为热能，并由散热设施散发出去，极少部分动能（1%以下）转换为X线，由X线管窗口发射。

**2. X线特性**

（1）穿透性：X线是波长很短的电磁波，具有强穿透力，能穿透一般可见光不能穿透的物体（包括人体），并在穿透过程中有一定的吸收及衰减。其穿透力与X线管电压呈正相关，电压越高，所产生的X线穿透力越强；反之，其穿透力越弱。X线穿透物体的程度与物体的密度和厚度有关，密度高、厚度大的物体吸收X线多，穿透少。穿透性是X线成像的基础。

（2）荧光效应：X线能激发荧光物质（如硫化锌镉及钨酸钙等），使波长短的X线转换成波长长的肉眼可见的荧光。荧光效应是X线透视检查的基础。

（3）感光效应：X线照射涂有溴化银的胶片后，可使其感光产生潜影，经显影、定影处理，使溴化银中的银离子（$Ag^+$）被还原成金属银（Ag），并沉积于胶片的胶膜内，在胶片上呈黑色。而未感光的溴化银，在定影过程中，从X线胶片上被清除，呈现胶片的透明本色。这样便形成了从黑至白不同灰度的影像，因此感光效应是X线摄片的基础。

（4）电离与生物效应：X线进入任何物质都能使其发生电离，进入人体可使细胞结构产生损伤，甚至坏死等生物学方面的改变，称为X线的电离与生物效应。X线对机体的损害程度与吸收X线量的多少有关。这是放射治疗的基础，也是进行X线检查时需要注意防护的原因。

#### （二）X线成像的原理和设备

**1. X线成像的基本原理**　X线之所以能使人体在荧光屏或胶片上显影成像，一是因为X线具有穿透性、荧光效应和感光效应的特性；二是因为人体组织存在着密度和厚度的差别。当X线穿过人体各种不同的组织结构时，密度高、组织厚的部分吸收X线多，密度低、组织薄的部分吸收X线少，因此到达荧光屏或胶片上的X线量即有差异，从而形成黑白明暗对比不同的影像。

X线图像的形成具备三个基本条件：①X线具有一定的穿透力，能穿透人体的组织结构。②被穿透的组织结构存在着密度和厚度的差异，使X线在穿透组织结构过程中被吸收的程度不同，以致到达成像介质（如影像板或胶片）上的X线量有差异。③作用在成像介质上的X线，经显像处理获得黑白明暗

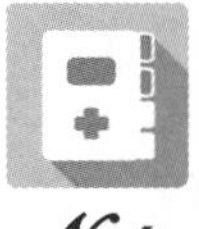
Note

对比不同的X线影像。

按人体组织结构的密度高低可将其分为高密度(骨骼和钙化)、中等密度(肌肉、实质器官、体液和软骨等)、低密度(气体和脂肪)三类。人体组织结构自然存在的密度和厚度差别,在荧光屏或X线胶片上形成黑白明暗对比影像,称为自然对比。以胸部最为明显,胸廓骨性结构密度最高,对X线吸收多,胶片上呈白影;肺内气体密度最低,对X线吸收少,胶片上呈黑影;纵隔组织虽为软组织,但其厚度较大,而使其在胶片上呈白影。当肺内发生病变时,病变组织与肺内气体产生对比,是利用密度差别对其进行X线诊断的基础。肝脏等中等密度的组织,对X线中等吸收,在胶片上呈灰影。

对于缺乏自然对比的组织或器官,人为地引入一定量的、在密度上高于或低于它的某种物质(称造影剂或对比剂),使之产生人工密度差,在成像介质上形成黑白明暗对比影像,称为人工对比。如胃肠道组织需要胃肠道造影而显影。

**2. X线设备** X线机的类型不同,但基本结构主要包括:X线管、变压器、操作台三个部分。

X线管为一高真空二极管,阴极内装有灯丝,阳极由钨靶和附属散热装置组成。变压器包括降压变压器,向X线管灯丝提供12 V以下的电压;升压变压器,向X线管两级提供40～150 kV高电压。操作台主要由电压表、电流表、计时器、调节旋钮和开关组成,用于控制X线的质和量。根据临床需要,X设备增加了各种特殊装置如体层摄影、乳腺摄影、床边摄影等。20世纪60年代以来,影像增强电视系统(image intensify television,IITV)和遥控技术的应用,提高了图像质量,增加了X线的检查范围,减少了射线对工作人员和患者的辐射量。随着计算机和数字化技术的发展,近年来又增加了计算机X线成像(computed radiography,CR)和直接数字化X线成像(direct digital radiography,DDR)设备。

### (三)X线检查技术

**1. 普通检查** 包括透视和X线摄影,是X线检查中最基本和应用最广泛的方法。

(1)透视(fluoroscopy):利用透过人体被检查部位的X线在荧光屏上形成影像的检查方法。透视最适用于人体自然对比较好的部位,如胸部透视,可观察肺、心脏和大血管(图22-1)。近年来临床采用影像增强电视系统,增加影像的亮度,不需要进行暗适应。透视优点是简单易行、费用低,可随意转动患者的体位,从多方位、不同角度观察器官的形态和动态及功能变化,并立即得出结论。如呼吸和膈肌运动、心脏和大血管的搏动、胃肠道的蠕动和排空等。主要缺点是影像对比度和清晰度较差,不易发现细微病变和较厚的部位,且不能留下永久的客观记录,不便于病例的随访与追踪观察等。现多用于胸部检查和胃肠道钡剂造影检查。

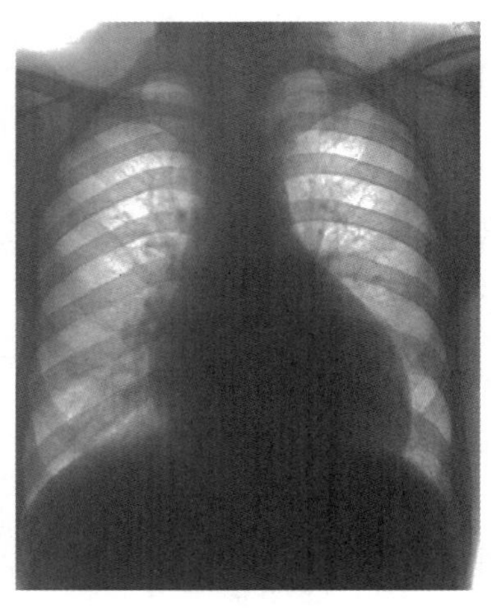

图22-1 胸部透视

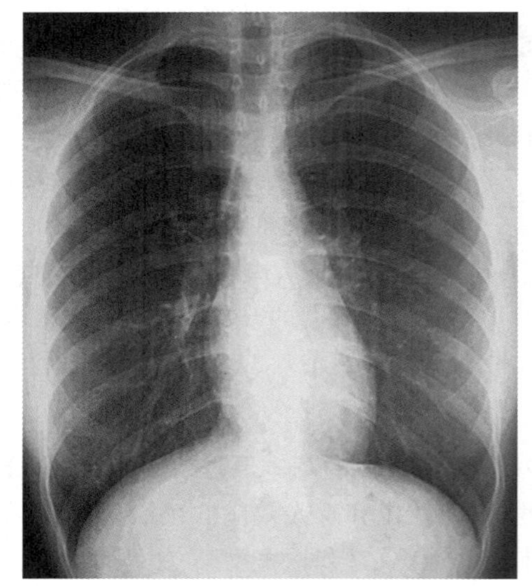

图22-2 正位胸片

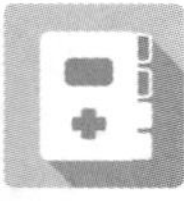

(2)X线摄影:利用透过人体被检查部位的X线使胶片感光形成影像的检查方法。这是临床上最常用、最基本的检查手段,适用于人体任何部位(图22-2)。其优点是弥补透视的不足,应用范围广,被检查者受照X线量较少。其缺点是被检范围受胶片大小所限制、不能动态观察器官活动、不能从多角度观察病变的形态结构等。

**2. 特殊检查** 利用特殊装置进行的X线摄影检查。包括荧光摄影、软线摄影、高千伏摄影、体层摄影等。

荧光摄影是将影像增强器或荧光屏上所显示的影像通过光学装置投影到照相机的胶片上，摄成小型照片的方法，也称间接缩影。主要用于肺部集体检查。

体层摄影是通过特殊的装置和操作获得某一特定层面上的组织结构影像，而不属于该选定层面的结构则被模糊掉。常用于明确平片难以显示、重叠较多和处于较深部位的病变，多用于了解病变内部结构有无破坏、空洞或钙化以及病变的确切部位和范围。

高千伏摄影是用高于120 kV(常用120～150 kV)的管电压进行摄影。需用高电压小焦点X线管、特殊的滤线器和计时装置。由于X线穿透力强，能穿过被照射的所有组织，可在致密影像中显示出被隐蔽的病变。如在X线胸片上，由于骨和软组织对高千伏X射线的吸收率相似，故高千伏胸片可以显示被肋骨重叠的血管纹理及病变，并可穿透纵隔，使气管、主支气管及心脏后的病变可显示。

软线摄影是指能发射软X线的钼靶X线球管摄影，又称钼靶X线摄影。常用电压为22～35 kV，用以检查软组织，主要用于乳腺摄影，适用于乳腺癌的普查。

目前临床上已逐渐被CT等现代成像技术取代，只有软线摄影临床还在应用。

**3. 造影检查** 将造影剂(对比剂)引入缺乏自然对比影像的器官内或其周围间隙，使之产生人工密度差，形成黑白对比影像，以显示器官形态结构和功能的方法。造影检查的应用，显著扩大了X线检查范围。

造影剂(对比剂)按其密度高低分为两类。高密度(阳性)造影剂有钡剂和碘剂；低密度(阴性)造影剂为气体，现临床已少用。

钡剂为医用硫酸钡粉末，依检查的部位不同，加水和胶配成浓度不同的钡混悬液。主要用于消化道造影，并可用气钡双重造影，以提高诊断正确率。

碘剂分有机碘和无机碘制剂两类。

水溶性有机碘制剂分两类：①离子型，如泛影葡胺，具有高渗性，可出现毒副反应；②非离子型，如碘普罗胺和碘必乐等，具有相对低渗性、低黏度和低毒性特点，减少了毒副反应的出现。临床应用广泛，主要用于心血管、尿路等造影检查。

无机碘制剂有碘化油等，主要用于支气管造影等，现基本不用。

造影方法根据造影剂导入的途径不同有以下两种：①直接导入法：包括口服法、灌注法和穿刺法，如胃肠道钡餐(图22-3)、支气管造影、心血管造影等。②间接导入法(生理排泄法)：经静脉注入或口服的造影剂，选择体内某一器官排泄，从而使之显影，如静脉肾盂造影(图22-4)、胆系造影等。

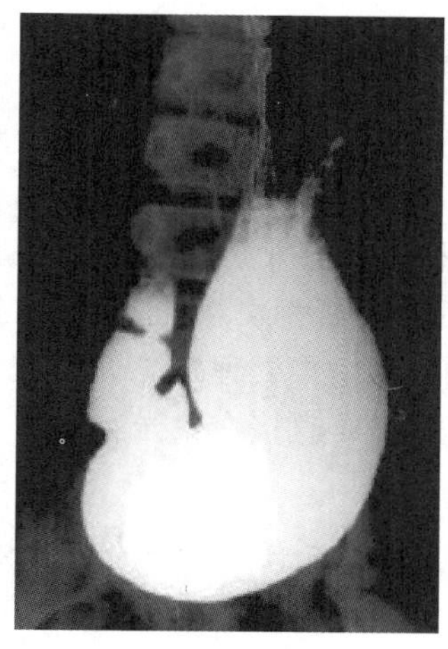

**图22-3 正常胃肠道造影**

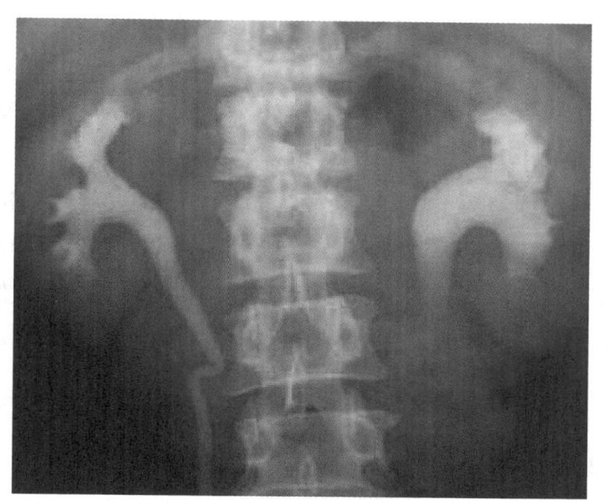

**图22-4 正常静脉肾盂造影**

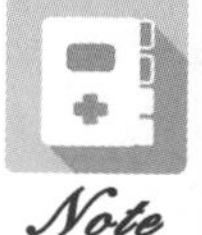

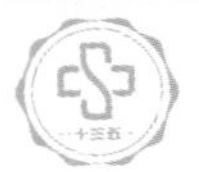



造影剂与一般治疗药物不同，使用方法特殊，如剂量大、浓度高、速度快、给药部位直接等。由于需要将大量造影剂药物直接引入人体内的某一部位，因此操作者应技术熟练，熟悉造影剂的性能、用途及禁忌证等。

胃肠道口服钡餐造影检查需禁食、禁水 12 h；对胃内有大量潴留液者，应先抽出再行检查；检查前三天禁用含有重金属（铋剂、铁剂、钙剂等）和影响胃肠功能的药物；肌内注射抗胆碱药如盐酸山莨菪碱（654-2），可松弛平滑肌，降低胃肠张力，但心动过速、青光眼、前列腺增生的患者慎用；肌内注射新斯的明或口服吗丁啉可促进胃肠道蠕动，缩短造影检查时间。行结肠气钡双重造影者需在检查前 2 天进无渣饮食；检查前 1 天晚口服硫酸镁或甘露醇等药物清洁肠道。近期有上消化道大出血的患者，应在出血停止后 10～15 天进行钡剂造影检查；怀疑有胃肠道穿孔、肠梗阻的患者，禁行口服钡剂造影检查，可用泛影葡胺检查。

碘剂造影检查（包括支气管造影、心血管造影、尿路造影等）应注意严格掌握适应证和禁忌证，如严重心、肾疾病和过敏体质等不宜采用；向患者说明术中可能出现的问题以求得合作；检查前做碘剂和麻醉剂的过敏试验，并备好抢救的药品和器械。

碘剂过敏试验方法：造影前静脉注射 30%造影剂 1 mL，观察 15 min，若出现结膜红肿、胸闷、气短、咳嗽、恶心、呕吐、皮肤瘙痒和荨麻疹等，则为碘剂过敏试验阳性，不宜行造影检查；也可用皮内试验，取 3%造影剂 0.1 mL 做皮试，20 min 观察局部皮肤，若出现红肿、硬结，直径达 1 cm 以上为阳性。

碘剂过敏反应的处理：①轻度反应如全身灼热感、面部潮红、胸闷、气短、咳嗽、恶心、呕吐、皮肤瘙痒和荨麻疹等，一般不需要特殊治疗，经吸氧或短时间休息即可好转。②严重反应可出现呼吸困难、周围循环衰竭、心搏骤停、惊厥、喉水肿和哮喘发作等，应立即停止造影检查，进行抗休克、抗过敏和对症治疗。对呼吸困难者应给氧；周围循环衰竭者应给去甲肾上腺素，心跳停止者，须立即行心脏按压。

### （四）数字化 X 线成像

数字化 X 线成像（DR）是将普通的 X 线装置同电子计算机结合起来，使 X 线成像由模拟图像转换成数字图像的成像技术。影像的数字化是 X 线诊断最新和最重要的进展。医学影像的数字化主要是指医学影像以数字方式输出，直接利用计算机对影像数据快捷地进行存储、处理、传输和显示。随着计算机和数字化的发展，近年来数字成像已由 CT 与 MRI 等扩展到 X 线成像，出现了计算机 X 线成像（CR）和直接数字化 X 线成像（DDR）设备。

**1. 计算机 X 线成像（CR）** CR 是将透过人体的 X 线影像信息记录于影像板（image plate，IP）上，经过读取、计算机影像处理，经由数字/模拟转换器转换，在荧屏上显示出黑白明暗对比的灰阶图像。其设备除 X 线机外，主要有 IP、影像读取装置、影像处理装置、影像记录装置、影像存储和显示装置及计算机等。CR 图像处理系统可调节对比，以达到最佳的视觉效果；患者接收的 X 线量较少；图像信息可立即摄成照片，还可由磁盘和光盘存储并进行图像传输。但 CR 成像速度慢，无透视功能。普通 X 线能成像的部位也都可以用 CR 成像。CR 对骨结构、关节软骨及软组织的显示优于普通 X 线成像；CR 对肺部结节性病变的检出率及显示纵隔结构（如血管和气管）优于普通 X 线成像；CR 在观察肠管积气、气腹和结石等含钙病变方面优于普通 X 线成像；CR 胃肠道双对比造影在显示胃小区、微小病变和肠黏膜皱襞方面优于普通 X 线造影检查。

**2. 直接数字化 X 线成像（DDR）** DDR 与 CR 相比，同为数字化摄影，但成像方式不同。DDR 中接收 X 线的既不是普通胶片，也不是需要经激光扫描读取信息的成像板，而是平板探测器，它们可以把 X 线直接转化成电信号或先转换成可见光，然后通过光电转换，把电信号传输到中央处理系统进行数字成像。由于不再需要显定影处理，也不需要把成像板送到读取系统进行处理，而是直接在荧光屏上显示图像，因此检查速度大大提高。

数字化 X 线成像尽管仍有不足，但其作为一种新的 X 线成像技术已日渐广泛应用于临床影像诊断领域。

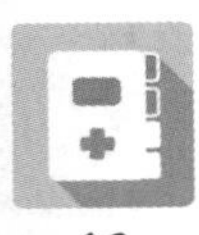

Note

### （五）X 线检查中的防护

X 线照射量在容许范围内，一般对人体很少产生影响，但过量照射会给人体带来辐射危害。因此必须做好放射工作人员和被检查者的防护工作，避免不必要的损害。

防护实践正当化、防护的最优化和个人剂量限制是X线防护的3大基本原则。除此之外，在实际工作中可遵循以下防护原则：①时间防护：缩短受照时间，减少受照剂量，应避免一切不必要的人员在X线场所停留。②距离防护：增大人体与X线源的距离，采用各种远距离操作器械以减少受照量，患者与X线球管的距离不能小于35 cm。③屏蔽防护：屏蔽即在X线源与人体间放置一种能吸收X线的物质，如铅玻璃、混凝土墙壁、铅围裙等，以吸收不必要的X线，从而减弱或消除X线对人体的危害。对于被检查者应选择恰当的X线检查方法和检查程序。放射工作者应遵照国家有关放射防护卫生标准的规定，正确进行X线检查操作，认真执行保健条例。

#### （六）X线检查的临床应用

X线用于临床疾病诊断已有百余年历史。尽管现代成像技术如超声、CT和MRI对疾病诊断显示出很大的优越性，但并不能完全取代X线检查。一些部位如胃肠道仍主要使用X线检查，而骨骼系统和胸部也多首选X线检查。但有些部位，如中枢神经系统、肝、胆、胰和生殖系统等疾病的诊断主要靠现代成像技术，而X线检查的价值有限。此外，在介入放射学领域，获取病变部位的组织学、细菌学、生理和生化资料，以进行疾病诊断时，最常应用的成像技术亦为X线检查。

### 二、计算机体层成像

#### （一）CT的基本原理与设备

计算机体层成像（computed tomography，CT）是利用X线束对人体选定层面进行扫描，取得信息，经计算机处理而获得的重建图像，其密度分辨率明显优于X线图像，从而显著扩大了人体的检查范围，提高了病变的检出率和诊断的准确率。

**1. CT成像的基本原理** CT是用X线束从多个方向对人体某部位一定厚度的层面进行扫描，由探测器接收透过该层面的X线，将其转变为可见光后，由光电转换器转变为电信号，再经模拟/数字转换器转为数字，输入计算机处理重建图像。图像处理时将选定层面分成若干个体积相同的长方体，称为体素。扫描所得信息经过计算而获得每个体素的X线衰减系数或吸收系数，再排列成数字矩阵。经数字/模拟转换器把数字矩阵中的每个数字转换为由黑到白不同灰度的小方块，即像素，并按原有矩阵顺序排列，即构成CT图像。因此，CT图像是由一定数目像素组成的灰阶图像，是数字图像，是重建的断层图像。每个体素X线吸收系数可通过不同的数学方法算出，再转换成灰度不同的图像。

**2. CT成像设备** CT主要由以下三部分组成：①扫描系统：包括X线发生装置、准直器、探测器、扫描机架和检查床等，用于不同部位和层厚的扫描。②计算机系统：负责整个CT装置的运行，进行CT图像重建和后处理，以及CT设备故障的检测。③图像显示和存储系统：包括显示器、激光打印机和光盘刻录机等，可进行图像显示、照片摄制和图像资料存储（图22-5）。

近三十多年来，CT成像设备发展迅速，由最初只能行一个个层面扫描的CT设备发展至单层螺旋CT（SCT），乃至如今的64层和320层等多层螺旋CT（MSCT）设备。此外，还出现了电子束CT（EBCT）设备。

初始CT装置要一个层面一个层面地逐层扫描，称为层面CT，扫描时间长，空间分辨力低。

螺旋CT的X线管球围绕人体行快速连续多圆周旋转，同时检查床沿其长轴方向匀速平移，如此X线对人体扫描的轨迹呈螺旋状，故称螺旋扫描。这种螺旋扫描采集的数据是连续螺旋形空间的容积数据，获得的是容积的三维信息，因此亦称为容积CT扫描（volume CT scanning）。多层螺旋CT与单层螺旋CT的不同点主要是前者的X线束呈锥形并具有多排探测器和多组采集信息的输出通道，因此每周旋转能够同时采集多层图像信息，相应能重建多层CT图像。

电子束CT（EBCT）的扫描部分结构不同于层面CT和螺旋CT，其是用电子枪发射电子束轰击靶环而产生X线，进而对人体进行扫描，而信息采集、计算机处理和图像重建以及显示和存储系统则类似于层面CT和螺旋CT。

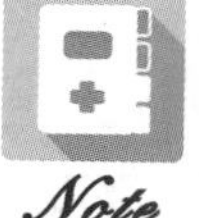

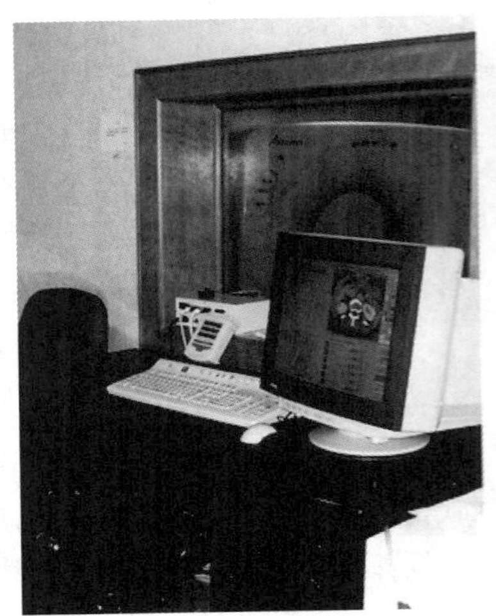
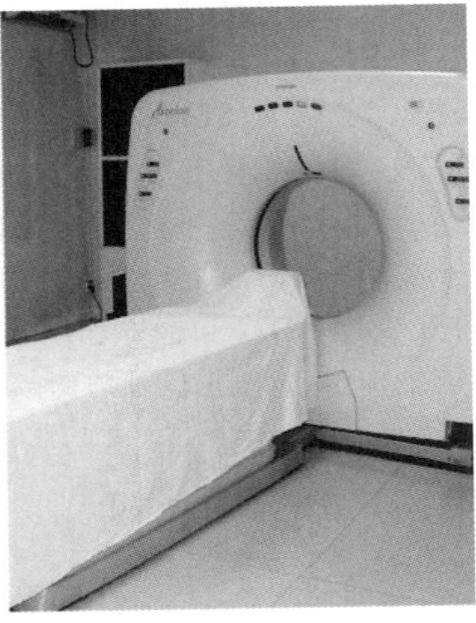

图 22-5 CT 设备示意图

### (二) CT 图像特点

CT 图像是连续的人体断层图像，以不同的灰度来表示，反映组织对 X 线的吸收程度。黑影表示低吸收区，即低密度区，如肺部；白影表示高吸收区，即高密度区，如骨骼。CT 值是组织密度高低的反映，CT 值的单位用 HU 代表(图 22-6)。水的 CT 值为 0 HU，人体中密度最高的骨皮质 CT 值为＋1000 HU，而空气密度最低，为－1000 HU。人体中密度不同的各种组织的 CT 值则位于－1000～＋1000 HU 之间(表 22-1)。CT 图像是断层图像，常用的是横断面或称轴面。为了显示整个器官，需要多幅连续的断层图像。利用 CT 图像后处理技术，可将图像重组为冠状面和矢状面和三维 CT 图像。

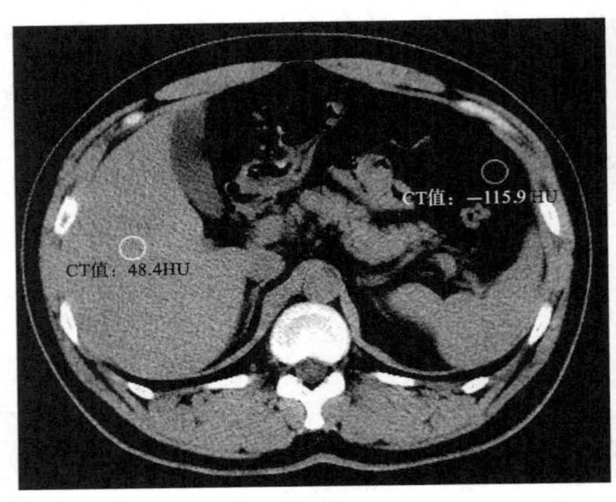

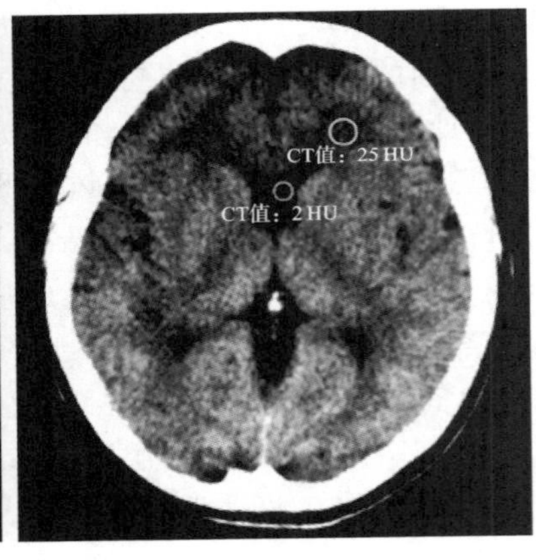


图 22-6 CT 值的测量

表 22-1 人体内各器官、组织及内容物的 CT 值

单位：HU

| 类别 | CT 值 | 类别 | CT 值 |
|---|---|---|---|
| 骨松质 | 130±100 | 肌肉 | 45±5 |
| 甲状腺 | 70±10 | 淋巴结 | 45±10 |
| 肝 | 65±5 | 水 | 0 |
| 脾 | 45±5 | 脂肪 | －90±20 |
| 胰 | 40±10 | 气体 | －1000 |
| 肾 | 30±10 | | |

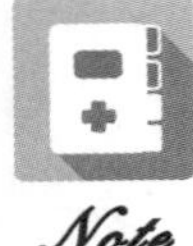
Note

### （三）CT检查技术

**1. 平扫** 未用血管内造影剂的CT扫描。CT检查一般都是先行平扫。

**2. 增强扫描** 经静脉注入水溶性有机碘对比剂后再行扫描的方法，较常应用。血管内注入碘对比剂后，器官与病变内碘的浓度可产生差别，形成密度差，可能使病变显影更为清楚。常用方法为团注法，即在二十几秒内将全部对比剂迅速注入。

**3. 高分辨率扫描（HRCT）** 获得良好空间分辨率CT图像的扫描技术。用于观察骨或肺的细微结构及微小病变。

**4. 动态扫描** 血管内注入大量造影剂后，在同一层面（或几个层面）中连续扫描，获得动脉早期、动脉期、静脉期、静脉后期等不同时间的强化图像，以观察病灶的血供情况及血流动力学改变。为诊断提供进一步的信息，也可增加小病灶的检出率。

### （四）图像后处理技术

螺旋CT扫描时间与成像时间短，层厚较薄，并获得连续横断层面数据，经过计算机后处理，可重组冠状、矢状乃至任意方位的断层图像，并可得到其他显示方式的图像（图22-7）。

**1. CT三维图像重组** 三维CT（3D CT）是将螺旋CT扫描的容积资料在工作站3D CT软件支持下合成三维图像，此图像可360°实时旋转，以便从不同角度观察病灶，利用减影功能可选择去除某些遮掩病灶的血管和骨骼，方便且更深入地观察及模拟手术过程。临床主要用于头颅、颌面部、膝、骨盆等的检查。

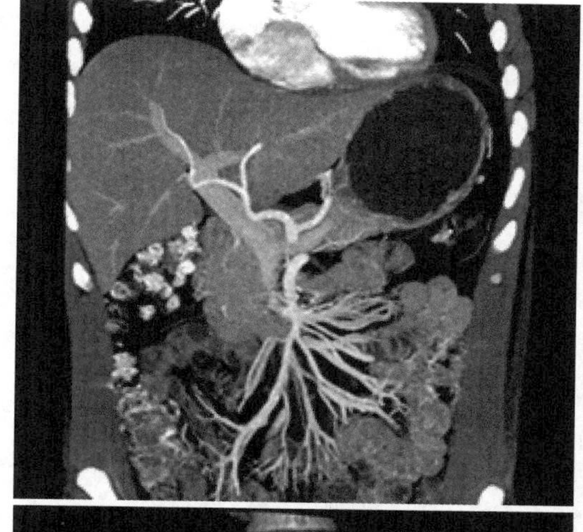
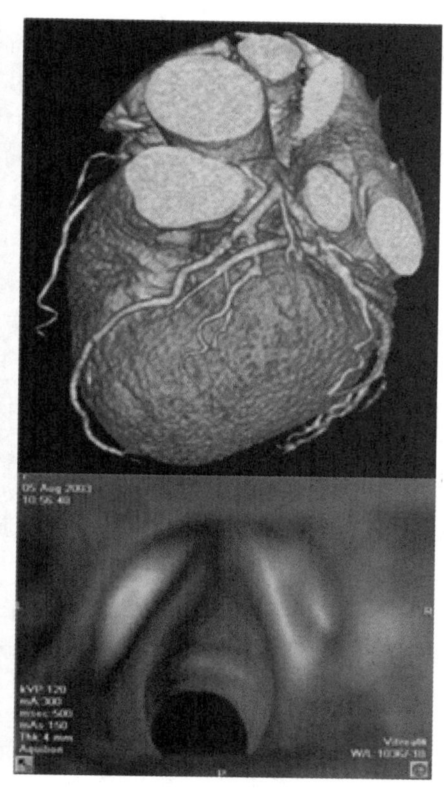
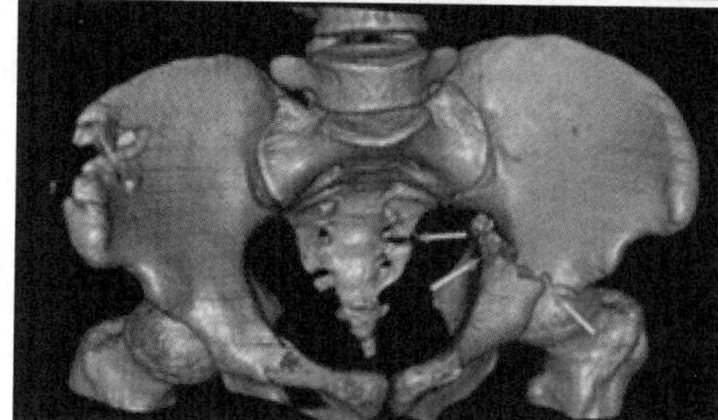

**图22-7 CT图像后处理技术**

**2. CT多平面重组（MPR）** CT多平面重组是指在任意平面对容积资料进行多个平面分层重组，重组的平面可有冠状、矢状、斜面及曲面等任意平面，能从多个平面和角度更为细致地分析病变的内部结构及与周围组织的关系，其成像快，操作方便，已在临床上广泛应用。

**3. CT血管造影（CTA）** CT血管造影是指静脉注射对比剂后，在循环血中及靶血管内对比剂浓度达到最高峰的时间内，进行螺旋CT容积扫描，经计算机最终重建成靶血管数字化的立体影像。

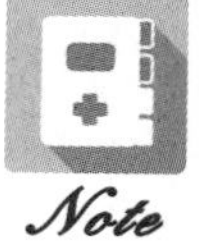

**4. CT 仿真内镜成像(CTVE)** CT 仿真内镜成像是螺旋 CT 容积扫描和计算机仿真技术相结合的产物,它是利用计算机软件功能,将 CT 容积扫描获得的图像数据进行后处理,重组出显示空腔器官表面的立体图像,类似纤维内镜所见。

**5. CT 灌注成像** CT 灌注成像是结合快速扫描技术及先进的计算机图像处理技术而建立起来的一种成像方法,能够反映组织的微循环及血流灌注情况,获得血流动力学方面的信息,属于功能成像的范畴。CT 灌注成像最先应用于脑梗死的诊断,以后逐渐应用于肝、肾血流灌注及肿瘤的诊断。此外,还可用于心脏灌注情况的评价,有助于缺血性心肌病的早期诊断。

### (五) 图像分析和诊断

在观察分析 CT 图像时,首先要了解扫描的技术条件,包括扫描的范围、层厚,是平扫还是增强扫描,窗位、窗宽应用是否合适,是否符合诊断要求,然后对每帧横断面图像进行细微观察,立体地了解器官的大小、形状和器官的解剖关系,因此要熟悉正常的断层解剖。病变大小达到一定程度,并同邻近组织有足够的密度差时,即可在解剖背景上显影。根据病变高于、低于或等于所在器官的密度而分为高密度、低密度或等密度病变。如果密度不均、有高有低,则为混杂密度病变。发现病变要分析病变的位置、大小、形状、数目和边缘,测定 CT 值,以了解其密度的高低。如行增强扫描,则应观察与分析有无密度增强即有无强化。如病变密度不增高,则为无强化,密度增高则为强化。强化程度和形式不同,可以是均匀强化或不均匀强化,也可表现为病变周边强化,即环状强化。对强化区行 CT 值测量,并与平扫时的 CT 值比较,可了解强化的程度。此外,还要观察邻近器官和组织的受压、移位、浸润和破坏等。

### (六) CT 检查的临床应用

CT 检查的突出优点是具有很高的密度分辨力,而易于检出病变,特别是能够较早地发现小病变和较准确显示病变范围,因而广泛用于临床。尤其是近年来,随着 CT 设备的不断改进和完善,16 层、64 层、256 层、320 层 CT 及双能和双源 CT 的相继应用,以及多种后处理软件的开发,使得 CT 的应用领域在不断地扩大。

目前,CT 检查的应用范围几乎涵盖了全身各个系统,特别是对于中枢神经系统、头颈部、呼吸系统、消化系统、泌尿系统和内分泌系统病变的检出和诊断具有突出的优越性。对于心血管系统、生殖系统和骨骼肌肉系统病变,CT 检查亦具有较高的诊断价值。CT 检查所能检出和诊断的病种包括各种先天性发育异常、炎症性疾病、代谢异常病变、外伤性改变、退行性和变性疾病、良恶性肿瘤以及心血管疾病等。

CT 检查技术的不断创新,使得 CT 的诊断信息除了来源于病灶形态学表现外,还增添了功能性表现,这就为获得准确诊断提供了新的依据。CT 灌注成像为一种功能成像,其可反映组织器官和病灶的血流灌注改变,而有利于病变的检出及定性诊断。此外,应用快速电影模式进行 CT 扫描,还可实时观察器官的活动,如心脏各房室的收缩和舒张、胃肠道的蠕动以及关节的运动,这就为疾病诊断提供了新的信息。

值得提出的是,近几年来,鉴于设备软硬件的发展,CT 检查在急症医学中的地位也愈来愈重要。例如,疑为脑梗死时快速同时完成 CTA 检查和灌注检查;对鉴别胸痛三联征(心绞痛、主动脉夹层和肺动脉栓塞)的一站式检查;对肠系膜血管血栓形成和栓塞的 CTA 检查等。这就为急症患者的及时、合理、有效治疗提供了可靠依据。

然而,CT 检查的应用仍有一些限度。首先,CT 检查使用 X 线,且辐射剂量显著高于传统 X 线检查,这就在一定程度上限制了 CT 的应用,尤其在妇产科、儿科等领域中的应用。如何降低 CT 检查的辐射剂量已成为当前关注的重要焦点,也是今后 CT 发展和应用的一个重要努力方向。目前,胸部低剂量 CT 扫描已初步用于肺癌高危人群的筛查,冠状动脉 CTA 检查也在通过改进设备软硬件而不断降低辐射剂量。此外,新型双能 CT 的开发则能通过一次增强检查,同时获得平扫和增强 CT 图像,从而显著降低了患者的辐射剂量。

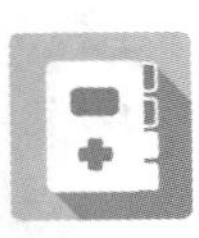

CT 检查应用的另一个限度是对某些病变的检出尚有困难。例如,对中枢神经系统微小转移灶的发现以及对脊髓病变的显示还远不及 MRI 检查;对消化系统胃肠道黏膜小病灶的识别也不及 X 线造影

检查;对骨骼肌肉系统软骨、关节盘和韧带病变的显示仍十分困难。再有,CT 检查虽能发现大多数病变,准确地显示病灶的部位和范围,然而其如同其他影像检查,CT 对疾病的定性诊断仍然存在一定的限度。例如,CT 检查有时难以确定肿瘤性与非肿瘤性疾病;有时虽能确定为肿瘤性疾病,却难以鉴别肿瘤的良、恶性;有时即使确定为恶性或良性肿瘤,但仍难以判断肿瘤的病理类型。

因此,使用 CT 检查各系统疾病时,应当明确其应用价值、对不同疾病检查的适应证以及限度,只有这样才能充分发挥 CT 检查的优势,减少和避免不必要和无诊断价值的 CT 检查。

# 第二节 呼吸系统

## 一、检查方法

### (一) X 线检查

**1. 透视** 肺部具有很高的天然对比度,可用 X 线透视方法进行检查,检查时按一定顺序,对胸部做全面观察,还可以观察呼吸运动情况。优点是方便检查、经济、快速。缺点是图像对比度较差,对细微病变不易发现,不能留下永久记忆。

**2. 摄影** 常规采用站立后前位及侧位,还可采用斜位、前弓位、侧卧水平位等满足不同诊断需要。

### (二) CT 检查

CT 扫描成像为断层成像,采用不同窗宽窗位观察,能极大地提高影像对比度,对细微结构观察良好。

## 二、正常影像表现

### (一) X 线表现

正常胸部 X 线影像是胸腔内、外各种组织和器官重叠的综合投影,包括胸壁软组织、骨骼、心脏大血管、肺、胸膜和膈肌等(图 22-8)。明确后前位及侧位片组织的各种表现,是胸部疾病 X 线诊断的基础。

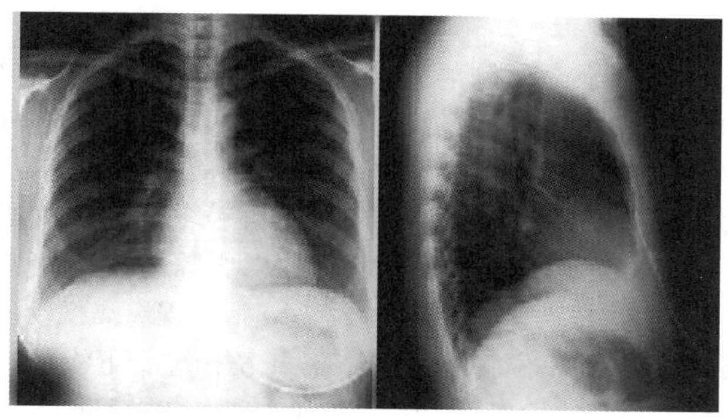

**图 22-8 正常正侧位胸片**

**1. 胸廓** 胸廓包括胸壁软组织和骨骼。胸片上显示较清楚的软组织影有胸锁乳突肌和锁骨上皮肤皱褶、胸大肌、女性乳房和乳头影等。骨性胸廓由胸骨、胸椎、肋骨、锁骨及肩胛骨组成。正常时两侧胸廓对称。

1) 软组织

(1) 胸锁乳突肌和锁骨上皮肤皱褶:胸锁乳突肌与颈根部软组织在两侧肺尖内侧形成密度均匀、外缘锐利的带状致密阴影,两侧对称。摄片时如果头颈部偏斜可使一侧的阴影较突出,易误认为肺尖部病

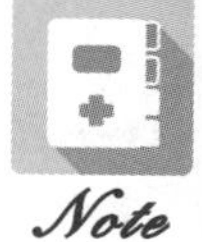

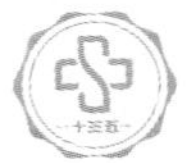



变。锁骨上皮肤皱褶是沿锁骨上缘与锁骨平行的薄层软组织密度阴影，厚度为 3～5 mm。此为锁骨上缘的皮肤与皮下组织的投影。

(2) 胸大肌：在肌肉发达的男性，可于两肺中野外带形成扇形致密影，外下缘锐利，从肺野向外上方呈一斜线与腋前皮肤皱褶连续。两侧胸大肌影可不对称，右侧一般较显著，应与肺部病变区别。

(3) 女性乳房和乳头：女性乳房在两肺下野形成下缘清楚、上缘不清且密度逐渐减低至消失的半圆形致密影，其下缘向外与腋部皮肤相连。两侧乳房不对称或一侧乳房切除术后不应将正常侧乳房阴影误认为肺内病变。乳头在两肺下野相当于第 5 前肋间处，形成两侧对称的小圆形致密阴影，多两侧对称。多见于年龄较大的妇女，也可见于男性。两侧不对称的乳头阴影易误诊为结节病灶。

2) 骨性胸廓

(1) 胸骨：在正位胸片上胸骨的大部分与纵隔阴影重叠，在上纵隔两侧仅可见部分的胸骨柄阴影。若照片时体位不正则一侧较为明显，勿认为纵隔或肺门淋巴结肿大及肺内病变。

(2) 胸椎：第 1～4 胸椎因与气管的透亮阴影重叠故可显示。胸椎横突可突出于纵隔阴影之外，与肺门重叠时不要误为肿大的淋巴结。

(3) 肋骨：肋骨位于两侧，后段呈近水平向外走行，前段从外上向内下走行形成肋弓。第 1～10 肋骨前端借肋软骨与胸骨相连，软骨未钙化时不显影，钙化后形成斑点或斑片骨性致密影。后肋较窄，因骨皮质较厚，显影清晰锐利，近水平方向走行。前肋较宽，骨皮质较薄，骨松质多而显影浅淡，从外上向前下走行。后肋与前肋之间在腋部形成肋弓。肋骨的前后端不在同一水平，一般第 6 肋骨前端相当于第 10 肋骨后端的高度。第 1～10 肋骨前端为肋软骨与胸骨相连，因肋软骨不显影，故肋骨前端呈游离状。肋软骨钙化后形成斑点及斑片状的高密度阴影，不要误为肺内病变。一般 25 岁以后第 1 肋软骨先钙化，而后自第 10 肋骨向上依次钙化。肋骨及其肋间隙在临床常被用作胸部病变的定位标志。肋骨常见的先天变异如下：①颈肋：第 7 颈椎发出的短小较直的小肋骨，单侧或两侧。②叉状肋：肋骨的前端呈叉状或有小的突起，常合并宽度增加。相邻的肋骨发育较小。③肋骨联合：相邻的肋骨局部呈骨性融合，或局部突起形成假关节，肋间隙变窄。多见于第 5、6 后肋。

(4) 锁骨：锁骨位于第 1 肋骨前端水平。两侧锁骨内端与胸骨构成胸锁关节，两侧胸锁关节应对称，否则多为投照位置不正所致。锁骨内端的下缘在菱形韧带附着处有一半月形凹陷，称为菱形窝，不可误认为骨质破坏。

(5) 肩胛骨：在标准正位胸片上肩胛骨投影于两肺野之外。若投照时上肢内旋不足，肩胛骨未能全部躲开肺野时，可使肩胛骨内缘不同程度地与两侧肺野重叠，不要误认为胸膜肥厚。青春期肩胛骨下角可出现二次骨化中心，不要误认为骨折。

**2. 纵隔**　纵隔位于两肺之间，上部为胸廓入口，下缘为膈，前部为胸骨后缘，后部为胸椎，纵隔经胸膜和肺门与肺相连。其内包括心脏、大血管、气管、支气管、食管、淋巴组织、胸腺、神经及脂肪等器官和组织。胸片上除气管、支气管、食管可以分辨外，其余结构缺乏良好的自然对比，只能观察其与肺部相邻的外形轮廓。正常时纵隔影居中，纵隔宽度因年龄、呼吸和体位等因素而改变。病理情况下，一侧胸腔压力增高，纵隔移向健侧；一侧胸腔压力降低，纵隔移向患侧；纵隔内病变、炎症、肿瘤等可致纵隔呈普遍性或局限性增宽。当支气管病变造成两侧胸腔压力不均衡时，出现纵隔摆动。

**3. 膈**　膈为薄层的肌腱组织，在正位胸片上，膈影位于两侧肺野下缘呈圆顶状，内侧较外侧的位置高，分左、右两叶。一般右膈顶在第 5、6 前肋间隙水平，相当于 9、10 后肋间水平，右膈常较左膈高 1～2 cm。膈在外侧与胸壁相交形成肋膈角，在内侧与心脏形成心膈角。在侧位胸片上，膈与前胸壁形成前肋膈角，与后胸壁形成后肋膈角，其中后肋膈角为胸腔最低位置。两膈随呼吸上、下对称运动，平静呼吸运动幅度为 1～2.5 cm，深呼吸可达 3～6 cm，膈的左、右侧运动大致对称。正常时两侧膈面光滑，肋膈角锐利。

在膈上缘有的出现局限性半圆形隆起，称为局限性膈膨出，为正常变异，是由于部分膈肌较薄弱或膈肌的张力不均，多发生于前内侧。因膈肌前缘附着于不同肋骨前端，有时膈可呈波浪状，称为“波浪膈”，在吸气时可见 3～4 个弧形凸起，边缘相互重叠，深吸气时尤为明显，无病理意义。

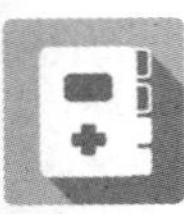

Note

胸腔或腹腔压力改变，可致膈位置变化。当胸腔压力减低，如肺不张、肺纤维性病变，以及腹腔压力增高如妊娠、腹腔积液、腹部巨大肿瘤等，均可导致膈位置升高。反之，胸腔压力升高可使膈位置降低，常见肺气肿、气胸及胸腔积液等。胸部或腹腔炎症可使膈运动减弱。当膈神经麻痹或膈肌发育不良时，可使一侧膈运动减弱或消失，并可出现呼吸时两侧膈呈矛盾运动，即吸气时正常侧膈位置下降，而患侧膈位置上升，呼气时反之。

**4. 胸膜、肺叶和肺段**

（1）胸膜：胸膜极薄，被覆于胸壁内面、膈面和纵隔面，称壁层胸膜。在纵隔和肺尖反折包绕于肺叶表面，称脏层胸膜。在脏层、壁层胸膜间有一潜在的腔隙，称胸膜腔。胸膜在X线上多不显影，只有胸膜反折处与X线平行时，才可见到薄层线状致密影。最常见于右侧水平叶间裂胸膜影，为细线状，从右肺门中部水平走行。

（2）肺叶：右肺以水平叶间裂和斜裂为界分为上、中、下三个肺叶，左肺以斜裂分为上、下两个肺叶。各肺叶在正位胸片上部分重叠，各叶界限不明显，各肺叶间有叶间胸膜间隔。右肺上叶位于右肺的上、中肺野，其下界为水平叶间裂，后缘以斜裂上部为界。右肺中叶位于右肺的前下部。其上缘为横裂，内侧与心脏相连，后下缘以斜裂下叶为界，前部连于前胸壁。右肺下叶位于右肺的后下部，前缘为斜裂，其前上方为上叶，前下方为下叶。左肺上叶位于前上方，分为上部和舌部（舌叶），相当于右肺上叶及中叶所占据的肺野。下叶位于后下方，相当于右肺下叶所占据的肺野。

肺内额外的肺叶称为副叶，为脏层胸膜先天异常嵌入肺叶或血管位置异常所致，属先天变异。常见的副叶如下：①奇叶：位于右肺上叶的内上部，外缘为奇副裂，为奇静脉发育异常所致。②下副叶：又称心后叶。位于内基底段的内侧，右肺较多见。其外缘为下副裂。

（3）肺段：每个肺叶由2～5个肺段构成，肺段间没有明确的边界，X线胸片不能显示其界限。肺段的大致位置只能依据段支气管及伴随的血管位置及其走行来进行推测或估计，病理情况下，可见肺段的轮廓。肺段呈圆锥状，基底部位于肺野的外围，尖端指向肺门方向。右肺有10个肺段，左肺有8个肺段。每一肺段各有相应的单独的肺段支气管。肺段的名称与相应的支气管分支的名称一致，各肺段的解剖形态如图22-9所示。每一个肺段由许多肺小叶组成，肺小叶是肺组织的最小单位，每个小叶的中部有小叶支气管和小叶动脉进入。

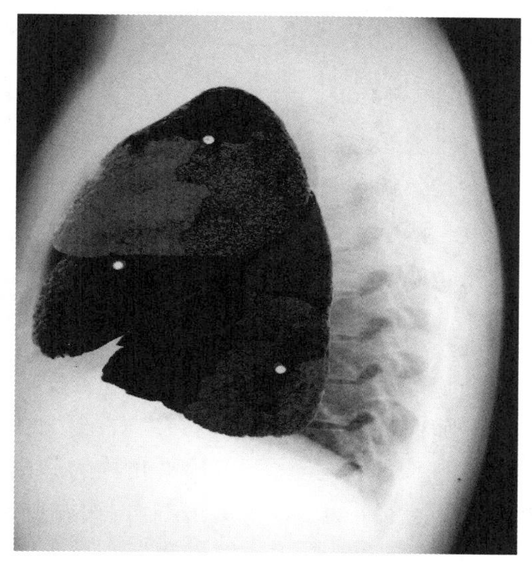

图 22-9 右侧肺段解剖示意图

扫码
看彩图

**5. 气管、支气管**

（1）气管：位于纵隔内，上缘在第6、7颈椎高度，远端在第5、6胸椎平面延续为左、右主支气管，气管在正位胸片上呈柱状透亮影，左、右主支气管影显示不清。

（2）支气管：在高千伏胸片上可以显示两侧主支气管。左、右主支气管的第一级分支进入同名肺叶

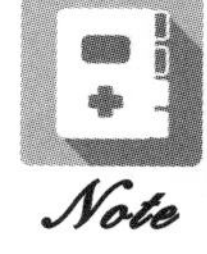

称肺叶支气管，每个肺叶内再分 2～5 支构成肺段支气管，其后再经多次分支最终与肺泡相连。主支气管以下的分支在胸部平片上不能显示。支气管造影可以显示 7 级左右的支气管分支。支气管体层可显示肺叶及肺段支气管分支。两侧支气管的分支不完全相同。支气管分支见表 22-2。

**表 22-2　支气管分支的名称**

| 右侧 | | 左侧 | | |
|---|---|---|---|---|
| 上叶 | 尖支 | 上叶 | 上部 | 尖后支 |
| | 后支 | | | 前支 |
| | 前支 | | 舌部 | 上支 |
| 中叶 | 外支 | | | 下支 |
| | 内支 | 下叶 | | 背支 |
| 下叶 | 背支 | | | 前内基底支 |
| | 内基底支 | | | 外基底支 |
| | 前基底支 | | | 后基底支 |
| | 外基底支 | | | |
| | 后基底支 | | | |

**6. 肺野、肺门和肺纹理**

（1）肺野：充满空气的两肺在 X 线胸片上显示为均匀一致的透明区域，称肺野。正常时两侧肺野透明度相等。为了便于病变定位，人为将两侧肺野纵行分为三等份，分别称内带、中带、外带。在两侧第 2、4 肋骨前端下缘连一水平线，分别将两肺野分为上、中、下三野（图 22-10）。两侧第 1 肋骨下缘以上部分称肺尖区，锁骨以下至第 2 前肋下缘为锁骨下区。

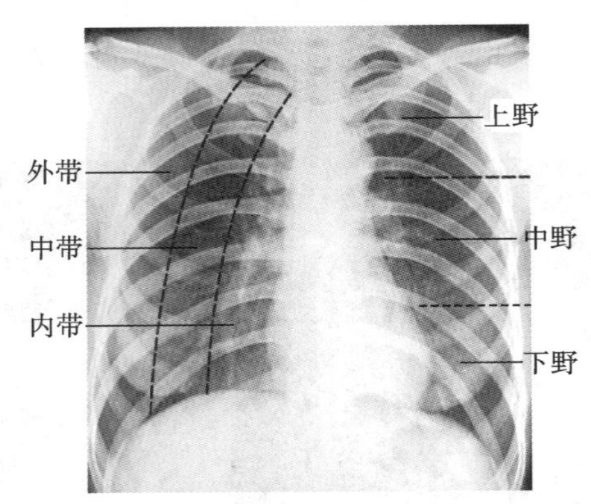


图 22-10　肺野划分

（2）肺门影：肺动脉、肺静脉、支气管和淋巴组织的综合投影，主要成分为肺动脉和肺静脉。在正位 X 线胸片上位于两肺中野内带，左侧肺门比右侧高 1～2 cm。右肺门的上部由右上肺动脉及肺静脉的分支组成，右肺门的下部为右下肺动脉。右肺门上、下部的夹角称为肺门角。右下肺动脉内侧有中间支气管衬托而轮廓清晰，在正常成人中其直径小于 15 mm。左肺门由左肺动脉弓及上肺静脉的分支构成。左肺动脉弓在左主支气管及左上叶支气管之间形成半圆形阴影。

（3）肺纹理：在肺野背景的衬托下，由肺门向肺野发出呈放射状分布由粗变细的树枝状影，主要是肺动脉分支影，肺静脉、支气管和淋巴管也参与其组成。正常时肺下野的肺纹理较上野多而粗。

**7. 肺实质和肺间质**　肺组织由肺实质和肺间质组成。肺部具有气体交换功能的含气间隙和结构，包括肺泡和肺泡壁，称为肺实质；肺间质是支气管和血管周围、肺泡间隔及脏层胸膜下由结缔组织所组成的支架和间隙，正常胸片肺间质不显影。

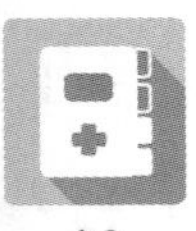

### （二）CT 表现

胸部的组织复杂，包括含气的肺组织、脂肪组织、肌肉组织及骨组织。因为这些组织的密度差异很大，CT 值的范围宽广，所以在观察胸部 CT 时，至少需采用两种不同的窗宽和窗位，分别观察肺野与纵隔，有时还需采用骨窗，以观察胸部骨骼的改变。胸部 CT 图像是胸部不同层面的断层图像，普通 CT 只能进行胸部横断面成像，多层螺旋 CT 除可行横断面成像外，还可行冠状面及矢状面的成像。

**1. 胸壁**

（1）软组织：纵隔窗观察可分辨各组肌肉。腋窝内充满大量脂肪，检查时如上肢不上举可见腋窝走行的血管影。

（2）骨骼：胸骨柄呈前凸后凹的梯形，两侧后方的凹陷为锁骨切迹，与锁骨头形成胸锁关节。胸骨体呈长方形，成人剑突多呈小三角形高密度影。胸椎位于后胸廓中央。肋骨断面呈弧形排列，第 1 肋软骨钙化突向肺野内，不要误认为肺内病灶。肩胛骨于胸廓背侧呈长形斜条状结构，前方可见喙突，后方可见肩峰及肩关节盂的一部分。螺旋 CT 三维重建可立体显示胸部骨骼。

**2. 纵隔** 采用纵隔窗观察。

（1）前纵隔：前纵隔位于胸骨后方、心脏大血管之前。前纵隔内有胸腺组织、淋巴组织、脂肪组织和结缔组织。

（2）中纵隔：中纵隔为心脏、主动脉及气管所占据的部位。中纵隔结构多，包括气管与支气管、大血管及其分支、膈神经及喉返神经、迷走神经、淋巴结及心脏等。心脏各房室之间有少量脂肪组织，所以 CT 上可大致区分各房室。左、右心膈角区可见三角形脂肪密度影，常对称性出现，右侧多大于左侧，为心包外脂肪垫。中纵隔淋巴结多数沿气管、支气管分布。CT 不能显示走行于纵隔内的神经。

（3）后纵隔：后纵隔位于食管前缘之后、胸椎前及椎旁沟的范围。后纵隔内有食管、降主动脉、胸导管、奇静脉、半奇静脉及淋巴结。后纵隔淋巴结沿食管及降主动脉分布，与隆突下淋巴结交通。

（4）纵隔淋巴结：纵隔淋巴结接受纵隔、两肺、胸壁及横膈的淋巴引流，右侧汇入支气管淋巴干，左侧汇入胸导管。

**3. 肺** 常规 CT 只能从某横断面上观察某一个断面的肺野或肺门。两肺野可见由中心向外围走行的肺血管分支，由粗渐细，上下走行或斜行的血管则表现为圆形或椭圆形的断面影。有时中老年人两肺下叶后部近胸膜下区血管纹理较粗，系仰卧位扫描时肺血的坠积效应所致。肺叶及肺段支气管与肺动脉分支血管的相对位置、伴行关系及管径的大小较为恒定，肺动脉的管径与伴行的支气管管径相近。

（1）右肺门：右肺动脉在纵隔内分为上、下肺动脉，上肺动脉常很快分为分支分别伴行于右上叶的尖、后、前段支气管。下肺动脉在中间段支气管前外侧下行，先分出回归动脉参与供应右上叶后段，然后有右中叶动脉、右下叶背段动脉分出，最后分出 2～4 支基底动脉供应相应的基底段。右肺静脉为两支静脉干，即引流右上叶及右中叶的右上肺静脉干和引流右下叶的右下肺静脉干。

（2）左肺门：左上肺动脉通常分为尖后动脉和前动脉。左肺动脉跨过左主支气管后即延续为左下肺动脉，左下肺动脉先分出左下叶背段动脉和舌叶动脉，然后分出多支基底动脉供应相应的基底段。左肺静脉也为左上肺静脉干和左下肺静脉干。

（3）叶间裂：由于叶间裂处实际是其两侧相邻肺叶的边缘部分，普通 CT 图像上其边缘部分的微细血管、支气管等结构已不能显示，所以在肺窗上表现为透明带。

（4）肺段：肺段的基本形态为尖端指向肺门的锥体状，CT 图像上不能显示肺段间的界限，只能根据肺段支气管及血管的走行定位。发生肺段范围内的病变时，则可显示肺段的形态。

**4. 横膈** 横膈为圆顶状的肌性结构，大部分紧贴于相邻脏器如心脏、肝、脾等，且密度与相邻器官相似。膈肌前方附着于剑突与两侧肋软骨上，多呈光滑的或轻微波浪状线形影。横膈后下部形成两侧膈肌脚，为膈肌与脊柱前纵韧带相连续而形成，简称膈脚。

## 三、基本病变表现

胸部疾病可表现为不同形态、大小、密度及数目的异常影像表现，这些异常影像表现是胸部病变的

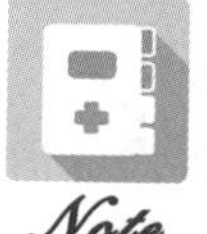

大体病理改变在影像学上的反映。一种疾病在发展的不同时期可出现不同的异常影像表现，不同病变又可发生相同或类似的异常影像表现。认识基本病变的影像表现是进行诊断和鉴别诊断的基础。

呼吸系统疾病的基本病变包括支气管阻塞、肺部病变、胸膜病变、纵隔改变及膈改变。

### （一）支气管阻塞

引起支气管狭窄、阻塞的疾病有支气管腔内肿瘤、异物、结核及先天性支气管狭窄等。支气管外压性狭窄的最常见原因是淋巴结肿大。支气管阻塞可以引起阻塞性肺气肿、阻塞性肺炎及肺不张。

**1. 阻塞性肺气肿**　因支气管活瓣性狭窄，吸气时空气可以进入肺内，呼气时肺内气体不易通过狭窄部位，使得肺内含气量增多。

局限性阻塞性肺气肿表现为一侧肺或一个肺叶的肺气肿。胸部 X 线显示一侧肺或一叶肺透明度增加，肺纹理稀疏。病侧横膈下降，纵隔向对侧移位。

慢性支气管炎及支气管哮喘患者的两肺出现广泛性阻塞性肺气肿，胸部 X 线片显示两肺野透明度增加、呼气与吸气时肺野透明度改变不大。肺纹理稀疏、变细。可形成肺大疱。横膈低平。胸廓呈桶状，前后径增宽，肋骨走行变平，肋间隙变宽。心影狭长呈垂位心形。侧位胸片示胸骨后间隙增宽。

CT 检查：局限性阻塞性肺气肿表现为某断面上肺局限性透明度增加，肺纹理稀疏，可显示阻塞的部位，甚至阻塞的原因。弥漫性阻塞性肺气肿表现为肺纹理稀疏、变细、变直。

**2. 阻塞性肺不张**　因支气管完全阻塞所致。支气管阻塞 18～24 h 后肺泡腔内气体被吸收，肺体积缩小，可并发肺炎。一侧肺的肺不张表现为一侧肺野密度增高阴影，胸廓塌陷，肋间隙变窄，膈升高，纵隔向患侧移位，对侧肺出现代偿性肺气肿。肺叶肺不张时整个肺叶密度增高、体积缩小并移位，肺门及纵隔不同程度向患侧移位，邻近的肺叶可出现代偿性肺气肿（图 22-11）。

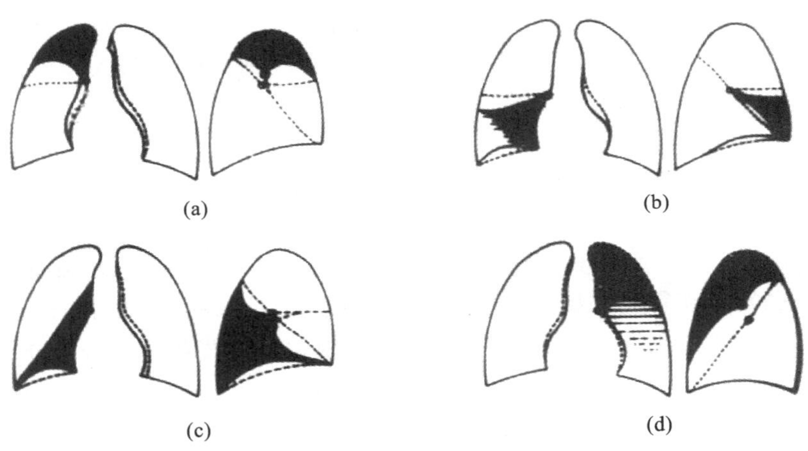


**图 22-11　肺不张**

(a)右上叶不张；(b)右中叶不张；(c)右下叶不张；(d)左上叶不张

CT 检查：①一侧性肺不张：不张的肺缩小，呈边界清楚锐利的软组织密度结构，增强扫描可见明显强化，常可发现支气管阻塞的部位和原因。②肺叶不张：各肺叶不张表现不同，但都发生肺叶体积缩小、密度增高，叶间裂边缘清晰，邻近结构发生轻度移位。③肺段不张：多呈三角形阴影，尖端指向肺门。

### （二）肺部病变

**1. 渗出性病变**　肺泡腔内渗出性病变见于肺内炎性改变。当肺泡腔内气体被渗出液及细胞成分代替后，在 X 线上出现密度增高的阴影。呈小片状至大片状，边缘较模糊，靠近叶间裂处边界清晰。在较大的实变阴影内常可见支气管分支充气像，称支气管气像，渗出性病变吸收较快。CT 检查：以渗出为主的急性实变在肺窗上表现为均匀性高密度影，大的病灶内常可见空气支气管征。病灶密度均匀，边缘不清楚，而靠近叶间胸膜的边缘较清楚。

**2. 增殖性病变**　增殖性病变为肺的慢性炎症在肺内形成的肉芽肿。X 线及 CT 上病变常形成结节影，密度较高，边缘较清楚，动态变化缓慢。

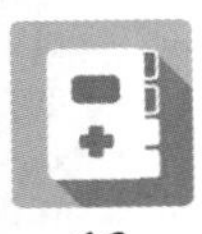
Note

**3. 纤维化** 纤维化是指由纤维组织构成的病灶，是病变在愈合过程中形成的纤维瘢痕。X线及CT上局限性纤维化表现为索条、结节、斑片、块状、肺段及肺叶阴影，边界清楚，密度高。较大的纤维化病变引起周围结构如气管、纵隔及肺门向患侧移位。弥漫性肺间质纤维化形成小结节、网状、线状及蜂窝状影像，呈弥漫分布。还可见肺气肿表现。

**4. 钙化** 钙化多发生于退行性变或坏死组织内。X线表现为密度高、边缘清楚的阴影。肺结核钙化呈单发或多发斑点状。错构瘤的钙化呈爆米花样，周围型肺癌的钙化呈单发、多发颗粒状或斑片状。硅沉着病肺内钙化为多发结节状，在淋巴结呈蛋壳样钙化。CT检查在纵隔窗上钙化的密度类似于骨骼密度，CT值常可达100 HU以上。

**5. 空洞性病变** 空洞是因病变内发生坏死，坏死组织经支气管排出后而形成。空洞性病变是肺结核、肺脓肿和肺癌比较常见的X线表现。空洞的X表现有以下三种。

(1) 虫蚀样空洞：病理上为大片坏死组织中的小空洞。在X线上为大片阴影内的多发性透明区，边缘不规则如虫蚀状。常见于干酪样肺炎。

(2) 薄壁空洞：空洞壁厚在3 mm以下，多见于肺结核。结核性薄壁空洞病理上是由纤维组织和肉芽组织组成洞壁的纤维空洞。其X线表现为圆形、椭圆形或不规则形状的环形透明区，空洞壁的内外缘清楚。

(3) 厚壁空洞：洞壁超过3 mm，多在5 mm以上。此种空洞在肺结核、肺脓肿及肺癌均可出现。空洞的存在、大小、形态、壁的厚度及内壁情况都能通过CT检查得到更好的显示。

**6. 空腔** 空腔为肺内生理腔隙的异常扩张。与空洞不同的是空腔并非由肺内病变坏死排出后形成的。肺大疱、肺气囊及支气管囊肿均属于空腔。在胸部影像上表现为壁厚1 mm左右、厚度均匀的环形阴影。

**7. 肿块及结节** 结节与肿块是病灶以结节或肿块为基本的病理形态，其直径≤2 cm的称结节，直径>2 cm的为肿块。结节或肿块可单发，也可多发。单发者常见于肺癌、结核球、炎性假瘤等，多发者最常见于肺转移瘤。其他可见于血源性金黄色葡萄球菌肺炎、坏死性肉芽肿、多发性肺囊肿及寄生虫囊肿等。

X线检查：肺内良性肿瘤及肿瘤样病变常见于错构瘤和结核球，多有包膜，是边缘锐利、光滑的球形肿块。结核球常为圆形，其内可有点状钙化，周围常有卫星病灶。肺恶性肿瘤多呈浸润性生长，边缘不锐利，常有短细毛刺向周围伸出，靠近胸膜时可有线状、幕状或星状影，与胸膜相连而形成胸膜凹陷征。较大的恶性肿瘤特别是鳞癌，中心易发生坏死而形成厚壁空洞。转移瘤常多发，大小不一，以中下野较多见，密度均匀，边缘整齐。

CT检查：肿块的轮廓可呈多个弧形凸起，弧形相间则为凹陷而形成分叶形肿块，称为分叶征，多见于肺癌。瘤体内有时可见直径1～3 mm的低密度影，称为空泡征；瘤体边缘可有不同程度的棘状或毛刺状突起，称为棘状突起或毛刺征；邻近胸膜的肿块因纤维化而造成瘢痕收缩、牵拉胸膜，可形成胸膜凹陷征，多见于周围型肺癌。

### （三）胸膜病变

**1. 胸腔积液** 胸腔内积存液体称为胸腔积液。液体可为渗出液、漏出液、血液及乳糜液。胸腔积液常见的原因有结核、炎症、肿瘤转移及外伤，也见于系统性疾病，如结缔组织病。胸腔积液可分为游离性胸腔积液和局限性胸腔积液两类。

**2. 气胸与液气胸** 气胸是指空气进入胸膜腔内。气胸的原因有胸壁穿通伤、胸部手术及胸腔穿刺等。当胸膜破裂口具有活瓣作用时，进入胸膜腔的气体不能排出或较少排出则形成张力性气胸。气胸的影像表现为肺体积缩小，壁层与脏层胸膜之间形成无肺纹理的气胸带。液气胸是胸膜腔内同时有液体与气体。气体和液体较多时立位胸片可见液平面横贯胸腔。

**3. 胸膜增厚、粘连及钙化** 胸膜增厚、粘连及钙化的原因为炎症性纤维素渗出、肉芽组织增生、外伤出血机化等。轻度胸膜增厚表现为肋膈角变钝，膈运动轻度受限。广泛胸膜增厚粘连时，在胸部外侧及后缘沿胸膜下有带状密度增高影或更加广泛的密度增高影，胸廓塌陷，肋间隙变窄，肋膈角闭锁，膈顶

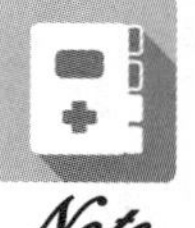
Note

变平，膈升高，膈运动减弱或消失。纵隔可向患侧移位。胸膜钙化时在肺野边缘呈不规则片状高密度阴影。包裹性胸膜炎时，胸膜钙化可呈弧线形或不规则环形。

CT 检查：胸膜肥厚表现为沿胸壁的带状软组织影，厚薄不均匀，表面不光滑，与肺的交界面多可见小的粘连影。胸膜肥厚可达 1 cm 以上，胸膜增厚达 2 cm 时多为恶性。胸膜钙化多呈点状、带状或块状的高密度影，其 CT 值接近骨骼。

**4. 胸膜肿瘤** 胸膜肿瘤有间皮瘤、肉瘤及转移瘤。在胸部影像上可表现为单发或多发的肿块，呈半球形、扁丘状及不规则形状，边缘清楚。恶性肿瘤常伴有胸腔积液、胸壁肿块及肋骨破坏。

## 四、常见疾病诊断

### （一）支气管扩张症

支气管扩张症是指支气管内径呈不同程度异常增宽。少数为先天性，多数为后天性，男女发病无明显差异，好发于儿童及青壮年。支气管扩张一般发生在 3～6 级分支，根据形态可分为：①柱状型支气管扩张；②曲张型支气管扩张；③囊状型支气管扩张。三种类型可同时混合存在或以其中一种形态为主出现。

**1. X 线表现** 主要的 X 线表现为肺纹理增粗，沿肺纹理可见两条平行的线状阴影，称为“轨道征”。囊状支气管扩张形成多发的囊状阴影，呈蜂窝状。合并感染时有液平。支气管造影可显示支气管的柱状、静脉曲张状及囊状扩张的形态。

**2. CT 表现** ①柱状型支气管扩张时，当支气管水平走行而与 CT 层面平行时可表现为“轨道征”；当支气管和 CT 层面呈垂直走行时可表现为管壁圆形透亮影，呈“戒指征”。②囊状型支气管扩张时，支气管远端呈囊状膨大，成簇的囊状扩张可形成葡萄串状阴影，合并感染时囊内可出现液平及囊壁增厚。③曲张型支气管扩张可表现支气管管径呈粗细不均的囊柱状改变，壁不规则，可呈念珠状。④当扩张的支气管腔内充满黏液栓时，表现为结节状高密度阴影。

### （二）肺炎

肺炎为肺部常见病、多发病。可由多种病原体引起，如细菌、病毒、支原体、真菌、寄生虫等，也可由非感染因素，如过敏、理化因素等引起。根据病变的部位可分实质性肺炎和间质性肺炎，实质性肺炎又可分大叶性肺炎、肺段肺炎和小叶性肺炎。根据病因可分为细菌性肺炎、病毒性肺炎、真菌性肺炎、过敏性肺炎、放射性肺炎等。肺炎的影像诊断主要依靠 X 线检查，用于发现病变、确定病变部位和范围，并用于观察病变动态变化。肺部炎症根据影像表现做出病原诊断比较困难。

**1. 大叶性肺炎** 大叶性肺炎（lobar pneumonia）是细菌引起的急性肺部炎症。多由肺炎链球菌感染引起，可以累及整个肺叶或某一肺段或肺段的一部分。目前表现以侵及肺段者多见。在冬春季节发病较多，青壮年好发。

（1）病理改变：在病理上大叶性肺炎的典型改变可分 4 期：①充血期：为病变的早期，在发病后 12～24 h 内，病变的范围较为局限。肺泡壁毛细血管充血、扩张、肺泡内有少量浆液性渗出液。②红色肝样变期：在发病 2～3 天后，病变累及肺叶及肺段。肺泡腔实变，充满大量纤维蛋白及红细胞等渗出物，使肺组织的剖面呈红色肝样，质地较硬。③灰色肝样变期：在发病 4～6 天后，肺泡腔内大量白细胞代替红细胞，致使肺组织的剖面呈灰色肝样，质地仍较硬。④消散期：发病 1 周以后，肺泡腔内炎性渗出物逐渐溶解、吸收，病变范围缩小，肺泡腔内重新充气。

（2）临床表现：起病急，患者有突然高热、寒战、胸痛、咳嗽、咳铁锈色痰等症状，个别严重者可有周围循环衰竭表现。体检为急性病容，肺部听诊有支气管肺泡呼吸音、管状呼吸音及湿啰音等。实验室检查白细胞总数及中性白细胞计数明显增高。

（3）X 线表现：大叶性肺炎的 X 线表现反映了病理上 4 个分期的大体形态改变。X 线征象的出现一般较临床症状晚。

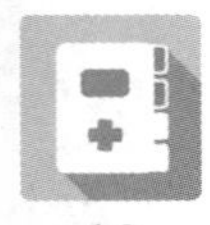

①充血期：此期 X 线检查可无阳性发现，或仅表现为局部的肺纹理增粗、增多，肺内局限性的透明度略低或密度稍高的边缘模糊的淡片状阴影。

②实变期：相当于病理分期上的红色及灰色肝样变期，整个肺叶、大部分肺叶或肺段呈密度增高的均匀实变阴影，边缘模糊。根据病变侵及的范围不同，X 线表现各异。病变以肺段为主时，多为三角形致密影，基底在外，尖端朝向肺门。侵及整个肺叶时表现为形状与肺叶轮廓一致、以叶间裂为界的大片状致密阴影。在实变阴影内常可见含气支气管影像。不同肺叶实变形状各不相同。

右肺上叶实变时，阴影的下缘以水平叶间裂为界，边缘平直，界限清楚。右肺中叶实变时，阴影的上界为水平叶间裂，平直清楚，自上而下阴影密度逐渐减低，由于边缘掩盖效应，右心缘模糊，右心膈角清楚。右肺下叶实变时，阴影上界模糊，密度从上至下逐渐增高，右心膈角消失。左肺上叶实变时，其上界模糊，从上至下密度逐渐减低。左肺下叶实变时上界模糊，从上至下密度逐渐增高(图 22-12)。

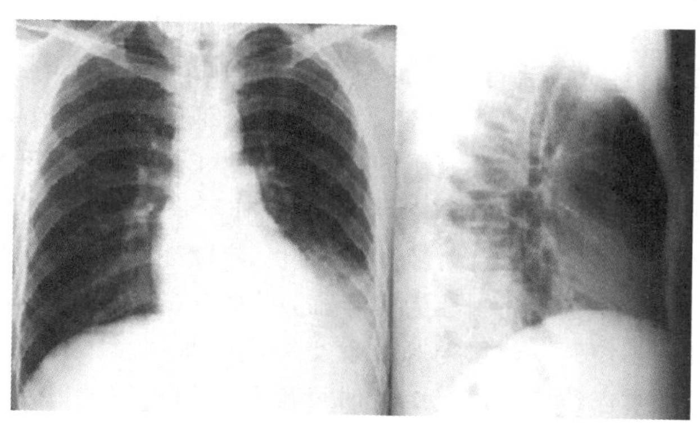

图 22-12　左肺下叶大叶性肺炎(实变期)

③消散期：表现为病变的范围逐渐减小，阴影的密度减低，一般先从边缘开始，为散在分布、大小不等、密度不均的斑片状阴影(图 22-13)。病变多在 2 周内吸收。临床症状减轻一般比阴影吸收早。少数病例可延迟 1～2 个月或更长时间吸收，甚至可演变为慢性机化性肺炎。

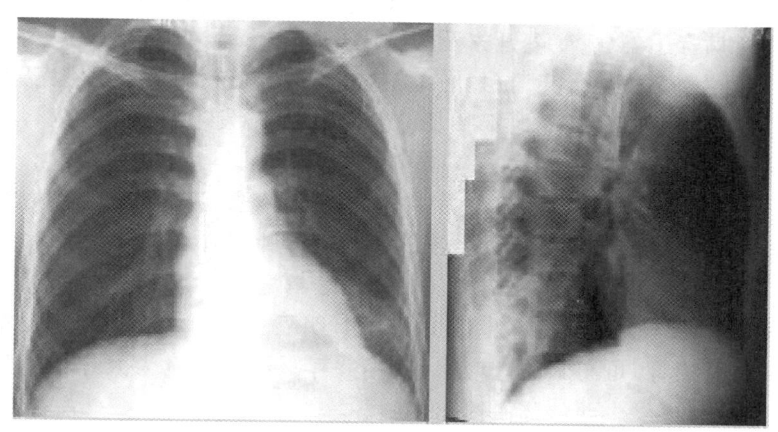

图 22-13　左肺下叶大叶性肺炎(消散期)

大叶性肺炎根据典型临床表现及 X 线表现易于诊断。消散期肺炎应与浸润型肺结核鉴别。肺炎病灶一般在有效抗炎后，短期内病灶吸收消散，而结核在短期内无明显变化，其病变动态变化比较缓慢。在大叶性肺炎病灶吸收缓慢或同一部位反复出现实变的老年患者，应与中心型肺癌引起的阻塞性肺炎鉴别。可根据大叶性肺炎支气管通畅、肺门无肿块与中心型肺癌鉴别。

**2. 支气管肺炎**　支气管肺炎(bronchopneumonia)又称为小叶性肺炎，是发生在细支气管及肺小叶的炎症性改变。常见的病原菌有金黄色葡萄球菌、肺炎链球菌和肺炎支原体等多种病原体。病毒及真菌也可引起支气管性肺炎。多见于婴幼儿、老年人或为手术后并发症。

(1) 病理改变：病原菌先引起支气管炎，支气管黏膜发生充血、水肿及浆液性渗出，进而累及细支气管及肺泡。病变范围为小叶性，呈散在性两侧分布，可融合成大片。渗出物阻塞细支气管炎可引起阻塞性肺气肿或小叶肺不张。

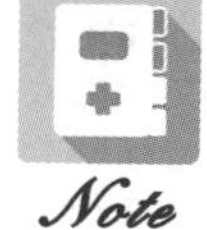

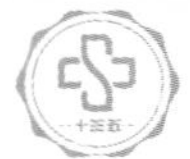


(2) 临床症状：起病急，发热、咳嗽、咳泡沫黏液性痰，出现呼吸困难、发绀及胸痛等。少数极度衰弱的老年患者，因机体反应能力低，体温和白细胞计数可不升高。

(3) X线表现：病变多见于两肺中下野的内、中带，肺脏后部病变较前部多。肺纹理增多、增粗且模糊，可见沿肺纹理分布的小结节及斑片状模糊致密影，密度不均，病灶可融合成大片状密度不均、边缘模糊阴影，并可见肺门影增大、模糊，合并肺气肿或肺不张时，可见其相应的X线征象。经适当的抗感染治疗，病变可在1～2周内吸收消散。

金黄色葡萄球菌引起的支气管肺炎空洞较多见，可见环形透亮区，位于斑片状阴影内。

支气管肺炎有明显的临床症状，典型病例主要依靠X线胸片检查即可诊断。

**3. 间质性肺炎**　间质性肺炎(interstitial pneumonia)系肺间质性炎症，可由细菌或病毒感染所致。多见于小儿，常继发于麻疹、百日咳或流行性感冒等急性传染病。

(1) 病理改变：主要为炎症累及支气管、血管周围组织、肺泡间隔及肺泡壁等肺间质，出现水肿和淋巴细胞的浸润，炎症可沿间质内的淋巴管蔓延引起局限性的淋巴管炎和淋巴结炎。小支气管管壁充血水肿，造成小支气管部分或完全阻塞，引起小叶性肺气肿或肺不张。病变常广泛累及两肺各叶。

(2) 临床症状：常有气急、咳嗽、鼻翼扇动、发绀等症状，症状明显而体征较少是其特点。

(3) X线表现：病变分布较广泛及双侧性为其特征，好发于双侧肺门及肺下野。两侧肺纹理增粗、模糊，自肺门向外伸展的纤细不规则条纹影与肺纹理交织成网状阴影。其间可见弥漫性细小结节密度增高影，分布不均。炎症侵及淋巴结引起淋巴结炎时可出现肺门影增大，边缘模糊，结构不清。间质性肺炎的炎症吸收消散较缓慢，首先是细小结节影吸收，然后紊乱的后肺纹理恢复正常。少数病例出现肺间质纤维化并伴有支气管扩张。

**4. 病毒性肺炎**　病毒性肺炎(viral pneumonia)是由多种病毒侵犯肺实质所致的肺部炎症。病原体为流感病毒、腺病毒、呼吸道合胞病毒、副流感病毒、麻疹病毒、水痘带状疱疹病毒或巨细胞病毒等。以婴幼儿及老年人多见，免疫功能损害者易发生病毒性肺炎。此病在非细菌性肺炎中占25%～50%。患者一般先发生上呼吸道病毒感染，病变蔓延累及肺实质。

(1) 病理改变：主要为细小支气管壁与其周围及肺泡壁的浆液渗出、炎细胞浸润，细支气管及其周围组织发生坏死。细小支气管因黏膜充血水肿及炎性细胞浸润，发生狭窄或梗阻，从而出现局限性的肺气肿或肺不张。

(2) 临床症状：一般先有上呼吸道感染的症状，如咽痛、鼻塞、流涕、发热。发生肺炎时有高热、咳嗽、气急。体检可有发绀，严重者有鼻翼扇动及三凹征。听诊肺部有水泡音。实验室检查白细胞计数正常、略有升高或下降。

(3) X线表现：两肺肺纹理增粗、边缘模糊，以肺下野明显。进而可出现网状及小点状阴影，网状阴影是肺间质性炎症的重叠影像，可与肺纹理增粗、模糊并存。严重病例为大片状阴影，单发或多发。由于细小支气管炎症性阻塞，可发生两肺弥漫性肺气肿。

病毒性肺炎的诊断依靠特征性的X线表现、临床及实验室检查。确诊需要病原学的支持。

**5. 支原体肺炎**　支原体肺炎(mycoplasmal pneumonia)系肺炎支原体引起的肺部炎症。肺炎支原体较细菌小、较病毒大，由呼吸道传染，多发于冬春及夏秋之交。

(1) 病理改变：肺炎支原体侵入肺部后，首先引起急性的支气管及细支气管炎症，其黏膜及周围组织充血、水肿及炎性细胞浸润，肺泡腔内有炎性渗出，可发生肺实变。肺泡壁及间隔有中性粒细胞及单核细胞浸润。

(2) 临床表现：起病较缓慢，症状一般较轻，多不发热。常有咳嗽、咽痛、头痛、乏力及全身不适。少数患者症状较重，可有发热，甚至体温达39～40 ℃。体征一般较少。实验室检查白细胞计数正常或略低。多数患者冷凝集试验阳性。

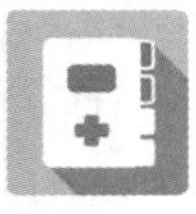

(3) X线表现：早期改变为肺纹理增多，边缘模糊可呈网状改变。肺内继而出现局限性密度较低的斑片状阴影，呈单发或多发性，常分布在肺门区或其下方。病变多局限于肺段内，一般不超过肺叶。少数病例为肺叶实变影像。病变一般在1～2周吸收，较长者可达1个月。

支原体肺炎的临床、X线表现及一般实验室检查缺乏特异性。肺部阴影较明显而临床症状及体征轻微，白细胞不高应考虑到本病。发生在肺上叶的局限性实变应与浸润性肺结核鉴别。同时本病还应与细菌性肺炎、病毒性肺炎鉴别。

**6. 过敏性肺炎** 过敏性肺炎(allergic pneumonia)是机体对某种物质产生过敏反应而引起的肺部炎症，又称吕弗留综合征(Löffler syndrome)。较为常见的过敏原有花粉、寄生虫毒素、某些药物、谷物、海鲜产品等。

(1) 病理变化：主要为肺泡炎症和肺间质性炎症。炎性渗出中可见大量嗜酸性粒细胞，并常有浆细胞、淋巴细胞及组织细胞。病变可继发肺间质纤维化或肉芽肿。

(2) 临床症状：患者有接触抗原物质的病史。急性发病者症状严重，暴露于抗原 4～6 h 后迅速发病。常见有发热、寒战、咳嗽、咳痰、胸闷、气喘、肌肉疼痛等症状。实验室检查白细胞总数及嗜酸性粒细胞增加。症状可持续 8～12 h。亚急性型为长期吸收少量抗原发生的过敏性肺炎，临床症状比较轻微，可有轻咳、全身不适，有时只感觉呼吸时有特殊气味。轻者不经治疗可自行消退，重者用激素治疗有明显效果。

(3) X线表现：多种多样，可在肺内任何部位出现单发及多发的斑片状阴影，边缘模糊，阴影中仍可见肺纹理。病变多沿支气管走行分布，病灶改变迅速，有时肺内病变吸收后，几乎同时或短期内其他肺野又出现新的病变。这种现象称为病变的游走性。两肺也可呈弥漫分布的粟粒状、结节状阴影，结节灶边缘较模糊，两肺中下野病灶较密集。有时粟粒状阴影合并线、网状影，多位于两肺下野或中下野，以网线状阴影为主，并可见肺纹理增强，边缘模糊。

过敏性肺炎的X线表现与支气管肺炎、间质性肺炎、肺结核等相似。若发现肺内病变的出现与特定的致敏物质有关则可确定诊断。X线胸片发现本病为弥漫性病变时应做CT检查。

### (三) 肺脓肿

肺脓肿(pulmonary abscess)为化脓性细菌引起的肺实质坏死的肺内化脓性炎症。病原菌主要为金黄色葡萄球菌、肺炎链球菌及厌氧菌等。按感染途径分为：①吸入性：细菌经呼吸道吸入，经由支气管吸入到肺内而发病，是最常见的感染途径；②血源性：常继发于金黄色葡萄球菌引起的脓毒血症，常为多发；③直接蔓延：由胸壁感染、膈下脓肿或肝脓肿直接蔓延累及肺部。

**1. 病理改变** 病原菌随异物或分泌物经支气管吸入后，出现细支气管阻塞、小血管炎性栓塞，在肺泡内引起化脓性炎症、坏死，形成肺脓肿。病变可占据部分肺叶、肺段或次肺段范围。约一周后病灶中心发生坏死、液化，部分液化物经支气管引流咳出后形成脓腔空洞。肺脓肿可破入胸腔形成脓胸或脓气胸。肺脓肿在急性期治疗及时，可使脓腔缩小、炎症吸收。少数病例也可发展为慢性肺脓肿。经血源性进入肺内的病原菌，引起血管栓塞，继而形成肺内多发化脓病灶。

**2. 临床表现** 发病多急剧，出现高热、咳嗽、寒战、胸痛，一周后常有大量脓臭痰咳出，部分患者有咯血。慢性者可有间歇性发热，持续性咳嗽、咳痰。实验室检查白细胞计数明显增高。

**3. X线表现**

(1) 急性肺脓肿：吸入性肺脓肿在脓肿形成前，有大片状模糊阴影，多位于胸膜下的肺上叶后段及肺下叶背段。空洞形成后，在大片阴影中有密度减低区及气液平面，空洞的壁较厚，洞壁内缘光滑或不规则，外缘模糊。可伴有少量的胸腔积液，为反应性胸膜炎改变。经抗菌治疗 4～6 周病变逐渐吸收。血源性肺脓肿为两肺多发、散在、大小不一的圆形或小片状致密影，边缘模糊。在两肺中下野多见。病变中心可出现空洞及液平。抗菌治疗 2～4 周病变吸收。

(2) 慢性肺脓肿：表现为边界清楚的厚壁空洞，洞壁周围见较多的纤维条索影，或为实性肿块内多发的小空洞，可有液平。如并发脓胸或胸膜增厚时，则肋膈角消失、肋间隙变窄。

由膈下脓肿或肝脓肿蔓延而来的肺脓肿，常表现为患侧膈升高，边缘模糊，膈运动受限，同时肺下野大片致密影，其内有空洞伴液平。

X线平片可对本病典型的病例做出诊断。肺脓肿需与结核及肺癌空洞鉴别。结核性空洞好发于上叶尖后段及下叶背段。有卫星灶，多无液平。肺癌空洞的洞壁厚薄不均，外缘有分叶、毛糙，内缘凹凸

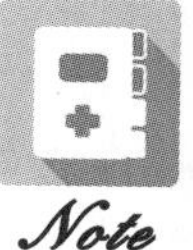

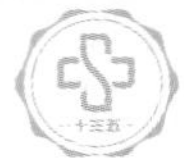


不平。

（四）气胸

**1. 气胸** 气胸（pneumothorax）是指空气进入胸膜腔，改变了胸膜腔负压状态，造成肺组织部分或完全萎缩。任何原因造成胸膜腔与外界相通都可产生气胸，空气进入胸膜腔有两种途径：①壁层胸膜破裂：常见原因有胸壁穿通伤、胸部手术及胸腔穿刺等。②脏层胸膜破裂：常见原因为肺部病变。如严重的肺气肿、胸膜下肺大疱、表浅的结核性空洞及肺脓肿等，由于突然用力、剧烈咳嗽使胸腔内压力突然升高，致胸膜破裂，使气体进入胸膜腔形成气胸，称为自发性气胸。当胸膜破裂口具有活瓣作用时，进入胸膜腔的气体不能排出或较少排出则形成张力性气胸，使纵隔向健侧移位（图 22-14）。

气胸 X 线表现：胸腔内气体将肺组织压缩，致肺体积缩小，使壁层与脏层胸膜之间形成无肺纹理结构的透明区域。肺被压缩的程度与胸腔内气体的多少成正比。少量气胸时自外围将肺组织向肺门处压缩，其外无肺纹理，同时可见纤细的线状萎缩的肺组织边缘影，称为气胸线。大量气胸时，气体可占据肺野中外带，压缩的肺呈密度均匀软组织影，患侧肋间隙增宽，膈肌下降，纵隔向健侧移位（图 22-15）。

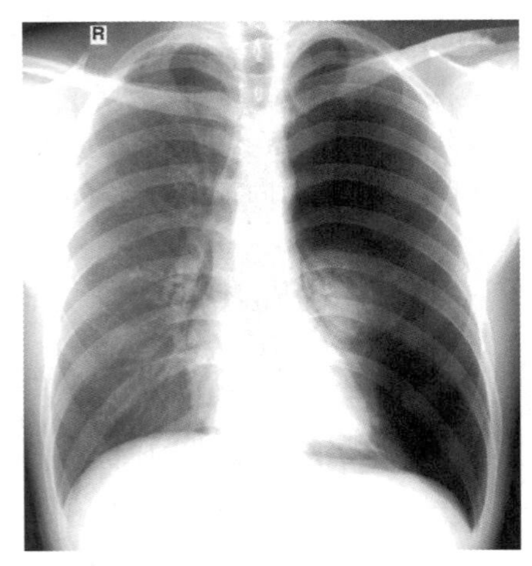


图 22-14 左侧张力性气胸

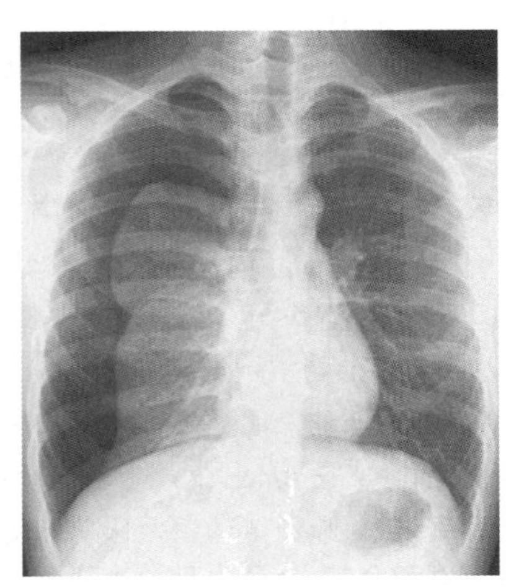

图 22-15 右侧气胸

**2. 液气胸** 液气胸是胸膜腔内同时有液体与气体。液气胸的原因为胸腔积液并发支气管胸膜瘘、胸部外伤、手术及胸膜穿刺时漏进气体。也可先有气胸而后出现液体或气体与液体同时出现。气体和液体较多时立位胸片可见液平面横贯胸腔，液面上方为空气及压缩的肺。气体及液体较少时，可只见小的液平面而不易显示气胸征象。

（五）胸腔积液

多种疾病累及胸膜产生胸腔积液（pleural effusion）。病因不同，液体的性质也不同。胸腔积液常见的原因有结核、炎症、肿瘤转移及外伤，也见于系统性疾病，如结缔组织病。胸膜炎症可产生渗出液；心肾疾病、充血性心力衰竭或血浆蛋白过低，可产生漏出液；胸部外伤及胸膜恶性肿瘤可为血性积液；颈胸部手术伤及淋巴引流通道、恶性肿瘤侵及胸导管及锁骨下静脉，均可产生乳糜性积液。X 线检查只能明确积液的存在、液量的多少及存在的部位，不能区分液体的性质。因此必须紧密结合临床资料进行分析，做出印象诊断。胸腔积液因液量的多少和所在的部位不同，X 线表现也不同。

**1. 游离性胸腔积液** 依积液量而表现不同。少量胸腔积液时液体最先积聚在位置最低的后肋膈角，正位胸片难以发现。当积液量达到 200 mL 以上时，X 线正位胸片上表现为肋膈角变钝、变平（图 22-16）。随着液量的增加，液体的上缘出现外高内低的凹面向上的弧形阴影。透视下液体随呼吸和体位改变而移动。此特点可与轻度的胸膜肥厚、粘连鉴别。当积液量达到 400 mL 以上，液体上缘达第 4 前肋端以上时称中等量胸腔积液。由于液体的重力作用而积聚于胸腔下部肺的周围，X 线表现为患侧中、下肺野呈大片状均匀致密影，其上缘呈外高内低的斜形弧线影，膈肌显示不清，肋膈角消失（图 22-17）。此弧线影的形成由胸腔内负压状态、液体的重力、肺组织的弹性、液体的表面张力等所致。大

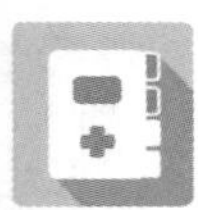

量胸腔积液液体上缘达第2前肋端以上，X线表现为患侧肺野均匀致密影，或仅见肺尖部显示透亮的肺组织影。中等量及大量的胸腔积液可引起纵隔向健侧移位，同侧肋间隙增宽，膈肌下降。

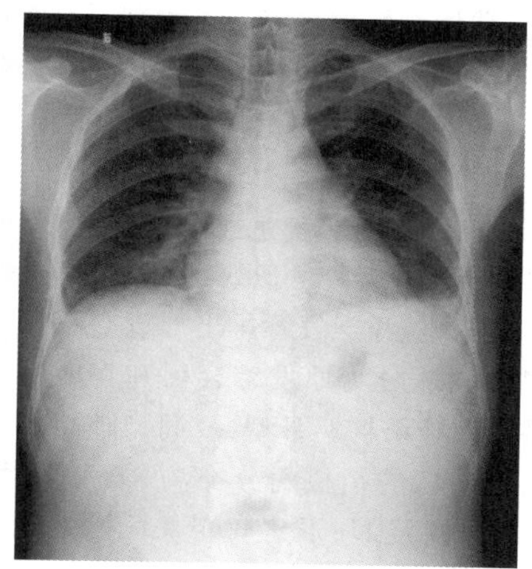
图 22-16 双侧少量胸腔积液

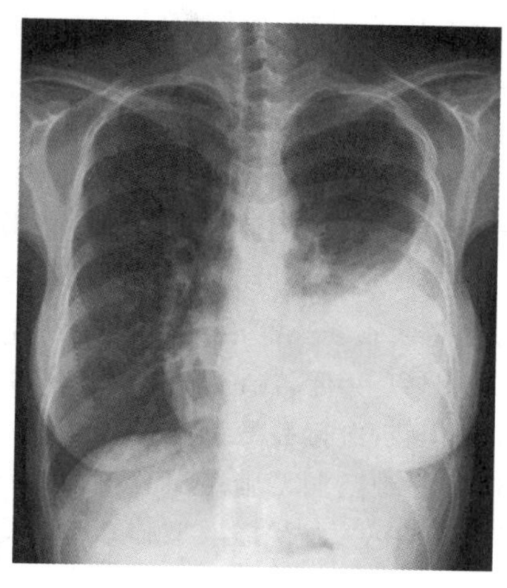
图 22-17 左侧中等量胸腔积液

**2. 局限性胸腔积液** 胸腔积液位于胸腔某一个局部称为局限性胸腔积液，如包裹性积液、叶间积液、肺底积液和纵隔积液等。

(1) 包裹性积液：胸膜炎时，由于脏层和壁层胸膜粘连，使胸腔积液局限于胸腔的某一部位，称为包裹性积液(encapsulated effusion)。可发生于前、侧、后胸壁任何部位。但以侧后胸壁较多见，X线呈切线位片表现为自胸壁突向肺内的半圆形或梭形致密影，密度均匀，边缘光滑锐利，其上、下缘与胸壁的夹角呈钝角。

(2) 叶间积液：局限于水平叶间裂或斜裂的胸腔积液称为叶间积液(interlobar effusion)。正位X线胸片诊断较难，侧位胸片易于显示液体与胸膜的关系。典型X线表现为位于叶间裂部位的梭形阴影，边缘清楚，密度均匀。

(3) 肺下积液：积聚在肺底与横膈之间的胸腔积液称肺下积液(subpulmonary effusion)。多为单侧，右侧多见。因液体将肺下缘向上推移，X现表现为肺底积液上缘呈圆顶形状，酷似膈升高。但有以下特点："膈圆顶"最高点外移致偏外侧1/3，肋膈角变深、变锐；透视下向患侧倾斜60°时，可见游离积液征象；仰卧位前后位片因部分液体向肺尖方向流动，流至胸腔背部，使患侧肺野密度均匀增高，膈的位置正常显示。

CT检查：少量、中等量游离性胸腔积液表现为后胸壁下弧形窄带状或新月形液体样密度影，边缘光滑整齐。大量积液则整个胸腔被液体样密度影占据，肺被压缩于肺门呈软组织影，纵隔向对侧移位。包裹性积液表现为自胸壁向肺野突出的凸镜形液体样密度影，基底宽而紧贴胸壁，与胸壁的夹角多呈钝角，边缘光滑，邻近胸膜多有增厚，形成胸膜尾征。叶间积液表现为叶间片状或带状的高密度影，有时呈梭状或球状。

### (六) 浸润型肺结核

**1. 肺结核概述** 肺结核(pulmonary tuberculosis)是由结核分枝杆菌侵入人体后引起的肺部慢性传染性疾病。肺结核的诊断以临床症状、体征、实验室检查、痰菌检查和痰培养及影像检查资料为依据。X线检查可早期发现病变，并有助于鉴别诊断和观察疗效。对于临床表现及X线表现不典型病例需要CT及MRI检查。

肺结核的病理变化复杂，与机体抵抗力、细菌的数量、毒力和机体对结核分枝杆菌的过敏反应有密切关系。肺结核的基本病理变化是渗出、增殖和变质性病变，常同时存在或以一种病变为主。渗出性病变表现为浆液性或纤维素性肺泡炎，肺泡腔内有浆液、白细胞及朗格罕细胞渗出。增殖性病变为结核性肉芽肿，肉芽肿由郎格罕细胞、类上皮细胞和淋巴细胞组成，中心有干酪样坏死。结核病的变质性病变为干酪样坏死，可发生在小叶、肺段或肺叶的范围。干酪样坏死被纤维组织包裹形成的球形病灶直径大

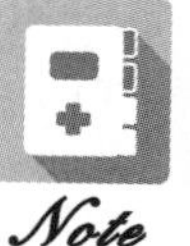

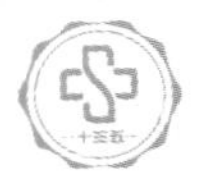



于 2 cm 时称为结核球或结核瘤。

当经过抗结核治疗以后或机体的抵抗力增强时，结核病灶经下列途径愈合：①吸收：渗出性结核病灶被完全吸收，较小的增殖病灶和干酪样坏死灶也可被大部吸收，残留纤维瘢痕影。②纤维化：部分增殖病灶在吸收的过程中被纤维组织包裹形成结核球。③钙化：多在干酪样病灶愈合过程中产生。④空洞闭合：经有效治疗，空洞萎缩经纤维化愈合。

在未经治疗或机体抵抗力低下时，肺结核病变可恶化，出现下列改变：①病灶范围扩大：初次感染的病灶沿淋巴管蔓延至肺门，引起淋巴管炎和肺门淋巴结结核；或经淋巴管通过胸导管进入血液，造成血行播散至肺或全身。②干酪样坏死：病变在渗出的基础上凝固性坏死，呈灰黄色似奶酪，为结核病变坏死的特征性改变。③液化坏死及空洞形成：干酪样坏死病灶进一步液化，经支气管排出形成空洞。

自 1978 年起，国内采用肺结核的五大分类法，Ⅰ型：原发型肺结核，分为原发综合征和胸内淋巴结结核。Ⅱ型：血行播散型肺结核，分为急性、慢性及亚急性血行播散型肺结核。Ⅲ型：浸润型肺结核。Ⅳ型：慢性纤维空洞型肺结核。Ⅴ型：结核性胸膜炎。1998 年我国提出新的结核病分类法，Ⅰ型：原发性肺结核。Ⅱ型：血行播散型肺结核。Ⅲ 型：继发性肺结核，包括以增殖、浸润、干酪病变或坏死为主的多种病理改变。Ⅳ型：结核性胸膜炎。Ⅴ型：其他肺外结核。

**2. 浸润型肺结核** 浸润型肺结核（infiltrative pulmonary tuberculosis）属于原结核病分型的Ⅲ型肺结核。为成人最常见的继发性肺结核。多因机体的抵抗力降低，而使得已静止的原发病灶重新活动，即内源性感染。也可为外源性再感染，结核分枝杆菌吸入肺部后，因机体已经产生特异免疫力，结核分枝杆菌不再在淋巴结内引起干酪样病灶，故肺门淋巴结多不大。病变多局限于肺的局部，肺尖部、锁骨下区及下叶背段为好发部位。

（1）病理改变：表现为肺内的炎性浸润，病变的外部为渗出性炎症，中央部位有干酪样坏死。病变进展恶化时病灶增大、融合，干酪样坏死液化，形成空洞，并可发生支气管播散。病灶也可被吸收、纤维化及钙化。直径 2 cm 以上的干酪样病灶被纤维组织包膜包裹称结核球或结核瘤。当纵隔或肺门淋巴结结核破溃，大量的结核分枝杆菌及干酪性物质经支气管进入肺内形成肺叶、肺段或小叶范围的干酪样肺炎。

（2）临床症状：病变较轻者可无症状，或仅有低热、盗汗、乏力，较为严重者可有高热、咳嗽、咯血、胸痛及消瘦，血沉快。实验室检查红细胞沉降率增快，痰结核分枝杆菌检查有较高的阳性率。

（3）X 线表现：可多种多样，多数情况下，多种形态的病变同时存在。因病变为继发性，多表现为陈旧性病灶周围炎。病灶呈单发或多发，好发于锁骨上、下区，呈中心密度较高、边缘模糊的斑片状阴影。也可为数毫米至 1 cm 大小、边缘比较清楚的小结节状影。还可为新的渗出性病灶，表现为小片状云絮状影（图 22-18）。病变范围较大时可波及肺段或肺叶，产生干酪样坏死，病灶多处液化形成空洞，表现为斑片阴影中的低密度区，或为边缘清楚的薄壁或厚壁空洞，以薄壁空洞多见。空洞周围有结节及条索状的卫星灶。空洞与肺门之间常可见引流的支气管，其管壁增厚、管腔增宽。病变的密度不均匀，可见密度较高的硬结及钙化灶。

浸润型肺结核还包括结核球及干酪样肺炎两种特殊类型的病变。

（1）结核球：结核球（tuberculoma）为纤维组织包绕干酪样坏死结核病灶而形成。呈圆形或椭圆形，多为直径为 2～3 cm 的单发球形病灶，也可多发。如直径小于 2 cm，则称为结核结节。少数直径在 4 cm 以上。多见于锁骨下区，也可发生于肺的任何部位。结核球密度较高且均匀，轮廓光滑可见钙化及空洞，有时可见引流支气管与结核空洞相连。这些球形病灶周围可见斑点及条索状的纤维增殖病灶，形似卫星，称为卫星病灶。

（2）干酪样肺炎：干酪样肺炎（caseous pneumonia）见于机体抵抗力差、对结核分枝杆菌高度过敏的患者。分大叶性和小叶性两种：大叶性干酪样肺炎为大片渗出性结核病灶发生干酪样坏死而形成，范围较大。小叶性干酪样坏死是由大量结核分枝杆菌及干酪样物质从破溃的淋巴结经支气管播散至肺内所致。临床症状急剧较重，有明显的中毒症状，如高热、寒战、咳嗽、咳痰、胸痛、呼吸困难及痰中带血等。

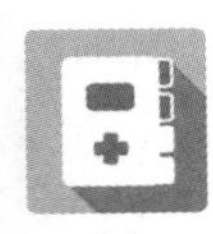

Note

大叶性干酪样肺炎 X 线表现为占据肺叶或肺段的高密度实变阴影，轮廓与大叶性肺炎相似，但密度较大叶性肺炎高。其内可见多个大小不等、形态不一的空洞(图 22-19)。在同侧或对侧肺内常可见支气管播散病灶,为斑片状阴影。小叶性干酪样肺炎 X 线表现为两肺散在的小叶性致密影,有时也与大叶性干酪样肺炎同时存在。

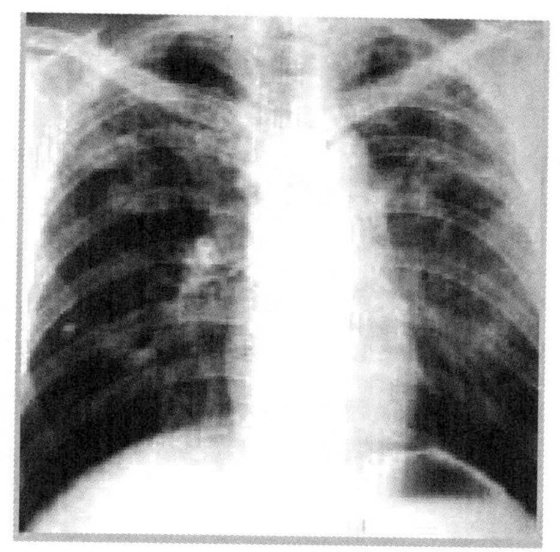

**图 22-18 浸润型肺结核**

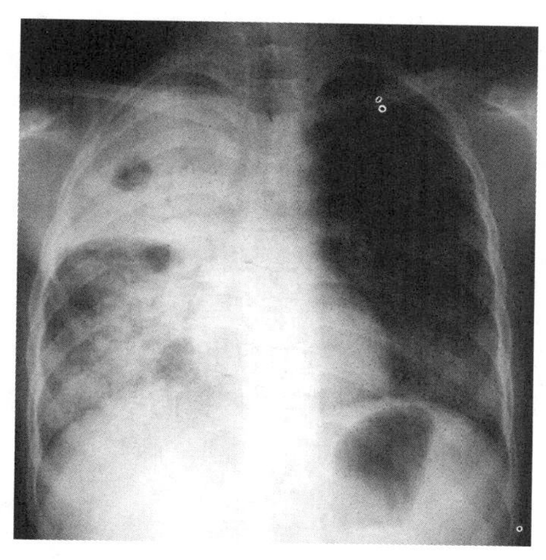

**图 22-19 右侧干酪样肺炎**

X 线平片是诊断浸润型肺结核的主要方法,用于发现病变、动态观察病变的变化及治疗效果。单发的小片状模糊阴影应与肺炎鉴别,经抗感染治疗肺炎在两周内病灶缩小或吸收,而肺结核病变无明显变化。肺结核球需与周围型肺癌及其他的肺内孤立结节鉴别。较小的周围型肺癌有空泡征、分叶征、边缘模糊、毛糙及胸膜凹陷征。

(七) 肺癌

肺癌是最常见的恶性肿瘤,起源于支气管上皮、细支气管、肺泡上皮及腺体,其全称为支气管肺癌。胸部 X 线片检查用以发现病变,肺癌的影像学诊断主要靠 CT 检查。

**1. 病理改变**

1) 肺癌的分类

(1) 组织学分类:①鳞状细胞癌,又称表皮样癌。②小细胞癌,包括燕麦细胞癌、中间细胞癌、混合燕麦细胞癌。③腺癌,分为腺泡样腺癌、乳头样腺癌、细支气管肺泡癌和黏液样癌。④大细胞癌,其中鳞状细胞癌最常见,多见于男性,发生在肺段支气管以上的较大支气管。肿瘤中心易发生坏死,生长慢,转移晚。腺癌也较常见,女性好发,多发生在肺段以下的外围小支气管。早期可发生淋巴、血行和胸膜转移。小细胞癌发病年龄轻,可见于 40 岁以下者,恶性度最高,肿瘤生长快且转移早。大细胞癌较少见,多发生在肺段以下的外围小支气管。

(2) 按发生的部位分类:①中央型肺癌:指发生于肺段或肺段以上的支气管肺癌。②周围型肺癌:指发生于肺段支气管以下至细支气管以上的支气管肺癌。③弥漫型肺癌:指发生在细支气管及肺泡上皮的肺癌。

2) 早期肺癌　早期中央型肺癌是指肿瘤局限于支气管管腔内,或在肺叶或肺段支气管壁内浸润生长,未侵及周围的肺实质,并且无转移者。在病理上分为原位癌、腔内型和管壁浸润型。早期周围型肺癌是指瘤体直径为 2 cm 或 2 cm 以下,并且无转移者。

3) 肺癌转移　肺癌可通过淋巴转移,多见于中心型肺癌。转移到肺门及纵隔淋巴结引起淋巴结肿大,转移到肺内形成单发或多发结节,转移到胸膜引起胸腔积液,转移到胸壁引起胸壁肿块及肋骨破坏,转移到心包引起心包积液。还可通过血行转移,可出现全身远处骨骼的局部破坏。肿瘤直接蔓延常造成附近骨骼的破坏。

**2. 临床表现**　主要临床表现为咯血、刺激性咳嗽和胸痛。其中间断性出现的痰中带血丝为早期肺癌的常见表现。中央型肺癌的临床症状比周围型肺癌出现更早。周围型肺癌往往在胸部 X 线体检时偶然发现。当肿瘤发生转移后出现多种症状和体征。胸膜转移产生大量的胸腔积液,引起憋气、呼吸困

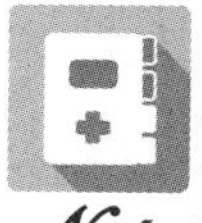
Note

难和胸痛。肋骨转移引起胸部疼痛。喉返神经受侵引起声音嘶哑。心包转移引起心悸、胸闷。肿大淋巴结压迫食管引起吞咽困难。压迫膈神经，造成膈麻痹。肺上沟瘤侵犯臂丛神经出现肩背部和上肢疼痛及运动障碍。

**3. X线表现**

（1）中央型肺癌：肺门区肿块影为直接征象，但早期主要表现为肿瘤引起支气管不同程度狭窄而致的继发性改变，称为间接征象，包括局部阻塞性肺气肿、阻塞性肺炎和阻塞性肺不张。阻塞性肺气肿表现为局部肺野透亮度增高，肺纹理稀疏。一侧肺气肿还可出现纵隔向健侧移位和患侧横膈下降等改变。阻塞性肺炎表现为斑片状模糊阴影，同一部位反复发作是其特点。阻塞性肺不张表现为肺体积缩小、密度增高。中、晚期中央型肺癌表现为肺门肿块及支气管阻塞改变。阻塞性肺炎及肺不张表现为肺段、肺叶或一侧肺的密度增高阴影。一侧肺不张表现为患侧肺野均匀致密影，胸廓塌陷，肋间隙变窄，横膈升高，纵隔移向患侧，健侧肺出现代偿性肺气肿表现。肺叶不张表现为局部肺叶均匀致密影，叶间裂可向患部呈向心性移位，肺门可不同程度地向患部移位，邻近肺叶出现代偿性肺气肿。右上肺中央型肺癌，可见右上叶肺不张影的下缘与肺门肿块影的下缘连在一起形成典型的“反S征”（图22-20）。

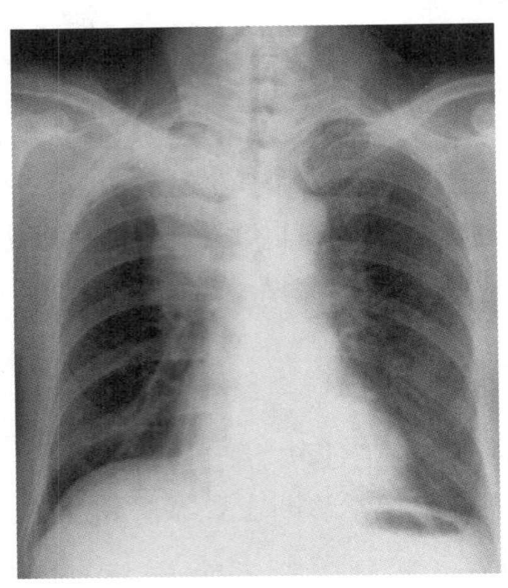

**图22-20　右上肺中央型肺癌并右上叶肺不张，呈“反S征”**

（2）周围型肺癌：早期表现为密度中等、边缘模糊的结节状影，其中可见多个小囊样透亮区，为未被癌组织侵犯的正常肺泡影，这种改变称为“空泡征”。肺癌结节呈分叶状轮廓，是因为肺癌结节生长速度不均衡所致，称为“分叶征”。此征象是周围型肺癌的重要征象。肺癌结节还可出现纤维组织增生牵拉邻近脏层胸膜形成线状或幕状的条索状阴影，称为“胸膜凹陷征”。有时呈小片状炎症浸润阴影。当瘤体直径大于2 cm时，表现为具有分叶征的肿块影。因为肺癌组织向周围浸润性生长及肿块周围淋巴管、小血管内瘤栓的存在，造成肿瘤的边缘毛糙呈短细毛刺状阴影，这是良、恶性肿瘤的重要鉴别点。还可见到胸膜凹陷征象（图22-21）。较大的肿块可能有分叶或无分叶，边缘模糊或清楚。生长快、较大的肿块还可发生坏死而形成癌性空洞，多为厚壁空洞，内缘凹凸不平。常合并淋巴结肿大。

（3）弥漫型肺癌：两肺多发病灶为结节或斑片状影像，结节大小不等，其密度相似，以两侧中、下肺野较多。病灶可融合成大片癌性实变，表现为肺叶、肺段的实变影，密度不均，并伴有小结节影，有的可见支气管气像。含气的支气管不规则狭窄、扭曲，呈僵硬感。

（4）肺癌胸部转移：肺癌胸部转移的影像分为肺内转移、胸内淋巴结转移及胸膜、胸壁受侵。①肺内转移，表现为肺内多发小结节影或肿块阴影，边缘清楚，以两肺中下野多见（图22-22）。有时病灶内可见空洞影。②胸内淋巴结转移，纵隔淋巴结肿大一般是指淋巴结直径超过15 mm，肺门淋巴结肿大一般为淋巴结短径超过10 mm。X线表现为肺门影增大、纵隔增宽及肿块形成。③胸膜、胸壁受侵，癌转移到胸膜引起胸腔积液及胸膜结节。邻近胸膜的肺癌可直接侵及胸膜。肿瘤侵及胸壁引起胸壁肿块及肋骨破坏。

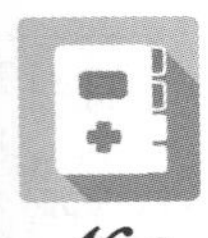

Note

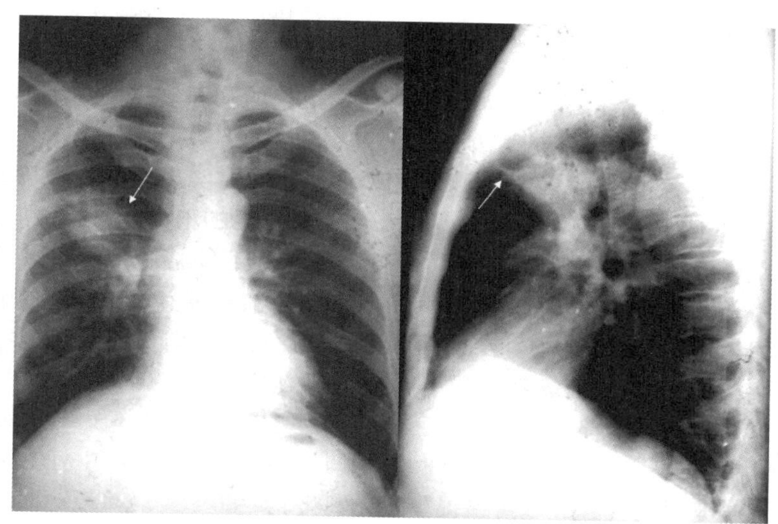

图 22-21 右肺周围型肺癌

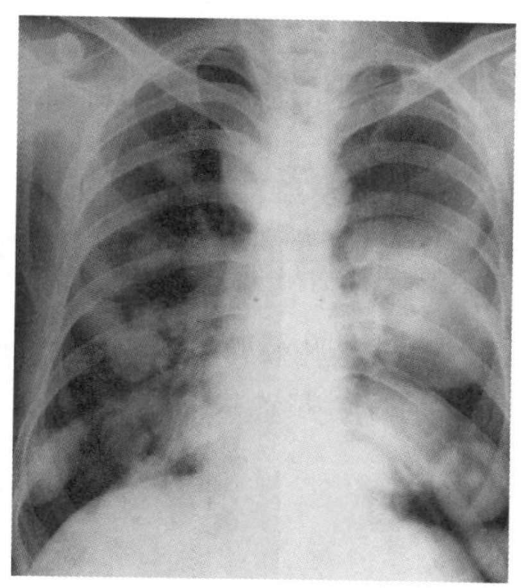

图 22-22 肺癌胸部转移

**4. 鉴别诊断**

(1) 中央型肺癌：中央型肺癌的阻塞性肺炎应与一般肺炎或浸润型肺结核鉴别，肺癌所致的阻塞性肺炎经抗感染治疗不易吸收，或在同一位置病灶反复出现。中央型肺癌引起的肺不张应与结核及慢性肺炎的肺不张区别。结核性肺不张内有含气支气管气像，并常见支气管扩张，有钙化，周围有卫星灶；结核及慢性肺炎合并肺不张均无肺门肿块，支气管通畅。肺癌的支气管狭窄较局限，而支气管结核的狭窄范围较长，可累及主支气管及叶、段支气管。

(2) 周围型肺癌：需要与结核球、错构瘤及炎性假瘤相鉴别。肺癌的特点是有空泡征，边缘毛糙，有分叶征和胸膜凹陷等；结核球的特点为边缘光滑清楚，无分叶，可有点状或斑片状钙化及卫星灶；错构瘤边缘光滑清楚，有浅分叶或无分叶，病变内有脂肪及钙化。

### (八) 纵隔原发肿瘤

纵隔原发肿瘤种类繁多，但各类肿瘤在纵隔内均有好发或特定的部位。

前纵隔肿瘤中胸内甲状腺肿位于前纵隔上部；胸腺瘤和畸胎瘤多位于前纵隔中部。在中纵隔，淋巴瘤位于中纵隔的上中部，支气管囊肿位于气管、主支气管和肺门支气管附近，相当于中纵隔的上中部。后纵隔的常见肿瘤为神经源性肿瘤。

**1. 胸内甲状腺肿** 胸内甲状腺肿大多数位于胸骨后、气管前方。病理性质可为甲状腺肿、甲状腺囊肿或腺瘤。在颈部可扪及肿大的甲状腺。

影像表现：胸内甲状腺肿位于前纵隔上部，在纵隔的一侧，可向两侧凸出。通常上端较宽大，与颈部

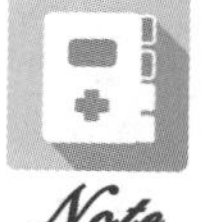

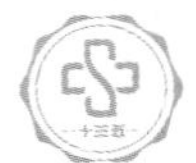


的软组织影相连续，其侧位于气管旁并在气管前有软组织肿块影，使气管受压向后。可有斑点状钙化。患者做吞咽动作时透视可见肿块上下轻微移动。

**2. 胸腺瘤** 胸腺瘤在前纵隔肿瘤中最常见。浸润性生长的胸腺瘤多呈扁圆形，轮廓凹凸不平，呈分叶状。非浸润性胸腺瘤为圆形及卵圆形，边缘光滑。

胸腺瘤多位于前纵隔中部偏上。良性胸腺瘤轮廓清楚光滑。实质性的良性胸腺瘤常有分叶状轮廓。恶性胸腺瘤轮廓常不规则，表面有许多小结节状突起，边缘毛糙不光整。心腰部肿瘤合并双侧上纵隔阴影明显增宽、心包积液或合并多个大小不等的胸膜结节或血性胸腔积液，均为恶性胸腺瘤的重要征象。CT 有助于显示胸腺瘤囊性变及钙化。实质性肿瘤的增强扫描可有不同程度的强化。

**3. 畸胎瘤** 畸胎瘤分为囊性畸胎瘤和实性畸胎瘤。囊性畸胎瘤即皮样囊肿，多为良性。实性畸胎瘤可为良性或恶性。畸胎瘤多位于前纵隔中部，向一侧或两侧突出。

密度不均匀，含脂肪组织多的部位密度较低，软骨组织可出现斑点和不规则的钙化影，肿瘤内的骨影或牙齿状阴影为畸胎瘤的特征性表现。良性肿瘤通常呈圆形或椭圆形。肿瘤轮廓一般清楚光滑，恶性者呈分叶状，边缘不规则。皮样囊肿壁可出现蛋壳样钙化。

**4. 淋巴瘤** 淋巴瘤在病理上包括霍奇金病和非霍奇金病。纵隔的淋巴瘤通常累及多组淋巴结。上纵隔向两侧显著增宽，轮廓清楚而呈波浪状，密度均匀。侧位胸片见肿瘤位于中纵隔上中部，肿块边界不清楚。前纵隔胸骨后淋巴结也常被侵及。CT 增强扫描有轻度均匀强化。

**5. 神经源性肿瘤** 神经源性肿瘤分为良性及恶性。良性肿瘤有神经鞘瘤、神经纤维瘤和节细胞神经瘤。恶性肿瘤有神经纤维肉瘤等。

神经源性肿瘤主要发生在后纵隔。有的神经源性肿瘤呈哑铃状生长，部分肿瘤位于脊柱旁，另一部分通过椎间孔进入椎管内，并使椎间孔扩大。由于脊髓受压而引起神经症状。患者可伴有其他部位的多发性神经纤维瘤。

X 线：神经源性肿瘤多位于后纵隔脊柱旁，肿瘤常呈圆形、椭圆形或呈较长的扁圆形，紧贴于脊柱旁。肿瘤可压迫邻近椎体或肋骨引起骨质缺损，哑铃状的肿瘤可使椎间孔受压扩大。恶性者呈分叶状，对周围骨质侵蚀破坏。

## 第三节　循环系统

医学影像检查对心脏大血管病变的诊治具有非常重要的价值。它不仅能显示心脏大血管的外形轮廓和腔内解剖结构，还能观察心脏的运动和准确地评价心脏的功能，同时还能测量心脏、大血管的血流。目前，心脏、大血管影像检查方法除了传统的普通 X 线检查、超声、核医学、心血管造影外，多层螺旋 CT 技术的开发，进一步拓展了心脏、大血管检查的领域，成为心脏、大血管检查的重要手段。

其中 X 线透视和平片可以观察心脏、大血管的大小、形态及搏动情况。心血管造影能进一步了解心脏内部结构、功能状态和血流动力学变化。CT 对心脏、大血管的检查要求有足够快的扫描速度。多层螺旋 CT 适用于心脏、大血管的检查，可用于心脏大血管的血流方向、速度、心肌灌注和储备功能的评价。多层螺旋 CT 冠状动脉成像可用于冠状动脉疾病的诊断。

### 一、检查方法

#### （一）X 线检查

包括胸部透视和常规心脏摄片。

**1. 胸部透视** 方法简便，可以多体位、动态观察和了解心脏、大血管的大小、形态及搏动情况。

**2. 常规心脏摄片** 常规投照体位为后前位、左前斜位、右前斜位或（和）左侧位。

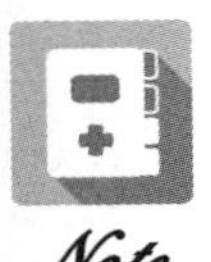

### （二）CT 检查

普通 CT 因为空间分辨力和时间分辨力低，不能克服心脏、大血管搏动伪影，很难用于心脏疾病诊断。目前电子束 CT 和多层螺旋 CT 可用于心血管疾病的诊断。

**1. 电子束 CT** 主要检查方式有容积扫描、血流检查等。电子束 CT 不但能观察心脏、大血管形态，而且可显示心脏和大血管壁、房室间隔和瓣膜运动；计算心功能，分析血流动力学改变；对冠状动脉小片状钙化，电子束 CT 亦有很高的分辨力。因此在冠状动脉粥样硬化性心脏病、心瓣膜病、心肌病、心脏肿瘤、心包疾患、先天性心脏病、肺动脉血栓栓塞和大血管疾病诊断中有重要价值。

**2. 多层面螺旋 CT** 图像质量高，检查时间短，并具备电子束 CT 在心血管疾病诊断方面的功能，在冠心病的预防、诊断和术后随访中起着十分重要的作用。

### （三）心血管造影检查

心血管造影是将对比剂快速注入心腔和大血管内，以显示心脏和血管内腔的形态及血流动力学改变的检查。分为常规造影和选择性造影，前者包括心腔、主动脉和肺动脉造影，后者指冠状动脉、外周动脉造影等。常用的造影方法有以下几种：①右心造影：先行右心导管检查，经导管注入对比剂，显示右侧心腔和肺血管。主要适用于右心及肺血管的异常及伴有发绀的先天性心脏病。②左心造影：经周围动脉插管，导管尖端送入左侧心腔选定的部位，经导管注入对比剂。适用于二尖瓣关闭不全、主动脉瓣口狭窄、室间隔缺损、永存房室共道及左心室病变。③主动脉造影：经周围动脉插入导管，导管尖端放于主动脉瓣上 3～5 cm 处，注射对比剂后，能使主动脉升部、弓部和降部显影。适用于主动脉本身病变、主动脉瓣关闭不全、主动脉与肺动脉或主动脉与右心之间的异常沟通（如动脉导管未闭、主-肺动脉隔缺损、主动脉窦动脉瘤穿破入右心）等。④冠状动脉造影用特制导管，从周围动脉插入主动脉，使其分别进入左、右冠状动脉内行选择性动脉造影。主要用于冠状动脉粥样硬化性心脏病的检查，是经皮冠状动脉成形术和冠状动脉搭桥术前必需的检查步骤。

心血管造影是一种比较复杂的检查方法，患者有一定的痛苦和危险，必须严格掌握适应症和禁忌证。

## 二、正常影像表现

### （一）X 线检查

**1. 心脏大血管的正常投影** 心脏的四个心腔和大血管在 X 线上的投影，彼此重叠，平片上仅能显示各房室和大血管的轮廓，不能显示心内结构和分界。心表面有脏层和壁层心包膜覆盖，正常情况下心包缺乏对比，不会显影。

（1）后前位：心脏、大血管有左、右两个边缘。心右缘分为两段，上段由主动脉与上腔静脉构成，下段由右心房构成。心左缘分为三段：上段为主动脉球，由主动脉弓组成，呈弧形突出；中段为肺动脉主干与左肺动脉构成，称为心腰，又称肺动脉段，此段较低平或稍突出；下段由左心室构成，为一最大的弧，向左突出，左心室的下方为心尖。左心室与肺动脉之间，有长约 1.0 cm 的一小段，由左心耳构成，正常时，较难与左心室区分。左心室与肺动脉段的搏动方向相反，两者的交点称为相反搏动点。心缘与膈顶交角称为心膈角。

（2）右前斜位：心前缘自上而下由主动脉弓及升主动脉、肺动脉、右心室前壁和左心室下端构成。心前缘与胸壁间有三角形透明区，称为心前间隙或胸骨后区。心后缘上段为左心房，与食管有浅压迹，下段为右心房，两者间无清楚分界。心后缘与脊柱之间称为心后间隙或心后区。食管通过心后间隙，在钡剂充盈时显影，并可在前壁显示左心房压迹。

（3）左前斜位：在此位置投照时，室间隔与中心 X 线接近平行，心室大致分为左、右两半，右前方一半为右心室，左后方一半为左心室。心前缘上段为右心房，下段为右心室，房室间分界不清。心后缘上段由左心房构成，下段由左心室构成。在此斜位还可显示胸主动脉和主动脉窗。通过主动脉窗可见气管分叉、主支气管和肺动脉。左主支气管下方为左心房影。

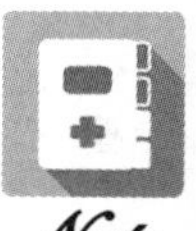

（4）左侧位：心前缘下段是右心室前壁，上段则由右心室漏斗部、肺动脉主干和升主动脉构成。前

方与前胸壁之间形成三角形透亮区，称为胸骨后区。心后缘上中段由左心房构成，下段由左心室构成，与膈形成锐角，下腔静脉可在此显影。心后下缘、食管与膈之间的三角形间隙，为心后间隙。

**2. 心脏、大血管的形态** 正常心脏、大血管的形态见图 22-23。①横位型心脏：胸廓较宽，心脏横径增大，心胸比率常大于 0.5，常见于矮胖体型者。②垂位型心脏：胸廓、心影狭长，心胸比率小于 0.5，常见于瘦长体型者。③斜位型心脏：胸廓介于上述两型之间，心胸比率在 0.4～0.5 之间，常见于适中体型者，此型最多见。

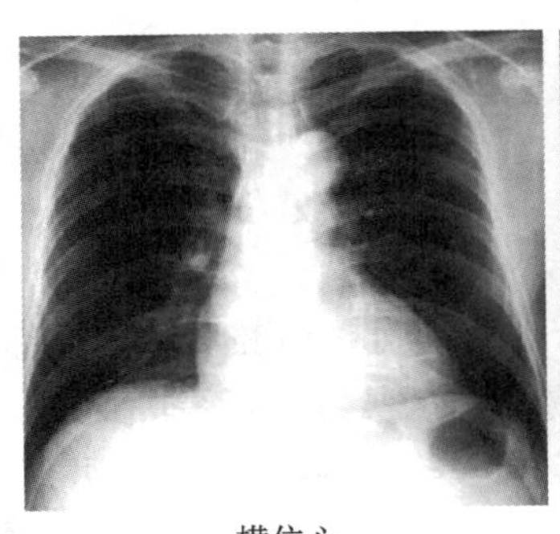
横位心

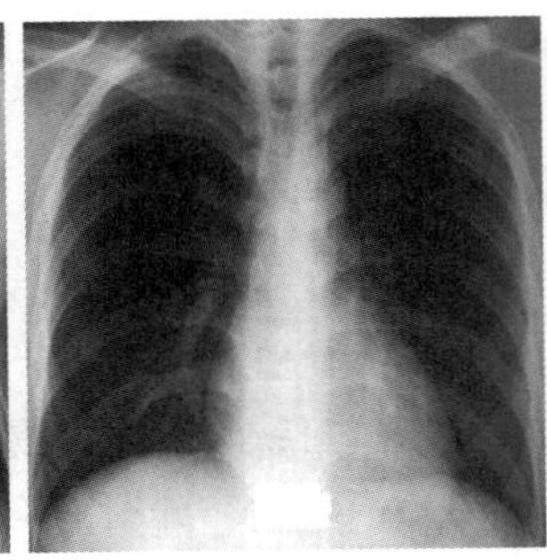
斜位心

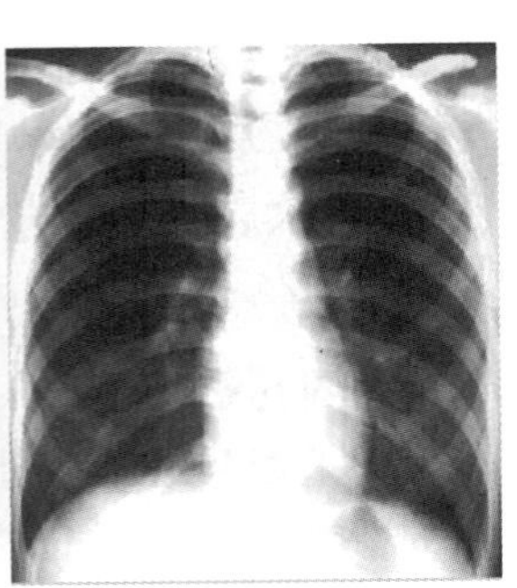
垂位心

**图 22-23 正常心脏外形**

**3. 心脏大血管的大小** 测量心胸比率是确定心脏有无增大的最简单的办法(图 22-24)。自左、右心缘至体中线的最大距离分别为 $T_1$ 和 $T_2$，$T_1+T_2$＝心脏横径。心脏横径与胸廓横径(通过右膈顶水平胸廓的内径 T)之比即为心胸比率。正常成人心胸比率＜0.5。

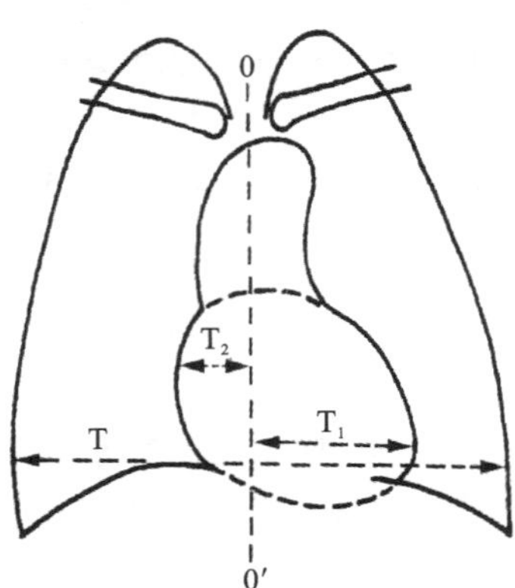


**图 22-24 心胸比率测量示意图**

## (二) CT 检查

心脏检查的扫描体位有三种，即横轴位、短轴位和长轴位。

**1. 横轴位** 横轴位是常用的标准体位。它可以清楚地显示心脏和大血管的结构，各房室间的解剖关系以及心脏房室的大小。主要选择四个层面结合图像加以分述：①主动脉弓层面；②气管隆嵴层面；③主动脉根部层面；④心室层面。心包呈 1～2 mm 厚的弧线状影，其内可见低密度脂肪。

**2. 短轴位** 短轴位主要用于观察左心室壁心肌，特别是结合电影可动态了解心肌收缩运动和各心室壁增厚、变薄情况。左心室体部层面是心短轴位的一个重要层面，左心室占据纵隔左缘大部，呈椭圆形，可显示左心室前间隔壁、侧壁、侧后壁、后壁及室间隔。左心室腔内类圆形充盈缺损为前、后乳头肌影。

**3. 长轴位** 长轴位主要用于观察瓣膜(主动脉瓣及二尖瓣)、左心室流出道及心尖部。

左心室流出道层面可清楚显示左心室流出道、主动脉瓣及升主动脉根部。左心室腔内可见乳头肌影，并可见左心房、左心室间的二尖瓣。左心室前缘相当接近心尖部，常借助此层面了解心尖部病变。

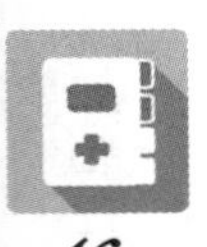
Note

## 三、基本病变表现

### (一) 心脏增大

**1. X线平片判断心脏增大的方法** 成人心胸比率的正常上限为0.50,0.51～0.55、0.56～0.60及0.60以上分别为轻、中及重度心脏增大。

**2. 心脏增大X线表现** 心脏增大是心脏疾病的重要征象,包括心肌肥厚、心腔扩张或两者并存。可为一个或多个房室增大,也可为全心增大。

(1) 左心房增大:常见于风湿性心脏病二尖瓣病变、左心衰竭、动脉导管未闭和室间隔缺损等。X线表现如下(图22-25):①后前位见心左缘肺动脉段的下方左心耳扩张出现新三弓而使心脏左缘呈四弓影,心右缘呈双弧征,心底部出现双房影。②右前斜位可见吞钡的食管局限性压迹或受压迫移位征象。③左前斜位可见心后缘上段左心房向后上方隆起,左主支气管受压变窄或移位,支气管分叉角度开大。临床常以压迹和移位程度判断左心房增大的程度。

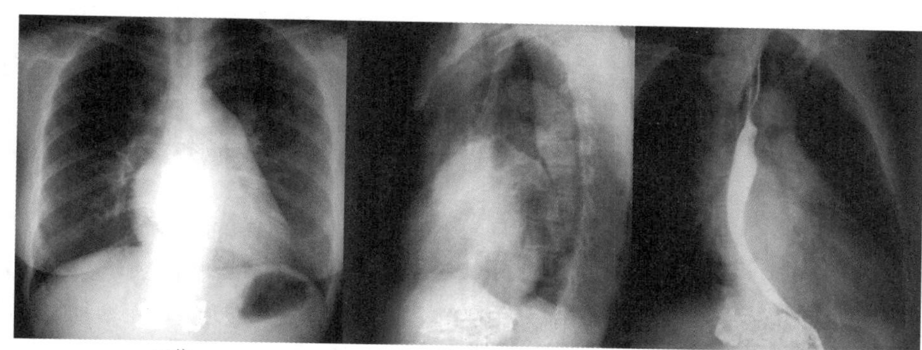


图22-25 左心房增大

(2) 左心室增大:常见于高血压性心脏病、主动脉瓣病变、二尖瓣关闭不全及动脉导管未闭等。X线表现为:①后前位可见心脏呈主动脉型,左心室段延长,心尖向左下移位;②左前斜位可见心后缘下段向后下膨凸及延长,心后缘与脊柱重叠。

(3) 右心室增大:常见于二尖瓣狭窄、肺源性心脏病和房室间隔缺损等。X线表现为:①后前位见心脏向两侧增大,主要向左增大,心尖上翘、圆隆,肺动脉段突出;②右前斜位心前缘之圆锥部明显膨凸;③左前斜位心前下缘向前膨凸。

(4) 右心房增大:常见于三尖瓣关闭不全、右心衰竭、房间隔缺损等。X线表现为:①后前位见右心缘下段延长向右膨凸;②右前斜位心后缘下段向后突出;③左前斜位心前缘上段向前或向下膨凸,可与其下方的心室段成角。

**3. 心脏增大的类型** 心脏、大血管疾病致心脏房室增大时,心脏可失去正常形态,后前位片观察可分为三种心脏形态(图22-26)。

(1) 二尖瓣型心脏:又称梨形心,心脏呈梨形,主动脉结变小,肺动脉段凸出,右心室增大,心尖部圆钝上翘。常见于二尖瓣病变、肺源性心脏病和先天性心脏病间隔缺损及肺动脉狭窄。

(2) 主动脉型心脏:形如靴形,主动脉结凸出,肺动脉段凹陷,左心室增大,心尖向左下延伸。常见于主动脉瓣病变、高血压性心脏病、冠状动脉粥样硬化性心脏病及心肌病等。

(3) 普大型心脏:心脏轮廓均匀向两侧增大,肺动脉段平直,主动脉结多正常。常见于心肌炎和全心衰竭。心包积液时心脏可为普大型,但并非心脏本身的增大。

### (二) 循环异常

肺循环受到多种因素的影响:右心搏出量、肺血管阻力、肺弹力、肺泡内压、肺动脉与肺静脉间的关系及肺静脉压和左心房压,因此,了解肺部X线表现对评价肺、心功能与疾病诊断有重大价值。

**1. 肺(动脉)充血** 肺(动脉)充血为肺动脉血流量增多。X线表现:肺(动脉)血管纹理增粗、增多;

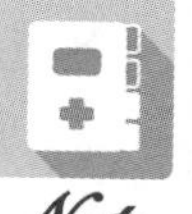

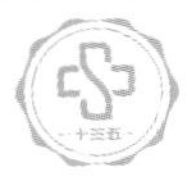


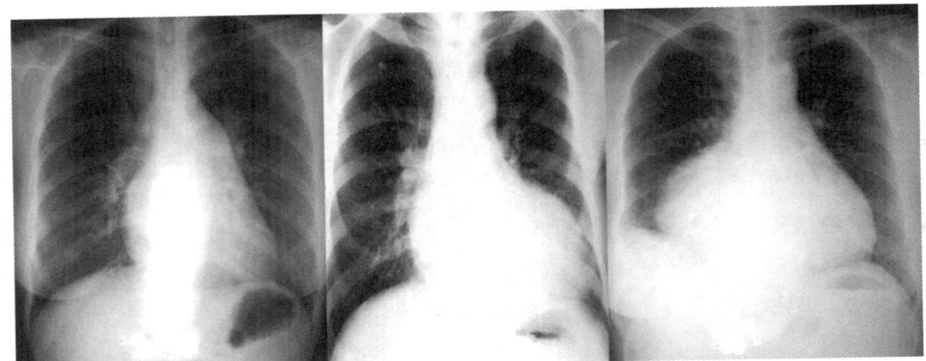


**图 22-26　心脏形态异常分型**

肺动脉段凸出，两侧肺门动脉扩张（成人右下肺动脉干横径>1.5 cm），搏动增强，透视下呈肺门舞蹈征；扩张的血管边缘清楚；肺野透明度正常。主要见于左向右分流的先心病。

**2. 肺血减少**　肺血减少为肺动脉血流量减少的简称。X线表现：肺（动脉）血管纹理变细、稀疏；肺门动脉正常或缩小；肺野透明度增加；严重的肺血减少，可由支气管动脉建立侧支循环，在肺野内显示为扭曲而紊乱的血管影，主要原因如下：右心排血受阻或兼有右向左分流畸形，肺动脉分支本身的重度狭窄、阻塞性病变。

**3. 肺动脉高压**　肺动脉收缩压>30 mmHg，或平均压>20 mmHg即为肺动脉高压。X线表现：肺动脉段明显凸出；肺门动脉扩张、搏动增强，肺动脉外围分支纤细，有时与肺门动脉之间有一突然分界，称肺门截断现象；右心室增大。主要原因如下：肺动脉血流量增加、肺小动脉阻力增加、肺胸疾病。

**4. 肺静脉高压**　肺毛细血管-肺静脉压超过10 mmHg即为肺静脉高压，一般超过25 mmHg血浆即可外渗而引起肺泡性肺水肿。主要原因如下：左心房阻力增加，左心室阻力增加，肺静脉阻力增加等。

X线表现如下。

(1) 肺淤血：上肺静脉扩张，下肺静脉正常或缩窄；肺血管纹理普遍增多、轻度增粗，边缘模糊；肺门影增大，边缘模糊；肺野透明度降低。

(2) 间质性肺水肿：出现各种间隔线，均为不同部位肺泡间隔水肿增厚的投影。最常见的K氏B线为长2～3 cm、宽1～3 mm的水平横线，多位于肋膈角区。

(3) 肺泡性肺水肿：一侧或两侧肺出现广泛分布的斑片状阴影，边缘模糊，常融合成片，呈以两肺门为中心的蝴蝶状阴影；阴影在短期内变化较大，经恰当的治疗可在数小时或数日内吸收。常见于心脏病伴急性左心衰竭和尿毒症患者。

## 四、常见疾病诊断

### （一）风湿性心脏病

**1. 二尖瓣狭窄**　单纯典型二尖瓣狭窄时平片表现为肺淤血，严重者可出现间质性肺水肿或肺动脉、肺静脉高压。心脏呈“二尖瓣”形态，左心房及右心室增大；左心房耳部凸出。部分病例可见二尖瓣区钙化。

**2. 二尖瓣关闭不全**　二尖瓣关闭不全时表现为肺淤血，左心房和（或）左心室有不同程度的增大，严重患者有右心室增大，可出现肺动脉、肺静脉高压。

### （二）慢性肺源性心脏病

慢性肺源性心脏病简称为肺心病，由于肺部长期慢性病变引起广泛纤维化及肺气肿，肺血管床逐渐闭塞，使肺血管阻力增加，同时缺氧可致肺小动脉收缩，并引起红细胞、血容量增加，心排血量升高也促使肺动脉压增高。久之引起右心室肥厚、扩张及右心功能不全。

影像表现：见慢性肺胸疾病影像，出现广泛肺组织纤维化、肺气肿、胸膜肥厚及胸廓畸形等表现；同

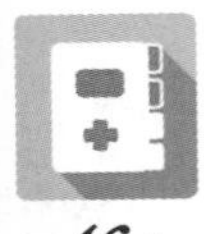
Note

时可见肺动脉高压:肺动脉段隆凸,肺动脉分支明显增粗,外围肺血管骤然变细,形成残根征,右心房、右心室不同程度增大。因肺气肿,心胸比率不增大。

### (三)高血压所致心血管改变

因外围血管阻力增加,久之则引起左心室肥厚甚至左心室腔扩张,进一步可影响左心房,导致肺淤血,严重者可波及右侧心腔引起右心乃至全心衰竭。

影像表现:轻者胸部X线平片心脏不大或左心室圆隆,心影轻度增大;重者可有左心室增大,主动脉迂曲、延长及扩张。CT见左心室壁增厚,左心室腔较小,但室壁信号未见异常。

### (四)冠状动脉粥样硬化性心脏病

冠状动脉粥样硬化性心脏病简称冠心病,由动脉粥样硬化斑块引起的冠状动脉狭窄是冠心病的基本病理改变。

X线表现:未合并高血压的患者X线平片示心肺无异常改变。冠心病心肌梗死(或继发心室壁瘤)病例,X线平片表现为心脏(左心室)增大及不同程度的肺静脉高压——肺淤血、间质和(或)肺泡性肺水肿征象。心室壁瘤的X线表现:左心室缘局限性膨凸;左心室"不自然"增大;左心室缘搏动异常——反向搏动、搏动减弱甚至消失;左心室壁钙化。

心血管造影表现:不同程度偏心性狭窄及完全阻塞;管腔不规则或瘤样扩张。左心室造影主要观察左心室的运动功能,二尖瓣、主动脉瓣功能,有无室壁瘤、附壁血栓及室间隔破裂等。

CT表现:冠状血管走行区见高密度灶,此为钙化灶,多表现为沿冠状动脉走行的斑点状、条索状影。多层螺旋CT可显示冠状血管壁的硬化斑块和管腔狭窄的程度,从而评价心肌缺血及其程度。

### (五)心包炎和心包积液

**1. 心包炎** 心包炎是心包膜脏层和壁层的炎性病变,可分为急性和慢性两种,前者常伴有心包积液,后者可继发心包缩窄。

**2. 心包积液** 心包积液是心包病变的一部分,随着心包积液的增多,心包腔内压力升高,达到一定程度时,便可压迫心脏导致心室舒张功能受限,使心房和体、肺静脉回流受阻,进而心房和静脉压力升高,心脏收缩期排血量减少,可出现心包填塞。

X线表现:干性心包炎和心包积液在300 mL以下者,X线可无异常发现。大量心包积液的典型X线征象为心影向两侧扩大,为"普大"型或呈球形,心腰及心缘各弓的正常分界消失,心膈角变钝;心缘搏动普遍减弱甚至消失;部分病例可伴有不同程度的上腔静脉扩张。

CT表现:可显示心包积液为沿心脏轮廓分布、邻近脏层心包脂肪层的液体带。

**3. 缩窄性心包炎** 缩窄性心包炎主要表现为心包脏层、壁层粘连及不同程度增厚,严重者可达20 mm以上。

X线表现:心脏大小多为正常或轻度增大,少数亦可中度增大;两侧或一侧心缘僵直,各弓分界不清,心外形常呈三角形或近似三角形;心脏搏动减弱甚至消失;心包钙化,可呈蛋壳状、带状、斑片状等高密度影;上腔静脉、奇静脉扩张;累及左侧房室沟时可出现肺淤血征象。

CT表现:平扫可显示心包异常不规则增厚(厚度大于4 mm),脏层、壁层界限不清,CT可发现X线平片所不能显示的钙化灶;可显示腔静脉扩张,左、右心房扩大和继发的肝脾肿大、腹腔积液及胸腔积液等征象。

### (六)大血管疾病

**1. 主动脉夹层** 可见主动脉壁中膜血肿或出血。

X线表现:主动脉增宽,主动脉内膜钙化内移,心影增大。

CT表现:主动脉夹层的特征性CT征象是内膜钙化内移,增强扫描可显示真假腔及低信号的内膜瓣片(图22-27);而CT血管成像三维图像重建则可从不同解剖角度观察主动脉夹层的主要征象及病变范围。

**2. 肺动脉栓塞** 肺动脉栓塞是指肺动脉及其分支被栓子阻塞后引起相应肺组织供血障碍,多由周

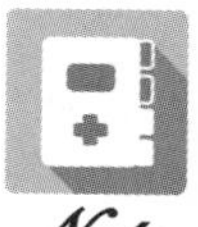

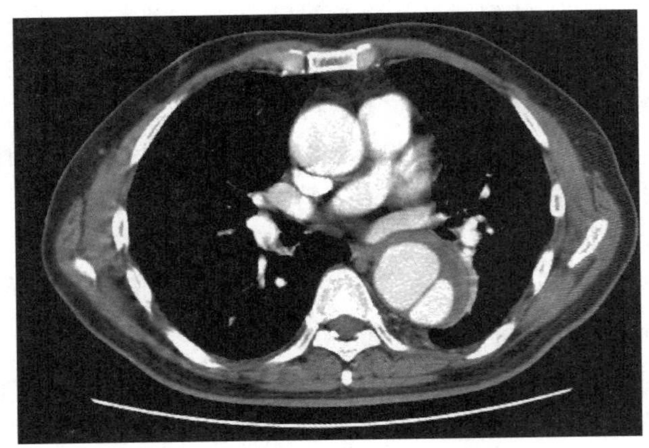

图 22-27　主动脉夹层 CT 征象

围静脉内血栓脱落随血液循环进入肺动脉所致。

影像表现：可见区域性肺纹理稀疏、纤细、肺透明度增加。并发肺梗死者，可见肺内类楔形或锥形阴影。螺旋 CT 增强肺动脉造影可显示：肺动脉腔内充盈缺损、管腔狭窄或闭锁。

（七）先天性心脏病

**1. 房间隔缺损**　单发的房间隔缺损是常见的先天性心脏病之一。一般情况下，左心房的压力高于右心房压力。因此，当有房间隔缺损时，左心房的血液分流入右心房，使右心房、右心室及肺血流量增加，加重了肺循环负担。可引起右心房、右心室肥厚和扩张，久之可导致肺动脉高压，严重时出现心房水平双向分流或右向左分流。

X 线表现：典型房间隔缺损的表现为肺血增多，心脏呈“二尖瓣”形态，肺动脉段凸出，心脏右心房、右心室增大，主动脉结和左心室缩小或正常。

CT 表现：多层螺旋 CT 和电子束 CT 扫描能够显示房间隔缺损的部位和大小，为诊断提供直接征象。主要征象为横轴位心房层面房间隔连续性中断；右心房、右心室增大。

**2. 法洛四联症**　法洛四联症包括 4 种畸形：肺动脉狭窄、室间隔缺损、主动脉骑跨和右心室肥厚。其中以肺动脉狭窄和室间隔缺损为主要畸形。

X 线表现：典型法洛四联症的平片表现为肺血减少，两肺门动脉细小；右上纵隔处有突出的主动脉结；心脏近似靴形，肺动脉段-心腰部凹陷，心尖圆隆、上翘（图 22-28）。

CT 表现：多层螺旋 CT 增强扫描结合三维重组可显示肺动脉狭窄、室间隔缺损、主动脉骑跨和右心室肥厚及并存畸形。

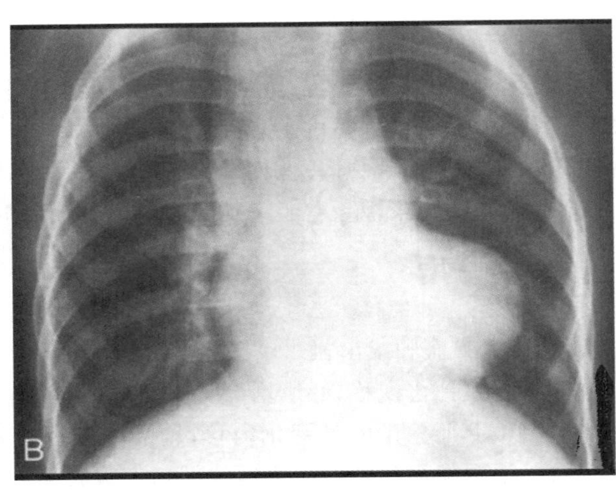


图 22-28　法洛四联症

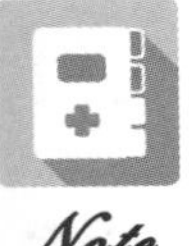

Note

# 第四节 消化系统

## 一、检查方法

### （一）X 线检查

胃肠道属软组织密度，与周围缺乏自然对比，不能直接被显示，因此，要了解消化道的形态和功能，以及诊断消化系统疾病必须应用造影检查。

**1. 普通检查** 包括腹部平片和透视，两种方法常合并用于诊断急腹症。

**2. 造影检查**

1）胃肠道造影检查 胃肠道常用对比剂为硫酸钡。在疑有胃肠道穿孔时，禁用硫酸钡，可改用有机碘水溶液作为对比剂。

（1）钡剂造影技术：食管、胃肠道钡剂造影技术可分为传统法钡检技术和气钡双重检查技术。

传统法钡检技术按检查时序应包括：①黏膜相：用少量钡剂显示黏膜皱襞轮廓、结构。②充盈相：使稀钡充满受检器官，让食管、胃肠腔适度扩张，显示受检器官的形态、轮廓和蠕动等情况。充盈相的优点在于能清楚显示器官轮廓和胃肠壁病变，如壁龛和占位性病变，此外亦能观察胃肠道的排空功能和腔壁的柔软度。

气钡双重检查技术是指用高密度的钡液和低密度的气体共同在腔内形成影像的技术。足量的气体可使胃肠腔充分扩张，使钡液均匀涂布在内壁黏膜上。应用气钡双重检查技术可显示黏膜面的细微结构和微小异常，如显示胃小区、胃小沟和结肠的无名区、无名沟及早期胃癌、胃炎的微小改变。

（2）钡剂检查范围：根据检查部位和检查方法可分为以下几种。①食管吞钡检查：在患者服钡时，观察食管黏膜、轮廓、蠕动和食管扩张度及通畅性。双重对比检查有利于显示食管早期病变。②上胃肠道钡剂检查：亦称为钡餐检查，检查范围应包括食管、胃、十二指肠和上段空肠。③小肠钡剂造影：可在钡餐检查后每隔 1～2 h 检查一次，主要了解小肠排空情况、黏膜病变和占位性病变。④结肠造影：常以钡剂灌肠方式造影，应用气钡双重检查技术检查后，可发现结肠黏膜溃疡、息肉和恶性占位性病变。

2）胆系造影检查

（1）术后经 T 形管造影：用于了解胆管内有无残余结石、胆管与十二指肠的通畅情况以及有无术后并发症。

（2）内镜逆行胰胆管造影（endoscopic retrograde cholangiopancreatography，ERCP）主要用于诊断胰腺疾病和确定胆系梗阻的原因。经内镜将导管插入乳头，再注入对比剂以显示胰管、胆管。

（3）经皮经肝胆管造影（percutaneous transhepatic cholangiography，PTC）临床上用以鉴别阻塞性黄疸的原因和确定梗阻的部位。操作在透视监视下进行，将细针经皮穿入肝管后注入对比剂，以显示肝内胆管和胆总管。PTC 现在仅用于经 CT、超声和 MRI 不能确诊的患者，或考虑进行胆管引流术的患者。

### （二）CT 检查

诊断肝、胆、胰、脾疾病的影像学手段有常规 X 线、USG、CT、血管造影和 MRI，各种检查方法都有其临床使用特点和限度，合理地选择应用不仅对疾病的确诊有利，也符合临床效果/价格的原则。

**1. 检查前准备** 检查前一周内不服含重金属的药物，不做胃肠钡剂检查。检查前 6 h 禁食，扫描前 30 min 口服 1%～2%泛影葡胺以充盈胃腔。

**2. 平扫** 扫描层厚度和间距通常为 5～10 mm。对小病灶可用 2～5 mm 的薄层扫描。

**3. 增强扫描** 根据需要，可以行双期或多期增强扫描。

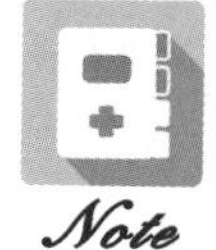

Note

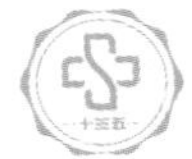



## 二、正常影像学表现

### （一）X 线表现

腹部 X 线平片常用摄影体位有仰卧前后位、站立位、侧卧水平正位等。仰卧位腹部 X 线平片应包括整个腹部，上界可见双侧膈顶部，下界包括耻骨联合（图 22-29）。

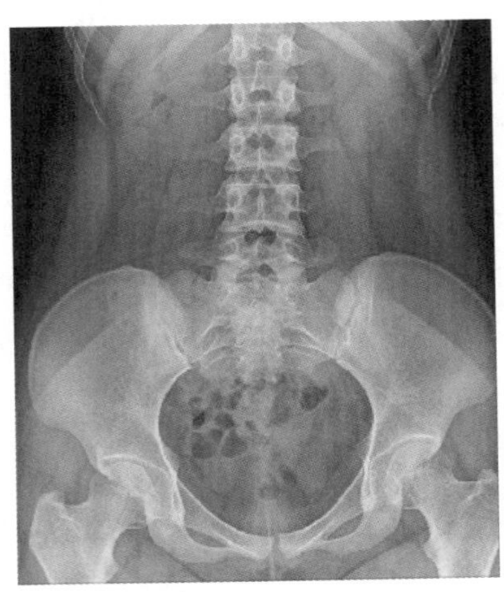

图 22-29　正常腹部 X 线平片

**1. 腹壁与盆壁**　腹膜外间隙及器官周围的脂肪组织显示为灰黑色带状影。腹部前后位片两侧胁腹壁的腹膜外脂肪影，上起第 10 肋骨下端，向下延伸到髂凹而逐渐消失，称胁腹线。肾周脂肪线，是肾周间隙脂肪组织的投影。腰大肌、腰方肌位于后腹壁，闭孔内肌、提肛肌和髂肌等位于盆腹膜外，在肌鞘内脂肪的衬托下，摄影条件好的腹部前后位平片可显示其边缘。腹部平片还可显示腹部和盆部的骨性结构及胸腹壁软组织。

**2. 实质器官**　腹部实质脏器密度与周围软组织及液体几乎相等，不易显示，但由于脏器有脂肪包绕，因此在平片上有时可以显影。如果要确切了解脏器的形态及内部结构必须依靠 B 超、CT 或 MRI 检查。

（1）肝：肝位于右上腹部，呈均等致密阴影。肝左叶可达剑突下，有时可越过腹中线达胃底小弯侧。肝的右外侧缘紧靠右胸壁，下缘可达右胁腹部，略靠前肋弓下方。肝上缘与右膈面相靠近，二者影像不可分开。肝下缘周围有一透明间隙，因局部脂肪丰富，可使肝三角清晰显示。如果肝三角显影不清则有临床意义。

（2）脾：脾位于左膈下，靠近左外侧胸壁。长度为 12～14 cm，下极位于第 12 肋骨下方。其大小可因胃内饮入液体多少而略有变化。脾周围脂肪较多时，一般较易显示其内侧及下方的轮廓。脾下缘在正常情况下清晰可见，与肝三角相同，均可作为腹腔内是否有游离液体存在的 X 线指征之一。

（3）肾：肾位于中腹部脊柱两侧，呈八字形排列，在良好的腹部平片上可显示双肾轮廓，呈蚕豆形，边缘光滑。位于第 12 胸椎至第 3 腰椎之间，一般右肾略低于左肾 1～2 cm。

**3. 空腔器官**　胃肠道、胆囊和膀胱等空腔器官的壁为软组织密度。胃、十二指肠和结肠内可含气体，腹部平片可显示其内腔。小肠除婴幼儿外，一般充满食糜和消化液，与肠壁同属中等密度，因缺乏对比而不能显示。结肠分布于腹部四周。膀胱和胆囊周围如有较多脂肪，亦可显示部分边缘。

### （二）CT 表现

**1. 实质器官**

（1）肝：平扫示肝实质呈均匀的软组织密度，略高于脾、胰、肾，CT 值为 40～70 HU。肝脏轮廓光滑。CT 上肝的分叶一般以胆囊窝中线与下腔静脉连线分为肝左叶、肝右叶。肝圆韧带，亦称纵裂，纵裂内有脂肪。CT 能清晰显示。此纵裂左侧是左叶外侧段，右侧是左叶内侧段。肝中静脉位于肝左叶和肝右叶之间。肝右静脉位于肝右叶的前段和后段之间。肝门内有肝动脉、肝总管和门静脉，门静脉最粗。肝静脉、门静脉密度低于肝实质，表现为管状影或圆形影。增强扫描肝实质和肝内血管均有强化。

（2）胰腺：CT 上呈带状，由胰头至胰尾逐渐变细。平扫胰腺实质密度均匀，CT 值为 40～50 HU，增强扫描呈均匀强化。正常胰头、体、尾与胰腺长轴垂直的径线可达 3 cm、2.5 cm、2 cm，60 岁以上老年人胰腺逐渐萎缩变细。

**2. 空腔器官**

（1）食管：胸部 CT 横断面图像上呈圆形软组织影，位于胸椎及胸主动脉前方，穿过横膈食管裂孔转向左进入胃贲门。其内如有气体或对比剂时则可显示食管壁的厚度，约为 3 mm。

（2）胃：胃壁的厚度因扩张程度而异，正常时不超过 5 mm，胃壁均匀一致。

（3）十二指肠：全段与周围结构的解剖关系能得到充分的显示。

（4）空肠与回肠：肠腔内含较多气体和液体时，CT 可以较好地显示肠壁，小肠壁厚约 3 mm，回肠末

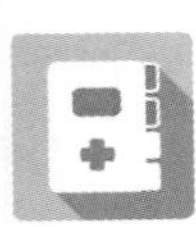

Note

端肠壁厚可达 5 mm。

(5) 结肠与直肠：结肠壁外脂肪层较厚，结肠腔、肠壁及壁外的结肠系膜均能显示。正常结肠壁厚 3～5 mm。三维图像重建后的冠状 CT 图像可以全面、形象地反映结肠在腹腔的位置、分布以及与结肠系膜、邻近器官的解剖关系；CT 仿真内镜技术可显示结肠黏膜及黏膜下病变。CT 可清晰显示直肠及直肠周围间隙的形态，对直肠病变的局部状态评价有较大帮助。

(6) 胆囊与胆管：平扫横断面上胆囊位于肝右叶和方叶之间的胆囊窝内，呈卵圆形，壁薄而光滑，厚 2～3 mm，胆囊腔呈均匀水样低密度影。肝总管表现为肝门部、门静脉主干的前外侧圆形低密度影。胆总管下段位于胰头内及十二指肠降部内侧，呈圆形水样低密度影。增强扫描胆囊壁呈均匀一致的强化，胆囊腔不强化。胆管壁强化，显示更清晰。

## 三、基本病变表现

### (一) 轮廓改变

X 线上消化道充钡后的轮廓平滑而连续，当消化道壁发生病变时，其轮廓可发生改变。

**1. 龛影**　其病理基础是消化道壁的溃烂缺损，致使钡剂进入壁内，在切线位上龛影位于器官正常轮廓之外，轴位则呈致密钡点与器官重叠。肿瘤性病变的溃烂位于腔内，形成腔内龛影。

**2. 憩室**　憩室是由消化道壁局部发育不良、肌壁薄弱和内压增高所致，该处管壁膨出于器官轮廓外，钡剂充填其内。憩室可发生于消化道任何部位，以食管、十二指肠降部、小肠和结肠多见，X 线上表现为器官轮廓外的囊袋状突起，黏膜可伸入其内。

**3. 充盈缺损**　充盈缺损是指消化道管腔内因隆起性病变而致使钡剂不能在该处充盈。

### (二) 黏膜及黏膜皱襞改变

**1. 黏膜破坏**　多由恶性肿瘤引起，表现为黏膜皱襞消失，形成杂乱无章的钡影，造成与正常黏膜皱襞的连续性中断。

**2. 黏膜皱襞平坦**　多为黏膜和黏膜下层水肿或肿瘤浸润所引起。表现为皱襞不明显或消失，水肿者多为逐渐移行，与正常皱襞无明确分界(良性溃疡)；浸润者多伴有病变形态固定而僵硬，并与正常黏膜有明显界限(恶性肿瘤)。

**3. 黏膜纠集**　慢性溃疡时，因瘢痕挛缩致皱襞呈放射状从四周向病变集中。

**4. 黏膜皱襞增宽和迂曲**　亦称黏膜皱襞肥厚，多见于慢性胃炎和胃底静脉曲张，表现为黏膜皱襞的透明条纹影增宽，常伴有皱襞迂曲和紊乱。其病理基础为黏膜和黏膜下层的炎症、肿胀及结缔组织增生。

**5. 微黏膜皱襞改变**　双重造影时可显示胃小区、胃小沟及结肠的无名区和无名沟等微皱襞影像。炎性疾病时，这些小区非均匀性、呈颗粒状增大，小沟增宽且模糊，伴有糜烂时小区和小沟结构可破坏消失，可显示散在小点状钡影；癌瘤时局部小区和小沟完全破坏。

### (三) 管腔改变

主要为管腔狭窄或扩张。炎性狭窄范围较广泛，有时具有分段性，狭窄边缘较光整；癌性狭窄范围局限，管壁僵硬、狭窄，边缘不规则；外压性狭窄多偏于管腔一侧且伴有移位，管腔压迹常光整；痉挛性狭窄时，形状可变性和可消失性为其特点。管腔扩张常为梗阻或麻痹引起，均可有积液和积气，前者常有蠕动增强，而后者则蠕动减弱。

### (四) 位置和可动性的改变

邻近病变的压迫、粘连和牵拉常可致消化道位置发生改变；先天性异常和胃肠道的扭转亦可导致位置异常。

### (五) 实质器官的基本病变表现

**1. 肝脏**　①肝脏大小与形态异常：肝增大，CT 表现为肝叶饱满，前后径和横径超过正常范围，肝萎缩则相反；②边缘与轮廓异常：肝占位性病变或肝结节再生等突出肝表面，肝边缘呈波浪状，轮廓凹凸

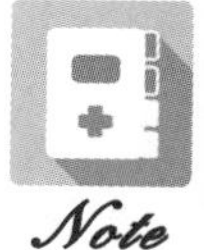

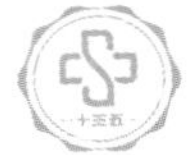



不平。

**2. 胆系** ①胆囊大小及形态异常：胆囊增大常见于胆囊炎和胆管梗阻；胆囊缩小同时有胆囊壁增厚常见于胆囊炎；胆囊壁局限性增厚常见于肿瘤或肿瘤样病变。②胆管扩张：可分为先天性和后天性，前者表现为肝内或肝外单发或多发的局部胆囊扩张，后者是由于胆管阻塞或狭窄引起上段胆管的扩张。③胆管狭窄或阻塞：炎症、结石和肿瘤是引起胆管狭窄和阻塞的常见原因。

**3. 胰腺** ①胰腺大小及形态异常：胰腺弥漫性增大常见于急性胰腺炎；胰腺弥漫性体积缩小常见于老年性胰腺萎缩或慢性胰腺炎。胰腺局部增大，轮廓外凸多为胰腺肿瘤所致。②胰腺实质内异常：胰腺肿瘤和肿瘤样病变，CT 表现为密度和信号的异常。

## 四、常见疾病诊断

### （一）食管静脉曲张

食管静脉曲张是指食管黏膜下层的静脉丛异常迂曲呈瘤样扩张，多为门静脉高压引起。

X 线表现：早期表现为食管纵行黏膜皱襞局限性增粗或稍显迂曲。随着曲张的静脉在程度上和数量上的增加，食管黏膜皱襞明显增粗、迂曲，呈串珠状或蚯蚓状充盈缺损，管壁呈锯齿状改变，可波及食管中段。严重的静脉曲张，透视下食管蠕动减弱，钡剂排空延迟，管径扩大，但其管壁仍柔软，收缩自如，无局部的狭窄或阻塞。

### （二）食管癌

食管癌为常见的消化系统恶性肿瘤之一。患者年龄多在 40 岁以上。食管癌起源于食管黏膜。

**1. X 线表现** 食管癌表现为局部黏膜皱襞中断、破坏、消失，腔内龛影及充盈缺损，管壁僵硬及蠕动消失。各型食管癌特殊表现如下：①髓质型：腔内充盈缺损伴中至高度管腔狭窄，其上部食管明显扩张。②蕈伞型：管腔内较低平的充盈缺损，常有表浅溃疡。③溃疡型：以大小和形状不同的龛影为主，切线位见龛影深入食管壁。④硬化型：呈节段性、对称性环形狭窄或漏斗状梗阻，管壁僵硬。

**2. CT 表现** ①食管壁环形或不规则状增厚。②食管腔内肿块，呈圆形或卵圆形，多为广基底。③食管周围脂肪层模糊、消失。④周围组织器官受累，常形成食管-支气管瘘等。⑤淋巴结和血源性转移。

### （三）消化性溃疡

消化性溃疡可发生于消化道各部位，其中以胃和十二指肠最常见。

**1. 胃溃疡** 主要病理改变为胃黏膜水肿，炎性细胞浸润，黏膜溃烂、缺损。溃疡好发于胃角小弯侧附近，多为单发。溃疡最大直径多在 2.0 cm 以内，边缘清晰。溃疡口部较为光整，底部较平坦，可深入黏膜下层、肌层和浆膜层，甚至穿破胃壁。纤维组织增生，导致周围黏膜纠集、变形。影像学表现如下。

（1）直接征象：①龛影：正位或轴位加压呈类圆形钡斑，切线位突出胃轮廓外呈锥状或乳头状影，底部平整，边缘光滑。②龛影口部水肿带：依据水肿的程度可出现 3 种 X 线征。X 线征为环绕龛影口部宽 1～2 mm 的密度降低影。如宽度在 5～10 mm 之间则称项圈征。狭颈征则表现为龛影口明显狭小，似龛影有一颈部。③黏膜纠集。

（2）间接征象：①黏膜皱襞纠集：呈车辐状，尖端渐变细（图 22-30）。痉挛性改变：小弯侧龛影可在大弯侧相对应部位出现一大而深的切迹，犹如一手指指示龛影。②分泌增加：胃内大量分泌液，使钡剂呈絮状不易涂布于胃壁。立位时可见液、钡分层。③胃动力及张力异常。④溃疡愈合、瘢痕收缩使胃轮廓变形，呈"蜗牛"形或"沙钟"形胃。⑤幽门管溃疡可致幽门狭窄、梗阻。

**2. 十二指肠溃疡** 大多数十二指肠溃疡发生于球部，球部溃疡一般呈圆形或椭圆形，直径＜1.0 cm，边缘光整，形成瘢痕后可致球部变形，溃疡易造成出血及穿孔。影像学表现如下。

（1）直接征象：①龛影：表现为圆形或类圆形钡斑，边缘光滑，周围常见一环形透明带，黏膜皱襞向中心纠集。②球部变形：球部呈"山"字形或"三叶征"。

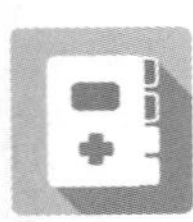

（2）间接征象：①激惹征：钡剂进入球部后不易停留，很快排至降部。②幽门痉挛：钡剂滞留于胃窦

区，排空延迟，严重者可有幽门梗阻征象。③胃液分泌增多，可见大量空腹潴留液。

### （四）胃癌

胃癌是胃部最常见的恶性肿瘤，根据大体病理形态可分为蕈伞型、溃疡型及浸润型。

**1. X线表现** ①一般表现：胃黏膜皱襞局限性破坏、中断，胃腔变形，边缘不整齐，胃壁僵硬，病变部位蠕动减弱或消失。②蕈伞型：胃腔内充盈缺损，缺损边缘轮廓不光整，形态不规则或呈分叶状。③溃疡型：腔内龛影大，位于胃轮廓之内，形态不规则，多呈半月形，外缘平直，内缘不整，呈大小不一尖角样指向外周，龛影周围绕以较宽的透亮带，称为“环堤”征，环堤内常见结节状、指压迹状充盈缺损，上述征象称为“半月综合征”(图 22-31)。④浸润型：表现为胃壁僵硬，管腔狭窄，广泛受累时形成皮革袋状胃。

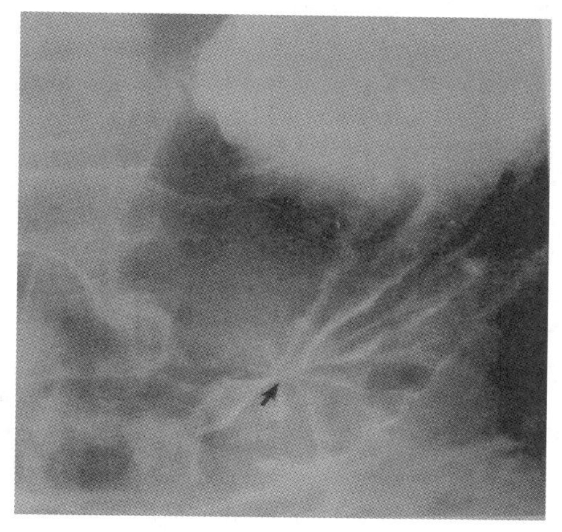

图 22-30 黏膜皱襞纠集

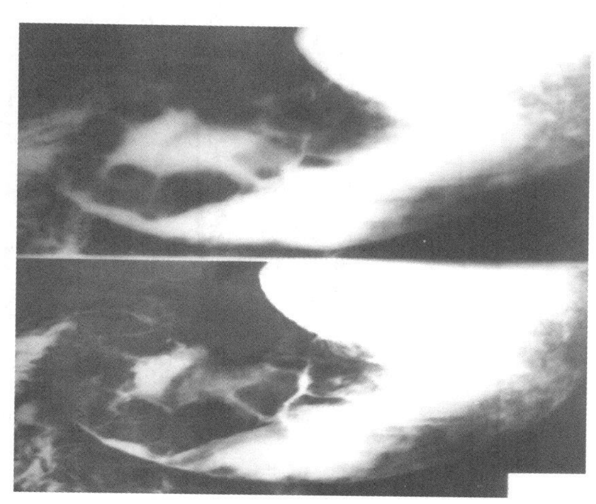

图 22-31 溃疡型胃癌

**2. CT表现** 胃壁不规则增厚，胃腔内可见软组织肿块及胃腔狭窄。

### （五）结肠癌

结肠癌多分布于直肠和乙状结肠，病理上分为3型，即增生型、溃疡型、浸润型，生长方式基本同胃癌。

**1. X线表现** ①增生型：主要为充盈缺损，充盈缺损周边的黏膜破坏中断或见小溃疡。气钡双重对比可显示肿块的轮廓。②溃疡型：主要为向腔内突起的龛影，与胃癌一样可以形成半月征。③浸润型：主要沿肠壁环形生长，使肠壁增厚、肠腔变窄，可见狭窄段黏膜呈锯齿状。

**2. CT表现** 可见肠壁不规则增厚，腔内肿块，并可显示周围的侵犯病灶及淋巴结转移。

### （六）急腹症

**1. 肠梗阻** 肠梗阻(intestinal obstruction)是指各种原因引起的肠内容物运行发生障碍，同时肠道吸收气体和液体的功能减弱或消失。一般分为机械性、动力性和血运性肠梗阻三类。其中机械性肠梗阻最常见，又分单纯性和绞窄性肠梗阻。前者无血运障碍，多由肠粘连、炎症、肿瘤等引起；后者伴有血运障碍，多由小肠扭转、内疝、粘连带压迫所致。动力性肠梗阻又分为麻痹性肠梗阻和痉挛性肠梗阻，肠管本身并无器质性病变，常因腹腔炎症、外伤、手术后或全身疾患引起神经功能失调所致。血运性肠梗阻常见于肠系膜动脉血栓形成或栓塞，有血液循环障碍和肠肌运动功能失调，临床上较为少见。

肠梗阻的主要临床症状和体征为持续性腹痛、腹胀、呕吐、肛门停止排气排便、腹部膨隆、肠鸣音亢进，可闻及气过水音。如以腹胀为主伴呕吐粪样物，多为低位梗阻。如以呕吐为主伴有胆汁，提示高位梗阻。如腹痛呈持续性伴阵发性加剧，腹部压痛及腹肌紧张则提示绞窄性肠梗阻。麻痹性肠梗阻时肠鸣音减弱或消失。

(1) 单纯性肠梗阻：单纯性肠梗阻是机械性肠梗阻中较为常见的一种。根据梗阻部位的不同分为高位肠梗阻和低位肠梗阻。其病理生理变化是梗阻以上的肠腔内气体和液体因受阻而淤积。肠壁吸收

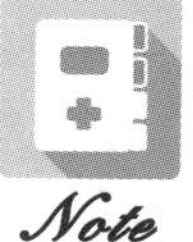

能力减弱，加之食物分解增加，使肠腔内气体和液体越积越多，肠管扩大。

X线表现：一般在梗阻后3～6 h即可出现典型的X线征象。站立位腹部透视或X线平片见中上腹部多个阶梯状气液平面，梗阻近段肠曲胀气扩大呈弓形，每一弓形肠曲的两端各有一气液平面。如见大跨度肠袢，则提示低位肠梗阻。在仰卧位腹部X线平片上可见胀气肠曲呈层状连续排列，空肠黏膜皱襞在气体衬托下呈鱼肋状或弹簧状，回肠黏膜皱襞少而呈光滑管状影（图22-32）。梗阻远侧肠腔内无或仅有少量气体。不同病因所致的肠梗阻可有不同X线的特征，如肠蛔虫团阻塞可见大量蛔虫影，胆石性梗阻可见梗阻处较大阳性结石影。

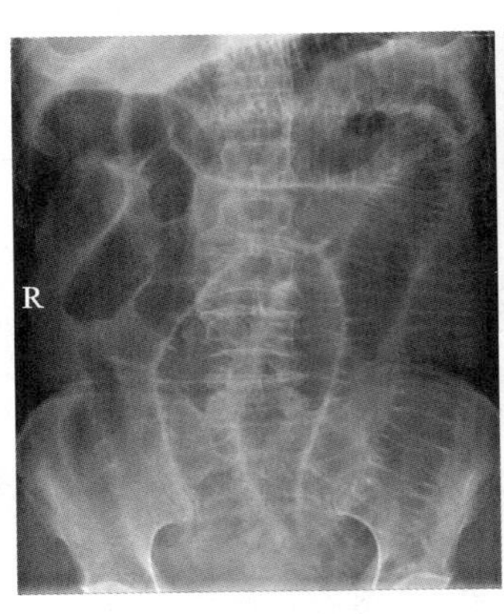

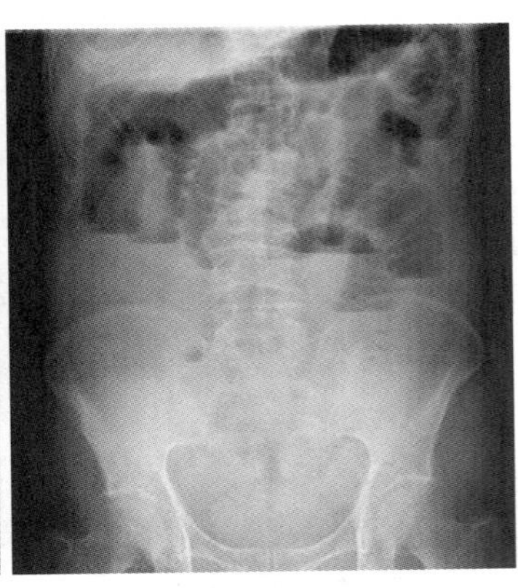

图22-32　小肠机械性单纯性梗阻

（2）绞窄性肠梗阻：绞窄性肠梗阻是急性肠梗阻的最严重类型。如不及时治疗，必然导致肠壁缺血、坏死，甚至穿孔。

X线表现：绞窄性肠梗阻的基本X线表现仍是梗阻点以上的肠曲扩张积气并出现阶梯状气液平面。以下几个征象有助于绞窄性肠梗阻的诊断。

①假肿瘤征：由于梗阻的肠袢内充满既不能吸收又不能排出的液体，在邻近充气的肠曲衬托下形成一球形软组织肿块影，多位于下腹部，位置较为固定。其上方肠曲胀气扩大并有气液平面。

②空回肠换位征：此征主要是空回肠扭转所致，表现为具有较多鱼肋状黏膜皱襞的空肠移至右下腹，而黏膜皱襞较少的回肠移至左上腹，失去正常分布规律。

③咖啡豆征：在仰卧位腹部X线平片上，一段卷曲肠袢明显扩大形如咖啡豆，肠腔横径大于3.0 cm。

④小跨度卷曲肠袢，表现为积气扩大的小肠肠曲明显卷曲，可呈“C”形、“8”字形或呈花瓣状、一串香蕉状等多种形态。

（3）麻痹性肠梗阻：麻痹性肠梗阻时，卧位腹部X线平片表现为整个胃肠道轻、中度扩张，以积气为主，积液少，气液平面多在同一平面或高低不等。其特点是结肠和小肠都胀气，但以结肠为主，是诊断本病的重要依据。

（4）结肠梗阻：结肠梗阻（colonic obstruction）的常见病因是结肠癌、乙状结肠扭转。

其X线表现如下。

①单纯性结肠梗阻：腹部平片表现为扩大的结肠位于腹部周边，管径大于6.0 cm，其内的积气衬托出结肠袋，据此可与小肠鉴别；立位平片示宽大液平面位于升结肠或横结肠内，积液多时位于横结肠内。钡剂灌肠检查可发现结肠梗阻的部位和原因。

②乙状结肠扭转：平片表现为扩大的乙状结肠自盆腔伸至膈下，形成“马蹄状”肠袢，肠腔横径大于10 cm，下腹部有一固定的软组织影；立位示扩大的乙状结肠内有两个宽大的液平面。钡剂灌肠典型表现为钡剂达直肠与乙状结肠交界处受阻，阻塞端呈“鸟嘴状”或“螺旋状”表现。

**2. 胃肠道穿孔**　胃肠道穿孔（perforation of gastrointestinal tract）是常见的急腹症，常继发于消化性溃疡、创伤破裂、炎症及肿瘤。胃十二指肠溃疡为穿孔最常见的原因。另外，肠伤寒、局限性小肠炎、坏死性肠炎以及溃疡性结肠炎均可造成肠穿孔。穿孔时胃十二指肠内的气体和内容物流入腹腔，造成

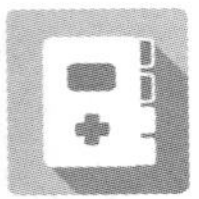
Note

气腹和急性腹膜炎。

(1) 临床表现：起病突然，患者表现为持续性上腹剧痛，不久可延及全腹，扪及腹肌紧张、全腹压痛等腹膜刺激症状。

(2) X 线表现：胃肠道穿孔的主要 X 线表现为腹腔内游离气体，即气腹、腹液、腹脂线异常和麻痹性肠胀气等征象。站立位腹部平片或透视见两侧或一侧膈下游离气体，其形状取决于气体多少，少量气体呈"新月状"或"眉弓状"透亮影(图 22-33)，大量气体表现为双膈下"半月状"透亮影，双膈抬高，肝脾下移。左侧卧位头高水平位拍片，透亮的游离气体位于右上侧腹壁与肝脏外缘之间。胃后壁或十二指肠球后壁穿孔后，气体可进入小网膜囊内，表现为腹中部透亮气腔或气液腔。胃肠道穿孔后其内容物可进入腹腔引起弥漫性腹膜炎或局限性腹膜炎。前者表现为腹脂线模糊，腹腔积液、积气，肠曲间距加宽，肠管反应性淤积，甚至麻痹性肠梗阻。后者表现为局限性透亮气体或气液平面，相邻肠曲扩张、推压移位。此外，少数情况下，腹膜间位肠道如十二指肠降段可向腹膜后间隙穿孔，引起腹膜后积气，X 线检查多难以发现，尤其是气体量较少时。

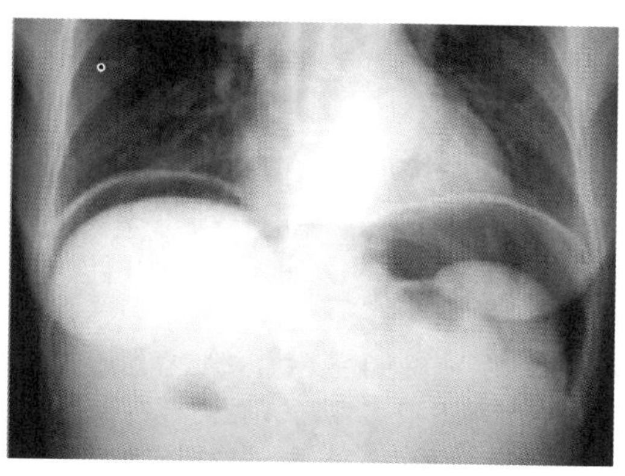

图 22-33 胃肠穿孔

腹部平片检查发现气腹是诊断本症的重要征象，但属非直接征象，如输卵管通气、腹部手术后两周内、腹部产气杆菌感染等也可出现气腹，因此发现气腹后首先应排除非胃肠道穿孔所致的气腹，应详细询问临床病史后做出判断。气腹常能诊断胃肠穿孔，但不能定位。此外，还应注意穿孔后无气腹的病例，故 X 线检查未见气腹也不能排除胃肠穿孔。

### (七) 肝、胆、胰疾病

#### 1. 肝脏疾病

(1) 肝细胞癌：CT 平扫示肿瘤大多呈不均匀低密度影，癌灶内合并坏死和囊变则密度更低，肿瘤多边界不清，少数有边缘清楚的包膜。增强扫描时，动脉期肿瘤明显强化，病灶密度高于正常肝组织，门脉期和肝实质期，病灶密度迅速下降，逐渐低于正常肝，造影剂呈"快进快出"表现。

(2) 肝转移瘤：肝脏是转移性肿瘤的好发部位。CT 表现：平扫呈多发的类圆形低密度影，大小不等，边缘可光整或不光整。增强扫描时多数病灶有不同程度的不均匀强化，其典型表现是病灶中心为低密度灶，边缘呈环状强化，最外缘密度又低于正常肝，呈"牛眼征"。

(3) 肝海绵状血管瘤：肝海绵状血管瘤由扩张的血窦组成。CT 表现：平扫呈单发或多发的类圆形低密度灶，边缘清晰。动态增强扫描时，典型血管瘤早期为边缘增强，可呈结节状，与血管密度相同，其后强化向中央扩展。瘤内血栓或纤维化部分始终为低密度。

(4) 肝脓肿：临床上分为细菌性肝脓肿和阿米巴性肝脓肿，肝脓肿可单发或多发，脓肿中心为脓液和坏死肝组织，周围有纤维组织包裹、炎症细胞浸润及水肿。

CT 表现：平扫示脓腔为单发或多发低密度区，呈圆形或椭圆形，边界较为清楚，脓肿壁呈稍高于脓腔但低于正常肝的环形带。部分病灶可见气体或液平。增强扫描时脓腔不强化，脓肿壁呈环形强化，轮廓光滑，厚度均匀。

(5) 肝囊肿：先天性肝囊肿可单发、多发，甚至为多囊肝，后者常合并肾、胰、脾囊肿。肝囊肿直径为

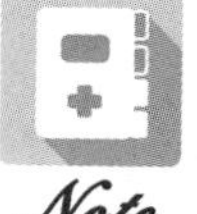
Note

几毫米甚至几十厘米。CT 表现：平扫表现为单个或多个、圆形或椭圆形、密度均匀、边缘光整的低密度区，CT 值接近水，为 0～15 HU。增强扫描时囊肿不强化，显示更清楚。

（6）肝硬化：肝硬化是一种常见的慢性病，是以肝细胞变性、坏死、再生、纤维组织增生、肝结构和血管循环体系改建为特征的一种病理过程。主要病因是肝炎、血吸虫病、酒精中毒、营养缺乏、慢性胆道梗阻等。

X 线表现：食管吞钡检查和 DSA 可发现食管和胃底静脉曲张。

CT 表现：肝硬化早期肝脏正常或增大，中晚期则肝脏缩小，肝轮廓呈结节状凸凹不平，肝叶比例失调，通常是肝右叶萎缩，左叶和尾状叶增生肥大，肝门和肝裂增宽，脾脏增大，可伴有腹腔积液。

**2. 胆道疾病**　包括胆囊炎症、结石及肿瘤等。

（1）胆囊炎：急性胆囊炎由结石梗阻、细菌感染、胰液反流等引起，病理学表现为胆囊黏膜充血水肿、胆囊肿大、囊壁增厚等。慢性胆囊炎为纤维组织增生和慢性炎性细胞浸润，使囊壁增厚，胆囊收缩功能减退。

CT 表现：①急性胆囊炎，平扫可显示胆囊增大，囊壁增厚，可超过 3 mm，胆囊周围水肿，可合并胆囊结石。②慢性胆囊炎，平扫胆囊多缩小，急性发作时可增大，囊壁均匀增厚，可见囊壁钙化，常合并胆囊结石。

（2）胆囊结石：胆囊结石可分为胆固醇结石、胆色素结石、混合性结石。

X 线表现：X 线平片只能显示胆囊区不透 X 线的结石，价值有限。

CT 表现：根据结石的化学成分不同，平扫表现如下。①高密度结石；②等密度结石；③低密度结石；④环状结石。

（3）胆囊癌：原发性胆囊癌以腺癌多见，胆囊癌常合并胆囊结石。

CT 表现：①胆囊壁不规则增厚；②单发或多发结节突向腔内；③肿块可充满整个胆囊，并侵犯邻近肝组织，此时肝内见边界不清的低密度区；④可出现胆道梗阻；⑤增强扫描示不规则增厚的胆囊壁或肿块有明显强化。

**3. 胰腺疾病**

（1）胰腺癌：CT 表现如下。①胰腺肿块：头、体、尾部癌有相应部位的胰腺肿块，平扫多为低密度影。肿瘤较大使胰腺轮廓局限性隆起。②肝内胆管、胆总管、胰管呈不同程度扩张。③胰腺癌进一步发展，可使胰周脂肪层消失，邻近血管可被推移或包埋。由于胰腺癌是少血管性肿瘤，增强扫描时肿瘤强化不明显，呈相对低密度。

（2）胰腺炎：

①急性胰腺炎：急性胰腺炎系胰液自身消化所致的化学性炎症，病因多为胆道疾患、酗酒、暴饮暴食等。可分为水肿型和出血坏死型。主要病理改变为：胰腺局限性和弥漫性水肿，体积增大，腹腔内有少量渗出液。出血坏死型胰腺炎除有上述表现外，胰腺可出现散在出血，胰腺和腹腔内有大量脂肪组织坏死。

CT 表现：急性胰腺炎 CT 平扫表现为胰腺体积明显增大，多为弥漫性增大。由于胰腺水肿，可致胰腺密度减低，形态不规则。炎性渗出导致胰腺边缘模糊，与周围器官分界不清，肾周筋膜增厚。增强扫描可见胰腺均匀强化。急性出血坏死型胰腺炎除胰腺增大更明显之外，还可见胰腺内坏死的更低密度区，亦可见出血的高密度灶。同时炎性渗出更明显，可见胰周积液和腹腔积液，液体可进入小网膜囊内或肾周间隙。增强扫描时胰腺水肿区强化，坏死区无强化。

②慢性胰腺炎：慢性胰腺炎多由急性胰腺炎迁延、反复发作而形成。造成胰腺广泛纤维化，腺泡及胰岛均有不同程度的萎缩、消失，胰管和间质可有钙化和结石形成。

典型病例表现为：a. 胰腺大小正常、缩小或增大。b. 胰管呈串珠状或管状扩张，部分病例可伴有胆总管扩张。c. 胰管结石或沿胰管分布的胰腺实质内钙化，是其特征性改变。d. 胰内或胰外假性囊肿形成。e. 肾周筋膜增厚。

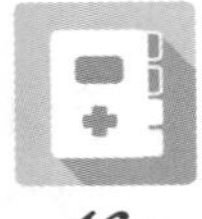
Note

# 第五节 泌尿系统

泌尿系统包括肾脏、输尿管、膀胱及尿道，不同影像学检查技术在不同器官组织的应用价值不同。

## 一、检查方法

### （一）X线检查

**1. 腹部平片** 检查泌尿系统结石的常用方法。检查前需口服缓泻剂、清洁肠道。常规摄取仰卧前后位片。

**2. 尿路造影** 根据对比剂引入的途径，分为排泄性尿路造影和逆行性尿路造影。

（1）排泄性尿路造影：又称静脉尿路造影（IVP），其应用原理是在静脉注入有机碘化物的水溶液如泛影葡胺后，由肾小球滤过而排入肾盏和肾盂内，从而显示肾盏、肾盂、输尿管及膀胱形态，而且可大致了解两肾的排泄功能。分别于注药后1～2 min、15 min和30 min各摄取双肾区片，若肾盏和肾盂显影良好，则去除压迫带后摄取全腹片，此时输尿管和膀胱亦显影。

（2）逆行性尿路造影：包括逆行性膀胱造影和逆行性肾盂造影，逆行性膀胱造影是经导尿管注入对比剂。逆行性肾盂造影是借助膀胱镜将导尿管插入输尿管内并注入对比剂，适用于排泄性尿路造影显影不佳者。

### （二）CT检查

**1. 平扫检查** 肾与输尿管CT检查无需特殊准备；扫描范围包括全部肾脏，如需观察输尿管，则继续向下扫描直至输尿管膀胱入口处。

**2. 增强检查** 肾与输尿管应常规行增强检查，方法是于静脉内快速团注对比剂，注毕后30～60 s和2 min行双肾区扫描，可显示肾皮质期和实质期；5～10 min后，再次行双肾区及输尿管区扫描，以观察肾盂和输尿管充盈情况。应用多层螺旋CT增强扫描，在动脉期薄层扫描后行三维重建，可获得肾动脉的CT血管造影图像。在肾盂期扫描并行三维重建，可获得类似于静脉肾盂造影的图像。

## 二、正常影像学表现

### （一）X线检查

**1. 腹部平片** 前后位片上，由于肾周脂肪组织的对比，于脊柱两侧常可观察到双肾轮廓。正常肾呈蚕豆形，边缘光滑，密度均匀。其内缘中部略凹，为肾门所在。肾影长12～13 cm，宽5～6 cm，位于第12胸椎至第3腰椎之间，一般右肾略低于左肾。肾的长轴自内上斜向外下，其与脊柱纵轴间形成一定角度，称肾脊角，正常为15°～25°。正常输尿管、膀胱不能显示。

**2. 尿路造影**

（1）肾脏：注射造影剂1～2 min后肾实质显影，2～3 min后肾盏、肾盂开始显影，10～15 min显影最清晰。肾盂呈喇叭状，内下方较窄连接输尿管，其外侧宽大与2～4个肾大盏相连。肾大盏呈管状，每个肾大盏与2～3个肾小盏连接。小盏顶端由于乳头的突入而呈杯口状凹陷。

（2）输尿管起自肾盂交接处，沿脊柱两旁下行，越过骨盆后，稍向后外方行走，然后向前、内倾斜进入膀胱。输尿管的三个生理狭窄为输尿管与肾盂交接处、越过骨盆边缘处、进入膀胱处。

（3）膀胱的形态和大小决定于膀胱充盈和膨胀的程度，可呈盆状、椭圆形或圆球形。

### （二）CT表现

**1. 肾** CT平扫时，两侧肾在周围低密度脂肪组织的对比下，表现为圆形或卵圆形软组织密度影，边缘光滑、锐利，肾实质密度均匀，皮、髓质不能分辨，CT值平均为30HU。肾窦内含有脂肪，呈较低密

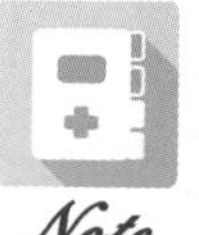

度，肾盂为水样密度。肾的中部层面见肾门内凹，指向前内。肾动脉和肾静脉呈窄带状软组织影，自肾门向腹主动脉和下腔静脉走行。快速注入对比剂后即刻扫描，皮质强化呈环状高密度，并有条状高密度间隔伸入内部，髓质未强化仍为低密度。1 min 后扫描，髓质内对比剂增多，密度逐渐增高，皮、髓质密度相等，分界消失，肾脏呈均匀高密度，CT 值可达 140HU。由于对比剂用量及注射速度不同，强化程度的变化范围较大。5～10 min 后检查，肾实质强化程度减低，肾盏、肾盂和输尿管内充盈对比剂，密度逐渐升高而显影。

**2. 输尿管** CT 平扫时，正常输尿管显示不佳。两侧输尿管充盈对比剂时，横断面呈圆形高密度影，位于脊柱两旁、腰大肌的前方。

**3. 膀胱** CT 平扫时膀胱大小、形状及膀胱壁的密度与充盈程度有关。适当充盈的膀胱呈圆形或卵圆形。膀胱腔内尿液呈均匀水样密度。膀胱内有尿液充盈，在周围低密度脂肪组织的对比下，膀胱壁显示为厚度均一的薄壁软组织密度，内外缘光滑，厚度一般不超过 3 mm。增强扫描时，早期显示为膀胱壁强化，延期扫描，膀胱内充盈含对比剂的尿液，呈均匀高密度。如对比剂与尿液混合不均，表现为下部密度高、上部密度低的"液-液"平面。

## 三、基本病变表现

**1. 肾影大小改变** 可为单侧或双侧性，原因颇多，如多囊肾、肾积水、肾肿瘤造成的肾影增大，肾发育不良或肾缺血所致的肾影缩小。

**2. 肾形态改变** 常伴有肾影大小改变，常见者为肾肿瘤、肾囊肿所致的局部肾轮廓外突、凹凸不平或呈分叶状。慢性肾盂肾炎可导致肾呈波浪状改变，局部凹陷，而肾周脓肿或血肿可致肾轮廓消失。

**3. 肾影位置异常** 多为肾外、肾内占位性病变压迫所致或为先天性异位肾，包括肾的移位和肾轴改变。

**4. 结石与钙化** 结石好发于肾盏、肾盂、输尿管、膀胱及尿道，X 线、CT 表现为颗粒状、鹿角状、珊瑚状及分层状高密度影。肾内可出现不同形式的钙化，肾癌常为散在点状钙化，肾结核呈点片状甚至全肾钙化，肾囊肿则多为弧线状钙化。肾钙质沉着可在肾实质内出现多数颗粒状钙化，有的也可出现针状或无状成簇分布的钙化。

**5. 肾的正常结构破坏** 肾实质和肾盂、肾盏被病变组织侵蚀而取代，失去正常的结构和形态。肾结核或肾恶性肿瘤侵蚀可造成肾实质和肾盂、肾盏的破坏。肾实质的破坏在造影上表现为不规则的腔隙，其内充满对比剂，呈小湖泊形或棉球状影。肾盂、肾盏破坏表现为肾小盏杯口模糊不清、不规则、毛糙或肾盂、肾盏边缘不整齐。

**6. 尿路积水** 尿液从肾脏排出受阻，造成肾内压力升高，肾盂、肾盏及输尿管内尿液蓄积过多而扩张。尿路积水多由尿路狭窄和阻塞引起。尿路狭窄和阻塞的原因很多，常见于肿瘤、结石、血块、炎症等。也可由输尿管外肿瘤等病变的压迫所致。肾实质的肿瘤、囊肿可造成肾盂、肾盏的局限性积水。尿路狭窄和阻塞的部位不同，可引起单纯肾盂积水或肾盂及输尿管积水。

X 线尿路造影，早期可见肾小盏杯口状轮廓扁平或突出呈杵状，峡部变宽变短，肾盂下缘膨隆，扩大的肾盂、肾盏边缘光滑整齐。阻塞以上的输尿管扩张增粗。如尿路阻塞时间长，可使肾实质萎缩，肾功能受损，排泄性肾盂造影的显影时间延长。CT、尿路造影均可显示肾盂和输尿管的扩张。非梗阻性积水见于先天性巨大肾盂和巨输尿管。膀胱输尿管反流可发生于肾盂和输尿管的扩张积水。

**7. 肾脏肿块** 肾内正常组织被肿瘤或其他组织取代，形成圆形、卵圆形或不规则形的团块状病变。肿块多为肿瘤组织，也可为液体或血性成分等。肾内肿块可使肾增大，较大肿块向肾外突出而致肾轮廓改变。不同病变的肿块在影像学上的表现不同。CT 显示为软组织或混杂密度，常为肾癌的表现。CT 显示肿块内有脂肪成分，其密度、信号不均匀，多为肾血管平滑肌脂肪瘤。肾内单发或多发边缘光滑的圆形或椭圆形肿块，CT 显示为均匀的液体成分，壁薄且不与肾盂、肾盏相通，见于单纯肾囊肿或多囊肾。

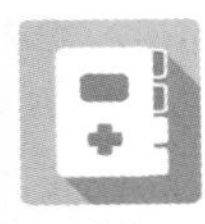

Note

## 四、常见疾病诊断

### （一）泌尿系统结石

**1. X线表现** 尿路结石是泌尿系统常见病之一，可发生在泌尿系统的任何部位。结石由多种化学成分构成，包括草酸钙、磷酸钙、尿酸盐及胱氨酸盐等。约90%尿路结石可由X线平片显示，称为阳性结石，少数如尿酸盐结石，密度低，平片难以显示，故称阴性结石。泌尿系统结石主要临床表现为急性发作的肾绞痛、血尿等。膀胱结石可有排尿困难或排尿中途停止的表现。

（1）肾结石（renal calculus）：腹部平片检查显示结石多位于肾窦部位，侧位与脊柱影重叠，表现为圆形、卵圆形、桑葚状或鹿角状高密度影，可均匀一致，也可浓淡不均或呈分层状。填满肾盏肾盂内的结石，与肾盏肾盂的形态一致，呈"珊瑚状"或鹿角状，称为铸型结石，为结石的特征性表现。肾结石患者做排泄性肾盂造影的主要目的是观察肾功能和结石引起的梗阻情况，如肾功能良好，可显示结石以上的肾盂或肾盏扩张。

（2）输尿管结石（ureteral calculus）：多数为肾结石脱落入输尿管所致，易停留在输尿管的生理狭窄处。X线平片表现为输尿管走行区，尤其是生理性狭窄处米粒至花生大小的致密影，形态多呈圆形或梭形，其长轴与输尿管的长轴一致。尿路造影可显示输尿管，确定结石是否在输尿管内，并可观察肾功能。造影表现为结石以上的输尿管和肾盂、肾盏呈不同程度的扩张，梗阻处可见长圆形或梭形影。

（3）膀胱结石（bladder calculus）：膀胱结石的来源有两种。一是原发于膀胱，较多见；另一种是由肾结石下降入膀胱而形成。结石多为单发，也可多发。大多数膀胱结石为阳性结石，在X线平片上表现为膀胱区的圆形或椭圆形致密影，大小不等，边缘光滑或毛糙，密度均匀或不均匀，也可呈环形分层状，如同树木的年轮。结石可随体位变化而改变位置（图22-34）。膀胱憩室内常有尿液淤积，可发生结石。憩室内的结石常偏于膀胱的一侧，不随体位改变而移动。膀胱造影可显示憩室内的结石，表现为憩室内的充盈缺损。

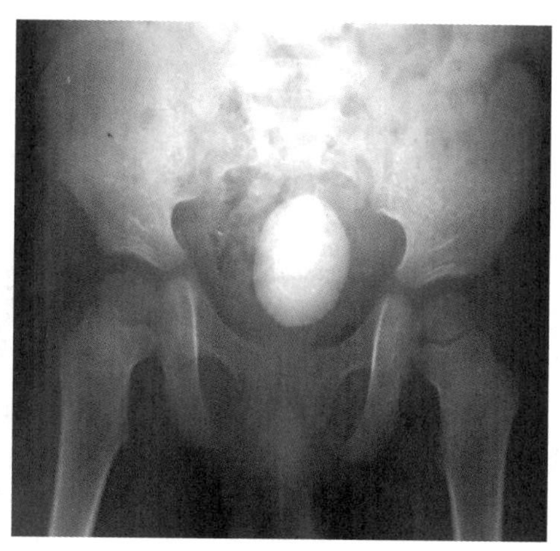

图22-34 膀胱结石

**2. CT表现**

（1）肾结石：平扫即能确切显示位于肾盏和（或）肾盂内的高密度结石影，并可发现某些平片难以显示的阴性结石，也表现为较高密度影。

（2）输尿管结石：平扫显示输尿管走行区内的点状或结节状高密度钙化影，其上下径常大于横径，上方输尿管多有不同程度扩张并于高密度钙化影处呈突然截断。

（3）膀胱结石：结石为膀胱腔内致密影，即使为阴性结石，密度也显著高于其他病变。

### （二）泌尿系统结核

泌尿系统结核多为继发性，其中最重要的是肾结核，而输尿管和膀胱结核则为肾结核的向下蔓延。

**1. 肾结核** 肾结核绝大多数来自血源性感染，结核分枝杆菌随血流侵入肾皮质形成感染灶。其中

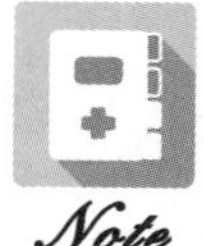
Note

多数感染灶可自愈，若病变继续进展，则侵犯髓质并形成干酪样变和结核性脓肿。脓肿破入肾盏而形成空洞，并造成肾盏、肾盂黏膜破坏和溃疡，继而病变波及其他肾盏和相邻肾实质，造成肾实质进一步破坏及多发空洞，最终形成结核性脓肾，致肾功能完全丧失。肾结核的另一种改变是随身体抵抗力增强，病变趋于好转，发生钙盐沉着，甚至全肾钙化即肾自截。

X线：早期平片可无异常发现，晚期可显示肾区内云絮状钙化，甚至全肾钙化。尿路造影检查时，早期病变局限在肾实质内，可表现正常，当肾实质空洞与小盏相通时，显示小盏外侧有一团对比剂与之相连，肾盏、肾盂受侵而边缘不整齐呈虫蚀状改变；病变进展，造成肾盏、肾盂广泛破坏或形成肾盂积脓时，排泄性尿路造影常不显影，逆行性尿路造影显示肾盂、肾盏共同形成一扩大而不规则的空腔。

**2. 输尿管结核** 输尿管结核早期，输尿管黏膜破坏、形成溃疡且管腔扩大；后期，因结核性肉芽组织形成，发生管壁增厚、僵直及管腔狭窄甚至闭塞。病变输尿管也可发生钙化。

X线：平片偶可发现输尿管钙化。尿路造影：典型时表现为多发狭窄与扩张相间而呈串珠状，也可为扭曲状而形似软木塞样，输尿管严重僵硬和短缩，可形如笔杆状。串珠状、软木塞样及笔杆状表现均为输尿管结核的特征表现。

**3. 膀胱结核** 膀胱结核初期膀胱黏膜充血、水肿，进而形成溃疡和（或）肉芽肿，开始位于输尿管口处，其后延伸至三角区乃至全部膀胱。晚期，膀胱肌层广泛受累、壁增厚并发生膀胱挛缩。

X线：尿路造影早期可显示输尿管口部膀胱壁不规则及变形，若病变累及全部黏膜时则整个膀胱壁内缘均不规则；晚期发生膀胱挛缩，体积变小，边缘呈锯齿状改变。

泌尿系统结核CT表现：肾结核早期，CT显示肾实质内低密度灶，边缘不整，增强检查可有对比剂进入，代表肾实质内结核性空洞。病变进展，可见部分肾盏乃至全部肾盏、肾盂扩张，呈多个囊状低密度灶，CT值略高于水。肾结核钙化时，呈点状或不规则高密度影，乃至肾大部分钙化。输尿管结核可发现输尿管壁增厚并管腔多发狭窄与扩张。膀胱结核可发现膀胱壁内缘不规则，水肿或肉芽组织造成膀胱壁增厚和膀胱腔缩小。

### （三）泌尿系统肿瘤

泌尿系统肿瘤分良性和恶性肿瘤，恶性多见。肾肿瘤分肾实质肿瘤和肾盂肿瘤。

**1. 肾癌** 肾癌即肾细胞癌，是肾脏最常见的恶性肿瘤。瘤内富有血管，常并发出血和坏死。肾癌易发生在肾上极或下极，与邻近肾实质分界部分清楚、部分不清，周边受压肾实质可形成假性包膜。5%～10%的肾癌发生钙化。肿瘤晚期发生局部侵犯、淋巴结转移和血行转移。

（1）X线：平片上较大肾癌可致肾轮廓局限性外突，偶可发现呈细点状或弧线状的肿瘤钙化影。尿路造影检查时，由于肿瘤压迫、包绕，可使邻近肾盏伸长、狭窄和变形，或使之封闭、扩张；若肿瘤较大而累及多个肾盏，则各肾盏聚集或分离；当肿瘤侵犯肾盏或肾盂时，致其边缘不整或出现充盈缺损。

（2）CT：平扫时肾癌表现为肾实质肿块，呈类圆形或分叶状，常明显突向肾外。大的肿瘤内有陈旧性出血或坏死，呈不规则低密度影。少数肿瘤内可见点状或不规则钙化影。增强检查时，肿瘤多为明显不均一强化。肿瘤向外侵犯致肾周脂肪密度增高、消失及肾筋膜增厚。

**2. 肾盂癌** 肾盂癌多为移形细胞癌，常呈乳头状生长，肿瘤向下可种植至输尿管和膀胱。

（1）X线：平片检查诊断价值不大。尿路造影可见肾盏、肾盂内有固定不变的充盈缺损，形态多不规则。肿瘤引起阻塞，可造成肾盏和肾盂扩张、积水。当肿瘤侵犯肾实质后，可造成肾盏受压、变形、移位。

（2）CT：平扫时表现为肾窦内肿块，其密度类似或低于肾实质但高于尿液。肿块周围肾窦脂肪受压，大者可致其完全消失，并侵入邻近肾实质。肾盂或肾盏梗阻时，出现肾积水表现。增强检查时，肾窦肿块仅有轻度强化，CTU可清楚显示肿瘤造成的充盈缺损。

**3. 肾脏血管平滑肌脂肪瘤** 亦称肾错构瘤，是常见的肾脏良性肿瘤。由不同比例的平滑肌、血管和脂肪组织构成。

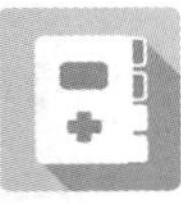

CT：可显示肿瘤的组织特征，即肾实质不均质肿块内有脂肪性低密度或信号灶。应用 $T_1$WI 脂肪抑制技术，高信号脂肪灶变为低信号。增强检查时，病灶呈不均一强化。肿瘤可合并急性出血表现。

Note

**4. 膀胱癌**　膀胱癌多为移行细胞癌，常呈乳头状生长，突向腔内，并常侵犯肌肉，肿瘤易发生在膀胱三角区及两侧壁。

（1）X线：平片仅偶可发现细小点状、结节状肿瘤钙化影。膀胱造影检查时，表现为自膀胱壁突向腔内的结节状或菜花状充盈缺损，表面凹凸不平；浸润生长者则显示局部膀胱壁僵硬、不规则。

（2）CT：平扫可见由膀胱壁突向腔内的结节、分叶或菜花状软组织密度肿块，大小不等，表面可有点状钙化，常位于膀胱侧壁和三角区。部分肿瘤仅见局部膀胱壁不规则增厚。增强检查时，早期肿块有强化，延迟扫描呈腔内低密度充盈缺损。CT能显示肿瘤外侵情况，如周围脂肪受侵表现为周围脂肪密度增高而出现软组织密度的条索状或肿块影。当精囊受累时，其与膀胱后壁间的脂肪间隙即精囊角消失，肿瘤还能侵犯前列腺、直肠等，发生盆腔淋巴结转移。

# 第六节　生殖系统

生殖系统均为软组织，各种不同影像检查技术对生殖系统疾病的诊断价值不同。X线透视和平片可用于观察金属性节育环，子宫输卵管造影可显示子宫输卵管内腔，是子宫输卵管疾病，特别是不孕症的重要诊断技术。

CT检查可准确显示子宫、卵巢的位置、形态、大小及周围邻近情况。

## 一、检查方法

### （一）女性生殖系统X线检查

**1. 透视**　主要用于金属节育器的检查。

**2. 平片**　可观察骨盆的形态、大小、有无畸形及骨骼病变、节育器和异常钙化。

**3. 子宫输卵管造影**　经子宫颈口注入40%碘化油或76%泛影葡胺，使子宫和输卵管显影。一般在月经停止后5～10天进行。临床上主要用于查找不孕症的原因、输卵管通畅情况。禁忌证：月经期、妊娠期、子宫出血、生殖器急性炎症等。

### （二）女性生殖系统CT检查

**1. CT平扫**　在空腹状态下，检查前2～3 h，分多次口服水或1%泛影葡胺800～1000 mL，以充盈和识别盆腔肠管。检查应在膀胱充盈状态下进行。扫描范围通常自髂嵴水平至耻骨联合，层厚5 mm或10 mm，连续扫描。

**2. 增强扫描**　常规平扫后进行，发现病变尤其是发现肿块型病变时，需行增强扫描。方法是从静脉内快速注入对比剂后，即对病变区进行扫描。

### （三）男性生殖系统CT检查

**1. CT平扫**　在空腹状态下，检查前口服水或1%泛影葡胺800～1000 mL，以充盈和识别盆腔肠管。应在膀胱充盈状态下进行检查。常规行盆腔横断面扫描，层厚5 mm或10 mm。

**2. 增强扫描**　常规平扫后进行，方法是从静脉内快速注入对比剂后，即对病变区进行扫描。用于鉴别盆腔内血管与肿大淋巴结，有利于发现病变和对病变进行定性诊断。

## 二、正常影像学表现

### （一）子宫输卵管造影表现

子宫输卵管造影时正常子宫腔呈倒置三角形，底边在上，为子宫底，下端与子宫颈管相连。子宫腔上部两侧为子宫角，与输卵管相通。子宫腔光滑整齐。子宫颈管呈长柱形，边缘呈羽毛状，两侧输卵管自子宫角向外并稍向下走行，呈迂曲柔软的线条状影，输卵管近子宫段细而直，为峡部，其远端较粗大，

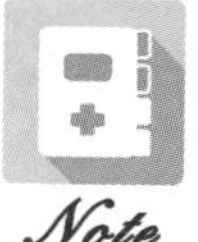

为壶腹部，壶腹部末端呈漏斗状扩大，为输卵管的伞端。

（二）CT 表现

**1. 子宫** CT 上表现为横置梭形或椭圆形软组织密度影，子宫体中央密度略低，边缘光滑锐利。增强扫描时子宫肌呈均匀强化。

**2. 前列腺** CT 检查，前列腺紧邻膀胱下缘，横断面上呈椭圆形软组织密度影，境界清楚。年轻人腺体的平均上下径、前后径和横径分别为 3 cm、2.3 cm 和 3.1 cm，随年龄增大而增大。

**3. 精囊** CT 平扫能清楚显示，精囊位于膀胱底后方，呈对称的八字形软组织密度影，边缘常呈小的分叶状影。

## 三、常见疾病诊断

**1. 子宫先天畸形** 子宫造影可显示子宫先天变异，如双子宫、双宫颈、双角子宫、单角子宫和子宫发育不全等。

**2. 子宫输卵管炎** 子宫输卵管炎由非特异性炎症和结核病所致，是导致不孕的主要原因。子宫输卵管造影不仅是检查子宫输卵管炎的主要方法，还能分离粘连，使输卵管再通。

**3. 子宫输卵管结核** 平片能显示输卵管结核的钙化，常在盆腔两侧呈横行条状钙化影，子宫体钙化呈不规则形。造影显示子宫腔不规则，严重时子宫腔狭小、变形。双侧输卵管狭窄、变细、僵直，边缘不规则。狭窄与憩室状突出相间，呈串珠状。输卵管有很多小溃疡形成，形态如根须状。输卵管发生闭塞，闭塞端圆钝，其近端膨大。

**4. 子宫肌瘤** 女性生殖系统最常见的良性肿瘤。子宫肌瘤主要由不成熟的子宫平滑肌细胞增生而形成，多为球形的实质性肿瘤，肿瘤常多发，也可单发。其发生部位可为黏膜下、肌层内或浆膜下，肌层内肌瘤最多见。肿瘤中心可发生退行性改变。

CT 表现：子宫呈分叶状增大或局部见向外突起的实性肿块，质地较为均匀，边界清晰。其内可有坏死、钙化。增强扫描时肿瘤内可见不均匀强化。

**5. 子宫颈癌** 子宫颈癌居妇女恶性肿瘤的首位，常累及子宫颈外口和阴道，向外生长形成肿块；部分倾向于侵犯子宫颈及子宫体旁组织。

CT 表现：子宫颈增大，并出现软组织肿块。肿块增大时，其中心可发生坏死。晚期可侵犯子宫及宫旁组织，并可累及膀胱和直肠，增强扫描肿块多呈不规则强化。同时，盆腔内可出现淋巴结转移。

**6. 子宫体癌** 又称子宫内膜癌，多为腺癌。

肿瘤可分为局限型和弥漫型。局限型呈息肉状或外生性连接于子宫内膜表层。弥漫型累及整个子宫内膜。肿瘤可累及子宫体或子宫颈，或穿破肌层侵及邻近器官。

CT 表现：子宫呈对称性或局限性分叶性增大，增强扫描示肿瘤组织不均匀强化，其内有不规则低密度坏死区，周围正常的子宫组织均匀强化。

**7. 前列腺增生** 前列腺增生是老年男性常见病。前列腺增生多发生在移行区和中央区，增生的组织形成多发球状结节，正常的前列腺组织受挤压被推向外围而形成假性包膜。

CT 表现：CT 扫描时前列腺超过耻骨联合以上 2 cm，前列腺两侧对称，密度多均匀，其内常见点状钙化。增大的前列腺压常迫并突入膀胱底部，形似肿块。

**8. 前列腺癌** 前列腺癌随着我国人口老龄化、生活和环境的改变，其发病率有上升趋势。

CT 表现：对仅局限于包膜内的癌结节的显示有一定的限度，当癌结节体积增大并突破包膜侵犯邻近结构时，前列腺明显增大，边缘不规则，密度不均匀，肿瘤最常侵及精囊腺，膀胱精囊角可消失。

# 第七节　骨骼肌肉和关节系统

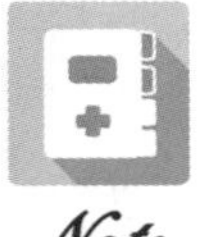


骨、关节和软组织的疾病多而复杂，医学影像学的各种成像手段都能在不同程度上反映骨、关节的

病理变化。由于检查方法简便、费用较低，目前X线平片仍是骨、关节和软组织疾病常用的首选检查方法。CT密度分辨率高、无影像的重叠，观察解剖关系较复杂部位的结构、显示骨的病变和软组织改变优于X线平片。

## 一、检查方法

### （一）X线检查

骨本身的不同结构如骨皮质、骨松质和骨髓腔之间以及骨与软组织之间均具有良好的天然对比。X线检查常能显示骨、关节病变的范围和程度，而且有可能做出定性诊断。

摄片时要用正、侧两个位置，某些部位还要采用斜位、切线位和轴位等。摄影时应包括所摄骨及周围的软组织；四肢长骨片应包括邻近的关节；脊柱摄片时应包括相邻节段的脊椎；两侧对称的部位，如患侧在X线片上有改变但不明显时，应在同一技术条件下摄对侧同一部位片，用于对比。

### （二）CT检查

当临床和X线诊断有疑难时可选用CT做进一步检查。对软组织病变和骨骼解剖较复杂的区域如骨盆和脊柱进行检查，也可首选CT。

**1. 平扫** 检查时尽量将病变部分及其对侧部分同时扫描，以便做两侧对照观察。一般行横断面扫描，必要时行薄层扫描后行冠状、矢状、斜位重建，由于骨和软组织的CT值相差很大，可采用窗宽（L400，W1500）和软组织窗（L60，W300）来观察。

**2. 增强扫描** 对于软组织病变和骨病变的软组织肿块常须进行增强扫描以进一步了解病变是否强化、强化的程度和有无坏死等。

## 二、正常影像学表现

### （一）X线表现

**1. 骨的发育** 骨的发育包括骨的骨化与生长。骨化有膜内化骨和软骨内化骨两种方式。膜内化骨见于颅盖诸骨、面骨以及锁骨和下颌骨的一部分。颅底、躯干和四肢骨均来自软骨内化骨。

**2. 骨的形态** 骨按其形态的不同可以分为以下4类。

（1）长管状骨：呈长管状，两端较粗，逐渐向中央移行变细。在发育成熟之前，长管状骨的两端称为骨骺，与中间部分以软骨相连。中间部分为骨干，其两端即与骨骺相接的移行变粗段，称为干骺端。四肢骨的大部分属于此。

（2）短管状骨：形态与长管状骨相似，但甚短且直径较细，手足骨多属此类。

（3）扁骨：形态扁平，如颅骨、肩胛骨、胸骨和髂骨等。

（4）异形骨：形状不规则，不能归于上述3类的都属于这一类，如脊椎骨、颞骨、腕骨和跗骨等。

**3. 骨结构**

1）长骨 成人长管状骨可分为骨干和骨端两个部分。

（1）骨干：① 骨膜：正常骨膜和骨周围的软组织密度相同，在X线片上不显影。② 骨皮质：骨皮质为密质骨，密度均匀致密，在骨干中段最厚，向两端逐渐变薄。骨皮质内缘与骨松质连续，外缘光整，在肌腱韧带附着处可出现隆起或凹凸不平。③ 骨髓腔：骨髓腔的骨干段可显示为边界不清、较为透亮的带状区。

（2）骨端：横径大于骨干，骨皮质一般较薄且多光滑锐利，并能见到较清楚的骨小梁。骨松质的影像是由骨小梁和其间的小梁间隙所构成，在X线片上显示为网络样骨纹理，密度低于骨皮质。未成年人的长骨两端为软骨，称骺软骨。骺软骨中心出现骨化点，称二次骨化中心，呈圆点状骨化，逐渐长大，称骨骺。近骨骺的骨干骨松质部分称为干骺端，骨骺与干骺端之间的软骨为骺板。在X线片上呈横行半透明的线称骺线。

2）关节 滑膜关节在X线片上可见：①关节间隙：为两个骨端的骨性关节面之间的透亮间隙，是关

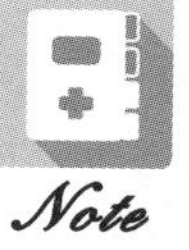

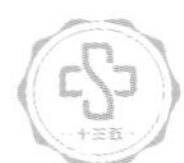



节软骨、关节盘和关节腔这些软组织密度结构的投影。②骨性关节面:X线片上表现为边缘锐利光滑的线样致密影,通常凹侧骨性关节面较凸侧厚。关节囊、韧带由于其密度与周围软组织相同,一般平片上不能显示。

3)脊柱

(1)正位X线片:在正位X线片上,椎体呈长方形,从上向下依次增大,主要由松质骨构成,周围为一薄层骨皮质,密度均匀,轮廓光滑。椎体上下缘的致密线状影为终板,彼此平行,其间的透亮间隙为椎间隙,是椎间盘的投影。在正位脊柱片上还可见一些软组织影,如胸椎旁线和腰大肌影。胸椎旁线是纵隔后部结构与含气的肺的分界面,是一条与胸椎平行的中等密度线样影,以左侧的较常见。腰大肌影起于12胸椎下缘,两侧对称,斜向外下方。

(2)侧位X线片:在侧位片上,椎体也呈长方形,其上下缘与后缘成直角。椎弓居于后方。椎管在椎体的后方呈纵行半透明区。椎弓板位于椎弓根和棘突之间,棘突指向后下方。上、下关节突分别起于椎弓根与椎弓板连接之上、下方,下关节突在下一脊椎的上关节突的后方,以保持脊柱的稳定,不向前滑。脊椎小关节间隙呈线状匀称的半透明影,颈、胸椎小关节侧位显示清楚,腰椎正位清楚。椎间孔居相邻的椎弓根、椎体、关节突和椎间盘之间,颈椎在斜位上显示清楚,胸腰椎在侧位片上显示清楚。侧位片上可以更好地观察椎间隙,胸椎间隙较窄,自下胸椎起,椎间隙有向下逐渐增宽的趋势,以腰4至腰5间隙最宽,而腰5至骶1间隙又变窄。

(二)CT表现

小儿骨干骨皮质为高密度线状或带状影,骨髓腔内红骨髓为软组织密度影,黄骨髓为脂肪密度影。干骺端骨松质表现为高密度的骨小梁交错构成细密的网状影,密度低,与骨皮质、网格间为低密度的骨髓组织。临时钙化带呈致密影。骺软骨为软组织密度影。成年骨的CT表现与小儿骨类似。

## 三、基本病变表现

**1. 骨质疏松** 骨质疏松指单位体积内骨组织的含量减少,即骨组织的有机成分和无机成分都减少,但骨内两者的比例仍正常。X线表现主要是骨密度降低,可见骨小梁变细、数量减少、骨髓腔和小梁间隙增宽,骨皮质变薄。在脊椎,横行骨小梁减少或消失,纵行骨小梁相对明显。严重时,椎体内结构消失,椎体变扁,且常因轻微外伤而压缩呈楔状。常见于肢体失用者、老年人、内分泌失调者等。

**2. 骨质软化** 骨质软化是单位体积内骨组织有机成分正常而钙化不足,因而骨内钙盐含量降低,骨质变软。X线表现为骨密度减低、骨皮质变薄和骨小梁减少变细等,同时骨小梁和皮质因含大量未钙化的骨样组织而边缘模糊。常见原因有佝偻病、骨质软化症等。

**3. 骨质破坏** 骨质破坏是局部骨质为病理组织所取代而造成的骨组织缺失。X线表现为局部骨质密度减低、骨小梁稀疏和正常骨结构消失。骨松质的早期破坏,可形成斑片状的骨小梁缺损。骨皮质的破坏发生于哈氏管,造成哈氏管及伏克曼管的扩大,X线上呈筛孔状,骨皮质内外表层的破坏,则呈虫蚀状。当骨质破坏进展到一定程度时,往往有骨皮质和骨松质的大片缺失。

CT易于显示骨松质和骨皮质的破坏。骨松质的破坏早期表现为局部的骨小梁稀疏,骨小梁破坏区的骨髓被病理组织取代。以后发展为斑片状甚至大片骨松质缺损。骨皮质的破坏表现为骨皮质内出现小透亮区,或表现为骨皮质内外表面的不规则虫蚀样改变,骨皮质变薄或斑片状皮质缺损。常见于炎症、肉芽肿、肿瘤或瘤样病变。

**4. 骨质增生硬化** 单位体积内骨量增多。可见于骨皮质增厚、骨小梁增粗增多,是成骨活动增多或破骨活动减少或两者同时存在所致。常见于慢性炎症、外伤后的修复和某些成骨性骨肿瘤,如成骨肉瘤或成骨性转移。少数为全身性骨增生,往往因代谢性骨病、中毒或遗传性骨发育障碍所致,如肾性骨硬化、氟中毒、铅中毒、石骨症等。

X线、CT表现为骨质密度增高,伴有或不伴有骨骼的增大变形。骨小梁增粗、增多、密集,骨皮质增厚。

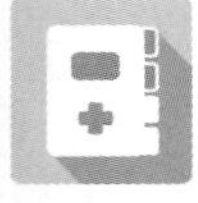

Note

**5. 骨膜增生** 又称骨膜反应,是因骨膜受到刺激,骨膜内层的成骨细胞活动增加所产生的骨膜新生骨。常见于炎症、肿瘤、外伤、骨膜下出血。

在X线、CT片上，骨膜增生的早期表现为一段长短不定，与骨皮质平行的细线样致密影，它同骨皮质之间有一条很窄的透亮间隙。以后骨膜新生骨逐渐增厚，由于新生骨小梁排列的形式不同而表现各异。常见的有与骨皮质表面平行的线状、层状或花边状骨膜反应。骨膜新生骨还可逐渐被吸收，使受累骨恢复至原来的形态。如引起骨膜反应的病变进展，已形成的骨膜新生骨可重新被破坏，破坏区两端的残留骨膜反应呈三角形或袖口状，称为Codman三角。

**6. 软骨钙化** 可为生理性的或病理性的。瘤软骨钙化属病理性钙化。瘤软骨钙化在X线片上和CT片上，表现为大小不同的环形或半环形高密度影，钙化可融合成大片蜂窝状影。良性病变钙化密度高，边界清楚。恶性病变钙化密度低，边缘模糊，钙化残缺不全。

**7. 骨质坏死** 骨质坏死是指骨组织局部代谢停止，坏死的骨质称为死骨。形成死骨的主要原因是血液供应中断。骨质坏死多见于化脓性骨髓炎、骨结核、骨缺血坏死和外伤骨折后。

典型的X线、CT表现是骨质局限性密度增高，其原因如下：一是死骨骨小梁表面有新骨形成，骨小梁增粗，骨髓腔内也有新骨形成，或者坏死的骨质被压缩，使绝对密度增高；二是死骨周围骨质被吸收，密度降低而死骨本身密度不变，或在肉芽组织、脓液的包绕衬托下死骨显示为相对高密度。

**8. 关节肿胀** 常由关节积液或关节囊及其周围软组织充血、水肿、出血和炎症所致。关节肿胀常见于炎症、外伤和出血性疾病，其X线表现如下：周围软组织影膨隆，脂肪垫和肌肉间脂肪层移位变形、模糊或消失，整个关节区密度增高；大量关节积液可见关节间隙增宽。CT更易显示肿胀、增厚的关节囊和关节腔内的液体。

**9. 关节破坏** 关节破坏是关节软骨及其下方的骨质为病理组织所侵犯、代替所致。常见于各种急慢性关节感染、肿瘤及痛风等疾病。X线、CT表现：当破坏只累及关节软骨时，仅见关节间隙狭窄；当累及关节面骨质时，则出现相应的骨质破坏和缺损。关节间隙狭窄和骨质破坏的程度各病例有所不同，严重时可引起关节半脱位和变形。

**10. 关节强直** 可分为骨性强直和纤维性强直两种。

骨性强直是指关节明显破坏后，关节骨端由骨组织所连接。X线表现为关节间隙明显变窄或消失，并有骨小梁通过关节连接两侧骨端。多见于化脓性关节炎愈合后。

纤维性强直也是关节破坏的后果。虽关节活动消失，但X线片上仍可见狭窄的关节间隙，且无骨小梁贯穿，常见于关节结核。纤维性强直的诊断要结合临床，不能仅靠X线确诊。

**11. 骨骼变形** 骨骼变形多与骨骼大小改变并存，可累及一骨、多骨或全身骨骼。局部病变或全身性疾病均可引起。如骨肿瘤可使骨局部膨大、变形；发育畸形可使一侧骨骼增大；脑垂体功能亢进使全身骨骼增大；骨软化症和成骨不全使全身骨骼变形。

**12. 软组织改变** 软组织肿胀可略高于邻近正常软组织，皮下脂肪层内可出现网状结构影，皮下组织与肌肉之间境界不清，肌间隔模糊、软组织层次不清。

(1) 软组织肿块：可因软组织的良恶性肿瘤和瘤样病变引起，也见于骨恶性肿瘤突破骨皮质侵入软组织内以及某些炎症性的包块。一般而言，在X线片上良性者境界清楚，而恶性者常边缘模糊；邻近软组织可受压移位，邻近骨表面可见压迹或骨皮质受侵蚀。

(2) 软组织内钙化和骨化：钙化可发生于肌肉、肌腱、关节囊、血管、淋巴结等处，X线表现多为不定型无结构的斑片状高密度影；软骨组织的钙化多表现为环形、半环形或点状高密度影。软组织中的骨化影可见于骨化性肌炎和来自骨膜和软组织内的成骨性肿瘤，前者X线表现常为片状，并可见成熟骨的结构，即可见骨小梁甚至骨皮质；后者多表现为云絮状或针状。

## 四、常见疾病诊断

### (一) 骨、关节与软组织损伤

影像检查是骨与关节创伤的临床诊断和观察的主要手段。X线平片仍然是诊断、观察骨折，并指导临床治疗的最简便、有效而常用的方法。

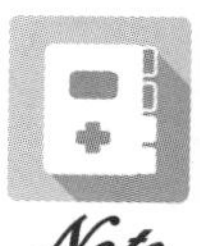

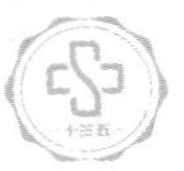



**1. 骨折**　骨折(fracture)是指骨骼的连续性中断,包括骨小梁和(或)骨皮质的断裂。根据作用力的方式和骨折的性质,分为创伤性骨折、疲劳性骨折和病理性骨折。儿童可以发生骺板骨折。本病都有明确的外伤史,由直接暴力或间接暴力作用于骨骼导致,前者是主要原因。骨折局部有肿痛、变形、患肢缩短、保护性姿势及功能障碍等。活动患肢时出现摩擦音(感)。本病常合并局部软组织撕裂,有时出现相邻脏器或神经损伤。

(1) 骨折类型:平片诊断骨折主要根据骨折线和骨折断端移位或断端成角。骨折线为锐利而透明的骨裂缝。成人的骨折多为骨的完全性中断,称为完全骨折。根据骨折线的形态又可分为横形骨折、斜形骨折和螺旋形骨折等;骨折断裂三块以上者称为粉碎性骨折;椎体骨折常表现为压缩性骨折;颅骨骨折表现为塌陷、线形或星芒状骨折;而仅有部分骨皮质、骨小梁断裂时,称为不完全骨折,仅表现为骨皮质的皱褶、成角、凹折、裂痕或骨小梁中断;儿童青枝骨折也属于不完全骨折,常见于四肢长骨骨干,表现为骨皮质发生皱褶、凹陷或隆起而不见骨折线,似嫩枝折曲后的表现(图 22-35)。

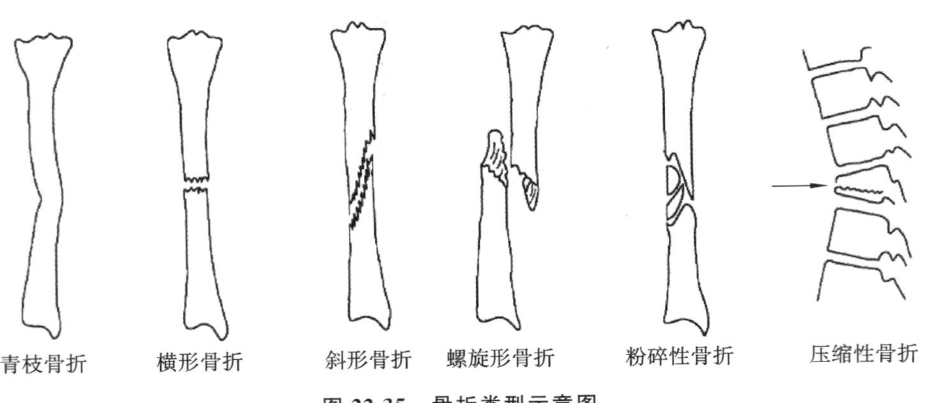


**图 22-35　骨折类型示意图**

(2) 骨折移位和成角:骨折断端移位有以下几种情况。①横向移位:为骨折远侧端向侧方或前后方移位。②断端嵌入:多半发生在长骨的干骺端或骨端,为较细的骨干断端嵌入较宽大的干骺端或骨端的骨松质内,应注意和重叠移位区别。③重叠移位:骨折断端发生完全性移位后,因肌肉收缩而导致断端重叠,肢体缩短。④分离移位:骨折断端间距离较大,多为软组织嵌入其间或牵引所致。⑤成角:远侧断端向某一方向倾斜,致使两断端中轴线交叉成角。⑥旋转移位:为远侧断端围绕骨纵轴向内或向外旋转。上述横向移位、纵向移位(分离和重叠)称为对位不良,成角称为对线不良。

(3) 骨折的诊断和复查:平片诊断首先要判断有无骨折,熟知正常解剖和先天变异非常重要,骨的滋养血管沟和骺软骨板需与骨折鉴别。确定骨折后要观察骨折移位情况,以骨折近侧断段为基准叙述远侧段向何方移位;还要观察骨折断端的成角,长骨两断端成角的尖端所指的方向即为成角的方向,如向前、后、左、右成角等。骨折远侧段中轴线偏离近侧段轴线延长线的角度,是应矫正的角度。

(4) 骨折愈合的观察:骨折 1 周内形成的纤维骨痂及骨样骨痂 X 线不显示;2～3 周后,形成骨性骨痂,表现为断端外侧与骨干平行的梭形高密度影,为外骨痂。同时可见骨折线模糊,主要为内骨痂、环形骨痂和腔内骨痂的密度增高所致。如骨折部位无外骨膜或骨膜受损而不能启动骨外膜成骨活动,则仅见骨折线变模糊。骨松质如椎体、骨盆骨等骨折,也仅表现为骨折线变模糊。网织骨被成熟的板层骨所代替,X 线表现为骨痂体积逐渐变小、致密,边缘清楚,骨折线消失,断端间有骨小梁通过。骨折愈合后有一个逐渐塑形的过程,儿童骨折愈合后可看不到骨折的痕迹。

(5) 常见的四肢骨折:

①肱骨外科颈骨折:常发生在解剖颈下 2～3 cm 处,多见于成人,可分为裂隙样骨折、外展骨折和内收骨折三型,常合并大结节撕脱骨折。

②肱骨髁上骨折:

伸直型:远侧断端向背侧倾斜,致骨折向掌侧成角,此型多见。

屈曲型:较少见,远侧断端向掌侧倾斜,致骨折向背侧成角。肱骨髁上骨折经常有旋转移位。

③前臂骨折:

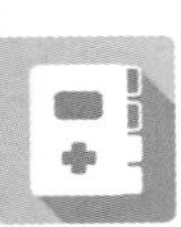

柯莱斯(Colles)骨折:为最常见的骨折,是指桡骨远端距离远端关节面 2.5 cm 以内的骨折。常伴远

侧断端向背侧移位和向掌侧成角，桡骨前倾角减小或成为负角，使手呈银叉状畸形。骨折线常为横形，有时为粉碎性骨折，并累及关节面。此种骨折常合并尺骨茎突骨折和下尺桡关节分离(图 22-36)。桡骨远端骨骺未联合前，常发生桡骨远端骨骺分离。同一部位的骨折，如因作用力相反，手背着地，使桡骨远侧断端向掌侧移位和向背侧成角，则称为反柯莱斯骨折或史密斯(Smith)骨折，这种骨折少见。

蒙泰贾(Monteggia)骨折：系尺骨上 1/3 骨折合并桡骨小头脱位。

加莱阿齐(Galeazzi)骨折：为桡骨下段(几乎均位于中下 1/3)骨折合并下尺桡关节脱位。

④指、掌骨骨折：发生率高，占手部创伤的 68%，单发或多发，可见各种骨折类型，可向各方位错位或成角。

⑤股骨颈骨折：老年人骨质疏松，轻微外伤即可引起股骨颈骨折，多为单侧，以绝经后妇女多见，50 岁以上老年人占 74%。股骨颈骨折极易损伤股骨头的供血血管，骨折愈合缓慢，易并发股骨头缺血性坏死。按骨折是否稳定，股骨颈骨折分为无错位嵌入型骨折和错位型骨折。

⑥胫腓骨骨折：以双骨折最多，胫骨单骨折次之，腓骨单骨折少见。可呈横形、短斜形、斜形、螺旋形或粉碎性骨折(图 22-37)，胫腓骨双骨折多在一个平面上，双骨折时，腓骨骨折部位多比胫骨的高，需拍摄包括腓骨上下端的 X 线片，否则易漏诊。胫骨中下 1/3 处骨折，远侧断端的滋养动脉中断，骨干骨外膜的血供不充足，容易发生延迟愈合，甚至不愈合。

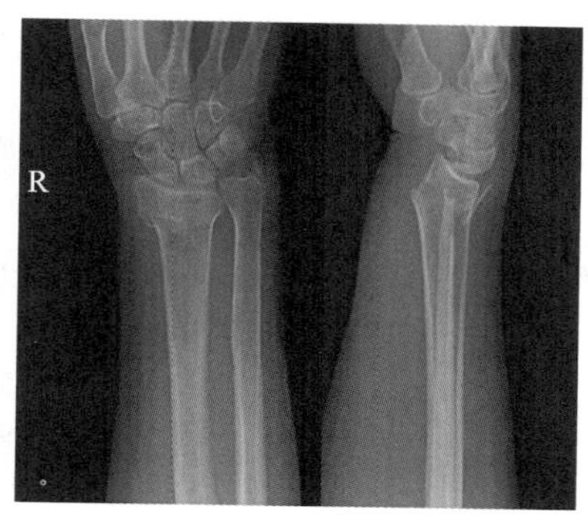


**图 22-36　Colles 骨折**

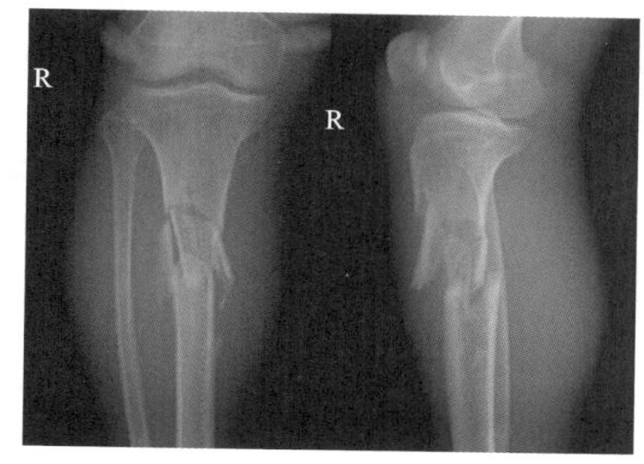


**图 22-37　胫骨粉碎性骨折**

⑦跟骨骨折：多见于自高处落下，后跟着地，垂直暴力从距骨传导至跟骨，使跟骨压缩或劈开。可波及距骨下关节，平片显示不理想，CT 可显示骨折碎片的大小、数量及移位情况。

⑧距骨骨折：距骨骨折少见。骨折线多位于距骨体的后部，为压缩、塌陷或粉碎性骨折，重者骨折块分离并向后脱位。本病极易发生骨缺血坏死及骨性关节炎。

**2. 关节创伤**　常见的关节创伤有关节脱位、关节内骨折和关节软骨损伤。关节脱位可分为以下几种。

(1) 肩关节脱位：可分为前脱位和后脱位。前脱位又分为盂下、喙突下和锁骨下脱位。以前下方脱位常见。

X 线易于显示肩关节脱位，常伴有肱骨大结节撕脱骨折，但肱骨头前后方向移位则在前后位片上容易漏诊。

(2) 肘关节脱位：多为间接外力致伤，常合并骨折，或伴有血管、神经损伤，以后脱位最多见(图 22-38)。

(3) 髋关节脱位：分为后脱位、中心脱位和前脱位，以后脱位多见。X 线平片上容易诊断髋关节脱位。髋关节后脱位常伴有髋臼后上缘骨折。中心性脱位则合并髋臼粉碎性骨折，股骨头突入盆腔。

CT 能发现隐匿骨折及结构复杂部位的骨折，螺旋 CT 多平面重组及三维重组技术可立体、全面、直观地了解骨折情况。

### (二) 骨、关节与软组织感染

**1. 化脓性骨髓炎**　化脓性骨髓炎是骨髓、骨和骨膜的化脓性炎症。据病情发展和病理改变，化脓性骨髓炎可分为急性和慢性两种。

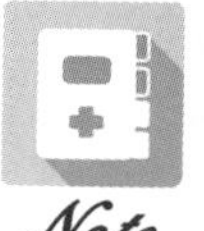

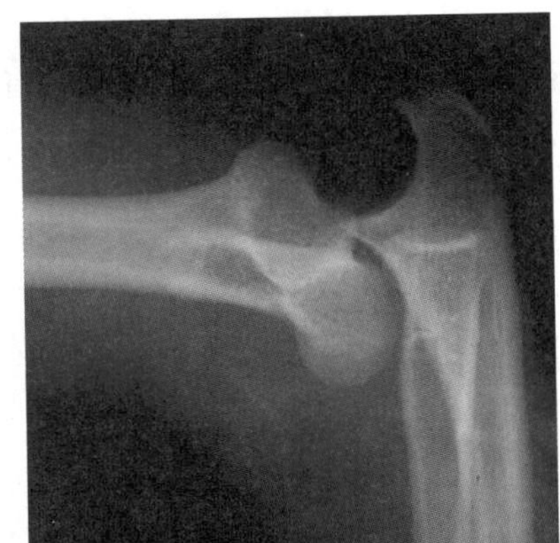

图 22-38 肘关节脱位

1）急性化脓性骨髓炎 血行感染时，细菌栓子经滋养动脉进入骨髓，常停留在干骺端邻近骺板的骨松质区域，形成局部化脓性炎症。炎症先在骨髓腔内蔓延，并可穿过骨皮质，形成骨膜下脓肿使骨外膜与骨皮质分离。骨膜下脓肿可再经哈氏管进入骨髓腔，因而造成病骨的广泛受累，亦可穿过骨膜扩延至软组织内形成软组织脓肿。由于骨膜掀起和血栓性动脉炎，骨质血供发生障碍而出现骨质坏死，与相邻活骨分离形成死骨。骨髓炎发病 10 天后开始出现修复改变，坏死骨吸收和新生骨形成，发生于骨坏死的周围。

（1）X 线表现：①软组织肿胀：骨髓炎发病 7～10 天，骨质改变常不明显，主要为软组织充血、水肿，表现为肌肉间隙模糊、消失，皮下组织与肌肉间的分界不清，皮下脂肪层内出现致密的条纹状和网状阴影。②骨质破坏和骨质增生：发病半个月后，可出现局限性骨质疏松。继而骨小梁模糊或消失，形成多数分散不规则斑点状骨质破坏区，破坏区边缘模糊。以后骨质破坏向骨干发展，范围扩大，可达骨干大部或全部。小的破坏区融合成大的破坏区，骨皮质也遭受破坏，有时可引起病理性骨折。骨质破坏的同时，开始出现骨质增生，表现为骨质破坏周围密度增高。③死骨：X 线表现为小片或长条状高密度致密影。④骨膜增生：骨膜下脓肿刺激骨膜，在骨皮质表面形成层状、花边状致密影。病变早期骨膜增生量较少，密度较淡，随病变发展，骨膜逐渐变厚及增浓。骨膜新生骨围绕骨干的全部或大部，即称包壳。

（2）CT 表现：CT 能很好显示急性化脓性骨髓炎的软组织感染、骨膜下脓肿、骨髓内的炎症、骨质破坏。

2）慢性化脓性骨髓炎 急性化脓性骨髓炎治疗不及时或不彻底，如引流不畅，遗留死骨或脓腔，则可转为慢性。病变可迁延数年，甚至数十年，局部窦道流脓，有时可流出死骨，时好时坏，长期不愈合。患肢可有畸形。一旦身体抵抗力低下，可再引起急性发作。

（1）X 线表现：以修复为主，表现为骨质破坏周围广泛的增生硬化，但仍有脓腔和死骨存在。骨内膜增生致髓腔变窄甚至闭塞消失，致使骨密度明显增高。骨外膜增厚增浓，其深层与骨皮质融合，其表面呈层状，外缘亦可呈花边状，致骨干增粗，轮廓不规整。

（2）CT 表现：可发现骨质破坏及死骨。

**2. 化脓性关节炎** 化脓性关节炎为细菌血行感染滑膜或因骨髓炎继发侵犯关节所致。致病菌以金黄色葡萄球菌最多见。滑膜充血、水肿，关节内大量渗出液，滑膜坏死，软骨和软骨下骨质发生破坏。愈合期，肉芽组织进入关节腔，最后发生纤维化或骨化，使关节形成纤维性强直或骨性强直。

（1）X 线表现：早期，关节周围软组织出现炎性水肿、关节积液，表现为关节囊增大，密度增高，并推挤周围脂肪垫移位，关节间隙因积液而增宽。局部可见骨质疏松。随后，关节间隙因关节软骨破坏而变窄，软骨下骨质破坏以关节持重部出现早而明显，可出现大块骨质破坏和死骨，并可继发病理性脱位。严重时可继发干骺端的骨髓炎。晚期可出现骨性强直。

（2）CT 表现：可显示化脓性关节炎的关节肿胀、积液及骨质破坏情况，可明确病变的范围。

### （三）骨关节结核

骨关节结核是骨和关节的特殊性感染的一种。好发于青少年，多继发于肺结核。结核分枝杆菌经血液循环到达骨或关节，停留在血管丰富的骨松质内或关节滑膜上而发病。

骨关节结核主要 X 线征象为骨质破坏、骨质疏松和局部软组织肿胀。骨质增生硬化、骨膜反应较少，死骨亦较少出现，且较小。

**1. 脊椎结核** 脊椎结核在骨关节结核中最常见，好发于儿童和青年。发病部位以腰椎最多，胸椎次之。

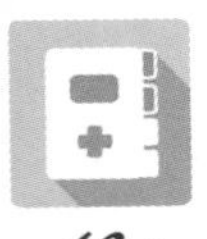

（1）X 线表现：①骨质破坏：多发生于椎体的骨松质，骨质破坏可开始于椎体内（中心型）或上、下缘

(边缘型)。由于脊柱承重的关系,破坏了的椎体常塌陷变扁或呈楔形,并常导致局部后突畸形。边缘型者较早引起椎体终板软骨的破坏,进而病变侵入椎间盘。单纯附件破坏较少见。②椎间隙变窄或消失:因相邻两椎体的终板被破坏而导致。椎间盘完全破坏后,相邻的椎体可互相融合在一起。③冷脓肿:为病椎周围软组织的干酪性脓肿。腰椎结核形成腰大肌脓肿,表现为一侧或两侧腰大肌轮廓不清或呈弧形突出;胸椎结核形成椎旁脓肿,表现为胸椎两旁梭形软组织肿胀影;颈椎形成咽后壁脓肿,表现为咽后壁软组织影增宽,并呈弧形前突。

(2) CT 表现:CT 与 X 线相比能更清楚地显示骨质破坏,特别是较隐蔽和较小的破坏;可帮助了解脓肿的位置及大小,与周围大血管、组织器官的关系;可显示椎管内受累情况。

**2. 关节结核** 关节结核依据发病部位分为骨型和滑膜型。骨型结核先为骺、干骺端结核,进而蔓延至关节,侵犯滑膜及关节软骨。滑膜型结核是结核分枝杆菌经血液循环先侵犯滑膜所致,病变往往持续数月至一年,再波及关节软骨及骨端。在晚期,关节组织和骨质均有明显改变时,则无法分型,此时称为全关节结核。

早期滑膜明显肿胀充血,表面常有纤维素性炎性渗出物或干酪样坏死物覆盖。晚期由于纤维组织增生而致滑膜增厚。关节渗出液中常缺少蛋白质溶解酶,因而关节软骨破坏出现较晚。病变进一步发展,滑膜肉芽组织先破坏关节软骨,再侵入软骨下的骨质;亦可从关节囊附着部位,即关节非承重面,侵入骨内,沿关节软骨向下蔓延。

(1) X 线表现:骨型关节结核在骨骺与干骺结核骨端破坏的基础上,又出现关节周围软组织肿胀,关节骨质破坏及关节间隙不对称狭窄等。

滑膜型关节结核早期 X 线表现为关节囊和关节软组织肿胀膨隆,密度增高,软组织层次模糊,关节间隙正常或稍增宽,邻近关节骨质疏松。病变发展,侵犯软骨和关节面,首先在关节非承重面,亦即骨端的边缘部分出现虫蚀状或鼠咬状骨质破坏,边缘模糊,且关节上下边缘多对称受累。

关节软骨破坏出现较晚,虽已有关节面骨质破坏,但关节间隙可较长时间改变不明显。待关节软骨破坏较多时,则关节间隙变窄,且多为非匀称性狭窄,此时可发生关节半脱位。

骨端骨质疏松明显,周围肌肉萎缩变细。关节周围软组织常常形成冷脓肿。严重病例,病变愈合后产生关节强直,多为纤维性强直。

(2) CT 表现:滑膜型关节结核在 CT 上可清楚地显示关节囊增厚,关节腔积液和周围软组织肿胀。冷脓肿形成可确定其部位和范围。增强检查可见关节囊和脓肿壁呈现均匀强化。

**3. 长骨结核** 骨骺和干骺端是长骨结核的好发部位。X 线片可见骨松质中出现一局限性类圆形、边缘较清楚的骨质破坏区,邻近无明显骨质增生现象。骨膜反应少见,即使有也较轻微。在骨质破坏区有时可见砂粒状死骨。病变发展易破坏骨骺而侵入关节,形成关节结核。干骺端结核很少向骨干发展。

### (四) 慢性骨关节病

慢性骨关节病是指发病缓慢、逐渐发展、病程较长、可涉及全身关节的疾病。

**1. 类风湿关节炎** 以多发性、非特异性慢性关节炎症为主要表现的全身性疾病,以对称性侵犯手足小关节为特征。主要病理变化为关节滑膜的非特异性慢性炎症。初期以渗出为主,随后滑膜血管翳形成,并侵蚀软骨及骨等关节结构。

X 线表现:早期手足小关节多发对称性梭形软组织肿胀,关节间隙可因积液而增宽,进而关节间隙变窄。骨侵蚀起始于关节边缘,即边缘型侵蚀。骨性关节面模糊、中断,常有软骨下囊性病灶,呈多发、边缘不清楚的小透亮区,是血管翳侵入所致。关节周围骨质疏松,早期多位于受累关节周围,以后可累及全身骨骼。晚期可见四肢肌肉萎缩、关节半脱位或脱位。还可引起关节纤维性强直。

**2. 强直性脊柱炎** 一种以中轴关节慢性炎症为主的全身疾病。几乎所有骶髂关节全部受累,常导致脊柱韧带广泛骨化而致骨性强直。关节滑膜的病理改变为非特异性炎症。滑膜炎症和血管翳可造成关节软骨和软骨下骨的侵蚀破坏,可发生骨化和钙化。

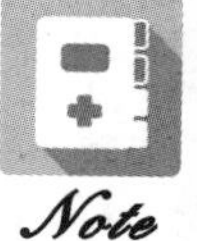

X 线表现:骶髂关节常为最早受累的关节,并且几乎 100% 被累及,双侧对称性发病为其特征。开始时髂侧关节面模糊,以后出现破坏,呈鼠咬状,边缘增生硬化,关节间隙"假增宽";随后关节间隙变窄,

最后骨性强直、硬化。病变侵蚀椎体前缘上、下角发生骨炎引起骨质破坏，使椎体前面的凹面变平直呈"方椎"。关节突关节面不整齐、骨质硬化、关节间隙消失，最终呈骨性强直。炎症引起纤维环及前纵韧带深层的骨化，出现平行于脊柱的韧带骨赘，形成"竹节状脊柱"。晚期，骨突关节囊、黄韧带、棘间韧带和棘上韧带均可骨化。广泛的骨化使脊柱强直。

髋关节是最常受累的周围关节，多双侧对称，表现为关节间隙变窄、关节面侵蚀、关节面下囊变、反应性骨硬化、髋臼和股骨头关节面外缘骨赘及骨性强直。

**3. 退行性骨关节病** 以关节软骨退行性变、关节面和其边缘骨质增生为特征的一组非炎症性病变。

X线表现：关节间隙变窄是最常见的早期征象。骨赘为关节面周缘的骨性突起，呈唇样或鸟嘴样。软骨下反应性硬化为关节软骨下广泛密度增高，在邻关节面区最显著。后期软骨下囊性变，可以为单个或数个，表现为圆形、类圆形透光区，边缘清楚，常有窄硬化边。如果游离体有钙化或骨化则表现为关节腔内的游离高密度影。脊椎退行性骨关节病包括椎间小关节改变和椎间盘退行性变。椎间小关节改变有关节突变尖、关节面硬化和关节间隙狭窄，在颈椎钩突关节也有类似的改变。椎间盘退行性变的改变有椎间隙变窄、椎体相邻面硬化、椎体边缘出现骨赘等。

**4. 椎间盘突出** 髓核通过破裂的纤维环向外突出。多见于活动度较大的部位，其中腰椎间盘突出最多见，其次为颈椎间盘。椎间盘突出的CT表现如下。

(1) 直接征象：①椎间盘后缘向椎管内局限性突出，密度与相应椎间盘一致；②突出的椎间盘可有大小、形态不一的钙化；③施莫尔(Schmorl)结节表现为椎体上缘或下缘边缘清楚的陷窝状压迹，常上下对称出现，其中心密度低，为突出的髓核及软骨板，外周为反应性骨硬化带。

(2) 间接征象：①硬膜外脂肪间隙变窄、移位或消失；②硬膜囊前缘或侧方及神经根受压移位。

### (五) 骨肿瘤与肿瘤样病变

骨肿瘤分良性和恶性，恶性又可分为原发性和继发性两大类，继发性骨肿瘤包括恶性肿瘤的骨转移和骨良性病变的恶变。在观察骨肿瘤的影像时，应注意发病部位、病变数目、骨质改变、骨膜增生和周围软组织变化等，这些均对诊断有帮助。通过观察、分析，常有可能判断肿瘤的良、恶性，对某些肿瘤还可推断其组织来源。表22-3是良性骨肿瘤和恶性骨肿瘤的X线表现特点，供鉴别诊断时参考。

**表22-3 良、恶性骨肿瘤的鉴别**

| | 良　性 | 恶　性 |
|---|---|---|
| 生长情况 | 生长缓慢，不侵及邻近组织，但可引起其压迫移位；无转移 | 生长迅速，易侵及邻近组织、器官；可有转移 |
| 局部骨质变化 | 呈膨胀性骨质破坏，与正常骨界线清晰，边缘锐利，骨皮质变薄，保持其连续性 | 呈浸润性骨质破坏，病变区与正常骨界线模糊，边缘不齐 |
| 骨膜增生 | 一般无骨膜增生，病理性骨折后可有少量骨膜增生，骨膜新生骨不被破坏 | 骨膜新生骨多不成熟，并可被肿瘤侵犯破坏 |
| 周围软组织变化 | 多无肿胀或肿块影，如有肿块，其边缘清楚 | 长入软组织形成肿块，与周围组织分界不清 |

骨肿瘤的种类有很多，下面介绍一些常见的骨肿瘤。

**1. 骨软骨瘤** 骨软骨瘤为具有软骨帽的骨性突出物，常见于长骨干骺端的表面，只发生在软骨化骨的骨骼，是最常见的良性骨肿瘤。组织学上肿瘤由骨性基底、软骨帽和纤维包膜三个部分构成。肿瘤分为单发性和多发性，后者具有家族遗传史。

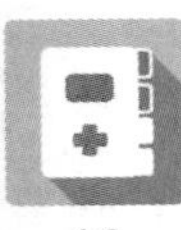

X线表现：骨性突起附于干骺端，邻近骺线，多背离关节生长，肿瘤以细蒂或广基与骨相连，其外缘为与正常骨皮质连续的一层薄的骨皮质，瘤体内可见骨小梁，与载瘤骨的小梁相延续。顶部的软骨帽若

钙化则可见不规则点、线、环、片状致密影。瘤体较大时可压迫邻近骨形成边缘整齐的压迹或引起畸形。

**2. 骨巨细胞瘤** 骨巨细胞瘤来源于骨内不成骨的间充质组织，发病年龄以 20～40 岁常见。根据肿瘤细胞分化程度不同，可分为三级，Ⅰ级为良性，Ⅱ级为过渡类型，Ⅲ级为恶性。

影像学表现：发病部位多见于四肢长骨，尤以股骨远端、胫骨近端和桡骨远端常见。肿瘤有横向生长的倾向，其最大径线常与骨干垂直。肿瘤多起源于干骺愈合后的骨端，早期多为偏心性溶骨性破坏，逐渐向周围膨胀，骨皮质变薄或破坏。如不并发病理性骨折一般无骨膜反应。膨胀的骨质破坏区内可见纤细骨嵴，将肿瘤分隔成大小不等的小房，称为分房征。骨质破坏区与正常骨分界清楚，但无硬化带。若破坏区骨性包壳不完整，周围软组织中出现肿块者表示肿瘤生长活跃。良、恶性骨巨细胞瘤在 X 线上并无明确分界，以下几点提示恶性：①有较明显的侵袭性，如肿瘤与正常骨界限不清，有虫蚀状、筛孔样骨质破坏，骨性包壳和骨嵴残缺紊乱等。②骨膜增生较显著，有骨膜(Codman)三角者。③较大的软组织肿块，超出骨性包壳的轮廓者。④患者年龄较大，疼痛持续加重或肿瘤突然生长迅速并有恶病质者。

**3. 骨肉瘤** 骨肉瘤亦称成骨肉瘤，是常见的骨恶性肿瘤。肿瘤细胞能直接形成骨样组织或骨质。骨肉瘤的主要成分是肿瘤性成骨细胞、肿瘤性骨样组织和肿瘤骨，还可见肿瘤性软骨组织和纤维组织。骨肉瘤多见于青少年，男性较多。骨肉瘤可发生于任何骨。以股骨远端、胫骨近端和肱骨近端多见，骨肉瘤可有以下的基本 X 线表现。

(1) 骨质破坏：多始于干骺端，呈小斑片状、虫蚀样破坏区，在皮质内呈筛孔状破坏。以后骨质破坏区融合扩大形成大片的骨缺损。

(2) 瘤骨：诊断骨肉瘤的重要依据。瘤骨的形态有如下几种。①云絮状：分化较差的瘤骨，边界模糊，密度较低。②斑块状：分化较好的瘤骨，密度较高，边界清楚，多见于髓腔内或肿瘤的中心部。③针状：多数呈细长骨化影，大小不一，边界清楚或模糊，彼此平行或呈辐射状，位于骨外软组织肿块内。

(3) 软组织肿块：软组织肿块境界多不清楚，肿块内常可见瘤骨。

(4) 骨膜增生和骨膜三角：骨肉瘤可引起各种形态的骨膜新生骨和骨膜三角，这是骨肉瘤常见的重要的征象，但也可见于其他骨肿瘤和非肿瘤性病变。

(5) 肿瘤软骨钙化：表现为小点状、弧形或环形高密度影。一般多位于肿瘤的外围。根据骨质破坏和肿瘤骨的多寡，骨肉瘤可分为三种类型：①硬化型：有大量瘤骨形成；软组织肿块内也有较多的瘤骨，骨膜增生较明显，骨质破坏不显著。②溶骨型：以骨质破坏为主。早期为筛孔样骨质破坏，以后发展为虫蚀状、大片状骨质破坏，易引起病理性骨折。一般仍可见少量瘤骨及骨膜增生。③混合型：硬化型与溶骨型的 X 线征象并存。

**4. 骨转移瘤** 骨转移瘤是指骨外其他组织、器官的恶性肿瘤，经血行转移至骨而发病者，是骨恶性肿瘤中常见的肿瘤。

影像学表现：骨转移瘤的 X 线表现可分为溶骨型、成骨型和混合型，以溶骨型常见。

溶骨型骨转移瘤发生在长骨者，多在骨干或邻近的干骺端。表现为骨松质中多发或单发的斑片状骨质破坏。病变发展，破坏区融合扩大，形成大片溶骨性骨质破坏区，骨皮质也被破坏，但一般无骨膜增生和软组织肿块，常并发病理性骨折。发生于扁骨者，多表现为大小不等的骨质破坏区，有融合倾向，或可见软组织肿块影。发生在脊椎者则见椎体广泛性破坏，常因承重而被压扁，但椎间隙多保持完整。常见椎弓根受侵蚀、破坏。

成骨型骨转移瘤较少见，多由生长较缓慢的肿瘤引起。常见的原发肿瘤大多是前列腺癌，成骨型骨转移瘤常多发，呈斑片状、结节状高密度影，密度均匀，位于骨松质内，边界清楚或不清楚而逐渐移行于正常骨结构中，骨皮质多完整。

混合型骨转移瘤则兼有溶骨型和成骨型的骨质改变。

# 第八节　中枢神经系统

中枢神经系统包括脑和脊髓，深藏在骨骼包围的颅骨和椎管内。影像检查在中枢神经系统疾病诊断中具有极为重要的作用。

X 线平片主要用于观察颅骨和脊椎骨折、颅骨肿瘤及颅内钙化等。脑血管造影主要用于脑血管畸形、动脉瘤和动静脉瘘等血管性病变的诊断。CT 检查对颅脑外伤、肿瘤、脑血管疾病、颅内感染性疾病等具有重要的诊断价值。

## 一、检查技术

### （一）X 线检查

**1. 头颅平片**　头颅平片常规摄影位置包括头颅后前位和侧位。特殊摄影位置有：头颅前后位、颏顶位、切线位；其中，观察颅底时用颏顶位；切线位主要用于观察颅盖骨局部与病变的关系。

**2. 脑血管造影**　脑血管造影是将有机碘水溶性对比剂注入脑血管内，是脑血管显影的一种检查方法，对脑血管病和颅内占位性病变的定位及定性诊断，均具有一定的价值。

### （二）CT 检查

**1. 平扫**　脑 CT 主要用横断面，有时加用冠状断面扫描。

**2. 增强扫描**　经静脉注入含碘水溶性对比剂再行扫描。强化是指病灶密度的增高，与组织血液循环丰富、病变周围组织充血与过度灌注、病变血脑屏障形成不良或被破坏有关。根据有无强化、强化的程度和形式，有利于判断病变的性质。

**3. CT 脑血管成像**　经静脉团注法注入有机碘对比剂，当对比剂流经脑血管时进行螺旋 CT 扫描，并三维重组脑血管图像。

## 二、正常影像学表现

### （一）X 线表现

**1. X 线平片**　成人颅骨分为颅内板、颅外板和板障结构，内、外板为线状致密斑，板障为低密度影。

**2. 脑血管造影**　颈内动脉造影显示颈内动脉入颅后，先发出眼动脉、脉络膜前动脉与后交通动脉，终支为大脑前、中动脉。

### （二）CT 表现

**1. 颅骨及气腔**　用骨窗观察可显示颅骨内外板、颅缝、颈静脉结节、岩骨、蝶骨小翼、蝶鞍、颈静脉孔、破裂孔及诸鼻窦，颅骨为高密度，气腔为低密度。

**2. 脑实质**　分大脑额、顶、颞、枕叶及脑干和小脑。脑实质分脑皮质和髓质，皮质密度略高于髓质，两者 CT 值相差(7.0±1.3)HU，平扫易于辨认。髓质分布于皮层下方广泛的脑实质之中，皮质分布于皮层及髓质内的灰质核团，尾状核头部位于侧脑室前角的外侧，体部沿丘脑和侧脑室体部之间向后下走行。丘脑位于第三脑室的两侧。豆状核位于尾状核与丘脑的外侧，呈楔形，自内而外分为苍白球和壳核。豆状核外侧近岛叶皮层下的带状灰质为屏状核，尾状核、丘脑和豆状核之间的带状白质结构为内囊，分为前肢、膝部和后肢。豆状核与屏状核之间的带状白质结构为外囊。

**3. 脑室、脑池、脑裂和脑沟**　其内因含有脑脊液而呈低密度，CT 值为 0～20 HU。包括双侧侧脑室、第三脑室、四脑室、纵裂池、侧裂池、枕大孔、桥池、桥小脑角池、鞍上池、环池、四叠体池、大脑大静脉池等。

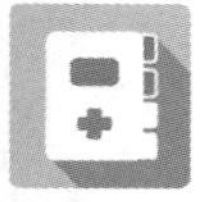

Note

**4. 非病理性钙化**　颅内非病理性钙化常见部位为松果体、缰联合、脉络丛、大脑镰、基底核及齿状核。

**5. 增强扫描** 正常脑实质密度有不同程度增高，脑内血管明显强化，其他结构如硬脑膜、垂体和松果体均可发生强化。

## 三、基本病变表现

### （一）X线表现

脑血管造影检查显示颅内占位性病变使脑血管受压移位、聚集或分离、牵直或扭曲。

### （二）CT表现

**1. 平扫密度改变**

(1) 高密度病灶：见于新鲜血肿、钙化和富血管肿瘤等。

(2) 等密度病灶：见于某些肿瘤、血肿、血管性病变等。

(3) 低密度病灶：见于炎症、梗死、水肿、囊肿和脓肿等。

**2. 增强扫描特征**

(1) 均匀性强化：见于脑膜瘤、转移瘤、神经鞘瘤、动脉瘤和肉芽肿等。

(2) 非均匀性强化：见于胶质瘤、血管畸形等。

(3) 环形强化：见于脑脓肿、结核瘤、胶质瘤、转移瘤等。

(4) 无强化：见于脑炎、囊肿、水肿等。

**3. 脑结构改变**

(1) 占位效应：表现为局部脑沟、脑池、脑室受压变窄或闭塞，中线结构移向对侧。

(2) 脑萎缩：皮质萎缩显示脑沟和脑裂增宽、脑池扩大，髓质萎缩显示脑室扩大。

(3) 脑积水：交通性脑积水时，脑室系统普遍扩大、脑池增宽；梗阻性脑积水时，梗阻以上脑室扩大，脑池无增宽。

## 四、常见疾病诊断

### （一）颅脑外伤(CT检查安全而迅速，已成为首选的方法)

**1. 硬膜外血肿** 颅内出血积聚于颅骨与硬膜之间，称为硬膜外血肿。多发生于头颅直接损伤部位，损伤局部多有骨折。因硬膜与颅骨粘连紧密，故血肿范围局限，形成双凸透镜形。CT表现：平扫血肿表现为颅骨内板下双凸形高密度区，边界锐利，血肿范围一般不超过颅缝，血肿密度多均匀。常伴有颅骨骨折。

**2. 硬膜下血肿** 颅内出血积聚于硬脑膜与蛛网膜之间。血肿形状多呈新月形或半月形，由于蛛网膜无张力，血肿范围较广。CT表现：急性期表现为颅板下方新月形高密度影，血肿范围广泛，不受颅缝限制。常合并脑挫裂伤，占位征象显著。亚急性和慢性期可表现为高密度、等密度、低密度或混合密度。慢性期形成低密度区。

**3. 脑挫裂伤** 颅脑外伤所致的脑组织器质性损伤，是常见颅脑损伤之一。多发生于着力点及其附近，也可发生于对冲部位。CT表现如下。

(1) 局部呈低密度改变：其大小、形态不一，边缘模糊，数天甚至数周后部分可恢复至正常脑组织密度，部分则进一步发展为更低密度区，提示脑组织软化。

(2) 散在点片状出血：位于低密度区内，形态常不规则，有些可融合为较大血肿，周围有水肿。1～2个月完全吸收为低密度区。

**4. 外伤性颅内血肿** CT表现为颅内团状、不规则形高密度影，轮廓清楚，周围有水肿。

### （二）脑血管疾病

**1. 脑梗死** 脑血管闭塞所致脑组织缺血性坏死。其原因有：①脑血栓形成，继发于脑动脉硬化、动脉瘤、血管畸形、炎性或非炎性脉管炎等；②脑栓塞，如血栓、空气、脂肪栓塞；③低血压和凝血状态。病

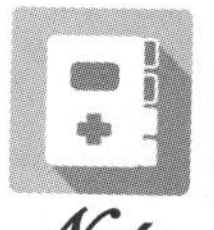

理上分为缺血性、出血性和腔隙性脑梗死。影像学表现如下。

(1) 缺血性梗死：24 h 内 CT 一般不能发现病灶，随着时间延长，病灶呈低密度灶，其部位和范围与闭塞血管供血区一致，皮、髓质同时受累，多呈扇形，基底贴近硬膜。早期有脑水肿，有占位效应。2～3 周时可出现“模糊效应”，病灶变为等密度而不可见。增强扫描可见脑回状强化。1～2 个月后形成边界清楚的低密度囊腔。

(2) 出血性梗死：CT 示在低密度脑梗死灶内，出现不规则斑点、片状高密度出血灶，占位效应较明显。

(3) 腔隙性梗死：由深部髓质小动脉闭塞所致。低密度缺血灶为 10～15 mm 大小，好发于基底节、丘脑、小脑和脑干。CT 表现为脑深部的斑状低密度区，无水肿、无占位效应。

**2. 脑出血**　高血压性脑出血是脑内出血的最常见原因。出血好发于基底节、丘脑、脑桥和小脑，易破入脑室。血肿及伴发的脑水肿引起脑组织受压、软化和坏死。血肿演变分为急性期、吸收期和囊变期。

CT 检查：急性期血肿呈边界清楚的肾形、类圆形或不规则形均匀高密度影，周围水肿带宽窄不一，局部脑室受压移位（图 22-39）。破入脑室可见脑室内积血。吸收期始于第 3～7 天，可见血肿周围变模糊，水肿带增宽，血肿缩小并密度减低，小血肿可完全吸收。囊变期始于 2 个月以后，较大血肿吸收后常遗留大小不等的囊腔，伴有不同程度的脑萎缩。

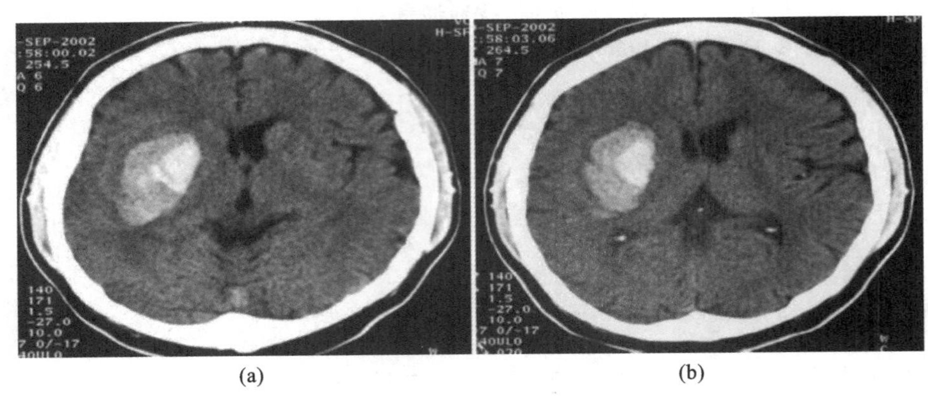

(a)　　(b)

**图 22-39　脑出血**

**3. 脑肿瘤**　以星形细胞肿瘤、脑膜瘤、垂体瘤、颅咽管瘤、听神经瘤和转移瘤等较常见。影像检查的目的在于确定肿瘤有无，并对其做出定位、定量乃至定性诊断。CT 和 MRI 为主要检查方法。

(1) 星形细胞瘤：柯氏分类法将星形细胞瘤分为Ⅰ～Ⅳ级，Ⅰ级分化良好，呈良性；Ⅲ、Ⅳ级分化不良，呈恶性；Ⅱ级是一种良恶交界性肿瘤。Ⅰ、Ⅱ级与正常脑组织分界清楚。Ⅲ、Ⅳ级星形细胞瘤呈弥漫浸润生长，与脑实质分界不清楚，常发生囊变、坏死和出血，肿瘤血管形成不良，血脑屏障不完整。CT 表现如下。

Ⅰ级星形细胞瘤：大多数表现为脑内低密度病灶，密度均匀，边界清楚，瘤周不出现水肿，占位效应不明显。增强后扫描常无明显强化。

Ⅱ、Ⅲ、Ⅳ级星形细胞瘤：表现为低、略低、混杂密度。肿瘤内的高密度常为出血或钙化，低密度为肿瘤的坏死或囊变区，多伴有脑水肿。增强扫描后呈不同程度强化，可呈不规则的环状或者花环状强化，在环壁上还可见强化不一的瘤结节。有不同程度的占位征象。

(2) 脑膜瘤：起源于蛛网膜粒帽细胞，多居于脑外，与硬脑膜粘连。CT 检查：平扫肿块呈等密度或略高密度，常见斑点状钙化。多以广基底与硬膜相连，呈类圆形，边界清楚，瘤周水肿轻或无，静脉或静脉窦受压时可出现中或重度水肿。颅板侵犯引起骨质增生或破坏。增强扫描呈均匀性显著强化。

(3) 听神经瘤：成人常见的颅后窝肿瘤。起源于听神经鞘膜，早期位于内耳道内，以后长入桥小脑角池，包膜完整，可出血、坏死、囊变。影像学表现：颅骨平片示内耳道呈锥形扩大，骨质可破坏。CT 示桥小脑角池内等密度、低密度或高密度肿块，瘤周可见水肿，增强后有强化。有占位效应。

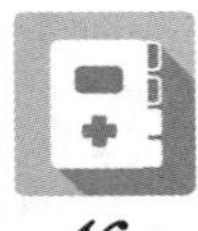

Note

（4）垂体瘤：直径小于 10 mm 者为微腺瘤，大于 10 mm 者为大腺瘤。肿瘤包膜完整，较大肿瘤常因缺血或出血而发生坏死、囊变，偶可钙化。肿瘤向上生长可穿破鞍隔突入鞍上池，向下可侵入蝶窦，向两侧可侵入海绵窦。CT 检查：蝶鞍扩大，鞍内肿块向上突入鞍上池，可侵犯一侧或者两侧海绵窦。肿块呈等密度或略高密度，内常有低密度灶，均匀、不均匀或环形强化。局限于鞍内小于 10 mm 的微腺瘤，宜采取冠状面观察，并增强扫描，增强强化低于正常腺体。间接征象有垂体高度大于 8 mm，垂体上缘隆突，垂体柄偏移和鞍底下陷。

（5）转移瘤：经血行转移而来。常为多发，易出血、坏死、囊变，瘤周水肿明显。影像学表现：脑内单发或多发结节，呈等或低密度灶。瘤周水肿明显。增强呈结节状或环形强化。

# 第九节　头　颈　部

眼、耳、鼻、咽喉和口腔位于头面部和颈部，组织结构复杂，病变较多，影像检查可确定病变的部位、大小和范围，并可做出定性诊断。X 线平片可显示含气空腔和骨质改变，对软组织病变显示不佳。CT 可清楚显示位置较深、解剖结构复杂的组织，是眼、耳、鼻、咽喉疾病的主要检查技术。

## 一、检查技术

### （一）X 线检查

**1. 眼和眼眶**　平片包括眼眶后前位、眼眶侧位、视神经孔位等。

**2. 耳部**　摄影位置有许氏位、梅氏位、汤氏位、颞骨岩部后前位等。

**3. 鼻和鼻窦**　鼻骨平片主要用于诊断鼻骨骨折，包括鼻骨侧位片和鼻骨轴位片。鼻窦平片可显示鼻腔、鼻窦及其邻近结构。

**4. 咽喉部**　咽部 X 线检查主要包括透视、侧位平片及颅底位平片。透视主要用于检查不透 X 线的异物。喉侧位平片是简便、易行的常用方法，用于观察喉部结构。

**5. 口腔颌面部**　口腔颌面部的平片检查根据病变所在的部位，选择不同的投照位置。

### （二）CT 检查

CT 的分辨力高，能区分不同的软组织结构及深在间隙，且能以横断面和冠状面扫描直接成像，避免影像重叠，能更清晰地显示颌面部复杂的解剖结构。常用的扫描技术包括平扫和增强扫描。

**1. 平扫**　有横断面、冠状面扫描等。

**2. 增强扫描**　适用于血管性病变（如血管瘤、动静脉畸形等），急性炎症时可显示脓肿壁，还可显示病变向眶外蔓延的情况、肿块的富血管程度、病变与病变周围组织的关系。

## 二、正常影像学表现

### （一）眼部

CT 可显示眼球、球后脂肪、眼外肌、视神经、泪腺及眶内神经和血管。

### （二）耳部

**1. 正常 X 线表现**　颞骨位于颅骨两侧，参与组成颅中窝和颅后窝，颞骨分为五个部分。以骨性外耳道为参照点，鳞部位于外耳道上方，乳突部位于外耳道后方，鼓部和茎突部位于外耳道下方，岩部位于外耳道内侧。

**2. 正常 CT 表现**　骨性外耳道为宽大管状低密度影，管壁光滑，可略有起伏，中耳和外耳骨壁的联合部可见骨棘。鼓室形状不规则，可分为鼓室上隐窝、鼓室本部、鼓室下隐窝。大致可以看成是具有六个壁的立方形腔隙。CT 上听小骨中的锤骨及砧骨均能显示清楚。乳突窦入口及乳突窦在同一层横断

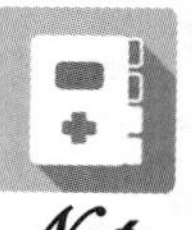

面上即可显示，上鼓室、乳突窦入口、乳突窦三个含气腔自前向后连通，上鼓室中心有听小骨。前庭居骨迷路中部、耳蜗之后、半规管之前，呈类圆形或椭圆形含液腔。半规管有三个，即外（水平）、上（上垂直）、后（垂直）半规管，居前庭后方，管径为 0.8 mm。耳蜗居前庭之前，形似蜗牛状，骨质致密。内耳道呈管形、壶腹形和喇叭形，两侧对称，前后径及垂直径多在 4～6 mm。

（三）鼻部

**1. 正常 X 线表现** 鼻骨侧位：鼻骨呈由后上向前下斜行的条状连续骨影，顶端以鼻额缝与额骨相接，下端与软骨相连，因后者不显影而形成游离缘。

**2. 正常 CT 表现** 经上颌窦上部的横断层面：鼻腔呈狭长的气道，鼻中隔显影清晰。上颌窦的前、内及外后壁显示清晰，呈三角形气腔。

经上颌窦中部的横断层面：鼻腔为较宽的梭形气道，鼻中隔与鼻甲显示清楚。鼻腔后接方形的鼻咽腔，在侧壁上有鼻咽隆起，突向腔内，其前方的凹窝为咽鼓管咽口，后方的裂隙为咽隐窝。上颌窦呈三角形气腔，骨壁完整。

（四）咽喉部

**1. 正常 X 线表现** 鼻咽侧位咽腔显示为狭长的透亮含气空腔，周围为软组织轮廓，主要观察鼻咽顶后壁、咽后壁、颈前组织、软腭、舌根、会厌及咽腔气道。喉部 X 线侧位平片可显示下咽部、声门上区、声门下区，声门显示为横行条状低密度影，声门下区透光度增加，与气管相接。

**2. 正常 CT 表现**

(1) 咽部：鼻咽腔位于中央，略呈方形，为一含气空腔，其正前方为鼻中隔及两侧鼻腔，后方为椎前软组织与寰椎前弓及枢椎齿状突相对。鼻咽腔两侧壁前为翼突内板、外板；中部为突出的结节状软组织影，即鼻咽圆枕。圆枕前方的凹窝为咽鼓管咽口，后方的裂隙为咽隐窝。鼻咽旁肌肉组织显示为从内向外斜行的软组织结构，圆枕与翼突内板之间可见腭帆张肌和腭帆提肌，翼突内、外板之间为翼内肌，翼突外板与下颌骨髁状突之间为翼外肌。颈部大血管呈较低密度圆形结构，边缘光整，增强扫描显示为高密度小圆点状。口咽部不同层面的口咽形状也不同，通过舌根的层面口咽呈横置的椭圆形，位于中央，前方可见舌根及口底肌群。

(2) 喉部：CT 平扫可清楚地显示会厌、喉前庭、杓会厌皱襞、梨状隐窝、假声带、真声带、声门下区的形态结构，同时骨窗可显示舌骨、甲状软骨、杓状软骨、环状软骨的位置、形态及其关系；还可显示喉旁间隙的形态与密度，喉外肌肉、血管、间隙等结构。CT 增强扫描见喉黏膜强化明显。

（五）口腔颌面

**1. 正常 X 线表现** X 线可显示牙髓腔的大小、形态，其边缘光滑，轮廓清楚，髓腔清晰透明。牙根周围的颌骨组织为牙槽骨，为骨松质结构，表面覆有的骨皮质较为致密。牙槽骨容纳牙根的陷窝称为牙槽窝，边缘光滑、清晰，呈致密线影。下颌骨呈马蹄形，由水平走行的下颌骨体部和上下走行的升支所组成。下颌骨升支后缘与下颌骨体部下缘的连接部为下颌角。上、下颌骨曲面体层摄影可将弓形的上下颌骨充分展开，避免结构互相重叠，可显示下颌骨的全貌。

**2. 正常 CT 表现** CT 可显示双侧关节的骨性结构和周围组织。采用 HRCT 技术，可以清楚地显示牙及颌骨的骨质结构，特别是可以清楚地显示牙根与牙槽骨、牙根与上颌窦的关系。通过颌骨曲面重建技术可以整体观察颌骨和牙的结构及相互关系。

## 三、常见疾病诊断

（一）眼和眼眶疾病

**1. 眼眶异物与外伤** X 线平片：能发现不透 X 线的异物。CT：横断面和冠状面高分辨力 CT 扫描可良好检查金属性或非金属性异物，并易于确定异位是否位于球内，同时能发现眼眶其他结构的损伤。眼眶骨折表现为骨壁骨质不连续、成角或塌陷变形；可合并患侧窦腔内积血、积气。多层螺旋 CT 扫描能多角度显示眶壁骨折。

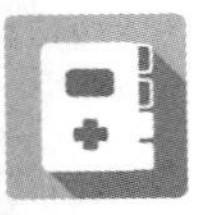

Note

**2. 视网膜母细胞瘤** 视网膜母细胞瘤为儿童常见的眼内恶性肿瘤，肿瘤起源于胚胎发育期视网膜感光层内的幼稚细胞。

X线：眶内可见砂粒状、斑块状钙化，肿瘤晚期侵犯视神经时可见视神经孔扩大。

CT：CT平扫见眼球玻璃体内形态不规则、不均匀密度肿块，内见钙化斑块；晚期视神经增粗，视神经管扩大，CT增强显示肿瘤不均匀强化。

### （二）鼻和鼻窦疾病

**1. 鼻窦炎**

（1）X线：急性期表现为窦腔广泛均匀密度增高，有时窦腔内见液平面。慢性期窦腔黏膜增厚呈环状密度增高影，可呈凹凸不平的息肉状突入窦腔，若积脓和积气则可见气液平面。晚期窦壁骨质硬化。

（2）CT：平扫见窦腔黏膜增厚，可见气液平面存在；窦壁骨质硬化增厚，或伴息肉肿物形成。

**2. 鼻、鼻窦息肉** 可单独发生于鼻腔或鼻窦内，或两者同时发生。X线、CT示鼻腔、鼻窦内有软组织密度影，边缘光滑。当息肉充满窦腔时，窦壁呈膨胀性改变，增强扫描可见息肉不强化或轻度线状强化。常伴鼻窦炎。

**3. 上颌窦癌** 影像学表现：鼻窦窦腔扩大，窦壁骨质破坏，窦腔内肿瘤呈中等不均匀密度，肿瘤向周围侵犯。增强扫描见肿瘤呈中等强化，常不均匀。

### （三）耳部疾病

**1. 中耳乳突炎** 分为急性和慢性两种。急性者为继发于鼻腔或鼻咽炎症经咽鼓管感染的中耳炎，炎症经鼓窦感染乳突气房。慢性者则继发于急性化脓性中耳乳突炎。

影像学表现：急性化脓性中耳乳突炎显示乳突气房透光度减低，密度增高，气房壁骨质增生硬化；听骨破坏；上鼓室、鼓窦口、鼓窦肉芽组织增生致骨质破坏，或脓肿致乳突气房骨质破坏。

慢性中耳乳突炎表现为鼓室、鼓窦和乳突气房密度增高，黏膜增厚，乳突气房周围骨质增生；肉芽肿形成则可见鼓室上隐窝扩大，内密度增高，听小骨破坏，鼓窦口扩大，鼓窦和乳突气房破坏，密度增高。

**2. 胆脂瘤** 胆脂瘤是在长期慢性中耳炎的基础上发展而来的。CT表现为上鼓室、乳突窦入口、鼓室腔内见软组织密度肿块影，并有骨质破坏，乳突窦入口、鼓室腔扩大，边缘光滑伴有骨质增生硬化。增强后不强化。

### （四）咽喉疾病

鼻咽癌：CT平扫示鼻咽腔不对称、变形。好发于咽隐窝，早期表现为一侧咽隐窝闭塞、消失，鼻咽侧壁增厚，呈肿块突向鼻咽腔。后期侵犯周围结构。CT增强扫描见病变呈不均匀中等至明显强化。

（王晓红　郑婷娜）

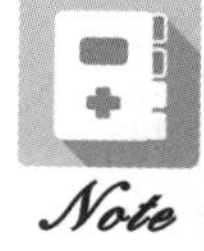

# 第二十三章　介入放射技术

介入放射学(interventional radiology)是20世纪70年代后期迅速发展起来的一门边缘性学科。它在影像医学的引导下，通过经皮穿刺途径或通过人体原有孔道，将特制的导管或器械插至病变部位进行诊断和治疗。以影像诊断学为基础，利用导管等技术，在影像监视下对一些疾病进行非手术治疗；在影像监视下，利用经皮穿刺、导管等技术，取得组织器官造影、组织学、细菌学、生理和生化资料，以明确病变的性质。这些都是介入放射学研究的内容。与传统的方法相比较，它的诊断和治疗更直接、简便、微创。它在现代医疗诊治领域已迅速确立了重要地位。

介入诊疗的导向设备主要有X线电视透视、数字减影血管造影(DSA)、CT和MRI等。

所用器械有各种导管、导丝、穿刺针、导管鞘、球囊、活检针，所用材料有内支架、栓塞材料(水剂、粘胶、明胶海绵、真丝线段，以及各种特制微颗粒如PVA、可脱性球囊、钢圈等)、滤器、引流导管等。

介入诊疗按器械进入病灶的路径分为血管介入技术和非血管介入技术。

## 第一节　血管介入技术

血管介入技术在明确有无病变，病变的位置、性质、范围和程度，进行诊断性血管造影的同时，根据适应证，自导管向血管管腔内注射药物或某些物质或施行某种措施，以达到治疗目的。常用血管介入技术有三种，即血管栓塞术、血管成形术和经导管灌注药物治疗。常用的体表穿刺点有股动静脉、桡动脉、锁骨下动静脉、颈动静脉等。

### 一、经导管栓塞术

经导管栓塞术(transcatheter embolization)也称栓塞治疗，是介入放射学的重要基本技术之一，它在X线电视透视下将某种物质经动脉或静脉用导管将栓塞物注入靶血管内，使之闭塞，血供中断，以达到控制出血，治疗肿瘤、血管性病变以及消除患病器官的功能的目的。

栓塞物要求无毒、无抗原性、异物反应小，容易经导管注入，能按治疗目的控制注入量，并且不透放射线，以便在透视下控制注射。按照对血管栓塞时间长短分为短期、中期、长期三类。短期是指作用时间在24 h以内栓塞物被吸收；中期是指48 h至1个月血管再通；长期是指栓塞物在1个月以上才溶解。按照组织吸收的能力分为可吸收和不可吸收两类。常用栓塞物有自体血凝块、明胶海绵、碘化油、螺圈、无水乙醇等。

经导管栓塞术主要用于以下治疗。

**1. 止血**　治疗内出血如外伤性脏器出血、消化性溃疡、肿瘤或原因未明的脏器出血。

**2. 治疗肿瘤**　肝癌、肺癌、盆腔等部位肿瘤均可通过导管将栓塞物注入肿瘤的供血动脉，阻断其血运，控制肿瘤生长，达到“饿死肿瘤”的目的，术前辅助性栓塞有助于减少术中出血、肿块完整切除并避免或减少术中转移；姑息性栓塞治疗适用于富血管的恶性肿瘤，可改善患者生存质量，延长生存期。部分肿瘤栓塞后肿块缩小，增加了二期手术切除的可能性。

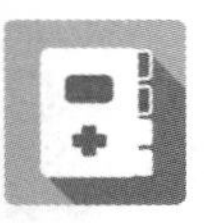
Note

**3. 治疗血管畸形** 包括动静脉畸形、动静脉瘘和动脉瘤。

**4. 非手术脏器切除** 如注射栓塞物于脾动脉分支内，即部分性脾栓塞，以治疗脾功能亢进，同时不影响脾脏的免疫功能。器官灭活，即通过栓塞术消除器官功能，有内科性脾切除和肾切除等。

## 二、经皮血管腔内血管成形术

经皮血管腔内血管成形术(percutaneous transluminal angioplasty，PTA)是经导管等器械扩张再通动脉粥样硬化或其他原因所致的血管狭窄或闭塞性病变，这一疗法是20世纪60年代开始应用的，在20世纪80年代前主要采用球囊导管进行治疗，称为球囊血管成形术。20世纪80年代后陆续出现了几种血管成形术的新技术，主要是激光血管成形术、动脉粥样斑块切除术、支架置入术等。经过多年的临床实践，一致认为支架置入术优于其他技术，成为当前临床主要应用的血管成形术。

PTA原来主要用于肢体血管，以后扩展至脏器内动脉，如肾动脉、冠状动脉，并且由动脉发展至静脉，如扩张治疗腔静脉狭窄，还可以治疗人造血管、移植血管的狭窄或闭塞。

### (一) 球囊血管成形术

球囊血管成形术(balloon angioplasty)，适用于中等大小或大血管局限、孤立性短段狭窄，其次用于多发、分散的短段狭窄和闭塞。长段狭窄或闭塞、小血管病变、溃疡性狭窄或已有钙化的狭窄或闭塞病变不适宜用PTA治疗。扩张的机制是充胀的球囊压力造成了狭窄区血管壁内、中膜局限性撕裂，血管壁特别是中膜过度伸展以及动脉粥样斑块的断裂，从而导致血管壁张力减退和腔径的扩大。PTA对比外科手术的优点在于对患者创伤小、并发症少、收效快、操作较简便、治疗费用低、门诊即可进行、一旦发生再狭窄可以重复治疗。

血管扩张后再狭窄的发生率较高，多发生在PTA后数月至1年之内。主要原因是球囊扩张部位内膜纤维细胞增生、血管壁的弹性回缩和原有病变的进展。PTA的并发症较少，偶可发生穿刺局部血肿、动脉壁撕裂孔、远端血管栓塞以及球囊破裂等。

### (二) 激光血管成形术

激光血管成形术的治疗原理主要在于热效应和化学解吸作用。通过导管将激光纤维诱导到阻塞或狭窄的血管部位，经激光照射破坏、汽化而使管壁阻塞或狭窄消失。适用于：①治疗血管慢性闭塞、弥漫病变、钙化病变优于球囊血管成形术，而且对球囊成形术后出现的急性血管闭合有效。②热效应、热抛光或封焊作用，在球囊扩张后接着应用，可使球囊扩张所造成的血管腔面由不规则变平滑，且封焊剥离的内膜，从而减少血小板黏附和血栓形成。③光热作用可改变血管壁的顺应性，降低动脉壁对血管活性物质的反应，减轻球囊扩张后所引起的血管壁弹性回缩，有利于血管的持久扩张。因此，激光血管成形术现多与球囊血管成形术配合应用，是PTA前的一种辅助治疗手段，称为激光辅助球囊血管成形术。激光再通血管仍处于研究开发阶段，有许多技术问题需进一步解决。

### (三) 动脉粥样斑块切除术

动脉粥样斑块切除术也称旋切法，主要适用于血管高度狭窄或完全闭塞，也是一种机械治疗方法。除用于外周血管外，也开始用于肾动脉和冠状动脉。外周血管的再通成功率在95%以上。由于旋切法仍是机械性治疗，因此损伤血管壁后的修复反应还可造成再狭窄。这一疗法仍在发展中。

### (四) 支架置入术

支架，即血管支撑器置入术是采用特殊的合金，制成不同结构的圆筒形，支撑于血管狭窄病变处，使之保持血流通畅。支架主要有三种：①热记忆合金支架：由镍钛合金丝制成，称为Nitinol。②自膨支架：用不锈钢合金丝编织成圆筒形，放入血管后，由于金属弹力而支撑于血管腔内。③球囊膨支架：支架是圆筒网眼形，先在球囊之上，放入血管后充胀球囊，使支架张开支撑于血管腔内。

支架置入术主要同球囊血管成形术、激光血管成形术和旋切法等相配合应用。在后几种技术扩张或再通病变血管后，放置支架，可提高血管开放率，减少再狭窄的发生。

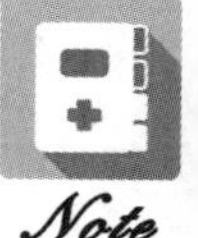

## 三、心脏瓣膜狭窄经皮球囊成形术

**1. 二尖瓣成形术** 治疗二尖瓣狭窄的一种新技术。目前我国多采用 Inoue 技术，其方法是经皮穿刺股静脉，导管经股静脉进入右心房，穿刺房间隔，将球囊导管送入左心房，顺血流方向置于二尖瓣口，通过充盈球囊膨胀的机械性力量，使粘连的交界部分离。这种技术具有安全、可靠、创伤小等优点，并可获得满意的即刻及远期疗效。

**2. 肺动脉瓣成形术** 先行右心导管检查和右心室造影，计算肺动脉瓣环直径，选用适合的球囊，将球囊导管经股静脉、右心房、右心室送入肺动脉，置球囊于肺动脉瓣口，充盈球囊，扩张狭窄的肺动脉瓣。肺动脉瓣球囊成形术疗效好，再狭窄发生率低，已成为治疗单纯性肺动脉瓣狭窄的首选方案。

**3. 主动脉瓣成形术** 经股动脉穿刺插管，做左心室、升主动脉造影，以确定瓣口狭窄程度，将球囊送至主动脉瓣口，充盈球囊，扩张瓣口，可取得良好效果，但主动脉瓣关闭不全等并发症发生率较高，目前应用较少。

## 四、经导管灌注药物治疗

### （一）血管收缩治疗

经导管灌注升压素是治疗胃肠出血的有效方法。将导管超选择性地插入出血动脉，经导管向血管内滴注升压素，能有效降低血管压力，减少血流量，促进出血血管内血栓形成，以控制胃肠道出血，如食管-胃底静脉曲张出血、胃黏膜弥漫性出血及结肠憩室出血等。

### （二）化疗药物灌注治疗

化疗药物对肿瘤的作用大多是非特异性的，常规静脉给药不但全身毒副反应重，而且肿瘤局部药物浓度不高，效果不好。选择性动脉灌注化疗，可增加肿瘤局部的药物浓度，延长肿瘤细胞同高浓度药物的接触时间，减轻药物的全身毒副反应，提高化疗的效果。

**1. 原发性肺癌** 肺癌主要由支气管动脉供血，肿瘤血管一般较丰富，为经支气管动脉灌注化疗药物提供了解剖基础。经股动脉穿刺插管，首先行支气管动脉造影，在明确诊断与观察病变部位血管结构等基础上，经导管灌注化疗药物，已成为肺癌综合治疗中的重要措施之一。

**2. 原发性肝癌** 经肝动脉灌注化疗药物是目前治疗肝癌的重要方法，有较好的临床疗效。在此基础上发展成为化疗栓塞，即把经导管栓塞肿瘤与灌注化疗结合起来的一种方法，疗效优于单纯灌注化疗。

### （三）溶栓治疗

经导管灌注溶栓药物进行溶栓治疗是在静脉溶栓基础上发展起来的有效治疗方法。常用药物有尿激酶、链激酶、组织型纤溶酶原激活物和蛇毒等。

**1. 冠状动脉溶栓** 冠状动脉内血栓形成是急性心肌梗死的重要促发因素，采用经冠状动脉灌注溶栓治疗是一有效方法。先行选择性冠状动脉造影，确定闭塞血管及其部位和程度之后，经导管灌注溶栓剂是否成功的关键因素之一是从患者胸痛发作至灌注开始的时间长短。一般认为 3 h 之内开始溶栓，成功率高；若超过 9 h 的，成功率明显降低。

**2. 脑动脉溶栓** 脑动脉急性栓塞所致脑梗死，在经临床、CT 确诊后，可采用经导管溶栓治疗，导管置入颈内动脉或超选择性地插入栓塞的大脑前动脉或中动脉的分支内。

**3. 周围血管溶栓** 各种原因造成的血栓形成均可采用经导管溶栓。导管头端置于病变血管的上游进行灌注。目前发展至导管头端抵近血栓，甚或穿入血栓内进行压力灌注（团注法），其效果优于一般灌注法。

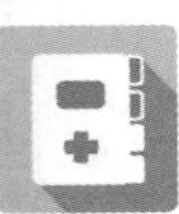
Note

溶栓治疗中应对患者的出血、凝血状态进行严密监护，一旦发现出血并发症，应立刻停止治疗。

### 五、其他血管介入技术

**1. 动脉导管未闭封堵术** 将特制的蘑菇状封堵伞或弹簧栓子送至未闭的动脉导管处，阻断主动脉与肺动脉之间的血液分流，具有创伤小、康复快、痛苦少、操作相对简单等优点。

**2. 房间隔缺损封堵术** 经导管将封堵器置于心房间隔缺损处，封堵房间隔缺损的一种非手术治疗方法。

**3. 血栓清除术** 经导管抽吸，以清除引起血管闭塞的急性或亚急性血栓或脱落栓子，恢复或改善闭塞血管远端血流的一种技术。

## 第二节 非血管介入技术

### 一、管道狭窄扩张成形术

胃肠道、胆系、气管支气管等发生狭窄后，可用球囊扩张和放置支撑器(支架)的方法治疗。

**1. 食管支撑器** 食管狭窄、幽门良性梗阻、上胃肠道吻合术后吻合口狭窄、不宜手术的贲门失弛症、食管癌梗阻和食管癌并发气管瘘都可用支撑器治疗。

**2. 胆道支撑器** 因肝门、胰腺等部位肿瘤压迫胆管引起的阻塞性黄疸，采取经皮肝穿刺，将胆道支架置于狭窄段，使胆汁直接进入十二指肠，可较好地解决阻塞性黄疸问题。阻塞性胆管狭窄采用经皮穿刺途径，先用球囊扩张狭窄处，支撑于胆管狭窄处。若恶性肿瘤生长阻塞支撑器，可采用用于血管介入的旋切导管，切除肿瘤，使支撑器再通。

**3. 自膨胀式支撑器** 用于治疗气管支气管狭窄、气管软化和气道塌陷。肺癌术后气管支气管吻合部狭窄等也可用自膨胀式支撑器治疗。

**4. 球囊导管配合支撑器治疗** 老年前列腺增生肥大发生率较高，多造成尿道狭窄、梗阻性改变，以往以手术治疗为主。现采用球囊导管扩张和支撑器治疗，对患者损伤小，效果较好。

### 二、经皮穿刺引流与抽吸技术

**1. 经皮肝穿刺胆管引流** 分外引流、内引流和永久性涵管引流，这种非手术性胆系引流已成为恶性胆系梗阻减压和梗阻性黄疸术前减压的有效方法，优于手术引流。经皮胆系引流近期效果满意，并发症少，但长期引流易发生胆管炎和引流管阻塞。因此安置引流管后，应加强导管护理，及时观察与处理功能发生异常的引流管。

**2. 经皮尿路引流** 当上尿路梗阻，经静脉尿路造影、逆行肾盂造影无法判断梗阻部位和性质时，可在影像导向下，经皮细针穿刺患侧肾盂肾盏，先抽吸蓄积的尿液进行化验检查，然后注入对比剂，行肾盂造影。明确诊断后，如适宜进行尿路引流治疗，可行经皮穿刺，将引流导管置于肾盂、输尿管内进行引流或进行灌注药物等诊断和治疗性操作。

**3. 囊肿、脓肿经皮抽吸引流** 囊肿、脓肿、血肿和积液均可在影像系统导向下，经皮穿刺放置引流管进行引流、抽吸。抽吸液可做细胞学、细菌、生化等检查，进一步明确病变性质，还可经引流管灌注硬化剂、抗生素或化疗药物进行治疗。

### 三、结石的介入处理

**1. 胆系结石** 常用的有经 T 形管取石，先行 T 形管造影，明确结石部位后，再顺导管插入取石网篮导管，将网篮深入到结石附近，张开网篮，网住结石，取出。可经 T 形管、经 T 形管瘘管、经内镜和经皮经肝进行灌注药物溶解胆总管残余结石后取石或行溶石治疗。

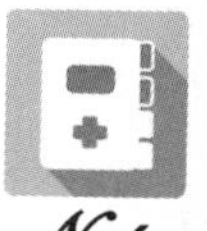

**2. 上尿路结石** 一般用经肾盂造口导管作网套取、钳取、推移结石至膀胱内(较小结石)或灌注溶石药物等方法进行治疗。

## 四、经皮椎间盘切吸术

近年来推广治疗椎间盘病变的方法有介入治疗、经皮球囊扩张椎体后凸成形术、经皮椎体成形术;新近流行的治疗方法有经皮注射生物蛋白胶治疗骶管囊肿、脊柱病变的射频和冷冻治疗等。

经皮椎体成形术,是经皮微创椎体成形术在大型进口 X 光机下,将 1 根细针穿入病变的椎体,然后将骨水泥通过细针注入椎体内部,骨水泥在椎体内凝固后使椎体的稳固性增强,从而达到强化椎体、消除疼痛的效果。该方法除了治疗骨质疏松症引起的顽固性骨痛、脊椎压缩性骨折外,还可利用"骨水泥"对肿瘤细胞的直接杀灭效果治疗转移性骨肿瘤、椎体血管瘤、骨髓瘤等疾病。

腰椎间盘脱出应用经皮穿刺腰椎间盘脱出切除术,有良好的疗效。既往有腰椎手术史、腰椎骨质明显增生和骨关节病所致的腰腿病则不适用。

## 五、经皮穿刺活检

经皮穿刺活检可取得器官或组织的细胞学或组织学标本,使细胞学或病理学诊断方法得到了迅速的发展,是很有价值的介入诊断方法,已应用于身体各部位、多器官病变。经皮穿刺活检有三种活检方式,即细针抽吸活检、切割式活检与环钻式活检。经皮穿刺活检是在影像技术导向下进行,不同于开放式和盲目活检。除颅内病变外,已广泛用于诊断各系统、各器官的病变。

随着各种影像学设备和医疗器械的飞速发展,介入放射学发展很快。由于具有诊断和治疗的双重功效,并且具有简便、安全、有效、微创和并发症少等优点,它将成为内、外科以外的另一主要治疗手段,在临床上的应用前景广阔。

(王晓红　郑婷娜)

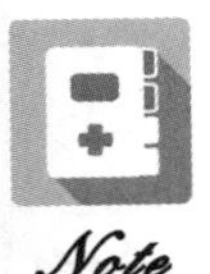

# 第三十四章　超声检查

超声检查(ultrasonic examination)是利用超声波对人体各种组织反射率不同的原理，对人体组织器官的形态结构、物理特征和功能状态做出诊断的一种无创伤性检查方法，是一门与电子学、医学工程学、解剖学、病理学和临床医学紧密结合的综合学科，具有操作简单、无创伤、无痛苦和重复性强的特点。随着电子技术的发展，它在医学方面的应用日益广泛，在现代临床领域中已占据重要地位。目前，广义的超声诊断还包括在超声引导下做各种穿刺、取活检、进行造影及介入性超声治疗等。

## 第一节　超声成像技术

### 一、超声的物理基础及人体的声学特性

超声波是声波的一种，是机械振动在弹性介质中的传播。频率在16～20000 Hz的声波人耳可以听到，称为可闻声波；频率高于20000 Hz的声波，人耳听不到，称为超声波。超声波具有波长($\lambda$)、频率($f$)和声速($c$)，它们的关系为$c=f\cdot\lambda$。当声速不变时，波长与频率成反比；频率越高，波长越短，相应的分辨力越强，穿透力越弱。超声波的传播速度在固体中最快，液体中次之，气体中最慢。医学上常用的超声波频率为2.5～12.0 MHz。

**1. 与超声成像有关的物理性质**

(1) 指向性：超声波在介质内呈直线传播，具有良好的束射性或指向性，这是超声检查对人体特定器官结构进行探测的基础。

(2) 反射、折射和散射：当超声波由一种介质向另一种介质传播时，由于两种介质的声阻抗不同，在其分界面上，部分声束返回第一种介质称为反射，而部分声束进入第二种介质称为折射或透射。超声波在介质内传播时，若遇到远小于声波波长且声阻抗不同的微小粒子(如红细胞)，则微小粒子将形成新的波源，并向各方向发射声波，称为散射。利用这些特性可显示不同的组织器官界面轮廓。

(3) 衰减与吸收：超声波在介质中传播时，声波随传播距离增加而减小，这种现象称为衰减。超声波的衰减原因除反射和散射外，还与介质的吸收有关。吸收是指由于介质的黏滞性、导热性和弛豫性所造成的声能损失。不同组织对超声波吸收的程度不同，主要与组织中蛋白质和水含量有关，并且受到超声波频率的影响。

(4) 穿透力与分辨力：穿透力是指超声波能够穿透介质最大厚度的能力。穿透力与发射声波的声能、频率、反射、折射和绕射等多种因素有关。超声波频率越高，波长越短，穿透力越差；反之则越强。分辨力是指超声波能够分辨并能显示两个界面之间最短距离的能力，分为纵向分辨力、横向分辨力及侧向分辨力。穿透力与分辨力互有影响，穿透力强的声束，往往由于频率低而影响分辨力，反之则分辨力高而穿透力不强。因此在临床应用中，要根据所探测的脏器与目的选择不同频率的探头，如检测深部器官时选用低频探头，检测浅表器官时选用高频探头。

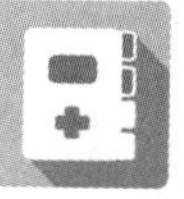


(5) 多普勒效应：多普勒效应(Doppler effect)是当超声波声源与介质界面发生相对运动时，介质接

受的频率与声源发射的频率发生改变。利用这一效应可测量血流速度及方向，判断血流是层流还是湍流。

**2. 人体组织的声学特性** 具有一定频率的超声波在人体组织中传播时，经过不同器官、不同组织，包括正常与病变组织的多层界面，在每层界面由于它们的声阻抗不同程度地反射和(或)散射，这些反射或散射形成的回声，含有超声波在传播中所经过的不同组织的声学信息，经过接收、放大和信息处理而在显示屏上以图像或波形显示，形成声像图。人体不同组织的衰减程度不同，明显衰减时，其后方回声消失而出现声影。

根据人体组织的声阻抗不同分为六类回声。

(1) 强回声：如骨骼、结石和钙化组织的回声，图像上明亮，后方常伴有声影。

(2) 高回声：如肾窦等组织的回声，图像上较明亮。

(3) 中等回声：如正常肝、脾等组织的回声，图像上呈细颗粒状中等灰度。

(4) 低回声：如肾皮质等组织的回声，图像上为较低灰度。

(5) 弱回声：如正常肾锥体和淋巴结的回声，图像上的灰度要更低。

(6) 无回声：如肝肾囊肿、胆囊和膀胱内为均匀液体，不产生回声，图像上为无回声暗区，并有后方回声增强。

**3. 超声波对人体的影响** 超声是一种机械能，超声的产热和空化效应在人体内是否产生，取决于使用仪器的功率和频率，现在诊断仪的功率为 10～20 $mW/cm^2$，超声治疗仪为 0.5～2.5$W/cm^2$，根据国内外实验研究证明对机体无损害作用，但对胎儿的检查时间不宜太长。

## 二、超声诊断法的种类

超声诊断的原理基本相同，但是成像的方法不同，表现形式也不一样，依据成像方法超声诊断可分为诸多类型，临床常用的有 A 型、B 型、M 型以及 D 型超声诊断法。

**1. A 型超声诊断法** 又称为示波法。当声束在人体组织中传播遇到两层不同阻抗的邻近介质界面时，在该界面上就产生反射(回声)，每遇到一个界面就产生回声，并在示波屏幕上以波的形式显示出来。属一维超声，由于不直观，目前已被淘汰。

**2. B 型超声诊断法(简称 B 超)** 此法又称为二维超声或切面超声诊断法，它是以光点的亮度代表回声强度，回声强光点亮，回声弱光点暗，无回声则为暗区。因采用了连续扫描技术，故显示的是器官的平面图。平面图像由连续光点形成的灰阶组成，又称灰阶成像。图像的上部代表距探头较近的浅表界面，图像的下部代表离探头较远较深的界面。

B 超根据扫描速度的不同分为慢速成像和快速成像两种。慢速成像扫描速度缓慢，每幅图像需扫描数秒至数十秒，只使用于静态器官的检查(如肝脏、胰腺、脾脏等)，易受呼吸、心跳以及体位变动的影响。快速成像扫描速度快，每秒可扫描 20 幅以上的图像，可即时显示器官图像变化，故又称为实时(real time)显像，适合于动态器官的检查(如心脏、血管等)。B 超仪器的扫描方式主要有线阵扫描、凸阵式扫描和扇形扫描，后者又分为机械扇扫和电子扇扫。由于 B 超具有直观、形象、操作简易、机动性和重复性强等特点，临床应用十分广泛。

B 超图像分析应从以下方面进行：外形、边界回声和内部回声。正常人体软组织的回声强度：骨骼＞筋膜＞肾窦＞胎盘＞胰腺＞肝脏＞脾脏＞肾皮质＞皮下脂肪＞肾髓质＞脑＞静脉血＞胆汁及尿液。病理组织的回声强度：结石或钙化＞纤维组织＞脂肪＞平滑肌＞淋巴结＞囊液及渗出液。器官及肿块的内部回声由其内部结构的反射及微细结构的散射而来。光点的粗细及多少大致可相对地反映组织微细结构的情况。内部回声的均匀性因组织器官的不同而有很大差别。良性肿瘤一般均匀，恶性肿瘤一般不均匀，胚胎性肿瘤常不均匀，组织发生局部出血、液化、坏死、纤维化时，也可产生不均匀回声。

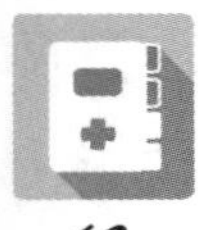

**3. M 型超声诊断法** 用单声束垂直取样获得界面回声，以灰阶的方式显示回声的强弱(与 B 超成像相似)，纵坐标(Y 轴)代表反射界面的空间位置关系和深度，横坐标(X 轴)代表扫描时间。通过上述方法在一定时间内连续扫描，即可获得声束上各反射点的运动轨迹，显示为时间-运动曲线，便于形象地

Note

观察心室壁和心脏瓣膜不同时相的运动情况，主要用于诊断心脏疾病，又称为M型超声心动图。

**4. D型超声诊断法** 该种方法是利用多普勒效应的原理，把发射的超声波和遇到与之相对运动的界面所产生的频移，用频谱的方式或用扬声器将其以一定音调的信号显示出来的诊断方法。D型超声临床常用的有三种类型：①连续多普勒（CWD）；②脉冲式多普勒（PWD）；③彩色多普勒血流显像（CDFI）。后者可以使对向探头的血流信号显示为红色，背离探头的信号显示为蓝色，从而可以达到形象地显示心血管内的血流方向、速度和状态的目的。由于D型超声诊断法能够较好地显示心腔和血管内的血流动力学变化，对诊断各种心脏病、心瓣膜病以及血管狭窄或闭塞均有重要价值。

## 三、超声成像设备

不同类型超声诊断仪的配置有所差异，但基本配置包括换能器（亦称探头）、主机和相应处理软件及图像显示和记录系统（图24-1）。

**1. 探头** 在主机控制下完成超声波的发射与接收的部件。探头有多种类型：依声束驱动方式分为机械探头和电子探头；依使用类别分为检查心脏的扇形探头和环阵探头，检查腹部用的线阵探头、凸阵探头和梯形探头，检查小器官的高频（7～15MHz）线阵探头，以及各种腔内探头、穿刺探头和术中探头等。

**2. 主机和相应处理软件** 负责控制超声诊断仪的运转，包括超声波的发射、接收、信息采集和处理以及图像显示和记录等。

**3. 图像显示和记录系统** 用于实时显示图像和资料保存。由显示屏、黑白和彩色视频打印机、照相机和各种录像装置构成。

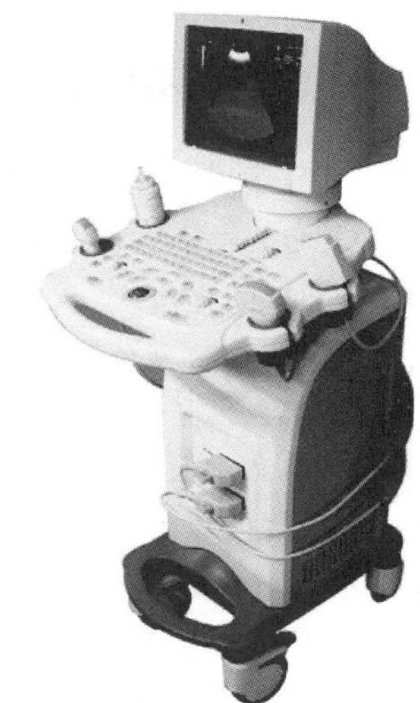

图24-1 B超设备示意图

## 四、超声检查技术

进行超声检查时，为了获取清晰的图像，必须做好检查前准备工作。如腹部检查应在空腹时进行，盆腔检查则需适度充盈膀胱，以避免气体干扰。检查一般采取仰卧位，并根据需要加行侧卧、俯卧、半卧和站立位检查。检查时，需在皮肤表面涂匀耦合剂，探头紧贴皮肤进行扫查。

**1. 二维超声检查** 能清晰、直观、实时地显示各脏器形态结构、空间位置和回声情况及其异常改变，为超声检查的基础。

**2. 多普勒超声** PWD能对心血管腔内某一点处血流方向、速度及性质进行定量分析，但测量速度有一定限度。CWD则可对心血管腔内的高速血流的速度及性质进行定量分析，并能克服PWD测量血流速度的限制，但不能了解异常血流产生的准确部位。CDFI能实时显示血流状况，一目了然，检查快速，不足之处是对血流速度只能粗略估计。因此，通常的方法是先用CDFI进行全面观察，发现异常后，再用PWD和CWD对重点部位进行取样，以便更准确测量血流方向、速度及其他各种参数。

**3. 超声检查新技术** ①组织多普勒成像：应用多普勒效应原理定量检测心肌局部运动的技术。②彩色多普勒能量图：该技术常与声学造影技术合用，以观察脏器的血流灌注情况。③介入性超声：其主要特点是在实时超声的引导或监视下，进行各种穿刺活检、抽吸引流、X线造影及注射药物等操作，以完成诊断及某些治疗。如实质肿物的穿刺活检、肝肾囊肿的抽吸硬化治疗、肿瘤的局部药物治疗等。自动活检装置的成功研制，使穿刺活检能够更准确、安全地进行。因此，其在临床上得到了广泛应用。而腔内探头（如食管探头、直肠探头、阴道探头等）的应用，可更接近病变部位，显示更清晰，定位更准确。④三维超声：能实时三维显示脏器活动情况、心脏瓣膜开放情况等。

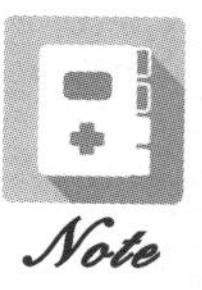

# 第二节　超声检查的临床应用

超声检查具有无创、安全、价廉、机动性强以及操作简便等特点，能够显示器官的解剖结构和功能状态，为临床提供重要的定性和定量诊断依据和线索，在诸多疾病的治疗方案的制订中起到重要的作用，成为临床疾病的首选诊断方法之一。

## 一、心脏的超声检查

### (一) 正常超声心动图

**1. M 型超声心动图**　M 型超声心动图是单声束通过心脏各个界面时，通过对各界面反射回来的超声信号的不同强度变化，以相应的辉度光点显示出来的一种心脏运动轨迹图。国际卫生组织把 M 型超声心动图探测区域分成若干个标准探查区，常用的有 1 区、2a 区、2b 区、3 区、4 区 5 个标准探测区(图 24-2)。①心尖波群(1 区)：曲线由前至后依次代表的解剖结构为右心室前壁、右心室腔、室间隔、左心室腔、后乳头肌和左心室后壁。②心室波群(2a 区)：其解剖层次为右心室前壁、右心室腔、室间隔、左心室腔和左心室后壁。此区多用于测量左心室腔前后径、室间隔、左心室后壁厚度和运动幅度。③二尖瓣前后叶波群(2b 区)：声束从 2a 向心底方向移动，其显示的解剖结构依次为右心室前壁、右心室腔、室间隔、左心室腔，于左心室腔内显示二尖瓣前后叶活动曲线，舒张期前叶呈“M”形双峰曲线，后叶则呈“W”形曲线，二者呈逆向运动，最后是左心室后壁。二尖瓣波群主要用于探测二尖瓣前后叶的回声情况，从而了解其运动状态和测量二尖瓣口的大小。④二尖瓣前叶波群(3 区)：声束从 2b 区向心底部稍微移动，解剖层次为右心室前壁、右心室腔、室间隔、左心室流出道、二尖瓣前叶、左心房及左心房后壁。此波群主要用于探测二尖瓣前叶活动情况和测量左心室流出道的宽度。⑤心底波群(4 区)：探头置于胸骨左缘第 3、4 肋间，声束稍向内上方倾斜，依次为右心室前壁、右心室流出道、主动脉、左心房及左心房后壁。主动脉前后壁位于图像中部的两条平行的明亮光带，收缩期向前运动，舒张期向后运动，主动脉前后壁之间可见主动脉瓣(右冠瓣和无冠瓣)回声，收缩期开放呈六边形或四边形回声，舒张期关闭呈一条线样回声，位于主动脉前后壁的中间。常用于探测右心室流出道的宽度、主动脉壁的弹性和主动脉瓣的回声情况。

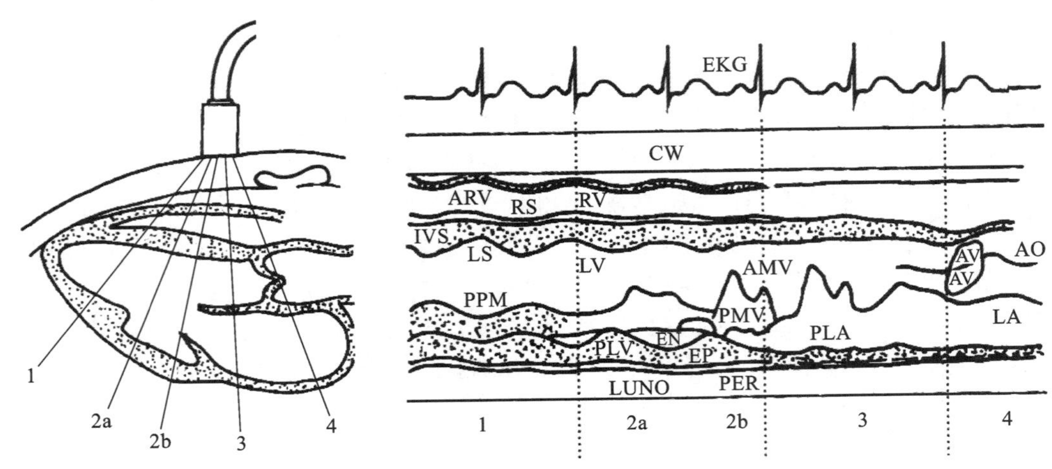


**图 24-2　左心室长轴及 M 型连续扫描示意图**

CW：胸壁；AMV：二尖瓣前叶；EN：心内膜；ARV：右心室前壁；LA：左心房；PLV：左心室后壁；PLA：左心房后壁 3 区；AO：主动脉；RS：室间隔右心室面；EP：心外膜；RV：右心室；PPM：后乳头肌；PER：心包膜；IVS：室间隔；AV：主动脉瓣；LV：左心室；LS：室间隔左心室面；PMV：二尖瓣后叶

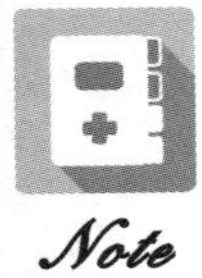

Note

**2. 二维超声心动图** 即B型超声诊断法，其形成的心脏切面图像可用于心血管检查，它能更好地显示心脏各结构的位置关系，常用的切面如下。

(1) 心尖四腔心切面：探测心尖四腔心及心尖五腔心切面时探头应置于心尖搏动最显著处，声束指向右侧胸锁关节。在图像上室间隔起于扇尖，向远端延伸与房间隔相连续。室间隔、房间隔连线与二尖瓣、三尖瓣连线呈十字交叉，十字交叉位于中心处，向两侧伸出二尖瓣前叶和三尖瓣隔叶，将左、右心室，左、右心房清晰地划分成四个腔室，故称心尖四腔心切面（图24-3）。

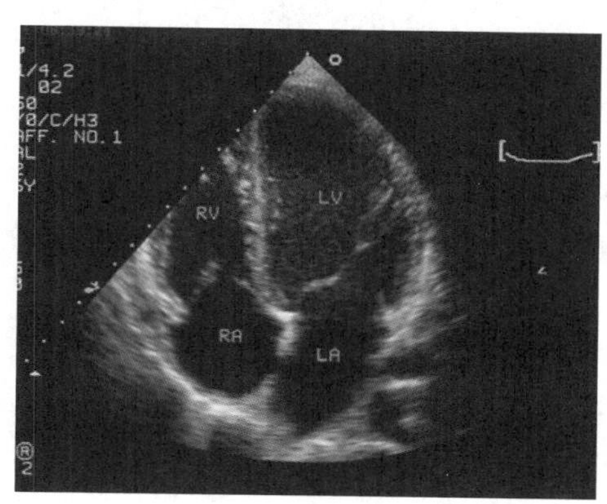


**图24-3 心尖四腔心切面**

图中间为房、室间隔，其两侧为左、右心房和左、右心室，房室之间为二、三尖瓣

在心尖四腔心切面基础上，如将探头稍向上倾斜，探测平面经过主动脉根部，使四腔心之间又出现一半环形的主动脉腔，即五腔心切面。收缩期见左心室流出道血流经主动脉口流向主动脉。

心尖四腔心及五腔心切面主要用于评价两侧心房及心室的大小、方位和结构的完整性，评价房间隔、室间隔的连续性以及房间隔畸形、室间隔畸形、心内膜垫缺损等。该切面在观察房间隔时，可能存在假性回声失落现象。通过房间隔、室间隔的弯曲度比较两侧心腔的容量和压力负荷水平，可了解二尖瓣、三尖瓣的附着位置、形态、结构、活动度及其血流情况，显示左心室心尖部位及诊断室壁瘤，测量左心室及右心室功能，观察肺静脉、腔静脉的回流情况，适合记录二、三尖瓣及左心室流出道血流的切面。

(2) 胸骨旁主动脉短轴切面：探头放置于胸骨左缘第2、3肋间，探测平面与左肩至右肋弓连线基本平行。显示的图像中央为主动脉，呈圆环状结构，其内可见主动脉瓣回声，收缩期开放，瓣膜贴于主动脉壁上，舒张期关闭，关闭线呈“Y”形。主动脉的前方和左侧为右心室流出道和肺动脉所环绕，两者之间可见主动脉瓣回声。主动脉右侧为三尖瓣，下方为左、右心室，中间可见房间隔。

(3) 胸骨旁左心室二尖瓣短轴切面：探头置于胸骨左缘第3、4肋间，探测平面与左、右肋弓连线基本平行。显示的解剖结构为左、右心室腔，室间隔及二尖瓣前后叶。舒张期开放时前后叶呈张口状，收缩期关闭呈线样，与此同时左心室呈向心性一致收缩（图24-4）。

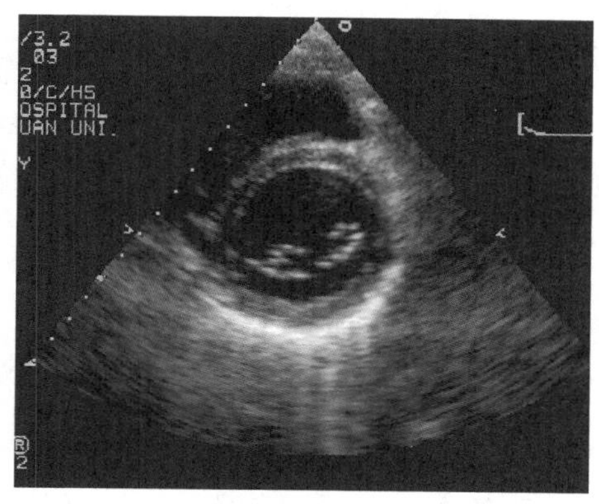

**图24-4 左心室二尖瓣短轴切面**

(4) 胸骨旁左心室长轴切面：探头置于胸骨左缘第3、4肋间，探测平面与右胸锁关节至左乳头连线

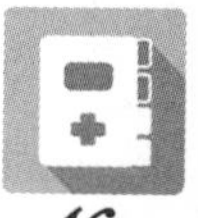

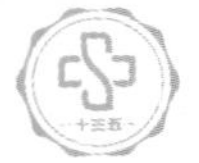



平行。显示的解剖结构为右心室的一部分、室间隔、左心室腔、左心室后壁、主动脉、主动脉瓣、二尖瓣前后叶、左心房。正常二尖瓣前叶与主动脉后壁相连续，室间隔与主动脉前壁相连续（图 24-5）。

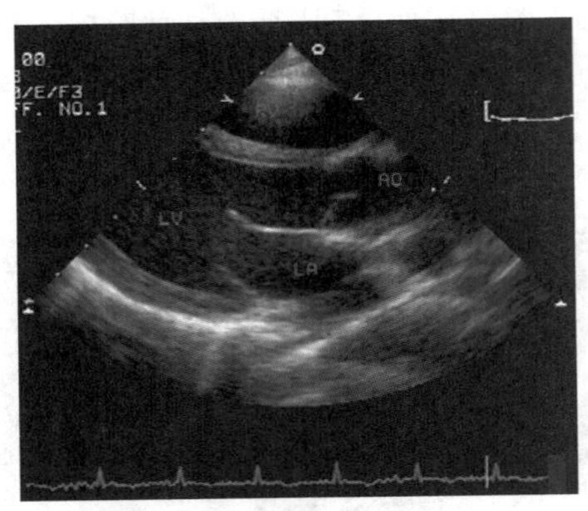

图 24-5　胸骨旁左心室长轴切面

**3. 多普勒(Doppler)超声心动图**　利用多普勒效应的原理，将血流运动产生的多普勒频移（频率差）用频谱的形式显示出来，以了解心脏及血管内的血流形态、方向和速度。

肺动脉瓣口血流频谱：选用大动脉短轴切面或右心室流出道长轴切面图，取样容积置于肺动脉瓣上正中央。频谱呈负相频移，较钝圆。

主动脉瓣口血流频谱：选用心尖五腔或胸骨上窝升主动脉长轴切面，取样容积置于主动脉瓣上。整个收缩期频谱呈窄带单峰波，加速肢窄而陡峭，减速肢宽而钝圆，呈不对称三角形，为负向频移，位于零线以下。

二尖瓣口血流频谱：一般选用心尖四腔或心尖两腔心切面图。将取样容积置于二尖瓣下 1 cm 左右。正常心室舒张期二尖瓣口血流频谱呈窄频带空心的双峰波正向频移，位于零线之上，分 A 峰和 E 峰，E 峰高于 A 峰。

三尖瓣口血流频谱：选用心尖四腔或大动脉短轴切面。将取样容积置于三尖瓣尖下 1 cm 左右，频谱形态及方向与二尖瓣口血流频谱相似，呼吸变化对频谱形态影响较明显。

**4. 彩色多普勒血流显像**　将二维彩色血流信号重叠于同一个二维超声心动图的相应区域内，或同一个 M 型超声心动图图像上，达到实时显示解剖结构与血流状态的目的。血流的方向以不同的色彩显示，朝向探头的血流信号显示红色，背离探头的血流信号显示蓝色。血流速度则以不同的彩色辉度显示，流速快，色彩亮而淡；流速慢，色彩暗而深。若血流为分散杂乱的紊流，则显示为五色镶嵌样血流图像。

肺动脉瓣口血流：选用大动脉短轴或右心室流出道长轴切面图，收缩期血流由右心室流出道进入肺动脉，方向背离探头，呈蓝色血流信号，有时在蓝色血流信号中出现少许红色血流信号，是由血流速度较快形成折返现象所造成。

主动脉瓣口血流：选用心尖五腔心切面或胸骨上窝主动脉长轴切面图，前者收缩期血流背离探头，血流呈蓝色，后者血流朝向探头，血流呈红色。

三尖瓣口血流：选用心尖四腔心切面或右心室流出道长轴切面，血流显示情况与二尖瓣口相似，但舒张期呈红色血流。

二尖瓣口血流：选用心尖五腔心切面、心尖四腔心切面或心尖两腔心切面图，舒张期血流从左心房进入左心室，朝向探头，呈红色血流信号，舒张早期，有时血流速度较快，形成血流折返，在红色血流信号中心可出现少许蓝色血流信号。收缩期二尖瓣关闭，无血流通过，二尖瓣口不显色。

（二）异常超声心动图

**1. 二尖瓣狭窄**　二尖瓣叶不同程度增厚、瓣交界粘连，开放受限造成瓣口狭窄；可累及腱索及乳头肌，使其增粗、融合及缩短。单纯二尖瓣狭窄分为两型：隔膜型与漏斗型，常见于风湿性心脏病，其超声心动图表现如下。

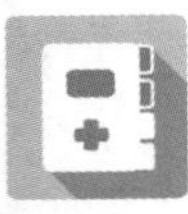

Note

（1）二维超声心动图：①左心室二尖瓣短轴切面上，舒张期二尖瓣前后叶开启受限，瓣口变小，边缘不规整，呈不规则的梅花样和鱼口样；②左心室长轴切面及心尖四腔心切面图上可见二尖瓣增厚，回声增强，瓣叶活动幅度减小。若仅有瓣尖粘连同时瓣体受损较轻（隔膜型），于舒张期见二尖瓣前叶瓣体呈弓形向左心室流出道突起，此为单纯二尖瓣分离术的指征。病情严重者（漏斗型），瓣体和瓣尖均匀增厚、钙化，回声增强，左心房及右心室增大。

（2）M型超声心动图：①左心房、右心室增大；②二尖瓣前后叶呈同向运动；③二尖瓣活动曲线回声增粗，反光增强，EF斜率减慢，重症者A峰消失，失去双峰波的特征，变成“城墙样”样。

（3）多普勒超声心动图：①彩色多普勒血流显像，舒张期二尖瓣口左心室侧可见五彩镶嵌样血流信号，流束细，流速增快，血流色泽明亮鲜艳；②脉冲多普勒频谱呈宽频带、充满型湍流频谱，包络线不光滑。

**2. 二尖瓣关闭不全** 风湿性心瓣膜病二尖瓣关闭不全常合并二尖瓣狭窄，而单纯二尖瓣关闭不全少见。受累瓣叶与融合、缩短的乳头肌、腱索之间的粘连，致使瓣膜不能正常关闭。当左心室收缩时，因二尖瓣不能完全关闭，部分血液反流入左心房，使左心房扩大，压力升高，久之产生肺淤血。由于左心房同时接受来自肺循环的回流血和来自左心室的反流血，使左心房的压力显著升高，可形成“巨大”的左心房。

（1）二维超声心动图：二尖瓣叶增厚、钙化，收缩期闭合不拢；左心房及左心室增大。

（2）M型超声心动图：收缩期二尖瓣呈“吊床样”改变，是二尖瓣脱垂的表现。

（3）多普勒超声心动图：左心房内出现收缩期射流；彩色多普勒超声心动图可直接显示收缩期左心房内源于二尖瓣口的五彩镶嵌的反流束，并可测得反流程度。

**3. 主动脉瓣狭窄** 分先天性和后天性两大类，以后天性者最常见，多为风湿性和退行性病变。

（1）二维超声心动图：胸骨旁左心室长轴切面可见以下表现。①左心室壁早期呈向心性肥厚，晚期左心室扩大；②主动脉瓣膜增厚，回声增强，变形、僵硬、瓣口变小；③主动脉内径增宽，壁回声增强。主动脉短轴切面：三个瓣或其中的两个瓣不同程度地增厚，回声增强，舒张期关闭时呈“Y”状变形，收缩期开口面积减少。

（2）彩色多普勒血流显像：心尖五腔心切面图，血流背离探头，呈蓝色为主的五色镶嵌样血流；胸骨上窝主动脉长轴切面图，血流朝向探头，呈现红色为主的五彩样血流。因血流速度较快，故血流图像亮而鲜艳。

（3）多普勒超声心动图：胸骨上窝主动脉长轴切面取样为正向填充型湍流频谱；心尖五腔心切面图取样为负向宽频带填充型湍流频谱。流速峰值增高，常大于1.5 m/s。

（4）M型超声心动图：①左心室流出道增宽、室壁增厚，晚期左心室扩大；②主动脉瓣增厚，回声增强，收缩期瓣口变小，呈六边形变形或多线样回声；③主动脉壁活动幅度明显减小，僵硬，主波幅度降低，重搏波消失。

**4. 房间隔缺损** 房间隔缺损分为原发孔型和继发孔型。早期左心房压高于右心房压，血流通过缺损由左向右分流。右心容量负荷增大，使右心房、右心室增大，肺动脉增粗，久之形成肺动脉动力性高压。晚期肺小动脉内膜增生、中层增厚、管腔狭小、阻力增大、右心压力与左心相等或大于左心，因此产生右向左分流。

（1）二维超声心动图：一般于心尖四腔心、大血管短轴切面及剑突下四腔心切面观察。①房间隔局部回声失落（连续中断），是诊断房间隔缺损的直接征象。原发孔型房间隔回声失落多位于房间隔下部，继发孔型房间隔回声失落多位于房间隔中部，静脉窦型多位于房间隔顶部。②右心容量性负荷过重：a. 室间隔平坦或与左心室后壁呈同向运动。b. 右心室流出道、肺动脉及肺动脉瓣环增宽，搏动增强。c. 三尖瓣环扩大，三尖瓣活动幅度增大。d. 右心室、右心房扩大。

（2）M型超声心动图：①伴有肺动脉高压患者，肺动脉瓣活动曲线α波消失，收缩期瓣叶提前关闭呈“V”或“W”形；②室间隔活动幅度减小趋于平坦，或与左心室后壁呈同向运动；③三尖瓣波群可见房间隔连续中断；④右心房、右心室增大。

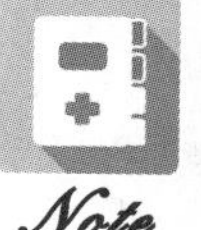

(3) 多普勒超声心动图:①三尖瓣口血流速度增快,收缩期可见反流现象;②肺动脉血流速度增快;③房间隔缺损处或其右心房侧可见正向湍流频谱,流速增快。

(4) 彩色多普勒血流显像:①肺动脉和三尖瓣口处血流速度增快,在这些部位可见彩色血流;②于心尖四腔心切面上,可见红色血流或红色为主的五彩血流,自左心房穿过房间隔缺损处进入右心房。

**5. 室间隔缺损** 室间隔缺损分为膜部、漏斗部、肌部缺损。正常生理情况下,左心室收缩压高于右心室,当有室间隔时,左心室的血流经室间隔处进入右心室,通过肺循环进入左心房。由此,左心房、左心室、右心室增大,肺循环血流增多。后期,肺循环阻力进一步增加,右心室压力随之增高,当右心室压力大于左心室时,出现右向左分流。

(1) 二维超声心动图:①左、右心室容量负荷过重,室间隔小缺损,右心室多不扩大,但中等以上缺损,不仅左心室、左心房扩大,晚期亦可出现右心室流出道、右心室、肺动脉扩大,肺动脉瓣出现收缩中期振动。②室间隔回声失落(称连续中断),是室间隔缺损确诊的重要指标。单纯的膜部室间隔缺损最为多见,显示为室间隔上部与主动脉前壁连续中断;肌部室间隔缺损,在左心室长轴切面,心尖四腔、五腔心切面及各短轴切面上,可见不同部位的肌性室间隔连续中断;缺损部位在肺动脉瓣环的下方为干下型室间隔缺损。

(2) M 型超声心动图:①肺动脉高压,显示为肺动脉瓣活动曲线 α 波消失,收缩期提前关闭呈"V"形或"W"形;②左心室扩大;③M 型超声心动图能在沿心脏长轴扫查时,检出嵴下型缺损,表现为主动脉根部与室间隔上部的连续中断,其他各型缺损及小型缺损很难显示。

(3) 多普勒超声心动图:取样容积置于二维超声心动图回声失落处或置于右心室面,可检出收缩期正向或双向高速湍流频谱。

(4) 彩色多普勒血流显像:于缺损处可显示红色为主的五彩样血流束,自左心室通过缺损处进入右心室或右心室流出道。

**6. 动脉导管未闭** 动脉导管在胎儿期连接肺动脉(或左肺动脉)与降主动脉,由于肺无呼吸作用,血液从上腔静脉依次经右心房、右心室、肺动脉、降主动脉供应下肢及躯干的血供。婴儿出生后,开始呼吸,肺膨胀,肺循环阻力下降。肺循环建立,血液自右心依次流经肺动脉、肺血管床、肺静脉至左心,此时血流不再流经动脉导管,导管关闭。部分患者,导管不能闭合,形成动脉导管未闭,仍有血流从主动脉分流到肺动脉,称动脉导管未闭,分管型、漏斗型、窗型。

(1) 血流动力学:主动脉压收缩、舒张期高于肺动脉压,血液在收缩及舒张期均向肺动脉分流,导致左心容量负荷加重,引流量与左、右心压差及导管的粗细有关。压差越大,引流量越大,管径越粗,分流量越大。

(2) 超声心动图表现:可显示未闭的动脉导管。一般于心底大血管短轴切面或肺动脉长轴切面,观察降主动脉与肺动脉根部或左肺动脉根部之间可见一条无回声通道。见左心房、左心室、肺动脉主干及分支均增大。后期肺动脉高压形成,右心系统增大。

彩色多普勒超声心动图,可探查到从降主动脉经导管进入肺动脉的以红色为主的五彩镶嵌样血流束。

**7. 法洛四联症** 主要病理改变为主动脉增宽前移骑跨于室间隔上,室间隔缺损、肺动脉狭窄、右心室肥厚。其血流动力学改变如下:室间隔缺损较大,使左、右心室和主动脉的压力接近,与肺动脉的狭窄有关,狭窄越重,右心室射血阻力越大,使向左分流的血液越多,造成体循环缺氧、肺动脉血流减少,从而引起发绀、红细胞增多等一系列变化。

(1) 二维超声心动图:①左心房、左心室缩小或发育不良。②肺动脉瓣和(或)瓣环狭窄,表现为瓣环缩小,瓣叶回声增强,收缩期开放受限,呈顶篷样;漏斗部狭窄又可分为肌性狭窄(表现为局部肌性肥厚)、膜性狭窄(表现为右心室流出道前壁与室上嵴之间有一线样回声,中间有一连续中断的小孔);长管型狭窄,整个漏斗部肌肉肥厚,形成一个细长的管道。③右心室流出道长轴切面及左心室长轴切面显示右心室流出道狭窄,右心室壁增厚。④主动脉前壁与室间隔连续中断。⑤主动脉增宽伴骑跨时,左心室长轴切面显示主动脉内径增宽,位置前移,右心室流出道变窄,主动脉前壁与室间隔连续中断,室间隔断

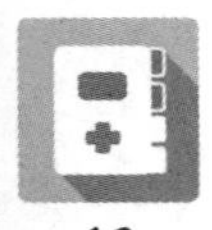
Note

端位于主动脉前、后壁之间，骑跨率通常为 30%～50%。

(2) M 型超声心动图：①左心房、左心室腔减小，室壁运动幅度减小；②二尖瓣幅度减少，曲线形态正常；③右心室壁增厚，右心室腔扩大，室间隔增厚；④主动脉前壁与室间隔连续中断，室间隔位于主动脉前后壁之间。

(3) 多普勒超声心动图：①在肺动脉狭窄处显示为双向填充型、幅度较大的湍流频谱；②在室间隔缺损处可见收缩期向下、舒张期向上的双向窄带层流频谱。

(4) 彩色多普勒血流显像：①右心室流出道内收缩期呈五彩样的血流信号；②收缩期可见分别由左心室来的红色血流束和由右心室来的蓝色血流束同时进入主动脉。

**8. 心包积液** 用超声诊断心包积液是临床上诊断心包积液的重要手段之一，不仅可以定位，还可以估计积液量的多少和引导穿刺抽液。

(1) 二维超声心动图：①左、右心室内径正常，左、右心房稍增大；②心尖四腔心切面图上，在左、右心室外侧及心尖部可探出液性暗区；③左心室长轴切面，于右心室前壁之前和左心室后壁之后的心包腔内，可见液性暗区。

(2) M 型超声心动图：①大量心包积液时，在心尖部可出现"荡击波征"；②于右心室前壁之前和左心室后壁之后可见液性暗区。

(3) 应用二维超声心动图估计心包积液量：①液性暗区较宽，环包在心脏周围，积液量在 500 mL 以上；②积液均匀地分布于心脏周围，则积液量可达 100～500 mL；③积液位于左心室后下方，而心前区及心外侧无液性暗区或仅有少量，积液量一般在 100 mL 以下。

**9. 心功能的测量** 超声心动图无创评价心功能得到肯定和广泛应用。

1) 左心室收缩功能 主要指标有 FS、EF。

(1) 左心室短轴缩短率(FS)：

$$FS=(Dd-Ds)/Dd\times100\%\text{(正常范围}>25\%\text{)}$$

式中：Dd 为左心室舒张末期内径；Ds 为左心室收缩末期内径。

(2) 射血分数(EF)：

$$EF=(Vd-Vs)/Vd\times100\%\text{(正常范围}>55\%\text{)}$$

式中：Vd 为左心室舒张末期容积；Vs 为左心室收缩末期容积。

2) 左心室舒张功能 左心室舒张早期快速充盈血流速度 $E$，正常值为 60～130 cm/s，其减低表示左心室主动舒张功能减退；左心房收缩期血流速度 $A$，正常值为 40～70 cm/s。正常情况下 $E/A>1$，$E/A<1$ 反映左心室舒张功能减退。

## 二、肝、胆囊、脾、胰腺的超声检查

### (一) 正常声像图

**1. 肝脏** 正常肝脏切面轮廓完整清晰，右膈壁面呈圆顶状。肝实质呈均匀细小的弱回声点(图 24-6)，门静脉、肝静脉及其分支可显示，门脉壁较厚，回声较强，而肝静脉壁较薄，并可清晰显示三支肝静脉汇入下腔静脉(图 24-7、图 24-8)；左右肝管多数能显示，内径为 0.2～0.3 cm，三级以下胆管不显示。肝上界多位于右侧第 5、6 肋间，下界右肋缘下平静呼吸时探测不到，深吸气时可达肋缘下 0.5～1.5 cm，左叶位于剑突下不超过 5 cm，右叶最大斜径不超过 14 cm。门静脉主干内径<1.4 cm。

**2. 胆囊** 空腹胆囊长径一般不超过 8 cm，前后径不超过 3.5 cm，其形态个体差异较大，多数横切面呈圆形，纵切面呈梨形或长茄形，颈部常呈折叠状，囊壁清晰、光滑，厚为 1～3 mm，内呈无回声(图 24-9)。肝外胆管上段与门静脉平行，下段行向后下方延伸进入胰头背侧。肝总管宽度一般不超过 0.6 cm，因气体干扰下端可显示不清，左、右肝管常可显示，内径为 0.2～0.3 cm。

**3. 脾** 正常脾切面包膜光滑完整，轮廓清晰，内部呈细小弱回声光点(实质回声水平略低于肝脏)，分布均匀。脾门处可探及脾静脉主干及其分支，正常脾静脉直径<0.7 cm，脾脏上下径 10～11 cm，厚度<4 cm。

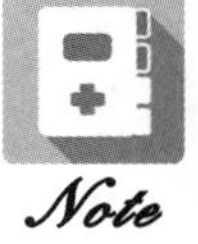

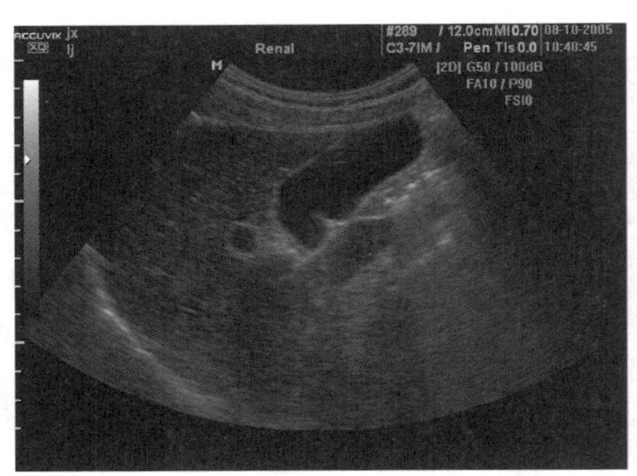

图 24-6　正常肝实质回声

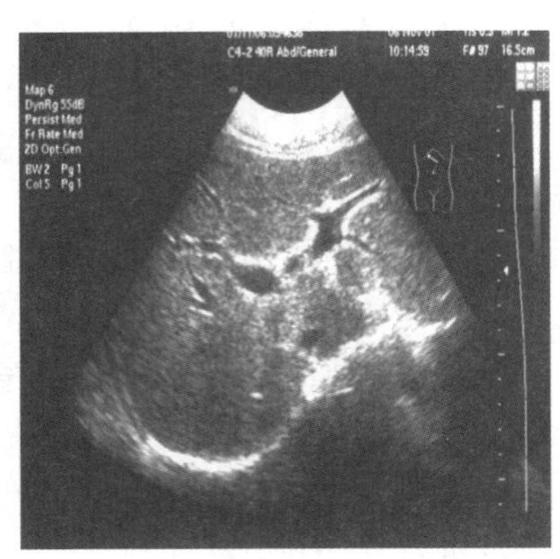

图 24-7　门静脉左支声像图

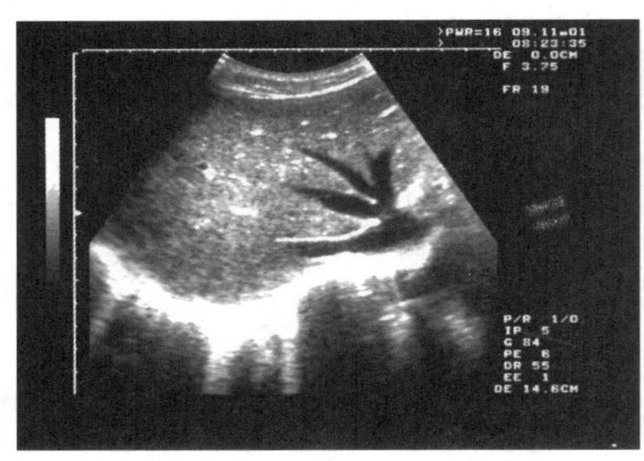

图 24-8　肝静脉声像图

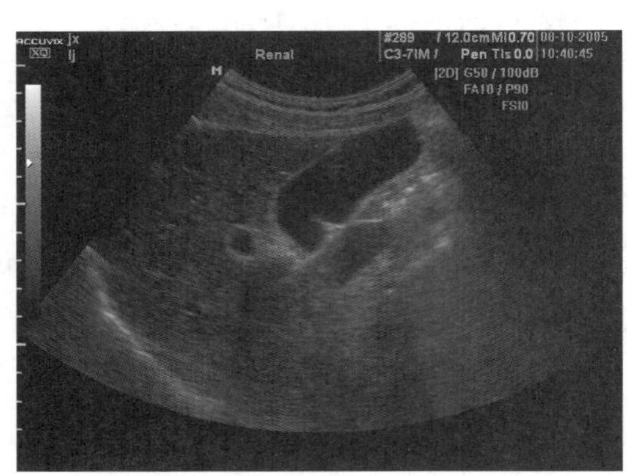

图 24-9　正常胆囊声像图

**4. 胰腺**　位于脾静脉前方，长轴切面呈略向前凸起的横跨脊柱的长条状结构。正常胰腺常见有哑铃形、蝌蚪形及腊肠形三种状态，其边缘整齐光滑，有时因气体干扰轮廓欠清晰。胰头、体、尾厚径分别小于 2.5 cm、2 cm、2 cm，其内部回声呈均质较细光点，胰管不超过 0.2 cm。

### （二）常见疾病诊断

**1. 肝脏弥漫性病变**　常见有肝炎、肝硬化、肝血吸虫病等。除典型者外，大多缺乏明显特征，须结合临床综合分析。如肝硬化，病理上表现为早期肝肿大，晚期肝缩小，包膜变厚呈结节状隆起，质硬，门静脉增宽、脾肿大。肝组织结构改变和有弥漫性结缔组织增生。其声像图表现为：①肝脏失去正常形态，切面面积缩小，被膜不光滑，典型者呈“锯齿状”或“凹凸状”；②肝静脉变窄、迂曲、僵直甚至闭塞；③肝实质回声光点较粗大，分布不均匀呈网状，有时可见弥漫性结节状强回声，肝再生结节较大时，形成边缘清晰的低回声区；④门静脉高压可见门静脉系统扩张，主干内径＞1.4 cm；脾肿大、厚度＞4 cm，脾静脉迂曲、扩张，并与脐静脉再通，门静脉左支延向腹壁，腹腔内可见腹腔积液形成的液性暗区；⑤胆囊壁增厚，胆囊壁水肿严重者呈双边影，胆囊增大。

**2. 肝癌**　原发性肝癌是我国常见的恶性肿瘤之一，常发生于中壮年男性。按肝癌肿块的形态分类可分为块状型、结节型及弥漫型。①块状型：瘤体直径大于 5 cm。②结节型：瘤结节直径不超过 5 cm，可单个结节，但多数为多结节。常伴有明显肝硬化。③弥漫型：癌组织弥漫分布于整个肝脏，一般较小，从米粒至绿豆、黄豆大小。

按病变区回声特点可分为：①低回声型：病变呈界限清晰、边缘较整齐的低回声结节，有时周边可见环状较强包膜回声。②等回声型：病变区周围肝组织回声相似，详细扫查方可辨其边界。③强回声型(高回声型)，占大多数，表现为境界清晰、边缘不规整的单个或分叶状强回声结节，多见周边声晕(图 24-10)。④混合型：病变区呈现强回声内间以不规则低回声或无回声区，常在病变发生坏死或液化时出现。

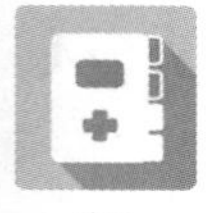

肝癌的继发改变如下：①卫星结节：较大原发病灶周围的小结节状回声，为肝实质内癌转移的特征。

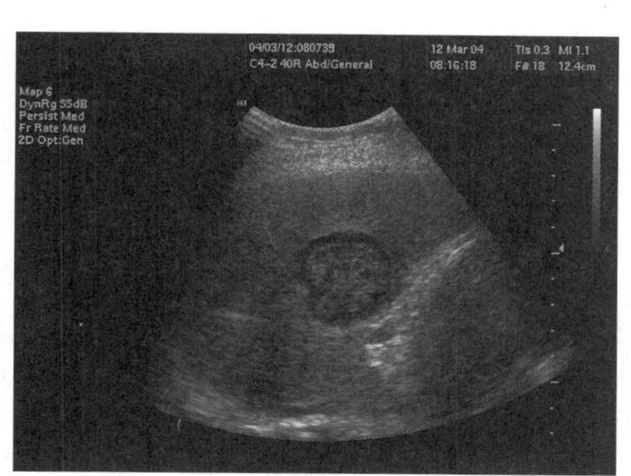

图 24-10 肝癌

②病变周围的血管受压移位或中断，如位于肝门区的病变可压迫胆系造成肝内胆管扩张。③病变肝叶呈非对称性肿大，形态失常，邻近肝包膜的肿块可向表面突出，形成"驼峰"征。④血管内可出现癌栓声像图，多见于门静脉内，也可见于肝静脉及下腔静脉内。⑤腹腔积液。

彩色多普勒声像表现：在肝癌内部及周边可见丰富彩色血流，PV 可见高速动脉血流，收缩期峰值流速大于 50 cm/s，RI>0.6。

**3. 肝脏囊性占位性病变** 囊肿具有以下声像图特征：①常可见圆形或椭圆形薄壁无回声区，大小不一，无回声区形态规则，壁光滑，可见侧方声影。②肝囊肿合并感染和出血者，囊内可见弥漫性点状回声，囊肿后方有明显的增强效应。如囊肿数目较多，遍布整个肝脏，多为先天性多囊肝。如肝内囊肿较大，囊壁厚，其内有粗分隔，囊内有浮动光点、光斑或大囊套小囊现象，则提示多为肝棘球蚴病。

**4. 肝脓肿** 肝脓肿分细菌性和阿米巴性两类，其声像图相似不易鉴别。依其不同病程时期有着不同的声像图表现：①早期病变呈单或多个低至中等回声光团，与周围肝组织分界不清；②病变区发生坏死、液化，常见局部呈"蜂窝"状低回声，液化处出现无回声区；当液化范围增大，液性暗区亦扩大，其内有不均匀点状及斑片状高回声(由坏死组织及黏稠脓液造成)，脓肿壁变厚，内壁不规整；③慢性者脓肿壁回声增强、增厚。

**5. 海绵状血管瘤** 由扩张的血窦组成，大小不一，其间为纤维组织间隔。可有血栓形成，瘤体内常见散在的纤维瘢痕组织。

声像表现：①直径在 3 cm 左右的多呈高回声或筛网状结构，边界清楚，多无声晕；小的呈均匀低回声，边界清楚，内可见血管断面回声。5 cm 以上的海绵状血管瘤一般为混合性回声，边界清楚，内可见血窦形成的无回声区，钙化组织则为强回声伴声影(图 24-11、图 24-12)。②彩色多普勒：血管瘤内部因血流缓慢故不易显示彩色血流，有时可探及少许点状、短线状静脉及动脉血流。

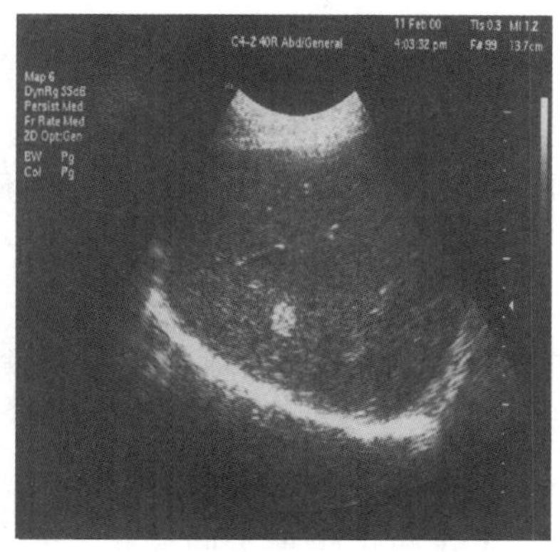

图 24-11 高回声血管瘤

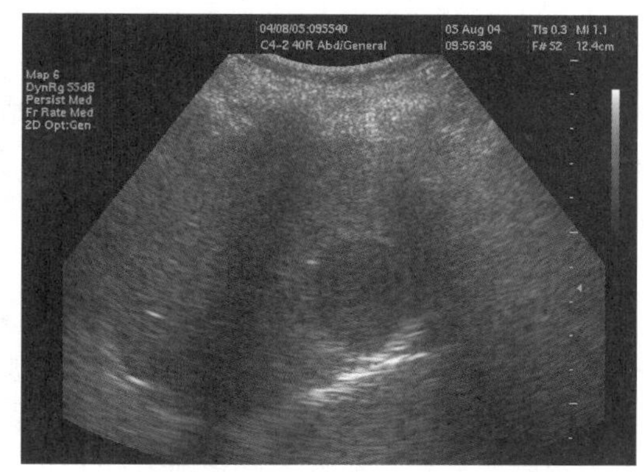

图 24-12 低回声血管瘤

**6. 胆囊结石** 按结石的主要化学成分，通常可以分为胆固醇结石、胆色素结石和混合性结石三类。胆囊结石中以胆固醇结石和混合性结石多见。胆固醇结石多呈球形或椭圆形，常为单发。混合性结石

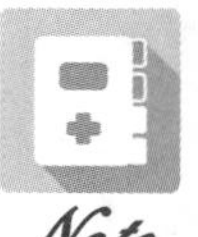

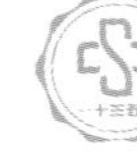


常为多发，颗粒较小，相互堆砌成多面体。单纯胆色素结石多呈泥沙样细小颗粒。胆囊结石往往合并胆囊炎。

超声诊断准确率高达95%。典型结石具备以下三个特征：①胆囊内可见一个或多个强回声光团；②强光团后伴声影，此特征对结石特别是小结石的诊断具有很高的价值；③改变体位时，强光团向重力方向移动（图24-13）。

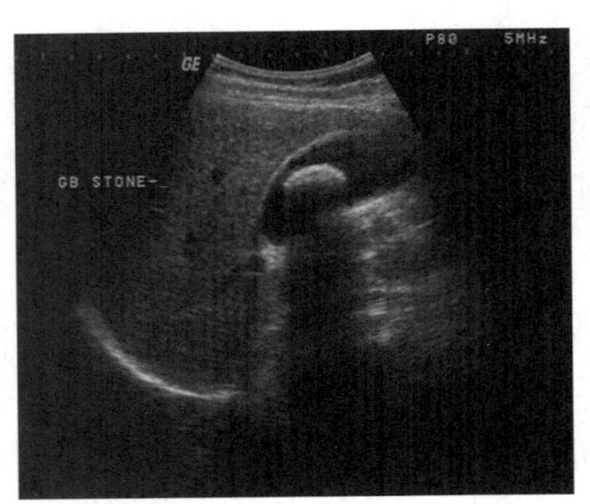

图 24-13　胆囊结石

不典型的胆囊结石图像：①胆囊内充满结石：胆囊呈团块状实体回声，胆囊内透声区消失，仅能看到胆囊前壁呈弧形光带，其后拖有较宽的声影带。②泥沙样结石：胆囊内细小的强回声光点群，后方伴声影，此时可变动体位仔细观察有无颗粒移动。③胆囊壁内结石：胆囊壁增厚，其内多见强回声斑，其后出现间隔相等、逐渐衰减的多次反射回声线段，形成"彗星尾征"，改变体位时不移动。

**7. 急性胆囊炎**　单纯性胆囊炎初期超声显示缺乏特异性，需结合临床诊断，在形成化脓性胆囊炎后声像图特征为：①胆囊体积明显增大，囊壁增厚，水肿呈"双边"影；②囊内常见细密光点或斑片状回声（为化脓表现）；③胆囊穿孔时，可见胆囊局部膨出或缺损，以及胆囊周围的局限性积液，临床出现腹膜刺激征。

**8. 黄疸的鉴别诊断**　由于超声显像可清晰地显示胆囊、左肝管、右肝管、肝总管、胆总管，因此超声检查已成为目前公认的黄疸鉴别诊断的重要方法之一，其准确率达90%以上，且具有无创、简便、易行、安全、可靠的优点。超声在黄疸的鉴别诊断方面，主要解决以下3个方面的问题。

（1）肝细胞性黄疸与阻塞性黄疸的鉴别：胆道系统扩张是诊断阻塞性黄疸的敏感指标。肝内胆管内径＞3 mm，肝外胆管上段内径＞7 mm，则证明有阻塞性黄疸。

（2）梗阻部位的判断：其准确率可达94.4%。一般认为胆总管扩张是下端梗阻的可靠佐证；若肝外胆管不扩张，而肝内胆管扩张，或左、右肝管的一支扩张，则提示上端肝门部梗阻；若胆总管和胆囊均扩张则提示下端梗阻；若胆囊不大，则为上端梗阻；若胆囊与胆总管的张力处于矛盾状态，则提示胆囊颈部梗阻或胆囊本身病变；若胆总管及胰管双扩张，则提示阻塞部位在Vater壶腹部。

（3）梗阻病因的诊断：肝外阻塞性黄疸的病因中90%以上是由胆管结石、胆管癌及胰头部肿瘤所致，因此，病因诊断主要是结石与肿瘤鉴别。一般结石多为不规则强回声团块，其后伴声影，与胆管壁分界清楚；肿瘤多为低回声或等回声团，其后无声影，与胆管壁分界不清。

**9. 胰腺癌**　常发生在胰头部，癌肿多向表面隆起，与周围胰腺组织分界不清。胰管被阻塞时，浸润至胆总管致胆总管扩张。胰体癌常浸润邻近血管。

具体声像表现如下。

（1）胰腺呈局限性增大、形态不规则，肿块边界不清，向周围组织浸润。

（2）肿块内部多呈低回声，不均匀，后方呈实性衰减。少部分肿块呈分布不均的粗大不规则形光斑、光团（图24-14）。

（3）胆管、胰管梗阻、扩张。

（4）肿瘤生长较大时，邻近血管可产生受压现象。下腔静脉、门静脉及肠系膜上静脉均可受胰头部癌肿压迫使内腔变窄，胰尾癌肿可压迫脾静脉、肠系膜上动脉及腹主动脉。

（5）胰腺癌晚期，常有肝、周围淋巴结转移及腹腔积液。

**10. 急性胰腺炎**　急性胰腺炎随着病程进展，可出现水肿、出血、坏死和化脓等不同变化。一般将急性胰腺炎分为急性水肿型胰腺炎和出血坏死型胰腺炎，两种类型是同一病变的不同阶段，前者可发展为后者。水肿型胰腺炎的病变程度较轻，胰腺部分或全部呈轻度肿胀、充血、水肿，质地较硬。出血坏死型胰腺炎部分或大部分胰腺组织发生缺血、坏死，并有不同程度出血。

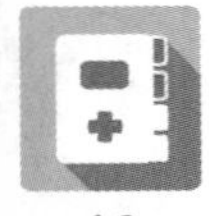
Note

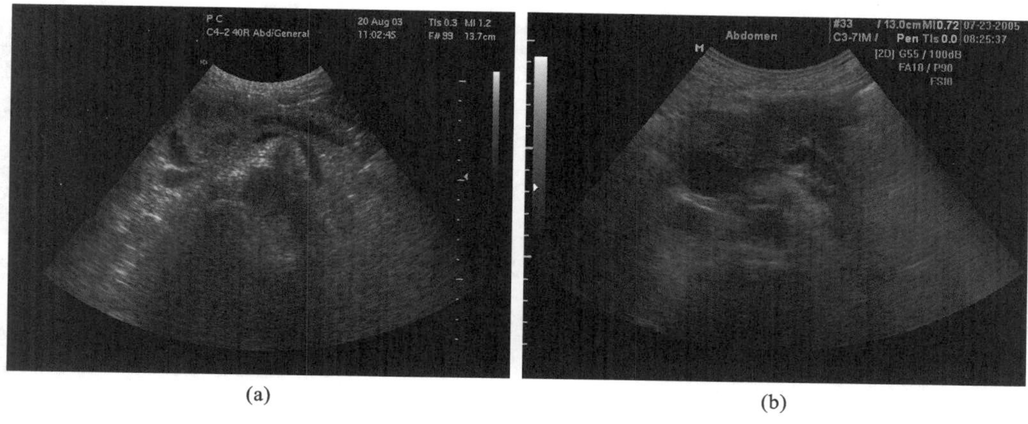

(a) (b)

图 24-14 胰腺增大

胰腺炎如继发感染可发展为胰腺及其周围的脓肿，弥漫性腹膜炎或败血症，病程迁延可形成胰腺假性囊肿。

具体声像表现如下。

(1) 胰腺呈弥漫性或局限性增大，边缘回声异常，肿大的胰腺界限不清，边缘模糊。

(2) 胰腺内部回声：急性炎症早期，由于充血水肿明显，胰腺内部回声减低，有时近似无回声，后方回声增强。随着病情进展，有出血及坏死出现时，胰腺呈弥漫性散在分布的低回声，内有不规则高回声光点、光斑。严重的出血可在病灶部位显示相应的不规则无回声区。

(3) 胰腺周围及其他部位间接声像改变：①胰腺周围积液或腹腔积液，在相应部位出现液性暗区。②胆道系统约 60%的急性胰腺炎由胆道结石引起，该类患者可在胆囊或胆道内显示结石回声。如因胰头水肿而致胆管受压，可显示胆总管轻度或中度扩张。

**11. 脾脏病变** ①脾囊肿：脾实质内出现单个或多个圆形或椭圆形的无回声区，可见分隔、囊壁，后壁后方回声明显增强，有的囊壁呈“双边”状，囊壁可出现钙化。②脾肿瘤：脾内出现回声增高的均质或非均质实质性团块，为单个或多个，一般边界清楚，常伴脾肿大。③脾外伤：脾实质破裂，由于发生出血和血肿，实质内片状或团块状回声增强或强弱不均，包膜下脾破裂出现梭形或不规则无回声区。

## 三、泌尿系统的超声检查

### （一）正常声像图

**1. 正常肾脏声像图** 正常肾脏冠状切面呈蚕豆形，轮廓线光滑、明亮。肾皮质呈均匀的低回声，肾椎体为三角形或圆形，呈放射状排列在肾集合系统的周围，呈弱回声。肾集合系统包括肾盂、肾盏、血管和脂肪组织，表现为椭圆形高回声区，位于肾中央，其宽度占整个肾脏前后径的 1/3～1/2。肾集合管系统内有时可见少量液性暗区，但一般宽度不超过 1 cm。肾脏在肾门部位的横断面呈马蹄形，包围于肾集合系统周围，可显示肾血管图像。肾脏正常测量值为：长径 10～12 cm，宽度 5～6 cm，厚度 3～4 cm。

**2. 正常膀胱声像图** 正常充盈的膀胱，其内部为均匀的无回声暗区，膀胱壁为明亮光滑的回声带，其横切面呈圆形、椭圆形或四方形，纵切面呈三角形。男性膀胱后壁稍向后突，女性膀胱因子宫的压迫可稍向前凸。

**3. 正常前列腺声像图** 可经腹壁、直肠或会阴检查。经腹壁探查时，横切面呈左右对称的栗子形，其包膜完整，内呈较均匀的低回声。前列腺的前后径、上下径及左右径分别为 2 cm、3 cm 及 4 cm。

### （二）常见疾病诊断

**1. 膀胱肿瘤** 其声像表现如下：膀胱壁局限性增厚，或有突向腔内的不规则肿块，内部回声可均匀或不均匀，肿块后方无声影。彩色多普勒检查肿物内可探及彩色血流（图 24-15、图 24-16）。部分肿瘤可见肿瘤的蒂，多粗而短，或呈宽基底并浸润膀胱壁。

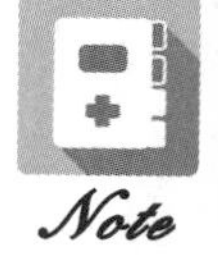

扫码
看彩图

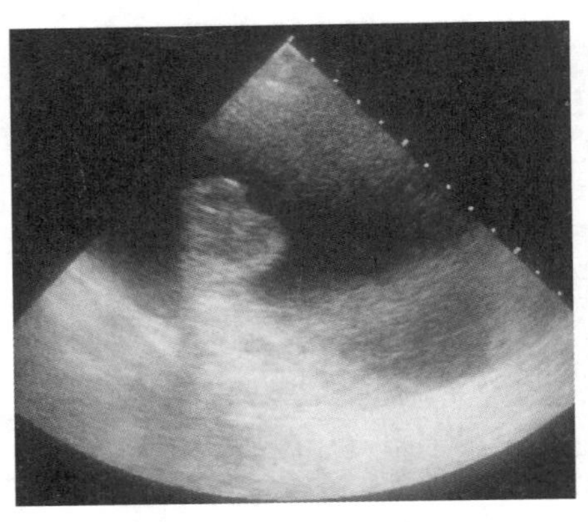
图 24-15　膀胱肿瘤乳头状突起

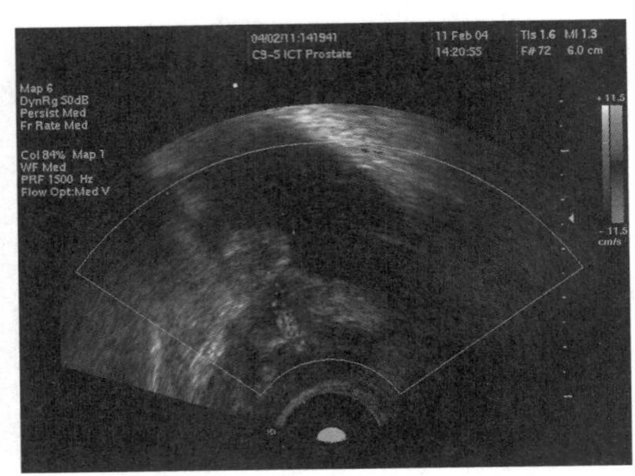
图 24-16　肿块内彩色血流丰富

**2. 膀胱结石**　声像图确诊率极高。典型的膀胱结石表现为在膀胱内显示单个或多个强回声，其后伴声影。强回声光团随体位改变沿重力方向移动。

**3. 肾癌**　肾癌早期呈圆形，瘤体增大后形态不规则。瘤体无被膜组织，但周围被压迫的肾脏实质与纤维组织形成假性包膜，但病变发展、瘤体增大后多伴有出血、坏死、纤维化和钙化。其声像表现如下。

(1) 肾脏形态异常：肿瘤呈圆形、椭圆形或不规则形，局部肾包膜隆起，肾脏体积可明显增大。

(2) 肿瘤结节或团块部位肾实质回声异常，可为高回声、等回声或混合回声，其内的无回声与肿瘤内部出血、坏死、液化有关。

(3) 肿瘤侵犯肾窦及肾周，引起其回声改变。

(4) 肾细胞癌沿肾静脉扩散引起肾静脉、下腔静脉瘤栓和阻塞。亦可发生肾门淋巴结和腹膜后淋巴结转移，出现相应征象。

(5) 彩色多普勒血流检查肿瘤周围血管弯曲、绕行，呈抱球样表现。肿瘤内血管血流信号可丰富。

**4. 肾囊性占位性病变**　①单纯性肾囊肿，多为单侧，肾实质内出现一个或多个圆形(或椭圆形)无回声区，壁薄光滑，后壁有增强效应；②多囊肾，属于先天性疾病，常为双侧，肾内囊肿的大小和数量常随年龄的增长而增加，早期肾外形大致正常，其内有多个圆形及椭圆形无回声区，互通，肾窦常被挤压变形。重症者肾显著增大，形态不规则，肾窦区回声减小或完全消失。

**5. 肾积水**　肾积水是指尿路梗阻导致肾盂和肾盏扩张，重者伴有肾实质的萎缩，可因多种因素引起。根据其声像图表现可将其分为以下三种情况。

(1) 轻度肾积水：肾外形及肾实质一般无变化，仅表现为肾集合系统分离，呈窄带状或扁卵圆形液性暗区，前后径为 2～3 cm。

(2) 中度肾积水：肾体积轻度增大，肾窦扩大呈“手套状”或“烟斗状”无回声暗区，前后径为 3～4 cm。

(3) 重度肾积水：肾脏体积明显增大，形态失常，肾实质明显变薄，整个肾脏呈调色碟状或相互连通的多房囊性液性暗区结构，无回声暗区前后径大于 4 cm。

**6. 肾结石**　声像表现如下。

(1) 肾窦内点状或团块状强回声，强回声后方伴有声影(图 24-17、图 24-18)，一般测量直径大于 0.5 cm 者即可做出诊断。

(2) 肾结石引起肾盂、肾盏梗阻时，表现为肾窦分离(肾积水)。

**7. 前列腺炎**　急性前列腺炎者前列腺体积轻度或中度增大，包膜完整清晰，内部回声欠均匀。慢性前列腺炎者前列腺两侧对称，包膜完整清晰，内部回声不规则，分布不均，常伴有结石。

**8. 良性前列腺增生**　增生部位以尿道周围的移行区，内腺区域为主，形成单个或多个腺瘤样结节，由于内腺增生，从而挤压外腺和后叶。其声像表现如下。

(1) 前列腺各径线增大，尤以前后径明显，外形呈球状或椭圆形，包膜线回声连续性好，且光滑整齐、完整。

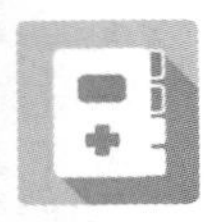
Note

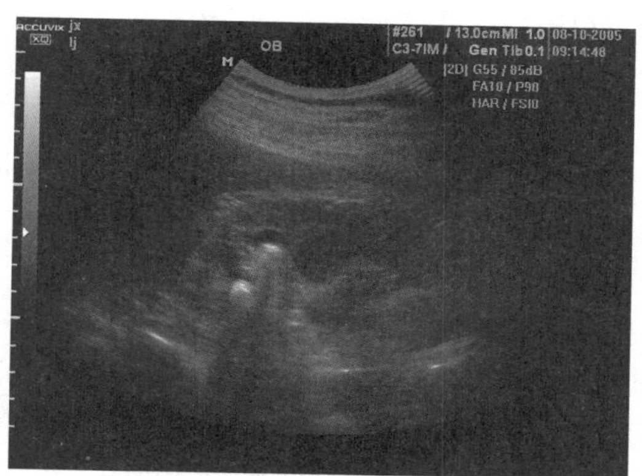

图 24-17　肾窦内强回声

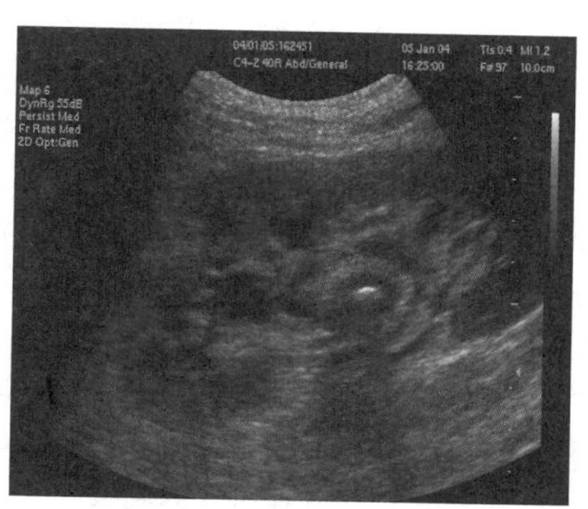

图 24-18　强回声后方伴有声影

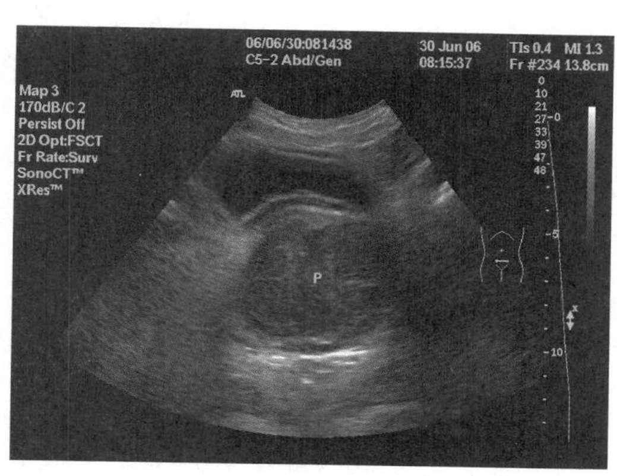


图 24-19　前列腺增生(经腹壁检查)

(2) 前列腺内腺与外腺比例失调，内腺明显增大，外腺受压萎缩(图 24-19)。内腺可出现大小不等、等回声的增生结节。

(3) 前列腺尿道局部狭窄，但内壁光滑。

(4) 彩色多普勒声像图：前列腺增生时，其内彩色血流分布略丰富，多集中在内腺区域，有时在增生的结节旁测到动脉血流信号。

**9. 前列腺癌**　前列腺左右不对称，包膜表面隆起，边缘不规则、模糊不清，瘤体与腺体组织界限不清，常侵犯精囊和膀胱。

## 四、妇科常见疾病的超声检查

超声检查是妇产科疾病诊断不可缺少的手段，对妇产科疾病的诊断有着极其重要的参考价值。妇科可了解子宫、卵巢的大小、位置及发育状况，诊断子宫、卵巢的占位性病变，确定节育环的位置，临床常在 B 超引导下进行穿刺的诊断和治疗。产科常用于诊断妊娠，了解胎儿发育、羊水和胎盘等。因此超声检查是妇产科疾病诊断的不可缺少的手段之一。经阴道超声不需要充盈膀胱，且不受肥胖的限制，可清晰地得到盆腔脏器的声像图，尤其是对于子宫内膜和卵巢疾病的诊断有重要的临床价值。

### (一) 正常声像图

常选择在膀胱适当充盈状态下检查。纵切面子宫一般呈倒置梨形，横切面呈椭圆形，轮廓清晰，被膜光滑，子宫肌层为均匀低回声区，中心部位可见子宫腔内膜线的强回声。成年妇女正常子宫的参考值为：纵径 5.5～7.5 cm，横径 4.5～5.5 cm，前后径 3～4 cm。子宫的大小个体差异很大，经产妇可略有增加，绝经期子宫萎缩变小。卵巢在子宫横切面上位于子宫两侧，正常卵巢大小约为 4 cm×3 cm×1 cm，切面呈圆形或椭圆形的低回声，其内可见多个卵泡的无回声区，其大小随月经周期而变化。

### (二) 常见疾病诊断

**1. 卵巢恶性肿瘤**　于附件区探及边缘不规则、界线不清的实质性或混合性肿物，内部回声不均匀

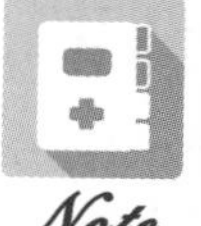

Note

或杂乱。原发者多为单侧，转移瘤者多为双侧，常合并腹腔积液。

**2. 卵巢囊肿性占位性病变** 常见的有浆液性囊腺瘤、黏液性囊腺瘤和皮样囊肿。其声像图表现为：①皮样囊肿（囊性畸胎瘤）：声像图比较复杂，除一般卵巢囊肿表现外，囊内可见一强回声水平分界线，线上方为脂液，呈均匀密集细小光点，下方为无回声区，此现象称脂液分层征；面团征，即肿物无回声区内有强光团回声，边缘清晰，附于囊壁一侧；囊内尚可出现回声明显增强的光点、光团及光斑等，为内含的油脂物、牙齿、骨组织的回声，称为杂乱结构征。②浆液性囊腺瘤：多为双侧，直径多为 5～10 cm，多数为单房，壁薄光滑，内为无回声区，偶在囊壁或分隔的光带上可见点状或乳头状回声，后壁回声增强。③黏液性囊腺瘤：较前者少见，多为单侧多房性，体积较大，囊壁一般较厚（5 mm），但光滑，很少有乳头突起，囊内呈均匀细光点回声。浆液性囊腺瘤和黏液性囊腺瘤如发现囊壁不均匀增厚、分隔光带增粗，囊壁和分隔光带上有粗大的乳头状突起并向囊壁浸润，囊内液区中出现光团回声，提示癌变可能。

**3. 子宫肌瘤** 妇科常见的良性肿瘤，根据肿瘤所在的位置可分为黏膜下、肌壁间和浆膜下肌瘤。其声像图表现为：①子宫增大或出现局限性隆起，致子宫切面形态异常，其与肌瘤的位置和数目有关。②肌瘤结节呈圆形低回声或等回声区，可见结节周围低回声晕。肌瘤内部回声一般较均匀，较大肌瘤内部可因缺血、坏死而出现无回声区，肿瘤发生钙化时，可见不规则强回声光点或光团，后伴声影。③黏膜下肌瘤和肌壁间肌瘤均可推压子宫腔，使子宫腔内膜回声线移位或变形。④较大的肌瘤可使膀胱受压移位变形。

## 五、产科超声检查

### （一）胎龄估计

**1. 早孕** 在子宫腔内（或其他部位）发现妊娠囊。一般在妊娠第 5 周后即可显示，第 6 周时的检出率达 100%，此时妊娠囊的平均直径为 1.5 cm，声像图上表现为圆形或椭圆形光环，其内为无回声液性暗区；第 7 周妊娠囊内可见胚芽的点状强回声；第 8 周可发现原始心血管搏动；第 9 周开始出现胎体轮廓；第 12 周可显示成形胎儿和肢体活动，并观察到胎头的圆环状回声。如在妊娠第 7 周末未见胚芽回声，第 8 周末无原始心血管搏动，均属异常。

**2. 中期妊娠** 孕 12～30 周，根据测量双顶径（BPD）判断胎龄，孕 36 周后可以测量腹围（AC）估计胎龄。还可根据测量胎儿股骨长度估计胎龄，根据测量胎儿头围、胸围及腹围等估计胎儿体重。

**3. 先兆流产** ①胎囊下移，靠近子宫颈口。②胎囊变形不规则，萎缩。③绒毛蜕膜区回声低，说明绒毛血运不佳。④胎囊大于 10 mm 时，双蜕膜囊征消失。⑤两次超声检查间隔 10～14 天，测量胎囊或头臂长度无增长，或胎囊明显小于孕周。⑥出现双胎囊样结构。上述 6 项中同时出现 3 项阳性，其预测先兆流产准确率为 100%。

### （二）胎儿畸形

胎儿畸形中以中枢神经系统的缺陷最为常见，占胎儿畸形的 60%～70%。超声检查对胎儿畸形的诊断，由于简便、无创、快速、廉价等特点，被列为常规产前检查的首选方法。

**1. 葡萄胎** 超声检查有较高特异性：①子宫明显增大超过正常月份；②子宫腔内呈蜂窝状回声，有时显示粗颗粒状强回声，即“落雪状”图像；③若水泡组织侵入肌层则提示侵蚀性葡萄胎；④常伴有双侧卵巢黄素囊肿，为多房性；⑤子宫内无孕囊、胎体及胎心搏动。

**2. 脑积水** 脑室系统扩大，颅内积存过多的脑积液。其声像图表现为：①双顶径明显大于孕龄胎儿。②头周径明显大于腹周径。③颅内正常结构消失，代之以广泛的或分隔的液性暗区。④脑实质变薄，甚至显示不清，中线结构变细、不全或弯曲，漂浮于积水中。⑤合并其他畸形和羊水过多。胎儿脑积水诊断于孕 20 周时应谨慎。

**3. 无脑儿** ①多方位切面，胎头颅骨圆形光环缺如。②胎头部位呈一不规则实体回声，形似“鱼头”样或钩状结构强回声。③胎儿头部找不到正常脑组织及脑室图像。④常伴有羊水过多或脊柱裂畸形。

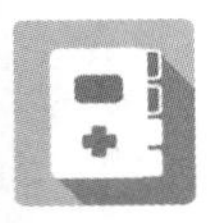


**4. 脊柱裂** ①纵切面扫查脊柱某段平行光带变宽，不规则，突出或者成角。②横切面扫查是判断

有无异常的关键切面，正常横切面可见脊柱的三个骨化中心呈“品”字排列，若呈“V”或“U”形缺损、突出、脱失、结构紊乱或者变形即可诊断。

## 六、其他器官的超声检查

**1. 眼的超声检查** 眼球位置较浅，结构精细，应使用高频探头对视网膜、晶状体、玻璃体、视神经、眶内占位性病变及眼外伤等进行检查，是一种简便的辅助诊断方法。

**2. 甲状腺超声检查** 超声可分辨出 0.3 cm 的囊性肿物及 0.5 cm 的实性肿块，并可判断其物理特性，初步鉴别甲状腺病灶的良、恶性。

**3. 乳腺的超声检查** 协助判断肿块的物理特性，初步鉴别病灶的良、恶性。

**4. 头颅** 2 岁以下婴幼儿通过囟门扫查，成人可在颅脑手术中行硬膜外探查。用于颅内占位性病变的精确定位，并可在超声引导下进行穿刺活检及引流。此外，经颅超声多普勒检查，包括 CDFI 技术也已用于颅内血管病变的诊断。

**5. 胃肠疾病的超声检测** 由于受肠道气体的干扰，胃肠道的占位性病变从体表探测常常得不到满意的图像。超声检查可以判断肠梗阻的有无，还可以动态观察肠管的扩张和功能状态；可早期诊断肠套叠，并可在超声监视下水压灌肠治疗；超声检查对于阑尾炎及其并发症的诊断有重要的临床价值。

（王晓红　郑婷娜）

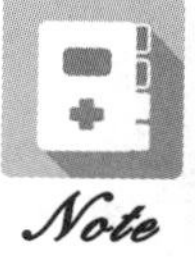

Note

# 第二十五章　核医学检查

核医学是利用放射性核素及其标记物进行疾病诊断、治疗的一门新兴学科，是核技术与医学相结合的一门新兴边缘学科，在应用原理、方法、设备和防护等方面都独具特点，分为基础核医学和临床核医学，临床核医学又分为诊断核医学和治疗核医学。由于核电子学、计算机与信息技术、细胞杂交技术、加速器微型化和自动化以及分子生物学等现代科学技术的发展和渗透，核医学已成为一门多学科的综合性专业，并日益显示出其重要性，是医学现代化的主要标志之一。

## 第一节　核医学诊断的基本知识

### 一、核医学检查原理

**1. 体内检查法的原理**　放射性核素或其标记物被引入人体后，被脏器、组织摄取，根据放射性核素分布的多少，了解组织、脏器的功能、代谢或血流灌注等情况，或观察体内某一通道的通畅程度。

**2. 体外检查法的原理**　体外检查法是利用放射性标记的配体为示踪剂，以竞争结合反应为基础，在试管内完成的微量生物活性物质检测技术，最具有代表性的是放射免疫分析。

### 二、放射性药物

能够安全用于诊断或治疗疾病的放射性核素和放射性标记化合物，称为放射性药物。

放射性药物的特点如下：①能够发射出核射线：主要包括β射线和γ射线。②遵循放射性核素的衰变规律：单位时间内原子核衰变的数量称为放射性活度，国际制单位为贝可勒尔（Bq），简称贝可。放射性活度减少至一半所需要的时间称为物理半衰期（$T_{1/2}$）。

### 三、核医学显像设备

**1. γ照相机**　最基本的显像仪器。可以完成各种脏器的静态显像，也可以进行快速连续的动态显像，如有附属装置，还可以进行全身显像。

**2. 单光子发射计算机断层显像（single-photon emission computed tomography，SPECT）仪**　在高性能γ照相机的基础上增加了支架旋转的机械部分、断层扫描床和图像重建处理软件。通过处理可以获得横断面、冠状面、矢状面的断层影像。

**3. 正电子发射计算机断层显像（positron emission tomography，PET）仪**　专门用于正电子成像的仪器，具有空间分辨率高、探测效率高、能准确地定量分析等优点。

**4. PET/CT**　在PET基础上添加CT成像系统，实现了同机图像融合，可同时获得病变部位的功能代谢情况和精确的解剖结构定位信息。

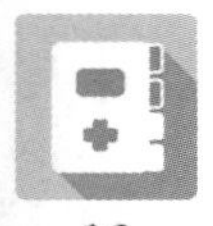

Note

## 四、核医学诊断相关概念

(1) 核素(nuclide):是指质子数和中子数均相同,并且原子核处于同一能级状态的原子。

(2) 同质异能素:是指质子数和中子数都相同,但处于不同的核能状态原子,如$^{99m}$Tc、$^{99}$Tc。

(3) 同位素:是指凡质子数相同,而中子数不同的同一元素的不同原子的互称。

(4) 放射性核素(radionuclide):原子核处于不稳定状态,需通过核内结构或能级调整才能趋于稳定的核素。

(5) 放射性衰变:是指放射性核素的原子由于核内结构或能级调整,自发地释放出一种或一种以上的射线并转化为另一种原子的过程。

(6) α衰变:是指α粒子得到大部分衰变能,α粒子含2个质子、2个中子,α射线射程短、能量单一,对开展体内恶性组织的放射性治疗具有潜在的优势。

(7) $\beta^-$衰变:是指由于电子相对过剩,导致一个中子转化为质子而放出$\beta^-$射线的衰变,其结果是原子核将后移一位。

(8) $\beta^+$衰变:是指由于电子相对不足,导致一个质子转化为中子而放出$\beta^+$射线的衰变,其结果是原子核将前移一位。

(9) γ衰变:是指原子核从激发状态到基态,通过发射γ光子释放过剩能量的过程。

(10) 电子俘获:是指原子核俘获核外的轨道电子使核内一个质子转变成一个中子和放出一个中微子的过程。

(11) 照射剂量:是以直接度量X射线或γ射线对空气电离能力来表示射线空间分布的物理量。即表示照射到某一定质量物质上的射线有多少,其含义是:X射线或γ射线在单位质量的空气中完全被阻止时,形成的同种符号离子的总电荷绝对值与空气质量之比。照射量的国际制单位是C/kg(库仑/千克)。旧的专用单位是R(伦琴)。

(12) 吸收剂量:是反映被照射物质吸收电离辐射能量大小的物理量。其含义是:电离辐射授予单位质量物质的平均能量与该单位物质的质量之比。吸收剂量的国际制单位是Gy(戈瑞),1 Gy=1 J/kg。旧的专用单位是rad(拉德),1Gy=100rad。单位时间内的吸收剂量称为吸收剂量率。

(13) 当量剂量:反映各种射线或粒子被吸收后引起的生物效应强弱的辐射量。其国际标准单位是"西弗",定义是每千克人体组织吸收1 J放射过程中释放的能量为1西弗。通常使用毫西弗、微西弗。

# 第二节　甲状腺摄$^{131}$I率测定和甲状腺显像

## 一、甲状腺摄$^{131}$I功能测定

### (一) 原理与方法

利用甲状腺摄取和浓集碘离子及$^{131}$I的特性,给患者口服一定剂量的$^{131}$I,通过不同时间测定甲状腺体表面积部位的放射性,可反映进入甲状腺的无机碘的数量与速率,从而判断甲状腺的功能状态。

患者在检查前停服含碘食物以及影响碘吸收与排泄的药物2周以上方可进行检查,检查时空腹口服$^{131}$I溶液74 kBq(2 μCi),服药后2 h可进食,服$^{131}$I后2 h、4 h、24 h(或3 h、6 h、24 h)应用甲状腺功能仪分别测定本底、甲状腺部位和标准源的放射性计数,并按照以下方法计算出不同时间的甲状腺吸$^{131}$I率:

$$甲状腺吸^{131}I率(\%)=\frac{甲状腺部位计数-本底计数}{标准原计数-本底计数}\times 100\%$$

以时间为横坐标,以甲状腺吸$^{131}$I率为纵坐标,将三个时相的甲状腺吸$^{131}$I率绘制在坐标图纸上,即可

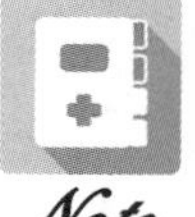

获得甲状腺吸$^{131}$I率曲线，通过与正常人群的正常范围结果比较，可以对甲状腺功能进行判断(图 25-1)。

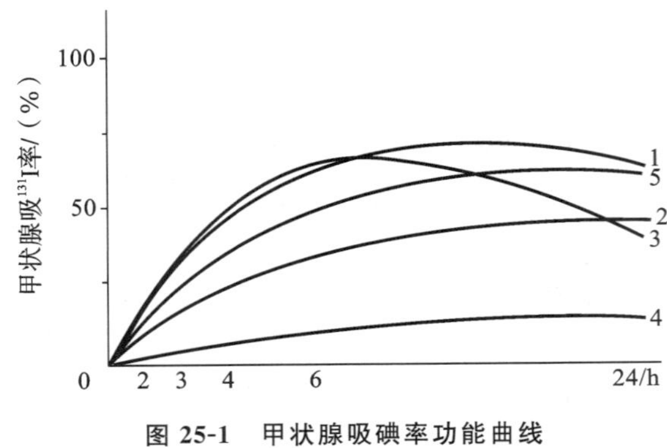


**图 25-1　甲状腺吸碘率功能曲线**

### (二) 结果分析

**1. 参考值**　吸$^{131}$I率随时间增加依次增高，一般情况第 2 h 为 8%～25%，第 4 h 为 13%～37%，第 24 h 为 25%～60%。正常值范围容易受到所采用技术、方法以及各地食物中含碘量不同的影响，各地应建立自己的正常值范围。

**2. 甲状腺功能亢进**　甲状腺功能亢进时，吸$^{131}$I率各时相均明显增高，吸$^{131}$I率高峰前移，对未经治疗的甲状腺功能亢进发病初期患者的诊断符合率高达 90%以上。甲状腺功能亢进的诊断标准：①吸$^{131}$I率高峰前移；②最高吸$^{131}$I率大于正常值上限；③2 h 与 24 h 吸$^{131}$I率比值大于 0.80 或 4 h 与 24 h 吸$^{131}$I率比值大于 0.85。符合①＋②或①＋③两项指标者均可以诊断为甲状腺功能亢进。

**3. 甲状腺功能减退**　甲状腺功能减退时，各时相吸$^{131}$I率均低于正常值下限，高峰可延迟至 48 h 以后出现，黏液性水肿患者 24 h 吸$^{131}$I率常低于 10%，因与正常值比较接近，应用本法诊断甲状腺功能减退符合率仅达到 80%左右。

**4. 甲状腺其他疾病**　地方性甲状腺肿各时相吸$^{131}$I率均高于正常值，但高峰仍在 24 h 以内；甲状腺炎早期吸$^{131}$I率明显下降，恢复期逐渐恢复正常；甲状腺良性、恶性肿瘤和甲状腺囊肿，吸$^{131}$I率一般都在正常范围，当病变损害严重时，吸$^{131}$I率可降低；功能性甲状腺瘤，吸$^{131}$I率可偏高；慢性淋巴细胞性甲状腺炎早期吸$^{131}$I率正常或偏高，晚期则低于正常。吸$^{131}$I率检查对上述甲状腺疾病诊断并无特异性。

## 二、甲状腺显像

### (一) 原理与方法

利用甲状腺特异性摄取和浓集$^{131}$I和$^{99m}$Tc的特点，口服$^{131}$I 1.85～3.7 MBq 或静脉注射$^{99m}TcO_4^-$ 74～185 MBq，即可显示甲状腺的位置、大小、形态以及放射性分布。甲状腺发生病变时，其对$^{131}$I和$^{99m}$Tc的摄取功能发生变化，表现为增强或者降低，在显像图上病变部位可出现放射性浓集区或稀疏区，从而可以对甲状腺疾病的部位和类型做出判断。

### (二) 适应证

甲状腺显像检查适应证主要有：①诊断异位甲状腺；②甲状腺结节的诊断与鉴别诊断；③颈部肿块的鉴别诊断；④寻找有功能的甲状腺癌转移灶；⑤甲状腺重量的测算等。

### (三) 图像分析

正常甲状腺显像略呈 H 形，居于气管前方两侧，两叶下部 1/3 由峡部相连，两叶内放射性分布均匀，而峡部相对稀疏(图 25-2)。

### (四) 临床应用

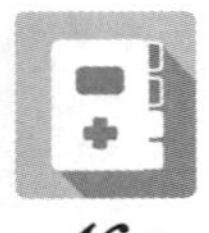

Note

**1. 异位甲状腺的诊断**　异位甲状腺多见于舌骨部、胸骨后气管旁和卵巢内，应用$^{131}$I进行显像，根据出现的异常放射性浓集区可做出相应的异位甲状腺诊断。

**2. 甲状腺结节的诊断与鉴别诊断** 甲状腺结节根据其显像图的特点，分为“热结节”“冷结节”和“温结节”。“热结节”部位的放射性高于正常甲状腺组织，或仅见结节显影而正常组织不显影，多见于甲状腺局部组织增生、功能自主性甲状腺腺瘤、甲状腺一叶缺如等；“冷结节”部位的放射性低于正常甲状腺组织，常见于甲状腺癌、甲状腺腺瘤、甲状腺囊肿、结节性甲状腺肿等(图 25-3)；“温结节”部位放射性分布与正常甲状腺组织无明显差异，说明结节组织仍有一定的甲状腺功能，多见于甲状腺腺瘤等。

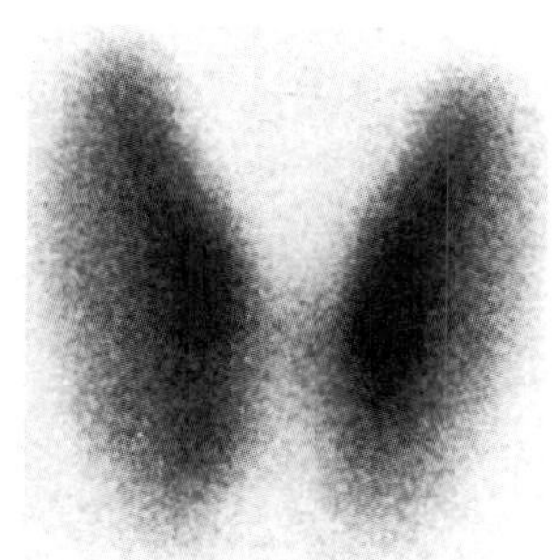

图 25-2 正常甲状腺影像

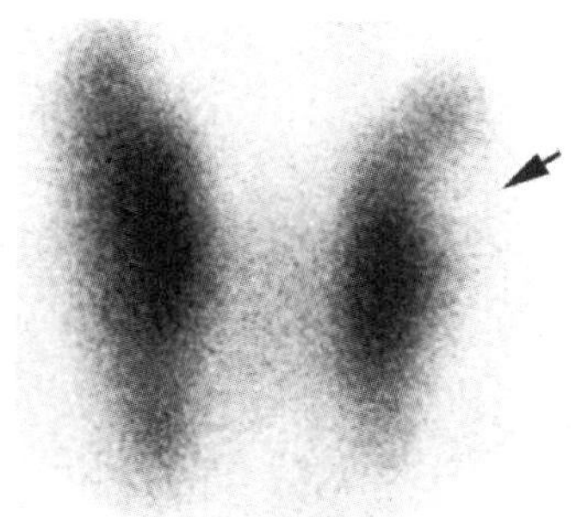

图 25-3 甲状腺冷结节

**3. 颈部肿块的鉴别诊断** 在甲状腺显像图上，如甲状腺形状完整，触诊的颈部肿块位于甲状腺轮廓之外且无放射性分布，可排除甲状腺内肿块；如甲状腺显像图中甲状腺形状不完整，触诊的颈部肿块位于甲状腺轮廓之内，无论肿块有无甲状腺功能，均诊断为甲状腺内肿块。

**4. 甲状腺癌转移灶的定位诊断** 分化较好的甲状腺癌可具有一定的摄取$^{131}$I 能力，甲状腺癌患者在用$^{131}$I 进行显像检查时，如果在甲状腺以外发现异常放射性浓集区，应高度怀疑甲状腺癌转移灶。

**5. 甲状腺重量的测算** 用$^{131}$I 治疗甲状腺功能亢进前，必须先对甲状腺重量进行检测，根据甲状腺检测重量确定$^{131}$I 使用剂量。一般根据甲状腺显像图上显示的甲状腺正面面积，通过以下经验公式可估算出甲状腺重量：

$$甲状腺重量(g)=0.32\times 甲状腺正面面积(cm^2)\times 甲状腺平均高度(cm)$$

**6. 了解甲状腺术后残留腺体功能和腺体再生情况** 甲状腺手术后形态和结构发生变化，有时因剩余腺叶或残留腺体增生常误诊为瘤体复发。甲状腺显像可清楚地显示术后状况，鉴别和诊断腺体形态和增生情况。

**7. 亚急性甲状腺炎、慢性淋巴细胞性甲状腺炎的辅助诊断** 亚急性甲状腺炎早期表现为“分离现象”，即甲状腺显像表现为放射性分布减低甚至缺损，而血液中甲状腺激素水平增高。当疾病恢复正常时，甲状腺影像也恢复正常。慢性淋巴细胞性甲状腺炎临床上常无明显症状，甲状腺显像也可正常。当出现甲状腺功能低下症状时，甲状腺影像可出现放射性分布不均匀，有的甚至为冷结节。应结合其他检查如血清 TgAb、TmAb、甲状腺针刺组织学检查、B 超或其他有关检查等以进一步确诊。

## 第三节 心肌血流灌注显像

### 一、原理与方法

正常的心肌细胞对$^{99m}$Tc-甲氧基异丁基异腈($^{99m}$Tc -MIBI)有特异的摄取能力，其摄取量主要由心肌血流量决定，并与心肌细胞活性有关。利用 γ 照相机或单光子发射计算机断层显像对心肌进行显像，通过显像图片分析，可对冠状动脉狭窄或阻塞而发生缺血或坏死的部位、范围和程度进行诊断。

心肌灌注显像可分为介入显像和静息显像两种，其中介入显像包括药物介入显像和运动试验。

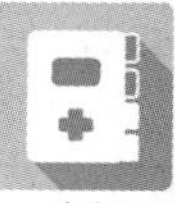

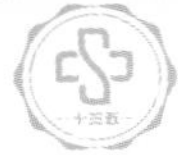



## 二、适应证

心肌灌注显像的适应证有：①心肌缺血和心肌梗死的诊断；②室壁瘤的诊断；③急性心肌梗死的预后评估；④冠状动脉搭桥手术后心肌供血状况的评估；⑤急性心肌梗死溶栓治疗的监测；⑥扩张型心肌病的诊断与鉴别诊断；⑦病毒性心肌炎和肥厚型心肌病的辅助诊断等。

## 三、图像分析

正常情况下，左心室显示清晰，右心室一般不显影，除心尖部、后间壁和后壁放射性略微稀疏外，其他各部位放射性分布均匀（图 25-4）。

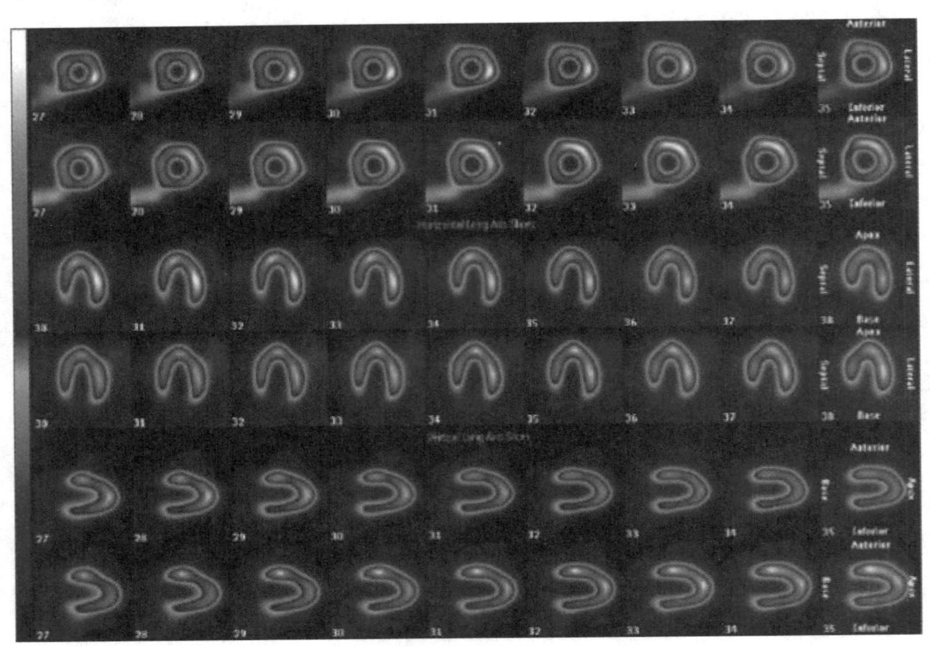


图 25-4　正常心肌血流灌注显像

扫码
看彩图

**1. 短轴断层图像**　左心室心肌显示中心为空白的环状图形，上部为前壁，右侧为侧壁，左侧为前、后间壁，下部为下壁和后壁。

**2. 水平长轴断层图像**　左心室心肌显示为一直立马蹄形，上部为心尖，左侧为间壁，右侧为侧壁，心尖部和后间壁放射性分布稀疏，图形显示左侧（间壁）比右侧（侧壁）短。

**3. 垂直长轴断层图像**　左心室心肌显示为横位马蹄形，上部为前壁，右侧为心尖部，下部为下、后壁，心尖部和后壁放射性分布较稀疏。

**4. 极坐标靶心图**　中心部为心尖，外周为基底部，上部为前壁，左侧为间壁，右侧为侧壁，下部为下后壁。

## 四、临床应用

**1. 心肌缺血**　图像显示为相应部位局灶性放射性分布稀疏或缺损。此图像特征与心肌梗死非常相似，为了与之鉴别通常选择介入试验，即在静息显像后第 3 天，给患者舌下含服硝酸甘油片 0.5 mg，含化后立即静脉注射显像剂，40 min 后进行断层显像，原放射性分布稀疏或缺损处恢复正常，称为可逆性放射性分布稀疏或缺损。

**2. 心肌梗死**　图像显示为不可逆性放射性分布稀疏或缺损，并可通过显示梗死的部位与范围，评估预后。

**3. 室壁瘤**　图像显示为该处呈放射性分布缺损。

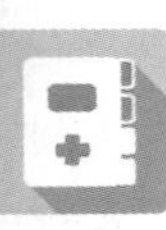

**4. 冠状动脉旁路移植术**　术前用于鉴别心肌缺血和心肌梗死，前者是该手术的适应证，术后复查

可了解缺血区供血恢复情况，评估治疗效果。

**5. 溶栓治疗效果监测** 急性心肌梗死在溶栓治疗后，通过复查与溶栓治疗前进行对比，用于评估治疗效果。

**6. 冠状动脉再通术后再狭窄的判断** PTCA 手术后 30%～50% 患者在 6 个月后可能出现再狭窄。心肌灌注显像作为非创伤性检查，可在生理病理状态下检测心肌局部血流分布与功能状态，不仅能了解心肌缺血的部位和程度，而且对预测、探查 PTCA 术后再狭窄也有积极的意义。在 PTCA 术后择期进行心肌灌注显像，如出现可逆性灌注缺损，提示冠状动脉再狭窄的可能。

**7. 心肌病的诊断** 肥厚型心肌病显示为心腔正常或变小，心肌肥厚以间壁为主；扩张型心肌病显示为心室腔扩大，室壁变薄，放射性分布弥漫性不均匀，常见右心室显像。

**8. 病毒性心肌炎** 显示为弥漫性放射性分布稀疏或缺损区，在极坐标靶心图上可显示花斑状改变。

## 第四节 肺灌注和通气显像

### 一、肺灌注显像

#### （一）原理

经静脉注射大于肺毛细血管直径 8 μm 的放射性颗粒后，这些颗粒与肺动脉血混合均匀并随血流随机地一过性嵌顿在肺毛细血管或肺小动脉内，其在肺内的分布与局部肺血流量成正比，通过体外测定肺内放射性分布并进行肺显像即可反映局部肺血流灌注情况，故称为肺灌注显像。

#### （二）方法

**1. 显像剂** $^{99m}$Tc 标记的大颗粒聚合人血清清蛋白（$^{99m}$Tc-MAA）74～185 MBq（2～5 mCi）静脉推注。

**2. 检查方法** ①平面显像：常规取 6 个体位，即前位、后位、左侧位、右侧位、左后斜位和右后斜位，必要时加做左前斜位和右前斜位。采集时将双肺同时包括在探头视野内，选用低能高分辨率或低能通用型准直器。②断层显像：临床实用性不大。

#### （三）临床应用

（1）肺动脉血栓栓塞症的诊断与疗效判断，结合肺通气显像可明显提高诊断的准确性。

（2）原因不明的肺动脉高压或右心负荷增加。

（3）对于先天性心脏病合并肺动脉高压以及先天性肺血管病变患者，了解其肺血管床受损程度及进行定量分析，判断药物与手术疗效，选择手术适应证。

（4）全身性疾病（胶原病、大动脉炎等）可疑累及肺血管者。

（5）判断成人呼吸窘迫综合征（ARDS）和慢性阻塞性肺疾病（COPD），根据患者肺血管受损程度与疗效进行判断。

（6）肺部肿瘤、肺结核、支气管扩张等患者，观察其病变对肺血流影响的程度与范围，为选择治疗方法提供适应证以及对疗效进行判断。

（7）先天性心脏病右向左分流及左向右分流合并肺动脉高压的定量分析。

（8）肺叶切除手术适应证的选择和术后肺功能预测。

（9）COPD 患者肺减容手术适应证的选择、手术部位和范围的确定。

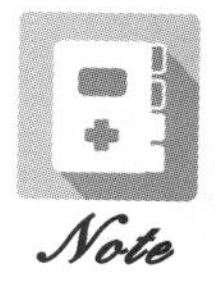

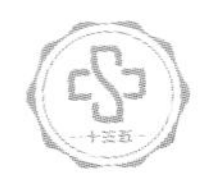



## 二、肺通气显像

### (一) 原理

经呼吸道吸入一定量的放射性微粒之后，由于微粒直径的不同，将使微粒分别沉降在喉头、气管、支气管、细支气管以及肺泡壁上，它们在气道内的有效半减期为 1～8 h，故采用 γ 照相机或 SPECT 可使气道及肺显像。当呼吸道某部位被阻塞，雾化颗粒不能通过阻塞部位，则阻塞部位以下呼吸道至肺泡出现放射性缺损区。采用此方法探测放射性气溶胶在呼吸道内的沉降情况，来判断气道通畅情况及病变状态，以达到诊断目的。

### (二) 方法

**1. 放射性气溶胶** 微粒直径为 1～30 μm，由气溶胶雾化器将$^{99m}$Tc-DTPA(也可用$^{99m}$Tc-硫胶体或$^{99m}$Tc-HSA)溶液雾化而成，雾粒直径大小与气溶胶沉积部位有直接关系。

气溶胶雾粒吸入：将$^{99m}$Tc-DTPA 1480 MBq(40 mCi)溶液 2 mL，注入雾化器，再注入 2 mL 生理盐水，调整氧气流速为 8～10 L/min，使其充分雾化。经过分离过滤，产生雾粒大小合适的气溶胶，吸入时间为 5～8 min。

**2. 锝气体** 锝气体直径为 2～20 nm，约为常规气溶胶大小的 1/10。在吸入后的 60 min 内均可见到锝气体的稳定分布。锝气体吸入：将高比度(大于 10 mCi/0.1 mL)的$^{99m}$Tc $O_4^-$注入锝气体发生器的石墨坩埚内，在充满氩气的密闭装置内通电加温，在 2500 ℃的条件下$^{99m}$Tc $O_4^-$蒸发成锝气体，患者通过连接管及口罩吸入 3～5 口锝气体即可。

### (三) 正常图像

**1. 平面显像** 常规采集前位、后位、左侧位、右侧位、左后斜位和右后斜位 6 个体位图像，必要时加做左前斜位和右前斜位。

**2. 断层显像** 临床实用性较差。

### (四) 临床应用

(1) 阻塞性肺疾病的诊断及病变部位的确定。

(2) 与肺灌注显像配合鉴别诊断肺梗死或 COPD。

(3) 肺实质性疾病的诊断，治疗效果的观察及预后评价。

(4) 通过测定 V/Q 值判定肺功能。

# 第五节　肾动态显像和肾图

## 一、肾动态显像

### (一) 原理

“弹丸”式静脉快速注入通过肾脏的显像剂 (DTPA 或 EC)，它们由肾小球滤过或被肾小管上皮细胞分泌，不再被重吸收，而随尿液经肾盏、肾盂、输尿管排入膀胱。

用 γ 照相机或 SPECT 的连续动态采集包括双肾和膀胱区域的放射性影像，可动态观察腹主动脉、肾动脉和肾血管床的血流灌注影像，以及示踪剂在肾实质浓聚，随后逐渐集中到肾盏、肾盂，最后经输尿管到达膀胱的动态过程。

再利用计算机感兴趣区(ROI)技术可进一步生成双肾时间-放射性曲线，即肾图，并获得包括肾小球滤过率(GFR)或肾有效血浆流量(ERPF)在内的相关功能参数，此过程即肾动态显像。从而在一次检查中得到肾动脉灌注、肾脏形态与功能等多方面的信息，为临床提供诊断依据。

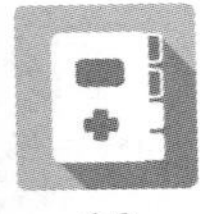

（二）正常图像

肾动态显像时，于静脉注射放射性药物后约 15 s 两侧肾区可出现少许放射性显影，在 1 min 内显影清晰，2～4 min 肾实质显像清晰完整，肾区放射性强度达到最高峰，5～6 min 肾盂放射性开始增高，肾实质进入消影过程，肾外皮质的放射性逐渐向肾盂集中，膀胱显影，10 min 后肾盂放射性逐渐消退，放射性尿液逐渐排入膀胱，膀胱的放射性不断增强，正常情况下，尿路一般不显影或显影不清晰，至 20 min 末两肾显影极淡，仅见肾内侧皮质和肾盂仍有少量放射性分布。

（三）临床应用

(1) 了解肾脏位置、形态、大小。

(2) 肾功能判断和评价疗效(较生化法的 BUN/Cr 敏感)。

(3) 尿路梗阻的诊断。

(4) 筛选肾血管性高血压。

(5) 肾移植监测。

(6) 观察某些药物对泌尿性疾病的治疗效果，帮助修订治疗方案。

(7) 观察肾脏手术后的功能状态。

(8) 监测泌尿系血管损伤、血肿，实质撕裂、挫伤，尿液外溢等。

(9) 膀胱输尿管尿液反流的判定。

## 二、肾图检查

（一）原理

静注$^{131}$I-OIH 等示踪剂，随血流入肾，由肾小管上皮细胞吸收，再分泌至肾小管腔，不再被重吸收，也不经肾小球滤过，最后随尿液排入膀胱。

将该过程在体外用放射性探测器连续探测记录，并分别描记双肾“时间-放射性曲线”，即肾图(renogram)。从而了解肾脏的功能状态和上尿路通畅情况。

（二）正常肾图

a 段：放射性(示踪剂)出现段，即初期灌注阶段。陡然上升，其高度的 60%左右来自肾周围血管床，10%左右来自肾内血管床，30%左右来自肾实质的肾小管上皮细胞摄取。

b 段：摄取聚集段。斜行上升，3～5 min(平均 2～3 min)到达高峰，峰形锐利。其斜率和高度反映$^{131}$I-OIH 在肾内聚集的速率和数量，或反映肾血浆的清除率，并主要取决于肾有效血浆流量(ERPF)。

c 段：排泄段。近似指数规律下降，与尿流量呈正相关，15 min 左右曲线高度低于峰值的一半，两侧肾图基本相同。曲线下降快慢反映$^{131}$I-OIH 随尿流从肾脏排出的速度，与尿量、尿流量、尿路通畅程度密切相关。故下降斜率是反映肾功能的重要指标。

（三）常见异常肾图类型及意义

**1. 持续上升型** a 段基本正常，b 段持续上升，至检查结束后不见下降的 c 段。单侧多见于急性上尿路梗阻；双侧多见于急性肾衰竭或继发下尿路梗阻所致的上尿路引流不畅。

**2. 高水平延长线型** a 段基本正常，b 段上升不明显，b、c 段界限不清，在高水平持续延长。多见于上尿路不完全性梗阻，或伴肾盂积水和肾功能不全(轻度受损)。

**3. 抛物线型** a 段低于正常，b 段上升和 c 段下降缓慢，界限不清，峰圆钝，峰时后延，呈抛物线状。多见于肾结石、输尿管扭曲、上尿路不畅、积水、肾缺血和肾功能等受损。

**4. 低水平延长线型** a 段明显降低，b 段无上升，b、c 段界限不清，在低水平延长。常见于肾功能严重受损、急性肾前性肾衰竭、慢性上尿路梗阻，偶见于急性上尿路梗阻。

**5. 低水平递降型** a 段低下，无 b 段，c 段下降缓慢。见于单侧肾衰竭或丧失、肾缺如、严重肾萎缩无功能。

**6. 阶梯式下降型** a、b 段基本正常，c 段呈不规则的阶梯状下降。多见于寒冷或炎症刺激所致的

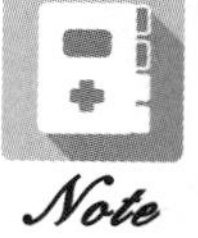

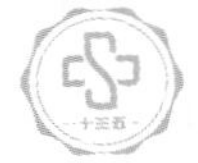


输尿管痉挛或功能性尿路梗阻、尿路感染、少尿。

**7. 单侧小肾图型**　a、b、c 三段形态正常，功能指标正常，但各段幅度明显低于健侧。多见于肾动脉狭窄、先天性小肾。

# 第六节　PET

PET/CT 的全称是正电子发射计算机体层显像，是目前很完美、很高档次的医学影像设备，同时也是一种独特的医疗诊断技术，这种影像技术是目前影像诊断中两种最具特色的技术——PET（功能显像）与 CT（形态显像）的最优化组合。它以 PET 特有的通过正电子核素或其标记的示踪剂，示踪人体内特定生物物质的生物活动，采用多层、环形排列于发射体周围的探头，由体外探测示踪剂所产生的光子，然后将获得的信息，通过计算机处理，以解剖影像的形式及其相应的生理参数，显示靶器官或病变组织的状况，借此诊断疾病，又称为生化显像或功能分子显像，是目前唯一可以在活体分子水平完成生物学显示的影像技术；同时结合应用高档 16 排 CT 技术进行精确定位，可精确地提供靶器官的解剖和功能双重信息，并能够独立完成多排螺旋 CT 的临床显像，大大提高临床使用价值。其是当今临床用以诊断和指导治疗肿瘤、冠心病和神经精神疾病这三大威胁人类疾病的最佳手段。

## 一、原理和方法

PET 将正电子放射性药物引入人体后，当其发射的正电子经湮灭辐射转换成能量相同、方向相反的两个 $\gamma$ 光子射出体外，利用 PET 仪器采集并显示正电子放射性药物在脏器和组织内的分布情况。该方法主要显示活体组织器官内生物化学物质的浓度及其随时间的变化，也称为生化显像和分子显像（molecular imaging）。核医学分子显像技术主要包括代谢显像、放射免疫显像、受体显像、基因显像等，其中代谢显像又可分为葡萄糖代谢显像、氨基酸代谢显像、氧代谢显像、核酸代谢显像等。下面以最为成熟且广泛应用的葡萄糖代谢显像为例介绍 PET。

葡萄糖是人体主要的能量底物，显像剂 $^{18}$F-氟代脱氧葡萄糖（$^{18}$F-FDG）是葡萄糖 2-碳原子上的羟基被氟-18（$^{18}$F）所取代，因 $^{18}$F-FDG 与天然葡萄糖结构相似，可作为葡萄糖代谢的显像剂，显示组织器官的葡萄糖代谢情况。$^{18}$F-FDG 经葡萄糖转运蛋白进入细胞内，在己糖激酶的作用下转化成 6-磷酸-$^{18}$F-FDG，由于它的结构与天然 6-磷酸-葡萄糖稍有不同，不能进一步参加糖代谢；此外细胞内使 6-磷酸-$^{18}$F-FDG 反向转变的葡萄糖-6-磷酸酶含量低，这样就使 $^{18}$F-FDG 以 6-磷酸-$^{18}$F-FDG 形式滞留在细胞内，用 PET 能探测 $^{18}$F-FDG 体内分布情况，可以判断全身葡萄糖代谢情况。

被检查者在安静状态下静脉注射 $^{18}$F-FDG296～370MBq（8～10 mCi），40～60 min 后进行全身 PET。图像处理并重建后可做横断面、冠状面、矢状面及三维显示，根据要求可进行半定量分析。PET/CT 可获得代谢和解剖的融合图像。

## 二、图像分析

全身冠状面体层影像最适用于一目了然地观察体内 $^{18}$F-FDG 分布情况。根据人体各脏器葡萄糖能量需求不同，各部位的 $^{18}$F-FDG 摄取亦不同，构成体内正常分布图像。大脑是人体内显像剂 $^{18}$F-FDG 分布最多的器官，其次是肝、脾等代谢旺盛的器官可见一定量的显像剂分布，心脏的显像剂摄取量因人而异。在泌尿系统中，随饮水和排尿的情况，显像剂有不同程度的分布。对于精神紧张的被检查者，其肌肉中会有较高浓度的显像剂分布，常见于颈部、肩部。

## 三、临床应用

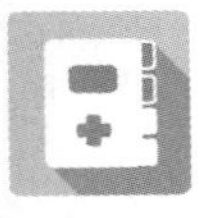

**1. 肿瘤方面的应用**　肿瘤是目前死亡率较高的疾病之一，并且发病率逐年增高，早发现早治疗是

提高肿痛治愈率的关键所在。肿瘤 PET 是肿瘤早期诊断和分期的重要手段。肿瘤细胞尤其是恶性肿瘤细胞的分裂增殖速度比正常细胞快,能量消耗大。葡萄糖是组织细胞能量的主要来源之一,因此肿瘤细胞尤其是恶性肿瘤细胞的葡萄糖代谢显著高于正常组织细胞。这是$^{18}$F-FDG 显像诊断肿瘤的理论依据。原发性肿瘤病灶常表现为单个球形团块状浓影,转移性病灶表现为在病变的淋巴引流区或其他脏器可见多个圆形影。$^{18}$F-FDG 显像在寻找肿瘤原发灶、肿瘤良恶性的鉴别诊断、恶性肿瘤的临床分期以及疗效监测等方面有较高的临床价值。

**2. 冠心病心肌存活的评估** 心肌血流灌注显像所显示的心肌放射性分布缺损,一般有两种情况:一是不可逆性损伤,即心肌梗死;二是可逆性损伤,也称为冬眠心肌或顿抑心肌。后者在血运重建和血流灌注恢复后,缺血心肌局部的心功能可完全或部分恢复正常,即心肌细胞是存活的。因此,心肌血流灌注显像与葡萄糖代谢显像均呈放射性分布缺损,即"灌注与代谢匹配",表明局部心肌梗死;心肌血流灌注显像呈放射性分布缺损,而相应部位心肌葡萄糖代谢显像正常,即"灌注与代谢不匹配",表明局部心肌存活。这是$^{18}$F-FDG 显像鉴别心肌是否存活的主要依据。该方法对于决定冠心病患者是否适合做冠状动脉血运重建术有重要的临床意义。

**3. 神经系统疾病的诊断** 葡萄糖是大脑的最主要的能量底物,大脑摄取葡萄糖的多少反映了大脑功能的高低。因此,大脑各区域显像剂$^{18}$F-FDG 的分布客观反映了各区域大脑的功能。脑葡萄糖代谢显像可以在阿尔茨海默病患者有明显症状之前探测到其局部脑代谢的改变,有助于该病的早期诊断。此外 PET 还可用于癫痫灶的定位诊断。

**4. 全身断层显像** 可早期发现、早期诊断严重危害生命的肿瘤、心脏、脑等疾病。

## 小　　结

本篇主要介绍临床常用穿刺技术以及基层医疗机构常用其他诊疗技术。其中胸膜腔穿刺术、腹膜腔穿刺术、腰椎穿刺术、骨髓穿刺术、导尿术、吸氧术等是基层医师必须掌握的基本操作技术,也是执业医师资格技能考试内容之一。学习的重点是上述各种技术的适应证、禁忌证、操作步骤及注意事项。在理论学习的同时,应更注重实践操作训练,才能真正掌握各项常用技术。值得指出的是,本篇所列出的常用诊断技术,多数属于有创检查,有一定风险,需要术前与患者或家属有效沟通,并签订知情同意书。

（王晓红　郑婷娜）

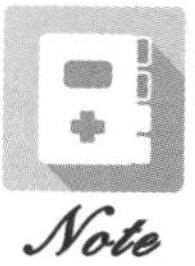

# 第五篇

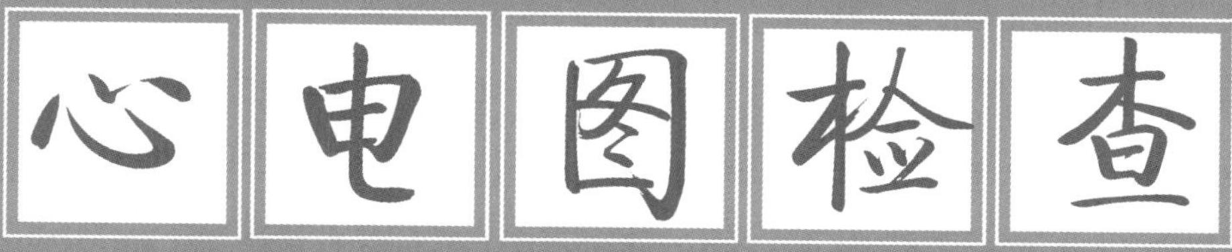

# 心电图检查

XINDIANTUJIANCHA

# 第二十六章　心电学基本知识

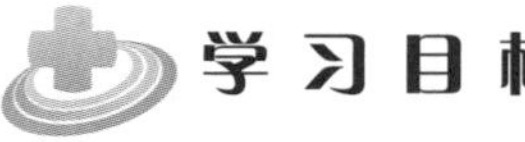

1. 掌握正常心电图波形特点和正常值，能对正常心电图做出全面正确的分析，并写出分析报告；掌握临床常见异常心电图特点，能通过心电图分析，诊断心肌缺血、心肌梗死以及各种心律失常；掌握心电图的分析步骤及其临床应用。

2. 熟悉药物、电解质对心电图的影响；熟悉动态心电图检查的临床应用；熟悉心电图运动负荷试验的适应证及阳性结果判断。

3. 了解心电图产生的基本原理。

## 一、心电产生的原理

心电图（electrocardiogram，ECG）是利用心电图机从体表间接地记录心脏每一心动周期产生的电活动变化的曲线图形。心脏在机械收缩之前先有电激动，电激动产生动作电流，人体组织是一个容积导体，心脏正处于这一导体之中，心脏的动作电流可被传导至身体各部。如果用两个电极板放置在一定的两个体表部位，用导线连接至心电图机，就可描记出心电活动的曲线。

### （一）心肌细胞的静息电位和极化状态

心肌细胞在静息状态下，细胞膜外排列带正电荷的阳离子，膜内排列相等比例带负电荷的阴离子，这种膜内外电荷稳定的分布状态称为极化状态，此状态下细胞膜内外的电位差称为静息膜电位（resting membrane potential，RMP）。此时细胞膜表面和内外均无电流活动。

### （二）心肌细胞的动作电位和除极与复极

当心肌细胞某部位的细胞膜受到一定程度的刺激（阈刺激）时，该部位细胞膜对离子的通透性发生改变，引起膜内外阴、阳离子流动，使细胞膜内外正、负离子的分布发生逆转，由细胞膜内负电荷、膜外正电荷，变为膜内正电荷、膜外负电荷，此过程称为心肌细胞的除极过程。心肌细胞在兴奋时所发生的这种膜电位变化称为动作电位（action potential，AP）。心肌细胞所处的膜内正电荷膜外负电荷的状态称为除极状态。之后，由于细胞代谢作用，心肌细胞膜又恢复到极化状态，这一过程称为复极过程。

以心室肌细胞为例，按发生时间的顺序其除极、复极与电位变化及心电图关系（图 26-1）如下。

0 相：即除极期。主要由大量 $Na^+$ 快速进入细胞内产生 $Na^+$ 电流所引起。细胞处于收缩早期，相当于心电图的 QRS 波。

1 相：即快速复极初期。此相 $Na^+$ 内流已失去作用，瞬时性钾离子通道激活，由钾离子快速外流引起。

2 相：即缓慢复极期，又称平台期。主要由 $Ca^{2+}$ 内流与 $K^+$ 外渗起作用，二者的电流方向相反，流速相近，使动作电位近乎平线。相当于心电图的 ST 段，1、2 相交界点，相当于心电图的 J 点。

3 相：即快速复极末期。主要由大量的 $K^+$ 快速外流所引起。相当于心电图的 T 波。

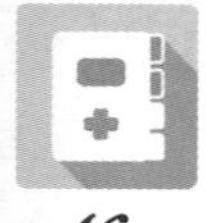

4 相：即静息期。为复极完毕，细胞处于舒张状态，相当于心电图的 T-P 段。

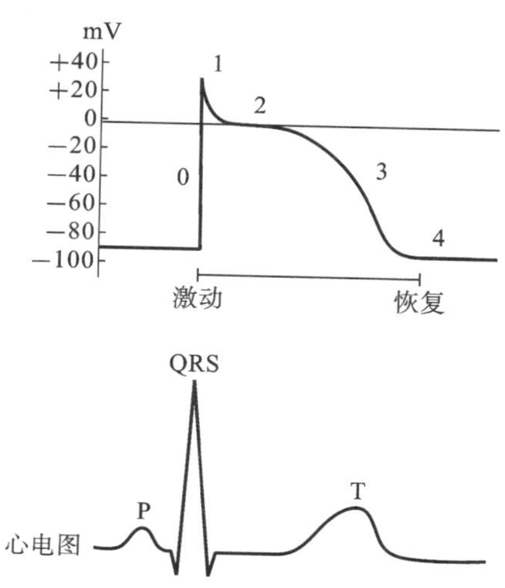


**图 26-1　心肌细胞跨膜动作电位与体表心电图关系示意图**

（三）心电波的形成

**1. 除极波的产生**　当心肌细胞的某一部位受到刺激后，受刺激部位的细胞膜出现除极化，该处细胞膜外正电荷消失出现负电荷，而其前面尚未除极的细胞膜外仍带正电荷，从而形成一对电偶，产生动作电流。在正电荷处的电极即可描记出一向上的波形，因除极过程非常迅速，因而描记出高而窄的波形。在除极进行时，电源（正电荷）在前，电穴（负电荷）在后，电流自电源流向电穴，检测电极若对向电源（即面对除极方向）则产生向上的波形，背向电源（即背离除极方向）产生向下的波形，在细胞中部则记录出双向波形（图 26-2）。整个心肌细胞除极完毕。因细胞膜外均变成负电位，两端电位均为"－"，两极保持暂时的平衡而无电位差，此时描记出一水平等电位线。

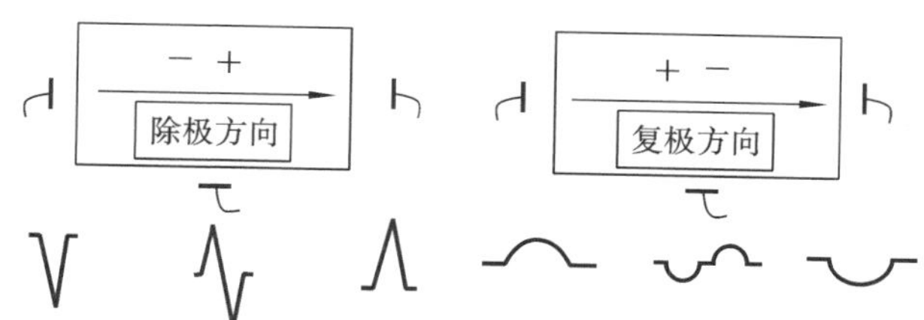


**图 26-2　单个心室肌细胞检测电极位置与除极、复极波形方向的关系**

箭头示除极与复极方向

**2. 复极波的产生**　心肌细胞除极结束后，通过多种离子的移动及离子泵的耗能调整进行复极，一般情况下，先除极部位先复极，复极过程与除极过程方向一致，但复极的电偶是电穴（负电荷）在前，电源（正电荷）在后，缓慢向前推进，直至整个细胞全部复极完成。因复极进行较除极缓慢，因而描记出的曲线较圆钝。就单个细胞而言，虽然复极过程与除极过程方向一致，但因复极的电偶是电穴（负电荷）在前，电源（正电荷）在后，故描记的复极波方向与除极波相反（图 26-2）。

在正常人心电图中，记录到的复极波方向常与除极波主波方向一致，与单个心肌细胞不同。这是因为正常人心室的除极从心内膜向心外膜，而复极则从心外膜开始，向心内膜方向推进，其机制尚不清楚。可能因心外膜下心肌的温度较心内膜下高，心室收缩时，心外膜承受的压力又比心内膜小，故心外膜处心肌复极过程发生较早。

**3. 影响心脏电位强度、心电图波形大小的因素**　①与心肌细胞数量（心肌厚度）成正比关系；②与探查电极位置和心肌细胞之间的距离成反比关系；③与探查电极的方位与心肌除极的方向所构成的角度有关，夹角越大，心电位在导联上的投影越小，电位越弱。

（四）心肌细胞的电位变化与心电向量

心肌细胞在除极和复极的过程中形成电偶，而电偶是既有数量大小，又有方向性的物理量，因此称

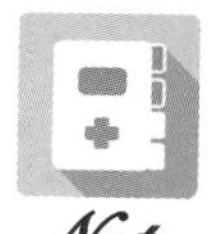

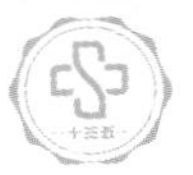


为心电向量。通常用箭头表示其方向，箭杆长度表示其电位强度。电偶的方向就是心电向量的方向。

在心电活动周期中，各部心肌除极与复极有一定的顺序，且每一瞬间又有不同部位的心肌细胞产生电活动，可产生许多大小和方向各不相同的心电向量，可用向量综合法归并为瞬间的综合向量。即同一轴上两个心电向量，其方向相同，则将其幅度相加，若方向相反则相减。若两个心电向量的方向存在一定的角度，则可采用平行四边形法计算(图 26-3)。临床在体表采集到的心电变化，是全部参与电活动心肌细胞的电位变化按上述的原理所综合的结果。

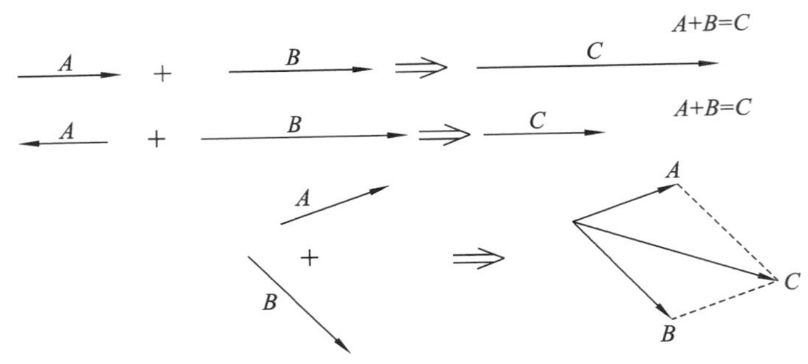


图 26-3　向量综合法示意图

## 二、心电图各波段的组成和命名

心脏的特殊传导系统由窦房结、结间束(包括前、中、后结间束)、房间束、房室结、希氏束、束支(包括左、右束支，左束支又分为前分支和后分支)以及浦肯野纤维构成。心脏的传导系统与每一心动周期顺序出现的心电变化密切相关。

正常心电活动始于窦房结，兴奋心房的同时经结间束传至房室结，沿希氏束经左、右束支传至浦肯野纤维，最后兴奋心室。这种先后有序的电激动传播，可引起一系列电位改变，从而在心电图上形成相应的波段(图 26-4)，临床心电学对这些波段规定了统一的名称。

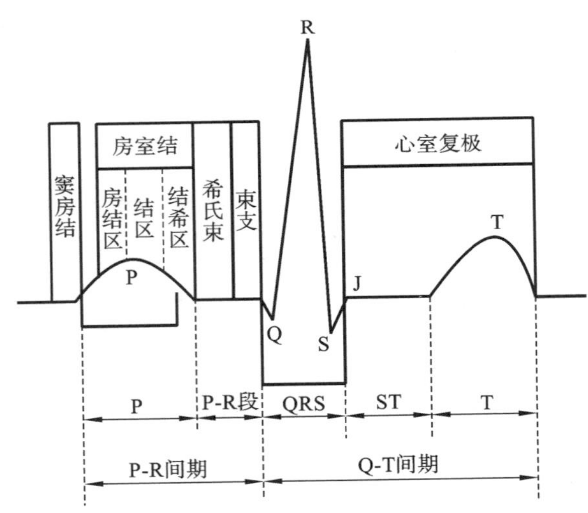


图 26-4　心脏除极、复极与心电图各波段的关系示意图

**1. P 波**　最早出现的幅度较小的波，代表左、右心房除极。

**2. P-R 间期**　心房除极并经房室结、希氏束、束支传导至心室开始除极的时间，即 P 波加 P-R 段的时间。P-R 段为继 P 波终末后至心室除极开始的一段无电位影响的直线，反映心房复极过程及房室结、希氏束、束支的电活动。

**3. QRS 波群**　心室除极综合波群。

**4. ST 段和 T 波**　代表心室缓慢和快速复极过程。

**5. Q-T 间期**　心室开始除极至心室复极完毕全过程的时间。

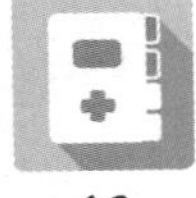

**6. U 波** 心动周期中最后一个小波，代表心室后继电位。

QRS 波群因探测电极的位置不同而呈多种形态，其命名统一如下：第一个出现的正向波称为 R 波，R 波之前的负向波称为 Q 波；R 波之后的负向波称为 S 波；S 波之后的正向波为 R′波；R′波后再出现的负向波称 S′波；如果 QRS 波群均呈负向波称 QS 波。各波幅度的大小用英文大小写字母表示，即大写表示较大的波（波幅≥0.5 mV），小写表示较小的波（波幅<0.5 mV）。同一导联中，若波幅小于最高波幅的 1/2，记为小写（图 26-5）。

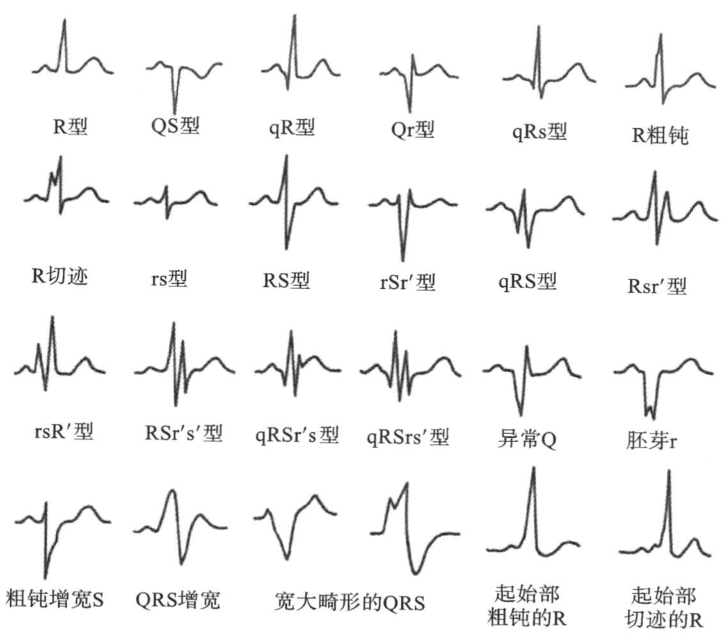


**图 26-5 QRS 波群命名**

## 三、心电图的导联与导联轴

将电极置于体表的任何两点，并通过导联线分别与心电图机的正负两极相连，这种记录心电图的电路连接方法称为心电图导联。目前广泛采纳由 Einthoven 创设的国际通用的常规 12 导联体系。

### （一）肢体导联

肢体导联（limb leads）为心电活动反映到人体额面上的导联。包括标准导联Ⅰ、Ⅱ、Ⅲ及加压单极肢体导联 aVR 、aVL、aVF，电极放置于右臂（R）、左臂（L）和左腿（F）。标准导联为双极肢体导联，反映两个肢体之间的电位差变化（图 26-6）。加压单极肢体导联属单极导联，代表检测部位的电位变化（图 26-7）。

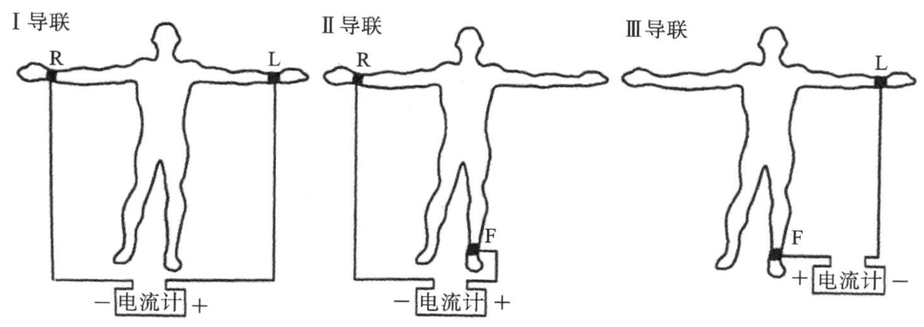


**图 26-6 双极肢体导联连接方式示意图**

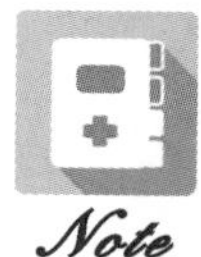

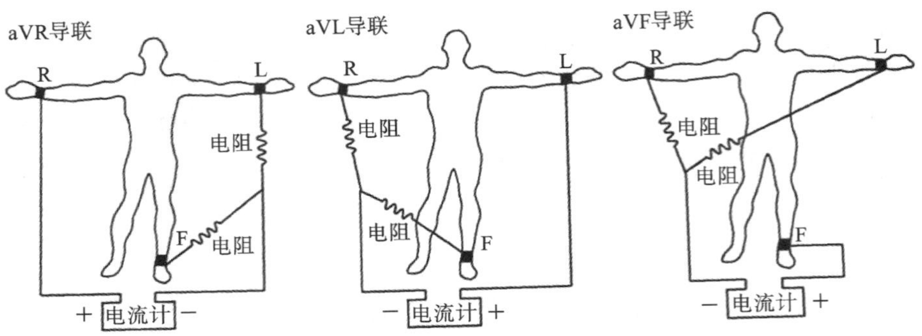


图 26-7 加压单极肢体导联连接方式示意图

在每一个标准导联正负极之间可画一假想的直线，称为导联轴（lead axis)(图 26-8)。为便于表明 6 个导联轴之间的方向关系，将Ⅰ、Ⅱ、Ⅲ导联的导联轴平移，使之与 aVR 、aVL、aVF 的导联轴一起通过坐标图的轴中心点，构成额面六轴系统(图 26-9)，此坐标系统以左侧为 0°，顺钟向的角度为正，逆钟向者为负。每个导联轴从中心点被分为正负两半，每个相邻导联间的夹角为 30°。

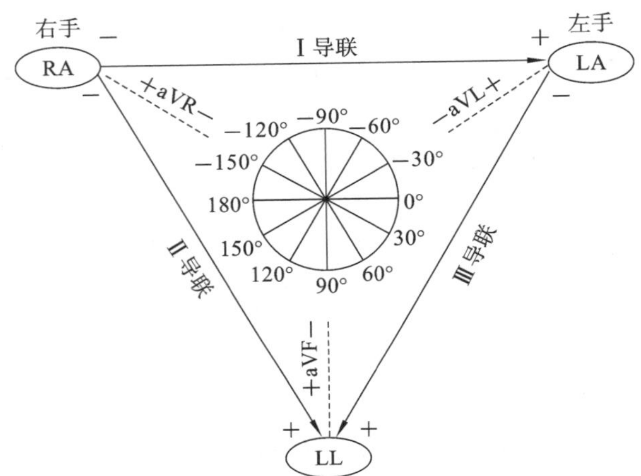


图 26-8 肢体导联的导联轴

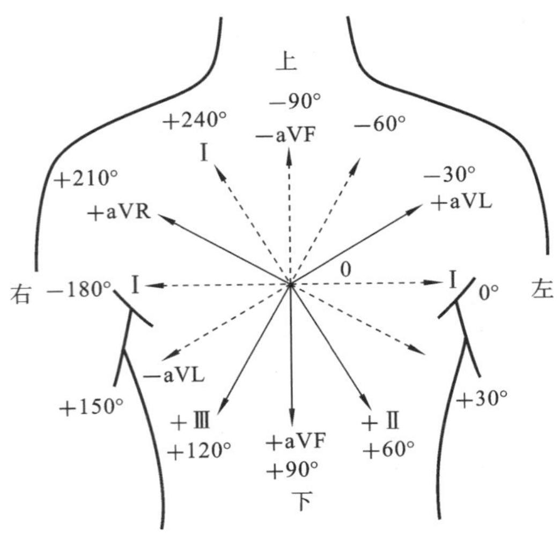


图 26-9 肢体导联额面六轴系统

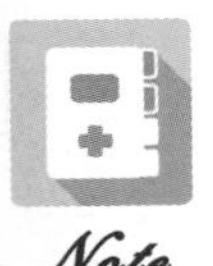

### （二）胸导联

胸导联(chest leads)为心电活动反映到人体横面上的导联。包括 $V_1 \sim V_6$ 导联，属单极导联。检测的正电极安放在胸壁固定部位，并将肢体导联三个电极各串一个 5 kΩ 电阻，再将三者连接在一起构成中心电端，该处电位接近零且较稳定而设为导联的负极(图 26-10)。胸导联各检测电极的安放位置为：$V_1$ 位于胸骨右缘第 4 肋间；$V_2$ 位于胸骨左缘第 4 肋间；$V_3$ 位于与 $V_2$ 与 $V_4$ 连线的中点；$V_4$ 位于左锁骨中线与第 5 肋间相交处；$V_5$ 位于左腋前线 $V_4$ 水平处；$V_6$ 位于左腋中线 $V_4$ 水平处 (图 26-11)。

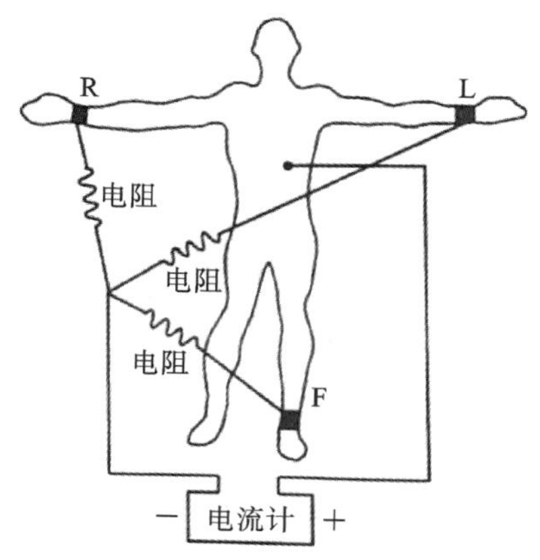


**图 26-10　胸前导联连接方式示意图**

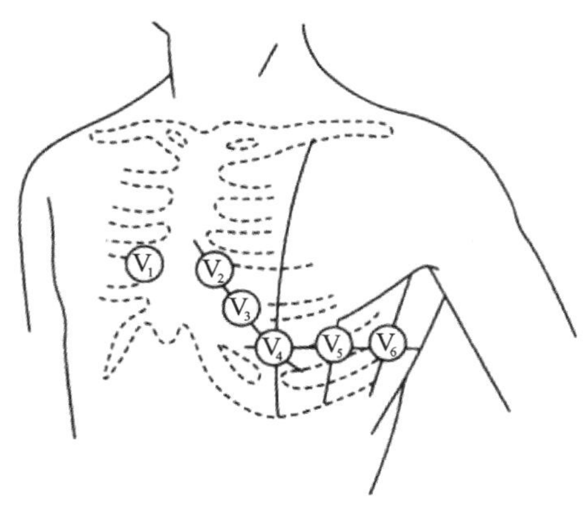


**图 26-11　胸导联电极放置位置**

由于胸导联各探查电极所放置的部位基本在同一水平面，依据上法可以画出各胸导联的导联轴(图 26-12)，而导联轴只反映心脏前、后和左、右一个平面的心电活动，不能反映上、下的心电活动。对于判断胸导联心电图波形有重要意义。

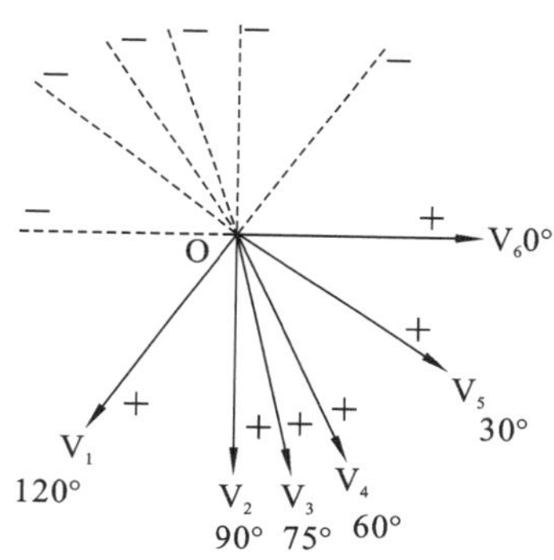


**图 26-12　胸导联轴**

常规 12 导联心电图检查基本能满足心电图诊断的需要，但在特殊情况下，可选用其他导联。如临床诊断后壁心肌梗死时可加做 $V_7 \sim V_9$ 导联：$V_7$ 位于左腋后线平 $V_4$ 水平处；$V_8$ 位于左肩胛骨线平 $V_4$ 水平处；$V_9$ 位于左脊柱旁线平 $V_4$ 水平处。诊断右心室肥厚、右心室梗死及先天性心脏病的右位心等，可选做 $V_{3R} \sim V_{6R}$ 导联，其电极放置于右胸部与 $V_3 \sim V_6$ 对称处。

（邵春芬）

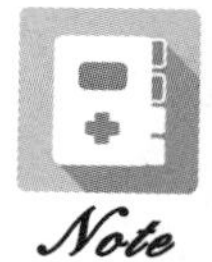

# 第二十七章　心电图的测量和正常数据

心电图是直接描记在特殊的记录纸上(图 27-1)。心电图记录纸由边长为 1 mm 的正方形小方格组成,横向代表时间,纵向代表电压。当走纸速度为 25 mm/s,横向 1 个小格即 1 mm 代表 0.04 s(40 ms);当标准电压为 1 mV=10 mm 时,纵向 1 个小格即 1 mm 代表 0.1 mV。改变走纸速度或标准电压,每个小格代表的时间和电压也随着改变。

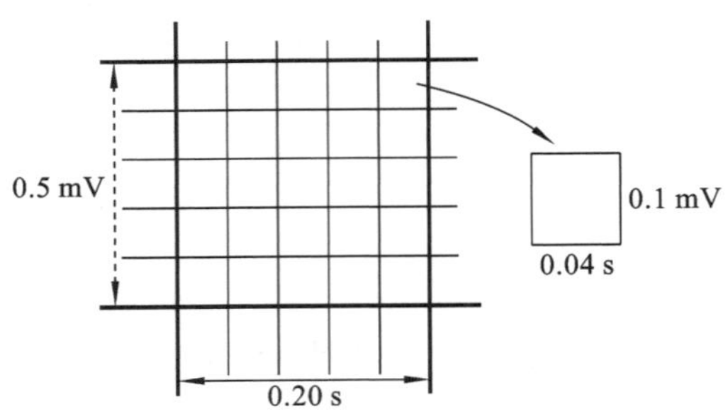


图 27-1　心电图纸示意图

## 一、心率的测量

**1. 心律规则时测量法**

(1) 查表法:测量 P-P 间期或 R-R 间期所占格数,直接查表得出心率数。

(2) 专门的心率尺:直接读出相应的心率数。

(3) 计算法(图 27-2(a)):测量一个 R-R 间期或 P-P 间期的秒数,代入下列公式计算。

心率(次/分)=60(s)/ R-R(或 P-P)间期(s)。

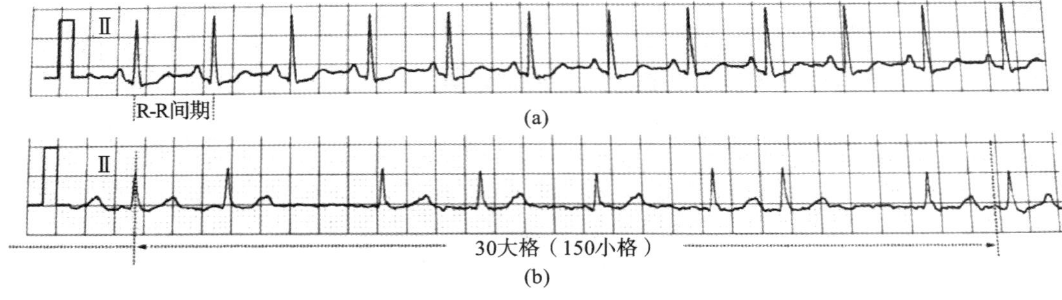


图 27-2　心率的测量法

**2. 心律不规则时测量法**

(1) 测量数个心动周期的 R-R(或 P-P)间期,算出其平均值,代入公式计算。

(2) 可数出 30 个大格(共 6 s)内的 P 波或 QRS 波群数,乘以 10,即得到每分钟的心房率或心室率(图 27-2(b))。

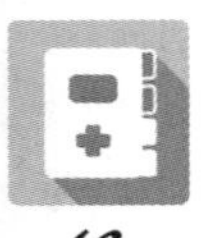
Note

## 二、各波段的测量

**1．各波段振幅的测量** 向上的正向波振幅，从参考水平线上缘垂直测量至波的顶端；向下的负向波振幅，从参考水平线下缘垂直测量至波的底端，双向波则以正、负向波的代数和计算。P 波起始前的水平线是测量 P 波振幅的参考水平线，QRS 波群起始部水平线是测量 QRS 波群、J 点、ST 段、T 波、U 波振幅的参考水平线（图 27-3）。

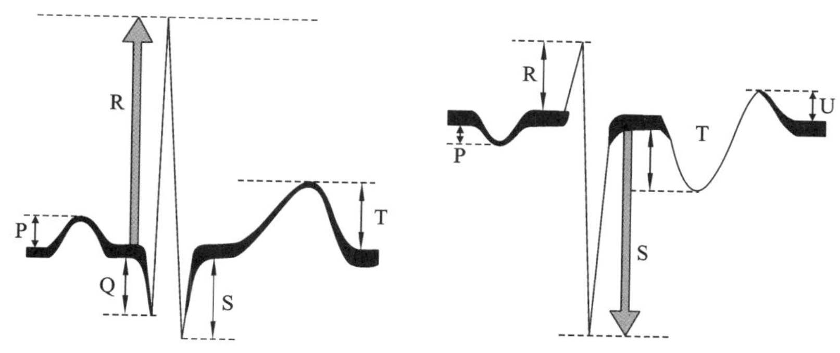


图 27-3 心电图各波段振幅的测量

**2．各波段时间的测量** 测量各波时间应从波起点的内缘测至波终点的内缘（图 27-4）。R 峰时间（R peak time）（过去称室壁激动时间）为从 QRS 波群起点到 R 波顶峰垂直线的水平距离，如有 R′波，应测量至 R′峰，如 R 波有切迹，则应测量至切迹第二峰（图 27-5）。

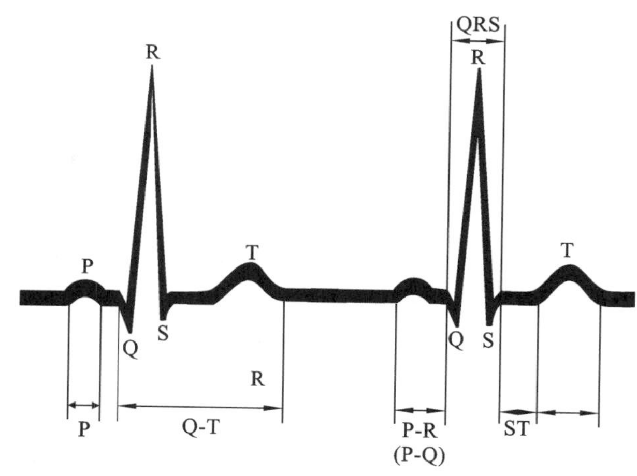


图 27-4 心电图各波段时间的测量

**3．ST 段移位的测量** ST 段是指 J 点（为 QRS 波群终点与 ST 段起始的交接点）到 T 波起点之间的距离。当 ST 段移位时，以 QRS 波群起始部水平线为参考水平线，取 J 点后 0.06 s 或 0.08 s 处测量。ST 段上抬时，应测量上抬的 ST 段上缘至参考水平线上缘的垂直距离；ST 段下移时，应测量下移的 ST 段下缘至参考水平线下缘的垂直距离（图 27-6）。

## 三、心电轴的测量

心电轴（cardiac electric axis）一般指平均 QRS 心电轴，是整个心室除极过程中全部瞬间 QRS 向量综合所指的方向。正常人心电轴在额面上的投影指向左下方，在 0°～90°之间。一般采用心电轴与Ⅰ导联正侧段所成的角度表示平均心电轴的偏移程度。除测定 QRS 波群电轴外，还可用同样方法测定 P 波和 T 波电轴。

**1．测定方法**

（1）目测法：根据Ⅰ导联、Ⅲ导联 QRS 波群主波方向来估测电轴的偏移（图 27-7）。为了方便记忆，

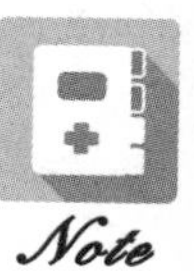

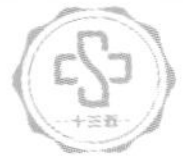



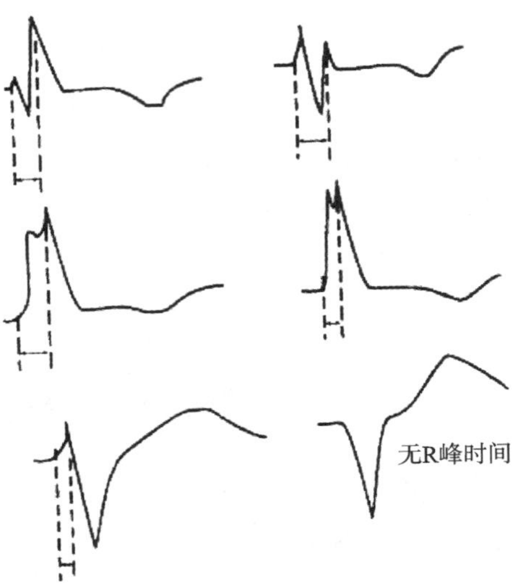


图 27-5　各种形态 R 波峰时间的测量

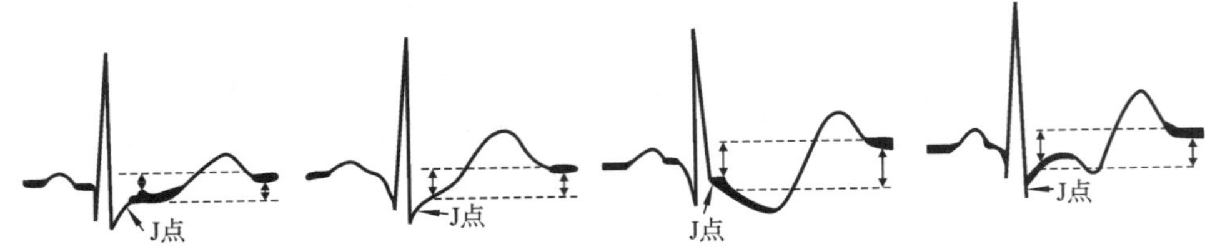


图 27-6　ST 段移位的测量示意图

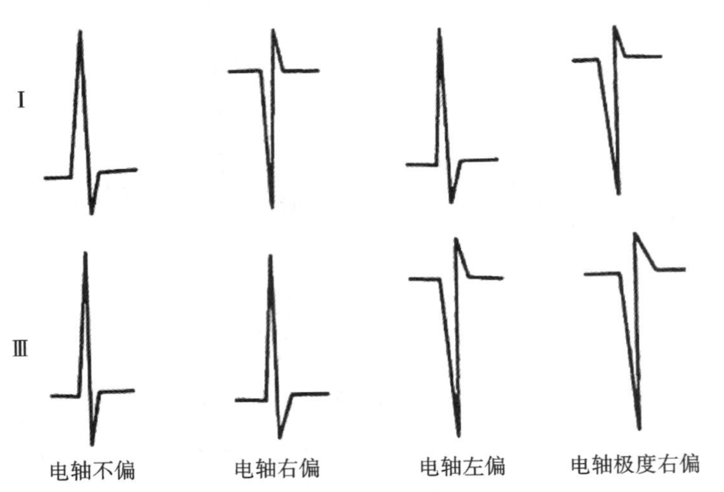


图 27-7　目测法示意图

可以根据Ⅰ导联、Ⅲ导联 QRS 波群主波方向的形态特点编成顺口溜：口对口，向左走；尖对尖，向右偏；尖朝天，则不偏；口朝天，极右偏。

(2) 振幅法：分别将Ⅰ导联、Ⅲ导联 QRS 波群振幅的代数和值（向上的波为正值，向下的波为负值）标记在相应导联部位，并各作垂直线，其相交点与电偶中心点相连即为心电轴，该轴和Ⅰ导联轴正侧的夹角即为心电轴的角度（图 27-8）。

(3) 查表法：将Ⅰ导联、Ⅲ导联 QRS 波群振幅的代数和值直接查相应的表，求得心电轴的角度。

(4) 计算机自动分析法：计算机心电图分析程序使用面积法测出平均心电轴，直接打印出来。

**2. 临床意义**

(1) 正常心电轴的范围为 $-30°\sim+90°$ 之间。

(2) 电轴轻度左偏：心电轴位于 $-30°\sim0°$ 之间，可见于正常人、横位心（肥胖、妊娠、腹腔积液等）。

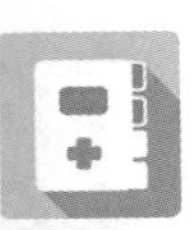

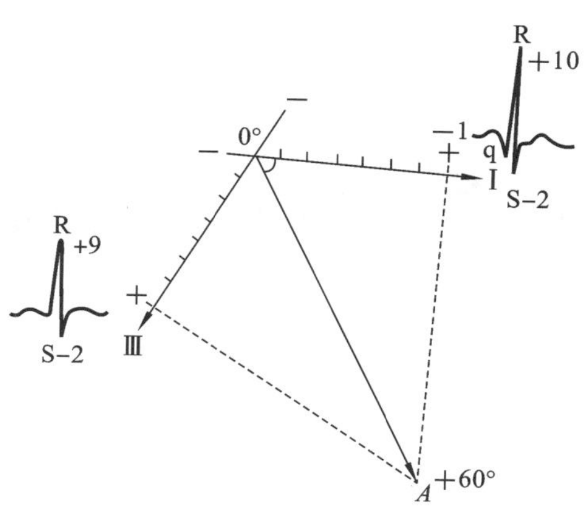


图 27-8 振幅法示意图

（3）电轴左偏：心电轴位于$-90°$～$-30°$之间，见于横位心（肥胖、妊娠、大量腹腔积液等）、左前分支阻滞和左心室肥厚等。

（4）电轴轻度右偏：心电轴位于$+90°$～$+120°$之间，见于正常垂位心、右心室肥厚等。

（5）电轴右偏：心电轴$>+110°$，见于左后分支阻滞、右心室肥厚和先天性心脏病等。

（6）不确定电轴：心电轴位于$-180°$～$-90°$之间，又称为电轴极度右偏，可见于正常人，但在某些器质性心脏病伴两侧心室肥厚时，可因左右心室除极向量互相“中和”而无电轴偏移。

## 四、心脏循长轴转位

从心尖向心底部方向观察，设想心脏可循其本身长轴做顺钟向或逆钟向转位。可通过心前区导联中过渡区波形（指$V_3$或$V_4$导联的波形，其正向波与负向波之比约等于1）出现的位置来判断（图 27-9）。顺钟向转位时，右心室向左、前方向移动，左心室向后推移，正常出现在$V_3$、$V_4$导联的过渡区波形，这时出现在$V_5$、$V_6$导联，常见于右心室肥厚；逆钟向转位时，左心室向右前方移动，正常出现在$V_3$、$V_4$导联的过渡区波形，这时出现在$V_1$、$V_2$导联，常见于左心室肥厚。但需指出，心电图上的这种钟向转位，并非都是心脏在解剖上转位的结果，只提示心脏电位的变化。

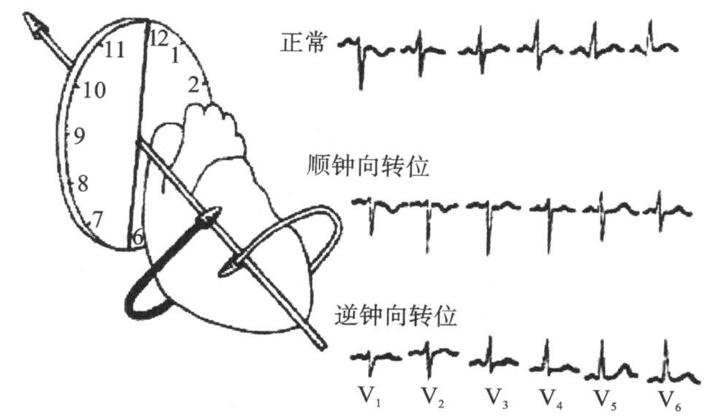


图 27-9 心脏钟向转位示意图

（邵春芬）

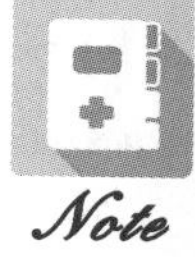

# 第二十八章　心电图的临床应用

## 第一节　正常心电图

### 一、正常心电图波形特点及正常值

（一）P 波

P 波代表心房肌除极的电位变化。P 波前半部代表右心房、后半部代表左心房除极电位变化（图 28-1）。

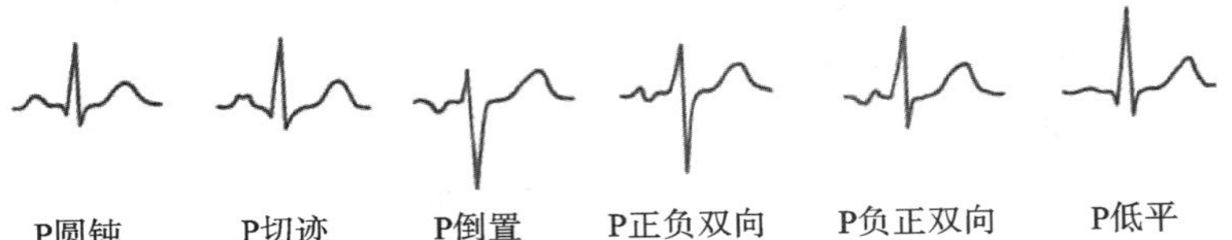


图 28-1　P 波各种形态

**1. 位置与形态**　正常窦性 P 波一定出现在 QRS 波群之前。在大部分导联上一般呈钝圆形，有时可有轻度的切迹或双峰，但峰距小于 0.04 s。

**2. 方向**　P 波在 Ⅰ、Ⅱ、aVF、$V_4$～$V_6$ 导联向上，aVR 导联向下，则称为窦性 P 波，其余导联可直立、双向、倒置或低平。若 Ⅰ、Ⅱ、aVF 导联 P 波向下，aVR 导联 P 波向上，则称为逆行 P 波，表示激动起源于房室交界区。

**3. 时间（宽度）**　小于 0.12 s。

**4. 电压（振幅）**　肢体导联小于 0.25 mV，胸导联小于 0.2 mV。若 $V_1$ 导联 P 波呈双向，应测量其 P 波终末电势（P-wave terminal force，Ptf），即 $V_1$ 导联负向 P 波的时间乘以负向 P 波振幅（图 28-2），正常人 Ptf$V_1$ 绝对值应＜0.04 mm・s。

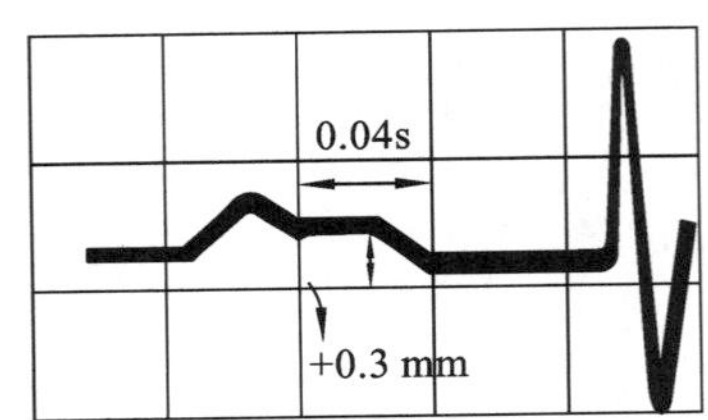


0.04 s × (+0.3 mm)=+0.01 mm・s

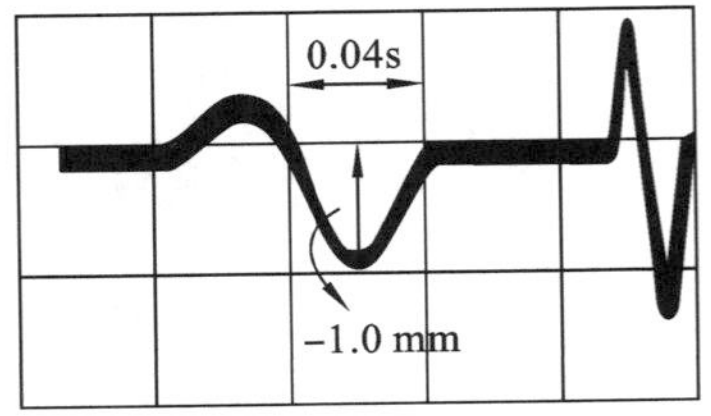


0.04 s × (−1.0 mm)=−0.04 mm・s

图 28-2　Ptf 的测量示意图

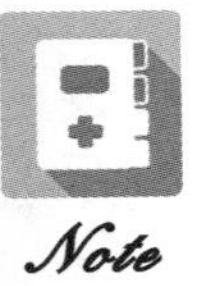

(二) P-R 间期(或 P-Q 间期)

P-R 间期(或 P-Q 间期)代表心房开始除极至心室开始除极的时间,即 P 波起点至 QRS 波群起点的时间,又称房室传导时间。P-R 间期与年龄及心率有关,心率在正常范围时,成年人的 P-R 间期为 0.12～0.20 s。在幼儿及心动过速的情况下,P-R 间期相应缩短;在老年人及心动过缓的情况下,P-R 间期可略延长,但不超过 0.22 s。

(三) QRS 波群

QRS 波群代表心室肌除极的电位变化。

**1. 形态与方向** ①肢体导联:Ⅰ、Ⅱ导联的 QRS 波群主波一般向上,Ⅲ导联 QRS 波群主波方向变化较多。aVR 导联 QRS 波群主波一般向下,可呈 QS、rS、rSr′或 Qr 型。aVF、aVL 导联 QRS 波群可呈 qR、Rs、R 或 rS 型。②胸导联:自 $V_1$ 至 $V_6$ 的移行规律是 R 波逐渐增高,S 波逐渐变浅。$V_1$、$V_2$ 导联 QRS 波群主波向下,多呈 rS 型,R/S<1;$V_5$、$V_6$ 导联 QRS 波群主波向上,多呈 qR 型、Rs、R、qRs 型,R/S>1;$V_3$、$V_4$ 导联 QRS 波群呈过渡区波形,R/S≈1(图 28-3)。③Q 波:正常 Q 波不超过同导联 R 波振幅的 1/4,时间不超过 0.03 s(Ⅲ、aVR 导联除外)。Ⅲ导联 Q 波宽度可达 0.04 s(图 28-4)。aVR 导联出现宽的 Q 波或 QS 波均属正常。$V_1$、$V_2$ 导联不应出现 Q 波,但可以呈 QS 型。

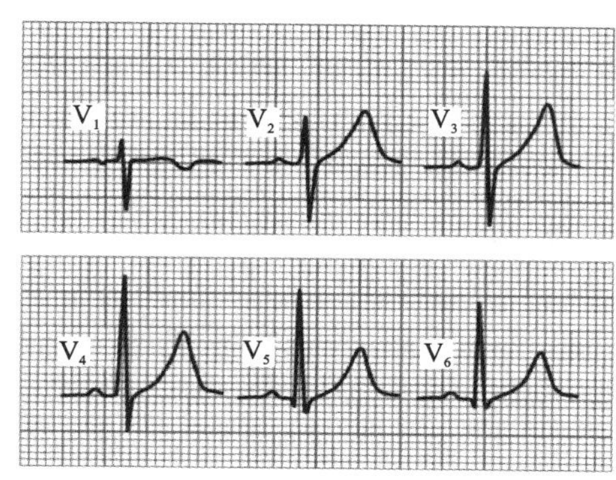


**图 28-3 胸导联 QRS 波群形态**

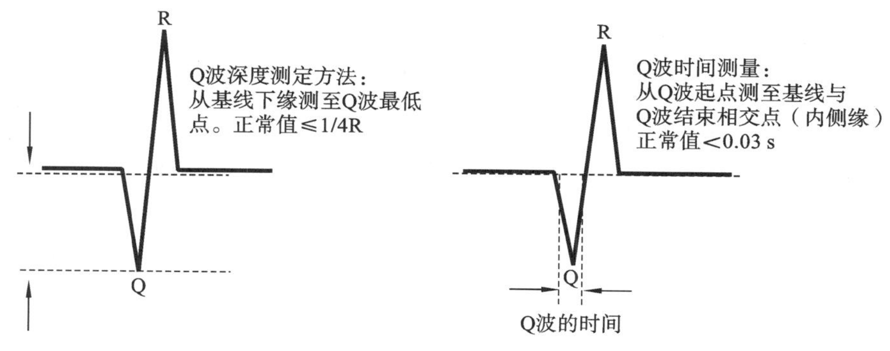


**图 28-4 Q 波的测量**

**2. 时间(宽度)** 正常成人为 0.06～0.10 s,最宽不超过 0.11 s。

**3. R 峰时间** 正常成人 $V_1$、$V_2$ 导联一般不超过 0.03 s,$V_5$、$V_6$ 导联一般不超过 0.05 s。

**4. 电压** ①肢体导联:$R_{Ⅰ}$<1.5 mV,$R_{aVR}$<0.5 mV,$R_{aVL}$<1.2 mV,$R_{aVF}$<2.0 mV。②胸导联:$R_{V_1}$≤1.0 mV,$R_{V_5}$≤2.5 mV。③低电压:6 个肢体导联的 QRS 波群振幅(正向波和负向波振幅的绝对值之和)均小于 0.5 mV,或 6 个胸导联的 QRS 波群振幅(正向波和负向波振幅的绝对值之和)均小于 0.8 mV(图 28-5)。多见于冠心病、广泛心肌梗死、心包积液、肺气肿等。

(四) J 点

J 点为 QRS 波群终末与 ST 段起始的交接点,正常多位于等电位线上,可随 ST 段的偏移而发生移位。

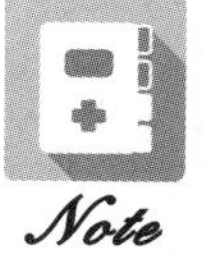

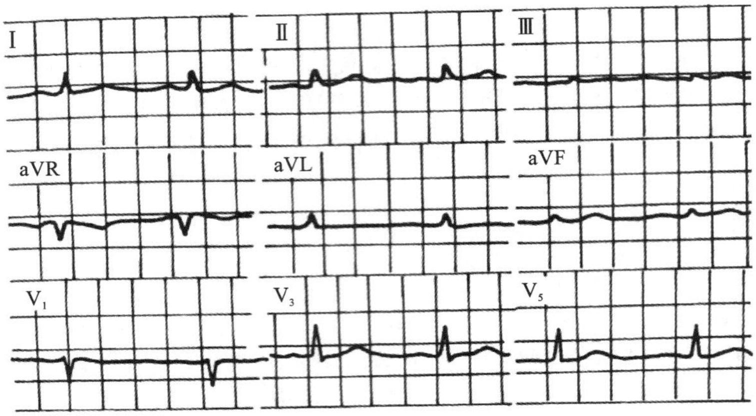

图 28-5　低电压

（五）ST 段

ST 段代表心室缓慢复极过程，从 QRS 波群终点到 T 波起点的一段等电位线。ST 段抬高及压低是反映心肌损害的重要指标。正常 ST 段为一等电位线，可轻微偏移，但在任何导联中，ST 段下移不应超过 0.05 mV；ST 上移，在 $V_2$、$V_3$ 导联可达 0.2 mV 或更高，在肢体导联和 $V_4$ ～ $V_6$ 导联很少超过0.1 mV。

（六）T 波

T 波代表心室快速复极时的电位变化。

**1. 形态与方向**　正常 T 波呈圆钝形，平滑而宽大，一般无切迹，其上升支稍平，下降支较陡。其方向一般与 QRS 波群的主波方向一致。在Ⅰ、Ⅱ、$V_4$～$V_6$ 导联 T 波直立，aVR 导联倒置，在其他导联可直立、倒置或双向。若在 $V_1$ 导联向上，则在 $V_2$～$V_6$ 导联不应向下。

**2. 电压**　除Ⅲ、aVL、aVF、$V_1$～$V_3$ 导联外，其他导联 T 波振幅不低于同一导联 R 波的 1/10。在胸导联中 T 波可高达 1.2～1.5 mV。

（七）Q-T 间期

Q-T 间期代表心室肌除极和复极全过程所需的时间，即从 QRS 波群起点至 T 波终点的时间。心率在 60～100 次/分时，Q-T 间期的正常值为 0.32～0.44 s。Q-T 间期长短与心率的快慢密切相关，心率越快，Q-T 间期愈短，反之愈长。故常用校正的 Q-T 间期（Q-Tc）来减少心率对其的影响。通常采用 Bazett 公式计算：$Q\text{-}Tc = Q\text{-}T/\sqrt{R\text{-}R}$，其正常上限值为 0.44 s，超过此时限即为延长。

（八）U 波

U 波出现在 T 波之后 0.02～0.04 s，正常 U 波形态为前半部斜度较陡，后半部斜度较平缓，振幅小，方向一般与 T 波一致。多见于胸导联，尤以 $V_2$、$V_3$ 导联较明显。U 波明显增高常见于血钾过低，U 波倒置多见于高血压、冠心病等。

正常人 12 导联心电图见图 28-6。

## 二、小儿心电图的特点

小儿的生理发育过程迅速，其心电图变化也较大，总的趋势可概括为自起初的右心室占优势型转变为左心室占优势型的过程。为了正确评估小儿心电图，需充分认识其特点。

（1）小儿心率比成人快，至 10 岁以后即可大致保持为成人的心率水平。小儿的 P-R 间期较成人短，7 岁以后趋于恒定（0.10～0.17 s），小儿的 Q-T 间期较成人略长。

（2）小儿的 P 波时限较成人稍短（儿童小于 0.09 s），P 波的电压新生儿较高，以后则较成人低。

（3）婴幼儿常呈右心室占优势的 QRS 图形特征。Ⅰ导联有深 S 波；$V_1$（$V_{3R}$）导联多呈高 R 波而 $V_5$、$V_6$ 导联常出现深 S 波；$R_{V_1}$ 电压随年龄增长逐渐减低，$R_{V_5}$ 逐渐增高。小儿 Q 波较成人为深（常见于

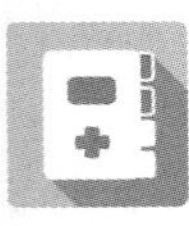

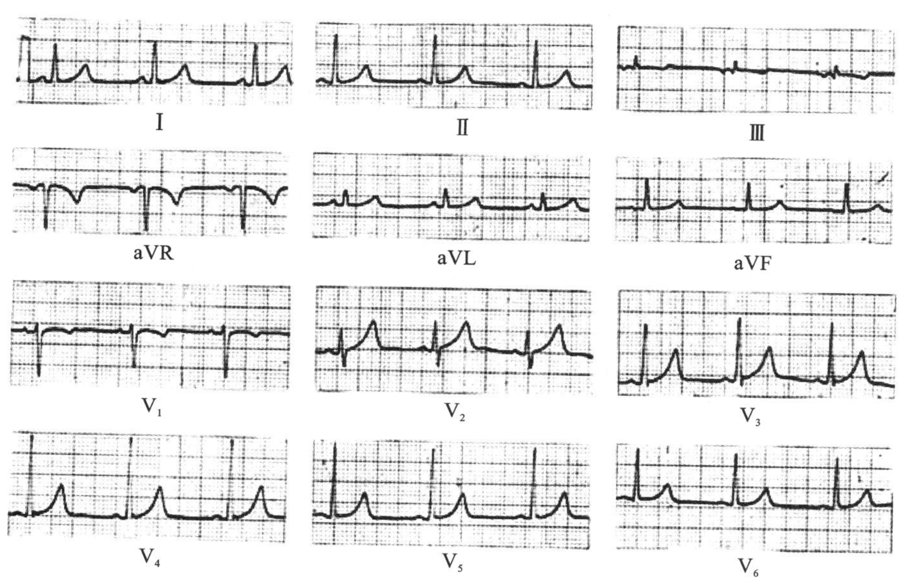


图 28-6 正常心电图

Ⅱ、Ⅲ、aVF 导联)；3 个月以内婴儿的 QRS 初始向量向左，因而 $V_5$、$V_6$ 常缺乏 q 波。新生儿期的心电图主要呈"悬垂型"，心电轴＞＋90°，以后与成人大致相同。

(4) 小儿 T 波的变异较大，在新生儿期，肢体导联及右胸导联常出现 T 波低平、倒置。

## 第二节 心房扩大与心室肥厚

### 一、心房扩大

心房扩大，因其结构的异常，引起心房电活动的改变，这种改变主要表现在反映心房电活动的 P 波形态、振幅与时间方面。

(一) 右心房扩大(right atrium enlargement，RAE)

右心房扩大时，右心房除极时间虽然延长但与稍后左心房除极的时间重叠，两者总的除极时间并未延长，因而主要表现为心房除极波振幅的增高。因右心房扩大常见于慢性肺源性心脏病、肺动脉高压等疾病，故此型高耸的 P 波又称为"肺型 P 波"。心电图特征为：① P 波时间正常。②P 波形态高尖。③P 波在Ⅱ、Ⅲ、aVF 导联振幅≥0.25 mV，在 $V_1$ 导联振幅≥0.15 mV(图 28-7)。

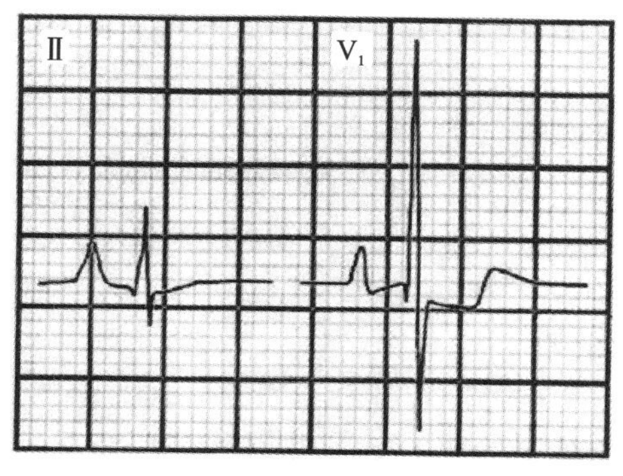


图 28-7 右心房扩大

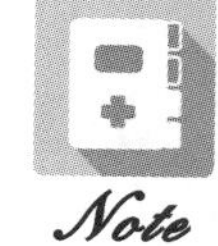

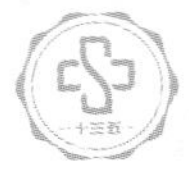



(二) 左心房扩大(left atrium enlargement, LAE)

因左心房除极在后，当左心房扩大时，主要表现为心房除极时间延长。心电图特征为：①P 波增宽，P 波时限≥0.12 s，常呈双峰，双峰间距≥0.04 s，在Ⅰ、Ⅱ、aVL 导联明显。常见于风心病二尖瓣狭窄，故又称为“二尖瓣型 P 波”。②$V_1$ 导联 P 波常呈双向，其 $PtfV_1$ 绝对值≥0.04 mm · s(图 28-8)。

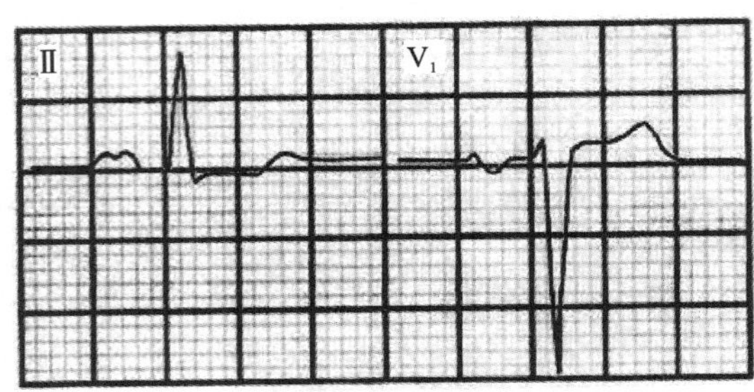


**图 28-8　左心房扩大**

(三) 双房扩大(biatrial enlargement)

因左、右心房的除极并非同时开始和结束，一般右心房除极在先，左心房除极在后，因此，左、右心房扩大后，各自增大的除极向量均可显示出来，而不致相互抵消。在心电图上表现为 P 波异常增大及时间延长。心电图特征为：①P 波振幅≥0.25 mV；②P 波增宽，P 波时限≥0.12 s，呈双峰；③$V_1$ 导联 P 波高大双向，上下振幅均超过正常范围(图 28-9)。

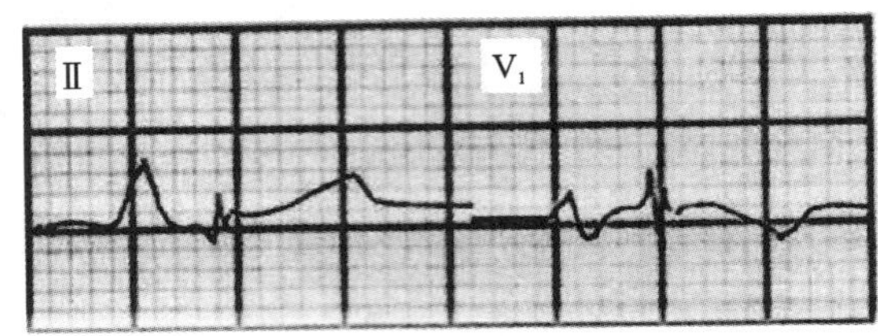


**图 28-9　双房扩大**

## 二、心室肥厚

左、右心室肥厚，一般不累及心脏的传导系统，但由于一侧心室肥厚，必然会影响心脏除极、复极过程，因而在不同导联的心电图中可有 QRS 波群电压、时间及 ST-T 的改变。临床上常把心室肥厚伴有 ST-T 改变称为心室肥厚伴劳损。

(一) 左心室肥厚(left ventricular hypertrophy, LVH)

因无传导系统受损，心室的除极顺序并不发生明显的变化，故各导联上 QRS 波群的形态多无大变化。但由于左心室肥厚和扩张，左心室壁的除极面增大，除极时间延长，除极心电向量更加偏左，左心室的导联 R 波高大及左心室壁激动时间延长。临床常见于高血压、主动脉瓣关闭不全或狭窄、二尖瓣关闭不全、冠状动脉粥样硬化性心脏病及某些先天性心脏病等。其心电图特征如下。

(1) QRS 波群电压增高或左心室高电压：①$R_{V_5}$(或 $R_{V_6}$)>2.5 mV；$R_{V_5}+S_{V_1}$>3.5 mV(女性)或>4.0 mV(男性)。②$R_{aVL}$>1.2 mV；$R_{aVF}$>2.0 mV；$R_{Ⅰ}$>1.5 mV；$R_{Ⅰ}+S_{Ⅲ}$>2.5 mV。

(2) QRS 波群时间延长：常达 0.10～0.11 s。

(3) 额面心电轴左偏。

(4) ST-T 改变：在以 R 波为主的导联($V_5$、$V_6$ 等)，ST 段下斜型下移>0.05 mV，T 波低平、双向或倒置等。在以 S 波为主的导联($V_1$ 导联)则相反，T 波直立。此为继发性改变，可同时伴有心肌缺血。

在心电图诊断中，QRS 波群电压增高是左心室肥厚的重要特征。在左心室高电压的基础上，结合其他阳性指标之一，即可诊断左心室肥厚。符合条件越多及超过正常范围越大，诊断的可靠性越大。若仅有 QRS 波群电压增高，而无其他任何阳性指标者，诊断左心室肥厚应慎重，因左心室电压增高也可见

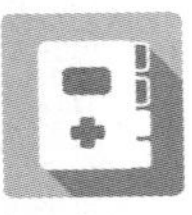
Note

于正常儿童及胸壁较薄的青年人，故须结合病史综合考虑。心电图对诊断高血压病、主动脉瓣关闭不全或狭窄引起的左心室肥厚相对敏感，而对冠心病或心肌梗死伴发的左心室肥厚敏感性较差（图 28-10）。

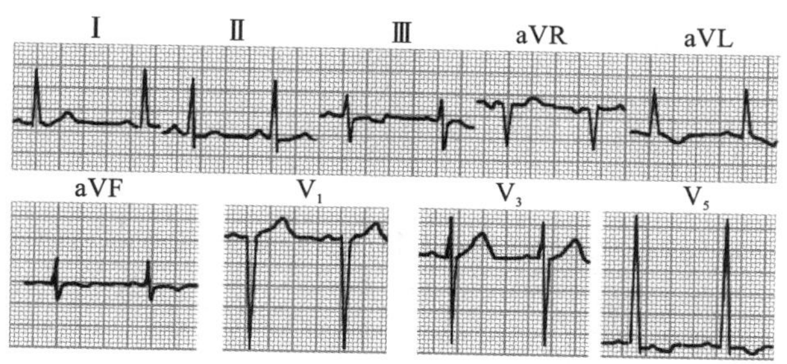


图 28-10 左心室肥厚

（二）右心室肥厚（right ventricular hypertrophy，RVH）

正常右心室厚度是左心室壁的 1/3，故右心室肥厚达到一定程度才会使心室除极的综合向量方向发生改变，心电图才能出现异常改变。临床对先天性心脏病、肺源性心脏病、二尖瓣狭窄引起的右心室肥厚有较大的诊断价值。其心电图特征如下。

（1）QRS 波群形态改变及右心室电压增高：①$V_1$ 导联 R/S≥1，$V_5$ 导联 R/S≤1 或 S 波比正常加深。②$R_{V_1}+S_{V_5}>1.05$ mV（重者 1.2 mV）。③aVR 导联 R/S≥1 或 R>0.5 mV。

（2）心电轴右偏≥+90°（重症时心电轴右偏可>+110°）。

（3）ST-T 改变：反映右心室图形的导联（如 $V_1$、$V_2$），ST 段压低，T 波低平、双向或倒置等。

心电图对右心室肥厚的诊断并不敏感，$R_{aVR}$ 电压升高及电轴明显右偏可认为是右心室肥厚的较可靠指标。其他心电图改变在诊断上往往仅有参考价值（图 28-11）。

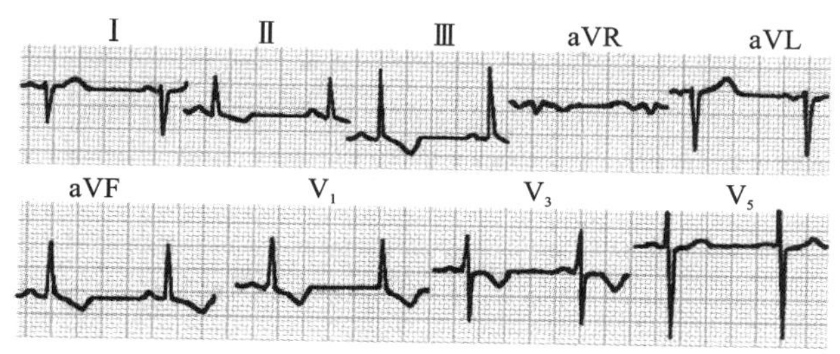


图 28-11 右心室肥厚伴劳损

（三）双侧心室肥厚（bilateral ventricular hypertrophy）

心电图对双侧心室肥厚的诊断相当困难，心脏的左、右心室同时肥厚时，肥厚的左、右心室产生的向量可相互抵消，使心电图可无特殊改变，或仅反映占优势的一侧心室改变。其心电图可表现为以下情况。

（1）“正常”心电图：因双侧心室电压同时增高，互相抵消，心电图表现为“正常”。

（2）单侧心室肥厚心电图：当一侧心室肥厚超过另一侧时，可表现出该侧心室肥厚，而对侧心室肥厚的图形被掩盖。

（3）双侧心室肥厚心电图：常以一侧心室肥厚心电图改变为主，另一侧心室肥厚的诊断条件较少（图 28-12）。

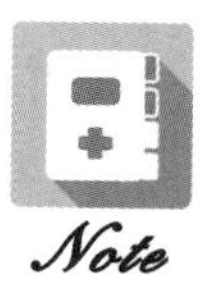

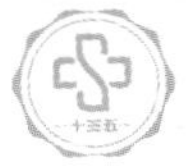



图 28-12　双侧心室肥厚

# 第三节　心 律 失 常

## 一、概述

正常人的心脏起搏点位于窦房结，并按正常传导顺序激动心房和心室。当各种原因使心脏激动的起源异常和(或)传导异常，称为心律失常(arrhythmia)。心律失常的种类繁多，临床表现各异，其最基本、最常用的诊断方法是心电图。根据心律失常的发生机制，心电图上一般将心律失常分为以下几类。

### (一) 激动起源异常

**1. 窦性心律失常**　窦性心律的节律或频率发生异常。如窦性心动过速、窦性心动过缓、窦性心律不齐、窦性停搏等。

**2. 异位心律**　起源于窦房结以外的心脏冲动或心律。

(1) 被动性心律：逸搏及逸搏心律(房性、房室交界性和室性)。

(2) 主动性心律：过早搏动(房性、房室交界性和室性)、异位性心动过速(房性、房室交界性和室性)、扑动和颤动(心房、心室)等。

### (二) 激动传导异常

**1. 生理性传导异常**　干扰与脱节(包括心脏各个部位)。

**2. 病理性传导阻滞**　窦房传导阻滞、房内传导阻滞、房室传导阻滞、室内传导阻滞。

**3. 传导途径异常**　预激综合征。

### (三) 激动起源和传导双重异常

激动起源和传导双重异常引起复杂的心律失常。

### (四) 人工心脏起搏器引起的心律失常

人工心脏起搏器引起的心律失常指在安装人工心脏起搏器后出现的各种心律失常。

由于心律失常类型繁多，影响各不相同，为方便临床处理，又将其归纳成窦性心律失常、快速性心律失常和缓慢性心律失常三大类。

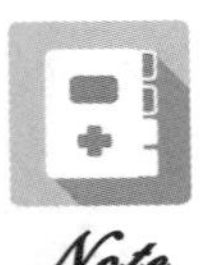

Note

## 二、窦性心律失常

由窦房结冲动引起的心律称为窦性心律(sinus rhythm)。正常窦性心律的心电图特点为:①窦性 P 波,即 P 波在Ⅰ、Ⅱ、aVF、$V_4$～$V_6$ 导联直立,在 aVR 导联倒置。②P-R 间期≥0.12 s。③频率为 60～100 次/分;近年来国内大样本健康调查结果显示我国男性静息心率正常范围为 50～95 次/分,女性为 55～95 次/分。④P-P 间期相差<0.12 s(图 28-13)。

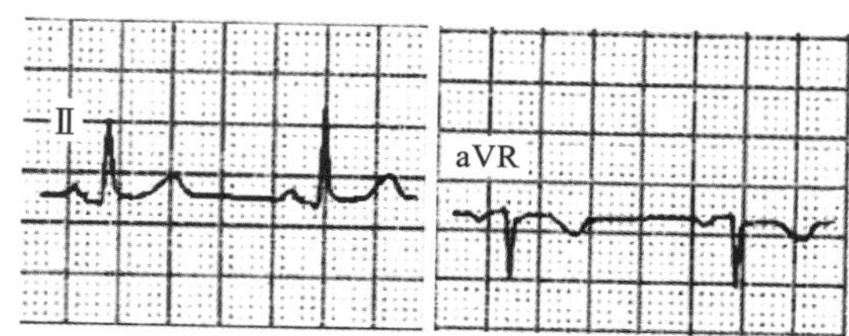


图 28-13 正常窦性心律

窦性心律失常包括以下几类。

**1. 窦性心动过速(sinus tachycardia)** 成人窦性心律的频率超过 100 次/分。常见于剧烈运动、情绪激动、吸烟、饮茶、咖啡、饮酒以及服用阿托品类药物等。某些病理状态,如发热、疼痛、缺氧、贫血、低血压、甲状腺功能亢进、休克、心功能衰竭等均可引起。心率一般在 140 次/分以下,极少超过 170 次/分。心电图特征为:①窦性心律;②频率>100 次/分;③可有 ST 段上斜型下降及 T 波低平(图 28-14)。注意:由于心率较快,P 波可与 T 波重叠,应与室上性心动过速相鉴别。

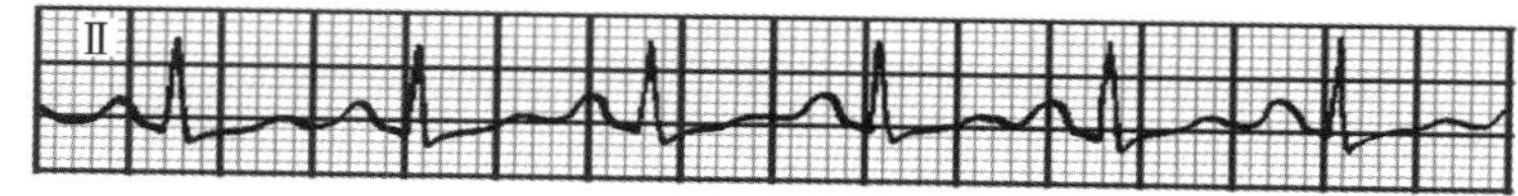


图 28-14 窦性心动过速

**2. 窦性心动过缓(sinus bradycardia)** 窦性心律频率低于 60 次/分。近年来国内大样本健康调查结果显示,约 15%正常人静息心率可以低于 60 次/分,尤其是男性。生理情况常见于老年人、睡眠状态、运动员和迷走神经张力过高者;病理情况下见于颅内压增高、黏液性水肿、低温状态、冠心病、心肌炎、心肌病、病态窦房结综合征等患者;也可见于服用洋地黄及抗心律失常药物,如 β 受体阻滞剂、钙通道阻滞剂等。心率一般在 45 次/分以上,偶有低于 40 次/分者。心电图特征为:①窦性心律;②频率<60 次/分;③常并存窦性心律不齐(图 28-15)。

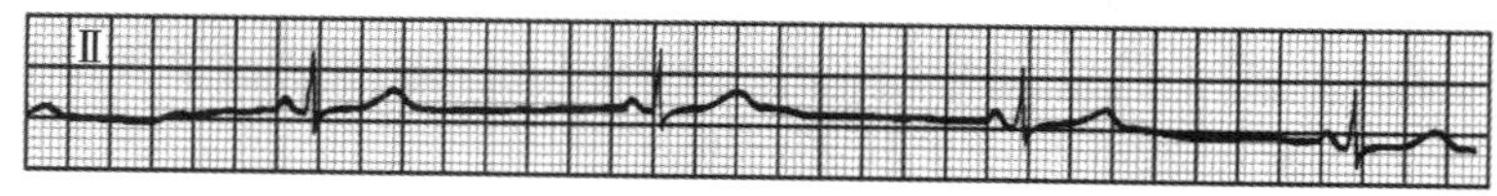


图 28-15 窦性心动过缓

**3. 窦性心律不齐(sinus arrhythmia)** 窦性心律出现明显的快慢不均。常见于健康儿童和青少年、自主神经功能失调、更年期综合征等,也可见于器质性心脏病及洋地黄药物中毒等。心电图特征为:①窦性心律;②在同一导联 P-P 间期不匀,相差>0.12 s(图 28-16)。

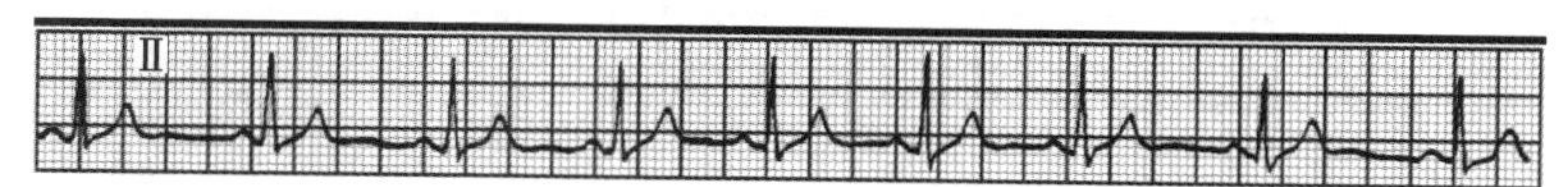


图 28-16 窦性心律不齐

**4. 窦性停搏(sinus arrest)** 窦房结在较长时间内不能形成冲动,使心房或整个心脏暂停活动,又称窦性静止。多见于各种病因所致的窦房结功能低下、迷走神经张力过高、器质性心脏病,以及药物中毒如洋地黄、奎尼丁、β 受体阻滞剂中毒等。心电图特征为:①在很长一段时间内无 P 波;②长 P-P 间期与

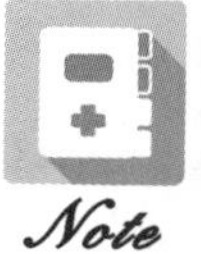

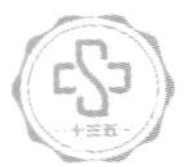



窦性 P-P 间期无倍数关系；③较长的窦性停搏时，常伴有交界性或室性逸搏或逸搏心律（图 28-17）。

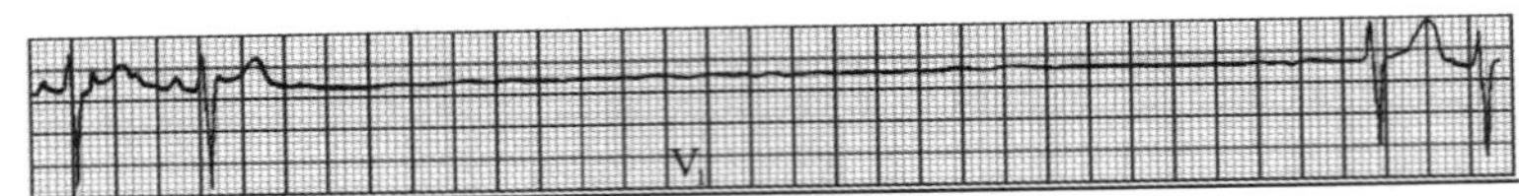


图 28-17　窦性停搏

**5. 病态窦房结综合征（sick sinus syndrome）**　由于窦房结及其周围组织的器质性病变引起窦房结起搏不足和（或）窦房结与心房之间传导障碍，而导致的多种心律失常的综合表现，简称病窦综合征。常见于冠心病、高血压性心脏病、心肌病、心肌炎、退行性改变、手术损伤等。主要表现为明显的窦性心动过缓，伴有窦性停搏、窦房传导阻滞等。当心动过缓与快速性房性心律失常交替出现时，又称为心动过速-心动过缓综合征，或快-慢综合征。心电图特征为：①持续的窦性心动过缓，心率<50 次/分，不易被阿托品等药物纠正；②窦性停搏或窦房传导阻滞；③快-慢综合征；④双结病变，即若病变同时累及房室交界区，可出现房室传导障碍，或发生窦性停搏时，长时间不出现交界性逸搏。

## 三、过早搏动

过早搏动（premature beat）是指窦房结以外的异位起搏点自律性增高，在窦房结激动尚未抵达时，提前发出激动，又称为期前收缩。多与折返激动、触发活动或异位起搏点兴奋性增高有关，是常见的心律失常。根据异位起搏点的位置可分为房性、交界性及室性三种，其中以室性过早搏动最多见。

过早搏动与其前正常搏动的间距称为联律间期（coupling interval），过早搏动之后的长间歇称为代偿间歇（compensatory pause）。由于房性异位激动，常易逆传侵入窦房结，使其提前释放激动，引起窦房结节律重整，因此房性过早搏动的联律间期与代偿间歇之和小于正常心动周期的 2 倍，称为不完全性代偿间歇。而交界性和室性过早搏动，距窦房结较远，不易侵入窦房结，故往往表现为完全性代偿间歇，即联律间期与代偿间歇之和等于正常心动周期的 2 倍。

过早搏动<5 个/分，称为偶发过早搏动；如≥5 个/分者称为频发性过早搏动。若在正常搏动之后，有规律地间隔发生过早搏动，如每一个或两个正常搏动后出现一次过早搏动，则形成二联律或三联律。当过早搏动连发 2 次，称为连发过早搏动，当连发≥3 次，则称为短阵心动过速。在同一导联上出现形态不一致的过早搏动，且联律间期互不相同，称为多源性过早搏动；若联律间期固定，而形态各异，则称为多形性过早搏动，均表示起搏部位不一。

过早搏动可见于情绪激动、饱餐、体力劳动、过量饮酒、吸烟等，多见于器质性心脏病如急性心肌梗死、心肌炎、风湿性心脏病等，亦见于急性感染、心脏手术、麻醉、低温、体外循环、低血钾、洋地黄过量等。

**1. 室性过早搏动（premature ventricular beat）**　起源于心室内某一起搏点的过早搏动。心电图特征为：①提前出现的 QRS-T 波群，其前无 P 波或相关的 P 波；②QRS 波群宽大畸形，时限常大于 0.12 s，T 波方向多与主波方向相反；③多为完全性代偿间歇（图 28-18 至图 28-20）。

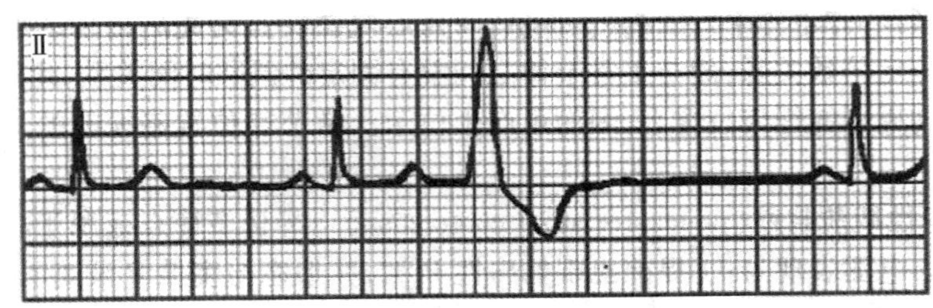


图 28-18　室性过早搏动

**2. 房性过早搏动（premature atrial beat）**　起源于心房内某一起搏点而产生的过早搏动。心电图特征为：①提前出现的房性 P′波，其形态与窦性 P 波略有不同；② P′-R 间期大于 0.12 s；③其后 QRS 波群一般呈室上性；④多为不完全性代偿间歇。当房性过早搏动下传至心室，而 QRS 波群宽大畸形，多呈右束支阻滞图形，称为房性过早搏动伴室内差异性传导；当房性过早搏动 P′波其后的 QRS 波群缺如，

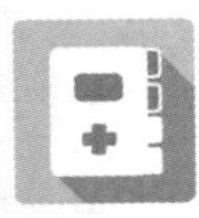
Note

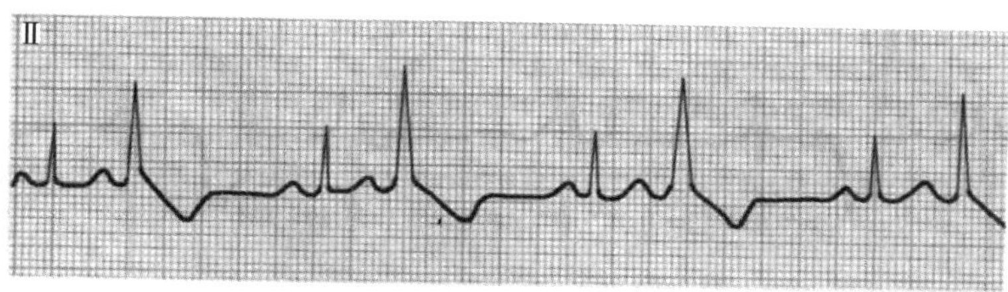

图 28-19 室性过早搏动呈二联律

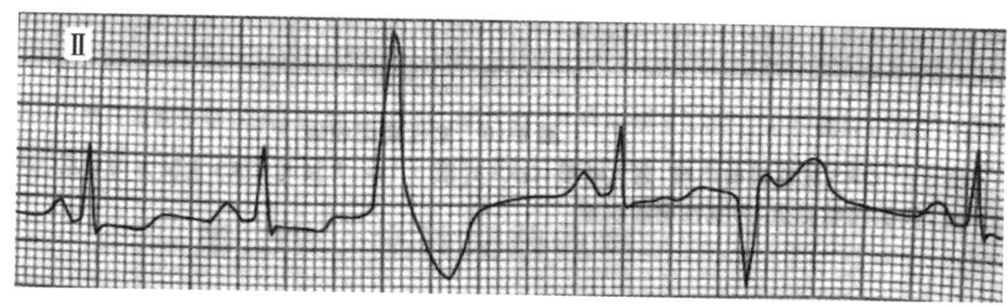

图 28-20 多形性室性过早搏动

称房性过早搏动未下传（图 28-21、图 28-22）。

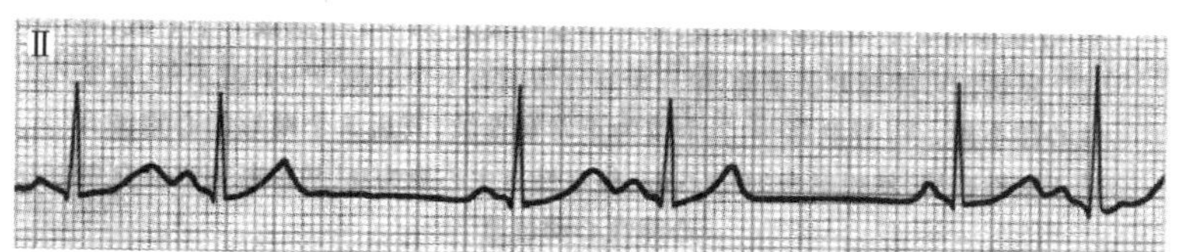

图 28-21 房性过早搏动

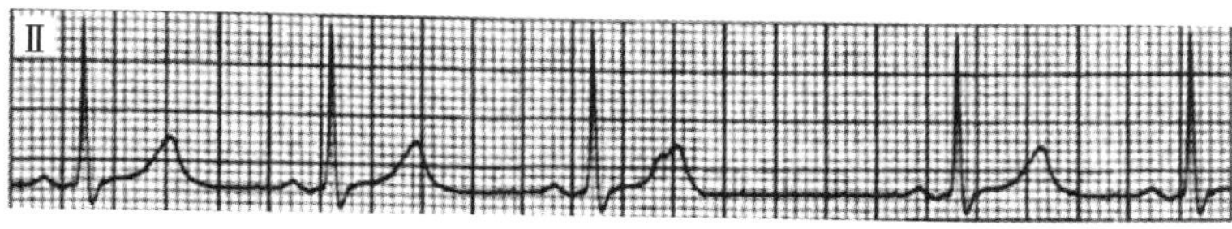

图 28-22 房性过早搏动未下传

**3. 交界性过早搏动（premature junctional beat）** 提前的异位激动起源于房室交界区内。心电图特征为：①提早出现室上性 QRS-T 波群，其前无窦性 P 波，QRS-T 波群形态与窦性下传者基本相同；②出现逆行 P′波（在 aVR 导联直立，Ⅱ、Ⅲ、aVF 导联倒置），若 P′波位于 QRS 波群之前，则 P′-R 间期小于 0.12 s，P′波位于 QRS 波群之后，则 R- P′间期小于 0.20 s，P′波亦可埋入 QRS 波群之中而不易辨别或引起 QRS 波群轻度变形；③多为完全性代偿间歇（图 28-23、图 28-24）。

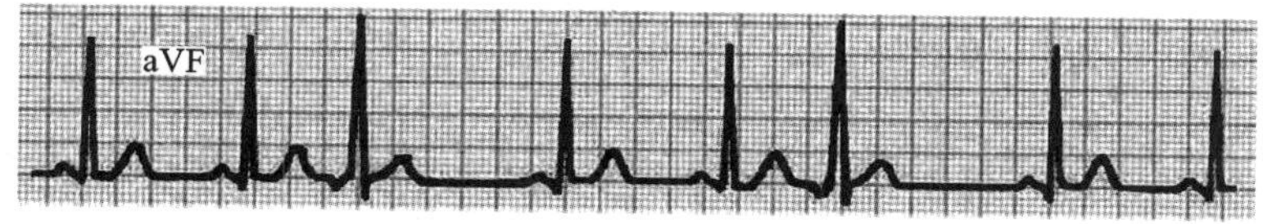

图 28-23 交界性过早搏动

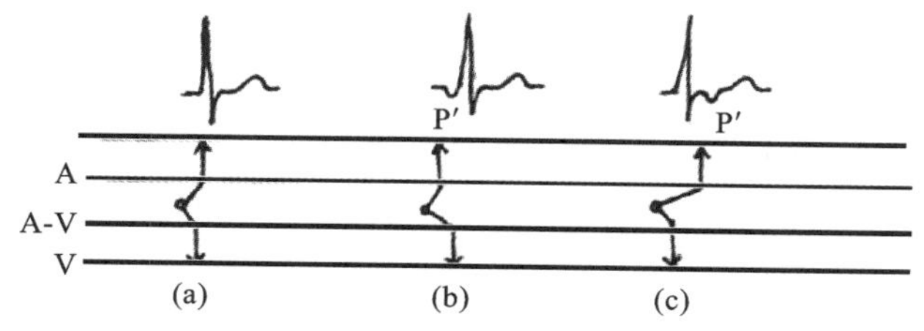

图 28-24 交界性过早搏动三种情况示意图

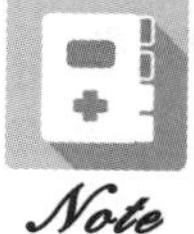

## 四、异位性心动过速

异位性心动过速指异位节律点兴奋性增高或激动折返引起的快速的异位心律。过早搏动连续出现3次或3次以上，发作时的第一个波群为相应的过早搏动波群，终止后有一代偿间歇。具有突发突止、频率较快（大于150次/分）的特征，发作时间从数秒至数小时不等，有时甚至持续数天。按激动起源部位分为房性、交界性及室性心动过速。其中房性与交界性心动过速因发作时频率过快，P波埋入T波内不易辨认，故统称为室上性心动过速。

**1. 阵发性室上性心动过速（paroxysmal supraventricular tachycardia，PSVT）** 心电图特征：①以过早搏动形式连续出现的3个或3个以上快速匀齐的QRS波群，形态一般为室上性，如伴束支传导阻滞或有差异传导时，QRS波群可增宽；②频率在160～250次/分；③常伴有继发性ST-T改变（图28-25）。

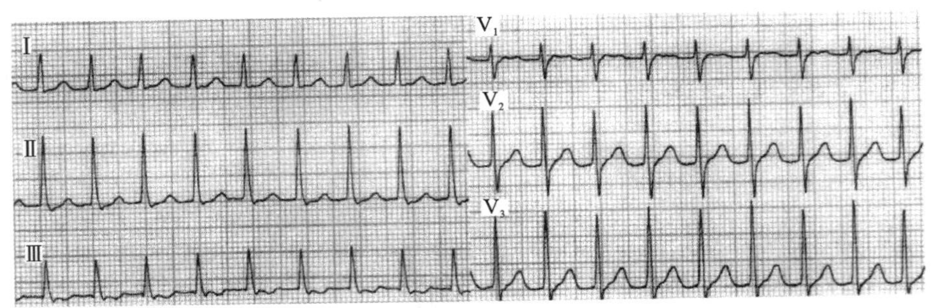


图 28-25　阵发性室上性心动过速

**2. 阵发性室性心动过速（paroxysmal ventricular tachycardia，PVT）** 心电图特征：①以过早搏动形式连续出现的3个或3个以上宽大畸形的QRS波群，时限常大于0.12 s，心律基本匀齐或略有不齐；②频率为140～200次/分；③常有继发性ST-T改变；④有时可见正常节律的窦性P波隐约夹杂其间，与QRS波群无固定关系，频率慢于QRS波群；⑤可有P波下传，夺获心室，形成"正常化"的QRS波群，为心室夺获。或者部分夺获心室形成室性融合波（图28-26）。

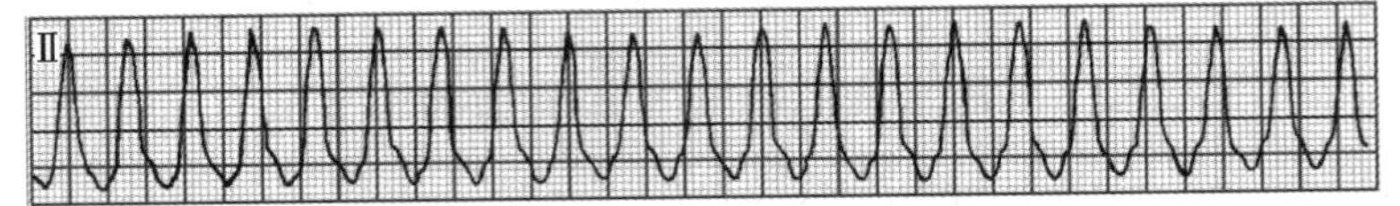


图 28-26　阵发性室性心动过速

心动过速的临床意义，取决于心跳频率及持续时间。频率较快或持续时间较长，患者一般出现心悸、心慌、胸闷等症状。阵发性室上性心动过速症状较轻，阵发性室性心动过速症状较重。重者可伴发心脏泵血功能下降，诱发头昏及晕厥，可有一过性脑缺血综合征发作（阿-斯综合征）。异位性心动过速可由劳累、激动、烟酒过量、洋地黄过量、电解质紊乱等因素诱发，也见于风湿性心脏病、心肌病、心肌炎等器质性心脏病等。

**3. 尖端扭转型室性心动过速（torsade de pointes，TDP）** 一种严重的室性心律失常。发作时呈室性心动过速特征，其增宽变形的QRS波群围绕基线不断扭转其主波的正负方向。每次连续出现3～10个心搏波之后就会发生扭转，翻向对侧。一般发作时间不长，常在十几秒内自行停止，但易复发（图28-27）。临床上常表现为反复发作性心源性晕厥（阿-斯综合征）。

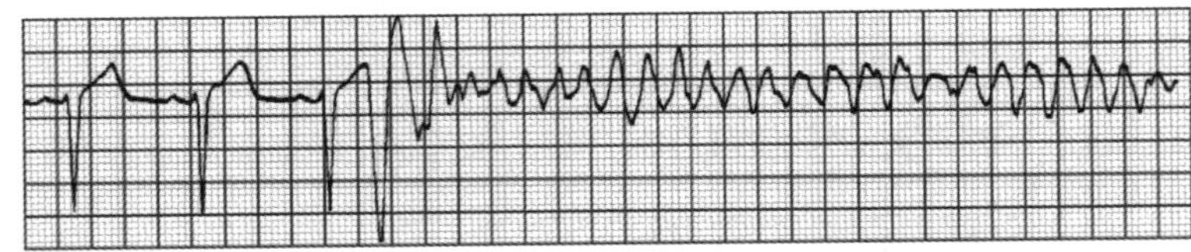

图 28-27　尖端扭转型室性心动过速

## 五、扑动与颤动

扑动与颤动(flutter and fibrillation)是一种频率较心动过速更快的异位快速性心律失常，频率常在250～600 次/分之间。异位激动可起源于心房或心室，所形成的节律分别称为心房扑动与颤动或心室扑动与颤动，扑动与颤动之间常可互相转换。由于频率过快，可使心房或心室的电活动失去静止期，无论何时总有部分心肌处于除极和复极中，致使心脏不能有节奏地协调收缩舒张，呈现一种快速而不协调的低振幅活动，甚至出现心肌的乱颤。如发生于心房，可影响心房的收缩及房室间的顺序活动，使心室泵血有所减少；如发生在心室，则可致心室射血功能基本丧失，诱发心搏骤停、猝死等极严重的后果。心房扑动与颤动多由各种形式的折返引起，少数可由多发性病灶自身节律性增高所致；心室扑动与颤动则与心脏电活动紊乱有关。

**1. 心房扑动(atrial flutter)** 心电图特征为：① P 波及等电位线消失，代之以锯齿状形态一致而连续的扑动波（F 波)，在Ⅱ、Ⅲ、aVF 导联上清晰可见；②间隔规则，频率多为 240～350 次/分；③QRS 波群一般不增宽；④房室传导比率以(2：1)～(4：1)下传，固定或不固定，室律规则（图 28-28)。

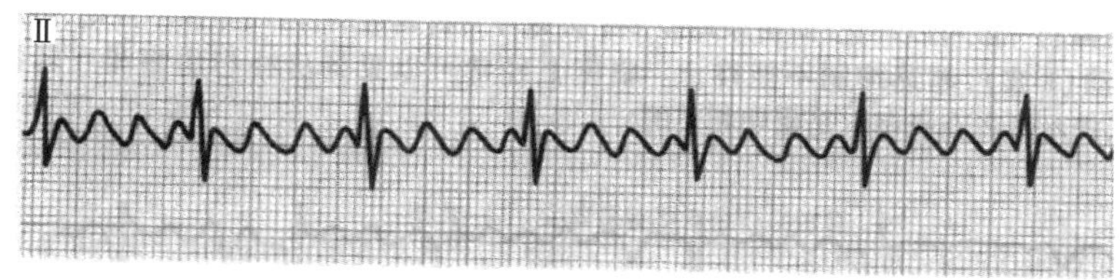


图 28-28 心房扑动(呈 4：1 传导)

**2. 心房颤动（atrial fibrillation)** 心电图特征为：①P 波及等电位线消失，代之以大小、振幅、形态不一的连续纤颤波（f 波)，通常以 $V_1$ 导联最明显；②心房 f 波频率为 350～600 次/分；③QRS 波群一般不增宽；④R-R 间距绝对不等（图 28-29)。

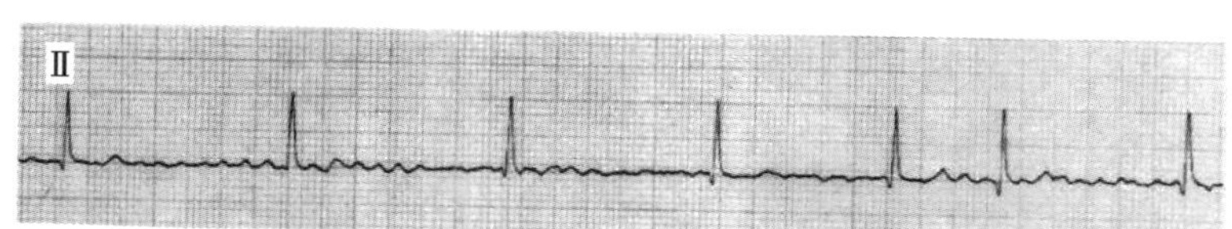


图 28-29 心房颤动

**3. 心室扑动与颤动（ventricular flutter and ventricular fibrillation)** 心室扑动的心电图特征为：无正常的 QRS-T 波群，代之以连续、快速、波形一致且宽大整齐的大正弦波，频率达 200～250 次/分(图 28-30)，心脏失去排血功能。心室扑动若不能很快恢复，可转为心室颤动而导致死亡。心室颤动多为心脏停搏前的短暂征象，心电图特征为：QRS-T 波群完全消失，出现大小不等、极不匀齐的低小波，频率在 200～500 次/分(图 28-31)。心室扑动和心室颤动都是极严重的致死性心律失常。

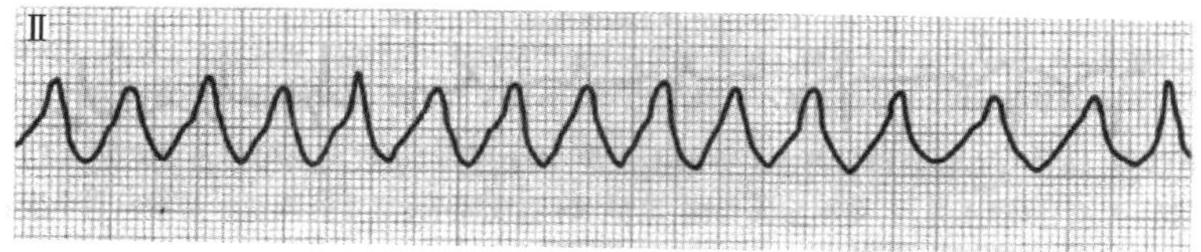


图 28-30 心室扑动

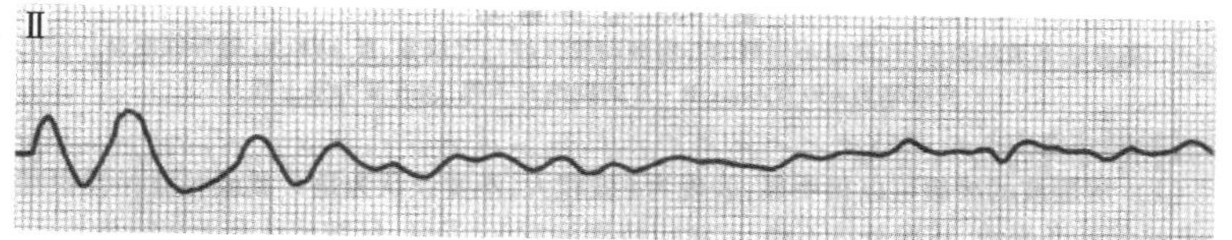


图 28-31 心室颤动

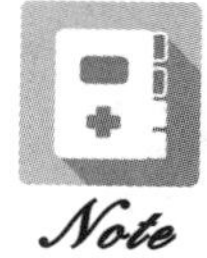

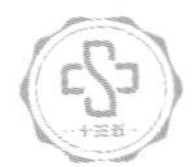


## 六、心脏传导阻滞

心脏传导阻滞(cardiac block)按发生的部位分为窦房传导阻滞、房内传导阻滞、房室传导阻滞和室内传导阻滞。按阻滞程度分为一度(传导延缓)、二度(部分激动传导发生中断)和三度(传导完全中断)。

### (一) 窦房传导阻滞(sinoatrial block)

当窦房结发出的冲动经窦房结周围的窦房交界区传入心房时受阻,称为窦房传导阻滞。

**1. 一度窦房传导阻滞** 窦房结冲动能传入心房,但传导时间延长。因常规心电图不能显示窦房结的电活动,因而心电图无法诊断一度窦房传导阻滞。

**2. 二度窦房传导阻滞** 部分窦房结冲动不能传入心房,致使心房心室不能被激动而产生漏搏。分为两型:Ⅰ型(即文氏型)和Ⅱ型,其心电图特征如下。

(1) Ⅰ型:①窦性P波;②P-P间距逐渐缩短,直至P波脱落而出现一长间歇;③2倍最短P-P间期>最长P-P间距(图28-32)。

(2) Ⅱ型:①窦性P波;②数次规律P-P间距之后突然出现一长间歇;③长间歇等于正常窦性P-P间距的倍数(图28-33)。

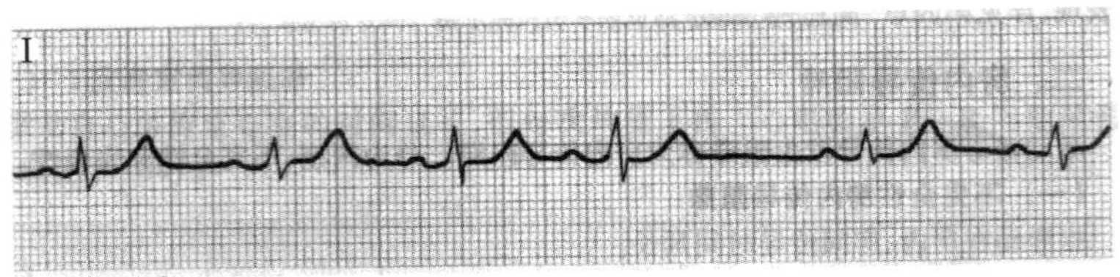


**图28-32 二度Ⅰ型窦房传导阻滞**

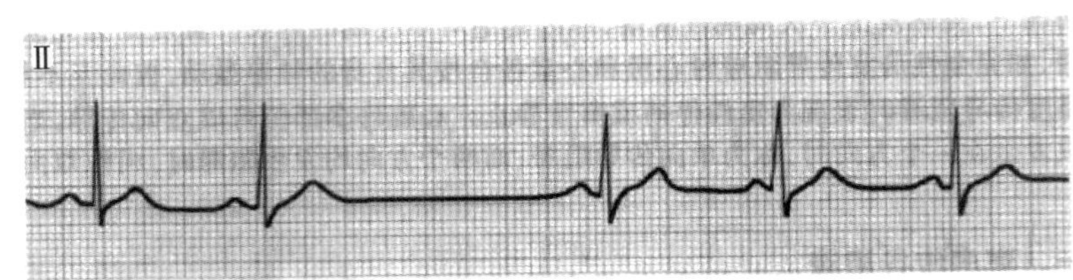


**图28-33 二度Ⅱ型窦房传导阻滞**

**3. 三度窦房传导阻滞** 全部窦房结冲动不能传入心房。窦性P波消失,有一段长的等电位线,继以缓慢的逸搏心律,难以与窦性停搏相鉴别。

### (二) 房内传导阻滞(intra-atrial block)

激动在心房内传导发生阻滞称为房内传导阻滞。

**1. 不完全性房内传导阻滞** 激动在房内、房间传导时间延长。心电图特征:P波增宽≥0.12 s,出现双峰,峰距≥0.04 s,与左心房扩大的心电图表现类似。

**2. 完全性房内传导阻滞** 局部心房肌周围形成传入、传出阻滞,引起心房分离。心电图特征:在正常窦性P波之外,可见与其无关的异位P′波或心房颤动波或心房扑动波,自成节律。

### (三) 房室传导阻滞(AVB)

当激动从心房向心室传导过程中发生障碍时,造成传导延缓或中断,称为房室传导阻滞。病变部位多发生在房室结、房室束及束支近端。其是最常见的心脏传导阻滞。

**1. 一度房室传导阻滞** 激动自心房传至心室的时间延长,但每次均能下传。心电图特征为:①成人P-R间期>0.20 s(老年人P-R间期>0.22 s),或P-R间期大于相应年龄、心率组的最高限,或两次检查,在心率无变化情况下,P-R间期延长大于0.04 s;②每一个P波之后均有QRS波群(图28-34)。

**2. 二度房室传导阻滞** 部分室上性激动不能下传至心室,出现QRS波群脱落。按阻滞规律的不同分为:

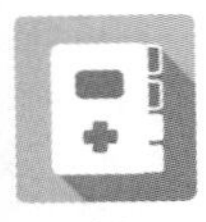
Note

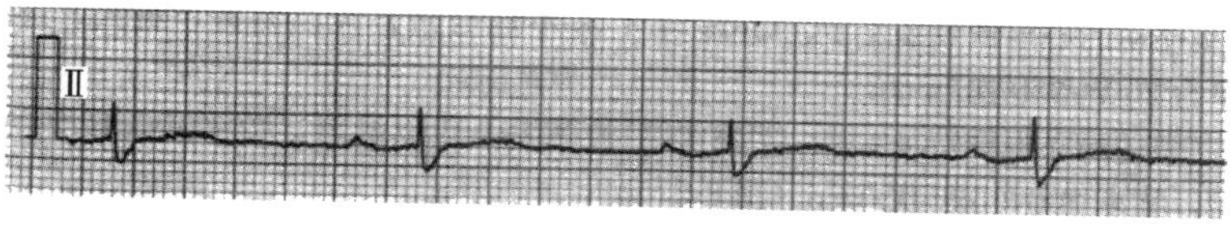

图 28-34 一度房室传导阻滞

(1) 二度Ⅰ型房室传导阻滞(Morbiz Ⅰ型):心电图特征为 P 波规律出现,P-R 间期逐渐延长,直至 1 个 P 波后脱落 1 个 QRS 波群,漏搏后传导阻滞得到一定恢复,P-R 间期又趋缩短,之后又复逐渐延长,如此周而复始地出现,又称文氏现象(Wenckebach phenomenon)(图 28-35)。

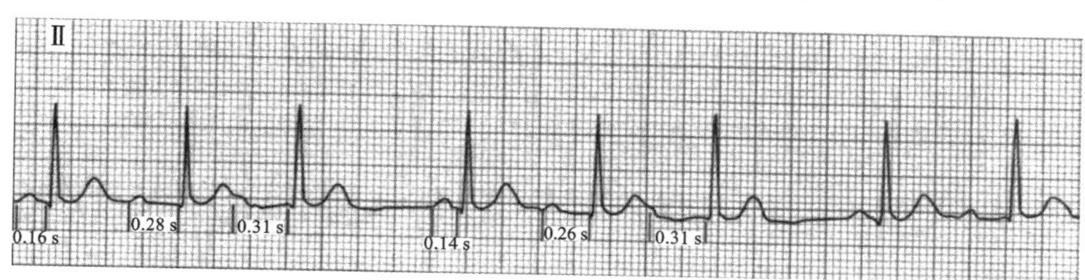


图 28-35 二度Ⅰ型房室传导阻滞

(2) 二度Ⅱ型房室传导阻滞(MorbizⅡ型):心电图特征为下传的 P-R 间期恒定不变(可正常亦可延长),部分 P 波后无 QRS 波群。房室传导比例为 2 ∶ 1、3 ∶ 2、4 ∶ 3 等,比例可固定或不固定(图 28-36)。凡连续出现 2 次或 2 次以上的 QRS 波群脱落者,称为高度房室传导阻滞,如房室传导比例为 3 ∶ 1、4 ∶ 1 的房室传导阻滞。该型易发展成完全性房室传导阻滞。

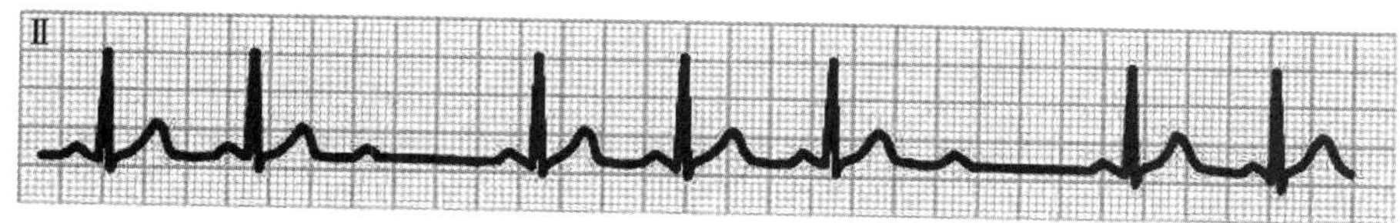


图 28-36 二度Ⅱ型房室传导阻滞

**3. 三度房室传导阻滞** 又称完全性房室传导阻滞。心电图特征:①有一系列规律出现的心房波,心房波可为窦性 P 波(也可以是 P′波、F 波或 f 波);②QRS 波群规律出现;③P 波与 QRS 波群之间无关,无真正的 P-R 间期;④心房率>心室率;⑤可见交界性或室性逸搏心律(图 28-37)。

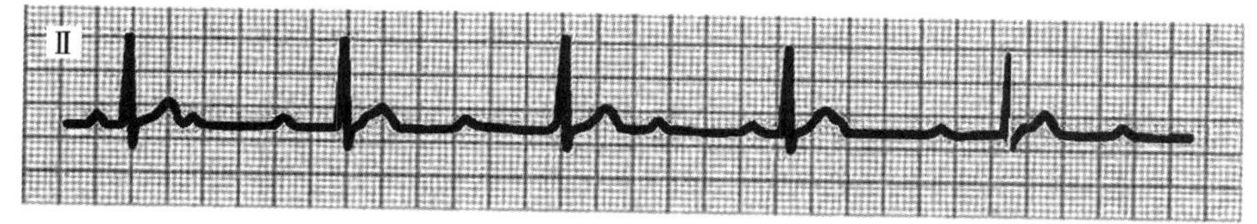


图 28-37 三度房室传导阻滞

一度或二度Ⅰ型房室传导阻滞与迷走神经张力增高有关,可见于正常人。二度Ⅱ型以上的房室传导阻滞多见于病理情况,如心肌病变、急性心肌梗死、冠心病、药物中毒及传导系统退行性变等。一般阻滞部位越低,阻滞程度越重,危险性越大。

### (四) 室内传导阻滞(intraventricular block)

室内传导阻滞指发生于希氏束以下传导系统的阻滞。希氏束在室间隔上方分为右束支和左束支分别支配右心室和左心室。左束支又分为左前分支和左后分支。它们可以分别发生不同程度的传导障碍。一侧束支阻滞时,激动从健侧心室跨越室间隔后再缓慢激动阻滞一侧的心室,根据 QRS 波群时间是否不少于 0.12 s 分为完全性和不完全性束支传导阻滞。

**1. 右束支传导阻滞(right bundle branch block,RBBB)** 右束支细长,主要由左前降支供血,其不应期一般比左束支长,易发生传导阻滞,可见于各种器质性心脏病,亦可见于健康人。发生阻滞时,心室除

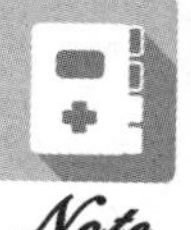

极仍始于室间隔中部，自左向右除极，通过浦肯野纤维正常快速激动左心室，再通过缓慢心室肌传导激动右心室。因此QRS波群前半部接近正常，后半部QRS波群时间延长、形态发生改变。

完全性右束支传导阻滞心电图特征：①QRS波群时间≥0.12 s；②$V_1$或$V_2$导联QRS波群呈rsR′型或呈M型，此为最具特征性的改变；$V_5$、$V_6$、Ⅰ导联S波增宽而有切迹，其时限≥0.04 s；aVR导联呈QR型，R波宽而有切迹；③$V_1$导联R峰时间＞0.05 s；④$V_1$、$V_2$导联ST段轻度压低，T波倒置；$V_5$、$V_6$、Ⅰ导联T波方向与终末S波方向相反，仍为直立（图28-38）。

不完全性右束支传导阻滞，QRS波群形态与完全性右束支传导阻滞相似，但QRS波群时间＜0.12 s（图28-39）。

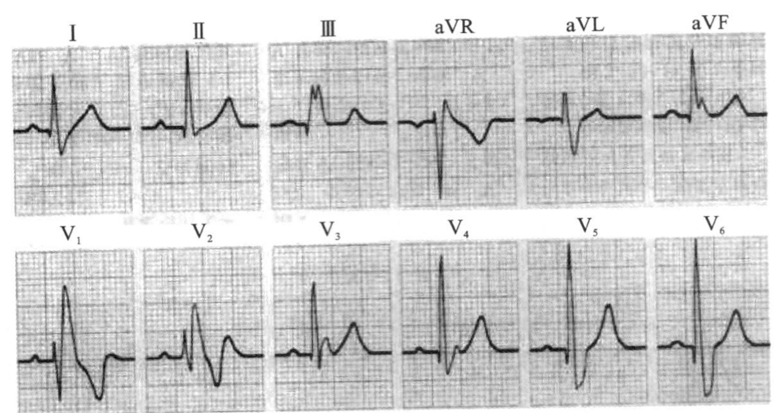


图28-38　完全性右束支传导阻滞

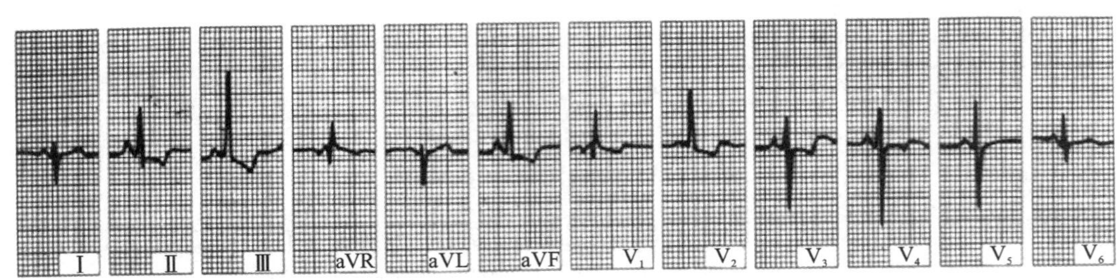


图28-39　不完全性右束支传导阻滞

**2. 左束支传导阻滞（left bundle branch block，LBBB）**　左束支粗而短，由双侧冠状动脉分支供血，不易发生传导阻滞。发生阻滞时，激动沿右束支下传至右心室前乳头肌根部，并开始向不同方面扩布，引起心室除极顺序从开始就发生一系列改变。因室间隔除极变为右向左方向除极，导致Ⅰ、$V_5$、$V_6$导联正常室间隔除极波（q波）消失；左心室除极不是通过浦肯野纤维激动，而是通过心室肌缓慢传导激动，故心室除极时间明显延长；心室除极向量主要向左后，其QRS波群向量中部及终末部除极过程缓慢，使QRS主波（R或S波）增宽、粗钝或有切迹。

完全性左束支传导阻滞心电图特征：①QRS波群时间≥0.12 s；②$V_1$、$V_2$导联呈rS型（S波明显加深增宽）或宽而深的QS型；Ⅰ、aVL、$V_5$、$V_6$导联呈宽大的R波，顶端平坦带有切迹，其前无q波。③$V_5$、$V_6$导联R峰时间＞0.06 s；④ST-T方向与QRS波群主波方向相反（图28-40）。

不完全性左束支传导阻滞，QRS波群形态与左束支传导阻滞相似，但QRS波群时间＜0.12 s（图28-41）。

**3. 左前分支传导阻滞（left anterior fascicular block，LAFB）**　左前分支细长，支配左心室左前上方，主要由左前降支供血，易发生传导障碍。阻滞发生时，心脏激动沿左后分支下传，首先使左心室后下壁除极，QRS波群初始向量朝向右下方，最后使左心室前上壁除极，QRS波群主向量位于左上方。激动仍通过传导系统扩布，故QRS波群时间仅轻度延长。心电图特征：①QRS波群心电轴左偏（－90°～－45°），超过－45°有较肯定的诊断意义；②Ⅱ、Ⅲ、aVF导联QRS波群呈rS型；Ⅰ、aVL导联呈qR型；

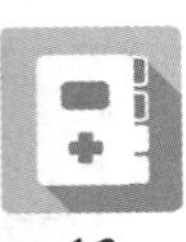

Note

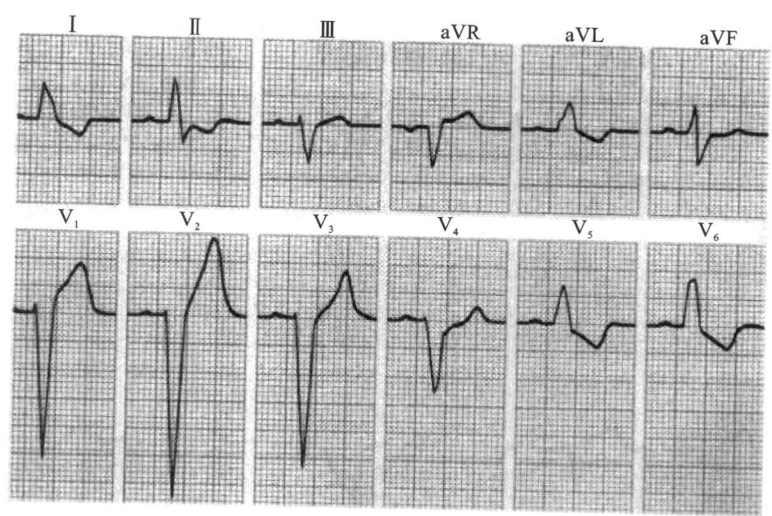


图 28-40 完全性左束支传导阻滞

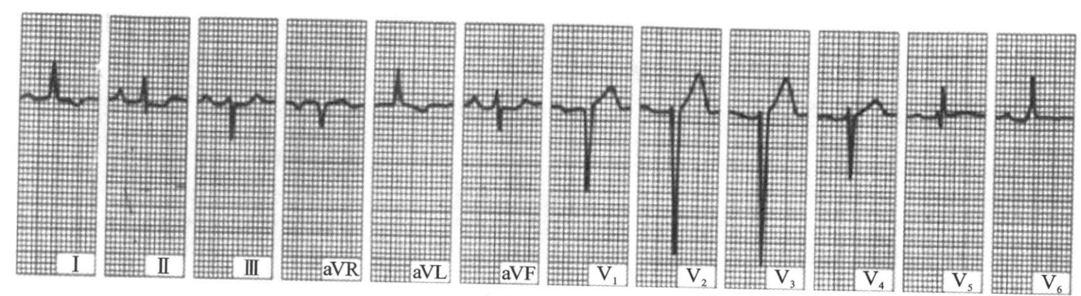


图 28-41 不完全性左束支传导阻滞

③aVL导联峰时间≥45 ms；④QRS 波群时间轻度延长，但小于 0.12 s(图 28-42)。

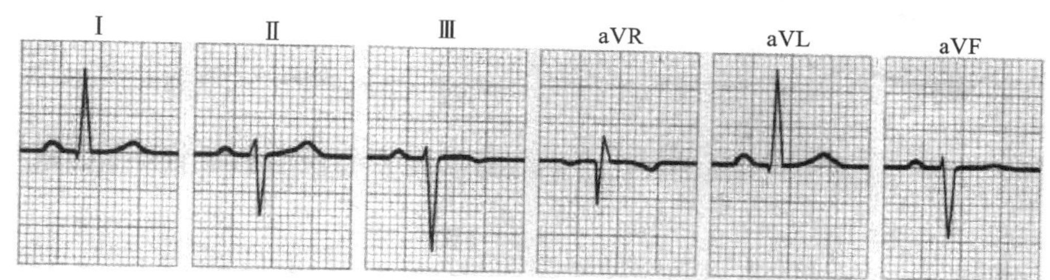


图 28-42 左前分支传导阻滞

**4. 左后分支传导阻滞(left posterior fascicular block，LPFB)** 左后分支较粗，向下向后散开分布于左心室的膈面，具有双重血供，发生阻滞比较少见。阻滞发生时，心脏激动沿左前分支下传，首先使左心室前上壁除极，QRS 波群初始向量朝向上方，然后使左心室后下壁除极，QRS 波群主向量位于右下方。激动仍通过传导系统扩布，故 QRS 波群时间仅轻度延长。心电图特征：① QRS 波群心电轴右偏(+90°～+180°)，超过+120°有较肯定的诊断价值；② Ⅰ、aVL 导联 QRS 波群呈 rS 型，Ⅲ、aVF 导联 QRS 波群呈 qR 型；③QRS 波群时间轻度延长，但小于 0.12 s(图 28-43)。

## 七、预激综合征

预激综合征(pre-excitation syndrome)是指在正常房室结传导路径之外，心房与心室之间还存在着一支或多支的附加旁路或旁道，使室上性激动提早到达心室的某一部分，并使之预先激动。目前异常通道主要有 3 条：① Kent 束即房室旁路，形成 Kent 预激综合征(WPW 综合征 )；② James 束即房-结、房-束旁路，形成 James 预激综合征(LGL 综合征 )；③ Mahaim 束即结-室、束-室旁路，形成 Mahaim 预激综合征( Mahaim 型预激综合征 )。

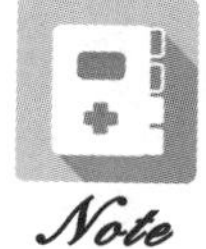

Note

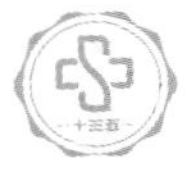



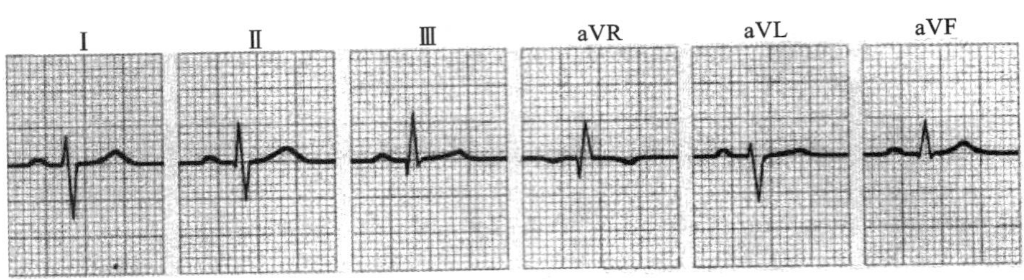


图 28-43 左后分支传导阻滞

**1. WPW 综合征（Wolff-Parkinson-White syndrome）** 又称经典型预激综合征。心电图特征为：①P-R间期<0.12 s；②QRS 波群增宽，时限≥0.12 s；③QRS 波群起始部有预激波（delta 波）；④P-J 间期一般正常；⑤多数有继发性 ST-T 改变。

根据 $V_1$ 导联 delta 波极性及 QRS 主波方向可对旁路初步定位。$V_1$ 导联 delta 波正向，而且以 R 波为主，一般为左侧旁路（图 28-44）。$V_1$ 导联 delta 波为负向，或 QRS 主波以负向波为主，多为右侧旁路（图 28-45）。

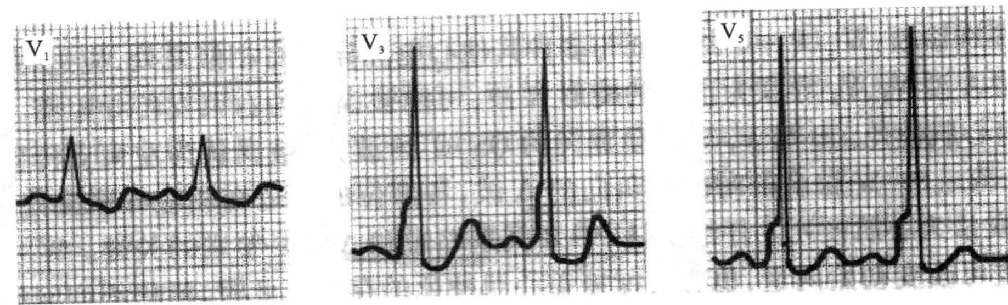


图 28-44 WPW 综合征（左侧旁路）

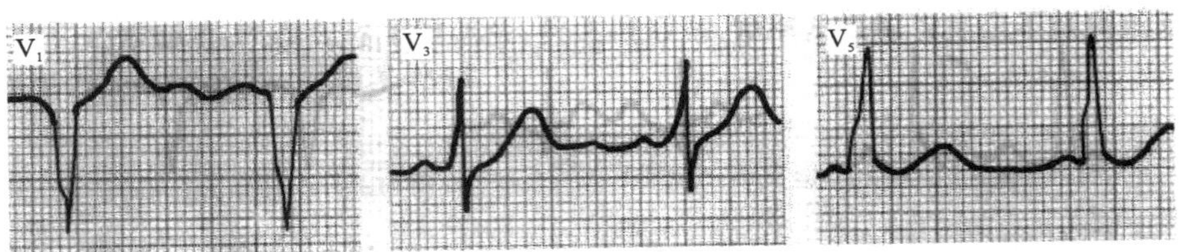


图 28-45 WPW 综合征（右侧旁路）

**2. LGL 综合征（Lown-Ganong-Levine syndrome）** 又称短 P-R 综合征。心电图特征：①P-R 间期<0.12S；②QRS 波形及时限均正常；③QRS 波起始部无预激波（图 28-46）。

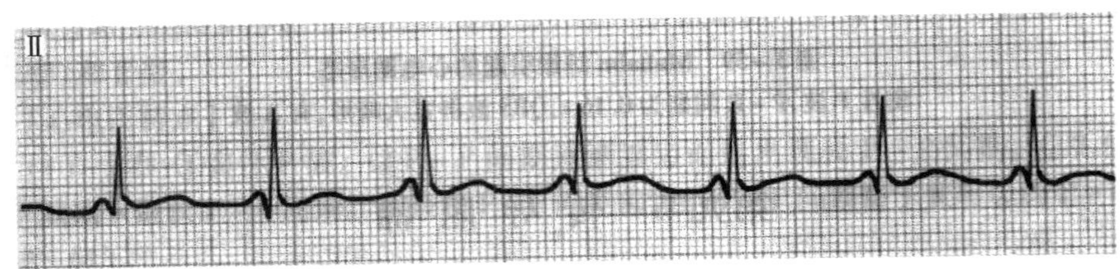


图 28-46 LGL 综合征

**3. Mahaim 型预激综合征** 心电图特征：①P-R 间期正常或长于正常；②QRS 波起始部有预激波；③宽 QRS 波心动过速并呈左束支阻滞图形。

预激综合征大多数发生在没有器质性心脏病的健康人，其主要危害是常可引发房室折返性心动过速。WPW 如合并心房颤动，可导致快速的心室率，甚至发生室颤，属于一种严重心律失常类型。临床上可采用导管射频消融术对其进行根治。

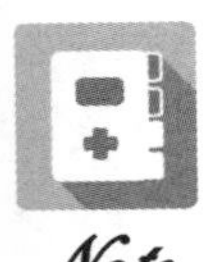

Note

## 八、逸搏和逸搏心律

当高位起搏点自律性降低，或激动因传导障碍不能下传时，作为一种保护性措施，下级起搏点被迫发放 1 个或多个冲动，激动心房或心室，从而减轻或避免由于心室长时间停搏造成的不良后果。仅发生 1～2 个称为逸搏，连续 3 个以上称为逸搏心律(escape rhythm)，逸搏及逸搏心律属于被动性异位心律。按异位节律起源部位的不同，可分为房性、交界性和室性 3 种。

**1. 房性逸搏与逸搏心律心电图特征** 长间歇后出现的 P′-QRS-T 波群，符合房性搏动的特点(图 28-47)；房性逸搏连续出现 3 次或 3 次以上，表现为慢而整齐的节律，频率在 50～60 次/分，称房性逸搏心律(图 28-48)。

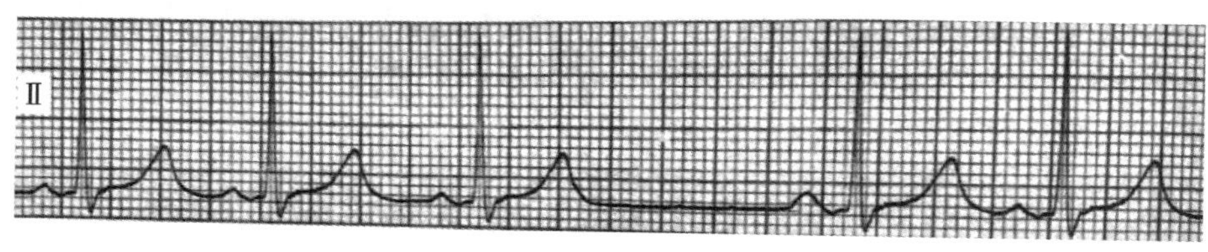


图 28-47 房性逸搏

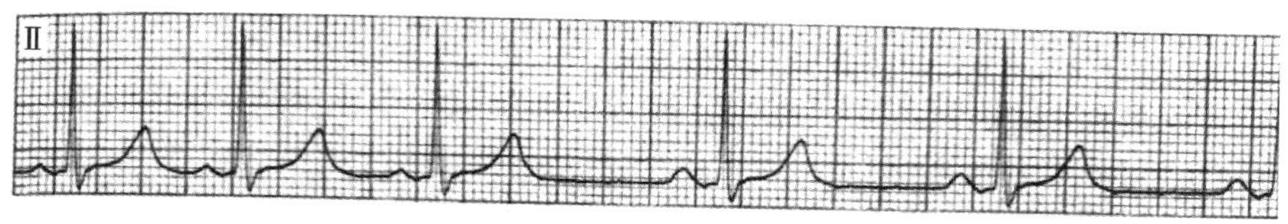


图 28-48 房性逸搏心律

**2. 交界性逸搏与逸搏心律心电图特征** 长间歇后出现的 P′-QRS-T 波群，符合交界性搏动的特点(图 28-49)；交界性逸搏连续出现 3 次或 3 次以上，表现为慢而整齐的节律，频率在 40～60 次/分，称交界性逸搏心律(图 28-50)。

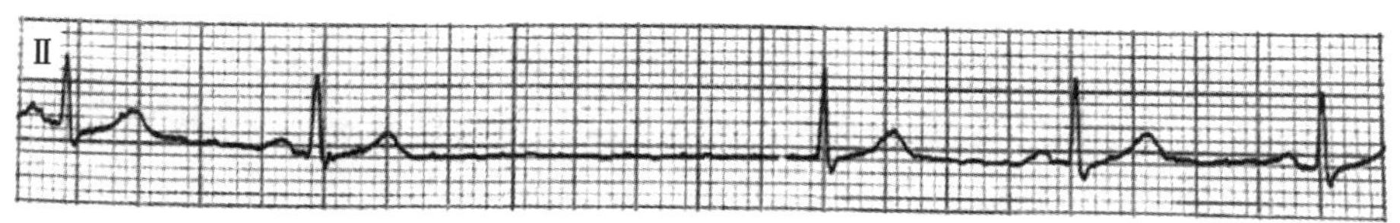


图 28-49 交界性逸搏

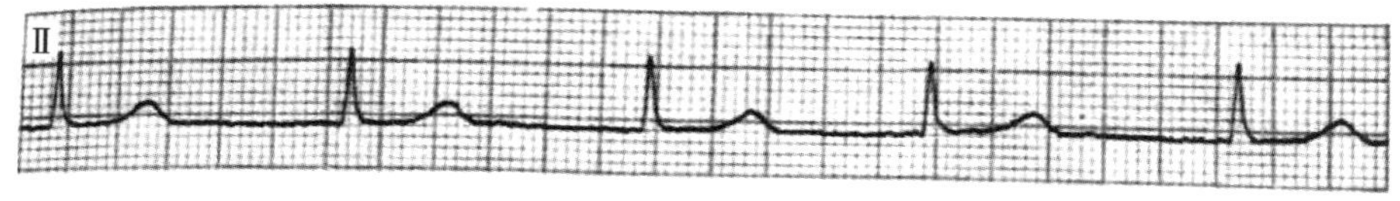


图 28-50 交界性逸搏心律

**3. 室性逸搏与逸搏心律心电图特征** 长间歇后出现的 QRS-T 波群，符合室性波形特点(图 28-51)；室性逸搏连续出现 3 次或 3 次以上，表现为缓慢而略不整齐的节律，频率在 20～40 次/分，称为室性逸搏心律(图 28-52)。

临床上房室交界性逸搏最多见，房性逸搏少见。逸搏及逸搏心律一般不会单独存在，多在严重的窦性心动过缓、显著的窦性心律不齐、二度以上房室传导阻滞、过早搏动的长间歇后或连续房性过早搏动未下传的情况下伴发。逸搏与逸搏心律多有器质性心脏病的基础，容易在节律过慢时出现心悸、头昏等供血不足的表现，严重时可有晕厥发生。若原发病或原发性心律失常情况得到改善，逸搏与逸搏心律可自动消失。但严重的心脏病变或心力衰竭时发生的心室逸搏心律或心室自主节律，其自律性极不稳定，易发生停搏，最终导致心室停搏，应高度重视，及时植入心脏起搏器。

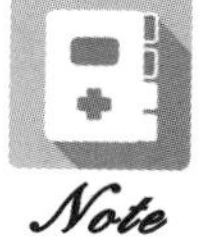

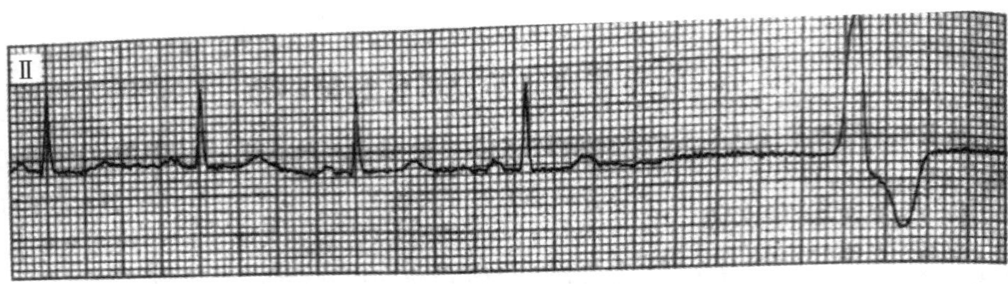


图 28-51 室性逸搏

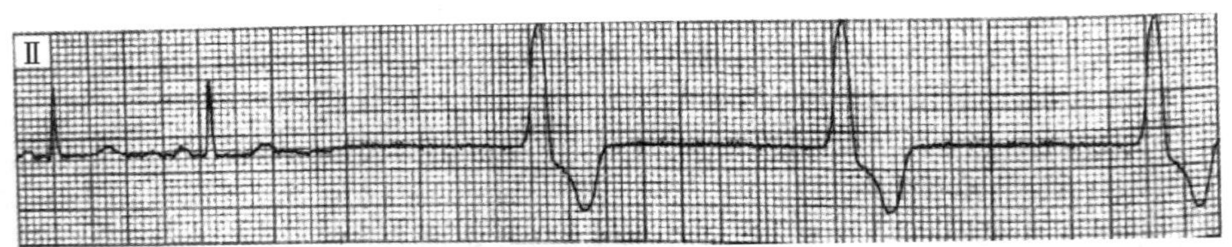


图 28-52 室性逸搏心律

# 第四节 心肌缺血与 ST-T 改变

冠状动脉供血不足多由冠状动脉粥样硬化引起。当某一部分心肌缺血时，细胞代谢减慢，能量产生不足，从而直接影响心肌的正常除极和复极（以复极影响最大），心电图上主要表现为 T 波与 ST 段的一系列改变。临床上两者可同时存在，亦可单独存在。

## 一、心肌缺血的心电图类型

### （一）缺血型 T 波改变（图 28-53）

**1. T 波高大直立** 当心内膜下心肌缺血时，该处心肌复极速度减慢，以致最后复极接近完成时已没有与之相抗衡的对侧向量或反方向向量存在，形成一个突出的，指向探查电极方向的终末复极向量。由于该向量方向指向缺血处的探查电极，因此在相应导联上常表现为 T 波高大直立。

**2. T 波倒置** 当心外膜下心肌缺血时，该处心肌动作电位时程比正常明显延长，复极迟迟不能开始，以致心肌复极从心内膜下心肌开始，再向心外膜下心肌扩展，从而使复极方向与正常时相相反，常表现为相应导联上 T 波倒置，甚至对称倒置或倒置逐渐加深。由于这种对称倒置的 T 波多在冠状动脉供血不足时出现，又称为冠状 T 波。

**3. T 波低平或双向** 心脏双侧对应部位心内膜下心肌均缺血，或心内膜和心外膜下心肌同时缺血时，心肌上述两种心电向量的改变可综合出现，部分相互抵消，心电图上可表现为 T 波低平或双向等。

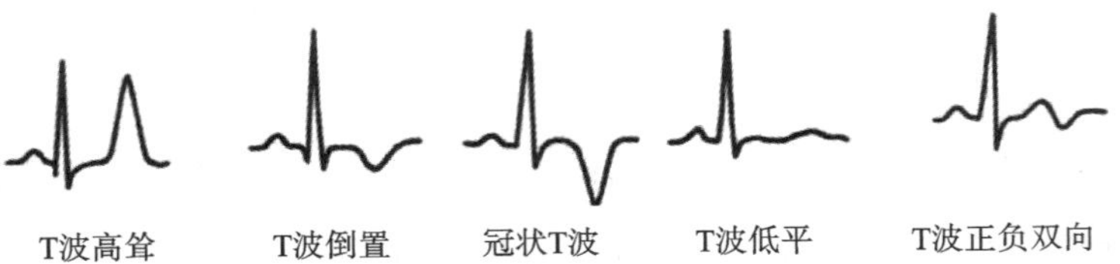


图 28-53 心肌缺血 T 波改变示意图

### （二）ST 改变

当心肌持续缺血，心肌细胞除极速度亦会减慢。表现除极尚未结束，复极已开始，心电图上可出现 ST 段改变。

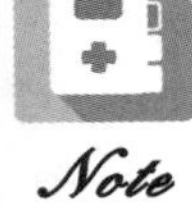

**1. ST段移位** 心内膜下心肌缺血时，ST段多表现为下移不小于0.05 mV；而心外膜下心肌缺血时，ST段多表现为抬高。

**2. ST段形态改变** ST段的上移和下移常表现出多种形态（图28-54），其中下移时以水平型下移或下斜型下移（二者常称为缺血型ST段降低）对心肌缺血的诊断较有意义；而上移时以弓背向上型单向曲线最有意义。

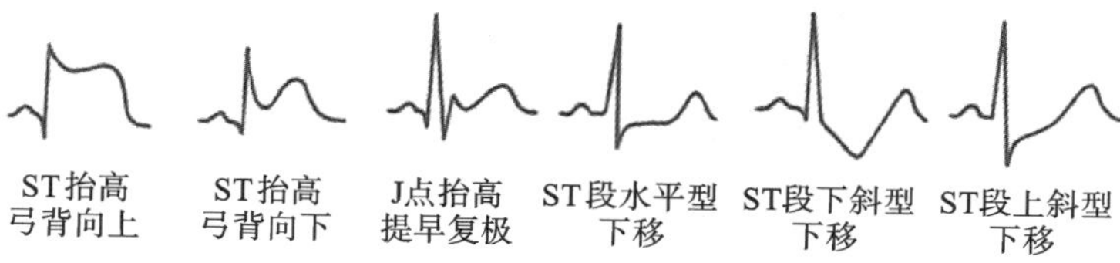


图28-54 心肌缺血ST段改变示意图

## 二、临床意义

冠状动脉供血不足可分为急性冠状动脉供血不足与慢性冠状动脉供血不足，两者在临床表现、转归及心电图表现方面均有所不同。

### （一）急性冠状动脉供血不足

主要指急性冠脉综合征，包括不稳定型心绞痛、非Q波型心肌梗死和Q波型心肌梗死。心电图表现如下。

**1. 缺血型T波改变** 主要表现为T波高尖。急性冠状动脉供血不足时，心内膜下心肌影响较大，钾离子自细胞内漏出造成局部高钾，因而使T波异常高耸。这种改变出现最早，历时极短。

**2. 损伤型ST段改变** 当心肌缺血进一步加重，除可出现缺血型T波改变外，还可出现损伤型ST段改变。

（1）ST段上抬伴缺血性T波改变 多见于变异型心绞痛。

（2）ST段上抬伴Q波出现 多见于心肌梗死。

### （二）慢性冠状动脉供血不足

多见于冠状动脉粥样硬化病变引起管腔相对狭窄造成的心肌缺血，亦见于冠状动脉痉挛或主动脉瓣关闭不全。因长期心肌缺血，心内膜血供差，使心内膜下心肌细胞动作电位幅度减小，导致心内、外膜动作电位相减小，心电图表现为ST段降低（水平型下移或下斜型下移≥0.05 mV）、T波低平或倒置。

# 第五节 心肌梗死

急性心肌梗死是心血管疾病中最常见的危重急症。除了临床表现外，心电图的特征性演变是确定心肌梗死诊断和判断病情的重要依据。

## 一、心肌梗死的基本图形

心肌梗死病变各部位心电图，见图28-55。

**1. 缺血型改变** 冠状动脉闭塞后，最早出现的变化是缺血性T波改变，但对心肌梗死诊断的特异性较差。心肌梗死缺血型改变与心肌缺血的心电图特征相似。

**2. 损伤型改变** 若心肌组织缺血状态得不到改善，心肌细胞进一步损伤，出现损伤型图形改变。主要为ST段改变。急性心肌梗死急性期心电图特征性改变为ST段逐渐抬高并与T波融合构成一弓背向上型的单向曲线。

**3. 坏死型改变** 进一步缺血导致细胞变性、坏死。心电图特征为面向坏死区的导联出现异常Q波

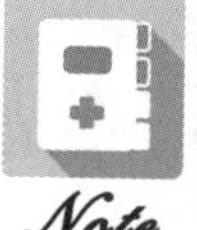

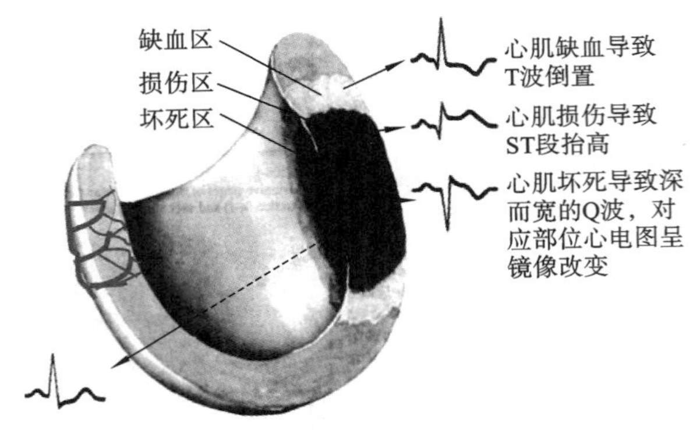


图 28-55　心肌梗死病变各部位心电图

(时间≥0.03 s,电压≥同导联 R 波 1/4)或 QS 波。梗死的心肌直径>20 mm 或厚度>5 mm 才可以产生病理性 Q 波。典型的坏死型 Q 波是心肌梗死较可靠的诊断依据。

临床上心电图异常 Q 波、ST 段抬高及 T 波倒置 3 种改变同时存在,则急性心肌梗死的诊断基本确立。

## 二、心肌梗死的图形演变及分期

急性心肌梗死发生后,心电图的变化随着心肌缺血、损伤、坏死的发展和恢复而呈现一定演变规律。根据心电图图形的演变过程和演变时间可分为超急性期、急性期、亚急性期和陈旧期(图 28-56)。

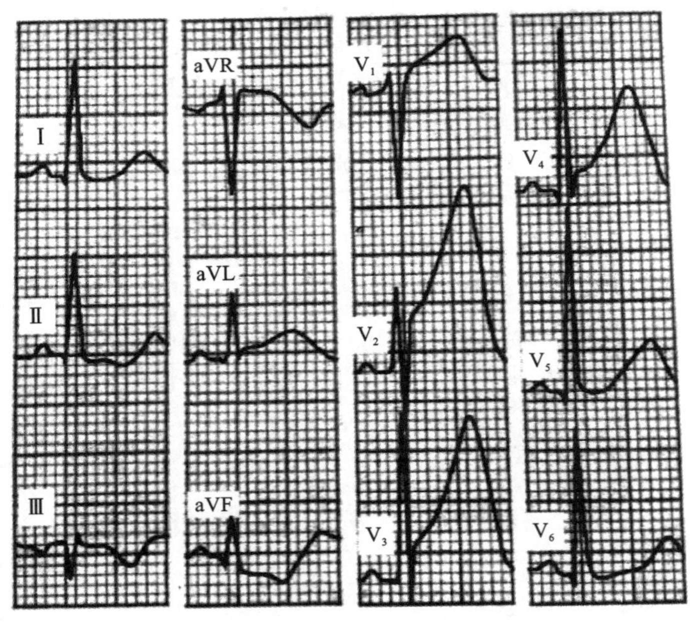


图 28-56　心肌梗死分期及心电图演变过程

**1. 超急性期**　急性心肌梗死发生数分钟后,首先出现短暂的心内膜下心肌缺血,心电图上产生高大的 T 波,以后迅速出现 ST 段呈斜型抬高,与高耸直立 T 波相连。由于急性损伤性阻滞,可见 QRS 振幅增高,并轻度增宽,但尚未出现异常 Q 波。这些表现仅持续数小时,临床上多因持续时间太短而不易记录到。

**2. 急性期**　此期开始于梗死后数小时或数日,可持续到数周。心电图 ST 段显著移位是其特点。ST 段呈弓背向上抬高,抬高显著者可形成单向曲线,继而逐渐下降;心肌坏死而导致面向坏死区导联的 R 波振幅降低或丢失,出现异常 Q 波或 QS 波;T 波直立开始倒置,并逐渐加深。坏死的 Q 波、损伤型的 ST 段抬高和缺血型的 T 波倒置在此期内可同时并存。

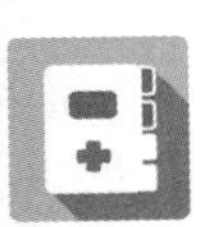
Note

**3. 亚急性期**　出现于梗死后数周甚至数月,此期以坏死及缺血图形为主要特征。抬高的 ST 段恢复至基线，缺血型 T 波由倒置较深逐渐变浅，坏死型 Q 波持续存在。

**4. 陈旧期** 常出现在急性心肌梗死 3～6 个月或更久，ST 段和 T 波恢复正常或 T 波持续倒置、低平、趋于恒定不变，残留下坏死型的 Q 波。

## 三、心肌梗死的定位诊断

一般根据异常 Q 波或 ST 段移位出现的导联来确定心肌梗死的部位(表 28-1)。

**表 28-1 心电图导联与心室部位及冠状动脉供血供血区域的关系**

| 导联 | 心室部位 | 供血的冠状动脉 |
|---|---|---|
| Ⅱ、Ⅲ、aVF | 下壁 | 右冠状动脉或左回旋支 |
| Ⅰ、aVL、$V_5$、$V_6$ | 侧壁 | 左前降支或左回旋支 |
| $V_1$～$V_3$ | 前间壁 | 左前降支 |
| $V_3$～$V_5$ | 前壁 | 左前降支 |
| $V_1$～$V_5$ | 广泛前壁 | 左前降支 |
| $V_7$～$V_9$ | 正后壁 | 左回旋支或右冠状动脉 |
| $V_{3R}$～$V_{4R}$ | 右心室 | 右冠状动脉 |

心肌梗死的分期及定位见图 28-57 至图 28-61。

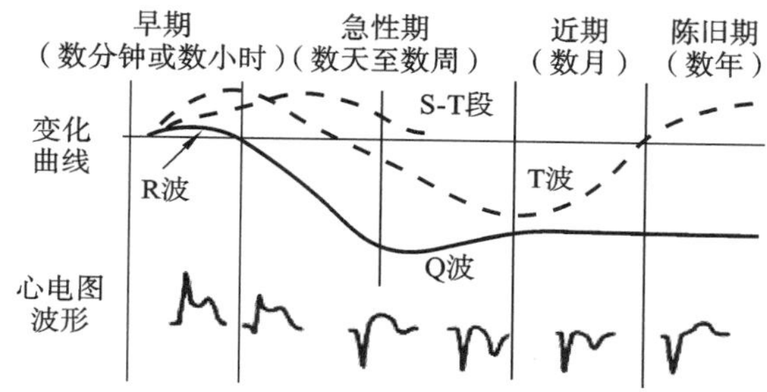


**图 28-57 超急性期广泛前壁心肌梗死**

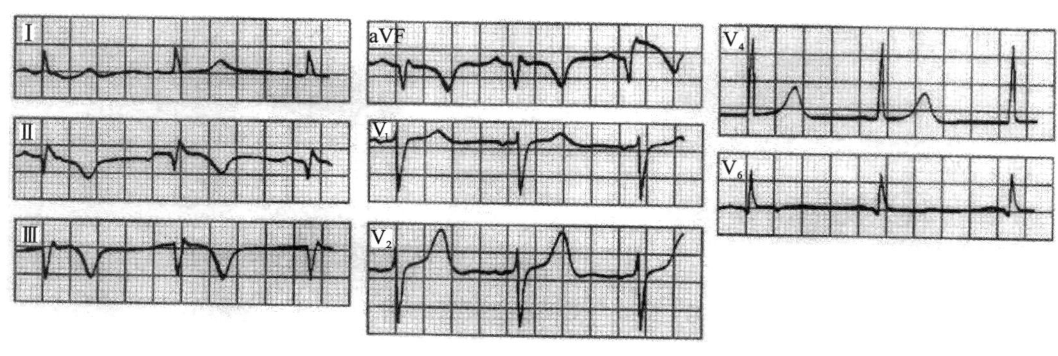


**图 28-58 急性期下壁心肌梗死**

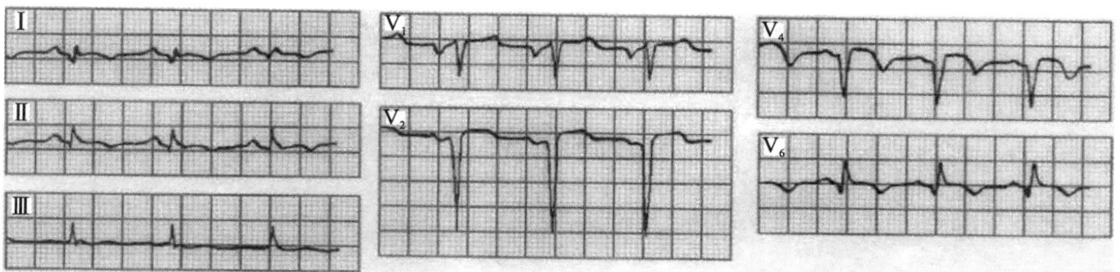


**图 28-59 急性期前壁心肌梗死**

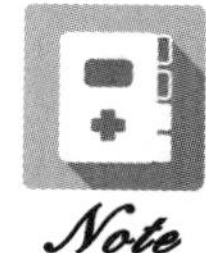

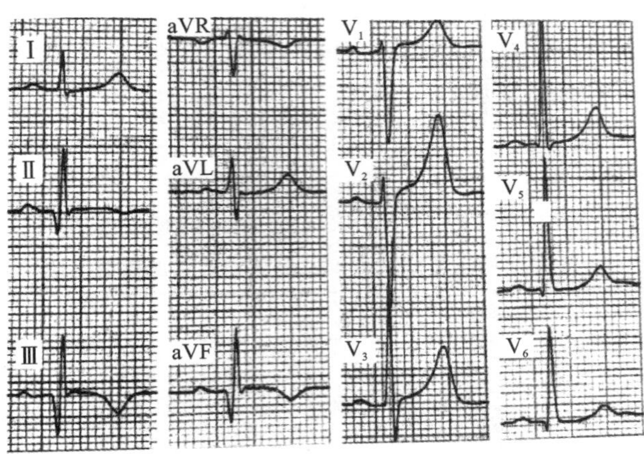


图 28-60 陈旧性下壁心肌梗死

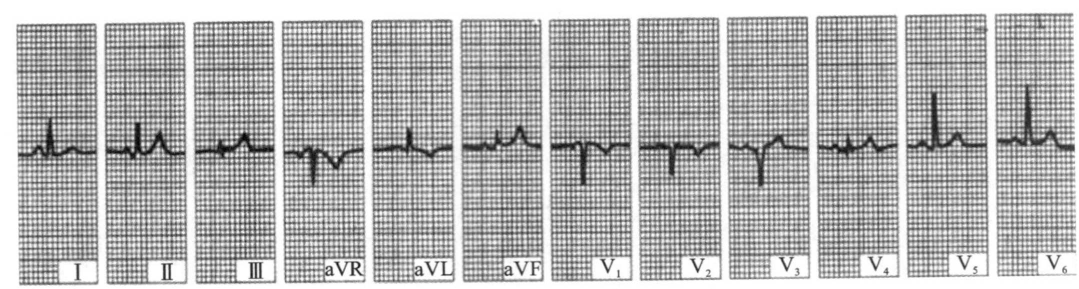


图 28-61 陈旧性前间壁心肌梗死

## 第六节 药物与电解质对心电图的影响

### 一、洋地黄类药物

**1. 洋地黄效应(digitalis effect)** 洋地黄类药物可兴奋迷走神经、影响心肌收缩力，并直接作用于心室肌细胞、使动作电位的 2 相缩短甚至消失，并减小 3 位相坡度，使动作电位时程缩短，改变动作电位曲线。心电图特征性表现为：①ST-T 改变：ST 段下垂型压低，T 波低平、双向或倒置，双向 T 波往往初始部分倒置，终末部分直立变窄，ST 段与 T 波融合呈"鱼钩状"，此种改变称为"洋地黄作用曲线"，又称为洋地黄效应。仅表示患者用过洋地黄类药物，并不表示洋地黄中毒，其变化程度不与药量成正比。停药 2 周后，心电图改变可消失。②Q-T 间期缩短(图 28-62)。

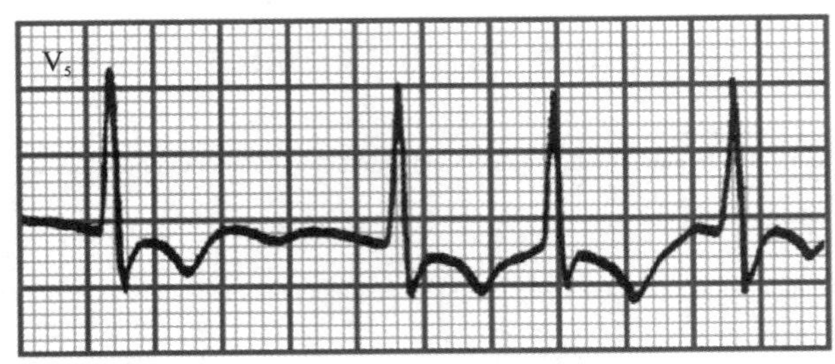


图 28-62 洋地黄效应心电图改变

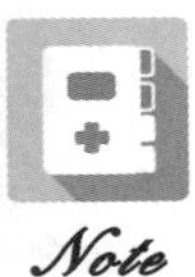

**2. 洋地黄中毒(digitalism)** 洋地黄过量可过度兴奋迷走神经，抑制心脏正常起搏点和房室传导系

统，同时对异位起搏点兴奋增强，而出现各种心律失常。最常见的为过早搏动，尤其是室性过早搏动，表现为频发性（二联律或三联律）及多源性室性过早搏动，亦有室上性心动过速、心房扑动、心房颤动、房室传导阻滞等，严重者出现室性心动过速甚至心室颤动（图 28-63）。

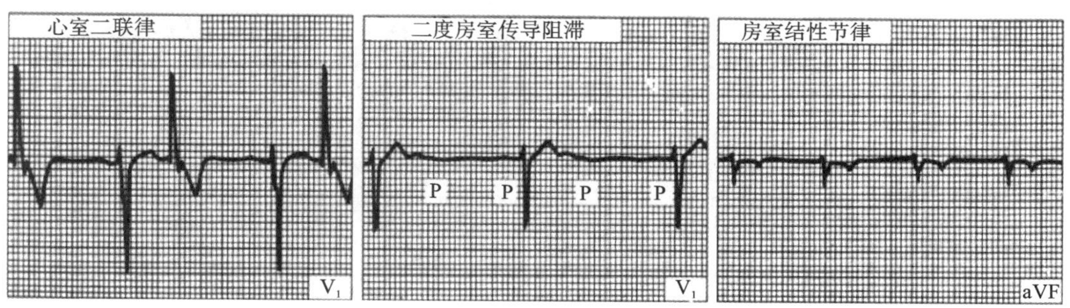


图 28-63　洋地黄中毒

## 二、抗心律失常药物

### （一）奎尼丁对心电图的影响

**1. 奎尼丁治疗剂量时的心电图特征**　①Q-T 间期延长；②T 波低平或倒置；③U 波增高；④P 波增宽可有切迹，P-R 间期稍延长。

**2. 奎尼丁中毒时的心电图特征**　①QT 间期明显延长；②QRS 波群时间明显延长；③房室传导阻滞、窦性心动过缓、窦性静止或窦房传导阻滞；④各种室性心律失常，严重时发生扭转型室性心动过速，甚至心室颤动引起晕厥和突然死亡（图 28-64）。

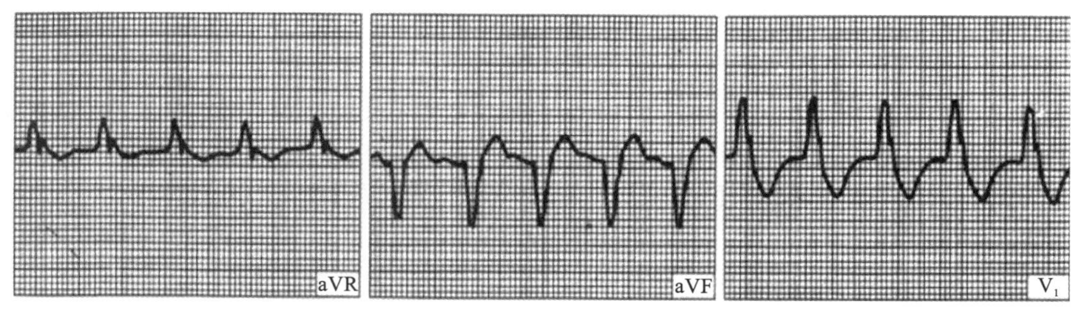


图 28-64　奎尼丁中毒

### （二）其他抗心律失常药物对心电图的影响

胺碘酮及索他洛尔等也可使心电图 Q-T 间期延长。

## 三、电解质紊乱

人体体液中正常水平的电解质对维持心肌细胞的电生理稳定十分重要，当血清电解质浓度发生改变时，可影响心肌的除极与复极，从而引起心电图的改变。

**1. 高血钾（hyperkalemia）**　细胞外血钾浓度超过 5.5 mmol/L，导致 Q-T 间期缩短和 T 波高尖，基底部变窄；血清钾超过 6.5 mmol/L，QRS 波群增宽，P-R 间期、Q-T 间期延长，R 波电压降低，S 波加深，ST 段压低；血清钾超过 7 mmol/L，QRS 波群进一步增宽，P-R 间期、Q-T 间期进一步延长，P 波增宽，振幅减低，甚至消失。高血钾的最后阶段，宽大的 QRS 波甚至与 T 波融合，呈正弦波。高血钾可引起室性心动过速、心室扑动或颤动，甚至心脏停搏（图 28-65）。

**2. 低血钾（hypokalemia）**　低血钾典型心电图改变：ST 段压低，T 波低平或倒置，以及 U 波增高。Q-T 间期一般正常或轻度延长，表现为 QT-U 间期延长。明显的低血钾，QRS 波群时间延长，P 波振幅增高。低血钾可引起房性心动过速、室性异位搏动和室性心动过速、室内传导阻滞、房室传导阻滞等各

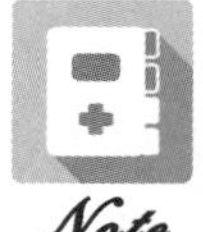

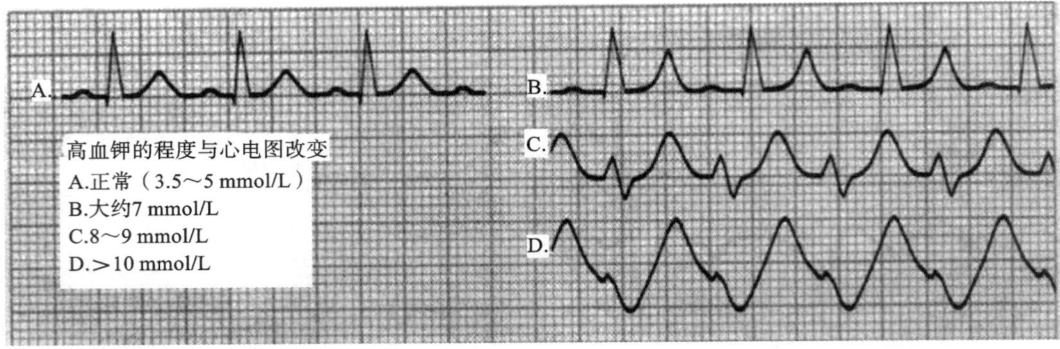


**图 28-65　高血钾心电图改变**

种心律失常(图 28-66)。

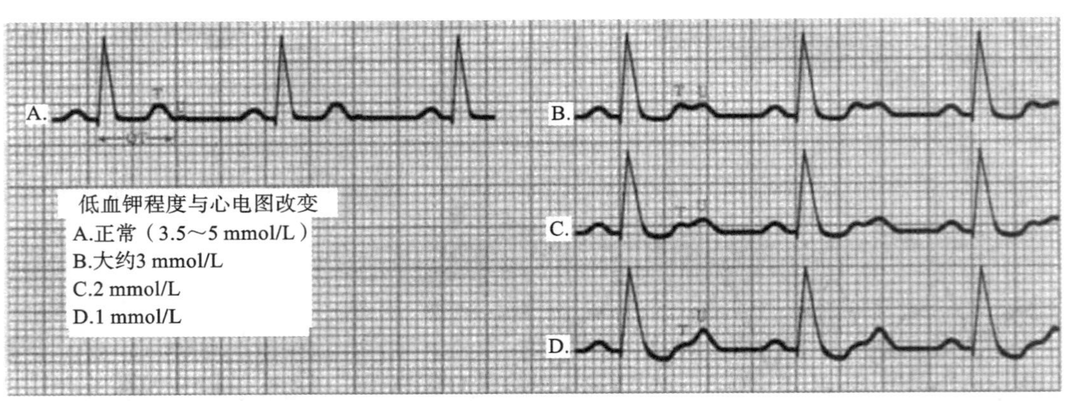


**图 28-66　低血钾心电图改变**

**3. 低血钙**　心电图特征：①ST 段延长；②Q-T 间期显著延长；③可出现 T 波变窄、低平或倒置；④很少发生心律失常。

**4. 高血钙**　心电图特征：①ST 段缩短或消失；②Q-T 间期缩短；③可有窦性停搏、窦房传导阻滞、室性期前收缩、室性心动过速。

# 第七节　心电图分析方法与临床应用

## 一、心电图分析步骤

(1) 一般浏览：确定准电压、走纸速度，有无导联记录错误或标记错误，判别和排除伪差与干扰。

(2) 心率的计算：心率的计算对于临床决策及处理至关重要，大概的心率计算方法可以分为心律规整或不规整分别加以计算。

(3) P 波的分析：分析心电图是否存在窦性 P 波，并分析与窦性 P 波相关的异常心电图，包括窦性心动过速、窦性心动过缓、心房扩大；分析心电图是否存在非窦性 P 波，并分析非窦性 P 波相关的异常心电图，包括房性期前收缩、房性逸搏、交界性期前收缩、交界性逸搏；分析心电图是否没有 P 波，并分析没有 P 波的异常心电图，包括交界性期前收缩、交界性逸搏、窦性停搏、窦房传导阻滞、心房颤动、心房扑动。

(4) P-R 间期的分析：P-R 间期延长，可能存在房室传导阻滞；P-R 间期缩短，可能存在预激综合征。

(5) QRS 波群的分析：正常 QRS 波群的形态及电压特点；借助 QRS 波群进行电轴偏转的判断；借

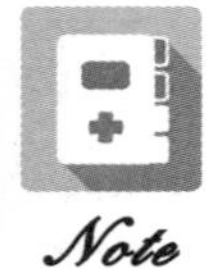
Note

助 QRS 波群电压变化进行心室肥厚的判断；增宽的 QRS 波群的分析，包括室性期前收缩、室性逸搏、室内传导阻滞；无正常 QRS 波群的分析，包括心室扑动、心室颤动。

（6）ST 段的分析：ST 段抬高及压低的分析。

（7）T 波的分析：T 波高尖、低平及倒置分析。

（8）电解质及药物对心电图的影响。

（9）结合临床资料做出心电图结论：①正常心电图。②大致正常心电图：仅个别导联出现波形改变，如 QRS 波群钝挫，T 波低平等。③可疑心电图：在若干导联上出现轻度异常改变，或有一项特殊改变而不能肯定异常者，如疑有左、右心室肥厚等。④异常心电图：心电图有多项特殊改变，应写出具体诊断，如左心室肥厚、急性前壁心肌梗死等。

## 二、心电图的临床应用

（1）对各种心律失常进行正确的分析、诊断具有肯定价值。

（2）提示心房、心室肥厚的情况，有助于各类心脏疾病（如高血压心脏损害、肺心病）的诊断。

（3）了解有无心肌供血不足，尤其对心肌梗死的定位、时期的判断具有极为重要的临床价值。

（4）客观评价某些药物对心脏的影响以及对心律失常治疗的效果，为临床用药的决策提供依据。

（5）对其他疾病和电解质紊乱的辅助诊断提供依据，如心包炎、血钙和血钾的过低或过高等。

（6）在各种危重患者的治疗及抢救、手术麻醉等过程起到监测作用。

心电图是一项无创伤性检查，其诊断谱广，重复性好，价格便宜，已成为临床最重要、应用最普遍的检查手段，但如同其他各种实验室检查项目一样，心电图检查也具有一定的局限性，如心电图主要反映心脏激动的电学活动，不能反映心脏功能及瓣膜情况。某些心脏病变，如瓣膜病早期或双侧心室肥厚等，心电图可以正常。一些心电图改变并无特异性，同样的心电图改变可见于多种心脏病，心肌梗死、脑血管病均可出现异常 Q 波。因此，临床应用心电图，必须结合病史及其他临床资料综合分析。

（邵春芬）

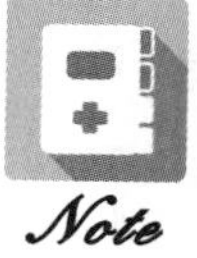

# 第二十九章　其他常用心电学检查

## 第一节　动态心电图检查

动态心电图(ambulatory electrocardiogram,DCG)是指连续监测 24 h 或更长时间的心电图。此项检查由 Norman J. Holter 发明,于 1961 年应用于临床,也称 Holter 监测。该检查可连续监测和记录被检查者在日常生活活动中、在不同身体及精神状况下的心电活动信息,可存储、回放、显示和打印被检查者的总心搏数、平均心率、最快心率、最慢心率、基本节律、心律失常、心肌缺血事件及其发生时间和心电图片段等,是普通心电图检查及其他检查不可替代的,因而广泛应用于心血管疾病的诊断。

### 一、仪器基本结构

**1. 记录系统**　包括导联线和记录器。导联线一端连接被检查者身上的电极,另一端连接记录器。记录器采用数字固态式记录器类型,佩戴在被检查者身上,能精确地连续记录和储存被检查者 24 h 或更长时间的心电信号。

**2. 回放分析系统**　由计算机系统和心电分析软件组成。回放系统能自动对记录的心电信号进行分析,分析人员通过对计算机分析的心电图资料进行检查、判断、修改和编辑,打印出异常心电图图例及有关的数据和图表,做出诊断报告。

### 二、导联选择

目前多采用双极导联,常用导联及电极放置部位如下。

**1. $CM_1$ 导联**　正极置于胸骨右缘第 4 肋间处(即 $V_1$ 位置),负极置于左锁骨下窝中 1/3 处。该导联可清楚地显示 P 波,分析心律失常时常用此导联。

**2. $CM_2$ 或 $CM_3$ 导联**　正极置于 $V_2$ 或 $V_3$ 位置,负极置于右锁骨下窝中 1/3 处。疑有变异型心绞痛时,宜选择 $CM_3$ 与 MaVF 导联联合使用。

**3. $CM_5$ 导联**　正极置于左腋前线第 5 肋间处(即 $V_5$ 位置),负极置于右锁骨下窝中 1/3 处。该导联对检出缺血性 ST 段下移最敏感,且记录到 QRS 波振幅最高,是常规使用的导联。

**4. MaVF 导联**　正极置于左腋前线肋缘,负极置于左锁骨下窝内 1/3 处。该导联主要用于检测左心室下壁的心肌缺血改变。

无关电极:可置于胸部任何部位。常选用右胸第 5 肋间腋前线或胸骨下段中部。

### 三、临床应用范围

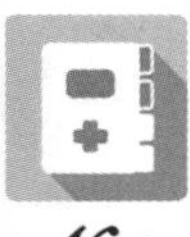


(1) 对心悸、气促、眩晕、晕厥、胸痛等症状性质进行评价。

(2) 对各种心律失常的定性、定量诊断。

(3) 心肌缺血的诊断、评价。

(4) 心律失常药物的疗效评价。

(5) 心脏病患者预后的评价。

(6) 选择安装起搏器的适应证的判断及起搏器功能的评定，检查与起搏相关的心律失常。

(7) 医学科学研究及流行病学调查，如研究正常人心律及心率的生理变化范围；分析心率变异性；对特殊人群如宇航员、登山队员、潜水员等的心电活动的观察研究等。

## 四、注意事项

**1. 技术人员** 应熟悉所采用的动态心电图仪基本操作方法，能正确进行皮肤处理、电极安置、记录器佩戴及导线连接。应具备心血管系统解剖、生理、心血管疾病及心电图知识。能识别和处理电极安置及皮肤准备不当时出现的伪差、肌电及电源干扰，保证良好的动态心电图记录。

**2. 皮肤处理及电极安置** 被检查者取立位或卧位，解开上衣，暴露胸部，以75%酒精棉球涂擦电极安置部位及局部皮肤表面，并用小砂片轻磨皮肤，以清洁皮肤，降低皮肤电阻。选用动态心电图专用电极牢固粘在选定的导联位置上，正确连接导联线，并妥善处理好导线。导线连接后做短时记录(1～2 min)，观察深呼吸、体位变换时心电记录有无基线漂移和伪差，记录器运转有无异常。

**3. 记录时间** 一般连续记录24 h，包括日常活动及睡眠状态时的心电变化，可根据病情需要延长至48～72 h或复查。剔除伪差和干扰的心电连续记录应不少于22 h，对起搏器功能评价，有效记录应达到100%。

**4. 被检查者** 要求被检查者在佩戴记录器检测过程中保护好导联线，并做好记录，按时记录其活动状态和有关症状。不论有无症状都应认真填写记录。出现症状时应详细记录症状起始、结束时间及感受。一份完整的生活日志对于正确分析动态心电图资料具有重要参考价值。

**5. 结合其他临床资料** 动态心电图在监测过程中易受患者体位、活动、情绪、睡眠及患病情况等因素的影响，因此，对动态心电图检测到的某些结果，还应结合临床病史、症状及其他检查，综合分析，做出正确的诊断。

**6. 检查的局限性** 动态心电图属回顾性分析，并不能了解患者即刻的心电变化。由于导联的限制，尚不能反映某些异常心电改变的全貌。对于心脏房室大小的判断、束支传导阻滞的诊断、室速与室上速伴室内差异性传导的鉴别、预激综合征的识别以及心肌梗死的诊断和定位等缺乏准确的报告，尚不能代替常规12导联心电图检查。近年，12导联动态心电图系统的开发应用可以部分弥补此不足。

## 五、分析报告

分析报告应包括以下主要内容。

(1) 监测期间的基本节律，24 h心搏总数、平均心率、最高与最低心率及发生时间。

(2) 各种心律失常的类型，快速性和(或)缓慢性心律失常，异常心搏次数、发生频率、持续时间、形态特征及心律失常与症状、日常活动和昼夜的关系等。

(3) 监测导联ST段改变的形态、程度、持续时间和频度，ST段异常改变与心率变化及症状的关系。

(4) 应选择和打印有代表性的正常和异常的实时心电图片段，作为动态心电图诊断报告的依据。

(5) 对起搏器患者，报告中还应包括起搏器功能的评价和分析。

# 第二节 心电图运动负荷试验

心电图运动负荷试验是在被检查者进行一定量体力活动情况下，实时监测心电图，可使潜在的心肌缺血得以暴露，是发现早期冠心病的一种检测方法。该方法操作简便、实用、无创伤、安全，是目前对冠心病进行临床评估最有价值、最重要的诊断试验。

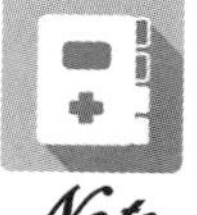
Note

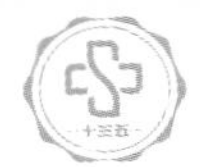



## 一、运动负荷试验的原理

生理情况下，运动时心肌耗氧量增加，冠状动脉血流量代偿性增加，心肌不会发生缺血。在冠状动脉狭窄到一定程度时，可在休息时基本满足心肌血供而不出现缺血表现，但当运动负荷增加伴随心肌耗氧量增加时，冠状动脉血流量不能相应增加，即引起心肌缺氧，心电图出现缺血性改变。

## 二、运动负荷量的确定

运动负荷量分为极量与亚极量两档。极量是指心率达到自己生理极限的负荷量。这种极限运动量一般多采用统计所得的各年龄组的预计最大心率为指标。最大心率粗略计算法为220减去年龄数；亚极量是指心率达到85%～90%最大心率的负荷量。临床上大多采用亚极量运动试验。

## 三、方法

**1. 平板运动试验(treadmill test)** 目前应用最广泛的运动负荷试验方法。让被检查者在具有一定坡度和转速的活动平板上原地行走，依次递增平板速度及坡度以调节负荷量，直到心率达预期心率。分析运动前、中、后的心电图变化以判断结果。运动试验前应描记被检查者卧位和立位12导联心电图并测量血压作为对照。

**2. 踏车运动试验(bicycle exercise test)** 让被检查者在特制的装有功率计的踏车上做踏车运动。以速度和阻力调节负荷大小，负荷量分级依次递增，每级运动3 min，男性由300 (kg·m)/min开始，每级递增300 (kg·m)/min；女性从200 (kg·m)/min开始，每级递增200 (kg·m)/min，直至被检查者的心率达到亚极量水平。记录并分析运动前、中、后的心电图变化。

## 四、运动负荷试验的适应证和禁忌证

**1. 适应证** ①对不典型胸痛或可疑冠心病患者进行鉴别诊断；②评估冠心病患者的心脏负荷能力；③评价冠心病的药物或介入手术治疗效果；④进行冠心病易患人群流行病学调查筛选试验。

**2. 禁忌证** ①急性心肌梗死或心肌梗死合并室壁瘤；②不稳定型心绞痛；③急性或严重的心力衰竭，心源性休克；④中、重度瓣膜病或先天性心脏病；⑤急性或严重慢性疾病；⑥严重高血压；⑦急性心包炎或心肌炎、严重主动脉瓣狭窄；⑧肺栓塞、主动脉夹层；⑨不宜或不能运动者。

患者若无禁忌证，在其进行运动负荷试验时应鼓励患者坚持运动达到适宜的试验终点，即患者心率达到亚极量水平。但出现下列情况之一时，虽尚未达到适宜的试验终点也应终止试验：①出现典型的心绞痛或心电图出现缺血型ST段下降≥0.2 mV者。②严重心律失常。③出现眩晕、视力模糊、面色苍白或发绀者。④心率减少。⑤收缩压下降10 mmHg以上。⑥步态蹒跚、极度疲劳不能坚持试验者。

## 五、结果判断

目前国内外公认的阳性判断标准(具备以下条件之一)如下。

(1) 运动中出现典型的心绞痛。

(2) 运动中心电图出现ST段下斜型或水平型下移≥0.1 mV，运动前已有ST段压低，则运动后在原有基础上再下降0.1 mV，持续时间≥1 min。

(3) 运动中出现ST段抬高≥0.1 mV，如运动前患者心电图有病理性Q波，此运动中ST段抬高多为心室壁运动异常所致；如运动前心电图正常，此运动中ST段抬高提示发生透壁性心肌缺血。

运动负荷试验结果分析，要注意假阳性或假阴性情况，结果阴性不能排除冠心病，结果阳性不能诊断冠心病，一定结合临床其他资料综合分析判断。

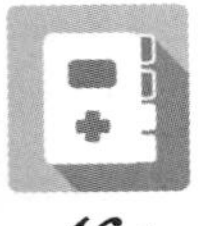

Note

## 小结

本篇主要介绍了心电图检查的知识，其中正常心电图是学习的基础，异常心电图如房室肥大、心律失常、心肌缺血、心肌梗死等的心电图特征是基层医师必须掌握的内容,也是执业助理医师资格实践技能考试的内容之一,是教学的重点。通过本篇的学习,医学生能了解心电图的产生原理,能独立为被检查者描记12导联心电图,对正常心电图、常见异常心电图能进行分析,并做出正确的判断。对洋地黄、血钾对心电图的影响有所了解,对动态心电图检查、运动负荷试验知道适应证及阳性结果判断条件。

(邵春芬)

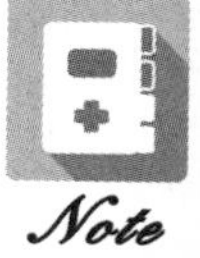

# 第六篇

# 其他器械检查

QITAQIXIEJIANCHA

# 第三十章　肺功能检查

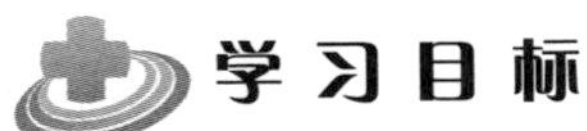

1. 掌握血液气体分析各项指标的正常范围及临床意义。
2. 熟悉肺容量及通气功能测定、临床应用和结果评价。
3. 了解肺换气功能检查的意义。
4. 能针对不同的疾病选择恰当的肺功能检查项目。
5. 能根据各项肺功能检查测定结果判断临床意义。

肺功能检查内容包括肺容积、通气、换气、血流和呼吸力等项目。通过肺功能检查可对被检查者呼吸功能进行初步评价，明确肺功能障碍的程度、类型。肺功能检查对于明确诊断、指导治疗、判断疗效和疾病的康复、劳动力鉴定以及评估胸、腹部手术的耐受性等都有重要意义。

## 第一节　肺通气功能检查

肺通气功能检查是呼吸功能检查中最基本的检查项目，主要包括肺泡的含气量、气流在气道中的流速变化等。肺泡内含气量受肺与胸部扩张或回缩的影响而发生相应改变，形成四种基础肺容积和四种基础肺容量。

### 一、肺容积

肺容积(lung volume)是指在安静情况下，测定一次呼吸所出现的容积变化，不受时间限制，具有静态解剖学意义。四种基础肺容积包括潮气容积、补吸气容积、补呼气容积和残气容积，它们之间彼此互不重叠；肺容量由两个或两个以上的基础肺容积组成(图 30-1)。四种基础肺容量包括深吸气量、功能残气量、肺活量、肺总量。临床上残气量、肺总量需先测出功能残气量后通过计算求得，其他各项均可直接测定。肺容量与年龄、性别和体表面积有关。肺容量大小对气体交换有一定影响。

**1. 潮气容积(tidal volume，VT)**　平静呼吸时，一次吸入和呼出的气量。正常成人参考值约 500 mL。VT 受吸气肌功能的影响，尤其是膈肌的运动，呼吸功能不全时 VT 降低。

**2. 补呼气容积(expiratory reserve volume，ERV)**　平静呼气末再尽力呼气所呼出的气量。正常成人参考值：男性(1609±492)mL，女性(1126±338)mL。ERV 可随呼气肌功能的改变而发生变化。

**3. 补吸气容积(inspiratory reserve volume，IRV)**　平静吸气末再尽最大能力吸气所吸入的气量。正常成人参考值：男性约 2160 mL，女性约 1400 mL。IRV 可随吸气肌功能的影响。

**4. 深吸气量(inspiratory capacity，IC)**　平静呼气末再尽最大能力吸气所吸入的最大气量，即潮气容积加补吸气容积(VT+ IRV)。正常成人参考值：男性(2617±548)mL，女性(1970±381)mL。一般

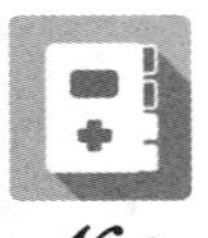

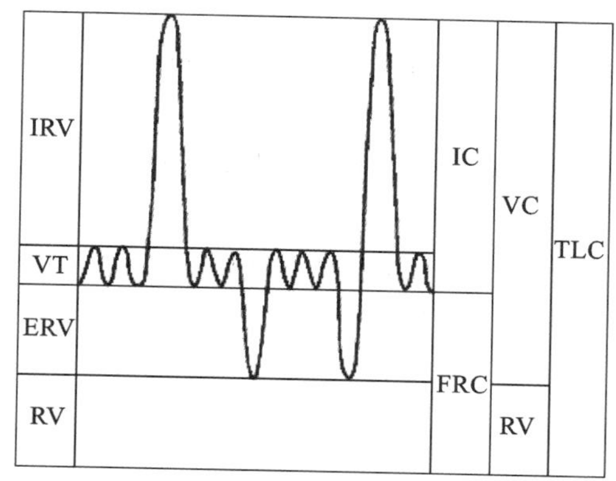


图 30-1 肺容积及其组成

情况下，IC 仅占肺活量的 2/3 或 4/5。当呼吸功能不全时，尤其是吸气障碍及胸廓、肺活动度降低和气道阻塞时 IC 值均降低。

**5. 肺活量(vital capacity，VC)** 尽最大能力吸气后缓慢而又完全呼出的最大气量，即深吸气量加补呼气容积(IC＋ERV)。右肺活量占全肺肺活量的 55%。正常成人参考值：男性(4217±690)mL，女性(3105±452)mL，实测值占预计值的百分比小于 80%为减低，其中 60%～79%为轻度，40%～59%为中度，小于 40%为重度。

肺活量是肺功能检测中简单易行而又有价值的参数之一。肺活量减低提示有限制性通气功能障碍，亦可提示有严重的阻塞性通气功能障碍。

**6. 功能残气量(function residual capacity，FRC)** 平静呼气后肺内所含有的气量，即补呼气容积加残气量(ERV＋RV)。FRC、RV 均不能由肺量计直接测得。正常成人参考值：男性(3112±611)mL，女性(2348±479)mL。

FRC 在生理上接近于正常呼吸模式，反映胸廓弹性回缩和肺弹性回缩力之间的关系。正常情况下这两种力量相等而互相抵消，FRC 约相当于肺总量的 40%。肺弹性回缩力下降，可使 FRC 增高，如阻塞性肺气肿、气道部分阻塞等时；反之 FRC 下降，如肺间质纤维化、急性呼吸窘迫综合征(ARDS)等时。另外，当胸廓畸形致肺泡扩张受限，或肥胖伴腹压增高使胸廓性回缩力下降时，FRC 亦下降。

**7. 残气容积( residual capacity，RV)** 最大呼气末肺内所含气量，又称残气量。正常成人参考值：男性( 1615＋397 )mL、女性( 1245 ＋336 ) mL。其临床意义同 FRC。然而临床上残气量常以其占肺总量(TLC)百分比(即 RV/TLC)作为判断指标，正常情况下，RV/TLC 小于或等于 35% ，超过 40%提示肺气肿。RV 在正常情况下约占 TLC 的 25%，而且随 FRC 的改变而改变，但是在限制性肺疾病时 RV 减少比较轻，在小气道疾病时，RV 可能略增加，而 FRC 可正常。

**8. 肺总量(total lung capacity，TLC)** 最大限度吸气后肺内所含气量，即肺活量加残气量。正常成人参考值：男性约 5020 mL，女性约 3460 mL。肺总量减少见于广泛肺部疾病，如肺水肿、肺不张、肺间质性疾病、胸腔积液、气胸等。在肺气肿时，TLC 可正常或增高，主要取决于残气量和肺活量的增减情况。

## 二、通气功能

通气功能又称动态肺容积，是指单位时间内随呼吸运动进出肺的气量与流速。

**1. 肺通气量**

(1) 静息每分通气量(minute ventilation，VE)：静息状态下每分钟进出肺的气量，等于潮气容积(VT)×每分钟呼吸频率(次/分)。正常成人参考值：男性(6663＋200)mL、女性(4217＋160)mL。VE ＞10 L/min 提示通气过度，可造成呼吸性碱中毒；VE＜3 L/min 提示通气不足，可造成呼吸性酸中毒。平静呼吸的潮气容积中，约 25%来自肋间肌的收缩，75%依赖膈肌运动完成。故潮气容积的大小不仅与性别年龄、身高、体表面积有关，且受胸廓与膈肌运动的影响。

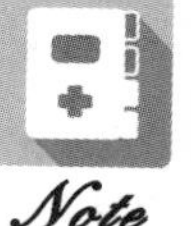

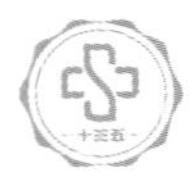


(2) 最大自主通气量(maximal voluntary ventilation, MVV)：在1 min内以最大的呼吸幅度和最快的呼吸频率呼吸所得的通气量，简称最大通气量。可用来评估肺组织弹性、气道阻力、胸廓弹性和呼吸肌的力量，是临床上常用作通气功能障碍、通气功能储备能力考核的指标。成人正常参考值：男性(104＋2.71)L、女性(82.5＋2.17)L。作为通气功能障碍考核指标时常以实测值占预计值百分比进行判定，＜80%为异常。

MVV降低：无论是阻塞性或限制性通气障碍均可使之降低。临床常见于阻塞性肺气肿、呼吸肌功能障碍胸廓胸膜、弥漫性肺间质疾病和大面积肺实变等。MVV还可作为通气储备能力考核指标，常以通气储备百分比表示，计算公式为：

$$通气储备百分比=\frac{最大自主通气量-静息每分通气量}{最大自主通气量}\times 100\%$$

通气储备百分比被认为是胸部手术术前判断肺功能状况、预计肺合并症发生风险的预测指标以及职业病劳动能力鉴定的指标。正常值＞95%，＜86%提示通气储备不足，气急阈为60%～70%。

**2. 用力肺活量(forced vital capacity, FVC)**　深吸气至肺总量后以最大力量、最快的速度所呼出的全部气量。正常成人参考值：男性(3179±117)mL，女性(2314±48)mL。FVC又分为第1 s用力呼气容积(forced expiratory volume in one second, $FEV_1$)、第2 s用力呼气容积($FEV_2$)和第3 s用力呼气容积($FEV_3$)。正常人3 s内可将肺活量全部呼出，第1、2、3 s所呼出气量各占FVC的正常百分比分别为83%、96%和99%(图30-2)，$FEV_1$/FVC应大于80%。FVC是测定呼吸道有无阻力的重要指标。气道阻塞时，呼气延长，$FEV_1$和$FEV_1$/FVC均降低；限制性通气障碍时，如胸廓畸形、弥漫性肺间质疾病等患者，虽呼出气流不受限制，但肺胸廓顺应性和肺弹性降低，呼气运动很快减弱或停止，使肺活量的绝大部分在极短的时间内迅速呼出，$FEV_1$和$FEV_1$/FVC可正常，甚至达到100%。

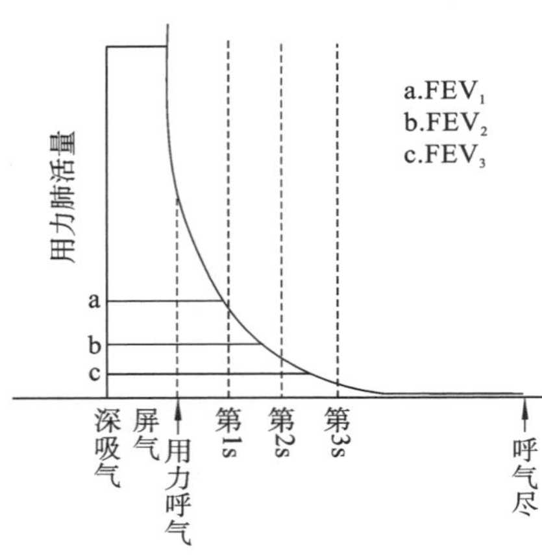


**图30-2　用力肺活量**

**3. 最大呼气中段流量(maximal mid-expiratory flow, MMEF或MMF)**　MMF是根据用力肺活量曲线通过计算得出用力呼出25%～75%的平均流量。正常成人参考值：男性(3452±1160)mL/s，女性(2836±946)mL/s。小气道阻塞可使流量下降，虽然$FEV_1$、$FEV_1$/FVC和气道阻力正常，但MMF可低于正常，可作为评价早期小气道阻塞的指标。

**4. 肺泡通气量(alveolar ventilation, VA)**　VA是指安静状态下每分钟进入呼吸性细支气管及肺泡与气体交换的有效通气量。正常成人参考值：4～5 L/min。VA能反映有效通气量的变化，VA减少见于肺通气量减少和(或)生理无效腔容量增大。

## 三、临床应用

**1. 通气功能的判断**　通气功能的测定是一系列肺功能检查的初筛项目。根据上述各项目的检查结果，结合气速指数(正常值为1)，可对通气功能做出初步判断，评估肺功能状况和通气功能障碍类型。

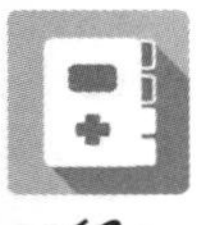

$$气速指数=\frac{MVV实测值/预计值}{VC实测值/预计值}$$

(1) 肺功能不全分级:见表 30-1。

表 30-1 肺功能不全分级

| | VC 或 MVV 实测值/VC 或 MVV 预测值/(%) | $FEV_1$/FVC/(%) |
|---|---|---|
| 基本正常 | >80 | >70 |
| 轻度减退 | 80～71 | 70～61 |
| 显著减退 | 70～51 | 60～41 |
| 严重减退 | 50～21 | ≤40 |
| 呼吸衰竭 | ≤20 | |

(2) 通气功能障碍分型:以上通气功能主要反映大气道(内径> 20 mm)通气的状况。阻塞性通气功能障碍的特点是以流速(如 FEV/FVC)降低为主,限制性通气障碍则以肺容量(如 VC)减少为主。通气功能障碍分为阻塞性通气功能障碍(以流速如 $FEV_1$/ FVC%为主)、限制性通气功能障碍(以肺容量如 VC 减少为主)和混合性通气功能障碍。其分型见表 30-2。

表 30-2 通气功能障碍分型

| | $FEV_1$/FVC% | MVV | VC | RV | TLC | 气速指数 |
|---|---|---|---|---|---|---|
| 阻塞性 | ↓↓ | ↓↓ | 正常或↓ | ↑ | 正常或↑ | <1.0 |
| 限制性 | 正常或↑ | ↓或正常 | ↓↓ | 正常或↓ | ↓ | >1.0 |
| 混合性 | ↓ | ↓ | ↓ | 不定 | 不定 | =1.0 |

**2. 阻塞性肺气肿的判断** 可根据 RV/TLC 结合肺泡氮浓度的测定,对阻塞性肺气肿程度进行判断(表 30-3)。

表 30-3 阻塞性肺气肿程度判断

| | RV/TLC/(%) | 平均肺泡氮浓度/(%) |
|---|---|---|
| 正常 | ≤35 | 2.47 |
| 轻度肺气肿 | 36～45 | 4.43 |
| 中度肺气肿 | 46～55 | 6.15 |
| 重度肺气肿 | ≥56 | 8.40 |

**3. 气道阻塞的可逆性与药物疗效判断** 可通过使用支气管舒张药物前后重复测定 $FEV_1$ 和 $FEV_1$/FVC的改善率,判断气道阻塞的可逆性与药物疗效。

**4. 其他** 最大呼气流量(peak expiratory flow,PEF)是指用力肺活量测定过程中,呼气流速最快时的瞬间流速,亦称峰值呼气流速。主要反映呼吸肌的力量及气道有无阻塞。可通过测量日变异率变化对支气管哮喘进行诊断和病情评估,具有较高的参考价值。支气管激发试验是测定气道反应性的一种方法,可协助支气管哮喘的诊断等。

## 第二节 肺换气功能检查

进入肺泡的氧气通过肺泡毛细血管进入血液循环,而血液中的二氧化碳通过弥散进入肺泡,这个过程称“换气”也称“内呼吸”。肺有效的气体交换与肺通气量、血流量、通气/血流值和气体弥散密切相关。

### 一、气体分布

肺泡是气体交换的基本单位,只有吸入的气体均匀地分布于每个肺泡,才能发挥最大的气体交换效

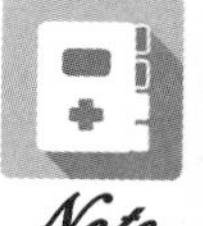

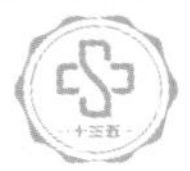


率。但是，即使是健康人，肺内气体分布也存在区域性差异，导致气体分布的不均匀性。气体分布以测定氮浓度作为判定指标。吸入气体分布不均匀主要是由不均匀的气流阻力和顺应性造成的。临床上支气管痉挛受压可出现不均匀的气流阻力；间质性肺炎、肺纤维化、肺气肿、肺淤血、肺水肿等可降低肺顺应性。

## 二、通气/血流值

有效的肺泡气体交换不仅需要足够的通气量，而且还需要与足够的血流量相匹配。正常成人肺泡通气量约 4 L/min，肺血流量约 5 L/min，通气/血流值(ventilation/perfusion，V/Q)为 0.8，换气效果最佳。在病理情况下，局部血流障碍时，进入肺泡的气体，由于未能和充足血流交换，V/Q 值>0.8，出现无效腔气增加；反之，局部气道阻塞，V/Q 值<0.8，成为无效灌注，而导致静-动脉分流效应。这两种异常状况，都可造成换气功能障碍，导致缺氧(动脉氧分压 $PaO_2$ 降低)，一般并无 $CO_2$ 潴留，但可出现动脉二氧化碳分压( $PaCO_2$ )降低。V/Q 值失调是肺部疾病产生缺氧的主要原因。临床上见于肺实质、肺血管疾病，如肺炎、肺不张、呼吸窘迫综合征、肺栓塞和肺水肿等。

## 三、肺泡弥散功能测定

肺泡弥散是肺泡内气体和肺泡壁毛细血管中的氧和二氧化碳，通过肺泡壁毛细血管膜进行气体交换的过程。以弥散量( diffusing capacity，$D_L$)作为判定指标。肺泡弥散量是指在肺泡膜两侧气体分压差为 1 mmHg 条件下，气体在单位时间(1 min)所能通过的气体量(mL)。$D_L$ 值与年龄、性别、体位、身材等相关，男性大于女性，青年人大于老年人。弥散量如小于正常预计值的 80%，则提示有弥散功能障碍。弥散量降低，常见于肺间质纤维化、石棉肺、肺气肿、肺结核、气胸、肺部感染、肺水肿、先天性心脏病、风湿性心脏病、贫血等。弥散量增加可见于红细胞增多症、肺出血等。

# 第三节　血 气 分 析

利用血气分析，可以了解氧的供应及酸碱平衡状况，是抢救危重患者和手术中监护的重要指标之一。血液气体是指氧和二氧化碳，常以其分压来表示，动脉血气分析指标中，血气分析仪可直接测定的有动脉氧分压、动脉二氧化碳分压、动脉氢离子浓度，然后可计算其他多个指标，用来判断肺换气功能和酸碱平衡情况。

当肺功能发生严重障碍，导致气体交换不全时可使动脉血氧分压、二氧化碳分压和氢离子浓度发生改变。因而血气分析是测定肺换气功能的重要指标，并能较准确反映酸碱紊乱的情况，为临床各科常用的一项检查方法。

## 一、血气分析的指标及正常范围

**1. 动脉血氧分压($PaO_2$)**　血液中物理溶解的氧分子所产生的压力。由于氧离曲线的特点，它作为缺氧的指标远较血氧饱和度敏感。健康成人 $PaO_2$ 随年龄增大而降低，$PaO_2$ 预计公式为 $PaO_2$ = 100 mmHg－(年龄×0.33)±5 mmHg。

正常值为 95～100 mmHg(12.6～13.3 kPa)。

动脉血氧分压临床上常用来判断有无缺氧和缺氧的程度，低氧血症分为轻、中、重三型：①轻度：60～80 mmHg(8.0～10.7 kPa)；②中度：40～60 mmHg(5.3～8.0 kPa)；③重度：<40 mmHg(5.3 kPa)。

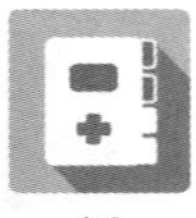

动脉血氧分压也是评判有无呼吸衰竭的指标。若在海平面附近、安静状态下呼吸空气时 $PaO_2$ 测定值<60 mmHg(8.0 kPa)，并可除外其他因素(如心脏内分流等)所致的低氧血症，即可诊断为呼吸衰竭。呼吸衰竭根据动脉血气分为Ⅰ型和Ⅱ型。Ⅰ型是指缺氧而无 $CO_2$ 潴留( $PaO_2$<60 mmHg，$PaCO_2$

降低或正常)；Ⅱ型是指缺氧伴有 $CO_2$ 潴留( $PaO_2<60$ mmHg，$PaCO_2>50$ mmHg)。

**2. 动脉血二氧化碳分压($PaCO_2$)** 血液中物理溶解的二氧化碳分子所产生的压力，是反映酸碱平衡中的呼吸因素的指标。通气不足时增高，表示有二氧化碳潴留，通气过度时二氧化碳排出过多则降低。在代谢性酸碱平衡紊乱时可有代偿性改变。

正常值为 35～45 mmHg(4.7～6.0 kPa)，平均值 40 mmHg(5.3 kPa)。

**3. 动脉血 pH** 代表血中氢离子浓度[$H^+$]的指标。血中碳酸氢盐缓冲对对保持正常的血液酸碱度起很重要作用。缓冲对中的碳酸氢盐由肾脏调节，碳酸由肺脏调节，当二者的比值保持在 20 : 1 时，血液 pH 为 7.40。动脉血 pH 正常值为 7.35～7.45，低于 7.35 提示酸中毒，高于 7.45 为碱中毒。但临床上 pH 正常亦可能为代偿性酸、碱中毒，因此要结合其他有关指标才能判断酸、碱中毒的类型。

正常值为 7.35～7.45，平均为 7.40。

**4. 动脉血氧饱和度($SaO_2$)** 动脉血氧与血红蛋白( Hb)结合的程度，是单位 Hb 含氧百分数，即动脉血氧含量与氧容量的比值，以百分率计算表示。

正常值为 95%～98%。$SaO_2$ 可作为判断机体是否缺氧的一个指标，但是反映缺氧并不敏感，而且有掩盖缺氧的潜在危险。

**5. 缓冲碱(BB)** 血液中所有能起缓冲作用的碱量之和(包括碳酸氢根、血红蛋白、血浆蛋白及磷酸盐)。在血浆蛋白稳定的情况下，它的增减决定于标准碱。

正常值为 45～55 mmol/L，平均为 50 mmol/L。

**6. 标准碳酸氢盐(SB)与血浆实际碳酸氢盐(AB)** SB 指隔绝空气的全血标本在 38 ℃、$PaCO_2$ 40 mmHg(5.3 kPa)、血红蛋白 100%氧合的标准条件下，所测得的血浆碳酸氢根 $HCO_3^-$ 含量。正常值为 22～27(平均 24)mmol/L。它是反映在酸碱平衡中的代谢因素指标，在呼吸性酸碱平衡紊乱时可有代偿性改变。一般不受呼吸影响。

AB 是指在实际 $PaCO_2$ 和血氧饱和度条件下所测得血浆 $HCO_3^-$ 含量。正常值为 22～27 mmol/L。AB 与 SB 的差值，反映呼吸因素对血浆碳酸氢盐($HCO_3^-$)影响的程度，呼吸性酸中毒时，受肾脏代偿调节作用影响，$HCO_3^-$ 增加，AB>SB；呼吸性碱中毒时，AB<SB；相反，代谢性酸中毒时，$HCO_3^-$ 减少，AB＝SB，但低于正常参考值；代谢性碱中毒时，$HCO_3^-$ 增加，AB＝SB，但高于正常参考值；AB 升高既可能是代谢性碱中毒，也可能是呼吸性酸中毒时肾脏的代偿调节反映。慢性呼吸性酸中毒时，AB 最大可代偿升至 45 mmol/L；AB 降低既可能是代谢性酸中毒，也可能是呼吸性碱中毒的代偿结果。

**7. 剩余碱(BE)** 在 38 ℃、$PaCO_2$ 40 mmHg(5.3 kPa)、血红蛋白 100%氧合的标准条件下，用强酸或强碱滴定至 pH 为 7.40 时所需的酸或碱量。它反映血中碱量增多或减少的具体程度。正值表示碱剩，负值表示碱欠。超过＋2.3 表示碱多，低于－2.3 表示酸多。不受呼吸影响，是判断代谢性酸碱失衡的重要指标。正常值为(0±2.3) mmol/L。

**8. 血浆二氧化碳含量(T-$CO_2$)** 血、血浆或血清的全部 $CO_2$ 的浓度，包括离子化部分和非离子化部分两部分。当 $CO_2$ 潴留或 $HCO_3^-$ 增加时均可使值增高，反之降低。

参考值为 25.2 mmol/L。

**9. 动脉血氧含量($CaO_2$)** 指每单位容积(每升)的动脉血液中所含氧的总量(mmol)或每百毫升动脉血含氧的毫升数。正常值为 8.55～9.45 mmol/L。$CaO_2$ 是反映动脉血携氧量的综合性指标。高原缺氧、慢性阻塞性肺疾病缺氧的患者，$CaO_2$ 随 $PaO_2$ 降低而降低，但 Hb 正常或升高；贫血、CO 中毒、高铁血红蛋白血症的患者，虽 $PaO_2$ 正常，而 $CaO_2$ 随 Hb 的降低而降低。

## 二、酸碱平衡失调的判断

**1. 酸中毒**

(1) 呼吸性酸中毒：由于肺泡通气不足引起二氧化碳潴留。表现为 $PaCO_2$ 增高，根据 pH 是否调节分为急性与慢性(代偿与失代偿性)。血气改变的特点见表 30-4。

(2) 代谢性酸中毒：由机体产酸过多、排酸障碍和碱性物质损失过多所致。血气改变的特点见表

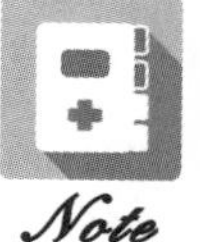

30-4。

**2. 碱中毒**

(1) 呼吸性碱中毒：因通气过度造成二氧化碳排出过多，表现为 $PaCO_2$ 减低，根据 pH 是否调节可分为急性与慢性(代偿性与失代偿性)。血气改变的特点见表 30-4。

(2) 代谢性碱中毒：一般由于酸性物质丢失过多，碱性盐摄入过量或缺钾造成的碳酸氢盐增多。血气改变的特点见表 30-4。

**表 30-4　常见酸碱失衡类型的血气分析指标变化**

| 酸碱失衡类型 | pH | $PaCO_2$ | BE | BB | SB | AB |
|---|---|---|---|---|---|---|
| 呼吸性酸中毒(代偿) | N | ↑ | N | N | ↑ | ↑ |
| 呼吸性酸中毒(失代偿) | ↓ | ↑↑ | N | N | ↑ | ↑↑ |
| 代谢性酸中毒(代偿) | N | ↓ | 一或↑ | ↓ | ↓ | ↓ |
| 代谢性酸中毒(失代偿) | ↓ | ↓↓ | 一或↑ | N | ↓↓ | ↓ |
| 呼吸性碱中毒(代偿) | N | ↓ | N | N | ↓ | ↓ |
| 呼吸性碱中毒(失代偿) | ↑ | ↓↓ | N | N | ↓ | ↓ |
| 代谢性碱中毒(代偿) | N | ↑ | N或↑ | ↑ | ↑ | ↑ |
| 代谢性碱中毒(失代偿) | ↑ | ↑↑ | N或↑↑ | ↑↑ | ↑↑ | ↑↑ |
| 呼吸性并代谢性酸中毒 | ↓↓ | ↑ | 一或↑ | ↓ | ↓ | ↓ |
| 呼吸性并代谢性碱中毒 | ↑↑ | ↑ | ↑ | ↑ | ↑↑ | ↑↑ |

注：↑表示升高，↓表示下降，N表示正常，一表示不定。

(张朝霞)

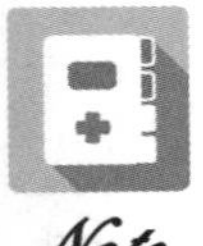

# 第三十一章　内镜检查

## 学习目标

1. 掌握内镜检查的适应证、禁忌证、并发症及临床意义。
2. 熟悉内镜检查的方法、目的、主要检查内容。
3. 了解内镜检查异常镜像的产生机制及临床意义。
4. 能正确分析检查结果。
5. 能根据内镜检查的适应证、禁忌证，与患者及家属有效沟通，合理选用检查方法。

## 第一节　内镜检查基本知识

### 一、内镜学的发展及临床应用

内镜问世已100多年，经历了硬式、可曲、纤维至电子的发展历程，近20年进展迅速，在诊断及治疗上有了突出成就。自1957年美国Hirschowitz创始第一台纤维光束胃镜以来，经过多次改进、创新，已研制成多种类型内镜供临床使用，成为性能良好，便于操作，易被被检查者接受的诊断和治疗方法。我国内镜起步较晚，1973年成功研制了第一台国产纤维胃镜，很快在全国推广应用，现已能生产不同类型的内镜。

随着内镜技术的发展，诊断疾病的准确率显著提高了，并能发现较早期肿瘤，同时开展内镜下治疗技术，使内镜由诊断过渡到治疗领域，避免了麻醉、手术的痛苦。如过去需经剖腹手术切除胃肠道息肉，现可通过高频电凝切除，既快速，又安全；内镜下硬化剂防治食管静脉曲张破裂出血；内镜下十二指肠乳头切开取石及碎石；对阻塞性黄疸可经内镜置管做胆汁内引流或经鼻胆汁外引流术，对食管、胆管狭窄行气囊扩张术；经内镜行胃内异物的取出等。近年来在腹腔镜下做胆囊及阑尾切除术已获成功。超声波诊断技术与内镜应用相结合，已研制成功超声内镜，增加了诊断的准确性。

临床常见的内镜有食管镜、胃镜、十二指肠镜、小肠镜、结肠镜、胆道镜、支气管镜、膀胱镜等。此外，还有腹腔镜、子宫镜、超声内镜、放大内镜等。目前又研制了不用光学纤维的电子摄像内镜，避免光学纤维折断、老化等影响成像的缺点。这些内镜不仅可对大肠、小肠、胆管、胰管等部位进行检查治疗，尚可延伸到对呼吸系统、泌尿系统、生殖系统、胸腹腔病变进行诊断治疗，因而形成一个崭新的诊治领域，称为内镜学，达到内镜技术发展的全新境界。

### 二、内镜的原理

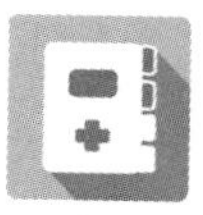

**1. 纤维光学原理**　当把玻璃材料加热拉成直径为几十微米或十几微米以下的细长纤维丝时，它就

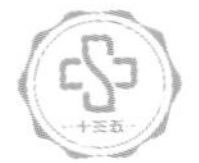



变得较为柔软，可以任意弯曲，光线进入玻璃纤维后，经折射到达其内表面，如此反复地折射，光就从一端传到另一端。当玻璃丝弯曲时，反射角相应地发生变化，光线就随柔软的纤维而弯曲，这样就能利用自由弯曲的玻璃纤维，从任何位置上看到任何方向射来的物体反光。

**2. 玻璃纤维导像原理** 将几万个玻璃纤维丝按顺序平行地排列起来，两端扎紧固定，构成一根反光束。一幅图像是由几万个光点组成的，如果玻璃纤维丝排列很好，一侧的图像与另一侧之成像就完全相同，通过这样的纤维束丝，光学图像就能不失真地从一端传至另一端(图 31-1)。

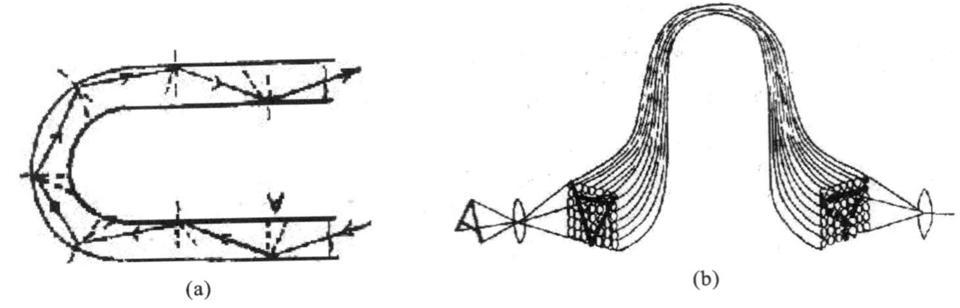

(a) (b)

**图 31-1 纤维内镜原理**

(a)玻璃纤维的闪光反射原理；(b)导像束传像的原理

**3. 光学系统原理** 玻璃纤维导光束装置上直角屋脊棱镜，成像物镜或目镜即构成纤维内镜的光学系统。外界的成像光线通过以上各部分的一系列光学反射，在目镜上可看到清晰的物体像。

**4. 电子内镜** 目前使用最广泛的高效内镜，它使用固体摄像元件微型图像传感器(charge coupled device，CCD)的摄像机安装到内镜上，就成了“电子内镜(视频内镜)”，它可以拍摄数十万像素的图像，并将其转化为电子信号传送到监视器画面上。以往只有一个熟练医师才能看到的脏器内部状态，通过电子内镜反映到监视器上后，多位医师及医务人员均可以同时观看。安全性也大大提高，漏看错看的概率变小，飞跃性地提高了诊断的精确度。另外对画面也可以进行处理，通过电子操控，可以提高病变部位的鲜明度，还可通过彩色信号操作来观察肉眼难以看清的部分。这又扩大了在内镜下进行治疗的范围(图 31-2)。

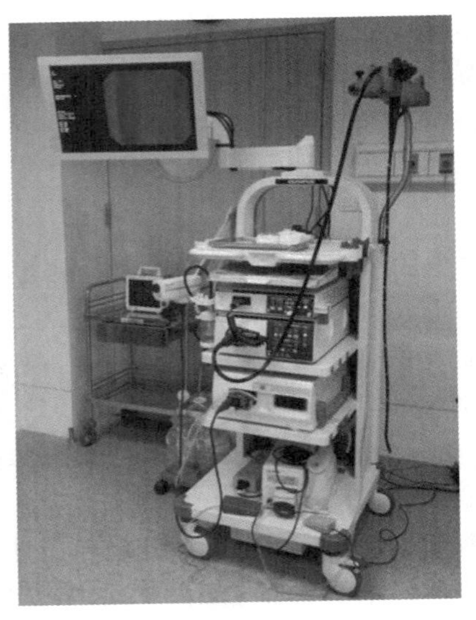

**图 31-2 电子内镜**

**5. 其他内镜** 内镜的无止境开发仍在继续，其中一种可称得上是理想的内镜，即“胶囊内镜”。将极小的内镜装入胶囊中，靠胶囊自身的推进力使其在消化道内任意移动，并将各部位的影像通过无线设备传输到监视器上，已部分应用于临床。

## 三、内镜的性能

电子内镜是继第一代硬式胃镜和第二代光导纤维内镜之后的第三代内镜。电子内镜主要由内镜(endoscopy)、电视信息系统中心(video information system center)和电视监视器(television monitor)三个主要部分组成。它的成像主要依赖于镜身前端装备的 CCD，CCD 就像一台微型摄像机将图像经过图像处理器处理后，显示在电视监视器的屏幕上。比普通光导纤维内镜的图像更清晰，色泽更逼真，分辨率更高，而且可供多人同时观看。

电子内镜的构成除了内镜、电视信息系统中心和电视监视器三个主要部分外，还配备一些辅助装置，如录像机、照相机、吸引器以及用来输入各种信息的键盘和诊断治疗所用的各种处置器具等。电子内镜的成像原理是利用电视信息中心装备的光源所发出的光，经内镜内的导光纤维将光导入受检体腔内，CCD 图像传感器接收到体腔内黏膜面反射来的光，将此光转换成电信号，再通过导线将信号输送到

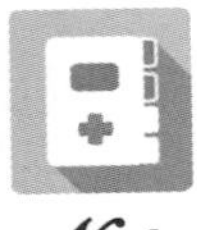

Note

电视信息中心，再经过电视信息中心将这些电信号经过储存和处理，最后传输到电视监视器中在屏幕上显示出受检脏器的彩色黏膜图像。目前世界上使用的 CCD 图像传感器有两种，其具体的形成彩色图像的方式略有不同。

# 第二节　上消化道内镜检查

上消化道内镜检查包括食管、胃、十二指肠的检查，通常称胃镜检查，是应用最早、进展最快的内镜检查。

## 一、适应证

（1）吞咽困难、胸骨后疼痛、烧灼、上腹部疼痛、不适、饱胀、食欲下降等上消化道症状，原因不明者。

（2）不明原因的上消化道出血。急性上消化道出血，早期检查不仅可获病因诊断，尚可同时进行内镜下止血。

（3）X 线钡餐检查不能确诊或不能解释的上消化道病变，特别是黏膜病变和疑有肿瘤者。

（4）需要随访观察的病变，如消化性溃疡、萎缩性胃炎、胃手术后、反流性食管炎、Barrett 食管等。

（5）药物治疗前后对比观察或手术后随访。

（6）内镜下治疗，如异物取出、止血、食管静脉曲张的硬化剂注射与套扎、食管狭窄的扩张与内支架放置治疗、上消化道息肉切除、黏膜切除等。

## 二、禁忌证

（1）严重心肺疾病，如严重心律失常、心力衰竭、心肌梗死急性期、严重呼吸衰竭及支气管哮喘发作期等。轻症心肺功能不全不属于禁忌证，必要时在监护条件下进行内镜检查，以保证安全。

（2）休克、昏迷等危重状态。

（3）神志不清、精神失常，不能合作者。

（4）食管、胃、十二指肠穿孔急性期。

（5）严重咽喉疾病、腐蚀性食管炎和胃炎、巨大食管憩室、主动脉瘤及严重颈胸段脊柱畸形者。

（6）急性病毒性肝炎或胃肠道传染病一般暂缓检查；慢性乙、丙型肝炎或病原携带者，艾滋病患者应施行特殊的消毒措施。

## 三、方法

### （一）检查前准备

（1）签署知情同意书，检查前禁食 8 h。有胃排空延缓者，须禁食更长时间；有幽门梗阻者，应洗胃后再检查。

（2）阅读胃镜申请单，简要询问病史，做必要体格检查，了解胃镜检查的适应证，有无危险性及禁忌证。做好解释工作，消除患者恐惧心理，取得合作。

（3）麻醉：检查前 5～10 min，吞服含 1%丁卡因胃镜胶（10 mL）或用 2%利多卡因喷雾喷咽部 2～3 次，前者兼具麻醉及润滑作用，目前应用较多。

（4）镇静剂：一般无须使用镇静剂。过分紧张者可用地西泮 5～10 mg 肌注或静注。做镜下治疗时，为减少胃蠕动，可术前 10 min 肌注山莨菪碱 10 mg 或阿托品 0.5 mg。

（5）检查胃镜及配件：注意光源、送水、送气阀及吸引装置，操纵部旋钮控制的角度等。检查胃镜的线路、电源开关及监视器屏幕影像。此外，内镜室应具有监护设施、氧气及急救用品（图 31-3）。

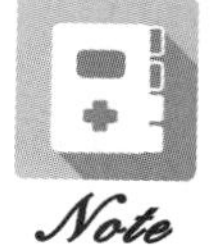

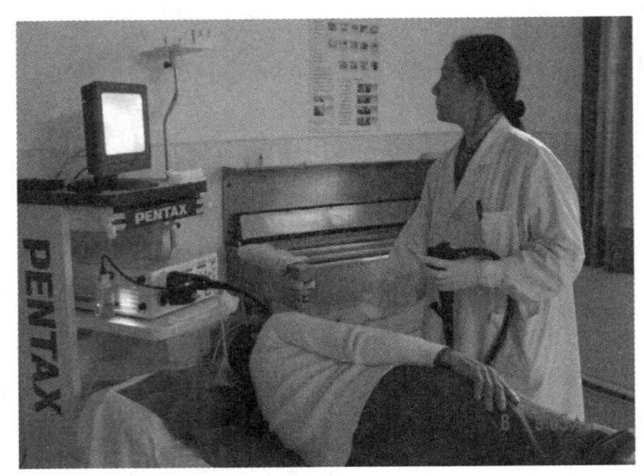


图 31-3 上消化道内镜

(二) 检查方法要点

(1) 患者取左侧卧位，双腿屈曲，头垫低枕，使颈部松弛，松开领口及腰带，取下义齿。

(2) 口边置弯盘，嘱患者咬紧牙垫，铺上无菌巾或毛巾。

(3) 医师左手持胃镜操纵部，右手持胃镜前端约 20 cm 处，直视下将胃镜经口插入咽部，缓缓沿舌背、咽后壁插入食管。嘱患者深呼吸，配合吞咽动作可减少恶心，有助于插管。注意动作轻柔，避免暴力。勿误入气管。

(4) 胃镜前端通过齿状线缓缓插入贲门后，在胃底部略向左、向上可见胃体腔，推进至幽门。

(5) 对病变部位摄像、染色、局部放大、活检、刷取细胞涂片及抽取胃液检查以助诊断。

(6) 退出胃镜时尽量抽气防止腹胀。患者 2 h 后进温凉流质或半流质饮食。

(三) 术后护理

(1) 术后 1 h 待咽喉部麻醉作用消失后才能进食，当日宜进温软食物。

(2) 拔镜后可有短暂咽喉部不适及异物感，必要时可用消毒漱口水或含片。

(3) 若有剧烈腹痛、黑便、呕血，应立即就诊。

(四) 并发症

**1. 一般并发症** 喉头痉挛、下颌关节脱臼、咽喉部损伤、腮腺肿大、食管贲门黏膜撕裂等。

**2. 严重并发症**

(1) 心搏骤停、心肌梗死、心绞痛等：由插内镜刺激迷走神经及低氧血症所致，一旦发生应立即停止检查，积极抢救。

(2) 食管、胃肠穿孔：多由操作粗暴，盲目插内镜所致。如发生食管穿孔会即刻出现胸背上部剧烈疼痛及纵隔颈部皮下气肿。X 线摄片可确诊，应急诊手术治疗。

(3) 感染：操作时间过长有发生吸入性肺炎的可能。内镜下治疗如注射硬化剂、扩张等可发生局部继发感染，可术后使用抗生素 3 天。为防止乙、丙型病毒性肝炎传播，要求患者在胃镜检查前检测乙、丙型肝炎病毒标志，对阳性者行专门胃镜检查，并对内镜进行包括水洗、酶洗、药洗在内的彻底消毒。

(4) 低氧血症：多由内镜压迫呼吸道引起通气障碍或因患者紧张憋气所致。停止检查后给予吸氧一般都能好转。

(5) 出血：多因操作粗暴、活检创伤或内镜下治疗后止血不当所致。可有呕血、黑便和血容量不足表现。应及时扩容和止血，必要时内镜下止血。

## 四、常见上消化道疾病的内镜表现

胃镜下常见的疾病有炎症溃疡和肿瘤，其次还有息肉、食管-胃底静脉曲张、食管-贲门黏膜撕裂综合征(Mallory-Weiss 综合征)、憩室、异物、寄生虫等。

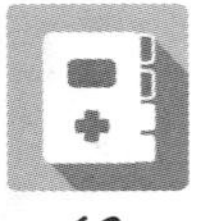
Note

**1. 慢性胃炎** 我国 2006 年达成的中国慢性胃炎共识意见中采纳了国际上新悉尼系统的分类方

法，根据病理组织学改变和病变在胃内的分布，结合可能的病因，将慢性胃炎分为非萎缩性（以往称浅表性）、萎缩性和特殊类型胃炎三大类。其胃镜下表现均可有糜烂（平坦或隆起）、出血和胆汁反流。

（1）慢性非萎缩性胃炎：不伴有胃黏膜萎缩性改变，胃黏膜层见以淋巴细胞和浆细胞为主的慢性炎症细胞浸润。根据炎症分布的部位，可再分为胃窦胃炎、胃体胃炎和全胃炎。胃镜下主要表现为红斑（点片状或条状）、黏膜粗糙不平，有出血点/斑、黏膜水肿、渗出等。

（2）慢性萎缩性胃炎：黏膜已经发生了萎缩性改变。慢性萎缩性胃炎因不同病因又再分为多灶萎缩性胃炎和自身免疫性胃炎两类。胃镜下慢性萎缩性胃炎有两种类型，即单纯萎缩性胃炎和萎缩性胃炎伴增生。前者主要表现为黏膜红白相间，白色为主、血管显露、色泽灰暗、皱襞变平甚至消失；后者主要表现为黏膜呈颗粒状或结节状。

（3）特殊类型胃炎：包括感染性胃炎、化学性胃炎、Menetrier 病、嗜酸细胞性胃炎、淋巴细胞性胃炎、非感染性肉芽肿性胃炎（如胃克罗恩病、结节病）、放射性胃炎、充血性胃病等。

**2. 溃疡** 可位于食管、胃、十二指肠等部位。内镜下分为活动期、愈合期和瘢痕期。

（1）活动期：可见圆形或椭圆形凹陷，直径多在 0.5～1.5 cm 之间，底部覆以白苔、血痂或血凝块，周围黏膜充血、水肿，呈堤状隆起。

（2）愈合期：溃疡缩小变浅、表面薄白苔，边缘光滑整齐，周边水肿消失，边缘再生上皮明显呈红色栅状，溃疡边缘可见黏膜皱襞向中央集中。

（3）瘢痕期：溃疡消失，为再生上皮覆盖，黏膜发红，呈栅状，呈放射状排列。

**3. 肿瘤** 我国胃癌、食管癌患者相当多见，胃镜是最佳检查方法，对发现早期胃癌更为重要。

根据癌组织在胃壁的浸润深度将胃癌分为进展期胃癌和早期胃癌两类。进展期胃癌分四型，即包曼Ⅰ型：中央型或隆起型；包曼Ⅱ型：溃疡型；包曼Ⅲ型：浸润溃疡型；包曼 Ⅳ型：弥漫浸润型。溃疡型癌主要发生在胃窦，一般较良性溃疡大而不规则，周边不整齐，底部不平，触之质硬，黏膜脆易出血。弥漫浸润型癌时，溃疡可有可无，而胃壁变得僵硬增厚、扩张受限，缺乏蠕动，形成皮革胃，易漏诊，应仔细观察，多处活检行病理检查确诊。

# 第三节 结肠镜检查

纤维结肠镜在近十年来，发展为诊断和治疗结肠疾病的新工具。20 世纪 70 年代初，纤维结肠镜直接插入回盲部成功率不高，随着器械革新和插镜技术的不断提高，到达回盲部成功率大大提高，并缩短了时间，使患者易于接受，已成为普遍开展的诊断技术。

## 一、适应证

（1）不明原因的便血、大便习惯改变；有腹痛、肿块、消瘦、贫血等征象或怀疑有结、直肠及末端回肠病变者。

（2）钡剂灌肠或乙状结肠镜检查结肠有狭窄、溃疡、息肉、癌肿、憩室等病变，需进一步确诊者。

（3）转移性腺癌、CEA、CA199 等肿瘤标志物升高，需寻找原发病灶者。

（4）炎症性肠病的诊断与随诊。

（5）结肠癌术前确诊，术后随访，息肉摘除术后随访。

（6）行镜下止血、息肉切除、整复肠套叠和肠扭转、扩张肠狭窄及放置支架解除肠梗阻等治疗。

## 二、禁忌证

（1）肛门、直肠严重狭窄。

（2）急性重度结肠炎，如急性细菌性痢疾、急性重度溃疡性结肠炎及憩室炎等。

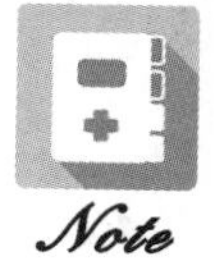

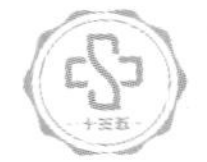



(3) 急性弥漫性腹膜炎、腹腔脏器穿孔、多次腹腔手术、腹内广泛粘连及大量腹腔积液者。

(4) 妊娠期妇女。

(5) 严重心肺功能衰竭、精神失常或不能合作者。

## 三、方法

### (一) 检查前准备

(1) 了解病情,核阅钡剂灌肠 X 线片,向患者说明检查注意事项,签署知情同意书。

(2) 肠道准备:患者肠道清洁是检查成功的先决条件。检查前 2～3 日进少渣半流质饮食,检查当日禁食,清洁肠道可选用下列方法之一:①术前临睡前服蓖麻油 30 mL,检查前 2～3 h 用温水或生理盐水灌肠 2～3 次,至排液清亮为止。②番泻叶 20～30 g 检查前一天泡水喝。③20%甘露醇 250 mL 检查前 3 h 服,半小时后饮葡萄糖生理盐水 500～1000 mL(白糖 50 g、食盐 5 g 加水 500 mL),后两种方法简便,不需再灌肠,但甘露醇在肠道被细菌分解产生氢气,不适于高频电凝切除治疗的肠道准备。

(3) 术前用药:术前 15～30 min 肌注阿托品 0.5 mg,对精神紧张、耐受性差的患者可注射安定 5～10 mg 或加哌替啶 50 mg。

### (二) 检查方法要点

(1) 插镜患者换上带空洞的检查裤,取左侧屈膝卧位,术者先做肛门指检后,将涂以润滑油的肠镜插入肛门内 10～15 cm,嘱患者取仰卧位。

(2) 遵照循腔进镜原则,适当交替给气与吸引,调节角度钮与旋转镜身,操作要领是少注气、细找腔,去弯取直、变换角度,运用进进退退、钩拉旋转腹部辅助手法,使镜身顺利循腔推进,尽快到达回盲部,切忌盲目硬插造成穿孔。

(3) 退镜观察到达回肠或盲肠后,详细观察,然后慢慢退镜,边观察各段的结肠黏膜,防止退镜时大段肠管滑落而遗漏病变,发现病变详细记录部位及特征,可先摄影,再做活检。退镜前应吸尽所注气体,以减轻腹胀。

### (三) 并发症

**1. 肠穿孔** 可发生剧烈腹痛、腹胀,有急性弥漫性腹膜炎体征,X 线腹部透视可见膈下游离气体。一经确诊应立即手术治疗。

**2. 肠出血** 多由插镜损伤、活检过度、电凝止血不足等引起,应予避免。

**3. 肠系膜裂伤** 罕见于操作粗暴,如有腹腔粘连时易造成肠系膜裂伤,少量出血可保守治疗,大量出血致血压下降时,应剖腹探查做相应处理。

**3. 心脑血管意外** 由于检查时过度牵拉刺激迷走神经引起反射性心律失常,甚至心搏骤停。高血压患者检查时情绪紧张可加重高血压,引起脑血管意外,若出现此种情况应立即拔出内镜,进行抢救。

**4. 气体爆炸** 有报道口服 20%甘露醇做肠道准备后,再做息肉电切时可引起肠道气体爆炸。故行息肉电切时应避免使用甘露醇,或使用 6.7%低浓度甘露醇(即 20%甘露醇 500 mL 加 5%葡萄糖生理盐水 1000 mL)做肠道准备,在息肉电切前反复注气,吸气 2～3 次,有助于降低肠道内可燃性气体浓度,避免发生爆炸。

# 第四节　纤维支气管镜检查

纤维支气管镜是由日本学者池田氏于 1964 年研制成功的,20 世纪 70 年代在全世界得到了广泛的应用,我国几乎在同时也将该项技术引进,对呼吸系统疾病的检查诊断治疗发挥了积极的推动作用。纤维支气管镜的插入部分是由数万根玻璃纤维组成的。它可以弯曲、透光,管径小,可以插入很细的支气

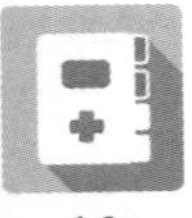

管，可在人肉眼的直视下进行检查和进行某些治疗。又因配备了活体组织检查钳、刷子等，可以进行活组织检查和灌洗刷检，并可将洗刷后的灌洗液进行细胞学和细菌学的检查，帮助诊断。它还可以摄影和录像。由于操作简便、安全、患者痛苦少，因此已成为检查呼吸系统疾病的重要工具。

## 一、适应证

（1）不明原因的咯血、需明确出血部位和咯血原因者，或原因和病变部位明确，但内科治疗无效或反复大咯血而又不能行急诊手术需局部止血治疗者。

（2）胸部X线片示块影、肺不张、阻塞性肺炎，疑为肺癌者。

（3）胸部X线片阴性，但痰细胞学阳性的“隐性肺癌”者。

（4）性质不明的弥漫性病变、孤立性结节或肿块，需钳取或针吸肺组织做病理切片或细胞学检查者。

（5）原因不明的肺不张或胸腔积液者。

（6）原因不明的喉返神经麻痹和膈神经麻痹者。

（7）不明原因的干咳或局限性喘鸣者。

（8）吸收缓慢或反复发作的肺炎。

（9）需用双套管吸取或刷取肺深部细支气管的分泌物做病原学培养，以避免口腔污染。

（10）用于治疗，如取支气管异物、手术后痰液潴留吸痰、肺癌局部瘤体的放疗和化疗等。另外，对于气道狭窄患者，可在纤维支气管镜下行球囊扩张或放置镍钛记忆合金支架等介入治疗。

（11）肺部手术术前评估。

## 二、禁忌证

（1）对麻醉药过敏者以及不能配合检查者。

（2）有严重心肺功能不全、严重心律失常、频发心绞痛者。

（3）全身状况极度衰弱不能耐受检查者。

（4）有凝血功能严重障碍以致无法控制的出血倾向者。

（5）主动脉瘤有破裂危险者。

（6）新近有上呼吸道感染或高热、哮喘发作、大咯血者需待症状控制后再考虑做纤维支气管镜检查。

## 三、方法

### （一）术前准备

**1. 术前准备** 签署知情同意书，术前向患者说明注意事项以取得配合。患者需有近期胸部X线片，包括正侧位片，必要时有断层片或胸部CT片，以确定病变位置。有出血倾向者需做凝血时间和血小板计数等检查。对年老体弱、心肺功能不佳者做心电图和肺功能检查。术前患者禁食4 h。术前半小时肌内注射阿托品0.5 mg和地西泮10 mg。

**2. 局部麻醉** 常用2%利多卡因溶液，可作为咽喉喷雾使用，也可在纤维支气管镜镜管插入气管后滴入或经环甲膜穿刺注入。

**3. 操作步骤** 患者取平卧位，不能平卧者可取坐位。术者持纤维支气管镜的操纵部，拨动角度调节环和调节钮，持镜经鼻或口腔插入，找到会厌与声门，观察声门活动情况。当声门张开时，将镜快速送入气管，在直视下边向前推进边观察气管内腔，达到隆突后观察隆突形态。见到两侧主支气管开口后，先进入健侧再进入患侧，依据各支气管的位置，拨动操纵部调节钮，依次插入各段支气管，在看清病变的部位范围及形态特征后，可以照相及采取活体组织，或用细胞刷刷取分泌物及脱落细胞，制成薄片，立即送检。

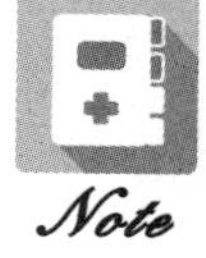

### (二) 术后处理

(1) 术后禁食 2 h。

(2) 术后有声嘶及咽部疼痛者,可予蒸气吸入。

(3) 一般不用抗生素,若肺活体组织检查后或术后发热,可适当应用抗生素。

### (三) 并发症

(1) 麻药过敏。

(2) 喉头痉挛或支气管痉挛。

(3) 低氧血症。

(4) 术后出血。

(5) 因操作粗暴,可致声带或声门损伤。

## 小　　结

肺功能检查、内镜检查是临床常用的辅助检查手段。通过肺功能检查可对被检查者的呼吸功能进行初步评价,鉴别肺功能的状态,明确肺功能障碍的程度、类型和预后,评定药物、器械等治疗方法的临床疗效,评估劳动力耐受程度,评估手术的耐受力、术后并发症的发生概率和危险程度。肺功能检查内容包括通气功能、换气功能检查等项目。内镜是近 20 年进展迅速并在诊断、治疗上有突出成就的一项检查方法,已形成崭新的内镜学诊治领域。其中,上消化道内镜、结肠镜、纤维支气管镜临床使用广泛,显著提高了对疾病诊断的准确率,并能发现较早期肿瘤,同时开展内镜下治疗技术,使内镜由诊断过渡到治疗领域。这些内镜检查不仅可对大肠、小肠、胆管、胰管等部位进行检查,尚可延伸到对呼吸系统、泌尿系统、生殖系统、胸腹腔病变进行诊断治疗。

(张朝霞)

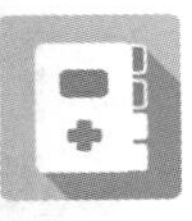

# 第七篇

# 实验室检查

SHIYANSHIJIANCHA

# 第三十二章　总　论

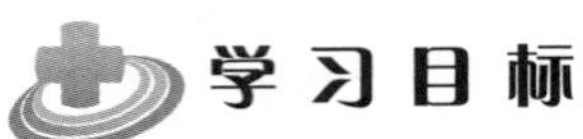

1. 掌握常用实验室检查项目的适应证。
2. 熟悉常用实验室检查的正常参考值范围及其异常的临床意义。
3. 了解常用实验室检查的基本原理和检查方法。

## 一、实验诊断学的概念

### （一）基本概念

实验诊断(laboratory diagnosis)是指医师通过临床实验室分析所得到的信息为预防、诊断、治疗疾病和预后评价所进行的医学临床活动。包括实验室前、实验室和实验室后 3 个部分。

**1. 实验室前部分**　包括医师对患者的分析、化验项目的选择和组合、与上级医师的商讨、医嘱的制订、检验申请、患者的准备、原始样品的采集，运到实验室并在实验室内进行传输。

**2. 临床实验室部分**　以诊、防、治人体疾病或评估人体健康，提供信息为目的，对取自人体的材料进行生物学、微生物学、免疫学、化学、血液学、生理学、细胞学、病理学或其他检验学的分析。

**3. 实验室后部分**　包括系统性的审核、规范格式和解释、授权发布、结果的报告与传递和检验样品的储存。通过上述过程得到的实验室数据和信息与临床资料结合进行综合分析。

实验诊断是诊断学的一个重要组成部分，是临床医师必须掌握的基本知识。

### （二）实验诊断学的内容

实验诊断学的内容如下。

**1. 血液学检验**　血液和造血组织的原发性血液病以及非造血细胞疾病所致的血液学变化的检查。包括红细胞、白细胞和血小板的数量、生成动力学、形态学和细胞化学等的检验；止血功能、血栓栓塞、抗凝和纤溶功能的检验；溶血的检验；血型鉴定和交叉配血试验等。

**2. 体液与排泄物检验**　对尿液、粪便和各种体液以及胃液、脑脊液、胆汁等排泄物、分泌液的常规检验。

**3. 生化学检验**　对组成机体的生理成分、代谢功能、重要脏器的生化功能、毒物分析及药物浓度监测等的临床生物化学检验。包括糖、脂肪、蛋白质及其代谢产物和衍生物的检验；血液和体液中电解质和微量元素的检验；血气和酸碱平衡的检验；临床酶学检验；激素和内分泌功能的检验；药物和毒物浓度检测等。

**4. 免疫学检验**　免疫功能检查、临床血清学检查、肿瘤标志物等的临床免疫学检测检验。

**5. 病原学检验**　感染性疾病的常见病原体检查、医院感染的常见病原体检查、性传播疾病的病原体检查、细菌耐药性的检查等。

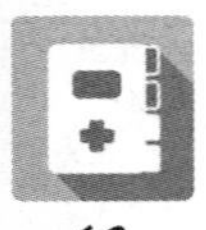

### （三）实验诊断学的应用范围

实验诊断学以往主要是为临床诊断所用，随着医学模式由单纯的疾病诊断逐渐向健康保健、预防与医学相结合的方向发展，其职能和应用价值也有所扩展。

**1. 为临床医疗工作服务** 为疾病的诊断和治疗计划的制订、病情分析、疗效判断、预后分析等提供科学依据。

**2. 为开展预防工作提供依据** 进行防病调查，能早期发现传染性疾病的传染源以及损害人体的各种致病因素，为制订预防措施、控制疾病传播提供重要资料。

**3. 进行社会普查** 可了解社会群体的卫生状况和健康水平，及时发现潜在性疾病、遗传性疾病等，为制定卫生条例，提高防病治病的主动性，保护环境卫生，规划保健机构设置等提供依据。

**4. 开展健康咨询** 通过临床基础检验，为社会群体提供健康咨询，以保证健康，减少疾病。

### （四）实验诊断学的现状及发展趋势

近年来，医学基础学科和边缘学科的基础理论和技术飞速发展，与临床检验之间的联系更为广泛密切，相互交叉渗透，实验手段和内容不断丰富，形成了一门现代医学中新兴的独立的科学——实验诊断学。

个体化诊断：被检个体的基因背景及病理生理状态的综合分析的结果应用于该个体的预防、诊断和治疗上，这种诊断称为个体化诊断。个体化诊断包括遗传基因、后天突变、疾病基因、代谢特征、药物敏感性等内容。

床边检测(POCT)：床边检测是指在患者医疗现场进行的医学检验。该技术最早用于在家庭或在医院床边检测糖尿病患者的尿糖和血糖水平，因此，将其称为床边检验。医师可在抢救和急诊中充分利用 POCT 来辅助诊断、提高效果。其缺点是与常规检测结果缺乏连续性，价格高。

### （五）学习方法和要求

实验诊断的教学课程安排在从基础课程过渡到临床课程的中间阶段，在这一阶段主要是掌握医学检验中带有概念性、普遍性和实用性的内容，可在临床教学和继续教学阶段逐步去掌握。在现阶段要求掌握各项检验的影响因素；掌握各项常用检验的参考值及其临床意义；建立临床思维，能运用这些检验结果，结合其他临床资料综合分析，进行诊断和防治工作。

## 二、血液标本的采集

**1. 血液标本的种类** ①全血用于对血细胞成分的检查；②血清用于大部分临床生化检查和免疫学检查；③血浆适用于部分临床生化检查，凝血因子测定和游离血红蛋白测定等必须采用血浆标本。

**2. 采血部位**

(1) 毛细血管采血：主要用于床边项目和急诊项目，其结果代表局部的状态。成人常在指端、婴幼儿可用拇指或足跟、烧伤患者可选择皮肤完整处采血。采血部位应无炎症或水肿，采血时穿刺深度要适当，切忌用力挤压，防止不客观结果的出现。

(2) 静脉采血：需血量较多时采用。通常在肘部静脉、腕部静脉或手背静脉，婴幼儿在颈部外静脉采血。

(3) 动脉采血：常用于血气分析时。多在股动脉穿刺采血，也可用肱动脉或桡动脉。采得的血液标本必须与空气隔绝，立即送检。

**3. 采血时间** 常因检查的目的不同，对采血时间有不同的要求。

(1) 空腹采血：在禁食 8 h 后空腹采取的标本，一般是在晨起早餐前采血，常用于临床生化检查。其优点是可避免饮食成分和白天生理活动对检验结果的影响，同时因每次均在固定时间采血也便于对照比较。

(2) 特定时间采血：因人体生物节律在昼夜间有周期性变化，故在一天中不同时间所采的血液标本检验结果也会随着变化，如激素、葡萄糖等测定。检查微丝蚴时需在半夜唤醒后采标本。此外，甘油三酯、维生素 D 等还可有季节性变化。进行治疗药物监测时，更需注意采血时药物浓度的峰值和低谷。

(3) 急诊采血：不受时间限制。检测单上应标明急诊和采血时间。

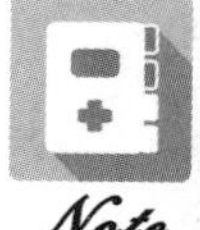

**4. 标本采集后的处理**

(1) 抗凝剂:采用全血或血浆标本时,采血后应立即将血液标本注入含适当抗凝剂的试管中,并充分混匀。如用肝素抗凝,则在抽血前先用肝素湿润注射器。商品化真空采血管已经抗凝处理。常用的抗凝剂如下:①草酸盐:与血中钙离子结合形成不溶性草酸钙而起抗凝作用。2 mg 草酸盐可抗凝 1 mL 血液。常用的草酸盐为草酸钠、草酸钾等。②枸橼酸钠:溶解度和抗凝力较弱,每毫升血液需 5 mg。常用于临床血液学检验、红细胞沉降率、血液凝固检验以及输血。③肝素:主要作用是抑制凝血酶原转化为凝血酶,使纤维蛋白原不能转化为纤维蛋白。除有些凝血机制的检验项目外,适用于大多数实验诊断的检查。0.1～0.2 mg 可抗凝 1 mL 血液。④乙二胺四乙酸二钠:与钙离子络合而抗凝。1 mL 血液需用 1～2 mg,适用于多项血液学检验。

(2) 及时送检和检测:血液离体后,可产生一些变化,如血细胞的代谢活动仍在继续进行,部分葡萄糖分解成乳酸,使血糖含量降低,乳酸含量增高;二氧化碳逸散,血液 pH 增高;氯离子从细胞内向血浆移动等变化而影响检验结果。处理不当的标本引起溶血也可不同程度影响检验结果。因此,血液标本采集后应尽快送检和检测。

(3) 微生物检验的血液标本:尽可能在使用抗生素前采样,血液标本采集后应立即注入血培养皿中送检,并防止标本被污染。

**5. 骨髓标本的采集处理**　骨髓标本由骨髓穿刺而获得。采得骨髓液后,如用作骨髓细胞形态学检查,应立即将其制成涂片,并将涂片在空气中晃动使涂膜迅速干燥,以防止细胞聚变或溶血;如进行细菌培养,操作同血培养;进行造血干细胞培养则应用肝素抗凝,接种在特定的培养基中。标本均需及时送检。

**6. 排泄物、体液标本的采集和处理**　尿液、粪便等标本采集后均应随时尽快送检。

## 三、实验诊断的临床应用和评价

### (一) 正确选择实验室检查项目

实验诊断是临床诊断的一个重要组成部分,有关标本进行实验室监测的结果,可以有不同的临床意义:有的疾病可直接得到确定的诊断,如白血病依靠骨髓检查、内分泌腺体疾病依靠内分泌功能检查就可明确诊断;有些检查可有辅助诊断价值,如肝病或肾病进行肝、肾功能检查,医师不能单凭这些检验就做出诊断,必须结合临床资料综合分析后才能明确诊断;有的检验项目具有鉴别诊断的意义,如发热患者检验外周血白细胞的变化,白细胞数和中性粒细胞比值增高,考虑可能是由化脓感染所引起的,而淋巴细胞增高则可能为病毒感染所致。因此,选择项目时应选择对疾病诊断灵敏度高和特异性强的检验项目来进行检查。另外,临床检验的内容日益丰富,项目繁多,选择项目时,一定要在认真和详尽地进行询问病史和体格检查得到初步诊断的基础上,从疾病诊断的实际需要出发,选用针对性和特异性较强的项目进行检查,做到有的放矢,避免滥用和杜绝浪费。

### (二) 常用诊断性实验的评价指标

随着新技术不断应用于临床检验,新的检验项目和新的测定方法不断增加。临床中迫切要求对检验项目在临床使用中的价值做出评价。如何以最小的费用做必要的检验,达到最佳的诊断和治疗效果是当前共同关心的问题。表示检验项目临床使用价值的公式有诊断灵敏度、诊断特异性和诊断准确度。

**1. 诊断灵敏度**　某检验项目对某种疾病的鉴别、确认的能力。诊断灵敏度的数学式为所有患者中获得真阳性结果的百分数。

**2. 诊断特异性**　某检验项目确认无某种疾病的能力,它的数学式为所有非患者中获得真阴性结果的百分数。

**3. 诊断准确度**　某检验项目在实际使用中,所有检验结果中诊断准确结果的百分比。

连续定量数据分析应使用检验项目临床性能评价分析方法制成评价曲线。在曲线上寻找最佳判断界限及其诊断灵敏度和特异性。

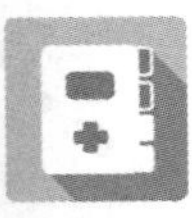
Note

### （三）检验结果解释与临床的结合

实验诊断在临床工作中虽甚重要，但检查所得结果仅是静态的数据和现象，用来判断动态的复杂机体有一定的局限性。由于患者处于可变的生理或病理状态下，机体的反应性也因个体差异而有不同，同患一种疾病的患者可因健康素质、病期、病情轻重和个体差异等因素，出现不尽相同的检验结果。而有时不同的疾病进行同一项目检验却可出现相似的结果。因此，评价检验结果时必须紧密结合临床情况进行具体分析，才能恰当地做出合理的结论，指导临床诊治工作。

## 四、实验诊断的参考值范围与医学决定水平

### （一）参考范围

检验的最终目的是衡量受检标本的结果是否异常，因此，各种检验项目都应有判断标准，即所谓的正常值或正常范围。正常值或正常范围是实验诊断沿用已久的概念，但这一提法的词义不清、概念欠精确。因为正常值就应是从正常人测得的值，但对“正常值”目前尚无确切的定义和概念，故已被参考值或参考范围的概念替代。

参考值和参考范围均是应用统计学方法而产生。参考值是指对抽样的个体进行某项目检测所得的值；所有抽样组测得值的平均值加减 2 个标准差即为参考范围。某项目检测时，各医疗单位因使用的方法和仪器的不同，又可有不尽一致的参考值，故各实验室对某些检验项目应建立自己的参考值，供临床参考用。

### （二）医学决定水平

医学决定水平是指不同于参考值的另一些限值，通过观察测定值是否高于或低于这些限值，可在疾病诊断中起排除或确认的作用，或对某些疾病进行分级或分类，或对预后做出估计，以提示医师在临床上应采取何种处理方式或决定采取某种治疗措施等。绝大多数项目高于或低于参考值均有临床意义，如内分泌激素检测，增高或减低分别反映功能亢进或减低；而有些检验项目则仅是高于或低于参考值才有价值。例如，细胞内酶存在于细胞内，血中仅有少量或无，如检测结果增高显示细胞有损伤；而维生素的含量测定，增高多无临床意义，如降低则表示维生素缺乏，属病态变化。临床上还可遇到检验结果略比参考值增高或降低，称为临界值，对其意义的判断首先应排除技术或人为的误差，也可能是疾病早期或轻型的异常值，解释检验结果时必须结合其他临床资料全面考虑，以便能及时发现早期或潜伏期患者，必要时还需要进行动态观察，才能做出较为正确的判断。另外还有危急值及需要紧急抢救所需值等，也成为医学决定水平的内容。

### （三）危急值

某些检验结果出现异常超过一定界值时，可能危及患者的生命，医师必须紧急处理，这些检验结果被称为危急值。此时检验人员必须立即报告临床并记录，与急症报告概念不同。因此，异常检验结果的处理及“危急值”的建立显得尤为重要。所谓检验“危急值”，即当这种检验结果出现时，说明患者可能正处于危险的边缘状态，此时如果临床医师能及时得到检验信息，迅速给予患者有效的干预措施或治疗，即可能挽救患者生命，否则就有可能出现严重后果，失去最佳抢救机会。所以，“危急值”是表示危及生命的检验结果，故把这种检验数据称为危急值。

在“危急值”临床实际应用过程中，不同性质的医院有不同的危急值。同时，由于检验样本的分析前段并不都能由临床实验室所控制，故有时出现的“危急值”并不是患者的实际检验结果，患者并无相应危急症状。

（阳覃竹）

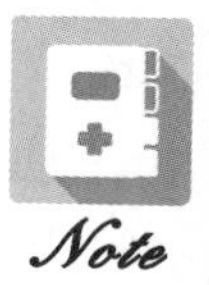

# 第三十三章　临床血液学检查

## 第一节　血液一般检查

血液一般检查包括血液细胞成分的常规检测(简称为血液常规检测)、网织红细胞检测和红细胞沉降率检测。近年来由于血液学分析仪器的广泛应用,血液常规检测的项目增多,包括血红蛋白测定、红细胞计数、红细胞平均值测定和红细胞形态检测;白细胞计数及分类计数;血小板计数、血小板平均值测定和血小板形态检测。

### 一、红细胞的检测和血红蛋白的测定

通过红细胞计数和血红蛋白测定,发现其变化而借以诊断有关疾病。

【参考值】

健康人群血红蛋白和红细胞数参考值见表 33-1。

表 33-1　健康人群血红蛋白和红细胞数参考值

| 人群 | 参考值 | |
|---|---|---|
| | 血红蛋白 | 红细胞数 |
| 成年男性 | 120～160 g/L | $4.0 \sim 5.5 \times 10^{12}$/L |
| 成年女性 | 110～150 g/L | $3.5 \sim 5.0 \times 10^{12}$/L |
| 新生儿 | 170～200 g/L | $6.0 \sim 7.0 \times 10^{12}$/L |

【临床意义】

(一) 红细胞及血红蛋白增多

红细胞及血红蛋白增多指单位容积血液中红细胞数及血红蛋白量高于参考值高限。多次检查成年男性红细胞>$6.0 \times 10^{12}$/L,血红蛋白>170 g/L;成年女性红细胞>$5.5 \times 10^{12}$/L,血红蛋白>160 g/L时即认为增多。可分为相对性增多和绝对性增多两类。

**1. 相对性增多**　血浆容量减少,红细胞容量相对增加。见于严重呕吐、腹泻、大量出汗、大面积烧伤、慢性肾上腺皮质功能减退、尿崩症、甲状腺功能亢进危象、糖尿病酮症酸中毒。

**2. 绝对性增多**　临床上称为红细胞增多症(erythrocytosis),按发病原因可分为继发性和原发性两类,后者称为真性红细胞增多症。

1) 继发性红细胞增多症　血中红细胞生成素增多所致。

(1) 红细胞生成素代偿性增加:因血氧饱和度降低所引起。红细胞增多的程度与缺氧程度成正比。生理性红细胞生成素代偿性增加见于胎儿及新生儿、高原地区居民。病理性增加则见于严重的慢性心、肺疾病如阻塞性肺气肿、肺源性心脏病、发绀型先天性心脏病,以及携氧能力低的异常血红蛋白病等。

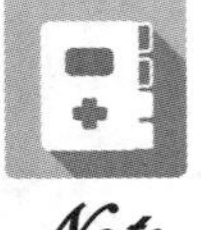

Note

(2) 红细胞生成素非代偿性增加:红细胞生成素增加与某些肿瘤或肾脏疾病有关,如肾癌、肝细胞癌、卵巢癌、肾胚胎瘤、多囊肾等。

2) 真性红细胞增多症(polycythemia vera) 一种原因未明的以红细胞增多为主的骨髓增殖性疾病,目前认为是由多能造血干细胞受累所致。其特点为红细胞持续性显著增多,可高达(7～10)×$10^{12}$/L,血红蛋白达 180～240 g/L,全身总血容量也增加,白细胞和血小板也不同程度增多。本病属慢性和良性增生,部分患者可转变为白血病等。

### (二) 红细胞及血红蛋白减少

**1. 生理性减少** 婴幼儿及 15 岁以前的儿童,红细胞及血红蛋白一般比正常成人低 10%～20%;部分老年人,妊娠中、晚期女性红细胞数及血红蛋白减少。

**2. 病理性减少** 见于各种贫血。根据贫血产生的病因和发病机制不同,可将贫血分为红细胞生成减少、红细胞破坏增多、红细胞丢失过多。

### (三) 红细胞形态改变

正常红细胞呈双凹圆盘形,在血涂片中见到其为圆形,大小较一致,直径为 6～9 μm,平均为 7.5 μm。红细胞的厚度边缘部约 2 μm,中央约 1 μm,染色后四周呈浅橘红色,而中央呈淡染区(又称中央苍白区),大小相当于细胞直径的 1/3～2/5。病理情况下外周血中常见的红细胞形态异常有以下几种。

**1. 大小异常**

(1) 小红细胞(microcyte):红细胞直径小于 6 μm。见于低色素性贫血,如缺铁性贫血。细胞体积可变小,中央淡染区扩大,红细胞呈小细胞低色素性。球形细胞的直径也小于 6 μm,但其厚度增加,血红蛋白充盈好,细胞着色深,中央淡染区消失。

(2) 大红细胞(macrocyte):直径大于 10 μm。见于溶血性贫血、急性失血性贫血,也可见于巨幼细胞贫血。

(3) 巨红细胞(megalocyte):直径大于 15 μm。常见于叶酸和(或)维生素 $B_{12}$ 缺乏所致的巨幼细胞贫血。巨红细胞常呈椭圆形,内含血红蛋白量高,中央淡染区常消失。

(4) 红细胞大小不均:红细胞大小悬殊,直径可相差一倍以上。这种现象见于病理造血,反映骨髓中红细胞系增生明显旺盛。在增生性贫血如缺铁性贫血、溶血性贫血、失血性贫血等贫血达中度以上时,均可见某种程度的红细胞大小不均,而在巨幼细胞贫血时尤为明显。

**2. 形态异常** 较常见的如下。

(1) 球形细胞(spherocyte):直径小于 6 μm,厚度增加大于 2.9 μm。细胞体积小,圆球形,着色深,中央淡染区消失。主要见于遗传性球形细胞增多症,也可见于自身免疫性溶血性贫血。涂片中此种细胞占 20%以上时才有诊断参考价值。

(2) 椭圆形细胞:红细胞的横径/长径<0.78,呈卵圆形或两端钝圆的长柱状。正常人血涂片中约有 1%椭圆形细胞。遗传性椭圆形细胞增多症患者有严重贫血时椭圆形细胞可达 15%以上,一般高于 25%才有诊断价值。巨幼细胞贫血时可见到巨椭圆形红细胞。

(3) 口形细胞(stomatocyte):红细胞中央淡染区呈扁平裂缝状,宛如微张口的嘴形或鱼口状。正常人血涂片中偶见,如多达 10%以上,常见于遗传性口形细胞增多症。少量可见于弥散性血管内凝血(DIC)及酒精中毒时。

(4) 靶形细胞(target cell):此种细胞的中央淡染区扩大,中心部位又有部分色素存留而深染,状似射击的靶标。有的中心深染区像从红细胞边缘延伸出的半岛状或柄状。珠蛋白生成障碍性贫血、异常血红蛋白病,靶形细胞常占 20%以上。少量也可见于缺铁性贫血、其他溶血性贫血以及黄疸或脾切除后的病例。

(5) 镰状细胞(sickle cell):形如镰刀状,见于镰状细胞贫血(HbS 病)。

(6) 泪滴形细胞(teardrop cell):细胞呈泪滴状或手镜状。见于骨髓纤维化,也可见于珠蛋白生成障碍性贫血、溶血性贫血等。

(7) 棘细胞(acanthocyte)及刺细胞:棘细胞外周呈钝锯齿状突起,刺细胞外周呈不规则、不匀称的

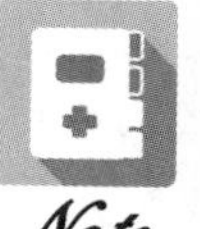

棘刺状突起。见于棘形细胞增多症(先天性无β脂蛋白血症),也可见于脾切除后、酒精中毒性肝病、尿毒症等。

(8) 裂细胞(schistocyte):又称红细胞形态不整、红细胞异形症,指红细胞发生各种明显的形态学异常改变。红细胞可呈梨形、泪滴形、新月形、长圆形、哑铃形、逗点形、三角形、盔形,以及球形、靶形等。见于红细胞因机械或物理因素所致的破坏,为微血管病性溶血的表现如弥散性血管内凝血、血栓性血小板减少性紫癜、溶血尿毒症综合征、恶性高血压,以及心血管创伤性溶血性贫血等。也可见于严重烧伤患者。

(9) 红细胞缗钱状形成(rouleaux formation):涂片中红细胞呈串状叠连似缗钱状。常见于多发性骨髓瘤、原发性巨球蛋白血症等。

**3. 染色反应的异常** 染色反应异常有以下几种。

(1) 低色素性(hypochromic):红细胞染色过浅,中央苍白区扩大,提示血红蛋白含量明显减少。常见于缺铁性贫血、珠蛋白生成障碍性贫血、铁粒幼细胞性贫血,也可见于某些血红蛋白病。

(2) 高色素性(hyperchromic):红细胞着色深,中央淡染区消失,其平均血红蛋白含量增高。常见于巨幼细胞贫血,球形细胞也呈高色素性。

(3) 嗜多色性(多染色性,polychromatic):红细胞呈淡灰蓝或紫灰色,是一种刚脱核的红细胞,体积较正常红细胞稍大。正常人外周血中约占1%。其增多反映骨髓造血功能活跃,红细胞系增生旺盛。见于增生性贫血,尤以溶血性贫血时为最多见。

**4. 结构的异常** 红细胞中出现异常结构。

(1) 嗜碱性点彩(basophilic stippling):红细胞内含有细小嗜碱性点状物质,是核糖体凝集而成的。有时与嗜多色性并存,也可发现于有核红细胞胞质内。大量增多并呈粗颗粒状点彩,多见于铅中毒,也可见于骨髓增生旺盛的其他贫血如巨幼细胞贫血等。

(2) 染色质小体(Howell-Jolly body):红细胞内含有圆形紫红色小体,直径为0.5~1 μm,1个或数个,是核的残余物质,亦可出现于晚幼红细胞中,此小体多见于溶血性贫血、巨幼细胞贫血、红白血病及其他增生性贫血。

(3) 卡-波环(Cabot ring):成熟红细胞内出现一条很细的淡紫红色线状体呈环形或"8"字形,曾认为是核膜的残余物。目前认为可能是纺锤体的残余物或是胞质中脂蛋白变性所致。提示严重贫血、溶血性贫血、巨幼细胞贫血、铅中毒及白血病等。

(4) 有核红细胞(nucleated erythrocyte):正常成人有核红细胞均存在于骨髓之中,外周血涂片中除在新生儿可见到有核红细胞外,成人如出现有核红细胞,均属病理现象。主要见于:①各种溶血性贫血;②红白血病;③髓外造血,如骨髓纤维化;④其他,如骨髓转移癌,严重缺氧等。

## 二、白细胞的检测

### (一) 白细胞计数

【参考值】

成人$(4\sim10)\times10^9$/L;新生儿$(15\sim20)\times10^9$/L;6个月~2岁$(11\sim12)\times10^9$/L。

【临床意义】

白细胞总数高于正常值(成人为$10\times10^9$/L)称白细胞增多,低于正常值(成人为$4\times10^9$/L)称白细胞减少。白细胞总数的增多或减少主要受中性粒细胞数量的影响,淋巴细胞等数量上的改变也会引起白细胞总数的变化。白细胞总数改变的临床意义详见白细胞分类计数中临床意义的有关内容。

外周血涂片,经瑞特(Wright)染色后观察其形态,白细胞可分为下列5种类型,即中性粒细胞、嗜酸性粒细胞、嗜碱性粒细胞、淋巴细胞和单核细胞,各种类型白细胞的特点及其变化的临床意义叙述见下文。

### (二) 白细胞的分类计数

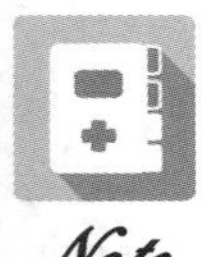


【粒细胞】

**1. 中性粒细胞(neutrophil,N)** 在外周血中可分为中性杆状核粒细胞(Nst)和中性分叶核粒细胞

(Nsg)两类。细胞体呈圆形，直径为 10～13 μm。胞质丰富，染粉红色，含较多细小均匀的淡粉红色中性颗粒。胞核为深紫红色，染色质紧密成块状，核形弯曲呈杆状者称杆状核，而核呈分叶状称分叶核，通常为 2～5 叶，叶与叶之间经细丝相连，一般以 2～3 叶居多，病理情况下分叶可达 10 叶。

【参考值】

见表 33-2。

**表 33-2　5 种白细胞正常百分数和绝对值**

| 细胞类型 | 百分数/(%) | 绝对值/(×10⁹/L) |
|---|---|---|
| 中性粒细胞(N) | | |
| 杆状核(st) | 0～5 | 0.04～0.05 |
| 分叶核(sg) | 50～70 | 2～7 |
| 嗜酸性粒细胞(E) | 0.5～5 | 0.05～0.5 |
| 嗜碱性粒细胞(B) | 0～1 | 0～0.1 |
| 淋巴细胞(L) | 20～40 | 0.8～4 |
| 单核细胞(M) | 3～8 | 0.12～0.8 |

【临床意义】

1）中性粒细胞增多(neutrophilia)　中性粒细胞增多常伴随白细胞总数的增多。在生理情况下，外周血白细胞及中性粒细胞一天内存在着变化，下午较早晨为高。妊娠后期及分娩时，剧烈运动或劳动后，饱餐或淋浴后，高温或严寒等均可使其暂时性升高。病理性增多见于：

(1) 急性感染：特别是化脓性球菌（如金黄色葡萄球菌、溶血性链球菌、肺炎链球菌等）感染为最常见的原因。应注意，在某些极重度感染时，白细胞总数不但不高，反而减低。

(2) 严重的组织损伤及大量血细胞破坏：严重外伤，较大手术后，大面积烧伤，急性心肌梗死及严重的血管内溶血后 12～36 h，白细胞总数及中性粒细胞可增多。

(3) 急性大出血：在急性大出血后 1～2 h，周围血中的血红蛋白的含量及红细胞数尚未下降，而白细胞数及中性粒细胞却明显增多，特别是内出血时，白细胞可高达 $20\times10^9$/L。

(4) 急性中毒：代谢紊乱所致的代谢性中毒，如糖尿病酮症酸中毒、尿毒症和妊娠中毒症；急性化学药物中毒，如急性铅、汞中毒及安眠药中毒等；生物性中毒如昆虫毒、蛇毒、毒蕈中毒等白细胞及中性粒细胞均可增多。

(5) 白血病、骨髓增殖性疾病及恶性肿瘤：大多数白血病患者外周血中白细胞数量呈不同程度的增多，可达数万甚至数十万。急性或慢性粒细胞白血病时，还出现中性粒细胞增多，并伴外周血中细胞质量改变。真性红细胞增多症、原发性血小板增多症和骨髓纤维化等骨髓增殖性疾病均可有中性粒细胞增多。各类恶性肿瘤，特别是消化道恶性肿瘤，如肝癌、胃癌等可引起白细胞及中性粒细胞增多。

2）中性粒细胞减少(neutropenia)：白细胞总数低于 $4\times10^9$/L 称白细胞减少。当中性粒细胞绝对值低于 $1.5\times10^9$/L 时，称为粒细胞减少症，低于 $0.5\times10^9$/L 时称为粒细胞缺乏症。引起中性粒细胞减少的原因如下。

(1) 感染：特别是革兰阴性杆菌感染，如伤寒、副伤寒杆菌感染。某些病毒感染性疾病，如流感、病毒性肝炎、水痘、风疹、巨细胞病毒感染时，白细胞亦常减低。某些原虫感染，如疟疾、黑热病时白细胞亦可减少。

(2) 血液系统疾病：再生障碍性贫血，非白血性白血病、恶性组织细胞病、巨幼细胞贫血、严重缺铁性贫血、阵发性睡眠性血红蛋白尿，以及骨髓转移癌等，白细胞减少同时常伴血小板及红细胞减少。

(3) 物理、化学因素损伤：X 线、γ 射线、放射性核素等物理因素，化学物质如苯、铅、汞等，以及化学药物如氯霉素、磺胺类药、抗肿瘤药、抗糖尿病及抗甲状腺药物等均可引起白细胞及中性粒细胞减少。

(4) 单核-巨噬细胞系统功能亢进：各种原因引起的脾脏肿大及其功能亢进，如门脉性肝硬化、淋巴

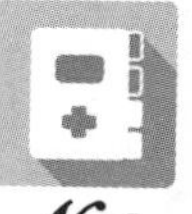

瘤、戈谢病(Gaucher 病)、尼曼-皮克病(Niemann-Pick 病)常见白细胞及中性粒细胞减少。

(5) 自身免疫病:如系统性红斑狼疮等,产生自身抗体导致白细胞减少。

3) 中性粒细胞的核象变化　病理情况下,中性粒细胞核象可发生变化,出现核左移或核右移现象。

(1) 核左移:周围血中出现不分叶核粒细胞(包括杆状核粒细胞,晚幼粒、中幼粒或早幼粒细胞等)的百分率增高(超过 5%)时,称为核左移。常见于感染,特别是急性化脓性感染、急性失血、急性中毒及急性溶血反应等。白血病和类白血病反应,也可出现核极度左移现象。

(2) 核右移:周围血中若中性粒细胞核出现 5 叶或更多分叶,其百分率超过 3%者,称为核右移。主要见于巨幼细胞贫血及造血功能衰退,在炎症的恢复期,可出现一过性核右移。如在疾病进展期突然出现核右移的变化,则表示预后不良。

**2. 嗜酸性粒细胞**　嗜酸性粒细胞(eosinophil,E)细胞呈圆形,直径为 13～15 μm。胞质内充满粗大、整齐、均匀、紧密排列的砖红色或鲜红色嗜酸性颗粒,折光性强。胞核多为两叶,呈眼镜状,深紫色。嗜酸性粒细胞容易破碎,颗粒可分散于细胞周围。

【参考值】

为 0.5%～5%;绝对值为(0.05～0.5)×$10^9$/L。见表 33-2。

【临床意义】

1) 嗜酸性粒细胞增多(eosinophilia)

(1) 过敏性疾病:支气管哮喘、药物过敏、荨麻疹、食物过敏、血管神经性水肿、血清病等外周血嗜酸性粒细胞增多可达 10%以上。

(2) 寄生虫病:血吸虫病、蛔虫病、钩虫病等血中嗜酸性粒细胞增多,常达 10%或更多。某些寄生虫感染患者嗜酸性粒细胞明显增多,导致白细胞总数高达数万,90%以上为嗜酸性粒细胞,为嗜酸性粒细胞型类白血病反应。

(3) 皮肤病:如湿疹、剥脱性皮炎、天疱疮、银屑病等可见外周血嗜酸性粒细胞轻、中度增高。

(4) 血液病:如慢性粒细胞白血病、嗜酸粒细胞白血病、淋巴瘤、多发性骨髓瘤、嗜酸细胞肉芽肿等,外周血嗜酸性粒细胞可有不同程度增高,有的可伴幼稚嗜酸性粒细胞增多。

(5) 某些恶性肿瘤:某些上皮系肿瘤如肺癌等可引起嗜酸性粒细胞增多。

(6) 某些传染病:急性传染病时,嗜酸性粒细胞大多减少,但猩红热时可引起嗜酸性粒细胞增多。

(7) 其他:风湿性疾病、脑腺垂体功能减退症、肾上腺皮质功能减退症、过敏性间质性肾炎等也常伴有嗜酸性粒细胞增多。

2) 嗜酸性粒细胞减少(eosinopenia)　常见于伤寒、副伤寒初期,大手术、烧伤等应激状态,或长期应用肾上腺皮质激素后,其临床意义甚小。

**3. 嗜碱性粒细胞**　嗜碱性粒细胞(basophil,B)胞体呈圆形,直径为 10～12 μm。胞质呈紫红色,内有少量粗大但大小不均、排列不规则的黑蓝色嗜碱性颗粒,常覆盖于核面上。胞核一般为 2～3 叶,因被颗粒遮盖,核着色较浅,而使分叶有模糊不清感。

【参考值】

为 0～1%;绝对值为(0～0.1)×$10^9$/L。见表 33-2。

【临床意义】

1) 嗜碱性粒细胞增多(basophilia)

(1) 过敏性疾病:过敏性结肠炎,药物、食物、吸入物超敏反应及类风湿关节炎等嗜碱性粒细胞增多。

(2) 血液病:慢性粒细胞白血病、嗜碱性粒细胞白血病,以及骨髓纤维化等均可见嗜碱性粒细胞增多。

(3) 恶性肿瘤:特别是转移癌时嗜碱性粒细胞增多,其机制不清楚。

(4) 其他:如糖尿病、传染病如水痘、流感、天花、结核等,均可见嗜碱性粒细胞增多。

2) 嗜碱性粒细胞减少　无临床意义。

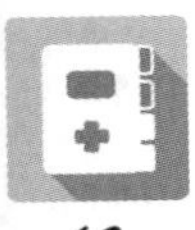

Note

**4. 淋巴细胞** 淋巴细胞(lymphocyte,L)可分为大淋巴细胞与小淋巴细胞,前者直径为 10～15 μm,占 10%;后者直径为 6～10 μm,占 90%。胞体呈圆形或椭圆形。大淋巴细胞的胞质丰富,呈蔚蓝色,内含少量紫红色嗜天青颗粒;小淋巴细胞胞质很少,甚至完全不见,呈深蓝色。胞核均呈圆形或椭圆形,偶见凹陷,深紫色,染色质聚集成块状。

【参考值】

为 20%～40%;绝对值为(0.8～4)×$10^9$/L。见表 33-2。

【临床意义】

1) 淋巴细胞增多　儿童期淋巴细胞较多,婴儿出生时淋巴细胞约占 35%,粒细胞占 65%。4～6 天后淋巴细胞可达 50%,与粒细胞比例大致相等。4～6 岁时,淋巴细胞比例逐渐减低,粒细胞比例增加,逐渐达正常成人水平。此为儿童期的淋巴细胞生理性增多。病理性淋巴细胞增多见于:

(1) 感染性疾病:主要为病毒感染,如麻疹、风疹、水痘、流行性腮腺炎、传染性单核细胞增多症、传染性淋巴细胞增多症、流行性出血热,以及腺病毒、巨细胞病毒等感染,也可见于百日咳杆菌、结核分枝杆菌、布鲁菌、梅毒螺旋体、弓形虫等的感染。

(2) 肿瘤性疾病:急性和慢性淋巴细胞白血病、淋巴瘤。

(3) 急性传染病的恢复期。

(4) 移植排斥反应:见于移植物抗宿主反应(GVHR)或移植物抗宿主病(GVHD)。

再生障碍性贫血、粒细胞减少症和粒细胞缺乏症时中性粒细胞减少,故淋巴细胞比例相对增高,但淋巴细胞的绝对值并不增高。

2) 淋巴细胞减少　淋巴细胞减少(lymphocytopenia)主要见于应用肾上腺皮质激素、烷化剂、抗淋巴细胞球蛋白等的治疗以及放射线损伤、免疫缺陷性疾病、丙种球蛋白缺乏症等。

3) 异形淋巴细胞　外周血中有时可见到 1 种形态变异的不典型淋巴细胞,称为异形淋巴细胞。Downey 根据细胞形态学特点将其分为以下 3 型。

(1) Ⅰ型(泡沫型):胞体较淋巴细胞稍大,呈圆形或椭圆形,部分为不规则形。核偏位,呈圆形、肾形或不规则形,核染色质呈粗网状或小块状、无核仁。胞质丰富,呈深蓝色,含有大小不等的空泡,使胞质呈泡沫状,无颗粒或有少数颗粒。通常以此型最为多见。

(2) Ⅱ型(不规则型):胞体较Ⅰ型大,细胞外形常不规则,似单核细胞,故也称为单核细胞型。胞质丰富,呈淡蓝色或淡蓝灰色,可有少量嗜天青颗粒,一般无空泡。核形与Ⅰ型相似,但核染色质较Ⅰ型细致,亦呈网状,核仁不明显。

(3) Ⅲ型(幼稚型):胞体大,直径为 15～18 μm。呈圆形或椭圆形。胞质量多,呈蓝色或深蓝色,一般无颗粒,有时有少许小空泡。核圆形或椭圆形,核染色质呈纤细网状,可见 1～2 个核仁。

除上述 3 型外,有时也可见到少数呈浆细胞样或组织细胞样的异形淋巴细胞。异形淋巴细胞在正常人外周血中偶可见到,但不超过 2%。异形淋巴细胞增多可见于:①感染性疾病。引起淋巴细胞增多的病毒性疾病均可出现异形淋巴细胞,尤其是传染性单核细胞增多症、流行性出血热等疾病,可高达 10%以上。疾病恢复后异形淋巴细胞仍可在外周血中持续数周、数月才逐渐消失。也可见于某些细菌性感染、螺旋体病、立克次体病或原虫感染(如疟疾)等疾病。②药物过敏。③输血、血液透析或体外循环术后,可能与细胞肥大病毒(又称涎腺病毒)感染有关。④其他疾病如免疫性疾病、粒细胞缺乏症、放射治疗等也可出现异形淋巴细胞。

**5. 单核细胞** 单核细胞(monocyte,M)胞体大,直径为 14～20 μm,呈圆形或不规则形。胞质较多,染淡蓝或灰蓝色,内含较多的细小、灰尘样的紫红色颗粒。细胞核大,核形不规则,呈肾形、马蹄形等,常折叠扭曲,淡紫红色,染色质细致、疏松如网状。

【参考值】

为 3%～8%;绝对值为(0.12～0.8)×$10^9$/L。见表 33-2。

【临床意义】

1) 单核细胞增多　婴幼儿及儿童单核细胞可增多,属生理性增多。病理性增多见于:

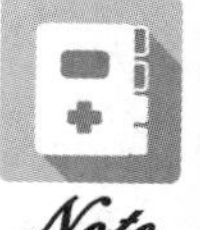
Note

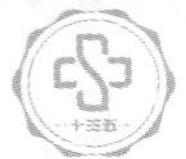



(1) 某些感染：如感染性心内膜炎、疟疾、黑热病、急性感染的恢复期、活动性肺结核等，单核细胞明显增多。

(2) 某些血液病：如单核细胞白血病、粒细胞缺乏症恢复期、多发性骨髓瘤、恶性组织细胞病、淋巴瘤、骨髓增生异常综合征等也可见单核细胞增多。

2）单核细胞减少(monocytopenia)　无临床意义。

附：类白血病反应

类白血病反应(leukemoid reaction)是指机体对某些刺激因素所产生的类似白血病表现的血象反应。周围血中白细胞数大多明显增高，并可有数量不等的幼稚细胞出现。当病因去除后，类白血病反应也逐渐消失。引起类白血病反应的病因很多，以感染及恶性肿瘤最多见，其次还有急性中毒、外伤、休克、急性溶血或出血、大面积烧伤、过敏及电离辐射等。不同原因可引起不同细胞类型的类白血病反应。

类白血病反应按周围血白细胞总数的多少可分为白细胞增多性和白细胞不增多性两型，以前者多见；按增多的细胞类型则可分为以下几种类型。

1. 中性粒细胞型　此型最常见。可见于各种感染、恶性肿瘤骨髓转移、有机磷农药或一氧化碳中毒、急性溶血或出血、严重外伤或大面积烧伤等，其中以急性化脓性感染最为常见。血象中白细胞总数可达$(50\sim100)\times10^9$/L或更高，分类计数中性粒细胞明显增多，并伴有核左移现象，除杆状核粒细胞增多外，还可出现晚幼粒或中幼粒细胞，甚至可有早幼粒细胞和原始粒细胞出现，但一般不超过0.10。中性粒细胞常有中毒性改变及碱性磷酸酶积分显著增高。血象中红细胞、血红蛋白、血小板一般多无明显变化。骨髓象除显示粒细胞系增生明显，伴核左移及中毒性改变外，其他各系细胞多无明显异常。

2. 嗜酸性粒细胞型　常见于寄生虫病、过敏性疾病，其他如风湿性疾病、霍奇金(Hodgkin)病、晚期癌肿等。白细胞总数达$20\times10^9$/L以上，嗜酸性粒细胞显著增多，超过0.20，甚至达0.90，但多为成熟型嗜酸性粒细胞。骨髓中嗜酸性粒细胞增多，也以成熟型为主。

3. 淋巴细胞型　常见于某些病毒性感染，如传染性单核细胞增多症、百日咳、水痘、风疹等，也可见于粟粒性结核、猩红热、先天性梅毒、胃癌等。白细胞数常为$(20\sim30)\times10^9$/L，也有超过$50\times10^9$/L者。血片中多数为成熟淋巴细胞，并可见幼稚淋巴细胞和异形淋巴细胞。

4. 单核细胞型　见于粟粒性结核、亚急性感染性心内膜炎、细菌性痢疾、斑疹伤寒、风湿病并血管内皮细胞增多症等。白细胞增多，但一般不超过$50\times10^9$/L，分类计数单核细胞常超过0.30。

类白血病反应需与白血病鉴别，尤其是中性粒细胞型类白血病反应与慢性粒细胞白血病的鉴别。一般而言：类白血病反应多能查到原发疾病，血象中除白细胞数量和形态改变外，红细胞和血红蛋白无明显变化，血小板正常或增多；骨髓象变化不大，除增生活跃及核左移外，原始细胞及早期幼稚细胞增高不明显，无细胞畸形及核浆发育失衡，红细胞及巨核细胞系无明显异常。类白血病反应在原发病好转或解除后也迅速恢复正常，预后一般良好(除原发疾病为恶性肿瘤者外)。

中性粒细胞型类白血病反应与慢性粒细胞白血病的鉴别诊断见表33-3。

**表33-3　中性粒细胞型类白血病反应与慢性粒细胞白血病的鉴别诊断**

| | 中性粒细胞型类白血病反应 | 慢性粒细胞白血病 |
|---|---|---|
| 明确的病因 | 有原发疾病 | 无 |
| 临床表现 | 原发病症状明显 | 消瘦、乏力、低热、盗汗、脾明显肿大 |
| 白细胞数及分类计数 | 中度增高，大多数小于$100\times10^9$/L，以分叶核及杆状核粒细胞为主，原始粒细胞少见 | 显著增高典型病例常大于$100\times10^9$/L，可见各发育阶段粒系细胞与骨髓象相似 |
| 嗜碱及嗜酸性粒细胞 | 不增多 | 常增多 |
| 粒细胞中毒性改变 | 常明显 | 不明显 |

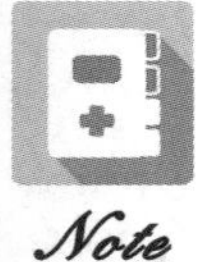

Note

续表

| | 中性粒细胞型类白血病反应 | 慢性粒细胞白血病 |
|---|---|---|
| 红细胞及血小板 | 无明显变化 | 早期病例轻至中度贫血，血小板计数可增高，晚期均减少 |
| 骨髓象 | 一般无明显改变 | 极度增生，粒系细胞常占 0.90 以上，以晚幼粒细胞及中幼粒细胞为主，早幼粒细胞＋原始粒细胞不超过 0.10 |
| 中性粒细胞碱性磷酸酶 | 积分显著增高 | 积分显著减低，甚至为 0 |
| 费城染色体 | 无 | 可见于 90％以上病例 |

## 三、网织红细胞的检测

网织红细胞(reticulocyte)是晚幼红细胞脱核后的细胞。网织红细胞较成熟红细胞稍大，直径为8～9.5 μm，是瑞特染色血涂片中的嗜多色性红细胞。

【参考值】

百分数 0.005～0.015；绝对值为(24～84)×$10^9$/L。

【临床意义】

**1. 网织红细胞增多** 表示骨髓红细胞系增生旺盛，常见于溶血性贫血、急性失血，以及缺铁性贫血、巨幼细胞贫血及某些贫血患者治疗后，如补充铁或维生素 $B_{12}$ 及叶酸后。

**2. 网织红细胞减少** 表示骨髓造血功能减低，常见于再生障碍性贫血，在骨髓病性贫血(如急性白血病等)时，骨髓中异常细胞大量浸润，使红细胞增生受到抑制，网织红细胞也减少。

## 四、血小板的检测

### (一) 血小板计数

【原理】

血小板计数(platelet count，PC 或 PLT)是计数单位容积(L)周围血液中血小板的数量，可以采用镜下目视法，目前多用自动化血细胞分析仪检测。

【参考值】

(100～300)×$10^9$/L。

【临床意义】

**1. 血小板减少** PC 低于 100×$10^9$/L 称为血小板减少。可见于：①血小板的生成障碍：见于再生障碍性贫血、放射性损伤、急性白血病、巨幼细胞贫血、骨髓纤维化晚期等。②血小板破坏或消耗增多：见于原发性血小板减少性紫癜(ITP)、系统性红斑狼疮(SLE)、恶性淋巴瘤、上呼吸道感染、风疹、新生儿血小板减少症、输血后血小板减少症、DIC、TTP、先天性血小板减少症。③血小板分布异常：如脾肿大(肝硬化)、血液被稀释(输入大量库存血或大量血浆)等。

**2. 血小板增多** 血小板计数超过 400×$10^9$/L 为血小板增多。①原发性增多：见于骨髓增殖性疾病，如真性红细胞增多症和原发性血小板增多症、骨髓纤维化早期及慢性粒细胞白血病等。②反应性增多：见于急性感染、急性溶血、某些癌症患者，这种增多是轻度的，多在 500×$10^9$/L 以下。

### (二) 血小板平均容积和血小板分布宽度测定

【参考值】

MPV 为 7～11 fL；PDW 为 15％～17％。

【临床意义】

**1. 血小板平均容积(mean platelet volume，MPV)** 代表单个血小板的平均容积。增加见于：①血

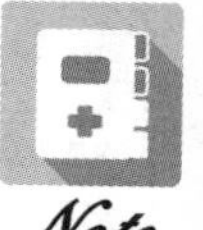

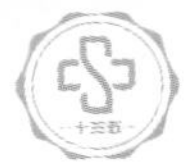



小板破坏增加而骨髓代偿功能良好者；②造血功能抑制解除后，MPV 增加是造血功能恢复的首要表现。减低见于：a. 骨髓造血功能不良，血小板生成减少；b. 有半数白血病患者 MPV 减低；c. MPV 随血小板计数而持续下降，是骨髓造血功能衰竭的指标之一。

**2. 血小板分布宽度(platelet distribution width，PDW)** 反映血小板容积大小的离散度，用所测单个血小板容积大小的变易系数(CV%)表示。PDW 减少表明血小板的均一性高。PDW 增高表明血小板大小悬殊，见于急性髓系白血病、巨幼细胞贫血、慢性粒细胞白血病、脾切除、巨大血小板综合征、血栓性疾病等。

（三）外周血血小板形态

正常血小板胞体为圆形，椭圆形或不规则形，直径为 2～3 μm。胞质呈淡蓝色或淡红色，中央含细小的嗜天青颗粒。中型血小板占 44.3%～49%，小型占 33%～47%，大型占 8%～16%，巨型占 0.7%～2%。血小板形态变化的意义如下。

**1. 大小的变化** 血小板明显的大小不均，巨大的血小板直径可以大至 20～50 μm，主要见于 ITP、粒细胞白血病及某些反应性骨髓增生旺盛的疾病。

**2. 形态的变化** 正常人血小板为成熟型，也可看到少量形态不规则或畸形血小板，但所占比值一般少于 0.02。颗粒过多、过少的血小板一般比值不超过 0.07。异常血小板的比值超过 0.10 时才考虑有临床意义。正常幼稚型增多见于急性失血后，病理性幼稚型增多见于特发性和反应性血小板疾病。当骨髓巨核细胞增生旺盛时，尤其是 ITP 出现血小板减少危象和粒细胞白血病时，可以见到大量蓝色的、巨大的血小板。

**3. 血小板分布情况** 功能正常的血小板在外周血涂片上常可聚集成团或成簇。原发性血小板增多症，血小板聚集成团可以大至占满整个油镜视野。再生障碍性贫血时，血小板明显减少。血小板无力症则不出现聚集成堆的血小板。

## 五、红细胞沉降率测定

红细胞沉降率(erythrocyte sedimentation rate，ESR 或血沉)是指红细胞在一定条件下沉降的速率，它受多种因素影响。①血浆中各种蛋白的比例改变，如血浆中纤维蛋白原或球蛋白增加或清蛋白减少。②红细胞数量和形状：红细胞减少时血沉加快，球形红细胞增多时血沉减慢。

【参考值】

男性 0～15/1 h 末；女性 0～20/1 h 末。

【临床意义】

**1. 血沉增快** 临床常见于：

1）生理性增快 12 岁以下的儿童、60 岁以上的高龄者、妇女月经期、妊娠 3 个月以上血沉可加快，其增快可能与生理性贫血或纤维蛋白原含量增加有关。

2）病理性增快

(1) 各种炎症性疾病：急性细菌性炎症时，炎症发生后 2～3 天即可见血沉增快。风湿热、结核病时，因纤维蛋白原及免疫球蛋白增加，血沉明显加快。

(2) 组织损伤及坏死：如急性心肌梗死时血沉增快，而心绞痛时则无改变。

(3) 恶性肿瘤：增长迅速的恶性肿瘤血沉增快，可能与肿瘤细胞分泌糖蛋白(属球蛋白)、肿瘤组织坏死、继发感染或贫血等因素有关。

(4) 各种原因导致血浆球蛋白相对或绝对增高时，血沉均可增快，如慢性肾炎、肝硬化、多发性骨髓瘤、巨球蛋白血症、淋巴瘤、系统性红斑狼疮、亚急性感染性心内膜炎、黑热病等。

(5) 其他：部分贫血患者，血沉可轻度增快。动脉粥样硬化、糖尿病、肾病综合征、黏液水肿等患者，血中胆固醇高，血沉亦见增快。

**2. 血沉减慢** 一般临床意义较小，严重贫血、球形红细胞增多症和纤维蛋白原含量重度缺乏者，血沉可减慢。

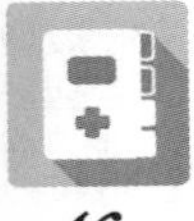

Note

## 六、血细胞比容测定和红细胞有关参数的应用

### （一）血细胞比容测定

血细胞比容（hematocrit，HCT）又称红细胞压积（packed cell volume，PCV）是指血细胞在血液中所占容积的比值。用抗凝血在一定条件下离心沉淀即可测得。

【参考值】

微量法：男 0.467±0.039；女 0.421±0.054。

温氏法：男 0.40～0.50（40～50vol%）；平均 0.45。

女 0.37～0.48（37～48vol%）；平均 0.40。

【临床意义】

血细胞比容测定可反映红细胞的增多或减少，但受血浆容量改变的影响，同时也受红细胞体积大小的影响。

**1. 血细胞比容增高** 各种原因所致的血液浓缩，血细胞比容常达 0.50 以上。临床上测定脱水患者的血细胞比容，作为计算补液量的参考。各种原因所致的红细胞绝对性增多时，血细胞比容均增加，如真性红细胞增多症时，血细胞比容可高达 0.60 以上，甚至达 0.80。

**2. 血细胞比容减低** 见于各种贫血。由于贫血类型不同，红细胞体积大小也有不同，血细胞比容的减少与红细胞数减少并不一定成正比。因此必须将红细胞数、血红蛋白量和血细胞比容三者结合起来，计算红细胞各项平均值才更有参考意义。

### （二）红细胞平均值的计算

将同 1 份血液标本同时测得的红细胞数、血红蛋白量和血细胞比容 3 项数据，按以下公式可以计算出红细胞的 3 种平均值。

**1. 平均红细胞容积（mean corpuscular volume，MCV）** MCV 系指每个红细胞的平均体积，以飞升（fL）为单位。

参考值 手工法：82～92 fL（82～92 $\mu m^3$）；血细胞分析仪法：80～100 fL。

**2. 平均红细胞血红蛋白量（mean corpuscular hemoglobin，MCH）** MCH 系指每个红细胞内所含血红蛋白的平均量，以皮克（pg）为单位。

参考值 手工法：27～31 pg；血细胞分析仪法：27～34 pg。

**3. 平均红细胞血红蛋白浓度（mean corpuscular hemoglobin concentration，MCHC）**

MCHC 系指每升血液中平均所含血红蛋白浓度（克数），以 g/L 表示。

参考值 320～360 g/L（32%～36%）。

临床意义 根据上述 3 项红细胞平均值可进行贫血的形态学分类，见表 33-4。

**表 33-4 贫血的形态学分类**

| 贫血的形态学分类 | MCV（80～100 fL） | MCH（27～34 pg） | MCHC（32%～36%） | 病因 |
|---|---|---|---|---|
| 正常细胞性贫血 | 80～100 | 27～34 | 32～36 | 再生障碍性贫血、急性失血性贫血、多数溶血性贫血、骨髓病性贫血如白血病等 |
| 大细胞性贫血 | >100 | >34 | 32～36 | 巨幼细胞贫血及恶性贫血 |
| 小细胞低色素性贫血 | <80 | <27 | <32 | 缺血性贫血、珠蛋白生成障碍性贫血、铁粒幼细胞性贫血 |
| 单纯小细胞性贫血 | <80 | <27 | 32～36 | 慢性感染、炎症、肝病、尿毒症、恶性肿瘤、风湿性疾病等所致的贫血 |

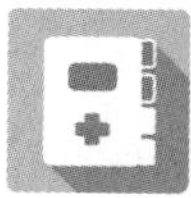

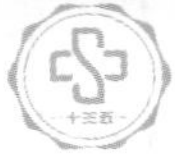



贫血的形态学分类取决于红细胞计数、血红蛋白量和血细胞比容测定的准确性。典型的形态学改变有助于贫血的诊断与鉴别诊断，但形态学分类也有一定的局限性。对贫血患者的血涂片进行红细胞形态的观察仍然是十分重要的。

### （三）红细胞体积分布宽度测定

红细胞体积分布宽度（red blood cell volume distribution width，RDW）是反映外周血红细胞体积异质性的参数。

【参考值】

11.5%～14.5%。

【临床意义】

**1. 用于贫血的形态学分类** 不同病因引起的贫血，红细胞形态学特点不同，Bassman 提出了按 MCV、RDW 两项参数对贫血进行分类的新的形态学分类法（表 33-5），对贫血的鉴别诊断有一定的参考价值。

**表 33-5 根据 MCV、RDW 的贫血形态学分类**

| MCV | RDW | 贫血类型 | 常见疾病 |
|---|---|---|---|
| 增高 | 正常 | 大细胞均一性贫血 | 部分再生障碍性贫血 |
| | 增高 | 大细胞非均一性贫血 | 巨幼细胞贫血、骨髓增生异常综合征（MDS） |
| 正常 | 正常 | 正常细胞均一性贫血 | 急性失血性贫血 |
| | 增高 | 正常细胞非均一性贫血 | 再生障碍性贫血、PNH、G6PD 缺乏症等 |
| 减低 | 正常 | 小细胞均一性贫血 | 珠蛋白生成障碍性贫血、球形细胞增多症 |
| | 增高 | 小细胞非均一性贫血 | 缺铁性贫血 |

RDW 用于缺铁性贫血的诊断和鉴别诊断：缺铁性贫血和轻型 β-珠蛋白生成障碍性贫血均表现为小细胞低色素性贫血，缺铁性贫血患者 RDW 增高，而珠蛋白生成障碍性贫血患者 88%为正常。缺铁性贫血患者在缺铁潜伏期时 RDW 即有增高，治疗后贫血已得到纠正，RDW 仍未降至正常水平，可能反映体内储存铁尚未完全补足，故 RDW 对缺铁性贫血治疗中的动态监测可能有一定的价值。

## 七、血细胞直方图的临床应用

20 世纪 50 年代，Coulter 研制了电阻抗法血细胞分析仪。血细胞为不良导体，用等渗电解质溶液稀释的血细胞悬液通过两侧有稳定电流的小孔时，由于细胞导电性质较电解质溶液低，小孔感应区内电阻增加，瞬间引起电压变化而产生一个脉冲信号，称为通过脉冲。电压变化的程度取决于细胞体积，即细胞体积越大，产生的脉冲越大，脉冲振幅越高。脉冲信号经过放大、甄别、整形后，送入计数系统，而得到细胞计数结果，同时还提供细胞体积分布图形。这些显示细胞群分布情况的图形，称为细胞分布直方图。直方图是由测量每个细胞通过小孔感应区的脉冲累积得到的，与细胞计数同时进行分析测量。直方图的横坐标表示细胞体积，纵坐标表示细胞的相对数量。体积数据以飞升（fL）为单位。

### （一）白细胞体积分布直方图

白细胞经过特殊的溶血剂处理后，细胞失水皱缩，各群细胞之间的体积差异增加。仪器计算机部分可将白细胞体积在 35～450 fL 范围内分为若干通道，细胞根据其大小分别分配在不同的通道中，从而得到白细胞体积分布的直方图。

白细胞可以根据体积大小区分为三个群，在直方图上表现为三个峰（区）。

**1. 第一群是小细胞区（35～90 fL）** 主要为淋巴细胞，包括成熟淋巴细胞、异形淋巴细胞。

**2. 第二群是中间细胞区（90～160 fL）** 包括单核细胞、原始细胞及幼稚细胞，以及嗜酸性粒细胞、嗜碱性粒细胞。

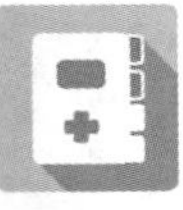

**3. 第三群是大细胞区（160～450 fL）** 包括中性分叶核粒细胞、杆状核粒细胞和晚幼粒细胞。根据

各群占总体的比例可计算出各群细胞的百分率，如再与该标本的白细胞总数相乘，即可得到各类细胞的绝对值。

白细胞体积分布直方图的图形变化并无特异性，因图中细胞分群只是根据细胞体积大小来区分，在1个群体中，可能以某种细胞为主，如小细胞区主要是淋巴细胞，大细胞区以中性粒细胞为主。由于细胞体积之间有交叉，同一群中可以包括多种细胞存在，其中任何一种细胞增多，均可使直方图产生相似的变化。因此，白细胞直方图只是粗略判断细胞比例的变化或有无明显的异常，进行细胞分类计数及形态观察。

### （二）红细胞体积分布直方图

红细胞体积分布直方图的显示范围为24～360 fL。仪器将大于36 fL的颗粒计为红细胞，直方图上反映的是生理状态红细胞的大小。在典型的直方图上，可以看到两个细胞群体：①红细胞主群：从50 fL偏上开始，有一个近似两侧对称，基底较为狭窄的正态分布曲线，又称“主峰”。②小细胞群：位于主峰右侧，分布在130～185 fL区域，又称“足趾部”。它是一些二聚体、三聚体、多聚体细胞、小孔残留物和白细胞的反映。

测量时，仪器首先将“足趾部”剪去，再对主峰的两侧边缘进行适当的整形，左侧除去细胞碎片、大血小板或血小板凝块等，右侧除去二聚体、三聚体、多聚体细胞、小孔残留物和白细胞等的干扰。

与红细胞体积分布直方图相关的有2个参数，即MCV和RDW。MCV代表红细胞平均体积，与红细胞峰处在X轴上的位置有关。MCV增大，细胞峰右移；MCV变小，细胞峰左移。RDW变异性大，波峰的基底增宽；反之，基底变窄。直方图有时会呈“双峰”，则说明外周血中存在2个红细胞群。故在分析直方图图形时，要注意主峰的位置、峰的基底宽度，以及峰顶的形状及有无双峰现象。红细胞直方图图形变化，再结合其他有关参数综合分析，对某些贫血的诊断和鉴别诊断具有一定的价值。几种贫血的细胞直方图图形变化如下。

**1. 缺铁性贫血** 典型的缺铁性贫血呈小细胞性贫血，MCV降低，主峰曲线的波峰左移；红细胞大小呈非均一性，RDW增高，则波峰基底增宽，显示为小细胞非均一性贫血特征。

**2. 轻型β-珠蛋白生成障碍性贫血** 呈小细胞均一性贫血，其图形表现为波峰左移，基底变窄。因此，这一特征可作为与缺铁性贫血鉴别的指标。

**3. 铁粒幼细胞性贫血** 红细胞呈典型的“双形”性改变，即小细胞低色素性红细胞与正常红细胞同时存在，故出现波峰左移、峰底增宽的双峰。缺铁性贫血经治疗有效时，也可出现峰底更宽的类似的双峰图形。

**4. 巨幼细胞贫血** 红细胞呈大细胞非均一性，直方图波峰右移，峰底增宽。经治疗有效时，正常红细胞逐渐增加，与病理性大细胞同时存在，也可出现双峰现象，故有助于判断疗效。

**5. 混合性营养性贫血** 营养性巨幼细胞贫血可同时合并缺铁性贫血，前者MCV增高，后者降低，故直方图图形需视哪一类细胞占优势。如两者的严重程度相似，则反映MCV的波峰位置可显示正常，而RDW明显增高，则峰底增宽。

### （三）血小板直方图

血小板直方图体积分布范围为2～20 fL。血小板直方图可反映血小板计数（PLT）、血小板平均容积（MPV）、血小板分布宽度（PDW）和血细胞比容等参数。

## 第二节 溶血性贫血的实验室检测

溶血性贫血（hemolytic anemia）是指各种原因导致红细胞生存时间缩短、破坏增多或加速，而骨髓造血功能不能相应代偿而发生的一类贫血。红细胞在血管内破坏者为血管内溶血，在血管外破坏者为血管外溶血。临床上按病因和发病机制可分为两大类，即红细胞内在缺陷所致的溶血性贫血和红细胞

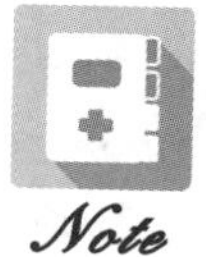

外因素所致的溶血性贫血。前者多为遗传性疾病，如遗传性球形红细胞增多症等，但也有后天获得性疾病如阵发性睡眠性血红蛋白尿。细胞外因素所致的溶血性贫血均为后天获得性疾病。

## 一、溶血性贫血的筛查检测

### (一) 血浆游离血红蛋白测定

【参考值】

<50 mg/L(1～5 mg/dL)。

【临床意义】

血管内溶血时血浆游离血红蛋白明显增高。血管外溶血时正常。自身免疫性溶血性贫血、珠蛋白生成障碍性贫血可轻度增高。

### (二) 血清结合珠蛋白测定

【参考值】

0.7～1.5 g/L(70～150 mg/dL)。

【临床意义】

各种溶血时血清结合珠蛋白均有减低，以血管内溶血减低为显著。严重血管内溶血(血浆中游离血红蛋白超过 1.3 g/L 时)可测不出。肝脏疾病、传染性单核细胞增多症、先天性无结合珠蛋白血症等时血清结合珠蛋白也可减低或消失。感染、创伤、恶性肿瘤、红斑狼疮、糖皮质激素治疗、口服避孕药、肝外阻塞性黄疸等可有结合珠蛋白增高。

### (三) 血浆高铁血红素清蛋白测定

血浆高铁血红素清蛋白测定有生化法和电泳法两种检测方法。生化法的原理为高铁血红素清蛋白能与硫化铵形成铵血色原，光谱仪观察在 558 nm 处有一吸收光带。电泳法为醋酸纤维膜电泳，出现一条高铁血红素清蛋白区带。

【正常值】

阴性。

【临床意义】

阳性表示为严重血管内溶血。

### (四) 含铁血黄素尿试验(Rous 试验)

【原理】

铁离子在酸化的低铁氰化钾溶液中生成蓝色的铁氰化铁，即普鲁士蓝反应。如尿液中脱落的肾小管上皮细胞有含铁血黄素，显微镜下观察尿沉渣中可有深蓝色物质出现，即为阳性。

【正常值】

阴性。

【临床意义】

慢性血管内溶血可呈现阳性，并持续数周。常见于阵发性睡眠性血红蛋白尿。在溶血初期可呈阴性。

### (五) 红细胞寿命测定

用$^{51}$Cr 标记红细胞检测红细胞半衰期。正常红细胞半衰期为 25～32 天。溶血性贫血时常少于 15 天。这是确定溶血性贫血的可靠方法。

## 二、红细胞膜缺陷的检测

### (一) 红细胞渗透脆性试验

【原理】

红细胞在低渗氯化钠溶液中细胞逐渐膨胀甚至破裂而溶血。红细胞渗透脆性试验(erythrocyte osmotic fragility test)是测定红细胞对不同浓度低渗氯化钠溶血的抵抗力，即红细胞的渗透脆性。将患

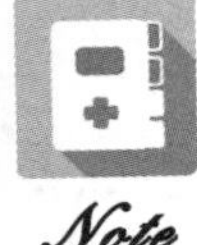
Note

者的红细胞加至按比例配制的不同浓度低渗氯化钠溶液中观察其溶血的情况，结果以被检红细胞最小抵抗力（开始溶血时氯化钠溶液的浓度）和最大抵抗力（完全溶血时氯化钠溶液的浓度）来表示。

【参考值】

开始溶血：0.42%～0.46%（4.2～4.6 g/L）NaCl 溶液。

完全溶血：0.28%～0.34%（2.8～3.4 g/L）NaCl 溶液。

【临床意义】

**1. 脆性增高** 开始溶血及完全溶血时氯化钠溶液的浓度均较正常对照提前两管（0.04%）或更高，即开始溶血>0.50%、完全溶血>0.38%NaCl 溶液时为脆性增高。主要见于遗传性球形细胞增多症。温抗体型自身免疫性溶血性贫血、遗传性椭圆形细胞增多症也可增高。

**2. 脆性减低** 常见于海洋性贫血，也可见于缺铁性贫血、某些肝硬化及阻塞性黄疸等。

### （二）红细胞孵育渗透脆性试验

【原理】

红细胞孵育过程中，葡萄糖的消耗增加，储备的 ATP 减少，导致红细胞膜对阳离子的主动传递受阻，钠离子在红细胞内集聚，细胞膨胀，渗透脆性增加。

【参考值】

未孵育：50%溶血为 4.00～4.45 g/L NaCl 溶液。

37 ℃孵育 24 h：50%溶血为 4.65～5.9 g/L NaCl 溶液。

【临床意义】

常用于轻型遗传性球形细胞增多症、遗传性非球形细胞溶血性贫血的诊断和鉴别诊断。

**1. 脆性增加** 见于遗传性球形细胞增多症、遗传性椭圆形细胞增多症、遗传性非球形细胞溶血性贫血。

**2. 脆性减低** 见于珠蛋白生成障碍性贫血、缺铁性贫血、镰状细胞贫血、脾切除术后。

### （三）自身溶血试验及纠正试验

【原理】

先天性非球形细胞性溶血性贫血患者，由于红细胞内酶缺陷，葡萄糖酵解障碍，不能提供足量 ATP，以维持红细胞内的钠泵作用。患者红细胞无菌条件下在自身血浆中温育 48 h，使 ATP 储备减少，钠泵作用减弱，导致溶血增强。在孵育过程中，分别加入葡萄糖和 ATP 作为纠正物，并以氯化钠溶液为对照，观察溶血是否能被纠正。

【参考值】

正常人红细胞经孵育 48 h 后，仅轻微溶血、溶血度<3.5%；加葡萄糖和加 ATP 孵育，溶血明显纠正，溶血度均小于 1%。

【临床意义】

可用于遗传性球形细胞增多症和先天性非球形细胞性溶血性贫血的鉴别诊断。遗传性球形细胞增多症时，经孵育后溶血明显增强。加入葡萄糖及加入 ATP 后孵育，溶血均得到明显纠正；Ⅰ型先天性非球形细胞性溶血性贫血（葡萄糖-6-磷酸脱氢酶缺乏症）时自身溶血加重，加葡萄糖和 ATP 均可使溶血部分纠正；Ⅱ型先天性非球形细胞性溶血性贫血（丙酮酸激酶缺乏症）自身溶血明显增强，加入葡萄糖孵育，溶血不能纠正，只有加入 ATP 才能纠正。

## 三、红细胞酶缺陷的检测

红细胞酶缺陷所致溶血性贫血又称为红细胞酶病，是指参与红细胞代谢（主要是糖代谢）的酶由于基因缺陷，导致活性改变而发生溶血的一组疾病。有关检查如下。

### （一）高铁血红蛋白还原试验

【原理】

在有足量的 NADPH 存在下，反应液中的高铁血红蛋白能被高铁血红蛋白还原酶还原成（亚铁）血红蛋白。当葡萄糖-6-磷酸脱氢酶（G6PD）含量正常时，由磷酸戊糖代谢途径生成的 NADPH 的数量足

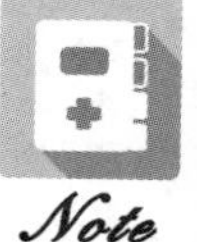

以完成上述还原反应。反之，则还原速度减慢，甚至不能还原。

【参考值】

高铁血红蛋白还原率＞75％；高铁血红蛋白 0.3～1.3 g/L。

【临床意义】

减低：蚕豆病和伯氨喹型药物溶血性贫血患者由于 G6PD 缺陷，高铁血红蛋白还原率明显下降。

### （二）氰化物——抗坏血酸试验

【原理】

抗坏血酸钠与 $HbO_2$ 反应生成 $H_2O_2$，氰化钠能抑制过氧化氢酶以使 $H_2O_2$ 不受影响，从而使 $H_2O_2$ 与还原型谷胱甘肽(GSH)发生反应，产生氧化型谷胱甘肽(GSSG)，后者需要 NADPH 使其再还原为 GSH。如红细胞中催化 NADPH 形成的酶(如 G6PD)缺乏，则 GSH 产生减少，使 $H_2O_2$ 蓄积，$HbO_2$ 被氧化成为棕色的高铁血红蛋白。如红细胞不缺乏 G6PD 则 GSH 活性正常，$H_2O_2$ 即被还原失效，$HbO_2$ 仍呈鲜红色。

【临床意义】

①正常血液要在几小时以后才变成暗色；②纯合子 G6PD 缺乏者的血液变成棕色(巧克力色)，在 2 h 内即变色，杂合子者要 3～4 h 变色。

### （三）变性珠蛋白小体生成试验

【原理】

G6PD 缺乏可致红细胞内的还原型谷胱甘肽含量减少，随之出现高铁血红蛋白增高，最后形成变性珠蛋白小体(Heinz bodies)。取 G6PD 缺乏者血液，然后加乙酰苯肼于被检血样及对照标本中，37 ℃温育 2～4 h，推薄血片，用 1％煌焦油蓝染色。计算含 5 个或更多珠蛋白小体的红细胞百分率。

【参考值】

＜30％。

【临床意义】

G6PD 缺乏症，不稳定 Hb、HbH 病等常高于 45％。

### （四）葡萄糖-6-磷酸脱氢酶荧光斑点试验和活性测定

【原理】

在 G6PD 和 NADP 存在下，G6PD 能使 NADP 还原成 NADPH，后者在紫外线照射下会发出荧光。NADPH 的吸收峰在波长 340 nm 处，可通过单位时间生成 NADPH 的量来测定 G6PD 活性。

【参考值】

正常人有较强荧光。

【临床意义】

G6PD 缺乏者荧光很弱或无荧光；杂合子或某些 G6PD 变异体者则可能有轻到中度荧光。正常人酶活性为(4.97±1.43) U/gHb。

### （五）丙酮酸激酶荧光筛选试验和活性测定

【原理】

在二磷酸腺苷(ADP)存在的条件下，丙酮酸激酶催化烯醇式磷酸丙酮酸变为丙酮酸，在辅酶 I 还原型烟酰胺腺嘌呤二核苷酸(NADH)存在情况下，丙酮酸被乳酸脱氢酶作用转变成乳酸，若荧光标记于 NADH 上此时有荧光的 NADH 变为无荧光的烟酰胺腺嘌呤二核苷酸(NAD)。

【参考值】

正常丙酮酸激酶(PK)活性荧光在 20 min 内消失。酶活性为(15.1±4.99) U/gHb。

【临床意义】

PK 严重缺乏(纯合子)者，荧光 60 min 内不消失；杂合子者荧光 25～60 min 消失。

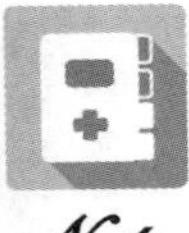

## 四、珠蛋白生成异常的检测

### (一)血红蛋白电泳

【原理】

基本原理与血清蛋白电泳相同。

【参考值】

正常人的电泳图谱显示4条区带,最靠阳极端的为量多的HbA,其后为量少的$HbA_2$,再后为两条量更少的红细胞内的非血红蛋白成分($NH_1$和$NH_2$)。

【临床意义】

**1. $HbA_2$增高** 诊断轻型β-珠蛋白生成障碍性贫血的重要依据。个别恶性贫血、叶酸缺乏所致巨幼细胞贫血、某些不稳定Hb病也会增高。

**2. $HbA_2$减低** 缺铁性贫血及铁粒幼细胞贫血者$HbA_2$减低。

### (二)胎儿血红蛋白酸洗脱试验

【原理】

HbF抗酸能力较HbA强。因此,经固定后的血片,置酸性缓冲液中保湿一定时间,只有含HbF的红细胞不被洗脱,再用伊红染色而呈鲜红色。

【临床意义】

脐带血、新生儿、婴儿阳性,成人小于1%。轻型珠蛋白生成障碍性贫血患者(杂合子)仅少数红细胞呈阳性,重型者阳性红细胞明显增多。

### (三)胎儿血红蛋白测定或HbF碱变性试验

【原理】

在碱性溶液中,HbF不易变性沉淀,其他Hb在碱性溶液中可变性被沉淀。测定其滤液中Hb含量,即HbF含量。

【参考值】

成人小于2%。新生儿为55%~85%,1岁左右同成人。

【临床意义】

增高:β-珠蛋白生成障碍性贫血者明显增高,重型者高达80%~90%。急性白血病、再生障碍性贫血、红白血病、淋巴瘤等也可轻度增高。

### (四)$HbA_2$定量测定

【参考值】

1.1%~3.2%。

【临床意义】

同血红蛋白电泳。

### (五)限制性内切酶谱分析

从白细胞、胎儿绒毛或羊水细胞提取相对分子质量较高的DNA,用适当的限制性内切酶降解。经琼脂糖电泳分级,用Southern印迹法把DNA转移到硝酸纤维素膜上,再与同位素标记的基因探针杂交后放射自显影。根据患者DNA限制性内切酶图谱的变化或限制性内切酶降解DNA片段长度的多态性,来分析是否存在珠蛋白基因的突变、缺失等缺陷,此为Hb病的基因诊断。

珠蛋白生成异常的实验室检测方法很多,各个实验室可根据具体情况和患者需要选用其他检测方法,如HbH包涵体试验、HbS胶溶试验、红细胞镰变试验、HbC检测、异丙醇试验、热不稳定试验等。

## 五、自身免疫性溶血性贫血检测

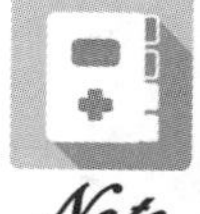


自身免疫性溶血性贫血(autoimmune hemolytic anemia,AIHA)系体内免疫发生异常,产生自身抗

体和(或)补体,结合在红细胞膜上,红细胞破坏加速而引起的一组溶血性贫血。

### (一) 抗人球蛋白试验

【原理】

不完全抗体(IgG)无法结合2个邻近的红细胞而只能和一个红细胞抗原相结合。抗人球蛋白抗体是完全抗体,可与多个不完全抗体的Fc段相结合,导致红细胞凝集现象,称为抗人球蛋白试验(Coombs test)阳性。直接抗人球蛋白试验阳性说明患者红细胞表面上包被有不完全抗体。而间接抗人球蛋白试验阳性则说明患者血清中存在着不完全抗体。

【参考值】

直接、间接抗人球蛋白试验均呈阴性反应。

【临床意义】

(1) 抗人球蛋白试验阳性见于新生儿溶血病、AIHA、SLE、类风湿关节炎、恶性淋巴瘤、甲基多巴及青霉素型等药物溶血性反应。

(2) AIHA大多属于温抗体型(即于37 ℃条件下作用最强,主要为IgG),但也有小部分属冷抗体型(主要为IgM),故必要时应于4 ℃条件下进行试验,排除假阴性反应。

(3) AIHA大多为IgG型抗体,还有IgG+C3型、C3型、极少数为IgG亚型、IgA型、IgM型,故应使用广谱的抗人球蛋白血清进行试验,必要时须加用上述各种单价抗血清,以提高检出阳性率。

(4) 间接抗人球蛋白试验主要用于Rh或ABO妊娠免疫性新生儿溶血病母体血清中不完全抗体的检测。很少用于AIHA诊断。

### (二) 冷凝集素试验

【原理】

冷凝集素是一种可逆性抗体,在低温时可与自身红细胞、“O”型红细胞或与患者同型红细胞发生凝集,当温度增高时,凝集块又复消失。

【参考值】

效价<1∶40,反应最适温度为4 ℃。

【临床意义】

某些AIHA患者的冷凝集素效价很高,有的可达64000或更高。

### (三) 冷热双相溶血试验

【原理】

阵发性冷性血红蛋白尿症(PCH)患者的血清中有双相溶血素,在0～4 ℃时,溶血素与红细胞结合,并吸附补体,但不溶血;当升温至30～37 ℃则发生溶血。

【参考值】

阴性。

【临床意义】

阳性见于PCH。某些病毒感染如麻疹、流行性腮腺炎、水痘、传染性单核细胞增多症也可有阳性反应。

## 六、阵发性睡眠性血红蛋白尿症有关检测

阵发性睡眠性血红蛋白尿症(paroxysmal nocturnal hemoglobinuria,PNH)为获得性红细胞膜缺陷引起的慢性血管内溶血,常在睡眠时加重,可伴发作性血红蛋白尿和全血细胞减少症。

### (一) 酸化溶血试验

【原理】

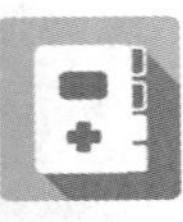

酸化溶血试验又称Ham试验。PNH患者的红细胞对补体敏感性增高,在酸化的血清中(pH6.6～6.8),经37 ℃孵育,易溶血。此法较敏感,假阳性较少。

【参考值】

阴性。

【临床意义】

阳性主要见于 PNH,某些 AIHA 发作严重时也可呈阳性。

### (二)蔗糖溶血试验

【原理】

蔗糖溶液离子浓度低,经孵育可加强补体与红细胞膜的结合,使 PNH 患者的红细胞膜上形成小孔,遂使蔗糖进入红细胞而导致溶血。

【参考值】

阴性。

【临床意义】

PNH 常为阳性。轻度阳性亦可见于部分巨幼细胞贫血、再生障碍性贫血、AIHA 和遗传性球形细胞增多症。此试验可作为 PNH 的筛选试验,阴性者可排除 PNH,阳性者应再做 Ham 试验。

### (三)蛇毒因子溶血试验

蛇毒因子是以眼镜蛇毒中提取的一种相对分子质量为 144000 的蛋白质,它能直接激活血清中的补体 C3,通过旁路途径激活补体系统,进攻 PNH 者红细胞,造成溶血。本试验为特异性 PNH 试验。

# 第三节　骨髓细胞学检查

## 一、骨髓检查的内容与方法

**1. 骨髓检查的主要临床应用**

(1) 诊断造血系统疾病:骨髓象检验对各种类型白血病、再生障碍性贫血、巨幼细胞贫血、恶性组织细胞病、戈谢病、尼曼-匹克病、海蓝色组织细胞增生症、多发性骨髓瘤具有诊断意义,也常通过复查骨髓象来评价一些造血系统疾病的疗效或判断预后。

(2) 协助诊断某些疾病:如各种恶性肿瘤的骨髓转移、淋巴瘤的骨髓浸润、骨髓增生性疾病、缺铁性贫血、溶血性贫血、脾功能亢进和原发性血小板减少性紫癜。

(3) 提高某些疾病的诊断率:利用骨髓液检验疟原虫、黑热病原虫、红斑狼疮细胞及进行细菌培养、染色体培养、干细胞培养等,皆可提高阳性率。

**2. 检查的适应证与禁忌证**

(1) 适应证:①外周血细胞成分及形态异常,如一系、二系或三系细胞的增多和减少;外周血中出现原始、幼稚细胞等异常细胞。②不明原因发热,肝、脾、淋巴结肿大。③骨痛、骨质破坏、肾功能异常、黄疸、紫癜、血沉明显增快等。④化疗后的疗效观察。⑤其他,如骨髓活检、造血祖细胞培养、染色体核型分析、微生物及寄生虫学检查(如伤寒、疟疾)等。

(2) 禁忌证:由凝血因子缺陷引起的出血性疾病如血友病;晚期妊娠的孕妇做骨髓穿刺术应慎重。

**3. 骨髓标本的采集**　骨髓标本大部分采用穿刺法吸取。骨髓穿刺部位选择一般要从以下几个方面考虑:①骨髓腔中红骨髓丰富;②穿刺部位应浅表、易定位;③应避开重要脏器。临床上常用的穿刺部位包括胸骨、棘突、髂骨、胫骨等处。髂骨后上棘骨皮质薄,骨髓腔大,进针容易,骨髓液丰富,被血液稀释的可能性小,故为临床上首选的穿刺部位。

**4. 骨髓涂片检查**

(1) 普通光镜低倍镜检验:判断骨髓增生程度;估计巨核细胞系统增生情况;观察涂片边缘、尾部,骨髓小粒周围有无体积较大或成堆分布的异常细胞。

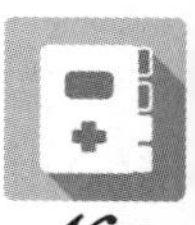

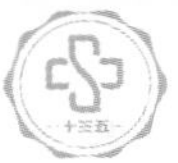


(2) 油镜检验:选择满意的片膜段,观察 200～500 个细胞,按细胞的种类、发育阶段分别计算,并计算它们各自的百分率;仔细观察各系统的增生程度和各阶段细胞数量和质量的变化。

## 二、骨髓细胞形态学

**1. 正常血细胞形态学(Wright 染色)**

1) 粒细胞系统形态

(1) 原始粒细胞:胞体直径为 10～18 μm,呈圆形或类椭圆形。胞核较大,占细胞的 2/3 以上,核染色质呈细粒状,排列均匀,无浓集,核膜较模糊。核仁 2～5 个,较小,清楚。胞质量少,呈透明天蓝色,绕于核周,无颗粒。

(2) 早幼粒细胞:胞体直径为 12～20 μm,呈圆形或椭圆形。胞核大,核染色质较原始粒细胞粗糙,核仁可见或消失。胞质量较多,呈淡蓝色、蓝色或深蓝色,胞质内含紫红色非特异性的天青胺蓝颗粒。

(3) 中幼粒细胞:①中性中幼粒细胞:胞体直径为 10～18 μm,圆形。胞核呈椭圆形或一侧开始扁平,占细胞的 1/2～2/3,染色质聚集成索块状,核仁消失。胞质量多,内含中等量、大小较一致的特异的中性颗粒。②嗜酸性中幼粒细胞:胞体直径为 15～20 μm,胞核与中性中幼粒细胞相似。胞质内充满粗大、均匀、排列紧密、橘红色的特异的嗜酸性颗粒。③嗜碱性中幼粒细胞:胞体直径为 10～15 μm。胞核呈椭圆形,轮廓不清楚,核染色质较模糊。胞质内及核上含有数量不多、排列零乱、大小不等的紫黑色特异的嗜碱性颗粒。

(4) 晚幼粒细胞:①中性晚幼粒细胞:胞体直径为 10～16 μm,呈圆形,胞核明显凹陷,但其凹陷程度一般不超过核假设直径的一半。核染色质粗糙,排列更紧密。胞质量多,染浅红色,充满中性颗粒。②嗜酸性晚幼粒细胞:胞体直径为 10～16 μm,胞核在中央或偏一侧,呈肾形或椭圆形。胞质充满着嗜酸性颗粒。③嗜碱性晚幼粒细胞:胞体直径为 10～14 μm。胞核固缩呈肾形,轮廓模糊。胞质内及核上含有少量、分布不匀的嗜碱性颗粒。

(5) 杆状核粒细胞:①中性杆状核粒细胞:胞体直径为 10～15 μm,圆形。胞核凹陷程度超过核假设直径的一半,核径最窄处大于最宽处 1/3 以上,形态弯曲成带状,核染色质粗糙呈块状,核两端钝圆染深紫红色。胞质充满中性颗粒。②嗜酸性杆状核粒细胞:胞体直径为 11～16 μm,圆形。胞核与中性杆状核粒细胞相似。胞质充满着粗大的橘红色嗜酸性颗粒。③嗜碱性杆状核粒细胞:胞体直径 10～12 μm。胞核呈模糊杆状。胞质内及胞核上含有紫黑色、大小不匀、数量较少的嗜碱性颗粒。

(6) 分叶核粒细胞:①中性分叶核粒细胞:胞体直径为 10～14 μm,圆形。胞核分叶状,常分 2～5 叶,核染色质浓集或呈较多小块。胞质丰富,胞质内分布着细小紫红色中性颗粒。②嗜酸性分叶核粒细胞:胞体直径为 11～16 μm,胞核多分为两叶。胞质充满着粗大呈橘红色嗜酸性颗粒。③嗜碱性分叶核粒细胞:胞体直径为 10～12 μm,胞核可分 3～4 叶或分叶不明显。胞质嗜碱性颗粒呈紫黑色,大小不一,分布不均,常掩盖在核上。

2) 红细胞系统形态

(1) 原始红细胞:胞体直径为 15～20 μm,圆形或椭圆形,边缘常有钝角状或瘤状突起。胞核圆形、居中或稍偏于一旁,约占细胞直径的 4/5,核染色质呈颗粒状,比原始粒细胞粗而密,核仁 1～2 个,胞质量少,深蓝色,不透明,在核周围常形成淡染区。

(2) 早幼红细胞:胞体直径为 10～18 μm,圆形或椭圆形。胞核圆或椭圆形,占细胞 2/3 以上,核染色质可浓集成粗密的小块,核仁模糊或消失,胞质量多,染不透明蓝或深蓝色,仍可见瘤状突起及核周淡染区。

(3) 中幼红细胞:胞体直径为 8～15 μm,圆形。胞核圆形或椭圆形,约占细胞的 1/2,核染色质凝聚成索条状或块状,其中有明显空隙,核仁消失。胞质内血红蛋白形成逐渐增多,可呈嗜多色性。

(4) 晚幼红细胞:胞体直径为 7～10 μm,圆形,胞核圆形,居中或偏位,占细胞 1/2 以下,核染色质聚集成数个大块或凝缩成紫黑色团块状,胞质量较多,浅灰或浅红色。

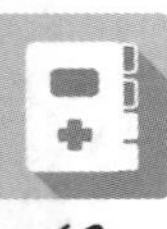

(5) 网织红细胞:为晚幼红细胞刚脱核的分化阶段,直径为 8～9 μm,胞质内仍含嗜碱物质,属未成

熟红细胞。

(6) 正常红细胞:平均直径为 7.2 μm,形态呈双面微凹的圆盘状,中央较薄,边缘较厚,染色后呈淡红略带紫色,中央部分淡染,无核。

3) 单核细胞系统形态

(1) 原始单核细胞:胞体直径为 15～20 μm,圆形或椭圆形。胞核较大,圆形、类圆形。核染色质纤细,呈疏松网状,核仁 1～3 个。胞质较丰富,呈灰蓝色,不透明,边缘不规则,有时可见伪足状突出。

(2) 幼稚单核细胞:胞体直径为 15～25 μm,圆形或不规则形。胞核圆或不规则形,呈扭曲折叠状,核染色质较原始单核细胞粗糙疏松,呈丝网状,无核仁。胞质较多,染灰蓝色,可见细小染紫红色的天青胺蓝颗粒。

(3) 单核细胞:胞体直径为 12～20 μm,圆形或不规则形,胞核形态不规则并有明显的扭曲折叠。核染色质较细致,疏松呈丝网状或条索状。胞质量多,染灰蓝色和淡粉红色,胞质内见细小的、分散均匀的灰尘样紫红色天青胺蓝颗粒。

(4) 巨噬细胞:单核细胞进入组织内变成巨噬细胞。

4) 淋巴细胞系统形态

(1) 原始淋巴细胞:胞体直径为 10～18 μm,圆形或椭圆形。胞核大,位于中央或稍偏一侧,圆形或椭圆形,核染色质细致,呈颗粒状,但比原始粒细胞稍粗,排列匀称,核膜浓厚,界限清晰,核仁 1～2 个,胞质极少,呈淡蓝色,透明,核周界明显,无颗粒。

(2) 幼稚淋巴细胞:胞体直径为 10～16 μm,胞核圆形或椭圆形,核仁模糊不清或消失,核染色质仍较细致。胞质较少,淡蓝色,偶有少许天青胺蓝颗粒。

(3) 淋巴细胞:①大淋巴细胞,胞体圆形,直径为 12～15 μm,胞核椭圆形稍偏一侧,核染色质排列紧密而均匀。胞质较多,呈清澈的淡蓝色,可有少量大小不等的天青胺蓝颗粒。②小淋巴细胞,胞体圆形,直径为 6～9 μm,胞核圆形或有小切迹,核染色质聚集紧密成大块状。胞质量很少,颇似裸核,如可见,呈淡蓝色,一般无颗粒。

5) 浆细胞系统形态

(1) 原始浆细胞:胞体直径为 14～18 μm,圆形或椭圆形。胞核圆形,占细胞的 2/3 以上,核染色质呈粗颗粒网状,核仁 2～5 个。胞质量多,染深蓝色,不透明,核附近较淡染,无颗粒。

(2) 幼稚浆细胞:胞体直径为 12～16 μm,多呈椭圆形。胞核圆形或椭圆形,占细胞 1/2,核染色质较原始浆细胞粗糙紧密,开始聚集,染深紫红色,核仁消失。胞质量多,染深蓝色,不透明,近核处有淡染色区,有时可有空泡及少数天青胺蓝颗粒。

(3) 浆细胞:胞体直径为 8～15 μm,圆形或椭圆形。胞核明显缩小,较圆,可占细胞 1/3 以下,偏于细胞一侧,核染色质浓密成块,常排列成车轮状,无核仁。胞质丰富,染蓝色或红蓝相混的蓝紫色,有泡沫感,核的外侧常有明显的淡染区,胞质内常有小空泡,偶见少数天青胺蓝颗粒。

6) 巨核细胞系统形态

(1) 原始巨核细胞:胞体较大,直径为 15～30 μm,圆形或不规则形。胞核较大,圆形,不规则,核染色质呈粗大网状,排列紧密,核仁 2～3 个。胞质量较少,不均匀,边缘不规则,染深蓝色,无颗粒,核周着色浅淡。

(2) 幼稚巨核细胞:胞体明显增大,直径为 30～50 μm,外形常不规则。胞核不规则,有重叠或扭转,核染色质呈粗颗粒状或小块状,排列紧密,核仁可有可无,胞质量增多,染蓝色或浅蓝色,近核处呈淡蓝色或浅粉红色,出现少量天青胺蓝颗粒。

(3) 巨核细胞:①颗粒型巨核细胞,胞体甚大,直径为 40～70 μm,有时可达 100 μm,其形态不规则。胞核较大,形态不规则,核染色质较粗糙,排列紧密呈团块状,无核仁,胞质极丰富,染粉红色,夹杂有蓝色,胞质内含有大量细小的紫红色颗粒,常聚集成簇,但无血小板形成。②产血小板型巨核细胞,胞体巨大,直径为 40～70 μm,有时可达 100 μm,胞核不规则,高度分叶状,核染色质呈团块状。胞质呈均匀粉红色,胞质内充满大小不等的紫红色颗粒或血小板。胞膜不清晰,多呈伪足状,其内侧及外侧常有血小

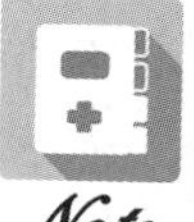

板的堆集。③裸核型巨核细胞，产血小板型巨核细胞的胞质解体后，释放出大量血小板，仅剩一胞核，称之为裸核。

(4) 血小板：胞体很小，直径仅为 2～4 μm，呈星形、椭圆形、逗点状或不规则形。胞质染浅蓝色或淡红色，中心部位有细小紫红色颗粒，但无细胞核。

**2. 正常骨髓象**

(1) 骨髓增生程度：有核细胞增生活跃，粒/红细胞比例为(3～4)∶1。

(2) 粒细胞系统：占有核细胞的 50%～60%。其中原始粒细胞小于 2%，早幼粒细胞小于 5%，中、晚幼粒细胞均小于 15%，成熟粒细胞中杆状核粒细胞多于分叶核粒细胞。嗜酸性粒细胞小于 5%，嗜碱性粒细胞小于 1%。

(3) 红细胞系统：幼红细胞约占有核细胞的 20%，其中原始红细胞少于 1%，早幼红细胞少于 5%，以中、晚幼红细胞为主，平均各约 10%。

(4) 淋巴细胞系统：约占 20%，小儿偏高，可达 40%，原始淋巴细胞和幼稚淋巴细胞极罕见。

(5) 单核细胞和浆细胞系统：一般均小于 4%，均为成熟阶段的细胞。

(6) 巨核细胞系统：通常在 1.5 cm×3 cm 的片膜上，可见巨核细胞 7～35 个，其中原始巨核细胞为 0，幼稚巨核细胞占 0～5%，颗粒型巨核细胞占 10%～27%，产血小板型巨核细胞占 44%～60%，裸核型巨核细胞占 8%～30%。

(7) 其他细胞：可见到极少量网状细胞、内皮细胞、组织嗜碱细胞等骨髓成分。不易见到核分裂象，不见异常细胞和寄生虫。成熟红细胞的大小、形态、染色正常。

**3. 异常骨髓细胞形态变化特点及其意义**

1) 胞体异常

(1) 大小异常：胞体比同期正常细胞明显增大或缩小。如：①巨幼红细胞，直径为 22～28 μm，见于巨幼红细胞贫血、红白血病、急性造血功能停滞。②小型原始红细胞，直径为 10～12 μm，见于缺铁性贫血及感染等。③巨大型原始粒细胞，直径为 17～22 μm，见于急性粒细胞白血病。④小型原始粒细胞，直径为 8～12 μm，与淋巴细胞相似，见于急性粒细胞白血病。

(2) 形态异常：①幼稚细胞形态畸形显著，不规则，多形性，瘤状突起。如幼稚单核细胞、原始粒细胞、异常组织细胞，见于急性粒细胞白血病、急性单核细胞白血病、恶性组织细胞病。②成熟的细胞，如红细胞呈椭圆形、口形、球形、靶形、镰刀形、泪滴形、盔形及不规则形等。

2) 胞核异常

(1) 数目的异常：正常时只有一个核的细胞在异常时变为多个核。见于各系统白血病细胞、严重贫血。

(2) 形态异常：奇形怪状，极不规则，可呈凹陷、分叶、切迹、折叠、扭曲、笔架状，S、W、V 形，肾形等。如白血病细胞、异常组织细胞，变化显著异常，各阶段红细胞的核本为圆形，异常时也可成为分叶或其他不规则状，如晚幼红细胞核呈花瓣样，中性粒细胞核分叶困难，出现粗杆状、花生状或眼镜样的 Pelger-Huet 异常。

(3) 核染色质异常：疏松、粗糙如巨幼红细胞或巨幼样粒细胞。

(4) 核仁异常：大小不一、数目增多、色泽改变等见于急性白血病的原始细胞、恶性组织细胞病的异常组织细胞。

(5) 异常核分裂：正带血细胞核分裂数目为 1‰～5‰。在白血病、恶性组织细胞病易见异常核分裂，即分裂体大小不等，数目多少不一，形态不规则，排列紊乱。

3) 胞质异常

(1) 胞质量异常：较正常减少或增多。

(2) 内容物异常：出现 Auer 小体、中毒颗粒、空泡、Dohle 小体、Chediak-Higashi 畸形、Alder-Reilly 畸形、May-Hegglin 畸形。红细胞出现 Cabot 环、Howell-Jolly 小体、嗜碱性点彩、变性珠蛋白小体。浆细胞可见 Russell 小体。

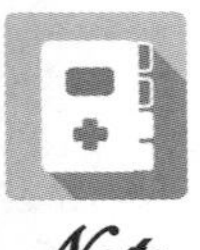
Note

(3) 着色异常：如成熟的红细胞出现嗜多色性红细胞、嗜碱性红细胞、高色素性红细胞等。常见于溶血性贫血、巨幼细胞贫血、缺铁性贫血。

(4) 颗粒异常：颗粒大小异常，增多或减少。如早幼粒细胞白血病的早幼粒细胞天青胺蓝颗粒明显增多，有的巨幼细胞贫血者中、晚幼粒细胞颗粒减少。

(5) 内外质现象：胞质内外带发育不平衡，在色泽、颗粒大小及分布方面有明显差别，见于白血病细胞。

4) 核质发育不平衡　核发育落后于胞质，即幼核老质；胞质发育落后于核，即老核幼质。可见于白血病、巨幼细胞贫血及缺铁性贫血等。这种发育不平衡在各系统各阶段细胞均可出现，巨核细胞白血病可见产血小板型巨核细胞。先天性 Pelger-Huet 异常也属此类。

5) 特殊异常细胞　如 Reed-Sternberg 细胞、Gaucher 细胞、Niemann-Pick 细胞等有多方面形态异常。

## 三、常见血液病的血液学特征

### (一) 贫血

贫血(anemia)是指在单位容积循环血液中红细胞数、血红蛋白量和(或)血细胞比容低于参考值下限。贫血不是一个独立的疾病，而是各系统许多不同性质疾病的一种共同的症状。故诊断贫血时，首要的是确定贫血发生的原因。现将临床上常见的几种贫血的血液学特点分述如下。

**1. 缺铁性贫血**　缺铁性贫血(iron deficiency anemia)典型的血液学特征是呈小细胞低色素性贫血，为国内贫血中常见的一种。

1) 血象

(1) 红细胞、血红蛋白均减少，以血红蛋白减少更为明显。

(2) 轻度贫血时成熟红细胞的形态无明显异常。中度以上贫血才显示小细胞低色素性特征，红细胞体积减小，淡染，中央苍白区扩大。严重贫血时红细胞中央苍白区明显扩大而呈环状，并可见嗜多色性红细胞及点彩红细胞增多。

(3) 网织红细胞轻度增多或正常。

(4) 白细胞计数和分类计数，以及血小板计数一般正常。严重贫血时，白细胞和血小板可轻度减少。

2) 骨髓象　缺铁性贫血骨髓象具有如下特点。

(1) 骨髓增生明显活跃。

(2) 红细胞系统增生活跃，幼红细胞百分率常大于30%，使粒红细胞比例降低。红系以中幼及晚幼红细胞为主，贫血严重时，中幼红较晚幼细胞更多。

(3) 贫血程度较轻时，幼红细胞形态无明显异常。中度以上贫血时，细胞体积减小，胞质量少，着色偏嗜碱性。有时细胞边缘可见不规则突起，核畸形，晚幼红细胞的核固缩呈小而致密的紫黑色“炭核”。成熟红细胞形态的变化同血象。

(4) 粒细胞系相对减少，但各阶段细胞的比例及形态大致正常。

(5) 巨核细胞系正常。

**2. 溶血性贫血**　溶血性贫血(hemolytic anemia)是由于各种原因使红细胞寿命缩短，破坏增加，而骨髓造血功能不能相应代偿时所引起的一组贫血。主要表现为红细胞系明显的代偿性增生。

1) 血象

(1) 红细胞、血红蛋白减少，两者呈平行性下降。

(2) 红细胞大小不均，易见大红细胞、嗜多色性红细胞及有核红细胞(以晚幼红或中幼红细胞为主)，以及可见 Howell-Jolly 小体、Cabot 环、点彩红细胞等。不同原因所致的溶血性贫血，有时出现特殊的异形红细胞增多，如球形细胞、靶细胞、裂细胞等，对病因诊断具有一定意义。

(3) 网织红细胞增多，尤其是急性溶血时常明显增多。

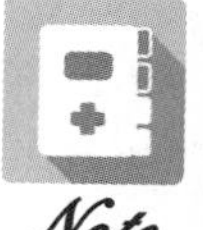

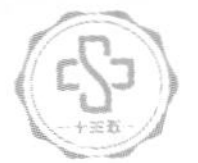


(4) 急性溶血时白细胞和血小板计数常增高。中性粒细胞比例增高,并有中性粒细胞核左移现象。

2) 骨髓象　溶血性贫血骨髓象具有如下特点。

(1) 骨髓增生明显活跃。

(2) 红细胞系显著增生,幼红细胞百分率常大于30%,急性溶血时甚至大于50%,粒红细胞比例降低或倒置。各阶段幼红细胞增多,以中幼红及晚幼红细胞增多为主。核分裂型幼红细胞多见。可见幼红细胞胞质边缘不规则突起、核畸形、Howell-Jolly小体等。成熟红细胞形态与血象相同。

(3) 粒细胞系相对减少,各阶段细胞的比例及形态大致正常。

(4) 巨核细胞系一般正常。

**3. 巨幼细胞贫血**　巨幼细胞贫血(megaloblastic anemia)是由于叶酸和(或)维生素 $B_{12}$ 缺乏使DNA合成障碍所引起的一组贫血。其血液学的典型特征是除出现巨幼红细胞外,粒细胞系也出现巨幼特征及分叶过多。严重时巨核细胞和其他系统血细胞以及黏膜细胞也可发生改变。

1) 血象

(1) 红细胞、血红蛋白减少。因发病隐袭缓慢,多数病例血红蛋白在60 g/L以下,甚至在30 g/L以下。

(2) 红细胞大小不均,易见椭圆形巨红细胞,并可见嗜多色性红细胞、点彩红细胞、Howell-Jolly小体及Cabot环。有时可出现中、晚巨幼红细胞。

(3) 网织红细胞正常或轻度增多。

(4) 白细胞计数正常或轻度减少。中性分叶核粒细胞呈分叶过多现象,分叶在4叶以上,甚至有分叶达10叶以上者,偶见少数幼稚巨粒细胞。

(5) 血小板计数减少,可见巨大血小板。

2) 骨髓象　巨幼细胞贫血骨髓象具有如下特点。

(1) 骨髓增生明显活跃。

(2) 红细胞系统明显增生、幼红细胞常在40%以上,并出现巨幼红细胞系列,与正常幼红细胞系列并存。贫血越严重,红系细胞的比例及巨幼红细胞的比例越高,早期阶段的巨幼红细胞所占比例也越高。巨幼红细胞系列的形态特征为胞体及胞核均增大,核染色质纤细疏松呈细网状、胞质量丰富,胞核发育落后于胞质。分裂型细胞多见,易见Howell-Jolly小体及点彩红细胞等。

(3) 粒细胞系相对减少。本病早期巨粒细胞先于巨幼红细胞出现,以巨晚幼粒细胞及巨杆状核粒细胞为多见,分叶核粒细胞有分叶过多现象,具有早期诊断意义。

(4) 巨核细胞数大致正常或增多,也可出现胞体巨大,核分叶过多,核质发育不平衡现象。

巨幼细胞贫血病例经叶酸治疗后48～72 h,骨髓中巨幼红细胞系列可迅速转化为正常幼红细胞系,但巨粒细胞常持续数周后才逐渐消失。

**4. 再生障碍性贫血**　再生障碍性贫血(aplastic anemia,AA)简称再障,是由于多种原因所致骨髓造血干细胞减少和(或)功能异常,导致红细胞、粒细胞和血小板生成减少的一组综合征。主要临床表现为贫血、感染和出血。根据临床表现和血液学特点可分为急性和慢性两型。

1) 急性型　急性型再障(AAA)又称重型再障Ⅰ型(SAA-Ⅰ),起病急,发展迅速,常以严重出血和感染为主要表现。

(1) 血象:呈全血细胞减少。①红细胞、血红蛋白显著减少,两者平行性下降,呈正常细胞色素性贫血。②网织红细胞明显减少,绝对值小于 $0.5\times10^9/L$,甚至为0。③白细胞明显减少,多数病例为 $(1.0\sim2.0)\times10^9/L$;淋巴细胞百分比相对增高,多在60%以上,有时可高达90%以上。外周血中一般不出现幼稚细胞。④血小板明显减少,常少于 $20\times10^9/L$,严重病例常少于 $10\times10^9/L$。

(2) 骨髓象:急性型再障的骨髓损害广泛,骨髓小粒细小,脂肪滴明显增多,多部位穿刺均显示下列变化。①骨髓增生明显减低。骨髓小粒呈粗网结构空架状,细胞稀少,造血细胞罕见,大多为非造血细胞。②粒、红两系细胞极度减少,淋巴细胞相对增高,可达80%以上。③巨核细胞显著减少,多数病例常无巨核细胞可见。④浆细胞比值增高。有时还可有肥大细胞(组织嗜碱细胞)、网状细胞增高。

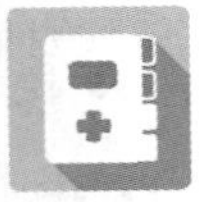
Note

2）慢性型　慢性型再障（CAA）起病和进展缓慢，以贫血和轻度皮肤、黏膜出血多见。病程多在4年以上。慢性型再障在病程中如病情恶化，临床表现及血液学变化与急性型再障相似，则称为重型再障Ⅱ型（SAA-Ⅱ）。

（1）血象：表现为二系或三系细胞不同程度减少，通常血小板减少常早期出现。①红细胞、血红蛋白平行性下降，血红蛋白多为中度或重度减低，呈正常细胞正常色素性贫血。②网织红细胞减少，绝对值低于正常，常小于 $15\times10^9/L$，部分病例骨髓呈局灶性增生者，可有轻度增高。③白细胞减少，多在 $(2.0\sim3.0)\times10^9/L$，中性粒细胞减少，但绝对值大于 $0.5\times10^9/L$；淋巴细胞相对增高，一般不超过50%。④血小板减少，多在 $(30\sim50)\times10^9/L$。

（2）骨髓象：慢性型再障的骨髓中可出现一些局灶性代偿性造血灶，故不同部位骨髓穿刺的结果可有一定差异，有时需多部位穿刺检查及配合骨髓活检，才能获得较可靠的诊断依据。①骨髓多为增生减低。②巨核细胞、粒细胞、红细胞三系细胞均不同程度减少。巨核细胞减少常早期就出现，治疗有效时恢复也最慢，故在诊断上的意义较大。③淋巴细胞相对增多，浆细胞、肥大细胞和网状细胞也可增高，但均比急性型少。④有时可有中性粒细胞核左移及粒细胞退行性变等现象。严重病例幼红细胞也可出现类似表现。

如穿刺部位为代偿性造血灶，则骨髓象增生活跃，粒系百分率可正常或减低，红细胞百分率常增高，但巨核细胞仍显示减少或明显减少。

### （二）白血病

白血病（leukemia）是造血系统的一种恶性肿瘤。其特点为造血组织中白血病细胞异常增生与分化成熟障碍，并浸润其他器官和组织，而正常造血功能则受抑制。临床上出现不同程度的贫血、出血、感染和浸润症状。根据白血病的细胞分化程度和自然病程，白血病可分为急性和慢性两大类。

**1. 急性白血病**　急性白血病不论何种类型都具有相似的血液学特点。

1）血象

（1）红细胞及血红蛋白中度或重度减少，呈正常细胞正常色素性贫血。成熟红细胞形态无明显异常，少数病例可见红细胞大小不均，或出现幼红细胞。

（2）白细胞计数不定：白细胞数增多者，多在 $(10\sim50)\times10^9/L$ 之间，超过 $100\times10^9/L$ 者较少见；也有白细胞计数在正常范围或减少。分类可见一定数量的白血病细胞，所占百分率不定，一般占30%～90%，也有高达95%以上者。白细胞数减少的病例，血象中也可不出现原始细胞。

（3）血小板计数减少：早期约半数病例血小板低于 $60\times10^9/L$，晚期血小板多极度减少。

2）骨髓象

（1）骨髓增生明显活跃或极度活跃。

（2）一系或二系原始细胞（包括Ⅰ型或Ⅱ型）明显增多，≥30%ANC（all nucleated cell，所有有核细胞）。

（3）其他系列血细胞均受抑制而减少。

（4）涂片中分裂型细胞和退化细胞增多。在急性淋巴细胞白血病中，篮细胞较其他类型白血病中多见；在急性粒细胞和急性单核细胞白血病中，可见到Auer小体；急性红白血病时，可见幼红细胞呈巨幼样变。

急性白血病诊断后，应进一步确定急性白血病的类型。

3）分型　白血病的分型，不仅对白血病本质的认识，研究白血病的发病机制和生物学特性有重要的意义，而且对指导临床治疗和判断预后也具有实用价值。

**2. 慢性白血病**　慢性白血病包括慢性粒细胞白血病和慢性淋巴细胞白血病，国内以慢性粒细胞白血病为多见。

1）慢性粒细胞白血病　慢性粒细胞白血病（chronic myeloblastic leukemia，CML）为起源于造血干细胞的克隆性增殖性疾病，以粒系细胞增生为主。多见于青壮年，起病缓慢，突出的临床表现为脾明显肿大和粒细胞显著增高。细胞遗传学的特征为具有特异性的Ph染色体和abl/bcr融合基因。病程一

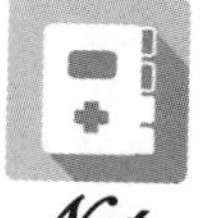

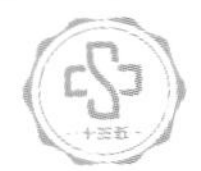


般为1～4年。

(1) 血象：①红细胞及血红蛋白早期正常或轻度减少，随病情发展贫血逐渐加重，急变期呈重度贫血。一般为正常细胞正常色素性贫血，贫血较重时可见有核红细胞、嗜多色性红细胞及点彩红细胞。②白细胞显著增高为突出表现。疾病早期白细胞计数可在(20～50)×$10^9$/L，随后显著升高，多数在(100～300)×$10^9$/L，高者可达500×$10^9$/L以上。分类计数粒细胞比例增高，可见各阶段粒细胞，以中性中幼粒细胞以下阶段为主，尤以中性晚幼粒细胞多见，原始粒细胞和早幼粒细胞少于10%。嗜碱性粒细胞增高为慢性粒细胞白血病的特征之一，嗜酸性粒细胞也可增高。③血小板早期增多(见于1/3～1/2病例)或正常，疾病加速期及急变期，血小板可进行性下降。

(2) 骨髓象：①骨髓增生极度活跃。②粒细胞系显著增生，常在90%以上，粒红比例明显增高。各阶段粒细胞均增多，以中性中幼粒细胞以下阶段为主，中性中幼粒和晚幼粒细胞居多，原始粒和早幼粒细胞少于10%。嗜碱性粒细胞和嗜酸性粒细胞也增多，一般均少于10%。粒细胞常见形态异常，细胞大小不一，核染色质疏松，核质发育不平衡，胞质中出现空泡，核分裂象增加等。③幼红细胞增生受抑制，成熟红细胞形态无明显异常。④巨核细胞早期增多，晚期减少。

慢性粒细胞白血病时，中性粒细胞碱性磷酸酶(NAP)活性明显减低或呈阴性反应。90%～95%病例可出现费城染色体，典型的核型为t(9;22)($q^{34}$;$q^{11}$)。基因分析发现，其9号染色体3区4带的癌基因c-ABL易位至22号染色体的断裂点集簇区(break cluster region，BCR)组成ABL/BCR融合基因，与慢性粒细胞白血病的发病机制有关。这些检测也用于本病的诊断。

慢性粒细胞白血病的病程晚期可发生急性变(慢粒急变)，又称原始细胞危象(blast crisis)。急性变时临床表现和血液学改变均与急性白血病相似。慢粒急变时可发展成为任何类型急性白血病，大多数病例发展为急性粒细胞白血病，占50%～60%，20%～30%发展为急性淋巴细胞白血病。此外还可急变为其他类型急性白血病。

2) 慢性淋巴细胞白血病　慢性淋巴细胞白血病(chronic lymphocytic leukemia，CLL)是B淋巴细胞(占95%)恶性增生性疾病。在欧美各国较常见，亚洲地区少见。多发生于老年男性，90%的患者在50岁以上发病。起病缓慢，以全身淋巴结进行性肿大为主要表现，脾轻度至中度肿大，常合并皮肤病变及免疫功能缺陷，10%～20%患者可并发自身免疫性溶血性贫血。病程长短不一，有的长达10余年，甚至20年。

(1) 血象：①红细胞及血红蛋白早期减少不明显。病情发展，或并发自身免疫性溶血性贫血者贫血逐渐明显，多为轻度或中度贫血。②白细胞计数增高，多在(15～100)×$10^9$/L之间，少数大于100×$10^9$/L。淋巴细胞百分比≥60%，晚期可达90%以上，以小淋巴细胞增多为主，其形态与正常小淋巴细胞难以区别。有时可见少量幼稚淋巴细胞和原始淋巴细胞，易见篮细胞。③中性粒细胞比值减少；血小板减少者为晚期表现。

(2) 骨髓象：①骨髓增生明显活跃或极度活跃。②淋巴细胞系显著增多，占50%以上，以小淋巴细胞为主，原始淋巴细胞及幼稚淋巴细胞少见。篮细胞明显增多。至疾病后期，骨髓中几乎可全为淋巴细胞，原始和幼稚淋巴细胞占5%～10%。③粒细胞系和红细胞系均减少。并发溶血时，幼红细胞可明显增多。④晚期巨核细胞减少。

## 第四节　输血检查与临床用血

### 一、输血检查

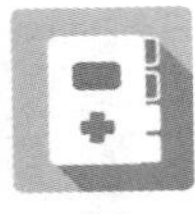
Note

血型(blood group)是人体血液的一种遗传性状，各种血液成分包括红细胞、白细胞、血小板及某些血浆蛋白在个体之间均具有抗原成分的差异，受独立的遗传基因控制。由若干个相互关联的抗原、抗体组成的血型体系，称为血型系统。本节重点叙述与输血工作有密切联系的红细胞血型系统。

## （一）红细胞血型系统

### 1. ABO 血型系统

1）ABO 血型系统的抗原和抗体　根据红细胞表面是否具有 A 或 B 抗原（又称 A 或 B 凝集原，两者均由 H 物质转变而来），血清中是否存在抗 A 或抗 B 抗体（又称抗 A 或抗 B 凝集素），ABO 血型系统可分为四型。红细胞上具有 A 抗原，血清中有抗 B 抗体为 A 型；红细胞上有 B 抗原，血清中有抗 A 抗体为 B 型；红细胞上有 A 和 B 抗原，血清中不含抗 A 和抗 B 抗体者为 AB 型；红细胞上不具有 A 和 B 抗原，而血清中有抗 A 和抗 B 抗体者为 O 型（表 33-6）。

**表 33-6　ABO 血型系统分型**

| 血型 | 红细胞表面的抗原 | 血清中的抗体 |
| --- | --- | --- |
| A | A | 抗 B |
| B | B | 抗 A |
| AB | AB | 无 |
| O | 无 | 抗 A 及抗 B |

A 和 B 血型物质除存在于红细胞和其他组织细胞表面外，还广泛存在于体液和分泌液中，以唾液中含量最丰富，其次如血清、胃液、精液、羊水中含量也丰富，汗液、泪液、胆汁及乳汁中也有少量存在，但脑脊液中则无。故通过检查各种组织和体液中的血型物质也可帮助确定血型。

2）ABO 血型鉴定和交叉配血试验

（1）ABO 血型鉴定：ABO 血型抗体能在生理盐水中与相应红细胞抗原结合而发生凝集反应。进行 ABO 血型鉴定时，采用标准的抗 A 及抗 B 血清以鉴定被检查者红细胞上的抗原（Beth-vincent 直接试验），同时用标准的 A 型及 B 型红细胞鉴定被检查者血清中的抗体（Simonin 反转试验）。只有被检查者红细胞上的抗原鉴定和血清中的抗体鉴定所得结果完全相符时才能肯定其血型类别（表 33-7）。

**表 33-7　用标准血清及标准红细胞鉴定 ABO 血型结果**

| 标准血清＋被检查者红细胞 | | | 标准红细胞＋被检查者血清 | | | 被鉴定血的血型 |
| --- | --- | --- | --- | --- | --- | --- |
| 抗 A 血清 | 抗 B 血清 | 抗 AB 血清（O 型血清） | A 型红细胞 | B 型红细胞 | O 型红细胞 | |
| ＋ | － | ＋ | － | ＋ | － | A 型 |
| － | ＋ | ＋ | ＋ | － | － | B 型 |
| ＋ | ＋ | ＋ | － | － | － | AB 型 |
| － | － | － | ＋ | ＋ | － | O 型 |

加用 O 型血清主要用以检出抗原性较弱的 $A_x$ 亚型红细胞而避免误定为 O 型。加用 O 型标准红细胞的目的在于检出被检查者血清中是否含有与 ABO 血型系统无关的红细胞异常抗体。如被检查者的血清与 O 型红细胞凝集，表明其血清中可能存在着非典型的冷凝集素或自身抗体，需进一步做有关鉴定试验。

（2）交叉配血试验：输血前必须进行交叉配血试验，其目的主要是进一步验证供者与受者的 ABO 血型鉴定是否正确，以避免血型鉴定错误导致输血后严重溶血反应。为避免输血反应，必须坚持同型输血，而交叉配血则是保证输血安全的关键措施。此外，也可检出 ABO 血型系统的不规则凝集素，以及发现 ABO 血型系统以外的其他血型抗体。

交叉配血试验常采用试管法进行。由于配血试验主要是检查受血者血清中有无破坏供血者红细胞的抗体，故受血者血清加供血者红细胞悬液相配的一管称为主侧；供血者血清加受血者红细胞相配的一

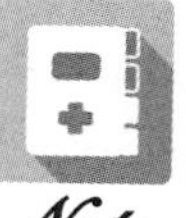

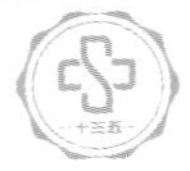



管称为次侧，两者合称为交叉配血。

结果判断：同型血之间做交叉配血时，主侧管与次侧管均无凝集反应，表示配血完全相合，可以输血；不论何种原因导致主侧管有凝集时，则绝对不可输用。异型配血(指供血者系O型，受血者为A型或B型)时，如主侧管无凝集及溶血，而次侧管出现凝集，但凝集较弱，效价低于1∶200，可以试输少量(不超过200 mL)该型血液。

配血方法的选择：ABO血型系统的配血，对无输血史及妊娠史者，可只做盐水介质凝集试验。对有反复输血史及妊娠史者，尤其是有输血反应史或曾生育过有新生儿溶血病婴儿的妇女，则应采用间接抗人球蛋白配血法，以防有不完全抗体而引起输血反应。在48 h内输入5 L或更多的输血时，因需同时输入多名供血者的血液，因此除了进行受血者与各供血者的交叉配血外，还应坚持做供血者之间的交叉配血试验，只有相互交叉配血完全相合时才能输用。

3) ABO血型系统的临床意义

(1) 在输血上的意义：输血在临床上的应用颇为广泛，如严重失血或某些手术时，输血常是治疗和抢救的重要措施。每个人都具有ABO血型系统中的某种抗原或某种“天然抗体”，故输血前必须准确鉴定供血者与受血者的血型，选择同型人的血液，并经交叉配血试验，证明完全相合时才能输血。如输入异型血，可迅速引起严重的溶血反应，甚至危及生命，为此必须坚持同型输血。O型者的红细胞一般不被其他3型的血清凝集，其血清中虽有抗A及抗B抗体，但于输入时被受血者血液所稀释和被血型物质所中和而不再凝集受血者红细胞，故不发生溶血反应。因此，O型者曾被认为是“万能输血者”。但应注意，O型供血者需经仔细检查确为O型，其血清中的天然抗A及抗B抗体的效价应低于1∶200，并且无免疫性抗A、抗B抗体，才可在紧急情况下考虑输用。国内资料表明在202名O型者中，有30.2%的人含有免疫性抗A、抗B抗体，这种抗体不能被血型物质中和而可导致溶血反应。AB型者的血清中，无抗A及抗B抗体。曾被认为可输入任何血型的血液。但已知$A_1$B型者中有3%的人血清中含抗O抗体，当输入O型红细胞时可引起溶血反应；$A_2$B型者中有25%含有抗$A_1$抗体，如效价高者输入$A_1$型血液时也可引起溶血反应。因此，为防止输血反应必须坚持同型输血。

(2) 新生儿同种免疫溶血病：母亲与胎儿血型不合引起血型抗原免疫所致的一种溶血疾病。在我国最多见的是ABO血型系统所引起的溶血病，其次为Rh血型系统所引起。

ABO溶血病多发生于母亲为O型而孕育的胎儿为A型或B型者，占90%以上。O型的母亲发病率较高，可能与其在受到A或B型抗原物质免疫后产生的免疫性抗体效价较高有关。这种免疫抗体是IgG，能通过胎盘进入胎儿体内，导致新生儿溶血病或流产。由于免疫性抗A、抗B抗体可因输血、自然界中存在的类A或类B型抗原物质、注射疫苗或细菌感染等刺激而产生，故ABO血型系统新生儿溶血病第一胎时就可发生。

(3) ABO血型与器官移植：已知ABO抗原是一种强移植抗原，如供者与受者ABO血型不合可加速对移植物的排斥，特别是皮肤和肾移植。肾移植时，ABO血型不合者失败率达46%；而血型相合者，失败率仅9%。因血管内皮可含有A和B抗原，供者与受者血型不合时可发生超急性排斥反应。

(4) 其他：ABO血型检查还可用于亲缘鉴定，可疑血迹、精斑、毛发等的鉴定，以及与某些疾病相关性的调查。

**2. Rh血型系统**

1940年Landsteiner和Wiener用恒河猴的红细胞作为抗原免疫豚鼠或家兔所得到的抗血清，能与85%的人的红细胞发生凝集现象，证明人的红细胞上有与恒河猴红细胞相同的抗原，于是将此抗原命名为Rh抗原。含有这种抗原者称为Rh阳性，不含这种抗原者称为Rh阴性。

1) Rh血型系统的抗原和抗体　Rh遗传基因位于第1号染色体短臂上，Fisher认为Rh基因是连锁基因，即每条染色体上有3个相互连锁的基因座，顺序是C、D、E，每一基因座有2个等位基因，即C与c、D与d、E与e为等位基因，每个基因决定一种抗原。理论上认为人类红细胞上的Rh抗原应有C、c、D、d、E、e 6种。由于目前尚未发现抗d，因此也未肯定d抗原，故Rh抗原主要有5种。这5种抗原的抗原性强弱依次为D、E、C、c、e，以D抗原的抗原性最强，其临床意义更为重要。大多数Rh血型不合的

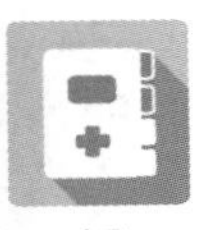

输血反应和新生儿 Rh 溶血病都是由于抗 D 抗体引起。所以若仅有抗 D 抗体做 Rh 血型系统鉴定，则粗略地称含 D 抗原的红细胞为 Rh 阳性，不含 D 抗原的为 Rh 阴性。我国 Rh 阴性者甚为少见，据血型调查资料表明，汉族中 Rh 阴性率小于 1%，维吾尔族 Rh 阴性率为 4.97%，乌孜别克族为 8.76%，塔塔尔族为 15.78%。Rh 血型形成的天然抗体极少，主要是由 Rh 血型不合输血或通过妊娠所产生的免疫性抗体。已知有 5 种，即抗 D、抗 E、抗 C、抗 c 及抗 e 抗体，抗 D 抗体是 Rh 血型系统中最常见的抗体。Rh 抗体有完全抗体和不完全抗体两种。完全抗体在机体受抗原刺激初期出现，一般属 IgM 型。机体继续受抗原刺激，则出现不完全抗体，属 IgG 型，因其相对分子质量小，可以通过胎盘而引起新生儿溶血病。

2）Rh 血型系统的鉴定

（1）Rh 抗体主要是不完全抗体，如用 5 种不完全抗体标准血清（抗 D、抗 E、抗 C、抗 c、抗 e）进行鉴定者，可将 Rh 血型系统分为 18 个型别。由于临床实验室不易得到 5 种 Rh 抗血清，且在 Rh 抗原中，抗原性最强、出现频率高、临床意义较大的是 D 抗原，故一般只做 D 抗原的鉴定。若仅用抗 D 血清进行鉴定，则可粗略地分为 Rh 阳性及阴性两类。

（2）鉴定所采用的方法，依抗体的性质而定。如为完全抗体可采用生理盐水凝集试验；如为不完全抗体则应用胶体介质法、木瓜酶（或菠萝蛋白酶）法或抗人球蛋白法等进行检查。

3）Rh 血型系统的临床意义

（1）Rh 血型系统所致的溶血性输血反应：Rh 血型系统一般不存在天然抗体，故在第一次输血时，往往不会发现 Rh 血型不合。Rh 阴性的受血者接受了 Rh 阳性血液输入后便可产生免疫性抗 Rh 抗体，如再次输入 Rh 阳性血液时，即出现溶血性输血反应。由于 Rh 抗体一般不结合补体，所以由 Rh 血型不合引起的溶血性输血反应，是一种血管外溶血反应，以高胆红素血症为其特征。如 Rh 阴性妇女曾孕育过 Rh 阳性的胎儿，当输入 Rh 阳性血液时也可发生溶血反应。

（2）新生儿 Rh 溶血病：母亲与胎儿的 Rh 血型不合，典型的病例为胎儿之父为 Rh 阳性（DD 或 Dd），母亲为 Rh 阴性（dd），胎儿为 Rh 阳性（Dd）。胎儿的红细胞如有一定数量经胎盘进入母体，即可刺激母体产生抗 Rh 抗体。此抗体可以通过胎盘进入胎儿体内，与胎儿红细胞表面的抗原结合，即可引起胎儿红细胞破坏而造成溶血。第 1 胎时因产生的抗 Rh 抗体很少，故极少发生溶血。但第 2 次妊娠后，再次受到抗原的刺激，产生的抗体增多而常引起新生儿溶血病。若孕妇曾有输 Rh 阳性血液史或第 1 胎妊娠前曾有流产史，则第 1 胎也可发病。Rh 溶血病的发病率高低与群体中 Rh 阴性者的发生率多少有关。我国汉族中，Rh 阴性者的发生率为 0.4%，因此汉族人的 Rh 溶血病较为少见。但在有些少数民族中，Rh 阴性者的发生率较高，应予重视。

### （二）其他血型系统

**1. 白细胞抗原系统** 白细胞抗原可分为白细胞本身特有的以及与其他血液成分共有的两大类，后者包括 HLA 抗原及某些红细胞血型抗原。

HLA 是 1954 年 Dausset 首先在人类白细胞上发现的，称为人类白细胞抗原（human leukocyte antigen，HLA）。HLA 系统是人类最主要的组织相容性复合体（major histo-compatibility complex，MHC），又称组织相容性抗原。它是一种膜抗原，不为白细胞所特有，除存在于淋巴细胞、单核细胞、粒细胞外，还存在于血小板、原纤维细胞，以及胎盘、肾、脾、肺、肝、心、精子、皮肤等组织细胞上。

**2. 血小板抗原及抗体** 人类血小板表面具有复杂的血小板血型抗原，通常分为血小板非特异性抗原和特异性抗原。非特异性抗原是与其他血液成分共有的抗原，如与红细胞共有的抗原有 ABO、Mn、P、Ii 等；与白细胞共有的抗原有 HLA。血小板特异性抗原为血小板本身特有的抗原。按国际血液学标准化委员会（ICSH）和国际输血协会（ISBT）的命名，血小板抗原系统主要有 HPA-1、HPA-2 系统。HPA-1 亦称 Zw 系统（或称 $PI^{A}$ 系统，两者为同一抗原）；HPA-2 亦称 Ko 系统。此外，还有 HPA-3、HPA-4、HPA-5 系统，这些抗原系统均是由遗传决定的。血小板抗体包括同种抗体和自身抗体。血小板同种抗体是由输血、输血小板或妊娠等同种免疫反应产生。当再输入血小板后，可使输入的血小板迅速破坏，或降低输入的血小板存活率，造成输血后血小板减少症。或在输血后 1 周左右发生紫癜，称输

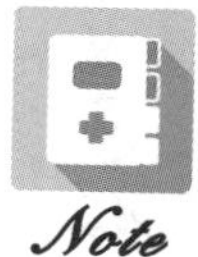

Note

血后紫癜。HPA-1系统的抗体多为IgG，可通过胎盘引起新生儿血小板减少性紫癜。多数原发性血小板减少性紫癜患者血清中可检得血小板自身抗体。这种抗体可通过胎盘使新生儿发生一过性免疫性血小板减少症。

**3. 血清蛋白成分的抗原特异性** 由于遗传基因的不同，已发现血清蛋白中的许多成分，如免疫球蛋白、结合珠蛋白、清蛋白、铜蓝蛋白、运铁蛋白、血清酶型以及红细胞酶型等，均有型的差别，具有抗原特异性。

## 二、临床用血

### （一）血液成分制品和血液成分疗法

**1. 血液成分疗法** 又称成分输血，采用现代技术和器材设备将全血分离制备成各种血液成分的制品和血浆蛋白制品。根据患者的病情选用适当的制品进行治疗以达到提高疗效、减少副作用和不良反应的目的。

**2. 血液成分制品** 广义的血液成分指由全血分离制备而成的各种血液成分制品和血液衍生物制品。这类制品主要有红细胞、血浆和低温沉淀物等。

**3. 血液衍生物** 主要指血浆蛋白衍生物，是用复杂的物理和化学方法将由许多献血员采集的混合血浆分离制备而成的血浆蛋白制品。主要有清蛋白、免疫球蛋白和凝血因子制品等。

### （二）血液成分疗法的意义

**1. 提高输血的治疗效果** 由于血液成分制品和衍生物制品针对性强，有效成分的浓度高，因此能提高输血的治疗效果。对于许多疾病的治疗而言，全血中治疗所需的有效成分含量低，单纯输全血不能输入足够数量的有效成分，因而不能达到预期的治疗效果。只有使用含有高浓度相应有效成分的成分制品和衍生物制品才能有效地治疗这些疾病。

**2. 减少不良反应** 输血和其他临床治疗一样，除具有治疗作用外，也可能出现不良反应，甚至出现严重的并发症，其中最严重的就是输血后病毒性疾病，包括输血后艾滋病和肝炎，成分输血时选择患者需要的成分输注，这样可以避免或减少患者不需要的血液成分的输入，因此相应地减少了不良反应的发生危险。

## 三、临床常见输血种类

### （一）红细胞制品的种类及其制备方法

（1）全血：全血在不同的国家，国内不同的地区，其单位容积大小不同。国内大部分地区以200 mL为一单位，部分地区采用200 mL和400 mL两种规格，主要依据献血员的意愿和身体状况决定采用哪种规格。从输血实际需要和方便血液分离操作出发，应以400 mL或450 mL为一单位。

由于采血用的抗凝剂的组成和体积配比不同，同样规格（如200 mL/单位）的全血，其最终实际体积可以不同，如用ACD-B配方抗凝剂的体积为250 mL，用CPD抗凝剂的体积为228 mL。

（2）浓缩红细胞（也称压积红细胞）：由全血高速离心后分出大部分血浆而制成，血细胞比容为(75±5)%，保存期同相应的全血。浓缩红细胞的特点是大部分血浆已分出，为贫血和失血患者提供了恰当的成分制品，缺点是较黏稠，输注前必须先加适量晶体液。

（3）冰冻红细胞：红细胞借助冰冻保护剂于低温冰冻保存即为冰冻红细胞，主要用于稀有血型血液制品和自身血的长期保存。

### （二）血浆制品的种类

（1）新鲜冰冻血浆：新鲜全血离心后分出血浆并于采血后6 h内冻成固体。新鲜冰冻血浆需保存在−18 ℃以下，保存期为一年。

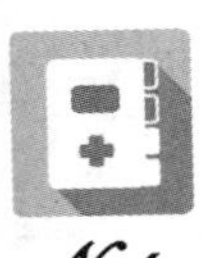

（2）冰冻血浆：同上，唯一不同点是制备冰冻时间不限于采血后6 h内，美国规定在全血有效期后5天内分出的血浆均可，上海规定采血后一周内分出的血浆均可。

### （三）血小板制品的种类

根据制备方法的不同，血小板制品可分为由常规采集的一单位全血制备的浓缩血小板（PC）和由血液单采机一次从一个献血员采集的单采血小板。后者因所用机器不同，其所含血小板量也有所不同，一般含血小板数量相当于4～8个单位浓缩血小板（400 mL全血制备的浓缩血小板）。

（1）浓缩血小板：我国规定浓缩血小板至少应含$4.8\times10^{10}$/400 mL全血制备，$2.4\times10^{10}$/200 mL全血制备；容量为50～70 mL，红细胞混入量<$2\times10^{10}$/L；白细胞混入量<$5\times10^{8}$/400 mL全血制备；保存期pH 6.0～7.4。

（2）单采血小板：单采血小板的质量标准如下。①每袋含血小板>$3.0\times10^{11}$；②白细胞混入量<$5.0\times10^{6}$/袋；③血小板保存pH 6.0～7.4；④外观检查为淡黄色有云雾乳光的混浊液体。

## 四、输血反应

输血反应是指在输血中或输血后，受血者发生的不良反应。一般在输血当时和输血后24 h内发生的反应称立即反应，而在输血后几天甚至几个月发生者为迟发性反应。按发生的机制分为免疫性与非免疫性反应。按所输血液成分的种类，可分为全血、红细胞、血小板和血浆或其他成分引起的不良反应。常见输血不良反应如下。

（1）发热反应：发生率为2.9%，占输血总反应率的52.1%。

（2）过敏反应：发生率为3%，占输血总反应率的42.6%。

（3）溶血反应：发生率我国未见完整报告。女性多于男性，女性占73%。

（4）输血相关性移植物抗宿主病（TA-GVHD）：受血者输入含免疫活性淋巴细胞的血液成分后，免疫活性淋巴细胞在受者体内存活并增殖，将受者的组织识别为非己物质，并攻击和破坏其组织，从而引起相关性移植物抗宿主病。由于TA-GVHD发病急，漏诊误诊率高，早诊断、早治疗就尤为重要。

（5）输血相关的急性肺损伤：发病率约为0.02%，男女相等，与年龄无关，也与原发病无关。

（6）输血后紫癜。

（7）血小板无效输注：发生率约50%。

（8）细菌污染性输血反应：细菌污染性输血反应较少见，发病率为1%～5%，但后果严重。

（9）循环负荷过重。

（10）枸橼酸盐蓄积中毒：发生率很低。

（11）肺微血管栓塞。

**（阳覃竹）**

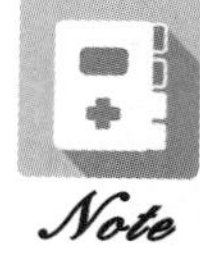

Note

# 第三十四章　出血和血栓疾病检查

## 第一节　常用出血与血栓疾病的筛选实验

### 一、血管壁检测

血管壁尤其是血管内皮细胞能合成或分泌多种促凝物质（如血管性假血友病因子、内皮素等）和抗凝物质（如6-酮-$PGF_{1\alpha}$、凝血酶调节蛋白等），它们参与初期止血过程。

#### （一）出血时间（BT）

**【原理】**

将皮肤刺破后，让血液自然流出到血液自然停止所需的时间称为出血时间（bleeding time，BT）。BT的长短反映血小板的数量、功能以及血管壁的通透性、脆性的变化；也反映血小板生成的血栓烷$A_2$（$TXA_2$）与血管壁生成的前列环素（$PGI_2$）的平衡关系；以及某些血液因子（血管性假血友病因子和纤维蛋白原等）缺乏也会导致出血时间延长。

**【参考值】**

WHO推荐用模板法或出血时间测定器法（template bleeding time，TBT）测定。参考值为（6.9±2.1）min，超过9 min为异常。Duke法测定BT国内已弃用。

**【临床意义】**

BT延长见于：①血小板明显减少：如原发性和继发性血小板减少性紫癜。②血小板功能异常：如血小板无力症（Glanzmann's thrombasthenia，GT）和巨血小板综合征（Bernard-Soulier syndrome，BSS）。③严重缺乏血浆某些凝血因子的疾病：如血管性血友病（von Willebrand disease，vWD）、弥散性血管内凝血（disseminated intravascular coagulation，DIC）。④血管异常：如遗传性出血性毛细血管扩张症（hereditary hemorrhagic telangiectasia，HHT）。⑤药物影响：如服用抗血小板药物（阿司匹林等）、抗凝药（肝素等）和溶栓药（rt-PA等）。BT缩短临床意义不大。本试验敏感性和特异性均差，又受诸多因素干扰，故临床价值有限。

#### （二）束臂试验

**【原理】**

束臂试验又称毛细血管脆性试验（capillary fragility test，CFT）或毛细血管抵抗力试验（capillary resistance test，CRT）。给手臂局部加压（标准压力），使静脉血流受阻，给毛细血管以负荷，检查一定范围内皮肤出现出血点的数目来估计血管壁的通透性和脆性。血管壁的通透性和脆性与其结构和功能、血小板的数量和质量以及血管性假血友病因子（vWF）等因素有关。如果上述因素有缺陷，血管壁的脆性和通透性增加，新的出血点便增多。

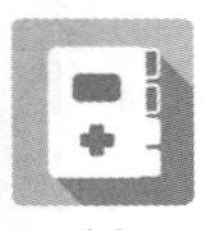

【参考值】

5 cm 直径的圆圈内新的出血点，成年男性少于 5 个，儿童和成年女性少于 10 个。

【临床意义】

新的出血点超过正常范围高限值为该试验阳性。见于：①血管壁的结构和（或）功能缺陷：如遗传性出血性毛细血管扩张症、过敏性紫癜、单纯性紫癜以及其他血管性紫癜。②血小板数量和功能异常：原发性和继发性血小板减少症、血小板增多症以及遗传性和获得性血小板功能缺陷症等。③血管性血友病。④其他：如高血压、糖尿病、败血症、维生素 C 缺乏病、尿毒症、肝硬化和某些药物等。由于本试验在某些正常儿童和成年人中也可为阳性，且试验结果受多种因素干扰，故临床价值有限。

## 二、血小板检测

血小板以其数量（血小板计数、血小板平均容积和血小板分布宽度）和功能（黏附、聚集、释放、促凝和血块收缩等）参与初期止血过程。

### （一）血小板计数检测

相关内容见三十三章第一节。

### （二）血块收缩试验

【原理】

血块收缩试验（clot retraction test，CRT）是在富含血小板的血浆中加入 $Ca^{2+}$ 和凝血酶，使血浆凝固形成凝块。血小板收缩蛋白使血小板伸出伪足，伪足前端连接到纤维蛋白束上。伪足向心性收缩，使纤维蛋白网眼缩小，检测析出血清的容积可反映血小板血块收缩能力。

【参考值】

①凝块法：血块收缩率（%）=［血清（mL）/全血（mL）×（100%－Hct%）］×100%，参考值：（65.8±11.0）%。②血块收缩时间（h）：2 h 开始收缩，18～24 h 完全收缩。

【临床意义】

（1）减低（血块收缩率＜40%）：见于特发性血小板减少性紫癜（ITP）、血小板增多症、血小板无力症、红细胞增多症、低（无）纤维蛋白原血症、多发性骨髓瘤（multiple myeloma，MM）、原发性巨球蛋白血症等。

（2）增高：见于先天性和获得性因子Ⅷ缺陷症等。

### （三）血小板相关免疫球蛋白测定

【原理】

血小板相关免疫球蛋白（platelet associated immunoglobulin，PAIg）包括 PAIgG、PAIgM、PAIgA，现以 PAIgG 测定为例叙述。

将人抗 IgG 抗体包被在酶标反应板孔内，加入受检血小板破碎液，再加入酶标记的抗人 IgG 抗体，与结合在板上的 PAIgG 相结合，最后加入底物显色，颜色深浅与血小板破碎液中的 PAIgG 的量呈正相关。被检查者所测得的吸光度（*A* 值）可从标准曲线中计算出血小板破碎液中的 PAIgG 含量。近来用流式细胞术（FCM）和免疫荧光显微术测定日趋增多。

【参考值】

ELISA 法：PAIgG 为 0～78.8 ng/$10^7$ 血小板；PAIgM 为 0～7.0 ng/$10^7$ 血小板。PAIgA 为 0～2.0 ng/$10^7$ 血小板。FCM：一般小于 10%（应建立本实验室的参考值）。

【临床意义】

（1）PAIg 增高：见于 ITP、同种免疫性血小板减少性紫癜（多次输血、输血后紫癜）、药物免疫性血小板减少性紫癜、恶性淋巴瘤、慢性活动性肝炎、系统性红斑狼疮、慢性淋巴细胞性白血病、多发性骨髓瘤、Evan 综合征、良性单株丙球蛋白血症等。90%以上 ITP 患者的 PAIgG 增高，若同时测定 PAIgM、PAIgA，则阳性率可高达 100%。然而对 ITP 而言，PAIg 的灵敏度较高，但特异性不强。

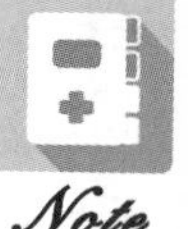

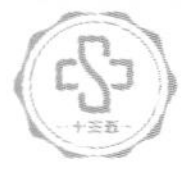


(2) 观察病情：经治疗后，ITP 患者的 PAIg 水平下降；复发后，则有升高。

### (四) 血小板黏附试验

常用玻璃珠柱法和玻璃滤器法等进行血小板黏附试验(platelet adhesion test，PAdT)，现以前者为例说明。

【原理】

受检血液通过含一定量玻璃珠柱前、后，血小板数量具有差异，该差数为黏附于玻璃珠和塑料管的血小板数，由此可计算出占血小板总数的百分比，即为血小板黏附率(%)。此过程含血小板聚集因素，故称为血小板滞留试验。

【参考值】

玻璃珠柱法：(62.5±8.6)%。

【临床意义】

PAdT 是检测血小板体外黏附功能的方法，不能反映体内血小板的黏附功能，故其临床应用价值有限，已被停用。血小板黏附的实质是血小板膜糖蛋白通过 vWF 与血管内皮下胶原黏附。

(1) PAdT 增高见于血栓前状态和血栓性疾病，如心肌梗死、心绞痛、脑血管病变、糖尿病、深静脉血栓形成、妊娠高血压综合征、肾小球肾炎、动脉粥样硬化、肺梗死、口服避孕药等。

(2) PAdT 减低：见于血管性血友病、巨血小板综合征(BBS)、血小板无力症、尿毒症、肝硬化、异常蛋白血症、骨髓增生异常综合征(myelodysplastic syndrome，MDS)、急性白血病、服用抗血小板药、低(无)纤维蛋白原血症等。

### (五) 血小板聚集试验

【原理】

血小板聚集试验(platelet aggregation test，PAgT)是在富血小板血浆(PRP)中加入诱聚剂(ADP、肾上腺素、凝血酶、胶原、花生四烯酸、瑞斯托霉素等)，血小板由于发生聚集反应，血浆的浊度减低，透光度增加。将此光浊度变化记录于图纸上，形成血小板聚集曲线。根据血小板聚集曲线中的透光度变化可了解血小板聚集功能。

【参考值】

各实验室应建立自己的参考值。

(1) O'Brien 的参考值：①浓度为 $6\times10^{-6}$ mol/L 的 ADP 时最大聚集率(MAR)为(35.2±13.5)%，坡度为(63.9±22.2)°；②浓度为 $4.5\times10^{-5}$ mol/L 的肾上腺素可引起双相聚集曲线，此时第一相 MAR 为(20.3±4.8)%，坡度为(61.9±32.9)°。

(2) 一些血液学研究所的参考值以最大聚集率(MAR)表示：①浓度为 11.2 μmol/L 的 ADP 为(70±17)%。②浓度为 5.4 μmol/L 的肾上腺素为(65±20)%。③浓度为 20 mg/L 的花生四烯酸为(69±13)%。④浓度为 20 mg/L 的胶原为(60±13)%。⑤浓度为 1.5 mg/L 的瑞斯托霉素为(69±9)%。

【临床意义】

PAgT 是反映血小板聚集的有用指标。它是反映血小板膜糖蛋白(GPⅡb/Ⅲa)通过纤维蛋白原(Fg)与另一血小板膜糖蛋白(GPⅡb/Ⅲa)结合的聚集能力。

(1) PAgT 增高：反映血小板聚集功能增强。见于血栓前状态和血栓性疾病，如心肌梗死、心绞痛、糖尿病、脑血管病变、妊娠高血压综合征(简称妊高征)、静脉血栓形成、肺梗死、口服避孕药、晚期妊娠、高脂血症、抗原-抗体复合物反应、人工心脏和瓣膜移植术等。

(2) PAgT 减低：反映血小板聚集功能减低。见于血小板无力症、尿毒症、肝硬化、骨髓增生性疾病、原发性血小板减少性紫癜、急性白血病、服用抗血小板药、低(无)纤维蛋白原血症等。

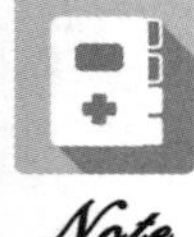

## 三、凝血因子检测

凝血因子是构成凝血机制的基础，它们参与二期止血过程，目前多数是测定凝血因子促凝活性(F:C)和凝血因子抗原含量(F:Ag)，临床上更多用的是测定 F:C 的水平。

### (一)活化的部分凝血活酶时间测定

【原理】

在受检血浆中加入活化的部分凝血活酶时间(activated partial thromboplastin time,APTT)试剂(接触因子激活剂和部分磷脂)和 $Ca^{2+}$ 后,观察血浆凝固所需要的时间。它是内源性凝血系统较为灵敏和最为常用的筛选试验。

【参考值】

手工法:31～43 s,也可用血液凝固分析仪检测。必须指出本试验需设正常对照值,测定值与正常对照值比较,延长超过 10 s 为异常。

【临床意义】

(1) APTT 延长:见于因子Ⅻ、Ⅺ、Ⅸ、Ⅷ、Ⅹ、Ⅴ、Ⅱ、激肽释放酶原(PK)、相对分子质量较高的激肽原(HMWK)和纤维蛋白原缺乏,尤其用于 FⅧ、Ⅸ、Ⅺ缺乏以及它们的抗凝物质(anticoagulants)增多;此外,APTT 是监测普通肝素和诊断狼疮抗凝物质(lupus anticoagulants,LA)的常用试验。

(2) APTT 缩短:见于血栓性疾病(thrombotic disease)和血栓前状态(PTS),但灵敏度和特异性差。

### (二)凝血时间

【原理】

试管法:静脉血放入试管(玻璃试管、塑料试管)中,观察自采血开始至血液凝固所需的时间,称为凝血时间(clotting time,CT)。本试验反映由因子Ⅻ被负电荷表面(玻璃)激活到纤维蛋白形成的过程,即反映内源性凝血系统的凝血过程。

【参考值】

试管法:4～12 min;硅管法:15～32 min;塑料管法:10～19 min。

【临床意义】

(1) CT 延长　见于:①因子Ⅷ、Ⅸ、Ⅺ明显减少,即血友病 A、B 和凝血因子Ⅺ缺乏症。②凝血酶原,因子Ⅴ、Ⅹ等重度减少,如严重的肝损伤等。③纤维蛋白原严重减少,如纤维蛋白减少症、DIC 等。④应用肝素、口服抗凝药时。⑤纤溶亢进使纤维蛋白原降解增加时。⑥循环抗凝物质增加,如肝素和类肝素物质增多等。⑦DIC,尤其在失代偿期或显性 DIC 时。

(2) CT 缩短　见于高凝状态,但敏感性差。

### (三)血浆凝血酶原时间测定

【原理】

在被检血浆中加入 $Ca^{2+}$ 和组织因子或转录因子(TF)或组织凝血活酶(tissue thromboplastin),观测血浆的凝固时间,称为血浆凝血酶原时间(prothrombin time,PT)。它是外源性凝血系统较为灵敏和最为常用的筛选试验。

【参考值】

(1) 手工法和血液凝固仪法 PT 参考值为 11～13 s。必须指出本试验需设正常对照值。测定值超过正常对照值 3 s 以上为异常。

(2) 凝血酶原时间比值(prothrombin time ratio,PTR):受检血浆的凝血酶原时间(s)与正常人血浆的凝血酶原时间(s)的比值。参考值为 1.0±0.05。

(3) 国际正常化比值(international normalized ratio,INR):参考值依 ISI(international sensitivity index)不同而异,一般为 1.0±0.1。ISI 为国际灵敏度指数,ISI 越小,组织凝血活酶的灵敏度越高。因此做 PT 检测时必须用标有 ISI 值的组织凝血活酶。

【临床意义】

(1) PT 延长:见于先天性凝血因子Ⅰ(纤维蛋白原)、Ⅱ(凝血酶原)、Ⅴ、Ⅶ、Ⅹ缺乏;获得性凝血因子缺乏,如严重肝病、维生素 K 缺乏、纤溶亢进(hyperfibrinolysis)、DIC、使用抗凝药物(如口服抗凝剂)和异常抗凝血物质等。

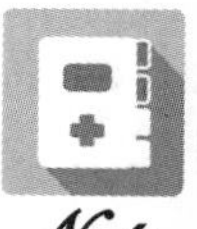

Note

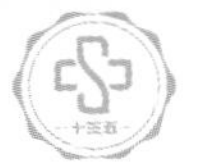



(2) PT 缩短：见于血液高凝状态（hypercoagulable state，HCS）如 DIC 早期、心肌梗死、脑血栓形成、深静脉血栓形成（DVT）、多发性骨髓瘤等，但敏感性和特异性差。

(3) PTR 及 INR 是监测口服抗凝剂的首选指标：WHO 推荐用 INR，INR 以 2.0～2.5 为宜，一般不超过 3.0，但不应低于 1.5。

## 四、抗凝系统检测

抗凝系统检测包括临床上常用的病理性抗凝物质检测和生理性抗凝因子检测两个部分，生理性抗凝因子也是凝血系统的调节因子。

### （一）血浆凝血酶时间（TT）

【参考值】

手工法：16～18 s；也可用血液凝固分析仪检测。必须指出本实验需设正常对照值。受检 TT 延长超过正常对照值 3 s 为延长。

【临床意义】

TT 延长见于低（无）纤维蛋白原血症和异常纤维蛋白原血症（dysfibrinogenemia）；血中纤维蛋白（原）降解产物（FDPs）增高；血中有肝素或类肝素物质存在（见于肝素治疗中、SLE 和肝脏疾病等）。TT 缩短无临床意义。

### （二）血浆抗凝血酶（AT）活性测定

【参考值】

发色底物法：(108.5±5.3)%。

【临床意义】

(1) 增高：见于血友病、白血病和再生障碍性贫血等的急性出血期；也见于口服抗凝药治疗过程中。

(2) 减低：见于先天性和获得性 AT 缺陷症，后者见于血栓前状态、血栓性疾病、DIC 和肝脏疾病等。

## 五、纤溶活性检测

纤维蛋白溶酶（纤溶酶）可将已形成的血凝块加以溶解，产生纤维蛋白（原）的降解产物，从而反映纤溶活性。纤溶活性增强可致出血，纤溶活性减低可致血栓。

### （一）优球蛋白溶解时间（ELT）

【原理】

血浆优球蛋白（euglobulin）组分中含有纤维蛋白原（Fg）、纤溶酶原和组织型纤溶酶原激活物（tPA）等，但不含纤溶酶抑制物（plasmin inhibitor）。受检血浆置于醋酸溶液中，使优球蛋白沉淀，经离心除去纤溶抑制物，将沉淀的优球蛋白溶于缓冲液中，再加入适量钙溶液（加钙法）或凝血酶（加酶法），使 Fg 转变为纤维蛋白凝块，观察凝块完全溶解所需时间。

【参考值】

加钙法：(129.8±41.1)min；加酶法：(157.0±59.1)min。一般认为小于 70 min 为异常。

【临床意义】

本试验敏感性低，特异性高。

(1) 纤维蛋白凝块在 70 min 内完全溶解：表明纤溶活性增强，见于原发性和继发性纤溶亢进，后者常见于手术、应激状态、创伤、休克、变态反应、前置胎盘、胎盘早期剥离、羊水栓塞、恶性肿瘤广泛转移、急性白血病、晚期肝硬化、DIC 和应用溶血栓药（rt-PA、UK）。

(2) 纤维蛋白凝块超过 120 min 还不溶解：表明纤溶活性减低，见于血栓前状态、栓塞性疾病和应用抗纤溶药等。

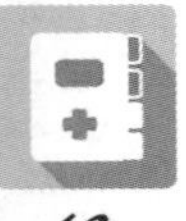

Note

### （二）D-二聚体定性试验

【原理】

D-二聚体（D-dirner，D-D）是交联纤维蛋白降解产物之一，为继发性纤溶特有的代谢物。抗 D-D 单克隆抗体包被于胶乳颗粒上，受体血浆中如果存在 D-D，将产生抗原-抗体反应，胶乳颗粒发生聚集现象。

【参考值】

胶乳颗粒比阴性对照明显粗大者为阳性，正常人为阴性。

【临床意义】

D-D 阴性是排除深静脉血栓形成（DVT）和肺血栓栓塞（PE）的重要指标，阳性也是诊断 DIC 和观察溶血栓治疗的有用指标。凡有血块形成的出血，D-D 定性试验均可阳性，故其特异性低，敏感性高；但在陈旧性血块时，D-D 定性试验又呈阴性。

### （三）血浆纤维蛋白（原）降解产物定性试验

【原理】

于受检血浆中加入血浆纤维蛋白（原）降解产物（FDPs）抗体包被的胶乳颗粒悬液，若血液中 FDPs 浓度超过或等于 5 μg/mL，胶乳颗粒发生凝集。根据受检血浆的稀释度可以计算出血浆 FDPs 浓度。

【参考值】

胶乳凝集法：阴性。

【临床意义】

FDPs 阳性或增高见于原发性纤溶（primary fibrinolysis）和继发性纤溶（sencondary fibrinolysis），后者如 DIC、恶性肿瘤、急性早幼粒细胞白血病、肺血栓栓塞、深静脉血栓形成、肾脏疾病、肝脏疾病、器官移植的排斥反应、溶血栓治疗等。

## 六、血液流变学检测

### （一）全血黏度测定

【参考值】

应建立本实验室的参考值。旋转式黏度计法：全血黏度（mPa·s）：200 $s^{-1}$ 男性 3.84～5.30，女性 3.39～4.41；50 $s^{-1}$ 男性 4.94～6.99，女性 4.16～5.62；5 $s^{-1}$ 男性 8.80～16.05，女性 6.56～11.9。

【临床意义】

**1. 血液黏度增高** 见于冠心病、心肌梗死、高血压病、脑血栓形成、DVT、糖尿病、高脂血症、恶性肿瘤、肺源性心脏病、真性红细胞增多症、多发性骨髓瘤、原发性巨球蛋白血症、烧伤等。

**2. 血液黏度减低** 见于贫血、重度纤维蛋白原和其他凝血因子缺乏症。

### （二）血浆黏度测定

【原理】

一定体积的受检血浆流经一定半径和一定长度的毛细管所需的时间，用该管两端压力差计算血浆黏度（plasma viscosity）。

【参考值】

应建立本实验室的参考值。毛细管式黏度计法：男性（4.25±0.41）mPa·s；女性：（3.65±0.32）mPa·s。

【临床意义】

增高：见于血浆球蛋白和（或）血脂增高的疾病，如多发性骨髓瘤、原发性巨球蛋白血症、糖尿病、高脂血症、动脉粥样硬化等。

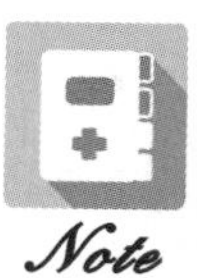

Note

## 第二节　出血与血栓疾病实验项目的选择和应用

血栓与出血的检测主要用于临床有出血倾向、出血病患者以及血栓前状态、血栓病患者的临床诊断、鉴别诊断、疗效观察和预后判断等，也用于抗血栓和溶血栓药物治疗的监测等。

### 一、筛检试验的选择与应用

#### （一）一期止血缺陷筛检试验的选择与应用

一期止血缺陷是指血管壁和血小板缺陷所致出血病。选用血小板计数（PLT）和出血时间（BT）作为筛检试验，根据筛检试验的结果，大致有以下四种情况。

**1. BT 和 PLT 都正常**　除正常人外，多数见于单纯血管壁通透性和（或）脆性增加所致的血管性紫癜。临床上常见于过敏性紫癜、单纯性紫癜和其他血管性紫癜等。

**2. BT 延长、PLT 减少**　多数见于由血小板数量减少所致的血小板减少症。临床上多见于原发性和继发性血小板减少性紫癜。

**3. BT 延长、PLT 增多**　多数见于由血小板数量增多所致的血小板增多症。临床上多见于原发性和反应性血小板增多症。

**4. BT 延长、PLT 正常**　多数见于由血小板功能异常或某些凝血因子严重缺乏所致的出血病，如血小板无力症、贮藏池病以及低（无）纤维蛋白原血症、血管性血友病（vWD）等。

#### （二）二期止血缺陷筛检试验的选择与应用

二期止血缺陷是指凝血因子缺陷或病理性抗凝物质存在所致的出血病。选用 APTT 和 PT 作为筛检试验，大致有以下四种情况。

**1. APTT 和 PT 都正常**　除正常人外，仅见于遗传性和获得性凝血因子Ⅻ缺乏症。

**2. APTT 延长、PT 正常**　多数见于由内源性凝血途径缺陷所引起的出血病，如遗传性和获得性凝血因子Ⅷ、Ⅸ、Ⅺ和Ⅻ缺乏症等。

**3. APTT 正常、PT 延长**　多数见于由外源性凝血途径缺陷所引起的出血病，如遗传性和获得性凝血因子Ⅶ缺乏症等。

**4. APTT 和 PT 都延长**　多数见于由共同凝血途径缺陷所引起的出血病，如遗传性和获得性凝血因子Ⅹ、Ⅴ，凝血酶原（凝血因子Ⅱ）和纤维蛋白原（凝血因子Ⅰ）缺乏症。

此外，临床应用肝素治疗时，APTT 也相应延长；应用口服抗凝剂治疗时，PT 也相应延长；同时应用肝素、华法林以及有纤溶综合征、抗磷脂抗体时，APTT 与 PT 可同时延长。

#### （三）纤溶亢进筛检试验的选择与应用

纤溶亢进性出血指纤维蛋白（原）和某些凝血因子被纤溶酶降解所引起的出血。可选用 FDPs 和 D-D做筛检试验，大致有以下四种情况。

**1. FDPs 和 D-D 均正常**　表示纤溶活性正常，临床的出血症状可能与纤溶无关，若 ELT 阴性更支持结论。

**2. FDPs 阳性、D-D 阴性**　理论上只见于纤维蛋白原被降解，而纤维蛋白未被降解，即原发性纤溶。实际上这种情况多属于 FDPs 的假阳性，见于肝病、手术出血、重型 DIC、纤溶早期、剧烈运动后、类风湿关节炎、抗 Rh(D)抗体存在等。

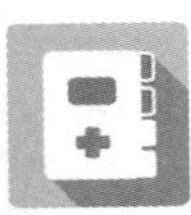

**3. FDPs 阴性、D-D 阳性**　理论上只见于纤维蛋白被降解，而纤维蛋白原未被降解，即继发性纤溶。实际上这种情况多属于 FDPs 的假阴性，见于 DIC、静脉血栓、动脉血栓和溶血栓治疗等。

**4. FDPs 和 D-D 都阳性**　表示纤维蛋白原和纤维蛋白同时被降解，见于继发性纤溶，如 DIC 和溶血栓治疗后。这种情况临床最为多见，若 ELT 阳性更支持结论。

## 二、诊断血栓病项目的选择和应用

血栓前状态或血栓前期是指血液有形成分和无形成分的生物化学和流变学发生某些病理变化。在这一状态下，血液有可能形成血栓或血栓栓塞性疾病。由于血栓前状态涉及的因素众多，动态变化性大，故目前尚缺乏公认的定义和诊断标准，建议从以下 3 个方面进行项目的选择和应用。

**1. 筛选试验** ①活化的部分凝血活酶时间（APTT）和（或）血浆凝血酶原时间（PT）可能缩短。②纤维蛋白原（Fg）含量可能增高。③血小板聚集试验（PAgT）的聚集率可能增高。④血液黏度测定一般增高。然而这些试验的灵敏度较差。

**2. 常用试验** ①血管性假血友病因子抗原（vWF：Ag）增高：反映血管内皮细胞损伤。②β-血小板球蛋白（β-TG）增高：反映血小板被激活。③可溶性纤维蛋白单体复合物（SFMc）增高：反映凝血酶生成增多。④抗凝血酶活性（AT：A）减低：反映凝血酶的活性增强。⑤纤维蛋白（原）降解产物（FDPs）和 D-二聚体（D-D）减少：反映纤溶酶活性减低。

## 三、DIC 项目的选择与应用

弥散性血管内凝血（disseminated intravascular coagulation，DIC）是由多种致病因素，导致全身血管内微血栓的形成和多脏器功能衰竭，消耗了大量的血小板和凝血因子，并引起继发性纤溶亢进，造成的临床血栓-出血综合征。

### （一）临床诊断

存在易诱发 DIC 的基础疾病如各种感染、恶性肿瘤、大型手术、广泛创伤、严重肝病等。临床上有多发性出血，不能用原发病解释的微循环衰竭或休克，广泛性皮肤、黏膜栓塞或脑、肾、肺等脏器功能衰竭，对抗凝治疗有效。

### （二）记分诊断

**1. 显性（失代偿性）DIC 的诊断**

（1）危险性评估：若存在易致 DIC 的原发疾病记 2 分，不存在记 0 分。

（2）记分标准：血小板计数（PLT）（$\times 10^9$/L）：>100 为 0 分，50～100 为 1 分，<50 为 2 分；纤维蛋白相关标志物（SFMC/FDP）：未增高为 0 分，中度增高为 2 分，重度增高为 3 分。凝血酶原时间（PT）：未延长或延长<3 s 为 0 分，延长 3～6 s 为 1 分，延长>6 s 为 2 分。纤维蛋白原（Fg）：≥1.0 g/L 为 0 分，<1.0 g/L 为 1 分。

（3）累计记分诊断：≥5 分符合显性 DIC，每天重复检测记分，以观察动态变化；如果累计记分小于 5 分（一般应不少于 2 分）提示非显性 DIC，随后定期重复检测、记分，以了解病情的变化。

**2. 非显性（代偿性）DIC 的诊断**

（1）危险性评估：存在 DIC 的原发疾病记 2 分，不存在记 0 分。

（2）记分标准：PLT（$\times 10^9$/L）：>100 为 0 分，<100 为 1 分，随后检测 PLT，上升为－1 分，稳定为 0 分，进行性下降为＋1 分。PT：未延长或延长<3 s 为 0 分，延长>3 s 为 1 分；随后检测 PT，缩短为－1 分，稳定为 0 分，进行性延长为＋1 分。纤维蛋白相关标志物（SFMC/FDP）：正常为 0 分，增高为 1 分；随后检测 SFMC/FDP，降低为－1 分，稳定为 0 分，进行性增高为＋1 分。

（3）特殊检测标准：①抗凝血酶（AT）：正常为－1 分，降低为 1 分。②蛋白 C（PC）：正常为－1 分，降低为 1 分。③凝血酶-抗凝血酶复合物（TAT）：正常为－1 分，升高为 1 分。④其他（PAP）：正常为－1 分，异常为 1 分。

（4）累计记分诊断：以判断病情进展情况。

（阳覃竹）

# 第三十五章　排泄物、分泌物及体液检查

## 第一节　尿 液 检 查

### 一、尿液检查概述

尿液是血液经过肾小球滤过、肾小管和集合管重吸收和排泌所产生的终末代谢产物，尿液的组成和性状可反映机体的代谢状况，并受机体各系统功能状态的影响。因此，尿液检测（urine examination）不仅对泌尿系统疾病的诊断、疗效观察，而且对其他系统疾病的诊断、预后判断也有重要参考价值。

**1. 协助泌尿系统疾病的诊断和疗效观察**　泌尿系统的炎症、结石、结核、肿瘤、肾脏的移植排斥反应及肾衰竭时，尿液成分会发生变化，治疗好转后，尿液检测相应指标也有改善，因此尿液检测是泌尿系统疾病最常用的不可替代的首选项目。

**2. 协助其他系统疾病的诊断**　尿液来自血液，凡引起血液成分改变的疾病，均可引起尿液成分的变化。如糖尿病时进行尿糖检测，急性胰腺炎时做尿淀粉酶检测，黄疸时做尿三胆检测，多发性骨髓瘤时做尿本周蛋白检测等，均有助于该类疾病的诊断。

**3. 用药的监护**　某些药物，如庆大霉素、卡那霉素、多黏菌素 B、磺胺等，可引起肾的损害，故用药前及用药过程中需观察尿液的变化，以确保用药的安全。尿液的一般检测包括：①一般性状检测：尿量、气味、外观、比重、酸碱度等。②化学检测：尿蛋白、尿糖、尿酮体、尿胆原、尿胆红素等。③尿沉渣（显微镜）检测：细胞、管型、结晶体等。目前，尿液检查方法已经基本上被尿液干化学方法和尿沉渣分析仪法所取代，可快速准确打印出数据结果，但不能缺少尿沉渣镜检结果。

### 二、尿液标本的收集与保存

尿液标本的正确收集、留取、保存和尿量的准确记录，对保证检验结果的可靠性十分重要。

**1. 尿液标本的收集**　成年女性留尿时，应避开月经期，防止阴道分泌物混入。用清洁干燥容器留取标本，避免污染。标本应在半小时之内送检。

（1）首次尿：尿液检测一般以清晨首次尿为好，可获得较多信息，如蛋白、细胞和管型等。

（2）随机尿：用于门诊和急诊患者的临时检验。

（3）24 h 尿：如果需要测定 24 h 期间溶质的排泄总量，如尿蛋白、尿糖、电解质等定量检测，需要留取 24 h 尿液，并且记录尿量。

（4）餐后尿：通常在午餐后 2 h 收集尿液标本。此标本对病理性糖尿、蛋白尿检测较敏感。

（5）清洁中段尿：清洁外阴后排出部分尿液后再用清洁容器留取中段尿。

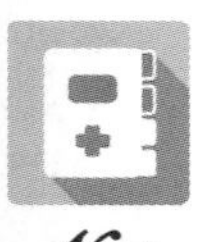

**2. 尿液标本的保存**　尿液常规检查的标本应在收集后 2 h 内检查完毕，否则：①尿中的尿素经细菌分解后生成$(NH_4)_2CO_3$，使尿 pH 升高，有形成分破坏。②尿中化学物质经细菌或真菌降解，如糖分解后，病理性尿糖减低或消失。③盐类可因久置而析出结晶，干扰显微镜检查。如遇特殊情况或进行特殊

检查,可采取以下措施保存与防腐。

（1）冷藏:用于不能立即进行常规检测的标本。可将尿液标本置冰箱（2～8 ℃）保存 6～8 h。注意有些标本冷藏后可有磷酸盐、尿酸盐析出,影响对有形成分的观察。

（2）加入化学试剂:①甲苯:用于尿糖、尿蛋白检测的防腐剂,可在尿液表面形成一薄膜层,以阻止标本与空气接触。用量为每升尿中加甲苯 5 mL。②甲醛:能较好地保存细胞和管型,用量为每升尿中加 400 g/L 甲醛 5 mL。因甲醛为还原剂,可干扰尿糖测定,所以不能用作尿糖检测的防腐剂。③麝香草酚:用于尿电解质、结核分枝杆菌检查,用量为每升尿 1 g。过量使用可致加热乙酸法尿蛋白定性出现假阳性结果,以及干扰尿胆色素检测。④盐酸:用于尿 17 羟或 17 酮类固醇、肾上腺素或去甲肾上腺素、儿茶酚胺等化学成分定量检查。用量为每升尿 5～10 mL。⑤冰乙酸:用作醛固酮和 5-羟色胺检测的防腐剂,在 24 h 尿液中加入 10～25 mL。

## 三、一般性状检查

### （一）尿量

【参考值】

1000～2000 mL/24 h（成人）。

【临床意义】

**1. 尿量增多** 24 h 尿量超过 2500 mL,称为多尿（polyuria）。

（1）暂时性多尿:可见于水摄入过多、应用利尿剂和某些药物等。

（2）内分泌疾病:如糖尿病,尿糖增多引起的溶质性利尿;尿崩症,由于垂体分泌的抗利尿激素（ADH）不足或肾小管对 ADH 反应性降低,影响尿液浓缩导致多尿。

（3）肾脏疾病:慢性肾盂肾炎、慢性肾间质肾炎、慢性肾衰竭早期、急性肾衰竭多尿期等,均可出现多尿。

**2. 尿量减少** 成人尿量少于 400 mL/24 h 或 17 mL/h,称为少尿（oliguria）;而低于 100 mL/24 h,则称为无尿（anuria）。

（1）肾前性少尿:休克、心力衰竭、脱水及其他引起有效血容量减少的病症可导致肾小球滤过不足而出现少尿。

（2）肾性少尿:各种肾脏实质性改变而导致的少尿。

（3）肾后性少尿:因结石、尿路狭窄、肿瘤压迫引起尿路梗阻或排尿功能障碍所致。

### （二）尿液外观

正常新鲜尿液清澈透明。尿液颜色受食物、尿色素、药物等影响,一般呈淡黄色至深黄色。新鲜尿液发生混浊,应注意鉴别:①尿酸盐沉淀:在酸性尿冷却后,可有淡红色的尿酸盐结晶析出,加热或加碱皆可溶解。②磷酸盐和碳酸盐沉淀:在碱性尿中,可有磷酸盐、碳酸盐结晶析出,呈灰白色,加酸后可溶解,碳酸盐遇酸后可产生气泡。病理性尿液外观可见于下列情况。

（1）血尿（hematuria）:尿液内含有一定量的红细胞,称为血尿,可呈淡红色云雾状、洗肉水样或混有血凝块。每升尿液中含血量超过 1 mL,即可出现淡红色,称肉眼血尿。如尿液外观变化不明显,离心沉淀后,镜检时每高倍镜视野红细胞平均多于 3 个,称为镜下血尿。血尿多见于泌尿系统炎症、结石、肿瘤、结核、外伤等,也可见于血液系统疾病,如血友病、血小板减少性紫癜等。

（2）血红蛋白尿（hemoglobinuria）及肌红蛋白尿（myoglobinuria）:正常尿液隐血试验为阴性,血红蛋白和肌红蛋白出现于尿中,可使尿液呈浓茶色、红葡萄酒色或酱油色。血红蛋白尿主要见于严重的血管内溶血,如溶血性贫血、血型不合的输血反应、阵发性睡眠性血红蛋白尿等。肌红蛋白尿常见于挤压综合征、缺血性肌坏死等。正常人剧烈运动后,也可偶见肌红蛋白尿。

（3）胆红素尿（bilirubinuria）:尿内含有大量的结合胆红素,尿液呈豆油样改变,振荡后出现黄色泡沫且不易消失,常见于阻塞性黄疸和肝细胞性黄疸。

（4）脓尿（pyuria）和菌尿（bacteriuria）:当尿内含有大量的脓细胞、炎性渗出物或细菌时,新鲜尿液

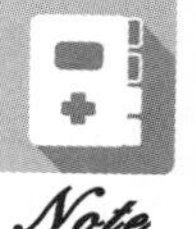

呈白色混浊(脓尿)或云雾状(菌尿)。加热或加酸均不能使混浊消失。脓尿和菌尿见于泌尿系统感染如肾盂肾炎、膀胱炎等。

(5) 乳糜尿(chyluria)和脂肪尿(lipiduria):尿中混有淋巴液而呈稀牛奶状称为乳糜尿,若同时混有血液,称为乳糜血尿。尿中出现脂肪小滴则称为脂肪尿。用乙醚等有机溶剂抽提乳糜微粒、脂肪小滴,尿液变清,可与其他混浊尿鉴别。乳糜尿和乳糜血尿,可见于丝虫病及肾周围淋巴管梗阻。脂肪尿见于脂肪挤压损伤、骨折和肾病综合征等。

### (三) 气味

正常尿液的气味来自尿中挥发性的酸性物质。尿液长时间放置后,尿素分解可出现氨臭味。若新鲜尿液即有氨味,则可见于慢性膀胱炎及尿潴留等。有机磷中毒者,尿带蒜臭味。糖尿病酮症酸中毒时尿呈烂苹果味,苯丙酮尿症者尿有鼠臭味。

### (四) 酸碱反应

【参考值】

pH 约 6.5,波动在 4.5～8.0 之间。

【临床意义】

由于膳食结构的影响,尿液酸碱度可有较大的生理性变化,肉食为主者尿液偏酸性,素食为主者尿液偏碱性。

(1) 尿 pH 降低:见于酸中毒、高热、痛风、糖尿病及口服氯化铵、维生素 C 等酸性药物。低钾性代谢性碱中毒排酸性尿为其特征之一。

(2) 尿 pH 增高:见于碱中毒、尿潴留、膀胱炎、应用利尿剂、肾小管性酸中毒等。

(3) 药物干预:尿 pH 可作为用药的一个指标,用氯化铵酸化尿液,可促使碱性药物中毒时从尿中排出;而用碳酸氢钠碱化尿液,可促使酸性药物中毒时从尿中排出。

### (五) 尿比重

【参考值】

1.015～1.025,晨尿最高,一般大于 1.020,婴幼儿尿比重偏低。

【临床意义】

(1) 尿比重增高:血容量不足导致的肾前性少尿、糖尿病、急性肾小球肾炎、肾病综合征等。

(2) 尿比重降低:大量饮水、慢性肾小球肾炎、慢性肾衰竭、肾小管间质疾病、尿崩症等。

## 四、化学检查

### (一) 尿蛋白

【原理】

尿蛋白产生的机制如下。

(1) 当肾小球毛细血管壁断裂或电荷屏障改变,使大量大、中、小相对分子质量的蛋白漏出,超过肾小管重吸收能力而出现于终尿中。根据病变滤过膜损伤程度及蛋白尿的组分分为 2 种:①选择性蛋白尿(selective proteinuria):以清蛋白为主,并有少量的相对分子质量较小的蛋白,如 β2-微球蛋白(β2-M),尿中无相对分子质量较大的蛋白(IgG、IgA、IgM、C3、CA),半定量多在+++～++++,典型病种是肾病综合征。②非选择性蛋白尿(non-selective proteinuria):说明肾小球毛细血管壁有严重的损伤断裂,尿中有相对分子质量较大的蛋白质,如免疫球蛋白、补体;中等相对分子质量的清蛋白及相对分子质量较小的 β2-M,半定量在+～++++,几乎均是原发性肾小球疾病,也可见于继发性肾小球疾病。非选择性蛋白尿治疗效果常不十分满意,提示预后不良。

(2) 原尿中 95%的蛋白质主要在近曲小管被重吸收,当肾小管功能受损时,近端肾小管对蛋白质的重吸收障碍而出现蛋白尿。

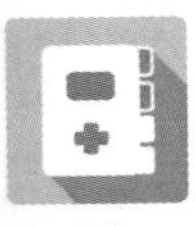

Note

(3) 血浆中相对分子质量较小的蛋白质(如血红蛋白、肌红蛋白、免疫球蛋白轻链等)异常增多,经过肾小球滤过，超过肾小管的重吸收能力而出现在尿中。

(4) 肾髓袢升支及远曲小管起始部分泌的 Tamm-Horsfall(T-H)糖蛋白增加。

【尿蛋白检测方法】

尿蛋白定性及定量试验有一定的相关性，粗略供参考的相关性：定性尿蛋白±～+，定量为 0.2～1.0 g/24 h；+～++，定量常为 1～2 g/24 h；+++～++++，定量常大于 3 g/24 h。

【参考值】

尿蛋白定性试验阴性；定量试验 0～80 mg/24 h。

【临床意义】

尿蛋白定性试验阳性或定量试验超过 150 mg/24 h 尿时，称蛋白尿(proteinuria)。

**1. 生理性蛋白尿** 泌尿系统无器质性病变，尿内暂时出现蛋白质，程度较轻，持续时间短，诱因解除后消失。如机体在剧烈运动、发热、寒冷、精神紧张、交感神经兴奋及血管活性剂等刺激下所致血流动力学改变，肾血管痉挛、充血，导致肾小球毛细血管壁通透性增加而出现的蛋白尿。

**2. 病理性蛋白尿(pathological proteinuria)** 因各种肾脏及肾外疾病所致的蛋白尿，多为持续性蛋白尿。

(1) 肾小球性蛋白尿(glomerular proteinuria)：这是最常见的一种蛋白尿，由各种原因导致肾小球滤过膜通透性及电荷屏障受损，血浆蛋白大量滤入原尿，超过肾小管重吸收能力所致。常见于肾小球肾炎、肾病综合征等原发性肾小球损害性疾病；糖尿病、高血压、系统性红斑狼疮、妊娠高血压综合征等继发性肾小球损害性疾病。

(2) 肾小管性蛋白尿(tubular proteinuria)：炎症或中毒等因素引起近曲小管对相对分子质量较小的蛋白质的重吸收减弱所致，常见于肾盂肾炎、间质性肾炎、肾小管性酸中毒、重金属(如汞、镉、铋)中毒、药物(如庆大霉素、多黏菌素 B)及肾移植术后。

(3) 混合性蛋白尿(mixed proteinuria)：肾小球和肾小管同时受损所致的蛋白尿，如肾小球肾炎或肾盂肾炎后期，以及可同时累及肾小球和肾小管的全身性疾病，如糖尿病、系统性红斑狼疮等。

(4) 溢出性蛋白尿(overflow proteinuria)：因血浆中出现异常增多的相对分子质量较小的蛋白质，超过肾小管重吸收能力所致的蛋白尿。血红蛋白尿、肌红蛋白尿即属此类，见于溶血性贫血和挤压综合征等。另一类较常见的是凝溶蛋白，见于多发性骨髓瘤、浆细胞病、轻链病等。

(5) 组织性蛋白尿(histic proteinuria)：由于肾组织被破坏或肾小管分泌蛋白增多所致的蛋白尿，多为相对分子质量较小的蛋白尿，以 T-H 糖蛋白为主要成分。

(6) 假性蛋白尿(false proteinuria)：由于尿中混有大量血液、脓液、黏液等成分而导致蛋白定性试验阳性。一般不伴有肾本身的损害，经治疗后很快恢复正常。肾以下泌尿道疾病如膀胱炎、尿道炎、尿道出血及尿内掺入阴道分泌物时，尿蛋白定性试验可阳性。

### (二) 尿糖

【原理】

正常人尿中可有微量的葡萄糖，当血糖浓度超过肾糖阈(一般为 8.88 mmol/L 或 160 mg/dL)时或血糖虽未升高但肾糖阈降低，将导致尿中出现大量的葡萄糖。常用的尿糖定性检测方法有班氏法、试纸条法；定量检测方法有邻甲苯胺法和葡萄糖氧化酶法等。

【参考值】

尿糖定性试验阴性，定量为 0.56～5.0 mmol/24 h。

【临床意义】

尿糖定性试验阳性，称为糖尿(glycosuria)，一般指葡萄糖尿。

(1) 血糖增高性糖尿：血糖超过肾糖阈为主要原因。①糖尿病最为常见，因胰岛素分泌量相对或绝对不足，体内各组织对葡萄糖的利用率降低，血糖升高，超过肾糖阈出现糖尿。尿糖除作为糖尿病的诊断依据外，还可作为病情严重程度及疗效监测的指标。②其他使血糖升高的内分泌疾病，如库欣综合征、甲状腺功能亢进、嗜铬细胞瘤、肢端肥大症等均可出现糖尿，又称为继发性高血糖性糖尿。③其他：

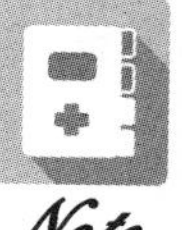

肝硬化、胰腺炎、胰腺癌等。

(2) 血糖正常性糖尿:血糖浓度正常,由肾小管病变导致葡萄糖的重吸收能力降低所致,即肾阈值下降产生的糖尿,又称肾性糖尿,常见于慢性肾炎、肾病综合征、间质性肾炎和家族性糖尿等。

(3) 暂时性糖尿:①生理性糖尿:如大量进食碳水化合物或静脉注射大量的葡萄糖后可出现一时性血糖升高,尿糖阳性。②应激性糖尿:见于颅脑外伤、脑出血、急性心肌梗死时,肾上腺素或胰高血糖素分泌过多或延脑血糖中枢受到刺激,可出现暂时性高血糖和糖尿。

(4) 其他糖尿:乳糖、半乳糖、果糖、甘露糖及一些戊糖等,进食过多或体内代谢失调使血中浓度升高时,可出现相应的糖尿。

(5) 假性糖尿:尿中很多物质具有还原性,如维生素 C、尿酸、葡萄糖醛酸或一些随尿液排出的药物如异烟肼、链霉素、水杨酸、阿司匹林等,可使班氏定性试验出现假阳性反应。

### (三) 酮体

【原理】

酮体(ketone body)是β-羟丁酸、乙酰乙酸和丙酮的总称。三者是体内脂肪代谢的中间产物。当体内糖分解代谢不足时,脂肪分解活跃但氧化不完全可产生大量酮体,从尿中排出形成酮尿(ketonuria)。酮体的检测实际上是测定丙酮和乙酰乙酸。

【参考值】

阴性。

【临床意义】

(1) 糖尿病性酮尿:常伴有酮症酸中毒,酮尿是糖尿病性昏迷的前期指标,此时多伴有高糖血症和糖尿,而对接受苯乙双胍(降糖灵)等双胍类药物治疗者,虽然出现酮尿,但血糖、尿糖正常。

(2) 非糖尿病性糖尿:高热、严重呕吐、腹泻、长期饥饿、禁食、过分节食、妊娠剧吐、酒精性肝炎、肝硬化等,因糖代谢障碍而出现酮尿。

### (四) 尿胆红素与尿胆原

【原理】

肝及胆道内外各种疾病引起胆红素代谢障碍,使非结合胆红素及结合胆红素在血中潴留,后者能溶于水,部分可从尿中排出为尿胆红素(urine bilirubin);结合胆红素排入肠道转化为尿胆原(urobilinogen),从粪便中排出为粪胆原,大部分尿胆原从肠道被重吸收经肝转化为结合胆红素再排入肠道,小部分尿胆原从肾小球滤出和肾小管排出后即为尿中尿胆原。尿胆原与空气接触变成尿胆素。尿胆红素、尿胆原和尿胆素三者共称尿三胆,前两者称尿二胆,是目前临床上常用的检测项目,常用的检测方法是试纸条法。

【参考值】

正常人尿胆红素定性阴性,定量不超过 2 mg/L;尿胆原定性为阴性或弱阳性,定量不超过 10 mg/L。

【临床意义】

(1) 尿胆红素增高见于:①急性黄疸型肝炎、阻塞性黄疸。②门静脉周围炎、纤维化及药物所致的胆汁淤积。③先天性高胆红素血症、Dubin-Johnson 综合征和 Rotor 综合征。

(2) 尿胆原增高见于肝细胞性黄疸和溶血性黄疸。

(3) 尿胆原减少见于阻塞性黄疸。

## 五、显微镜检查

尿沉渣检测是对尿液离心沉淀物中有形成分的鉴定。

尿沉渣检测标准方法为:取新鲜混匀的尿液 10 mL 于离心管内,以 1500 r/min 离心 5 min,弃去上清液,留取 0.2 mL 沉渣液,混匀后用下列方法检查:①玻片法:移取 1 滴(约 50 μL)混匀的尿沉渣液于载玻片上,加盖玻片后,低倍镜(10×10)下观察 20 个视野,管型以每低倍镜视野(LP)平均数报告;高倍镜(10

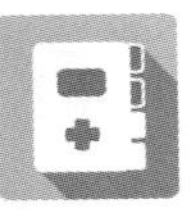
Note

×40)下鉴定管型类型，细胞以每高倍镜视野(HP)平均数报告。有时以+、++、+++、++++分别表示细胞数 5～10 个/HP、10～15 个/HP、15～20 个/HP 和大于 20 个/HP。②尿沉渣定量分析板法：本法是用特制的尿沉渣定量分析板(如 FAST-READ10)替代玻片，并报告尿沉渣中各种成分的数量。③尿沉渣定量分析工作站法：可对制备好的尿沉渣液自动定量取样、混匀和涂片，镜检后自动冲洗，做定量报告。必要时，可对制备的尿沉渣液进行染色，使沉渣中某些成分显色，提高镜检的灵敏度和可靠性。尿沉渣检测可提供许多有用的信息，这是试纸条法不能取代的，主要用于检测细胞、管型和结晶等。

### (一) 细胞(尿内常见的各种细胞)

**1. 红细胞**

【参考值】

玻片法平均 0～3 个/HP，定量检查 0～5 个/μL。

【临床意义】

尿沉渣镜检红细胞>3 个/HP，称为镜下血尿。多形性红细胞>80%时，称肾小球源性血尿，常见于急性肾小球肾炎、急进性肾炎、慢性肾炎、紫癜性肾炎、狼疮性肾炎等。多形性红细胞<50%时，称非肾小球源性血尿，见于肾结石、泌尿系统肿瘤、肾盂肾炎、多囊肾、急性膀胱炎、肾结核等。

**2. 白细胞和脓细胞**

【参考值】

玻片法平均 0～5 个/HP，定量检查 0～10 个/μL。

【临床意义】

若有大量白细胞，多为泌尿系统感染如肾盂肾炎、肾结核、膀胱炎或尿道炎。成年女性生殖系统有炎症时，常有阴道分泌物混入尿内，除有成团脓细胞外，还伴有大量扁平上皮细胞。

**3. 上皮细胞**

尿液中上皮细胞来自肾至尿道的整个泌尿系统，包括肾小管上皮细胞(renal tubular epithelial cell)，亦称肾细胞，移行上皮细胞和复层扁平上皮细胞(stratified squamous epithelial cell)。

(1) 肾小管上皮细胞：来自远曲和近曲肾小管，由于受损变性，形态往往不规则，多为多边形，略大于白细胞，含有一个较大的圆形细胞核，核膜很厚，胞质中可有不规则颗粒和小空泡。如在尿中出现，常提示肾小管病变。在某些慢性炎症时，可见肾小管上皮细胞发生脂肪变性，胞质中充满脂肪颗粒，称为脂肪颗粒细胞(fatty granular cell)。观察尿中肾小管上皮细胞，对肾移植术后有无排斥反应亦有一定意义。

(2) 移行上皮细胞：因部位不同其形态可有较大差别。表层移行上皮细胞，主要来自膀胱，体积为白细胞的 4～5 倍，多为不规则的类圆形，胞核居中，又称大圆上皮细胞。中层移行上皮细胞，主要来自肾盂，为大小不一的梨形、尾形细胞，故又称尾形上皮细胞，核较大，呈圆形或椭圆形。底层移行上皮细胞，来自输尿管、膀胱和尿道，呈圆形，胞核较小。正常尿中无或偶见移行上皮细胞，在输尿管、膀胱、尿道有炎症时可出现。大量出现应警惕移行上皮细胞癌。

(3) 复层扁平上皮细胞：亦称鳞状上皮细胞，呈大而扁平的多角形，胞核小，圆形或椭圆形，来自尿道前段。女性尿道有时混有来自阴道的复层扁平上皮细胞。尿中大量出现或片状脱落且伴有白细胞、脓细胞，见于尿道炎。

### (二) 管型

【原理】

管型(cast)是蛋白质、细胞或碎片在肾小管、集合管中凝固而成的圆柱形蛋白聚体。管型的形成条件：①尿中清蛋白、肾小管上皮细胞产生的 T-H 糖蛋白是构成管型的基质。②肾小管仍有浓缩和酸化尿液的功能，前者可使形成管型的蛋白质等成分浓缩，后者则促进蛋白质变性聚集。③仍存在可交替使用的肾单位，处于休息状态的肾单位尿液淤滞，有足够的时间形成管型。当该肾单位重新排尿时，已形成的管型便随尿排出。常见管型的特征及临床意义如下。

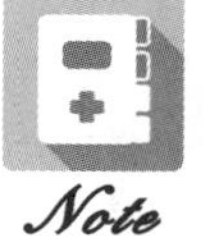
Note

(1) 透明管型(hyaline cast):正常人可没有,也可在低倍镜视野下偶见,老年人清晨浓缩尿中也可见到。在运动、重体力劳动、麻醉、用利尿剂、发热时可出现一过性增多。在肾病综合征、慢性肾炎、恶性高血压和心力衰竭时可见增多。有时透明管型内含有少量红细胞、白细胞和上皮细胞。其又称透明细胞管型。

(2) 颗粒管型(granular cast):肾实质病变崩解的细胞碎片、血浆蛋白及其他有形物凝聚于 T-H 糖蛋白上而成,颗粒总量超过管型的 1/3,可分为粗颗粒管型和细颗粒管型。①粗颗粒管型,在蛋白基质内含有较多粗大而致密的颗粒,外形较宽、易断裂,可吸收色素而呈黄褐色,见于慢性肾炎、肾盂肾炎或某些原因(药物中毒等)引起的肾小管损伤。②细颗粒管型,在蛋白基质内含有较多细小而稀疏颗粒,见于慢性肾炎或急性肾小球肾炎后期。

(3) 细胞管型(cellular cast):细胞含量超过管型体积的 1/3。按其所含细胞命名为:①肾小管上皮细胞管型,在各种原因所致的肾小管损伤时出现。②红细胞管型(red blood cast,erythrocyte cast):常与肾小球性血尿同时存在,临床意义与血尿相似。③白细胞管型:常见于肾盂肾炎、间质性肾炎等。④混合管型(mixed cast):同时含有各种细胞和颗粒物质的管型,可见于各种肾小球疾病。

(4) 蜡样管型(waxy cast):由颗粒管型、细胞管型在肾小管中长期停留变性或直接由淀粉样变性的上皮细胞溶解后形成,呈质地厚、有切迹或扭曲、折光性强的浅灰或浅黄色蜡烛状。该类管型多提示有严重的肾小管变性坏死,预后不良。

(5) 脂肪管型(fatty cast):因管型中含有大小不一、折光性强的椭圆形脂肪小球而得名,常见于肾病综合征、慢性肾小球肾炎急性发作及其他肾小管损伤性疾病。

(6) 宽幅管型(broad cast):由蛋白质及坏死脱落的上皮细胞碎片构成,外形宽大,不规则,易折断。常见于慢性肾衰竭少尿期,提示预后不良,故又称肾功能不全管型。

(7) 细菌管型(bacterial cast):含有大量的细菌、真菌的管型,见于感染性疾病。

(8) 结晶管型(crystal cast):含盐类、药物等化学物质结晶的管型。

(9) 其他类似管型的物质:类圆柱体、黏液丝等。

### (三) 结晶体

尿液经离心沉淀后,在显微镜下观察到形态各异的盐类结晶。结晶体(crystal)经常出现于新鲜尿中并伴有较多红细胞应怀疑患有肾结石。

(1) 易在碱性尿中出现的结晶体:磷酸钙、碳酸钙和尿酸钙晶体等。

(2) 易在酸性尿中出现的结晶体:尿酸晶体、草酸钙、胆红素、酪氨酸、亮氨酸、胆固醇、磺胺结晶等。

## 六、尿液的其他检测

### (一) 尿红细胞形态

**【原理】**

肾小球源性血尿,由于红细胞通过病理改变的肾小球基膜时,受到挤压损伤,其后在漫长的各段肾小管中受到不同 pH 和渗透压变化的影响,使红细胞出现三种类型形态学改变:①大小变化。②形态异常。③血红蛋白含量变化,如皱缩红细胞、大型红细胞、胞质内有细颗粒或胞膜破裂以及部分胞质丢失等畸形,如伪足形、面包圈样、靶形、花环形等,细胞大小不一(正常、胀大、缩小),血红蛋白含量不一,细胞膜变化较大,并出现大小形态各异的影细胞和棘细胞。多形性变化的红细胞常超过 50%;而非肾小球源性血尿主要指肾小球以下部位的出血,多因毛细血管破裂引起,不通过肾小球基膜裂孔,红细胞未受到上述过程的影响,因此形态可完全正常,呈均一性。红细胞形态多用相差显微镜观察,也可用普通光镜或染色油镜计算。

**【参考值】**

正常人每毫升尿红细胞计数<10000;肾小球源性血尿多形性红细胞大于计数的 80%,血尿红细胞平均体积为(58.3±16.35) fL($10^{-15}$ L),非肾小球源性血尿为(112.5±14.45) fL。

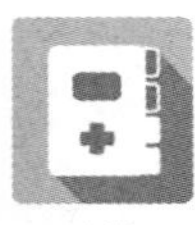
Note

【临床意义】

肾小球性血尿红细胞呈多形性改变（>80%），见于各类肾小球疾病，应进一步确诊疾病性质，需做肾活检进行病理分型诊断；非肾小球源性血尿红细胞呈均一性，见于尿路系统炎症、结石、肿瘤、畸形、血液病等，需进一步确诊。

### （二）尿微量清蛋白

【原理】

在无尿路感染和心力衰竭的情况下，尿中有少量清蛋白的存在，排出率在 20～200 μg/min 的亚临床范围，称为微量清蛋白尿，但用常规蛋白半定量方法不易检测，需用放射免疫分析法（放免法）或酶联免疫吸附法、免疫比浊法检测。

【参考值】

正常人尿清蛋白排出率为 5～30 mg/24 h，超过 30 mg/24 h 称微量清蛋白尿。

【临床意义】

①对于糖尿病患者，用放免法测定的微量清蛋白排出率持续大于 200 μg/min（24 h 尿分泌率>70 μg/min，相当于 30～300 rag/24 h）为早期糖尿病肾病的诊断指标。②尿微量清蛋白也可见于大多数肾小球疾病、狼疮性肾炎、小管间质疾病等。③高血压、肥胖、高脂血症、吸烟、剧烈运动与饮酒也可导致微量清蛋白尿。

### （三）尿电解质

**1. 尿钠检查**

【原理】

正常情况下体内钠的摄入量与排出量应保持平衡，摄入量决定于食物种类与饮食量。随粪便丢失的钠很少，为 1～2 mmol/d，另外从汗液中排出量约为 50 mmol/d。因此钠的排出途径主要是经肾由尿液排出。钠可以自由通过肾小球，并由肾小管重吸收，其吸收量为近曲小管占 70%，亨利袢占 15%，远曲小管占 5%，皮质及髓质集合管各占 5%，尿液排出的钠少于肾小球滤过量的 1%。当肾有病变时血钠浓度偏低，而尿液钠含量增高。

【参考值】

130～260 mmol/24 h（3～5 g/24 h）。

【临床意义】

（1）尿钠排出减少见于呕吐、腹泻、严重烧伤、糖尿病酸中毒等。

（2）一次性尿钠检测意义：①急性肾小管坏死时，肾小管对钠吸收减少，常呈急性少尿，一次性尿钠大于 40 mmol/L；②肾前性少尿时，肾小管重吸收钠能力正常，为急性少尿，呈低钠尿，尿钠<30 mmol/L。

**2. 滤过钠排泄分数（FeNa）**

【原理】

代表肾清除钠的能力（%），计算公式为 $FeNa = U_{Na}V/P_{Na} \div GFR \times 100 = U_{Na}V/P_{Na} \div U_{cr}V/Pcr \times 100\%$（GFR 为肾滤过率，$U_{Na}$、$P_{Na}$ 为尿及血浆 Na 浓度，$U_{cr}$、$P_{cr}$ 为尿及血浆肌酐浓度，$V$ 为尿量）。

【临床意义】

急性肾衰竭时，由于急性肾小管坏死（严重创伤、挤压综合征、严重出血、感染性休克、毒素等所致），滤过钠排泄分数常大于 1，肾前性少尿者则常小于 1，本项检查对两者有鉴别诊断意义。

**3. 尿钙检查**

肾是排泄钙的重要器官，肾小球每日滤出的钙约 10 g，其中 1/2 在近曲小管重吸收，1/3 在髓袢升支重吸收，其余在近曲小管和集合管吸收，仅 1%随尿排出，含量的高低可反映血钙水平。

【原理】

人体钙的代谢是个复杂过程，需通过神经体液的调节，甲状旁腺素、降钙素和维生素 D 是 3 种最主要的体液调节因素，骨骼、肠道和肾是体液调节因素的 3 个主要靶器官。甲状旁腺素具有促进溶骨作

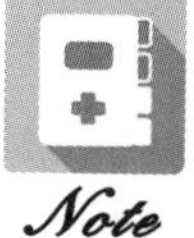

用，使血钙升高。降钙素具有抑制骨盐溶解作用，使血钙降低。维生素 D 有促进肠吸收作用，可调节血钙浓度。因此当 3 种体液因素发生异常或 3 个靶器官有病变时，均能引起钙代谢的紊乱，从而导致血钙和尿钙异常。

【参考值】

2.5～7.5 mmol/24 h(0.1～0.3 g/24 h)。

【临床意义】

(1) 尿钙减少见于：①甲状旁腺功能减退，由于甲状旁腺激素分泌不足或缺如，骨钙动员及肠钙吸收明显减少，血钙降低，使尿钙浓度明显降低或降为零。②慢性肾衰竭。③慢性腹泻。④小儿手足搐搦症。

(2) 尿钙增加见于：①甲状旁腺功能亢进，由于甲状旁腺激素分泌过多，钙自骨动员至血液，引起血钙过高，尿钙增加。②多发性骨髓瘤时，由于骨髓瘤细胞在骨髓腔内大量增殖，侵犯骨骼和骨膜，引起骨质疏松和破坏，出现高钙血症，再加上肾功能受损，肾小管的吸收作用差，更使尿钙增加。③用药后，如维生素 $D_2$、维生素 $D_3$ 及 A-$T_{10}$（双氢素尿醇）治疗后，可进行尿钙检查并作为用药剂量参考。

**4. 尿钾检查**

【原理】

钾的排出主要通过肾脏，在正常情况下，自肾小球滤过的钾 98%被重吸收，而尿中排出的 $K^+$ 主要由远端小管细胞分泌，即 $K^+$-$Na^+$、$K^+$-$H^+$ 交换的结果。肾排出的钾有 70%是由肾小管分泌，钾摄入量多则肾排钾也多。此外，当 GFR 明显降低时，近端小管几乎完全重吸收 $Na^+$，此时远端小管不能进行 $Na^+$-$K^+$ 交换；酸中毒时，远端小管 $Na^+$-$K^+$ 交换增加，肾的排钾量也减少；远端小管 $SO_4^{2-}$ 和有机酸（如酮体）增加时，则 $K^+$ 排出增加。激素也影响 $K^+$ 的排出，肾上腺皮质激素，特别是盐皮质激素，有保 $Na^+$ 及排 $K^+$ 作用，而醛固酮促进远端小管 $Na^+$、$Cl^-$ 重吸收和 $K^+$、$H^+$ 的排出，但钾摄入量增加时，醛固酮的分泌也增加。

【参考值】

51～102 mmol/24 h 尿。

【临床意义】

①尿钾排出增多见于呕吐、腹泻、原发性醛固酮增多症、库欣综合征、肾小管间质疾病、肾小管酸中毒、糖尿病酸中毒，使用含锂的药物、乙酰唑胺等。②尿钾排出减少，多见于各种原因引起的钾摄入减少、吸收不良或胃肠道丢失过多。

### （四）乳糜尿试验

【原理】

乳糜尿因从肠道吸收的乳糜液未经正常的淋巴道引流入血而逆流进入尿中所致。如含有较多的血液则称为乳糜血尿。尿液中的乳糜是一种脂肪微滴，可使尿外观呈不同程度的乳白色。

【参考值】

阴性。

【临床意义】

乳糜尿见于丝虫病，也可由结核病、肿瘤、胸腹部创伤或某些原因引起的肾周淋巴循环受阻，淋巴管阻塞而使乳糜液进入尿液导致。

## 七、尿液自动化分析仪检测

尿液自动化分析仪是尿液检测的自动化仪器，具有操作简单、重复性好等优点。目前常用的有干化学尿分析仪和尿沉渣自动分析仪。

### （一）干化学尿液分析仪

干化学尿液分析仪是用干化学法检测尿中某些成分的自动化仪器，快速、检出灵敏度高。该仪器将已使用的尿试纸条应用现代光-电技术检测其有否成色反应及成色程度，并用微电脑控制检测过程和处

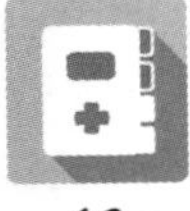

Note

理结果。其基本组成包括试条及传送装置、光-电系统、微电脑三个部分。尿液自动化分析仪常使用8～11种检测项目组合试验。可见，干化学尿液分析仪具有同时自动完成多项检测的优点，但影响因素多，易出现假阴性或假阳性的结果，因此本法一般仅用作初诊患者或健康体检的筛选试验。

（二）尿沉渣自动分析仪

尿沉渣自动分析仪综合应用了流式细胞术和电阻抗法，用以定量检测非离心尿中的有形成分。主要检测项目：红细胞、白细胞、细菌、上皮细胞、管型及酵母菌、精子、结晶等，并做定量报告。

## 第二节 粪便检测

粪便(feces)是食物在体内经消化的最终产物。粪便检测对了解消化道及通向肠道的肝、胆、胰腺等器官有无病变，间接地判断胃肠、胰腺、肝胆系统的功能状况有重要价值。

### 一、标本采集

标本采集通常采用自然排出的粪便，应注意以下事项。

(1) 用干燥洁净盛器留取新鲜标本，不得混有尿液或其他物质，如做细菌学检查应将标本盛于加盖无菌容器内立即送检。

(2) 粪便标本有脓血时，应当挑取脓血及黏液部分涂片检查，外观无异常的粪便要多点取样检查。

(3) 对某些寄生虫及虫卵的初筛检测，应采取三送三检，因为许多肠道原虫和某些蠕虫卵都有周期性排出现象。

(4) 从粪便中检测阿米巴滋养体等寄生原虫，应在收集标本后30 min内送检，并注意保温。

(5) 粪便隐血检测，患者应素食3天，并禁服铁剂及维生素C，否则易出现假阳性。

(6) 无粪便又必须检测时，可经肛门指检采集粪便。

### 二、检测项目

（一）一般性状检查

粪便标本首先要肉眼观察，通常根据粪便性状即能做出初步诊断。

**1. 量** 正常人每日排便1次，为100～300 g，随食物种类、进食量及消化器官功能状态而异。

**2. 颜色与性状** 正常成人的粪便排出时为黄褐色圆柱形软便，婴儿粪便呈黄色或金黄色糊状便。病理情况可见如下改变。

(1) 鲜血便：见于直肠息肉、直肠癌、肛裂及痔疮等。痔疮时常在排便之后有鲜血滴落，而其他疾病则鲜血附着于粪便表面。

(2) 柏油样便：稀薄、黏稠、漆黑、发亮的黑色粪便，形似柏油称柏油样便，见于消化道出血。服用活性炭、铋剂等之后也可排出黑便，但无光泽且隐血试验阴性，若食用较多动物血、肝或口服铁剂等也可使粪便呈黑色，隐血试验亦可呈阳性，应注意鉴别。

(3) 白陶土样便：见于各种原因引起的胆管阻塞患者。

(4) 脓性及脓血便：当肠道下段有病变，如痢疾、溃疡性结肠炎、局限性肠炎、结肠或直肠癌常表现为脓性及脓血便，脓或血的多少取决于炎症类型及其程度，阿米巴痢疾以血为主，血中带脓，呈暗红色稀果酱样，细菌性痢疾则以黏液及脓为主，脓中带血。

(5) 米泔样便：粪便呈白色淘米水样，内含有黏液片块，量大、稀水样，见于重症霍乱、副霍乱患者。

(6) 黏液便：正常粪便中的少量黏液与粪便均匀混合不易察觉。小肠炎症时增多的黏液均匀地混于粪便中；大肠病变时因粪便已逐渐形成，黏液不易与粪便混合；来自直肠的黏液则附着于粪便的表面。单纯黏液便的黏液无色透明，稍黏稠，脓性黏液便则呈黄白色不透明状，见于各类肠炎、细菌性痢疾，阿

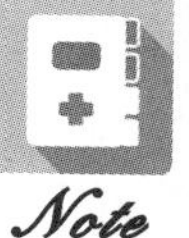

米巴痢疾等。

（7）稀糊状或水样便：见于各种感染性和非感染性腹泻。小儿肠炎时粪便呈绿色稀糊状。大量黄绿色稀汁样便（3000 mL 或更多），并含有膜状物时见于假膜性肠炎。艾滋病患者伴发肠道隐孢子虫感染时，可排出大量稀水样粪便。副溶血性弧菌食物中毒，排出洗肉水样便。出血坏死性肠炎排出红豆汤样便。

（8）细条样便：排出细条样或扁片状粪便，提示直肠狭窄，多见于直肠癌。

（9）乳凝块：乳儿粪便中见有黄白色乳凝块，亦可见蛋花汤样便，常见于婴儿消化不良、婴儿腹泻。

**3. 气味** 正常粪便有臭味因含蛋白质分解产物，如吲哚、粪臭素、硫醇、硫化氢等所致，肉食者味重，素食者味轻。患慢性肠炎、胰腺疾病、结肠或直肠癌溃烂时有恶臭。阿米巴肠炎者粪便呈血腥臭味。脂肪及糖类消化或吸收不良时粪便呈酸臭味。

**4. 寄生虫体** 蛔虫、蛲虫及绦虫等较大虫体或其片段肉眼即可分辨，钩虫虫体需将粪便冲洗过筛方可见到。服驱虫剂后应查粪便中有无虫体，驱绦虫后应仔细寻找其头节。

**5. 结石** 粪便中可见到胆石、胰石、胃石、肠石等，最重要且最常见的是胆石，常见于应用排石药物或碎石术后。

## （二）显微镜检查

在显微镜下观察粪便中的有形成分，有助于消化系统各种疾病的诊断，因此粪便的显微镜检测是常规检测的重要手段。

**1. 细胞**

（1）白细胞：正常粪便中不见或偶见。肠道炎症时增多，其数量多少与炎症轻重及部位有关。小肠炎症时白细胞数量一般少于 15 个/HP，细菌性痢疾可见大量白细胞、脓细胞或小吞噬细胞。过敏性肠炎、肠道寄生虫病时可见较多嗜酸性粒细胞。

（2）红细胞：正常粪便中无红细胞，当下消化道出血、痢疾、溃疡性结肠炎、结肠和直肠癌时，粪便中可见到红细胞。细菌性痢疾时红细胞少于白细胞，散在分布，形态正常。阿米巴痢疾时红细胞多于白细胞，多成堆出现并有残碎现象。

（3）巨噬细胞：一种吞噬较大异物的单核细胞，含有吞噬颗粒及细胞碎屑。见于细菌性痢疾和溃疡性结肠炎。

（4）肠黏膜上皮细胞：正常粪便中见不到，结肠炎、假膜性肠炎时可见增多。

（5）肿瘤细胞：取乙状结肠癌、直肠癌患者的血性粪便及时涂片染色，可能发现成堆的癌细胞。

**2. 食物残渣** 正常粪便中的食物残渣为已消化的无定形细小颗粒，仅可偶见淀粉颗粒和脂肪小滴等。腹泻者的粪便中易见到淀粉颗粒，慢性胰腺炎、胰腺功能不全时增多。在急、慢性胰腺炎及胰头癌或因肠蠕动亢进、腹泻、消化不良综合征等，脂肪小滴增多。在胃蛋白酶缺乏时粪便中出现较多结缔组织。肠蠕动亢进，腹泻时，肌肉纤维、植物细胞及植物纤维增多。

**3. 寄生虫和寄生虫卵** 肠道寄生虫病时，从粪便中能见到的相应病原体，主要包括阿米巴（如溶组织内阿米巴）、鞭毛虫（蓝氏贾第鞭毛虫、肠滴虫等）、孢子虫（隐孢子虫）和纤毛虫（结肠小袋纤毛虫）等单细胞寄生虫；蠕虫包括吸虫（如血吸虫等）、绦虫（猪肉绦虫）、线虫（似蚓蛔线虫）等成虫虫体或虫卵。

## （三）化学检查

粪便隐血试验（FOBT）

【原理】

隐血是指消化道少量出血，红细胞被消化破坏，粪便外观无异常改变，肉眼和显微镜均不能证实的出血。血红蛋白中的含铁血红素有催化过氧化物分解的作用，能催化试剂中的过氧化氢，分解、释放新生态氧，氧化色原物质而显色。显色的深浅与血红蛋白的含量呈正相关。

【参考值】

阴性。

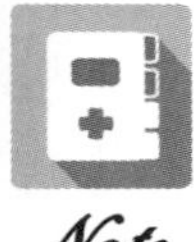
Note

【临床意义】

隐血试验对消化道出血的鉴别诊断有一定意义，消化性溃疡阳性率为 40%～70%，呈间歇阳性；消化道恶性肿瘤，如胃癌、结肠癌，阳性率可达 95%，呈持续性阳性；急性胃黏膜病变、肠结核、克罗恩病、溃疡性结肠炎、钩虫病及流行性出血热等，FOBT 均常为阳性。

（四）细菌学检查

粪便中细菌极多，占干重 1/3，多属正常菌群。大肠杆菌、厌氧菌和肠球菌是成人粪便中主要菌群，产气杆菌、变形杆菌、铜绿假单胞菌多为过路菌，此外还有少量芽胞菌和酵母菌。上述细菌出现均无临床意义。肠道致病菌检测主要通过粪便直接涂片镜检和细菌培养。怀疑为假膜性肠炎时，粪便涂片革兰染色镜检可见革兰阴性杆菌减少或消失，而葡萄球菌、念珠菌或厌氧性难辨芽胞梭菌增多。疑为霍乱、副霍乱时，取粪便于生理盐水中做悬滴试验，可见鱼群穿梭样运动活泼的弧菌。某些腹泻患者稀汁样粪便涂片可见人体酵母菌，酷似白细胞或原虫包囊，二者鉴别可用蒸馏水代替生理盐水做粪便涂片，此时人体酵母菌迅速破坏消失，而白细胞或原虫包囊则不能被破坏。疑为肠结核或小儿肺结核不能自行咳痰者，可行粪便抗酸染色涂片查找结核分枝杆菌。若能进行粪便培养（普通培养、厌氧培养或结核分枝杆菌培养）则更有助于确诊及菌种鉴定。

## 三、临床应用

**1. 肠道感染性疾病** 粪便检测是急、慢性腹泻患者必做的实验室检测项目，诸如肠炎、细菌性痢疾、阿米巴痢疾、霍乱、假膜性肠炎、肠伤寒等，除一般性状观察外，粪便涂片及培养有确立诊断及鉴别诊断价值。

**2. 肠道寄生虫病** 如蛔虫病、钩虫病、鞭虫病、蛲虫病、姜片虫病、绦虫病、血吸虫病等，可根据粪便涂片找到相应虫卵而确定诊断。

**3. 消化吸收功能过筛试验** 慢性腹泻患者进行常规的粪便镜检时，若有较多淀粉颗粒、脂肪小滴或肌肉纤维等，常提示为慢性胰腺炎等胰腺外分泌功能不全，可进一步应用放射性核素技术，做脂肪消化吸收试验、蛋白质消化吸收试验或糖类消化吸收试验。

**4. 消化道肿瘤过筛试验** 粪便隐血试验持续阳性常提示为胃肠道的恶性肿瘤；间歇阳性，提示为其他原因的消化道出血。可进一步做内镜检查或胃肠 X 线钡餐（剂）摄片。粪便涂片找到癌细胞可确诊为结肠、直肠癌。

**5. 黄疸的鉴别诊断** 阻塞性黄疸者，粪便为白陶土色，粪胆原定性试验阴性，定量检测所得值低于参考值下限；溶血性黄疸者，粪便为深黄色，粪胆原定性试验阳性，定量检测所得值超出参考值上限。

# 第三节 痰液检测

痰液（sputum）是肺泡、支气管和气管所产生的分泌物。在病理情况下痰液中可出现细菌、肿瘤细胞及血细胞等，因此通过痰液检测可协助某些呼吸道疾病的诊断。

## 一、标本采集

（1）留痰前应先漱口，然后用力咳出气管深部痰液。

（2）做 24 h 痰量和分层检查时，应嘱患者将痰吐在无色广口瓶内，加少许防腐剂（石炭酸）防腐。

（3）做细胞学检测时，每次咳痰 5～6 口，定量 5 mL 左右。

（4）对无痰或痰少患者，可给予化痰药物，应用超声雾化吸入法，使痰液稀释，易于咳出。

（5）昏迷患者可于清理口腔后，用负压吸引法吸取痰液。

（6）幼儿痰液收集困难时，可用消毒棉拭子刺激喉部引起咳嗽反射，用棉拭子刮取标本。

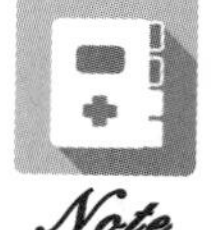

(7) 若采用纤维支气管镜检查，可直接从病灶处采集标本，质量最佳。

## 二、检测项目

### （一）一般性状检查

**1. 量** 以 24 h 为准，正常人无痰或仅咳少量泡沫或黏液样痰，当呼吸道有病变时痰量增多，见于慢性支气管炎、支气管扩张、肺脓肿、肺结核等。在疾病过程中如痰量逐渐减少，表示病情好转；反之，则表示病情有所发展。痰量突然增加并呈脓性见于肺脓肿或脓胸破入支气管腔。

**2. 颜色** 正常为无色或灰白色，病理情况痰色有以下改变。

(1) 红色或棕红色：痰液中含有血液或血红蛋白。血性痰见于肺癌、肺结核、支气管扩张等，粉红色泡沫样痰见于急性肺水肿，铁锈色痰是由血红蛋白变性所致，见于大叶性肺炎、肺梗死等。

(2) 黄色或黄绿色：黄痰见于呼吸道化脓性感染，如化脓性支气管炎、金黄色葡萄球菌肺炎、支气管扩张、肺脓肿及肺结核等。铜绿假单胞菌感染或干酪样肺炎时痰呈黄绿色。

(3) 棕褐色：见于阿米巴肺脓肿及慢性充血性心力衰竭肺淤血时。

**3. 性状**

(1) 黏液性痰：黏稠外观，呈灰白色，见于支气管炎、支气管哮喘和早期肺炎等。

(2) 浆液性痰：稀薄而有泡沫，是肺水肿的特征，或因血浆由毛细血管渗入肺泡内致痰液略带淡红色，见于肺淤血。

(3) 脓性痰：将痰液静置，分为三层，上层为泡沫和黏液，中层为浆液，下层为脓细胞及坏死组织。见于呼吸系统化脓性感染，如支气管扩张、肺脓肿及脓胸向肺组织破溃等。

(4) 血性痰：痰中混有血丝或血块。如咳出纯粹的血液或血块称为咯血，外观多为鲜红色泡沫状，陈旧性痰中为暗红色凝块。血性痰常提示肺组织有破坏或肺内血管高度充血，见于肺结核、支气管扩张、肺癌、肺吸虫病等。

**4. 气味** 正常痰液无特殊气味，血性痰可带有血腥气味，见于各种原因所致的呼吸道出血。肺脓肿、支气管扩张合并厌氧菌感染时痰液有恶臭，晚期肺癌的痰液有特殊臭味。

### （二）显微镜检查

**1. 直接涂片检测** 于玻片上滴加等渗盐水一滴，挑取少许新鲜的可疑痰液混合制成薄厚适宜的涂片，镜下观察有形成分的种类、数量及形态变化。

(1) 白细胞：正常痰内可见少量白细胞。中性粒细胞（或脓细胞）增多，见于呼吸道化脓性炎症或有混合感染；嗜酸性粒细胞增多，见于支气管哮喘、过敏性支气管炎、肺吸虫病等；淋巴细胞增多见于肺结核患者。

(2) 红细胞：脓性痰中可见少量红细胞，呼吸道疾病及出血性疾病者痰中可见大量红细胞。疑有出血而痰中无红细胞时，可做隐血试验证实。

(3) 上皮细胞：正常情况下痰中可有少量来自口腔的鳞状上皮细胞或来自呼吸道的柱状上皮细胞。在炎症或患其他呼吸系统疾病时大量增加。

(4) 肺泡巨噬细胞（pulmonary alveolar macrophage）：吞噬炭粒者称为炭末细胞，见于炭末沉着症及吸入大量烟尘者。吞噬含铁血黄素者称含铁血黄素细胞，又称心力衰竭细胞，见于心力衰竭引起的肺淤血、肺梗死及肺出血患者。

(5) 硫黄样颗粒（sulfur granule）：肉眼可见的黄色小颗粒，将该颗粒放在载玻片上压平，镜下检查中心部位可见菌丝放射状排列呈菊花形，称之为放线菌，见于放线菌病患者。

(6) 寄生虫及虫卵：找到肺吸虫卵可诊断为肺吸虫病，找到溶组织阿米巴滋养体，可诊断为阿米巴肺脓肿或阿米巴肝脓肿穿破入肺。偶可见钩虫蚴、蛔虫蚴及肺包囊虫病的棘球蚴等。

**2. 染色涂片**

(1) 脱落细胞检测：采集要求如下。痰液必须是从肺部咳出，并十分新鲜，不得混入唾液、鼻咽分泌物等；送检标本应在 1 h 内涂片固定，以防细胞自溶；正常痰涂片以鳞状上皮细胞为主，若痰液确由肺部

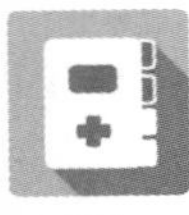
Note

咳出，则多见纤毛柱状细胞和尘细胞。支气管炎、支气管扩张、肺结核等急、慢性呼吸道疾病，均可引起上皮细胞发生一定程度的形态改变，有时需要与癌细胞鉴别。原发性肺癌的细胞学分类，主要是根据原发肿瘤的组织来源及分化程度，分为鳞状细胞癌、腺癌、未分化癌、混合性癌(腺鳞癌)及其他类型癌。肺癌患者痰中可带有脱落的癌细胞，如取材适当，检查方法正确，阳性率较高，对肺癌有较大诊断价值。

(2) 细菌学检测：①涂片检查：革兰染色，可用来检测细菌和真菌。抗酸染色，用于检测结核分枝杆菌感染。荧光染色，用于检测真菌和支原体等。②细菌培养：根据所患疾病有目的地进行细菌、真菌和支原体的培养。痰细菌培养应争取在应用抗生素之前进行。

## 三、临床应用

**1. 肺部感染性疾病的病原学诊断** 咳出黄色或黄绿色脓痰，提示为呼吸道化脓性感染，痰有恶臭提示为厌氧菌感染，取痰液涂片革兰染色，可大致识别为何种细菌感染，如能严格取材进行细菌培养，则可鉴定菌种，通过药物敏感试验，指导临床用药。

**2. 开放性肺结核的诊断** 肺部不典型病变影像学诊断有困难时，借助于痰涂片抗酸染色，若发现分枝杆菌，则可诊断为开放性肺结核，不仅指导治疗，而且有助于控制传染源，减少结核病的传播。若用集菌法进行结核分枝杆菌培养，除能了解结核分枝杆菌有无生长繁殖能力外，还可做药物敏感试验和菌型鉴定。

**3. 肺癌的诊断** 肺癌的早期诊断可依据早期临床症状、胸部X线检查、痰液涂片检查及纤维支气管镜等方面配合进行。后者可直接吸取支气管分泌物做细胞学检查，或将冲洗液沉淀进行涂片检查。痰脱落细胞检查阳性是确诊肺癌的组织学依据。正确采集标本，肺癌的痰液细胞学阳性检出率为60%～70%，方法简单，无痛苦，易被患者接受，是当前诊断肺癌的主要方法之一。

**4. 肺部寄生虫病的诊断** 如肺吸虫、卡氏肺孢子虫病等诊断。

# 第四节 脑脊液检测

脑脊液(cerebrospinal fluid，CSF)是循环流动于脑和脊髓表面的一种无色透明液体，大约70%来自脑室系统脉络丛的超滤和分泌，其余由脑室的室管膜和蛛网膜下腔所产生，通过蛛网膜绒毛回吸收入静脉。正常脑脊液容量成人为90～150 mL，新生儿为10～60 mL。

脑脊液主要功能包括：保护大脑和脊髓免受外界震荡损伤；调节颅内压力变化；供给大脑、脊髓营养物质并运走代谢产物；调节神经系统碱储量，维持正常pH等。

生理状态下，血液和脑脊液之间的血脑屏障对某些物质的通透性具有选择性，并维持中枢神经系统内环境的相对稳定。中枢神经系统任何部位发生感染、炎症、肿瘤、外伤、水肿、出血、缺血和阻塞等都可以引起脑脊液性状和成分的改变，如脑脊液的颜色、浊度、细胞数量和化学成分等变化及颅内压的增减。因此通过脑脊液的检查对神经系统疾病的诊断、疗效观察和预后判断均有重要意义。

## 一、标本采集

脑脊液标本一般通过腰椎穿刺术获得，特殊情况下可采用小脑延髓池或脑室穿刺术。穿刺后先做压力测定，正常成人卧位时脑脊液压力为0.78～1.76 kPa(80～179 $mmH_2O$)或40～50滴/分，随呼吸波动在10 $mmH_2O$之内，儿童压力为0.4～1.0 kPa(41～102 $mmH_2O$)。若压力超过200 $mmH_2O$，放出脑脊液量不应该超过2 mL，若压力低于正常低限可做动力试验，以了解蛛网膜下腔有无阻塞。然后撤去测压管，将脑脊液分别收集于3只无菌试管内，每管1～2 mL，第1管做细菌学检查，第2管做生物化学和免疫学检查，第3管做细胞计数和分类，如怀疑为恶性肿瘤，另留一管做脱落细胞学检查。标本收集后应立即送检，以免放置过久细胞破坏、葡萄糖分解或形成凝块等影响检查结果。

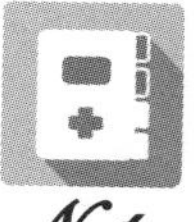

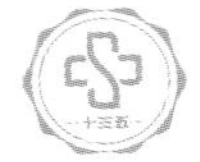



## 二、检验项目

### （一）一般性状检查

**1. 颜色** 正常脑脊液为无色透明液体。病理状态下脑脊液颜色可能发生变化，不同颜色常反映一定的疾病。但是脑脊液颜色正常不能排除神经系统疾病。脑脊液可有如下颜色改变。

(1) 红色：常因出血引起，主要见于穿刺损伤、蛛网膜下腔或脑室出血。前者在留取 3 管标本时，第 1 管为血性，以后 2 管颜色逐渐变浅，离心后红细胞全部沉至管底，上清液则无色透明。如为蛛网膜下腔或脑室出血，3 管均呈血性，离心后上清液为淡红色或黄色。

(2) 黄色：又称黄变症(xanthochromia)，常因脑脊液中含有变性血红蛋白、胆红素或蛋白量异常增高引起，见于蛛网膜下腔出血，进入脑脊液中的红细胞溶解、血红蛋白破坏，释放氧合血红蛋白而呈现黄变症状；血清中胆红素超过 256 μmol/L 或脑脊液中胆红素超过 8.6 μmol/L 时，可使脑脊液黄染；椎管阻塞(如髓外肿瘤)、多神经炎和脑膜炎时，由于脑脊液中蛋白质含量升高(>1.5 g/L)而出现黄变症。

(3) 乳白色：多因白细胞增多所致，常见于各种化脓菌引起的化脓性脑膜炎。

(4) 微绿色：见于铜绿假单胞杆菌、肺炎链球菌、甲型链球菌引起的脑膜炎等。

(5) 褐色或黑色：见于脑膜黑色素瘤等。

**2. 透明度** 正常脑脊液清晰透明。病毒性脑膜炎、流行性乙型脑膜炎、中枢神经系统梅毒等由于脑脊液中细胞数仅轻度增加，脑脊液仍清晰透明或微浊；结核性脑膜炎时细胞数中度增加，呈毛玻璃样混浊；化脓性脑膜炎时，脑脊液中细胞数极度增加，呈乳白色混浊。

**3. 凝固物** 正常脑脊液不含有纤维蛋白原，放置 24 h 后不会形成薄膜及凝块。当有炎症渗出时，因纤维蛋白原及细胞数增加，可使脑脊液形成薄膜及凝块。急性化脓性脑膜炎时，脑脊液静置 1～2 h 即可出现凝块或沉淀物；结核性脑膜炎的脑脊液静置 12～24 h 后，可见液面有纤细的薄膜形成，取此膜涂片检查结核分枝杆菌阳性率极高。蛛网膜下腔阻塞时，由于阻塞远端脑脊液蛋白质含量常高达 15 g/L，使脑脊液呈黄色胶胨状。

**4. 压力** 脑脊液压力正常参考范围，成人：0.78～1.76 kPa；儿童：0.4～1.0 kPa；婴儿：0.29～0.78 kPa。脑脊液压力增高见于化脓性脑膜炎、结核性脑膜炎等颅内各种炎症性病变，脑肿瘤、脑出血、脑积水等颅内非炎症性病变，高血压、动脉硬化等颅外因素，还有其他如咳嗽、哭泣、低渗溶液的静脉注射等。脑脊液压力减低主要见于脑脊液循环受阻、脑脊液流失过多、脑脊液分泌减少等。

### （二）化学检查

**1. 蛋白质测定** 在生理状态下，由于血脑屏障的作用，脑脊液中蛋白含量甚微，不到血浆蛋白含量的 1%，主要为清蛋白。病理情况下脑脊液中蛋白质含量增加，脑脊液中蛋白质的测定，有助于神经系统疾病的诊断。

(1) 蛋白定性试验(Pandy 试验)

原理：脑脊液中蛋白质与石炭酸结合生成不溶性蛋白盐而出现混浊或沉淀，此法比较敏感，当总蛋白量超过 0.25 g/L 可呈弱阳性反应。

参考值：阴性或弱阳性。

临床意义：见蛋白定量试验。

(2) 蛋白定量试验：脑脊液中蛋白参考值在不同的实验室、用不同的检测方法常有较大的变化，此外还受年龄和穿刺部位影响，儿童蛋白含量较低，腰椎穿刺脑脊液中蛋白含量高于脑室穿刺。

原理：脑脊液中蛋白质与生物碱等蛋白沉淀剂作用产生混浊，成正比，用光电比色计或分光光度计进行比浊，即可得到蛋白质含量。

参考值：腰椎穿刺　0.20～0.45 g/L。

小脑延髓池穿刺　0.10～0.25 g/L。

脑室穿刺　0.05～0.15 g/L。

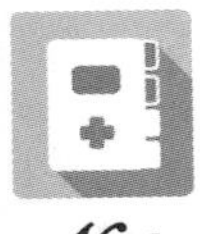

临床意义：以腰椎穿刺脑脊液中蛋白定量计算，蛋白含量增加见于：①脑神经系统病变使血脑屏障

通透性增加：常见原因有脑膜炎（化脓性脑膜炎时显著增加，结核性脑膜炎时中度增加，病毒性脑膜炎时轻度增加）、出血（蛛网膜下腔出血和脑出血等）、内分泌或代谢性疾病（糖尿病性神经病变、甲状腺及甲状旁腺功能减退、尿毒症及脱水等）、药物中毒（乙醇、吩噻嗪、苯妥英钠中毒等）。②脑脊液循环障碍：如脑部肿瘤或椎管内梗阻（脊髓肿瘤、蛛网膜下腔粘连等）。③鞘内免疫球蛋白合成增加伴血脑屏障通透性增加：如格林-巴利综合征、胶原血管疾病、慢性炎症性脱髓鞘性多发性神经根病等。

**2. 葡萄糖测定**

原理：脑脊液中葡萄糖来自血糖，其含量约为血糖的60%，它受血糖浓度、血脑屏障通透性及脑脊液中糖酵解速度的影响。较理想的脑脊液中糖检测应在禁食4 h后做腰椎穿刺检查。检测方法同血糖测定。

参考值：2.5～4.5 mmol/L（腰池）。

临床意义：脑脊液中葡萄糖含量降低主要由于病原菌或破坏的细胞释出葡萄糖分解酶使糖无氧酵解增加；或是中枢神经系统代谢紊乱，使血糖向脑脊液转送发生障碍，导致脑脊液中糖降低。主要见于：①化脓性脑膜炎：脑脊液中糖含量可显著减少或缺如，但其敏感性约为55%，因此，糖含量正常亦不能排除细菌性脑膜炎。②结核性脑膜炎：糖减少不如化脓性脑膜炎显著。③其他：累及脑膜的肿瘤（如脑膜白血病）、结节病、梅毒性脑膜炎、风湿性脑膜炎、症状性低血糖等都可有不同程度的糖减少。脑脊液中葡萄糖含量增高主要见于病毒性神经系统感染、脑出血、下丘脑损害、糖尿病等。

**3. 氯化物测定**

原理：由于正常脑脊液中的蛋白质含量较少，为了维持脑脊液和血液渗透的平衡，脑脊液中氯化物的含量较血浆高20%左右。病理情况下脑脊液中氯化物含量可发生变化，检测方法同血氯测定。

参考值：120～130 mmol/L（腰池）。

临床意义：结核性脑膜炎时脑脊液中氯化物明显减少，可降至102 mmol/L以下；化脓性脑膜炎时减少不如结核性脑膜炎明显，多为102～116 mmol/L；非中枢系统疾病如大量呕吐、腹泻、脱水等造成血氯降低时，脑脊液中氯化物亦可减少。其他中枢系统疾病则多属正常。脑脊液中氯化物含量增高主要见于慢性肾功能不全、肾炎、尿毒症、呼吸性碱中毒等。

**4. 酶学测定** 正常脑脊液中含有多种酶，如天门冬氨酸氨基转移酶（AST）、肌酸激酶（CK）、乳酸脱氢酶（LDH）等，其含量低于血清，绝大多数酶不能通过血脑屏障。在炎症、肿瘤、脑血管障碍时，由于脑组织破坏，脑细胞内酶的溢出或血脑屏障通透性增加使血清酶向脑脊液中移行；或肿瘤细胞内酶释放等均可使脑脊液中酶活性增高。

（1）乳酸脱氢酶（LDH）及其同工酶测定：LDH有5种同工酶形成，即LDH1～LDH5。

参考值：成人3～40 U/L。

临床意义：①细菌性脑膜炎脑脊液中的LDH活性多增高，同工酶以LDH4～LDH5为主，有利于与病毒性脑膜炎的鉴别。②颅脑外伤因新鲜外伤的红细胞完整，脑脊液中LDH活性正常；脑血管疾病中LDH活性多明显增高。③脑肿瘤、脱髓鞘病的进展期脑脊液中LDH活性增高，缓解期下降。

（2）天门冬氨酸氨基转移酶（AST）测定：

参考值：5～20 U/L。

临床意义：脑脊液中AST活性增高见于脑血管病变、中枢神经系统感染、脑肿瘤、脱髓鞘病、颅脑外伤等。

（3）肌酸激酶（CK）测定：CK有3种同工酶，在脑脊液中同工酶全部是CK-BB。

参考值：(0.94±0.26) U/L（比色法）。

临床意义：CK-BB增高主要见于化脓性脑膜炎，其次为结核性脑膜炎、脑血管疾病及肿瘤。病毒性脑膜炎CK-BB正常或轻度增高。

（4）其他：①溶菌酶（LZM）：在结核性脑膜炎时，脑脊液中LZM活性多显著增高，可达正常值30倍。腺苷脱氨酶（ADA）脑脊液中参考值范围为0～8 U/L，结核性脑膜炎则明显增高，常用于该病的诊断和鉴别诊断。

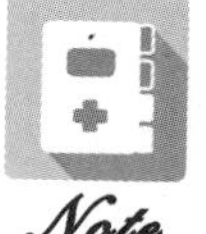

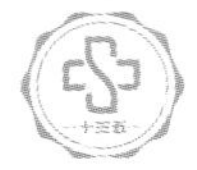


（三）显微镜检查

细胞计数：正常脑脊液中无红细胞，仅有少量白细胞，当穿刺损伤引起血性脑脊液时，白细胞计数须经校正后才有价值，也可以红细胞与白细胞之比为700：1的关系粗略估计白细胞数。

参考值：成人（0～8）$\times10^6$/L；儿童（0～15）$\times10^6$/L。

临床意义：脑脊液中细胞增多见于：

（1）中枢神经系统感染性疾病：①化脓性脑膜炎时脑脊液中细胞数显著增加，白细胞总数常在（1000～20000）$\times10^6$/L之间，分类以中性粒细胞为主。②结核性脑膜炎时脑脊液中细胞数中度增加，但多不超过500$\times10^6$/L，中性粒细胞、淋巴细胞及浆细胞同时存在是本病的特征。③病毒性脑炎、脑膜炎时脑脊液中细胞数仅轻度增加，一般不超过1000$\times10^6$/L，以淋巴细胞为主。④新型隐球菌性脑膜炎，细胞数中度增加，以淋巴细胞为主。

（2）中枢神经系统肿瘤性疾病：细胞数可正常或稍高，以淋巴细胞为主，脑脊液中找到白血病细胞，可诊断为脑膜白血病。

（3）脑寄生虫病：脑脊液中细胞数可升高，以嗜酸性粒细胞为主，脑脊液离心沉淀镜检可发现血吸虫卵、阿米巴原虫、弓形虫、旋毛虫的幼虫等。

（4）脑室和蛛网膜下腔出血：为均匀血性脑脊液，除红细胞明显增加外，还可见各种白细胞，但仍以中性粒细胞为主，出血时间超过3天可发现含有红细胞或含铁血黄素的吞噬细胞。

（四）细菌学检查

细菌学检查可用直接涂片法或离心沉淀后取沉淀物制成薄涂片。疑为化脓性脑膜炎，做革兰染色后镜检；如疑为结核性脑膜炎，将脑脊液静置24 h取所形成的薄膜，涂片做抗酸染色镜检；如疑为隐球菌脑膜炎，则在涂片上加印度墨汁染色，可见未染色的荚膜。亦可用培养或动物接种法。

（五）免疫学检查

**1. 免疫球蛋白检测** 免疫球蛋白由浆细胞合成和分泌，感染时合成量可增加数倍，脑脊液中也可见增加。

参考值：IgG 0.01～0.04 g/L；IgA 0.001～0.006 g/L；IgM 0.00011～0.00022 g/L。

临床意义：

（1）IgG增加见于多发性硬化、亚急性硬化性全脑炎、结核性脑膜炎和梅毒性脑膜炎等。

（2）IgA增加见于各种脑膜炎及脑血管疾病。

（3）正常脑脊液中无IgM，若出现IgM，提示中枢神经系统近期有感染（如急性化脓性脑膜炎、急性病毒性脑膜炎）、脑肿瘤及多发性硬化症。

**2. 结核性脑膜炎的抗体检测** 通常应用ELISA法检测结核性脑膜炎患者血清及脑脊液中抗结核分枝杆菌抗原的特异性IgG抗体，若脑脊液中抗体水平高于自身血清，有助于结核性脑膜炎的诊断。用聚合酶链反应（PCR）可检出脑脊液中微量结核分枝杆菌，是目前最敏感的方法，但易出现假阳性。

**3. 乙型脑炎病毒抗原检测** 用荧光素标记的特异性抗体，检测细胞内乙脑病毒抗原，可用于乙脑的早期诊断，但阳性率不高。

**4. 用单克隆技术检测脑脊液中的癌细胞** 当常规细胞学检查脑脊液中癌细胞形态难以肯定或出现假阴性结果时，采用单克隆抗体技术检测脑脊液中癌细胞，不仅有助于癌性脑病的早期诊断，还可鉴定癌性细胞的组织来源。

（六）脑脊液蛋白电泳测定

【原理】

同血清蛋白电泳。

【参考值】

前清蛋白　0.02～0.07（2%～7%）。

清蛋白　0.56～0.76（56%～76%）。

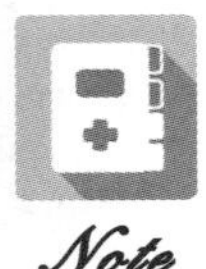

α1 球蛋白　0.02～0.07(2%～7%)。

α2 球蛋白　0.04～0.12(4%～12%)。

β 球蛋白　0.08～0.18(8%～18%)。

γ 球蛋白　0.03～0.12(3%～12%)。

【临床意义】

①前清蛋白增加：见于脑积水、脑萎缩及中枢神经系统变性疾病。②清蛋白增加：见于脑血管病变、椎管阻塞及脑肿瘤等。③α1 和 α2 球蛋白增加：见于急性化脓性脑膜炎、结核性脑膜炎急性期、脊髓灰质炎等。④β 球蛋白增加：见于动脉硬化、脑血栓等脂肪代谢障碍性疾病，若同时伴有 α1 球蛋白明显减少或消失，多见于中枢神经系统退行性病变，如小脑萎缩或脊髓变性等。⑤γ 球蛋白增加：见于脱髓鞘病，尤其是多发性硬化症。寡克隆蛋白带大多见于多发性硬化症、亚急性硬化性全脑炎、病毒性脑炎等。

### （七）髓鞘碱性蛋白测定

【临床意义】

髓鞘碱性蛋白(myelin basic protein，MBP)是组成中枢神经系统髓鞘的主要蛋白，约占髓鞘蛋白质总量的 30%。MBP 是反映中枢神经系统有无实质性损害，特别是是否髓鞘脱失的诊断指标，在外伤和神经系统疾病时，由于神经组织细胞破坏，血脑屏障通透性改变导致脑脊液 MBP 增加。各种神经系统疾病患者中多发性硬化症(MS)的急性恶化期脑脊液 MBP 最高，在慢性进展期中等水平增高，且高于缓解期。脑脊液 MBP 对急性期 MS 的灵敏度为 100%，对慢性活动期 MS 的灵敏度为 84.6%，对非活动性 MS 的灵敏度极低。复发型 MS 患者急性活动期脑脊液 MBP 与临床评分和病灶体积高度相关，脑脊液 MBP 含量在治疗前明显增高及治疗后显著下降的患者，对激素等药物的短程疗效较好。故脑脊液 MBP 检测对判断 MS 的病程、病情严重程度、预后和指导治疗很有意义。此外，重度新生儿缺氧缺血性脑病患儿脑脊液 MBP 水平明显增高，而中度和轻度组无明显改变。脑积水患者脑脊液 MBP 也显著增高，且与脑积水的程度呈正相关。

### （八）tau 蛋白测定

【参考值】

诊断阿尔茨海默病的临界值为 375 ng/L。临床应用时需考虑其他导致 tau 蛋白水平增高的因素，如急慢性脑损伤、脑膜病变等。

【临床意义】

微管相关蛋白——tau 蛋白是最符合标准的阿尔茨海默病的生物学标志物，从早期到晚期阿尔茨海默病患者，脑脊液 tau 蛋白水平均增高。

## 三、临床应用

**1. 诊断与鉴别诊断中枢神经系统感染性疾病**　对于脑膜炎或脑炎的患者，通过检查脑脊液压力、颜色，并对脑脊液进行化学和免疫学、显微镜检查，不仅可以确立诊断，而且对鉴别诊断也有极大的帮助。另外，对细菌性和病毒性脑膜炎的鉴别诊断也可选用 LDH、ADA、溶菌酶等指标。

**2. 诊断与鉴别诊断脑血管疾病**　头痛、昏迷或偏瘫的患者，其脑脊液为血性，首先要鉴别是穿刺损伤出血还是脑出血、蛛网膜下腔出血。若脑脊液为均匀一致的红色，则可能为脑出血、蛛网膜下腔出血；若第 1 管脑脊液为红色，以后逐渐变清，则多为穿刺损伤出血；若头痛、昏迷或偏瘫患者的脑脊液为无色透明，则多为缺血性脑病。另外，还可选用 LDH、AST、肌酸磷酸激酶(CPK)等指标诊断或鉴别诊断脑血管病。

**3. 辅助诊断脑肿瘤**　大约 70%恶性肿瘤可转移至中枢神经系统，此时的脑脊液中单核细胞增加、蛋白质增高、葡萄糖减少或正常。因此，脑脊液细胞计数和蛋白质正常，可排除肿瘤的脑膜转移。若白血病患者脑脊液发现白血病细胞，则可诊断为脑膜白血病。脑脊液涂片或免疫学检查发现肿瘤细胞，则有助于肿瘤的诊断。β2-微球蛋白、LDH、溶菌酶等指标也有助于肿瘤的诊断。

**4. 诊断脱髓鞘病**　脱髓鞘病是一类颅内免疫反应活性增高的疾病，多发性硬化症是其代表性疾病。除了脑脊液常规检查外，MBP、免疫球蛋白、AChE 等检查也有重要诊断价值。

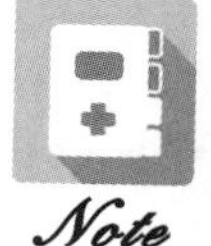

Note

# 第五节　浆膜腔积液检测

人体的胸腔、腹腔、心包腔统称为浆膜腔，在生理状态下，腔内有少量液体，据估计，正常成人胸腔液<20 mL，腹腔液<50 mL，心包腔液 10～50 mL，在腔内主要起润滑作用，一般不易采集到。病理状态下，腔内有大量液体潴留，称为浆膜腔积液(serous membrane fluid)。区分积液的性质对疾病的诊断和治疗有重要意义。

## 一、浆膜腔积液分类和发生机制

正常人浆膜腔内少量液体来自壁浆膜毛细血管内的血浆滤出，并通过脏浆膜的淋巴管和小静脉进行回吸收。当液体的产生和回吸收不平衡时，引起积液。根据浆膜腔积液的产生原因及性质不同，将其分为漏出液和渗出液两大类。

### (一) 漏出液

漏出液(transudate)为非炎性积液。其形成的主要原因有：①血浆胶体渗透压降低，当血浆清蛋白低于 25 g/L 时，导致血管与组织间渗透压平衡失调，水分进入组织或潴留在浆膜腔而形成积液。常见于晚期肝硬化、肾病综合征、重度营养不良等。②毛细血管内流体静脉压升高，使过多的液体滤出，组织间液增多并超过代偿限度时，液体进入浆膜腔形成积液。常见于慢性充血性心力衰竭、静脉栓塞。③淋巴管阻塞，常见于丝虫病或肿瘤压迫等，此时积液可以是乳糜样的。前两种原因形成的漏出液常为多浆膜腔积液，同时伴有组织间液增多引起的水肿。

### (二) 渗出液

渗出液(exudate)为炎性积液，炎症时由于病原微生物的毒素、组织缺氧以及炎症介质作用使血管内皮细胞受损，导致血管通透性增加，以致血液中大分子物质如清蛋白、球蛋白、纤维蛋白原等及各种细胞成分都能渗出血管壁。渗出液形成主要原因：①感染性：如化脓性细菌、结核分枝杆菌、病毒或支原体等。②非感染性：如外伤、化学性刺激(血液、尿素、胰液、胆汁和胃液)，此外恶性肿瘤、风湿性疾病也可引起类似渗出液的积液。渗出液常表现为单一浆膜腔积液，甚至是一侧胸膜腔积液，如结核性胸膜炎。

## 二、检测项目

### (一) 一般性状检查

**1. 颜色**　漏出液多为淡黄色，渗出液的颜色随病因而变化，如血性液可为淡红色、红色或暗红色，见于恶性肿瘤，急性结核性胸、腹膜炎，风湿性及出血性疾病，外伤或内脏损伤等；淡黄色脓性液见于化脓菌感染；绿色可能为铜绿假单胞菌感染；乳白色为胸导管或淋巴管阻塞引起的真性乳糜液，如积液中乳糜微粒增加，或含有大量脂肪变性细胞，也呈乳糜样，称假性乳糜液。真、假乳糜液可用脂蛋白电泳、乙醚试验及镜检加以区别。

**2. 透明度**　漏出液多为清晰透明，渗出液因含有大量细胞、细菌而呈不同程度混浊。

**3. 比重**　漏出液比重多在 1.018 以下，渗出液因含有大量蛋白及细胞，比重多高于 1.018。

**4. 凝固性**　漏出液中纤维蛋白原含量少，一般不易凝固，渗出液因含有纤维蛋白原等凝血因子、细菌和组织裂解产物，往往自行凝固或有凝块出现。

### (二) 化学检查

**1. 黏蛋白定性试验(Rivalta 试验)**　浆膜上皮细胞受炎症刺激分泌黏蛋白量增加，黏蛋白是一种酸性糖蛋白，其等电点为 pH 3～5，因此可在稀醋酸溶液中析出，产生白色沉淀。漏出液黏蛋白含量很少，多为阴性反应，渗出液中因含有大量黏蛋白，多呈阳性反应。

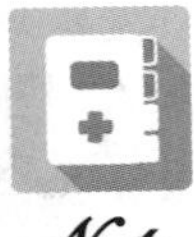
Note

**2. 蛋白定量试验** 总蛋白是鉴别渗出液和漏出液最有用的试验。漏出液蛋白总量常少于 25 g/L，而渗出液的蛋白总量常在 30 g/L 以上。蛋白质如为 25～30 g/L，则难以判明其性质。

**3. 葡萄糖测定** 漏出液中葡萄糖含量与血糖相似，渗出液中葡萄糖常因细菌或细胞酶的分解而减少，如化脓性胸(腹)膜炎、化脓性心包炎，积液中葡萄糖含量明显减少，甚至不含葡萄糖。30%～50%的结核性渗出液，10%～50%的癌性积液中葡萄糖含量可减少。类风湿性浆膜腔积液葡萄糖含量常小于 3.33 mmol/L，红斑狼疮积液葡萄糖含量基本正常。

**4. 乳酸测定** 浆膜腔积液中乳酸含量测定有助于渗出液与漏出液的鉴别诊断，当乳酸含量在 10 mmol/L 以上时，高度提示为细菌感染，尤其在应用抗生素治疗后的胸腔积液中，一般细菌检查又为阴性时更有价值。风湿性、心功能不全及恶性肿瘤引起的积液中乳酸含量可见轻度增高。

**5. 乳酸脱氢酶(LDH)** LDH 测定有助于漏出液与渗出液的鉴别诊断，化脓性胸膜炎 LDH 活性显著升高，可达正常血清的 30 倍。癌性积液 LDH 中度增高，结核性积液 LDH 略高于正常。

### （三）显微镜检查

**1. 细胞计数**

原理：计数方法同脑脊液。

临床意义：漏出液白细胞数常少于 $100\times10^6$/L，渗出液白细胞数常大于 $500\times10^6$/L。但这是一个人为划定的界限，在鉴别漏出液与渗出液时，必须结合多项指标分析。

**2. 细胞分类** 在抽取积液后立即离心沉淀，用沉淀物涂片做瑞氏染色，如需查找肿瘤细胞应同时做巴氏或 H-E 染色检查。漏出液中细胞主要为淋巴细胞和间皮细胞，渗出液中各种细胞增多的临床意义不同：①中性粒细胞为主：常见于化脓性积液及结核性积液的早期。②淋巴细胞为主：多见于慢性炎症如结核性、梅毒性、肿瘤性以及结缔组织病引起的积液。③嗜酸性粒细胞增多：常见于气胸、血胸、过敏性疾病或寄生虫病所致的积液。④其他细胞：在炎性积液时，出现大量中性粒细胞同时，常伴有组织细胞出现；浆膜刺激或受损时，间皮细胞增多；在狼疮性浆膜炎中，偶可查见狼疮细胞。陈旧性出血的积液中可见含铁血黄素细胞。

**3. 脱落细胞检测** 在浆膜腔积液中检出恶性肿瘤细胞是诊断原发性或继发性癌肿的重要依据。

**4. 寄生虫检测** 乳糜液离心沉淀后检查有无微丝蚴，在阿米巴病的积液中可以找到阿米巴滋养体。

### （四）细菌学检查

若肯定或疑为渗出液，则应经无菌操作离心沉淀，取沉淀物涂片做革兰染色或抗酸染色镜检，查找病原菌，必要时可进行细菌培养。培养出细菌后做药物敏感试验以供临床用药参考。

## 三、漏出液与渗出液鉴别诊断

区别积液性质对某些疾病的诊断和治疗有重要意义，两者鉴别要点见表 35-1。

**表 35-1 漏出液和渗出液鉴别表**

| 类别 | 漏出液 | 渗出液 |
|---|---|---|
| 原因 | 非炎症所致 | 炎症、肿瘤或物理、化学刺激 |
| 外观 | 淡黄，透明或微浊、浆液性 | 黄色、血色、脓性或乳糜性 |
| 比重 | <1.018 | >1.018 |
| 凝固性 | 不易凝固 | 易凝固 |
| 蛋白定量 | <25 g/L | >30 g/L |
| 糖定量 | 近似血糖量 | 多低于血糖量 |
| 黏蛋白定性试验 | 阴性 | 阳性 |
| 蛋白电泳 | 以清蛋白为主，球蛋白比例低于血浆 | 电泳图谱近似血浆 |

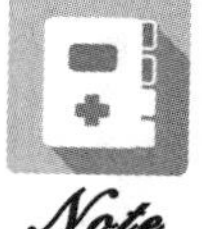

续表

| 类别 | 漏出液 | 渗出液 |
| --- | --- | --- |
| 细胞总数 | 小于 $100\times10^6$/L | 大于 $500\times10^6$/L |
| 细胞分类 | 淋巴、间皮细胞为主 | 急性感染以中性粒细胞为主，慢性以淋巴细胞为主 |

传统检测中，积液的比重和蛋白量测定被认为是最有价值的分类标准，但近年研究表明，检测积液/血清总蛋白的值，积液/血清 LDH 的值和乳酸脱氢酶(LDH)三项，可做出 100%正确的积液分类。在解释实验室结果时应结合临床考虑，若为渗出液，要区别是炎症性还是肿瘤性，此时应进行细胞学和细菌学检测。

## 四、临床应用

**1. 鉴别漏出液与渗出液** 根据漏出液和渗出液的实验室检测进行鉴别，推断出可能的病因。根据有无细菌、寄生虫和肿瘤细胞，或通过酶活性测定及肿瘤标志物检查，进行渗出液的病因学判定。

**2. 用于治疗** 通过穿刺抽液可以减轻因浆膜腔大量积液引起的临床症状。结核性心包积液或胸腔积液，穿刺抽液配合化疗可加速积液吸收，减少心包和胸膜增厚。此外，通过浆膜腔内药物注射可对某些浆膜疾病进行治疗。

**(阳覃竹)**

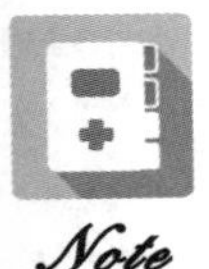

Note

# 第三十六章　肾脏病常用实验室检测

肾脏主要功能是生成尿液，以维持体内水、电解质、蛋白质和酸碱等代谢平衡。同时也兼有内分泌功能，如产生肾素、红细胞生成素、活性维生素 D 等，调节血压、钙磷代谢和红细胞生成。肾脏病常用的实验室检测如下。

**1. 尿液检测**　这是最古老，但至今仍是最常见的检验技术，用于早期筛选、长期随访；方法简便、价格低廉，也是判断肾病严重程度、预后的重要内容。

**2. 肾功能检测**　代表肾脏的最重要的功能，包括：①肾小球滤过功能。②肾小管重吸收、酸化等功能。肾血流量及内分泌功能目前临床应用较少。肾功能检测是判断肾脏疾病严重程度和判断预后、确定疗效、调整某些药物剂量的重要依据，但尚无早期诊断价值。

## 第一节　肾小球功能检测

### 一、血清肌酐测定

【原理】

血中的肌酐(creatinine，Cr)，由外源性和内生性两类组成。机体每 20 g 肌肉每天代谢产生 1 mg Cr，产生速率为 1 mg/min，每天 Cr 的生成量相当恒定。血中 Cr 主要由肾小球滤过排出体外，肾小管基本不重吸收且排泌量也较少，在外源性肌酐摄入量稳定的情况下，血中的浓度取决于肾小球滤过能力，当肾实质损害，GFR 降低到临界点后(GFR 下降至正常人的 1/3 时)，血 Cr 浓度就会明显上升，故测定血肌酐浓度可作为 GFR 受损的指标。敏感性较血尿素氮(BUN)好，但并非早期诊断指标。

【参考值】

全血 Cr 为 88.4～176.8 μmol/L；血清或血浆 Cr，男性 53～106 μmol/L，女性 44～97 μmol/L。

【临床意义】

(1) 血 Cr 增高见于各种原因引起的肾小球滤过功能减退：①急性肾衰竭时，血肌酐明显的进行性升高为器质性损害的指标，可伴少尿或非少尿。②慢性肾衰竭血时，Cr 升高程度与病变严重性一致：肾衰竭代偿期，血 Cr<178 μmol/L；肾衰竭失代偿期，血 Cr>178 μmol/L；肾衰竭期，血 Cr 明显升高，>445 μmol/L。

(2) 鉴别肾前性和肾实质性少尿：①器质性肾衰竭血 Cr 常超过 200 μmol/L。②肾前性少尿，如心力衰竭、脱水、肝肾综合征、肾病综合征等所致的有效血容量下降，使肾血流量减少，血肌酐浓度上升多不超过 200 μmol/L。

(3) BUN/Cr(单位为 mg/dL)的意义：①器质性肾衰竭，BUN 与 Cr 同时增高，因此 BUN/Cr≤10∶1。②肾前性少尿、肾外因素所致的氮质血症，BUN 可较快上升，但血 Cr 不相应上升，此时 BUN/Cr 常大于 10∶1。

(4) 老年人、肌肉消瘦者 Cr 可能偏低，因此一旦血 Cr 上升，就要警惕。肾功能减退，应进一步做内

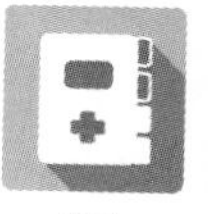

Note

生肌酐清除率(Ccr)检测。

(5) 当血肌酐明显升高时，肾小管肌酐排泌增加，致 Ccr 超过真正的 GFR。此时可用西咪替丁抑制肾小管对肌酐分泌。

## 二、内生肌酐清除率测定

【原理】

肌酐是肌酸的代谢产物，在成人体内含 Cr 约 100 g，其中 98%存在于肌肉内，每天约更新 2%，肌酸在磷酸激酶作用下，形成带有高能键的磷酸肌酸，为肌肉收缩时的能量来源和储备形式，磷酸肌酸释放出能量再经脱水而变为肌酐，由肾排出。人体血液中肌酐的生成可有内、外源性两种，如在严格控制饮食条件和肌肉活动相对稳定的情况，血 Cr 的生成量和尿的排出量较恒定，其含量的变化主要受内源性肌酐的影响，而且肌酐相对分子质量为 113，大部分从肾小球滤过，不被肾小管重吸收，排泌量很少，故肾单位时间内把若干毫升血液中的内在肌酐全部清除出去，称为内生肌酐清除率(endogenous creatinine clearance rate，Ccr)。

**1. 标准 24 h 留尿计算法**

(1) 患者连续 3 天进低蛋白饮食(<40 g/d)，并禁食肉类(无肌酐饮食)，避免剧烈运动。

(2) 于第 4 天晨 8 时将尿液排尽，然后收集记录 24 h 尿量(次日晨 8 点尿必须留下)，并加入甲苯 4～5 mL 防腐。取血 2～3 mL(抗凝或不抗凝均可)，与 24 h 尿同时送检。

(3) 测定尿及血中肌酐浓度。

(4) 由于每个人肾的大小不相同，每分钟排尿能力也有差异，为排除这种个体差异可进行体表面积的校正，因肾脏大小与体表面积成正比，以下公式可参考应用：

$$矫正清除率=实际清除率\times标准体表面积(1.73\ m^2)/受试者的体表面积$$

参考值：成人 80～120 mL/min，老年人随年龄增长，有自然下降趋势。西咪替丁、长期限制剧烈运动均使 Ccr 下降。

**2. Ccr 测定的临床意义** ①判断肾小球损害的敏感指标：当 GFR 降低到正常值的 50%，Ccr 测定值可低至 50 mL/min，但血肌酐、尿素氮测定仍可在正常范围，因肾有强大的储备能力，故 Ccr 是较早反映 GFR 的敏感指标。②评估肾功能损害程度：临床常用 Ccr 代替 GFR，根据 Ccr 一般可将肾功能分为 4 期：第 1 期(肾衰竭代偿期)，Ccr 为 51～80 mL/min；第 2 期(肾衰竭失代偿期)，Ccr 为 20～50 mL/min；第 3 期(肾衰竭期)，Ccr 为 10～19 mL/min；第 4 期(尿毒症期或终末期肾衰竭)，Ccr<10 mL/min。另一种分类是：轻度损害 Ccr 为 51～70 mL/min；中度损害 Ccr 在 31～50 mL/min；Ccr 小于 30 mL/min 为重度损害。③指导治疗：慢性肾衰竭 Ccr 小于 40 mL/min，应开始限制蛋白质摄入；Ccr 小于 30 mL/min，用氢氯噻嗪等利尿剂治疗常无效，不宜应用；小于 10 mL/min 应结合临床进行肾替代治疗，对袢利尿剂(如呋塞米、利尿酸钠)的反应也已极差。此外，肾衰竭时凡由肾代谢或经肾排出的药物也可根据 Ccr 降低的程度来调节用药剂量和决定用药的时间间隔。

## 三、血尿素氮测定

【原理】

血尿素氮(blood urea nitrogen，BUN)是蛋白质代谢的终末产物，体内氨基酸脱氨基分解成 α-酮基和 $NH_3$，$NH_3$在肝脏内和 $CO_2$生成尿素，因此尿素的生成量取决于饮食中蛋白质摄入量、组织蛋白质分解代谢及肝功能状况。尿素主要经肾小球滤过随尿排出，正常情况下 30%～40%被肾小管重吸收，肾小管有少量排泌，当肾实质受损害时，GFR 降低，致使血浓度增加，因此目前临床上多测定尿素氮，以观察肾小球的滤过功能。

【参考值】

成人 3.2～7.1 mmol/L；婴儿、儿童 1.8～6.5 mmol/L。

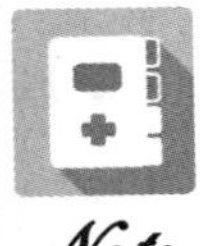

Note

【临床意义】

血中尿素氮增高见于：

**1. 器质性肾功能损害** ①各种原发性肾小球肾炎、肾盂肾炎、间质性肾炎、肾肿瘤、多囊肾等所致的慢性肾衰竭。②急性肾衰竭肾功能轻度受损时，BUN 可无变化，GFR 下降至 50%以下，BUN 才能升高。因此血 BUN 不能作为早期肾功能指标。但对慢性肾衰竭，尤其是尿毒症期慢性肾衰竭，BUN 增高的程度一般与病情严重性一致：肾衰竭代偿期 GFR 下降至 50 mL/min，血 BUN<9 mmol/L；肾衰竭失代偿期，血 BUN>9 mmol/L；肾衰竭期，血 BUN>20 mmol/L。

**2. 肾前性少尿** 如严重脱水、大量腹腔积液、心脏循环功能衰竭、肝肾综合征等导致的血容量不足、肾血流量减少灌注不足致少尿。此时 BUN 升高，但 Cr 升高不明显，BUN/Cr(mg/dL)>10∶1，称为肾前性氮质血症。经扩容尿量多能增加，BUN 可自行下降。

**3. 蛋白质分解或摄入过多** 如急性传染病、高热、上消化道大出血、大面积烧伤、严重创伤、大手术后和甲状腺功能亢进、高蛋白饮食等时，但血肌酐一般不升高。以上情况矫正后，血 BUN 可以下降。

## 四、肾小球滤过率测定

【原理】

$^{99m}$Tc-二乙三胺五醋酸($^{99m}$Tc -DTPA)几乎完全经肾小球滤过而清除，其最大清除率即为肾小球滤过率(GFR)。用 SPECT 测定弹丸式静脉注射后两肾放射性计数率降低，按公式自动计算 GFR，并可显示左、右分侧肾 GFR，敏感性高，可与菊粉清除率媲美。

【参考值】

总 GFR (100±20) mL/min。

【临床意义】

①GFR 影响因素：与年龄、性别、体重有关，因此须注意这些因素。30 岁后每 10 年每 1.73 $m^2$ 肾表面积 GFR 就下降 10 mL/min，男性比女性 GFR 高约 10 mL/min，妊娠时 GFR 明显增加，第 3 个月增加 50%，产后降至正常。②GFR 降低常见于急、慢性肾衰竭，肾小球功能不全、肾动脉硬化、肾盂肾炎(晚期)、糖尿病(晚期)和高血压(晚期)、甲状腺功能减退、肾上腺皮质功能不全、糖皮质激素缺乏。③GFR 升高见于肢端肥大症和巨人症、糖尿病肾病早期。④可同时观察左、右肾位置、形态和大小，也可结合临床初步提示肾血管有无栓塞。

## 五、血 β2-微球蛋白测定

【原理】

β2-微球蛋白(β2-microglobulin，β2-M)是体内有核细胞包括淋巴细胞、血小板、多形核白细胞产生的一种小分子球蛋白；与同种白细胞抗原(HLA)亚单位是同一物质；与免疫球蛋白稳定区的结构相似。其相对分子质量为 11800，是由 99 个氨基酸组成的单链多肽。β2-M 广泛存在于血浆、尿液、脑脊液、唾液及初乳中。正常人血中 β2-M，浓度很低，可自由通过肾小球，然后在近端小管内几乎全部被重吸收。

【参考值】

成人血清 1～2 mg/L。

【临床意义】

(1) 肾小球滤过功能受损，潴留于血中。在评估肾小球滤过功能上，血 β2-M 升高比血 Cr 更灵敏，在 Ccr 低于 80 mL/min 时即可出现，而此时血 Cr 浓度多无改变。若同时出现血和尿 β2-M 升高且血 β2-M <5 mg/L，则可能肾小球和肾小管功能均受损。

(2) IgG 肾病、恶性肿瘤，以及多种炎性疾病如肝炎、类风湿关节炎等可致 β2-M 生成增多。

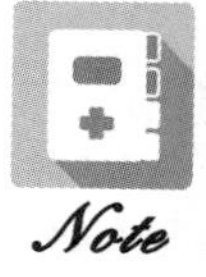

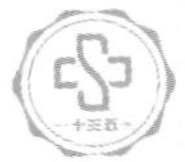


# 第二节　肾小管功能检测

## 一、近端肾小管功能检测

### （一）尿β2-微球蛋白测定

【原理】

β2-M是体内除成熟红细胞和胎盘滋养层细胞外的所有细胞，特别是淋巴细胞和肿瘤细胞膜上组织相容性抗原（HLA）的轻链蛋白组分，相对分子质量仅11800，于电泳时出现β2区带而得名。随HLA的更新代谢降解释放入体液，正常人β2-M生成量较恒定，为150～200 mg/d。由于其相对分子质量小，并且不与血浆蛋白结合，可自由经肾小球滤入原尿，但原尿中99.9%的β2-M在近端肾小管被重吸收，并在肾小管上皮细胞中分解破坏，仅微量自尿中排出。因β2-M在酸性尿中极易分解破坏，故尿收集后应及时测定。

【参考值】

成人尿β2-M含量低于0.3 mg/L，或以尿肌酐校正为0.2 mg/g肌酐以下。

【临床意义】

根据β2-M的肾排泄过程，尿β2-M增多较敏感地反映近端肾小管重吸收功能受损，如肾小管-间质性疾病、药物或毒物所致早期肾小管损伤，以及肾移植后急性排斥反应早期。肾移植后均使用可抑制β2-M生成的免疫抑制剂，若仍出现尿β2-M增多，表明排斥反应未能有效控制。

由于肾小管重吸收β2-M的阈值为5 mg/L，超过阈值时，出现非重吸收功能受损的大量尿β2-M排泄。因此应同时检测血β2-M，只有血β2-M<5 mg/L时，尿β2-M升高才反映肾小管损伤。

### （二）α1-微球蛋白测定

【原理】

α1-微球蛋白（α1-microglobulin，α1-M）为肝细胞和淋巴细胞产生的一种糖蛋白，相对分子质量仅26000。血浆中α1-M可以游离或与IgG、清蛋白结合。游离α1-M可自由透过肾小球，但原尿中α1-M约99%被近曲小管上皮细胞以胞饮方式重吸收并分解，故仅微量从尿中排泄。

【参考值】

成人24 h尿中α1-M <15 mg，或每克肌酐中α1-M<10 mg；血清游离α1-M为10～30 mg/L。

【临床意义】

**1. 近端肾小管功能损害**　尿α1-M升高，是反映各种原因包括肾移植后排斥反应所致早期近端肾小管功能损伤的特异、敏感指标。与α1-M比较，β2-M不受恶性肿瘤影响，酸性尿中不会出现假阴性，故更可靠。

**2. 评估肾小球滤过功能**　根据前述α1-M排泄方式，血清α1-M升高提示GFR降低所致的血潴留。其比血Cr和β2-M检测更灵敏，在Ccr<100 mL/min时，血清α1-M即出现升高。血清和尿中α1-M均升高，表明肾小球滤过功能和肾小管重吸收功能均受损。

**3. 血清α1-M降低**　见于严重肝实质性病变所致生成减少，如重症肝炎、肝坏死等。

综上所述，在评估各种原因所致的肾小球和近端肾小管功能特别是早期损伤时，β2-M和α1-M均是较理想的指标，尤以α1-M为佳，有取代β2-M的趋势。

## 二、远端肾小管功能检测

### （一）昼夜尿比重试验

【原理】

正常尿生成过程中，远端肾小管对原尿有稀释功能，而集合管则具有浓缩功能。检测尿比重可间接

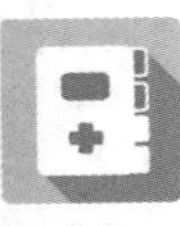

了解肾脏的稀释-浓缩功能。生理情况下，夜间水摄入及生成减少，肾小球滤过量较白昼低，而稀释-浓缩功能仍同样进行，故夜尿较昼尿量少而比重高。

昼夜尿比重试验又称莫氏试验，受试日正常进食，但每餐含水量控制在500～600 mL，并且除三餐外不再饮任何液体。晨8时完全排空膀胱后至晚8时止，每2 h收集尿1次，共6次昼尿，分别测定每次尿量及比重。晚8时至次晨8时的夜尿收集在一个容器内，同样测定尿量、比重。

【参考值】

成人尿量1000～2000 mL/24 h，其中夜尿量＜750 mL，昼尿量（晨8时至晚8时的6次尿量之和）和夜尿量比值一般为（3～4）：1；夜尿或昼尿中至少1次尿比重＞1.018，昼尿中最高与最低尿比重差值＞0.009。

【临床意义】

用于诊断各种疾病对远端肾小管稀释-浓缩功能的影响。

（1）夜尿＞750 mL或昼夜尿量比值降低，而尿比重值及变化率仍正常，为浓缩功能受损的早期改变，可见于间质性肾炎、慢性肾小球肾炎、高血压肾病和痛风性肾病早期主要损害肾小管时。若同时伴有夜尿增多及尿比重无1次大于1.018或昼尿比重差值＜0.009，提示上述疾病致稀释-浓缩功能严重受损；若每次尿比重均固定在1.010～1.012的低值，称为等渗尿（与血浆比），表明肾只有滤过功能，而稀释-浓缩功能完全丧失。

（2）尿量少而比重增高、固定在1.018左右（差值＜0.009），多见于急性肾小球肾炎及其他影响GFR降低的情况，由此时原尿生成减少而稀释-浓缩功能相对正常所致。

（3）尿量明显增多（＞4 L/24 h）而尿比重均低于1.006，为尿崩症的典型表现。

无论用尿比重计还是折射仪检测，均仍可受尿中其他成分干扰。如尿中蛋白、糖、造影剂等晶体性、胶体性物质，可使尿比重计法结果偏高；尿中糖、蛋白及温度可影响折射仪法测定尿比重。上述试验结果解释时，还应考虑气温影响。夏季高温时大量出汗，可致尿量减少而比重升高，反之寒冷气候可产生相反的影响。

### （二）3 h尿比重试验

【原理】

3 h尿比重试验是在保持日常饮食和活动状况下，晨8时排空膀胱后每3 h收集1次尿，至次晨8时止共8次，计量每次尿量和比重。应以尿比重计或比重折射仪测定比重，因前已述及干化学法测尿比重粗糙且影响因素多，故此法不能用于稀释-浓缩功能试验。

【参考值】

成人24 h尿量1000～2000 mL，昼尿量（晨8时至晚8时4次尿量和）多于夜尿量，昼尿量和夜尿量比值一般为（3～4）：1。至少1次尿比重＞1.020（多为夜尿），1次低于1.003。

【临床意义】

3 h尿比重试验及昼夜尿比重试验均用于诊断各种疾病对远端肾小管稀释-浓缩功能的影响，以昼夜尿比重试验多用。

### （三）尿渗量（尿渗透压）测定

【原理】

尿渗量是指尿内全部溶质的微粒总数量，尿比重和尿渗量都能反映尿中溶质的含量，但尿比重易受溶质微粒大小和相对分子质量大小的影响，如蛋白质、葡萄糖等均可使尿比重增高；而尿渗量受溶质的离子数量的影响，如尿中NaCl离子化后成为$Na^+$及$Cl^-$，而$CaCl_2$离子化后则成为1个钙离子和2个氯离子，共3个离子，故NaCl的渗量比$CaCl_2$小。不能离子化的物质如蛋白质、葡萄糖等对尿渗量影响小，故测定尿渗量更能切合实际，真正反映肾浓缩和稀释功能。

【参考值】

禁饮后尿渗量为600～1000 mOsm/kg$H_2O$，平均800 mOsm/kg$H_2O$；血浆275～305 mOsm/kg$H_2O$，平均300 mOsm/kg$H_2O$。尿/血浆渗量比值为（3～4.5）：1。

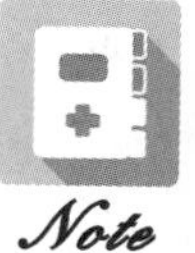

【临床意义】

①判断肾浓缩功能：禁饮尿渗量在 300 mOsm/kg$H_2O$ 左右时，即与正常血浆渗量相等，称为等渗尿；若<300 mOsm/kg$H_2O$，称低渗尿；正常人禁水 8 h 后尿渗量<600 mOsm/kg$H_2O$，尿/血浆渗量比值等于或小于 1，均表明肾浓缩功能障碍。见于慢性肾盂肾炎、多囊肾、尿酸性肾病等慢性间质性病变，也可见于慢性肾炎后期，以及急、慢性肾衰竭累及肾小管和间质。②一次性尿渗量检测用于鉴别肾前性、肾性少尿：肾前性少尿时，肾小管浓缩功能完好，故尿渗量较高，常大于 450 mOsm/kg$H_2O$。肾小管坏死致肾性少尿时，尿渗量降低，常小于 350 mOsm/kg$H_2O$。

### 三、血尿酸检测

【原理】

尿酸为核蛋白和核酸中嘌呤的代谢产物，既可来自体内，亦可来自食物中嘌呤的分解代谢。肝是尿酸的主要生成场所，除小部分尿酸可在肝脏进一步分解或随胆汁排泄外，剩余的均从肾排泄。尿酸可自由透过肾小球，亦可经肾小管排泌，但进入原尿的尿酸 90%左右在肾小管重吸收回到血液中。因此，血尿酸浓度受肾小球滤过功能和肾小管重吸收功能的影响。

【参考值】

成人酶法血清(浆)尿酸浓度男性为 150～416 μmol/L，女性为 89～357 μmol/L。

【临床意义】

若能严格禁食含嘌呤丰富的食物 3 天，排除外源性尿酸干扰再采血，血尿酸水平改变较有意义。

**1. 血尿酸浓度升高** ①肾小球滤过功能损伤：因上述尿酸肾排泄特点，其比血肌酐和尿素氮检测在反映早期肾小球滤过功能损伤上敏感。②体内尿酸生成异常增多：常见为遗传性酶缺陷所致的原发性痛风，以及多种血液病、恶性肿瘤等因细胞大量破坏所致的继发性痛风。此外亦见于长期使用利尿剂和抗结核药(如吡嗪酰胺)、慢性铅中毒和长期禁食者。

**2. 血尿酸浓度降低** 各种原因致肾小管重吸收尿酸功能损害，尿中大量丢失，以及肝功能严重损害，尿酸生成减少。如范可尼综合征、急性肝坏死、肝豆状核变性等。此外，慢性镉中毒，使用磺胺及大剂量糖皮质激素，参与尿酸生成的黄嘌呤氧化酶、嘌呤核苷酸化酶先天性缺陷等，亦可致血尿酸降低。

## 第三节　肾功能检测项目的选择和应用

肾有强大的储备能力，早期肾病变往往没有或极少有症状和体征，故早期诊断很大程度上要依赖于实验室检测。但是，肾功能检测除极少数项目外，多数情况下，缺乏特异性。因此，选择和应用肾功能检测的原则：①根据临床需要选择必需的项目或做项目组合，为临床诊断、病情监测和疗效观察等提供依据。②结合临床资料和其他检测，综合分析，做出客观结论。

(1) 常规检查或健康体检，可选用尿液自动化分析仪试条所包括项目的尿一般检查。对于怀疑或已确诊的泌尿系统疾病者，若未将尿沉渣镜检列入常规时，应进行尿沉渣检查，以避免漏诊和准确了解病变程度。

(2) 已确诊患有糖尿病、高血压、系统性红斑狼疮等可导致肾病变的全身性疾病者，为尽早发现肾损害，宜选择和检测较敏感的尿微量清蛋白、α1-M 及 β2-M 等。

(3) 为了解肾脏病变的严重程度及肾功能状况，应分别选择和应用肾小球功能试验、肾小管功能试验或球-管功能组合试验。

①主要累及肾小球，亦可能累及近端肾小管的肾小球肾炎、肾病综合征等，可在 Ccr、血肌酐、尿素和尿 α1-M、β2-M 等肾小球滤过功能和近端肾小管功能检测项目中选择。必须注意，在反映肾小球滤过功能上，血肌酐、尿酸、尿素只在晚期肾脏疾病或肾有较严重损害时才有意义。

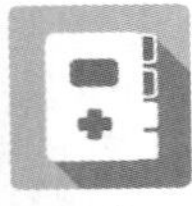

Note

②为了解肾盂肾炎、间质性肾炎、全身性疾病和药物(毒物)所致肾小管病变时,可考虑选用 α1-M、β2-M 检测及肾小管的稀释-浓缩功能试验。监测肾移植后排斥反应,应动态观察上述指标的变化。

③急性肾衰竭时,应动态检测尿渗量和进行肾小球滤过功能试验;慢性肾衰竭时,除行尿常规检查外,可考虑选用球-管功能组合试验。

(阳覃竹)

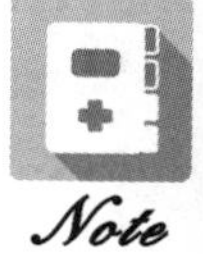

Note

# 第三十七章　肝脏病常用实验室检测

## 第一节　肝功能实验项目检查

为发现肝脏损伤及了解、评估肝脏各种功能状态而设计的众多实验室检测方法，广义上可统称为肝功能试验(liver function test，LFTs)。

### 一、蛋白质代谢功能检测

除γ球蛋白以外的大部分血浆蛋白，如清蛋白、糖蛋白、脂蛋白、多种凝血因子、抗凝因子、纤溶因子及各种转运蛋白等均在肝脏合成，当肝细胞受损严重时，这些血浆蛋白质合成减少，尤其是清蛋白减少，导致低清蛋白血症。

#### (一) 血清总蛋白和清蛋白、球蛋白比值测定

90%以上的血清总蛋白(serum total protein，STP)和全部的血清清蛋白(albumin，A)是由肝脏合成，因此血清总蛋白和清蛋白含量是反映肝脏合成功能的重要指标。清蛋白是正常人体血清中的主要蛋白质组分，肝脏每天大约合成 120 mg/kg，半衰期为 19～21 天，相对分子质量为 66000，属于非急性时相蛋白，在维持血液胶体渗透压、体内代谢物质转运及营养等方面起着重要作用。总蛋白含量减去清蛋白含量，即为球蛋白(globulin，G)含量。球蛋白是多种蛋白质的混合物，其中包括含量较多的免疫球蛋白和补体、多种糖蛋白、金属结合蛋白、多种脂蛋白及酶类。球蛋白与机体免疫功能与血浆黏度密切相关。根据清蛋白与球蛋白的量，可计算出清蛋白与球蛋白的比值(A/G)。

【参考值】

血清总蛋白及清蛋白含量与性别无关，但和年龄相关，新生儿及婴幼儿稍低，60 岁以后约降低 2 g/L，血清清蛋白占总蛋白量至少达 60%，球蛋白不超过 40%。在分析血清清蛋白检测结果时，应考虑以下因素可影响测定结果：激烈运动后数小时内血清总蛋白可增高 4～8 g/L；卧位比直立位时总蛋白浓度低 3～5 g/L；溶血标本中每存在 1 g/L 的血红蛋白可引起总蛋白测定值约增加 3%；含脂类较多的乳糜标本影响检测准确性，需进行预处理，以消除测定干扰。

正常成人血清总蛋白 60～80 g/L，清蛋白 40～55 g/L，球蛋白 20～30 g/L，A/G 为(1.5～2.5)∶1。

【临床意义】

血清总蛋白降低一般与清蛋白减少相平行，总蛋白升高同时有球蛋白升高。由于肝脏具有很强的代偿能力，且清蛋白半衰期较长，因此只有当肝脏病变达到一定程度和在一定病程后才能出现血清总蛋白的改变，急性或局灶性肝损伤时 STP、A、G 及 A/G 多为正常。因此它常用于检测慢性肝损伤，并可反映肝实质细胞储备功能。

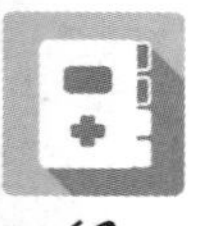
Note

**1. 血清总蛋白及清蛋白增高**　主要由于血清水分减少，单位容积总蛋白浓度增加，而全身总蛋白量并未增加，如各种原因导致的血液浓缩(严重脱水、休克、饮水量不足)、肾上腺皮质功能减退等。

**2. 血清总蛋白及清蛋白降低**

(1) 肝细胞损害影响总蛋白与清蛋白合成：常见肝脏疾病有亚急性重症肝炎、慢性中度以上持续性肝炎、肝硬化、肝癌等，以及缺血性肝损伤、毒素诱导性肝损伤。清蛋白含量减少常伴有γ球蛋白增加，清蛋白含量与有功能的肝细胞数量成正比。清蛋白含量持续下降，提示肝细胞坏死进行性加重，预后不良；治疗后清蛋白含量上升，提示肝细胞再生，治疗有效。血清总蛋白<60 g/L 或清蛋白<25 g/L 称为低蛋白血症，临床上常出现严重水肿及胸、腹腔积液。

(2) 营养不良：如蛋白质摄入不足或消化吸收不良。

(3) 蛋白质丢失过多：如肾病综合征（大量肾小球性蛋白尿）、蛋白质丢失性肠病、严重烧伤、急性大失血等。

(4) 消耗增加：见于慢性消耗性疾病，如重症结核、甲状腺功能亢进及恶性肿瘤等。

(5) 血清水分增加：如水钠潴留或静脉补充过多的晶体溶液。先天性低清蛋白血症较为少见。

**3. 血清总蛋白及球蛋白增高** 当血清总蛋白>80 g/L 或球蛋白>35 g/L，分别称为高蛋白血症（hyperproteinemia）或高球蛋白血症。总蛋白增高主要是因球蛋白增高，其中又以γ球蛋白增高为主。

(1) 慢性肝脏疾病：包括自身免疫性慢性肝炎、慢性活动性肝炎、肝硬化、慢性酒精性肝病、原发性胆汁性肝硬化等；球蛋白增高程度与肝脏疾病严重性相关。

(2) M 蛋白血症：如多发性骨髓瘤、淋巴瘤、原发性巨球蛋白血症等。

(3) 自身免疫病：如系统性红斑狼疮、风湿热、类风湿关节炎等。

(4) 慢性炎症与慢性感染：如结核病、疟疾、黑热病、麻风病及慢性血吸虫病等。

**4. 血清球蛋白浓度降低** 主要是因合成减少而导致。

(1) 生理性减少：小于 3 岁的婴幼儿。

(2) 免疫功能抑制：如长期应用肾上腺皮质激素或免疫抑制剂。

(3) 先天性低γ球蛋白血症。

**5. A/G 倒置** 清蛋白降低和（或）球蛋白增高均可引起 A/G 倒置，见于严重肝功能损伤及 M 蛋白血症，如慢性中度以上持续性肝炎、肝硬化、原发性肝癌、多发性骨髓瘤、原发性巨球蛋白血症等。

### （二）血清蛋白电泳

在碱性环境（pH 8.6）中血清蛋白质均带负电，在电场中均会向阳极泳动，因血清中各种蛋白质的颗粒大小、等电点及所带的负电荷多少不同，它们在电场中的泳动速度也不同。清蛋白相对分子质量小，所带负电荷相对较多，在电场中迅速向阳极泳动；γ球蛋白因相对分子质量大，泳动速度慢。

【参考值】

醋酸纤维素膜法：清蛋白 0.62～0.71（62%～71%）
α1 球蛋白 0.03～0.04（3%～4%）
α2 球蛋白 0.06～0.10（6%～10%）
β球蛋白 0.07～0.11（7%～11%）
γ球蛋白 0.09～0.18（9%～18%）

【临床意义】

**1. 肝脏疾病** 急性及轻症肝炎时电泳结果多无异常。慢性肝炎、肝硬化、肝细胞肝癌（常合并肝硬化）时，清蛋白降低，α1、α2、β球蛋白也有减少倾向；γ球蛋白增加，在慢性活动性肝炎和失代偿的肝硬化增加尤为显著。

**2. M 蛋白血症** 如骨髓瘤、原发性巨球蛋白血症等，清蛋白浓度降低，单克隆γ球蛋白明显升高，亦有β球蛋白升高，偶有α球蛋白升高。大部分患者在γ区带、β区带或β区带与γ区带之间可见结构均一、基底窄、峰高尖的 M 蛋白。

**3. 肾病综合征、糖尿病、肾病** 由于血脂增高，可致α2 及β球蛋白（脂蛋白的主要成分）增高，清蛋白及γ球蛋白降低。

**4. 其他** 结缔组织病伴有多克隆γ球蛋白增高，先天性低丙种球蛋白血症γ球蛋白降低，蛋白丢

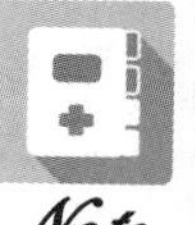

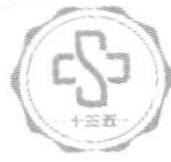


失性肠病表现为清蛋白及γ球蛋白降低，α2球蛋白则增高。

### (三) 血清前清蛋白测定

前清蛋白(prealbumin，PAB)由肝细胞合成，相对分子质量为62000，比清蛋白小，醋酸纤维素膜电泳上向阳极的泳动速度较清蛋白快，在电泳图谱上位于清蛋白前方可以看到一条染色很浅的区带。前清蛋白是一种载体蛋白，能与甲状腺素结合，因此又叫甲状腺素结合前清蛋白(thyroxin binding prealbumin)，并能运输维生素A。

前清蛋白半衰期较其他血浆蛋白短(约2天)，因此它比清蛋白更能早期反映肝细胞损害。它的血清浓度明显受营养状况及肝功能改变的影响。

【参考值】

1岁：100 mg/L；1～3岁：168～281 mg/L；成人：280～360 mg/L。

【临床意义】

**1. 降低** ①营养不良、慢性感染、晚期恶性肿瘤。②肝胆系统疾病：肝炎、肝硬化、肝癌及胆汁淤积性黄疸。对早期肝炎、急性重症肝炎有特殊诊断价值。

**2. 增高** 见于霍奇金(Hodgkin)病。

### (四) 血浆凝血因子测定

除组织因子及由内皮细胞合成的vWF外，其他凝血因子几乎都在肝脏中合成；凝血抑制因子如抗凝血酶Ⅲ(AT-Ⅲ)、α2巨球蛋白、α1抗胰蛋白酶、C1脂酶抑制因子及蛋白C也都在肝脏合成。凝血因子半衰期比清蛋白短得多，尤其是维生素K依赖因子(Ⅱ、Ⅶ、Ⅸ、Ⅹ)，如因子Ⅶ的半衰期只有1.5～6 h，因此在肝功能受损的早期，清蛋白检测完全正常，而维生素K依赖的凝血因子却有显著降低，故在肝脏疾病早期可用凝血因子检测作为过筛试验。肝病患者也可表现为血小板数量减少或功能障碍。酒精和肝炎病毒均可抑制骨髓的巨核细胞生成，引起血小板减少；肝硬化和急性暴发性肝衰竭患者，由于凝血抑制因子合成减少，激活的凝血因子清除减少，或组织促凝血酶原激酶的释放，可导致弥散性血管内凝血(DIC)，DIC时多种凝血因子及血小板的消耗增加。

在胆汁淤积的患者中，由于肠道胆盐缺乏，影响肠腔对脂溶性维生素K的吸收，维生素K依赖因子在维生素K缺乏时，不能被激活，引起凝血障碍，临床检验凝血酶原时间延长时可通过给予维生素K而被纠正。大部分纤维蛋白原在肝脏合成，且其合成潜力很大，除非严重的肝实质损害，多数情况不引起纤维蛋白原降低。因子Ⅷ部分在肝外生成，在肝病时，多数正常或偶可升高。此外因子Ⅷ和纤维蛋白原一样，是一种急性时相反应蛋白，其升高还与组织坏死及炎症反应等因素有关。

在肝脏疾病时，通常进行的过筛试验如下。

**1. 凝血酶原时间(prothrombin time，PT)测定** 在待检血浆中加入$Ca^{2+}$和组织因子(组织凝血活酶)，观测血浆的凝固时间。它反映血浆因子Ⅱ、Ⅴ、Ⅷ、Ⅹ的含量，其灵敏度稍差，但能判断肝病预后。参考值：11～14 s。在急性缺血性肝损伤及毒性肝损伤，PT延长超过3 s，而在急性病毒性或酒精性肝炎，PT延长极少超过3 s；慢性肝炎患者PT一般在正常范围内，但在进展为肝硬化后，PT则延长。PT延长是肝硬化失代偿期的特征，也是诊断胆汁淤积，肝脏合成维生素K依赖因子Ⅱ、Ⅴ、Ⅶ、Ⅹ是否减少的重要实验室检查。在急性重型肝炎时，如PT延长、纤维蛋白原及血小板都降低，则可诊断为DIC。

**2. 活化的部分凝血活酶时间测定(activated partial thromboplastin time，APTT)** 在受检血浆中加入接触因子激活剂、部分磷脂和$Ca^{2+}$以后，观察其凝血时间。参考值为30～42 s。严重肝病时，因子Ⅸ、Ⅹ、Ⅺ、Ⅻ合成减少，致使APTT延长；维生素K缺乏时，因子Ⅸ、Ⅹ不能激活，APTT亦可延长。

**3. 凝血酶时间(thrombin time，TT)测定** 于受检血浆中加入"标准化"凝血酶试剂，测定开始出现纤维蛋白丝所需时间。参考值为16～18 s。TT延长主要反映血浆纤维蛋白原含量减少或结构异常和纤维蛋白降解产物(FDP)的存在，因子Ⅶ、Ⅸ、Ⅹ也有影响。肝硬化或急性暴发性肝衰竭合并DIC时，TT是一个常用的检测手段。

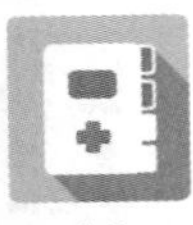

**4. 肝促凝血酶原试验(HPT)** HPT能反映因子Ⅱ、Ⅶ、Ⅹ的综合活性，试验灵敏度高，但由于其灵敏度太高，故与预后相关性较差。

**5. 抗凝血酶Ⅲ(AT-Ⅲ)测定** AT-Ⅲ主要在肝脏合成,70%～80%凝血酶由其灭活,它与凝血酶形成1∶1共价复合物而抑制凝血酶。严重肝病时AT-Ⅲ活性明显降低,合并DIC时降低更显著。

(五)血氨测定

肠道中未被吸收的氨基酸及未被消化的蛋白质在大肠杆菌作用下脱去氨基生成的氨,以及血液中的尿素渗入肠道,经大肠杆菌分解作用生成的氨经肠道吸收入血,经门静脉进入肝脏。氨对中枢神经系统有高度毒性,家兔血中氨含量如果达到50 mg/L,即中毒死亡。肝脏是唯一能解除氨毒性的器官,大部分氨在肝内通过鸟氨酸循环生成尿素,经肾脏排出体外,一部分氨在肝、肾、脑等器官中与谷氨酸合成谷氨酰胺,肾脏泌氨中和肾小管腔中 $H^+$,形成铵盐随尿排出体外。肝脏利用氨合成尿素,是保证血氨正常的关键,在肝硬化及暴发性肝衰竭等严重肝损害时,如果80%以上肝组织破坏,氨就不能被解毒,氨在中枢神经系统积聚,引起肝性脑病。

【参考值】

18～72 μmol/L。

【临床意义】

**1. 升高** ①生理性增高见于摄入高蛋白食物或运动后。②病理性增高见于严重肝损害(如肝硬化、肝癌、重症肝炎等)、上消化道出血、尿毒症及肝外门静脉系统分流形成。

**2. 降低** 低蛋白饮食、贫血。

## 二、脂类代谢功能检测

血清脂类包括胆固醇、胆固醇酯、磷脂、甘油三酯及游离脂肪酸。肝脏除合成胆固醇、脂肪酸等脂类外,还能利用食物中脂类及由脂肪组织而来的游离脂肪酸,合成甘油三酯及磷脂等,并能合成极低密度脂蛋白、初生态高密度脂蛋白,以及酰基转移酶等;血液中的胆固醇及磷脂也主要来源于肝脏。当肝细胞损伤时,脂肪代谢发生异常,因此测定血浆脂蛋白及脂类成分,尤其是胆固醇及胆固醇酯的改变,是评价肝脏对脂类代谢功能的重要手段。在胆道阻塞时,患者血浆中出现异常大颗粒脂蛋白,称为阻塞性脂蛋白Ⅹ(LP-Ⅹ),同时血液中胆固醇及磷脂含量增高。在严重肝病时,因肝细胞对酰基转移酶的合成和分泌功能降低,故血中胆固醇及其他脂类减少。肝脏合成磷脂发生障碍,会造成脂肪运输障碍而导致肝细胞内脂肪沉积,形成脂肪肝。

(一)血清胆固醇和胆固醇酯测定

内源性胆固醇(cholesterol)80%是由肝脏合成,血浆中卵磷脂-胆固醇酰基转移酶(LCAT)全部由肝脏合成,在LCAT作用下,卵磷脂的脂肪酰基转移到胆固醇羟基上,生成胆固醇酯(cholesterol ester)。当肝细胞损伤时,胆固醇及LCAT合成减少,由于LCAT的减少或缺乏,导致胆固醇酯的含量减少。

【参考值】

总胆固醇2.9～6.0 mmol/L;胆固醇酯2.34～3.38 mmol/L;胆固醇酯∶游离胆固醇=3∶1。

【临床意义】

(1)肝细胞受损时,LCAT合成减少,胆固醇发生酯化障碍,血中胆固醇酯减少;在肝细胞严重损害如肝硬化、暴发性肝衰竭时,血中总胆固醇也降低。

(2)胆汁淤积时,由于胆汁排出受阻而反流入血,血中出现阻塞性脂蛋白Ⅹ,同时肝合成胆固醇能力增强,血中总胆固醇增加,其中以游离胆固醇增加为主。胆固醇酯与游离胆固醇比值降低。

(3)营养不良及甲状腺功能亢进患者,血中总胆固醇减少。

(二)阻塞性脂蛋白Ⅹ测定

【原理】

当胆道阻塞、胆汁淤积时,由于胆汁排泄受阻,胆汁内的磷脂逆流入血,血中出现大颗粒脂蛋白,称为阻塞性脂蛋白Ⅹ(LP-Ⅹ),它是一种异常的低密度脂蛋白。

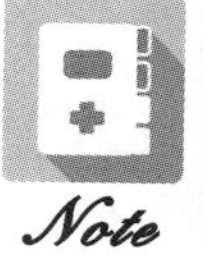

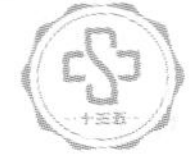


【参考值】

阴性。

【临床意义】

**1. 胆汁淤积性黄疸的诊断** 血清 LP-Ⅹ阳性有助于胆汁淤积性黄疸的诊断。

**2. 肝内、外阻塞的鉴别诊断** LP-Ⅹ的定量与胆汁淤积程度相关，肝外阻塞比肝内阻塞引起胆汁淤积程度严重，一般认为其含量＞2000 mg/L 时提示肝外胆道阻塞。

## 三、胆红素代谢检测

### （一）血清总胆红素（STB）测定

【参考值】

新生儿 0～1 天 34～103 μmol/L
1～2 天 103～171 μmol/L
3～5 天 68～137 μmol/L
成人 3.4～17.1 μmol/L

【临床意义】

**1. 判断有无黄疸、黄疸程度及演变过程** 当 STB＞17.1 μmol/L，但小于 34.2 μmol/L 时为隐性黄疸或亚临床黄疸，34.2～171 μmol/L 为轻度黄疸，171～342 μmol/L 为中度黄疸，＞342 μmol/L 为重度黄疸。在病程中检测可以判断疗效和指导治疗。

**2. 根据黄疸程度推断黄疸病因** 溶血性黄疸通常＜85.5 μmol/L，肝细胞黄疸为 17.1～171 μmol/L，不完全性梗阻性黄疸为 171～265 μmol/L，完全性梗阻性黄疸通常大于 342 μmol/L。

**3. 根据 STB、结合及非结合胆红素升高程度判断黄疸类型** 若 STB 增高伴非结合胆红素明显增高提示为溶血性黄疸，总胆红素增高伴结合胆红素明显升高为胆汁淤积性黄疸，三者均增高为肝细胞性黄疸。

### （二）血清结合胆红素与非结合胆红素测定

【参考值】

结合胆红素（CB）0～6.8 μmol/L；非结合胆红素 1.7～10.2 μmol/L。

【临床意义】

根据 CB 与 STB 比值，可协助鉴别黄疸类型，如 CB/STB＜20%提示为溶血性黄疸，20%～50%之间常为肝细胞性黄疸，比值＞50%为胆汁淤积性黄疸。结合胆红素测定可能有助于某些肝胆疾病的早期诊断。肝炎的黄疸前期、无黄疸型肝炎、失代偿期肝硬化、肝癌等，30%～50%患者表现为 CB 增加，而 STB 正常。

### （三）尿内胆红素测定

非结合胆红素不能透过肾小球屏障，因此不能在尿中出现；而 CB 为水溶性，能够透过肾小球基底膜而在尿中出现。正常成年人尿中含有微量胆红素，大约为 3.4 μmol/L，通常的检验方法不能被发现。当血中 CB 浓度超过肾阈（34 mmol/L）时，CB 可自尿中排出。采用加氧法检查，胆红素被氧化为胆绿素而使尿呈绿色；若用重氮反应法检查，胆红素成为重氮胆红素，尿呈紫色。

【参考值】

阴性。

【临床意义】

尿胆红素试验阳性提示血中 CB 增加，见于：

**1. 胆汁排泄受阻** 肝外胆管阻塞，如胆石症、胆管肿瘤、胰头癌等；肝内小胆管压力升高，如门静脉周围炎症、纤维化，或肝细胞肿胀等。

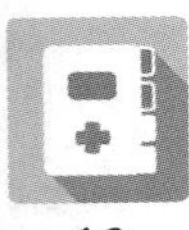
Note

**2. 肝细胞损害** 病毒性肝炎、药物或中毒性肝炎、急性酒精性肝炎。

**3. 黄疸鉴别诊断** 肝细胞性及梗阻性黄疸尿胆红素试验阳性，而溶血性黄疸则为阴性。先天性黄疸中 Dubin-Johnson 和 Rotor 综合征尿胆红素试验阳性，而 Gilbert 和 Crigler-Najjar 综合征则为阴性。

**4. 碱中毒** 胆红素分泌增加，可出现尿胆红素试验阳性。

### （四）尿中尿胆原测定

在胆红素肠肝循环过程中，仅有极少量尿胆原逸入血液循环从肾脏排出。尿中尿胆原为无色不稳定物质，可与苯甲醛（Ehrlich 试剂）发生醛化反应，生成紫红色化合物，从而进行定性和定量的检查。

【参考值】

定量：0.84～4.2 μmol/L/24 h。定性：阴性或弱阳性。

【临床意义】

尿内尿胆原在生理情况下仅有微量，但受进食和尿液酸碱度的影响，在餐后或碱性尿中，由于肾小管对尿胆原重吸收减少和肠道尿胆原生成增加，故尿中尿胆原稍增加；相反在酸性尿中则减少。若晨尿稀释 4 倍以上仍呈阳性，则为尿胆原增多。

**1. 尿胆原增多** ①肝细胞受损，如病毒性肝炎、药物或中毒性肝损害及某些门脉性肝硬化患者。②循环中红细胞破坏增加及红细胞前体细胞在骨髓内破坏增加，如溶血性贫血及巨幼细胞贫血。③内出血时由于胆红素生成增加，尿胆原排出随之增加；充血性心力衰竭伴肝淤血时，影响胆汁中尿胆原转运及再分泌，进入血中的尿胆原增加。④其他，如肠梗阻、顽固性便秘，使肠道对尿胆原重吸收增加，使尿中尿胆原排出增加。

**2. 尿胆原减少或缺如** ①胆道梗阻，如胆石症、胆管肿瘤、胰头癌、Vater 壶腹癌等，完全梗阻时尿胆原缺如，不完全梗阻时则减少，同时伴有尿胆红素增加。②新生儿及长期服用广谱抗生素时，由于肠道细菌缺乏或受到药物抑制，尿胆原生成减少。

## 四、胆汁酸代谢检测

胆汁酸（bile acid，BA）在肝脏中由胆固醇合成，随胆汁分泌入肠道，经肠道细菌分解后由小肠重吸收，经门静脉入肝，被肝细胞摄取，少量进入血液循环，因此胆汁酸测定能反映肝细胞合成、摄取及分泌功能，并与胆道排泄功能有关。它对肝胆系统疾病诊断的灵敏度和特异性高于其他指标。可做空腹或餐后 2 h 胆汁酸测定，后者更灵敏。

【参考值】

总胆汁酸（酶法） 0～10 μmol/L

胆酸（气-液相色谱法） 0.08～0.91 μmol/L

鹅脱氧胆酸（气-液相色谱法） 0～1.61 μmol/L

甘氨胆酸（气-液相色谱法） 0.05～1.0 μmol/L

脱氧胆酸（气-液相色谱法） 0.23～0.89 μmol/L

【临床意义】

胆汁酸增高见于：①肝细胞损害，如急性肝炎、慢性活动性肝炎、肝硬化、肝癌、酒精性及中毒性肝病；②胆道梗阻，如肝内、肝外的胆管梗阻；③门静脉分流，肠道中次级胆汁酸经分流的门静脉系统直接进入体循环；④进食后血清胆汁酸可一过性增高，此为生理现象。

## 五、血清酶及同工酶检测

肝脏是人体含酶最丰富的器官，酶蛋白含量约占肝总蛋白含量的 2/3 。肝细胞中所含酶种类已知数百种，在全身物质代谢及生物转化中都起重要作用，但常用于临床诊断的不过 10 余种。有些酶具有一定组织特异性，测定血清中某些酶的活性或含量可用于诊断肝胆疾病。如有些酶存在于肝细胞内，当肝细胞损伤时细胞内的酶释放入血流，使血清中的这些酶活性升高，如丙氨酸氨基转移酶（ALT）、天门冬氨酸氨基转移酶（AST）、醛缩酶、乳酸脱氢酶（LDH）。有些酶由肝细胞合成，当患肝病时，这些酶活性降低，如凝血酶。一些凝血因子Ⅱ、Ⅶ、Ⅸ、Ⅹ合成需维生素 K 参与，而维生素 K 在肠道的吸收依赖于

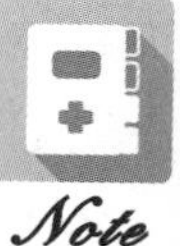

Note

胆汁中的胆汁酸盐，故当胆汁淤积时这些凝血因子合成不足。肝脏和某些组织合成的酶释放到血液中，从胆汁中排出，当胆道阻塞时，其排泄受阻，致使血清中这些酶的活性升高，如碱性磷酸酶(ALP)、γ-谷氨酰转移酶。有些酶活性与肝纤维组织增生有关，当肝脏发生纤维化时，血清中这些酶活性增高，如单胺氧化酶(MAO)、脯氨酰羟化酶(PH)等。因此，血清中的这些酶活性变化能反映肝脏的病理状态，是肝脏病实验室检查中最活跃的一个领域。

同工酶(isoenzyme)是指具有相同催化活性，但分子结构、理化性质及免疫学反应等都不相同的一组酶，因此又称同工异构酶。这些酶存在于人体不同组织，或在同一组织、同一细胞的不同亚细胞结构内。因此同工酶测定可提高酶学检查对肝胆系统疾病诊断及鉴别诊断的特异性。

### (一) 血清氨基转移酶测定

氨基转移酶简称转氨酶(transaminase)，是一组催化氨基酸与α-酮酸之间的氨基转移反应的酶类，用于肝功能检查的主要是丙氨酸氨基转移酶(alanine aminotransferase，ALT，旧称谷氨酸丙酮酸转移酶)和天门冬氨酸氨基转移酶(aspartate aminotransferase，AST，旧称谷氨酸草酰乙酸转移酶)。在氨基转移时氨基转移酶都是以磷酸吡哆醛和磷酸吡哆胺为其辅酶，ALT 催化 L-丙氨酸与α-酮戊二酸之间的氨基转移反应，生成 L-谷氨酸和丙酮酸，AST 催化 L-天门冬氨酸与α-酮戊二酸之间的氨基转移反应，生成 L-谷氨酸和草酰乙酸。ALT 主要分布在肝脏，其次是骨骼肌、肾脏、心肌等组织中；AST 主要分布在心肌，其次在肝脏、骨骼肌和肾脏组织中。

【参考值】

| | 终点法(赖氏法) | 速率法(37 ℃) |
|---|---|---|
| ALT | 5～25 卡门单位 | 10～40 U/L |
| AST | 8～28 卡门单位 | 10～40 U/L |

ALT/AST≤1

【临床意义】

(1) 急性病毒性肝炎：ALT 与 AST 均显著升高，可达正常上限的 20～50 倍，甚至 100 倍，但 ALT 升高更明显。通常 ALT＞300 U/L、AST＞200 U/L，ALT/AST＞1，是诊断急性病毒性肝炎重要的检测手段。在肝炎病毒感染后 1～2 周，转氨酶达高峰，在第 3 周到第 5 周逐渐下降，ALT/AST 值逐渐恢复正常。但转氨酶的升高程度与肝脏损伤的严重程度无关。在急性肝炎恢复期，如转氨酶活性不能降至正常或再上升，提示急性病毒性肝炎转为慢性。急性重症肝炎时，病程初期转氨酶升高，以 AST 升高显著，如在症状恶化时，黄疸进行性加深，酶活性反而降低，即出现“胆酶分离”现象，提示肝细胞严重坏死，预后不佳。

(2) 慢性病毒性肝炎：转氨酶轻度上升(100～200 U/L)或正常，ALT/AST＞1。若 AST 升高较 ALT 显著，即 ALT/AST＜1，提示慢性肝炎可能进入活动期。

(3) 酒精性肝病、药物性肝炎、脂肪肝、肝癌等非病毒性肝病，转氨酶轻度升高或正常，且 ALT/AST＜1。酒精性肝病 AST 显著升高，ALT 接近正常，可能与酒精具有线粒体毒性及酒精抑制吡哆醛活性有关。

(4) 肝硬化：转氨酶活性取决于肝细胞进行性坏死程度，终末期肝硬化转氨酶活性正常或降低。

(5) 肝内、外胆汁淤积，转氨酶活性通常正常或轻度上升。

(6) 急性心肌梗死后 6～8 h，AST 增高，18～24 h 达高峰，其值可达参考值上限的 4～10 倍，与心肌坏死范围和程度有关，4～5 天后恢复，若再次增高提示梗死范围扩大或新的梗死发生。

(7) 其他疾病：如骨骼肌疾病(皮肌炎、进行性肌萎缩)、肺梗死、肾梗死、胰梗死、休克及传染性单核细胞增多症，转氨酶轻度升高(50～200 U/L)。

### (二) 血清氨基转移酶同工酶测定

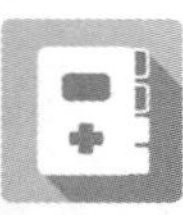

AST 同工酶在肝细胞中有两种 AST 同工酶，存在于胞质组分者称为上清液 AST(ASTs)；存在于线粒体中者称为线粒体 AST(ASTm)。正常血清中大部分为 ASTs，ASTm 仅占 10%以下；当肝细胞受到轻度损害时，线粒体未遭破坏，血清中 ASTs 漏出增加，而 ASTm 正常。如肝细胞严重损害，线粒体遭到破坏，此时血清中 ASTm 升高，因此 ASTm 升高表明肝细胞坏死严重。

【临床意义】

轻、中度急性肝炎，血清中 AST 轻度升高，其中以 ASTs 上升为主，ASTm 正常；重症肝炎、急性重型肝炎、酒精性肝病时血清中 ASTm 升高；氟烷性肝炎、Reye 综合征、妊娠脂肪肝、肝动脉栓塞术后及心肌梗死时 ASTm 也升高。

### （三）碱性磷酸酶测定

碱性磷酸酶(alkaline phosphatase，ALP)在碱性环境中能水解磷酸酯产生磷酸。ALP 主要分布在肝脏、骨骼、肾、小肠及胎盘中，血清中 ALP 以游离的形式存在，极少量与脂蛋白、免疫球蛋白形成复合物。由于血清中大部分 ALP 来源于肝脏与骨骼，因此常作为肝脏疾病的检查指标之一。胆道疾病时可能由于 ALP 生成增加而排泄减少，而引起血清中 ALP 升高。

【参考值】

磷酸对硝基苯酚速率法(37 ℃)参考值：

女性：1～12 岁　<500U/L

　　15 岁以上　40～150U/L

男性：1～12 岁　<500U/L

　　12～15 岁　<700U/L

　　25 岁以上　40～150U/L

【临床意义】

(1) 肝胆系统疾病：各种肝内、外胆管阻塞性疾病，如胰头癌、胆道结石引起的胆管阻塞、原发性胆汁性肝硬化、肝内胆汁淤积等，ALP 明显升高，且与血清胆红素升高相平行；累及肝实质细胞的肝胆疾病(如肝炎、肝硬化)，ALP 轻度升高。

(2) 黄疸的鉴别诊断：ALP 和血清胆红素、转氨酶同时测定有助于黄疸的鉴别诊断。①胆汁淤积性黄疸，ALP 和血清胆红素明显升高，转氨酶仅轻度增高；②肝细胞性黄疸，血清胆红素中度增加，转氨酶活性很高，ALP 正常或稍高；③肝内局限性胆道阻塞(如原发性肝癌、转移性肝癌、肝脓肿等)，ALP 明显增高，ALT 无明显增高，血清胆红素大多正常。

(3) 骨骼疾病：如纤维性骨炎、佝偻病、骨软化症、成骨细胞瘤及骨折愈合期，血清 ALP 升高。

(4) 生长中儿童、妊娠中晚期血清 ALP 生理性增高。

### （四）碱性磷酸酶同工酶测定

碱性磷酸酶同工酶可根据琼脂凝胶电泳分析、热抑制反应(56 ℃，15 min)及其抗原性不同区分为 6 种：ALP1 至 ALP6。根据其来源不同，ALP2、ALP3、ALP4、ALP5 分别称为肝型、骨型、胎盘型和小肠型，ALP1 是细胞膜组分和 ALP2 的复合物，ALP6 是 IgG 和 ALP2 的复合物。

【参考值】

①正常人血清中以 ALP2 为主，占总 ALP 的 90%；有少量 ALP3。②发育中儿童 ALP3 增多，占总 ALP 的 60%以上。③妊娠晚期 ALP4 增多，占总 ALP 的 40%～65%。④血型为 B 型和 O 型者可有微量 ALP5。

【临床意义】

(1) 在胆汁淤积性黄疸，尤其是癌性梗阻时，100%出现 ALP1，且 ALP1 多于 ALP2。

(2) 急性肝炎时，ALP2 明显增加，ALP1 轻度增加，且 ALP1 少于 ALP2。

(3) 80%以上的肝硬化患者，ALP5 明显增加，可达总 ALP 40%以上。但不出现 ALP1。

### （五）γ-谷氨酰转移酶测定

γ-谷氨酰转移酶(γ-glutamyl transferase，GGT)旧称 γ-谷氨酰转肽酶(γ-GT)，它是催化谷胱甘肽上 γ-谷氨酰基转移到另一个肽或另一个氨基酸上的酶。GGT 主要存在于细胞膜和微粒体上，参与谷胱甘肽的代谢。肾脏、肝脏和胰腺含量丰富，但血清中 GGT 主要来自肝胆系统。GGT 在肝脏中广泛分布于

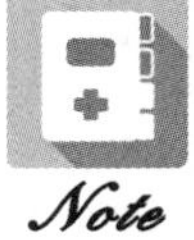

肝细胞的毛细胆管一侧和整个胆管系统，因此当肝内合成亢进或胆汁排出受阻时，血清中 GGT 增高。

【参考值】

γ-谷氨酰-3-羧基-4-硝基苯胺法(37 ℃)：男性 11～50U/L，女性 7～32 U/L。

【临床意义】

(1) 胆道阻塞性疾病：原发性胆汁性肝硬化、硬化性胆管炎等所致的慢性胆汁淤积，肝癌时由于肝内阻塞，诱使肝细胞产生大量 GGT，同时癌细胞也合成 GGT，均可使 GGT 明显升高，可达参考值上限的 10 倍以上。此时 GGT、ALP、5′-核苷酸酶(5′-NT)、亮氨酸氨基肽酶(LAP)及血清胆红素呈平行增加。

(2) 急性和慢性病毒性肝炎、肝硬化：急性肝炎时，GGT 呈中等程度升高；慢性肝炎、肝硬化的非活动期，酶活性正常，若 GGT 持续升高，提示病变活动或病情恶化。

(3) 急性和慢性酒精性肝炎、药物性肝炎：GGT 可呈明显或中度以上升高(300～1000U/L)，ALT 和 AST 仅轻度增高，甚至正常。酗酒者当其戒酒后 GGT 可随之下降。

(4) 其他：脂肪肝、胰腺炎、胰腺肿瘤、前列腺肿瘤等 GGT 亦可轻度增高。

### (六) γ-谷氨酰转移酶同工酶测定

血清中 GGT 同工酶有三种形式，但还缺少理想方法加以测定。GGT1(相对分子质量较大的形式)存在于正常血清、胆道阻塞及恶性浸润性肝病中。GGT2(中等相对分子质量形式)由两种成分组成，主要成分存在于肝脏疾病中，据报道 GGT2 对肝癌的敏感性与特异性均较高，在 AFP 阴性肝癌中其阳性率为 86.4%，若与 AFP 联合检测，则肝癌诊断正确率达 94.4%；另一种成分存在于胆道阻塞性疾病。GGT3 为相对分子质量较小的复合物，尚无重要意义。也有人认为 GGT 的这些不同形式是蛋白质翻译后的变体，而非通常意义上的同工酶。

### (七) α-L-岩藻糖苷酶测定

α-L-岩藻糖苷酶(α-L-fucosidase，AFU)为溶酶体酸性水解酶，存在于人体组织(肝、脑、肺、肾、胰、白细胞、纤维组织等)细胞溶酶体中，血清和尿液中含有一定量。其主要生理功能是参与含岩藻糖苷的糖蛋白、糖脂等生物活性大分子物质的分解代谢。该酶缺乏时，上述生物大分子中岩藻糖苷水解反应受阻，引起岩藻糖苷蓄积病。

【参考值】

(27.1±12.8) U/L。

【临床意义】

**1. 用于岩藻糖苷蓄积病的诊断** 如遗传性岩藻糖苷酶缺乏症时 AFU 降低，出现岩藻糖蓄积，患儿多于 5～6 岁死亡。

**2. 用于肝细胞癌与其他肝占位性病变的鉴别诊断** 肝癌时 AFU 显著增高，其他肝占位性病变时 AFU 增高阳性率远低于肝癌；肝细胞癌手术切除后 AFU 降低，复发时又升高。

### (八) 乳酸脱氢酶测定

乳酸脱氢酶(lactate dehydrogenase，LD)是一种糖酵解酶，广泛存在于机体的各种组织中，其中以心肌、骨骼肌和肾脏含量最丰富，其次为肝脏、脾脏、胰腺、肺脏和肿瘤组织，红细胞中 LD 含量也极为丰富。由于 LD 几乎存在于人体各组织中，因此 LD 对诊断具有较高的灵敏度，但特异性较差。LD 检测的适应证：①怀疑心肌梗死以及心肌梗死的监测。②怀疑肺栓塞。③鉴别黄疸类型。④怀疑溶血性贫血。⑤诊断器官损伤。⑥恶性疾病的诊断与随访。

【参考值】

连续检测法：104～245U/L。速率法：95～200U/L。

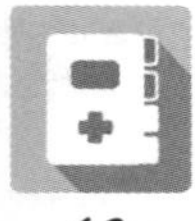

### (九) 乳酸脱氢酶同工酶测定

LD 是由 H 亚基(心型)和 M 亚基(肌型)组成的四聚体，根据亚基组合不同形成 5 种同工酶，即 $LD_1(H_4)$、$LD_2(H_3M)$、$LD_3(H_2M_2)$、$LD_4(HM_3)$和 $LD_5(M_4)$。其中 $LD_1$、$LD_2$ 主要来自心肌，$LD_3$ 主要

来自肺、脾组织，$LD_4$和$LD_5$主要来自肝脏，其次为骨骼肌。由于LD同工酶的组织分布特点，其检测具有病变组织定位作用，且其意义较LD更大。

【参考值】

①$LD_1$：(32.7±4.60)%。②$LD_2$：(45.10±3.53)%。③$LD_3$：(18.50±2.96)%。④$LD_4$：(2.90±0.89)%。⑤$LD_5$：(0.85±0.55)%。⑥$LD_1/LD_2$<0.7。

【临床意义】

**1. 急性心肌梗死(AMI)** AMI发病后12～24 h有50%的患者，48 h有80%的患者$LD_1$、$LD_2$明显增高，且$LD_1$增高更明显，$LD_1/LD_2$>1.0。当AMI患者$LD_1/LD_2$值增高，且伴有$LD_5$增高时，其预后较仅有$LD_1/LD_2$值增高为差，且$LD_5$增高提示心力衰竭伴有肝脏淤血或肝衰竭。

**2. 肝脏疾病** 肝脏实质性损伤，如病毒性肝炎、肝硬化、原发性肝癌时，$LD_5$升高，且$LD_5$>$LD_4$，而胆管梗阻但未累及肝细胞时，$LD_4$>$LD_5$。恶性肿瘤肝转移时$LD_4$、$LD_5$均增高。

**3. 肿瘤** 由于恶性肿瘤细胞坏死引起LD增高，且肿瘤生长速度与LD增高程度有一定关系。大多数恶性肿瘤患者以$LD_5$、$LD_4$、$LD_3$增高为主，且其阳性率$LD_5$>$LD_4$>$LD_3$。生殖细胞恶性肿瘤和肾脏肿瘤则以$LD_1$、$LD_2$增高为主。白血病患者以$LD_3$、$LD_4$增高为主。

**4. 其他** 骨骼肌疾病血清$LD_5$>$LD_4$；肌萎缩早期$LD_5$升高，晚期$LD_1$、$LD_2$也可增高；肺部疾病$LD_3$可增高；恶性贫血LD极度增高，且$LD_1$>$LD_2$。

### （十）谷氨酸脱氢酶测定

血清谷氨酸脱氢酶(glutamate dehydrogenase，GLDH或GDH)是仅存在于细胞线粒体内的酶，可使L-谷氨酸和其他氨基酸脱氢。以肝脏含量最高，其次为心肌和肾脏，少量存在于脑、骨骼肌和白细胞中。在肝脏，GDH主要分布于肝小叶中央区肝细胞线粒体中，其活性测定是反映肝实质(线粒体)损害的敏感指标，反映肝小叶中央区的坏死。其测定是利用其使谷氨酸脱氢的逆反应的速率法。

【参考值】

速率法(37 ℃)。男性：0～8U/L；女性：0～7U/L。

【临床意义】

正常人血清GDH活力很低，肝细胞线粒体受损害时其活性显著升高，其活性升高程度与线粒体受损程度有关。

**1. 肝细胞坏死** 如卤烷致肝细胞中毒坏死时GDH升高最明显(可达参考值上限10～20倍)；酒精中毒伴肝细胞坏死时，GDH增高比其他指标敏感。

**2. 慢性肝炎、肝硬化** GDH升高较明显。慢性肝炎时GDH升高可达参考值上限4～5倍，肝硬化时GDH升高2倍以上。

**3. 急性肝炎** 急性肝炎弥漫性炎症期无并发症时，GDH向细胞外释放较少，其升高程度不如ALT升高明显。GDH升高反映肝小叶中央区坏死，而ALT主要分布于肝小叶周边部。

**4. 肝癌、阻塞性黄疸** GDH活力正常。

### （十一）5′-核苷酸酶测定

5′-核苷酸酶(5′-nucleotidase，5′-NT)是一种碱性单磷酸酯酶，能专一水解核苷酸。

【参考值】

0～11 U/L(速率法，37 ℃)。

【临床意义】与ALP类似。5′-NT和ALP的测定结果与胆道梗阻、肝内占位性病变或浸润性病变有很高的相关性。如5′-NT活性大于正常的2倍以上时，对鉴别肝细胞性黄疸、胆汁淤积性黄疸(肝外或肝内性)有一定的参考价值。妊娠时5′-NT升高，可能是因胎盘释放5′-NT。骨病时5′-NT正常。

### （十二）单胺氧化酶测定

单胺氧化酶(monoamine oxidase，MAO)为一种含铜的酶，分布在肝、肾、胰、心等器官，肝中MAO来源于线粒体，在有氧情况下，催化各种单胺的氧化脱氢反应，即$R\text{-}CH\text{-}NH_2+H_2O+O_2 \rightarrow RCHO+$

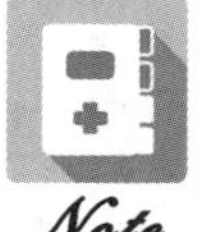

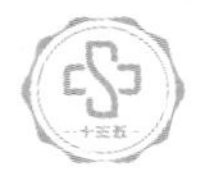


$NH_3+H_2O_2$，可通过检测底物的减少量、氧的消耗量和$NH_3$的生成量来确定 MAO 的活性。MAO 可加速胶原纤维的交联，血清 MAO 活性与体内结缔组织增生呈正相关，因此临床上常用 MAO 活性测定来观察肝脏纤维化程度。

【参考值】

0～3 U/L(速率法，37 ℃)。

【临床意义】

**1. 肝脏病变** 80%以上的重症肝硬化患者及伴有肝硬化的肝癌患者 MAO 活性增高，但对早期肝硬化反应不敏感。急性肝炎时 MAO 大多正常，但若伴有急性重型肝炎时，MAO 从坏死的肝细胞逸出使血清中 MAO 增高。轻度慢性肝炎 MAO 大多正常，中、重度慢性肝炎有 50%患者血清 MAO 增高，表明有肝细胞坏死和纤维化形成。

**2. 肝外疾病** 慢性充血性心力衰竭、糖尿病、甲状腺功能亢进等，或因这些器官中含有 MAO，或因心功能不全引起心源性肝硬化或肝窦长期高压，MAO 也可升高。

## 六、其他检测

肝纤维化是肝内结缔组织增生的结果，结缔组织主要成分是胶原。肝纤维化的实验室检查包括单胺氧化酶、脯氨酰羟化酶、Ⅲ型前胶原氨基末端肽、Ⅳ型胶原及其分解片段、层粘连蛋白、纤维连接蛋白、波形蛋白及透明质酸等的测定。血清铁常以铁蛋白形式储存在肝、脾、骨髓的单核-巨噬细胞内，当肝细胞发生变性坏死时，肝内储存铁释放入血，血清铁含量升高。肝脏又是人体组织中含铜量最大的器官，肝内铜随胆汁进入肠道，因此当肝内外胆汁淤积时，铜排泄受阻，血清铜和血浆铜蓝蛋白同时升高。

### （一）Ⅲ型前胶原氨基末端肽测定

慢性肝炎、肝硬化患者肝脏的结缔组织的生物合成增加，其主要成分是胶原。在胶原生成初期，首先生成前胶原，前胶原受到肽酶切割分离，成为Ⅲ型胶原和Ⅲ型前胶原氨基末端肽(PⅢP)，部分进入血中。PⅢP 常被用作肝脏纤维化的检测指标，多以放射免疫法加以检测。

【参考值】

均值为 100 ng/L，>150 ng/L 为异常。

【临床意义】

**1. 肝炎** 急性病毒性肝炎时，血清 PⅢP 增高，但在炎症消退后 PⅢP 恢复正常，若 PⅢP 持续升高提示转为慢性活动性肝炎。因此 PⅢP 检测还可鉴别慢性持续性肝炎与慢性活动性肝炎。在酒精性肝炎时，PⅢP 也明显增高，此酶与胶原合成所必需的羟脯氨酸合成有关。

**2. 肝硬化** 血清 PⅢP 含量能可靠地反映肝纤维化程度和活动性及肝脏的组织学改变，是诊断肝纤维化和早期肝硬化的良好指标。伴有肝硬化的原发性肝癌，血清 PⅢP 明显增高。但与原发性血色病患者的肝纤维化程度无相关性。

**3. 用药监护及预后判断** 血清 PⅢP 检测可用于免疫抑制剂(如氨甲蝶呤)治疗慢性活动性肝炎的疗效监测，并可作为慢性肝炎的预后指标。

### （二）Ⅳ型胶原及其分解片段(7S 片段和 NCl 片段)

Ⅳ型胶原(collegenⅣ，CⅣ)分布于肝窦内皮细胞下，是构成基膜的主要成分，由三股螺旋中心区、氨基末端 7S 片段和羧基末端球状 NCl 片段组成网状结构。血清 7S、CⅣ、NCl 主要从基膜降解而来，而不是由胶原合成而产生，故可作为反映胶原降解的指标。在肝纤维化过度增生时，CⅣ的含量增加伴随着 CⅣ降解酶活性的增加，所以 CⅣ的合成和降解都处于较高水平。CⅣ与层粘连蛋白有高度亲和性，过度沉积使肝窦毛细血管化，肝窦组织结构和肝血流改变，使肝细胞营养受限，从而加剧肝脏病变。现认为，在肝纤维化早期已有 CⅣ的沉积。血清 CⅣ及其产物的增加是肝纤维化早期的表现。

【参考值】

RIA 法：血清 CⅣ NCl 片段为(5.3±1.3) μg/mL。

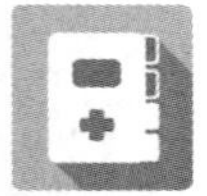

【临床意义】

慢性迁延性肝炎、慢性活动性肝炎和肝硬化CⅣNCl片段分别为(6.0±2.9) μg/mL、(10.2±2.0) μg/mL、(13.5±3.0) μg/mL。血清CⅣ在轻型慢性肝炎、慢性活动性肝炎和肝纤维化时增高，血清水平依次递增。在CⅣ与7S片段平行检测中发现，其在肝纤维化时的相关系数分别为0.519和0.628，可见后者更为密切。

肝病时，血清NCl片段、7S片段含量的升高与血清层粘连蛋白、PⅢP的升高是一致的。肝纤维化早期血中PⅢP、7S片段、NCl片段含量均增高，以7S片段及NCl片段为明显，7S片段及NCl片段含量在反映肝细胞坏死和纤维化发展趋势方面优于PⅢP，提示CⅣ合成增多是肝纤维化的早期表现之一。在慢性丙型肝炎时，血清CⅣ不仅可作为评价肝纤维化程度的一个重要指标，还可以预测干扰素、抗丙型肝炎病毒抗体的疗效。故认为干扰素的疗效主要与血清CⅣ水平、丙型肝炎病毒基因类型有关，血清CⅣ大于250 μg/mL时，干扰素治疗无效。

### （三）血清铜测定

铜(copper)主要分布在肝、肾、脑等组织，肝脏是含铜量最大的器官。铜被小肠上部吸收到门静脉后与血浆蛋白结合转运至肝，随胆汁排出体外。95%血清铜与α2球蛋白结合为铜蓝蛋白，其余为游离铜或与清蛋白结合。

【参考值】

成人11～22 μmol/L。

【临床意义】

**1. 增高** 见于：①肝胆系统疾病，如肝内、外胆汁淤积，转移性肝癌，肝硬化等。②风湿性疾病，如系统性红斑狼疮、类风湿关节炎、风湿热、强直性脊柱炎等。③其他，如贫血、甲状腺功能亢进、各种感染、心肌梗死、妊娠妇女等。

**2. 降低** 见于肝豆状核变性(Wilson病)、肾病综合征、烧伤、营养不良等。

此外血清铁/铜值有助于黄疸鉴别，铁/铜值>1时多为病毒性肝炎、肝细胞性黄疸，而铁/铜值<1时，多见于胆汁淤积性黄疸。

# 第二节　病毒性肝炎血清标志物检查

病毒性肝炎主要有5型，即甲型(HA)、乙型(HB)、丙型(HC)、丁型(HD)、戊型(HE)病毒性肝炎，它们分别由甲型肝炎病毒(HAV)、乙型肝炎病毒(HBV)、丙型肝炎病毒(HCV)、丁型肝炎病毒(HDV)和戊型肝炎病毒(HEV)所引起。肝炎病毒标志物主要包括各型肝炎病毒相关抗原、抗体及核酸。目前常用的检测方法：针对抗原或抗体的酶联免疫法(EIA、ELISA法)、放射免疫法(RIA法)、血细胞凝集法(RPHA、PHA法)；针对核酸的斑点杂交法、聚合酶链反应法(PCR法)等。

## 一、甲型肝炎病毒标志物检测

HAV属微小RNA病毒科，是一种无囊膜正20面体颗粒，直径27～32 nm，内含一条线状单股正链RNA基因组，外由衣壳包封而成核壳体。现用于临床的病毒标志物有甲型肝炎病毒抗原(HAVAg)、甲型肝炎病毒抗体(IgM、IgA和IgG)及HAV-RNA。

### （一）甲型肝炎病毒抗原测定

【参考值】

ELISA法检测血清HAV颗粒为阴性，放射免疫法或免疫电镜检测粪便HAV颗粒为阴性。

【临床意义】

HAVAg阳性：见于70.6%～87.5%的甲型病毒性肝炎患者。HAVAg于发病前2周可从粪便中

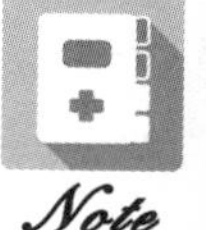

排出，其发病第一周粪便的阳性率为42.9%，1～2周为18.3%，2周后消失，粪便中有HAV或HAVAg颗粒可作为急性感染的证据。

（二）甲型肝炎病毒抗体测定

机体感染HAV后，可产生IgM、IgA和IgG抗体。HAV-IgM是病毒衣壳蛋白抗体，HAV-IgA是肠道黏膜分泌的局部抗体，HAV-IgG在病愈后可长期存在。

【参考值】

ELISA法：抗HAV-IgM和抗HAV-IgA均为阴性。抗HAV-IgG阳性可见于甲型病毒性肝炎感染后的人群。

【临床意义】

①抗HAV-IgM阳性：据观察，甲型病毒性肝炎患者抗HAV-IgM的阳性率，在发病后2周为100%，1个月为76.5%，3个月为23.5%，6个月为5.9%，12个月时可为阴性。所以，抗HAV-IgM阳性说明机体正在感染HAV，它是早期诊断甲型病毒性肝炎的特异性指标。②抗HAV-IgA阳性：甲型病毒性肝炎早期和急性期，由粪便中测得抗HAV-IgA呈阳性反应，是早期诊断甲型病毒性肝炎的指标之一。③抗HAV-IgG阳性：出现于恢复期且持久存在，是获得免疫力的标志，提示既往感染，可作为流行病学调查的指标。

## 二、乙型肝炎病毒标志物检测

乙型肝炎病毒（HBV）是一种嗜肝脱氧核糖核酸病毒，属于包膜病毒。现用于临床的病毒标志物有乙型肝炎病毒表面抗原（hepatitis B virus surface antigen，HBsAg）、乙型肝炎病毒表面抗体（hepatitis B virus surface antibody，抗-HBs）、乙型肝炎病毒e抗原（hepatitis B virus e antigen，HBeAg）、乙型肝炎病毒e抗体（hepatitis B virus e antibody，抗-HBe）、乙型肝炎病毒核心抗原（hepatitis B virus core antigen，HBcAg）、乙型肝炎病毒核心抗体（hepatitis B virus core antibody，抗-HBc）。

乙型肝炎病毒六项测定如下。

传统乙型肝炎病毒标志物检测常为五项联合检测，俗称"乙肝二对半检测"，包括HBsAg、抗-HBs、HBeAg、抗-HBe、抗-HBc。随着方法学发展，HBcAg也被加入检测范围。

【参考值】

各项指标ELISA法为阴性（S/CO≤2.1；S/CO为样品与对照的光密度比值）；放射免疫法为阴性。

【临床意义】

**1. HBsAg阳性** 见于急性乙型肝炎的潜伏期，发病时达高峰；如果发病后3个月不转阴，则易发展成慢性乙型肝炎或肝硬化。携带者HBsAg也呈阳性。HBAg是HBV的外壳，不含DNA，故HBsAg本身不具传染性；但因其常与HBV同时存在，常被用来作为传染性标志之一。

**2. 抗-HBs** 一种保护性抗体，可阻止HBV穿过细胞膜进入新的肝细胞。抗-HBs阳性提示机体对乙型肝炎病毒有一定程度的免疫力。抗-HBs，一般在发病后3～6个月才出现，可持续多年。注射过乙型肝炎疫苗或抗-HBs免疫球蛋白者，抗-HBs可呈现阳性反应。

**3. HBeAg阳性** 表明乙型肝炎处于活动期，并有较强的传染性。孕妇阳性可引起垂直传播，致90%以上的新生儿呈HBeAg阳性。HBeAg持续阳性，表明肝细胞损害较重，且可转为慢性乙型肝炎或肝硬化。

**4. 抗-HBe阳性** 抗-HBe阳性率在慢性乙型肝炎为48%，肝硬化为68.3%，肝癌为80%。乙型肝炎急性期即出现抗-HBe阳性者，易进展为慢性乙型肝炎；慢性活动性肝炎出现抗-HBe阳性者可进展为肝硬化；HBeAg与抗-HBe均阳性，且ALT升高时可进展为原发性肝癌。抗-HBe阳性表示大部分乙型肝炎病毒被消除，复制减少，传染性减低，但并非无传染性。

**5. 抗-HBc阳性** 抗-HBc是HBcAg的抗体，可分为IgM、IgG和IgA三型。目前常用的方法是检测抗-HBc总抗体，也可分别检测抗-HBc的IgM、IgG或IgA。抗-HBc总抗体主要反映的是抗-HBc IgG。抗-HBc检出率比HBsAg更敏感，可作为HBsAg阴性的HBV感染的敏感指标。抗-HBc在乙型

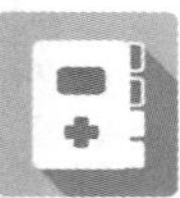
Note

肝炎中检出率平均为 78.8%，在慢性肝炎和肝癌中的检出率分别为 97.8%和 81.8%，在 HBsAg 携带者中多为阳性，在 HBsAg 阴性者中仍有 6%的阳性率。此外，抗-HBc 检测也可用作乙型肝炎疫苗和血液制品的安全性鉴定和献血员的筛选。抗-HBc IgG 对机体无保护作用，其阳性可持续数十年甚至终身。

**6. HBcAg 阳性** HBcAg 存在于 Dane 颗粒的核心部位，是一种核心蛋白，被抗原所包裹，所以一般情况下血清中不易检测到游离的 HBcAg。乙型肝炎表面 HBcAg 阳性，提示患者血清中有感染性的 HBV 存在，其含量较多，表示复制活跃，传染性强，预后较差。约有 78%的阳性病例病情恶化。

## 三、丙型肝炎病毒标志物检测

丙型肝炎病毒(hepatitis C virus，HCV)为黄病毒属、单股正链 RNA 病毒。其基因组为一线状正股 RNA，全长 9500bp；编码结构蛋白与核心蛋白。临床上诊断 HCV 感染的主要标志物为正股 HCV-RNA、抗-HCV IgM 和抗-HCV IgG。

### (一) 丙型肝炎病毒 RNA 测定

【参考值】

斑点杂交试验为阴性；RT-PCR 法为阴性。

【临床意义】

有助于 HCV 感染的早期诊断：丙型肝炎病毒 RNA(HCV-RNA)阳性提示 HCV 复制活跃，传染性强；HCV-RNA 转阴提示 HCV 复制受抑，预后较好。连续观察 HCV-RNA，结合抗-HCV 的动态变化，可判断丙型肝炎的预后和评价干扰素等药物疗效。检测 HCV-RNA，对研究丙型肝炎发病机制和传播途径有重要价值。

### (二) 丙型肝炎病毒抗体 IgM 测定

【参考值】

ELISA 法为阴性；放射免疫法为阴性。

【临床意义】

主要用于早期诊断，急性期 IgM 抗体阳性率略高于 IgG 抗体。抗-HCV IgM 抗体一般在发病的 2～4 天出现，最早于发病的第 1 天即可检测到，7～15 天达高峰。其持续时间一般为 1～3 个月。持续阳性常可作为转为慢性肝炎的指标，或提示病毒持续存在并有复制。

### (三) 丙型肝炎病毒抗体 IgG 测定

【参考值】

ELISA 法为阴性；放射免疫法为阴性。

【临床意义】

丙型肝炎病毒抗体 IgG(抗-HCV IgG)阳性表明已有 HCV 感染，但不能作为感染的早期指标。输血后肝炎有 80%～90%的患者抗-HCV IgG 阳性。经常接受血液制品(血浆、全血)治疗的患者可以合并 HCV 的感染，易使病变转为慢性肝炎、肝硬化或肝癌。

## 四、丁型肝炎病毒标志物检测

丁型肝炎病毒(hepatitis D virus，HDV)是沙粒病毒科 δ 病毒属的一个成员。成熟的 HDV 呈直径 35～37 nm 的球形。HDV 是目前已知的动物病毒中唯一具有负单链共价闭环 RNA 基因组病毒缺陷病毒，需有 HBV 或其他嗜肝病毒的辅助才能复制和传播。其外壳为 HBsAg，内部含 HDVAg 和 HDV 基因组。

### (一) 丁型肝炎病毒抗原测定

【参考值】

免疫荧光(IFA)、RIA 法和 ELISA 法均为阴性。

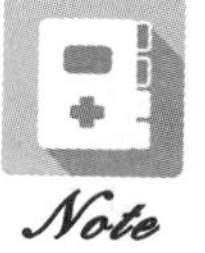
Note

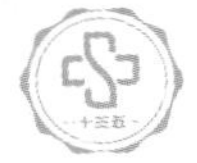


【临床意义】

丁型肝炎病毒抗原(HDVAg)出现较早,但仅持续1～2周,由于检测不及时,往往呈阴性反应。HDVAg与HBsAg同时阳性,表示丁型和乙型肝炎病毒同时感染,患者可迅速发展为慢性或急性重症肝炎。慢性HDV感染,由于有持续而高滴度的抗-HDV,HDVAg多以免疫复合物形式存在,ELISA法很难检出。

(二)丁型肝炎病毒抗体测定

丁型肝炎病毒抗体分为抗-HDV IgG和抗-HDV IgM两型。

【参考值】

IFA、RIA和ELISA法均为阴性。

【临床意义】

①抗-HDV IgG阳性:只能在HBsAg阳性的血清中测得,是诊断丁型肝炎的可靠指标,即使HDV感染终止后仍可保持多年。②抗-HDV IgM出现较早,一般持续2～20周,可用于丁型肝炎早期诊断。HDV和HBV联合感染时,抗-HDV IgM一过性升高;重叠感染时,抗-HDV IgM持续升高。

(三)丁型肝炎病毒RNA测定

【参考值】

RT-PCR法为阴性。

【临床意义】

丁型肝炎病毒RNA(HDV-RNA)阳性可明确诊断为丁型肝炎。HDV与HBV重叠感染的患者易迅速发展成肝硬化或肝癌。

### 五、戊型肝炎病毒标志物检测

戊型肝炎病毒(hepatitis E virus,HEV)呈球状,无包膜,平均直径为27～34 nm。其基因组为单股正链RNA,全长7.5 kb。戊型肝炎的诊断主要是用RT-PCR法检测血清HEV-RNA和用ELISA法检测血清抗-HEV IgG和抗-HEV IgM。

(一)戊型肝炎病毒抗体测定

【参考值】

RIA和ELISA法均为阴性。

【临床意义】

①抗-HEV IgM阳性:95%的急性期患者呈阳性反应,黄疸后26天阳性率为73%,1～4个月为50%,6～7个月为6%,8个月后全部消失。抗-HEV IgM的持续时间较短,可作为急性感染的诊断指标。②抗-HEV IgG阳性:凡戊型肝炎恢复期抗-HEV IgG效价超过或等于急性期4倍者,提示HEV新近感染,有临床诊断意义。

(二)戊型肝炎病毒RNA测定

【参考值】

RT-PCR法为阴性。

【临床意义】

①早期诊断感染。②对抗体检测结果进行确证。③判断患者排毒期限。④分子流行病学研究。

## 第三节　肝脏病实验室检查项目的选择和评价

### 一、肝脏病检查项目选择原则

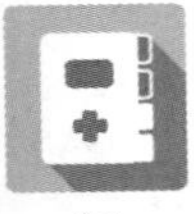

肝脏是人体重要器官之一,具有多种多样的物质代谢功能,由于肝脏功能复杂,再生和代偿能力很

强，因此根据某一代谢功能所设计的检查方法，只能反映肝功能的一个侧面，而且往往需肝脏损害至相当严重的程度时才能反映出来，因而肝功能检查正常也不能排除肝脏病变。血清酶学指标的测定虽然在反映肝细胞损伤及坏死时敏感性很高，但均缺乏特异性。另外，当肝功能试验异常时，也要注意有无肝外影响因素。目前尚无一种理想的肝功能检查方法能够完整和特异地反映肝脏功能全貌。在临床工作中，临床医师必须具有科学的临床思维，合理选择肝脏功能检查项目，并从检验结果中正确判断肝脏功能状况，必要时可选择肝脏影像学、血清肝炎病毒标志物及肝癌标志物等检测技术，并结合患者临床的症状和体征，从而对肝脏功能做出正确而全面的评价。肝脏病检查项目选择原则如下。

**1. 健康体格检查时** 可选择 ALT、AST、GGT、A/G 及肝炎病毒标志物。必要时可增加 ALP、STP 及血清蛋白电泳。

**2. 怀疑为无黄疸性肝病时** 对急性患者可查 ALT、胆汁酸、尿内尿胆原及肝炎病毒标志物。对慢性患者加查 AST、ALP、GGT、STP、A/G 及血清蛋白电泳。

**3. 对黄疸患者的诊断与鉴别诊断时** 应查 STB、CB、尿内尿胆原与胆红素、ALP、GGT、LP-Ⅹ、胆汁酸。

**4. 怀疑为原发性肝癌时** 除查一般肝功能(如 ALT、AST、STB、CB)外，应加查 AFP、GGT 及其同工酶，ALP 及其同工酶。

**5. 怀疑为肝脏纤维化或肝硬化时** ALT、AST、STB、A/G、蛋白电泳、ICGR 为筛查指标，此外应查 MAO、PH 及 PⅢP 等。

**6. 疗效判断及病情随访** 急性肝炎可查 ALT、AST、前清蛋白、ICG、STB、CB、尿内尿胆原及胆红素。慢性肝病可观察 ALT、AST、STB、CB、PT、血清总蛋白、A/G 及蛋白电泳等，必要时查 MAO、PH、PⅢP。原发性肝癌应随访 AFP、GGT、ALP 及其同工酶等。

## 二、常见肝脏病检测指标变化特点

在充分了解肝脏疾病的各种实验室常用指标后，有必要认真分析各种肝脏疾病时实验室诊断指标的变化特征，临床医师才能做到合理利用实验室诊断指标对各种肝脏疾病进行诊断、鉴别诊断、病程监控及预后判断。

### (一) 急性肝损伤

在较短时间内迅速发生的肝细胞损伤统称为急性肝损伤(acute hepatic injury)，主要包括各种急性病毒性肝炎、急性缺血性肝损伤及急性毒性肝损伤。急性肝损伤的主要实验室检测变化特征是转氨酶的显著升高，AST＞200U/L，ALT＞300U/L，通常超过参考值上限 8 倍，常常伴有血清胆红素的升高。50％以上的急性肝损伤患者血清 AST 超过参考值上限 10 倍。急性缺血性肝损伤及毒性肝损伤时血清 AST 或 ALT 常超过其参考值上限 100 倍，AST 峰值常大于 3000U/L。在无并发症的酒精性肝炎，ALT 及 AST 升高一般都在参考值上限 10 倍以下。蛋白合成代谢变化不大，但在急性缺血性肝损伤及急性毒性肝损伤时则可发生改变。ALP 可升高，但一般不会超过其参考值上限的 3 倍。儿童急性病毒性肝炎极少发生黄疸，仅有 1％的急性肝炎儿童血清总胆红素峰值超过 171 μmol/L。在成人，70％的急性甲型肝炎、33％～50％的急性乙型肝炎、20％～33％的急性丙型肝炎均出现黄疸。急性肝损伤时，血清胆红素升高以结合胆红素为主，这一点与阻塞性黄疸一致。

急性甲型及乙型肝炎通常为自限性疾病，大多数患者可完全恢复，但 80％～85％的急性丙型肝炎可发展为慢性肝炎。虽然急性肝损伤极少导致严重的肝损害及急性肝衰竭，但还是应检测这种可能性。转氨酶活性似乎只与肝脏损伤的病因有关，而与肝损伤的严重程度无关。病毒性肝炎患者转氨酶活性与胆红素浓度仅有微弱的相关性，转氨酶峰值与疾病预后也无关，在患者状况恶化后转氨酶活性反而下降。PT 则是急性肝损伤预后的最重要的预测指标。在急性病毒性肝炎患者如果血清总胆红素＞257 μmol/L，PT 延长在 4 s 以上，预示严重肝损伤的发生，应警惕肝衰竭发生的可能性；如果 PT 延长在 20 s 以上，则预示患者具有死亡的高度危险性。对于对乙酰氨基酚引起的急性毒性肝损伤，如果 PT 时间持续延长超过 4 s 以上，同样预示严重肝损伤的发生。

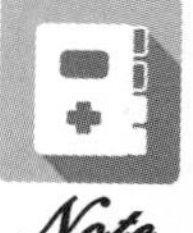

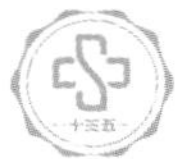


（二）慢性肝损伤

在较长的时间内（＞6个月）肝细胞发生持续性损伤被称为慢性肝损伤（chronic hepatic injury），主要包括慢性病毒性肝炎、自身免疫性肝炎、Wilson病、血色素沉着症、原发性胆汁性肝硬化、原发性硬化性胆管炎等。病理改变为进行性肝坏死及炎症，常伴有肝纤维化，可发展为肝硬化，并具有发生肝细胞癌的危险性。慢性肝损伤时，血清转氨酶活性轻度升高，通常在其参考值上限4倍以下，少数患者血清转氨酶活性可在参考值之内。大多数慢性肝损伤血清ALT的升高往往大于AST的升高，但慢性酒精性肝炎患者血清AST升高则大于ALT的升高。如果患者有饮酒史，且血清AST为ALT的2倍以上，则可诊断为酒精性肝炎。此外，当慢性肝损伤发展为肝硬化时，ALT可正常，AST却仍然升高。胆红素代谢及排泄基本正常，血清ALP往往在参考值内。

对于慢性病毒性肝炎的确诊需要进行病毒血清学实验。如果病毒血清标志物为阴性，且血清ALT长期轻度升高，则应考虑其他原因导致的慢性肝损伤。血色素沉着症为常染色体隐性遗传性疾病，为6号染色体上HFE基因点突变引起，血清转铁蛋白饱和度＞45％、非饱和铁结合能力＜28％、HFE基因（C282Y基因）突变可用于血色素沉着症的实验诊断。Wilson病同样是常染色体隐性遗传性疾病，是因13号染色体上编码用于铜转运的AT-Pase基因突变所致，对于具有慢性肝损伤或脂肪肝，且年龄在40岁以下的患者通过测定血清铜蓝蛋白则可进行诊断，Wilson病患者血清铜蓝蛋白水平降低，血清总铜降低，游离铜升高，尿铜排泄增加。自身免疫性肝炎可占慢性肝炎发生率的18％，可分为1、2、3型。1型最为常见，具有较高滴度的抗核抗体及抗平滑肌抗体，ALT升高，ALP可轻度升高或不升高，γ球蛋白升高；2型主要发生在儿童，抗肝-肾微粒体抗体为阳性；3型主要发生在年轻妇女，可溶性肝抗原为阳性。原发性胆汁性肝硬化、原发性硬化性胆管炎是发生胆管破坏的自身免疫病，ALT、AST、GGT、ALP均升高。原发性胆汁性肝硬化发生肝内胆管损伤，80％的患者同时发生Sjogren综合征，抗线粒体抗体为阳性；原发性硬化性胆管炎时肝内及肝外胆管均损伤，70％的患者同时患有炎症性肠病，大约2/3的患者核周抗中性粒细胞胞质抗体为阳性。α1-抗胰蛋白酶缺陷是由α1-抗胰蛋白酶单个氨基酸替换所致，常导致新生儿肝炎、慢性肝损伤的发生，可通过α1-抗胰蛋白酶表型分型进行诊断。

（三）肝硬化

慢性肝损伤可反复长期引起肝损伤，使细胞外基质过量沉积及异常分布，从而导致肝纤维化（liver fibrosis）的发生，引起进行性肝功能不全、门静脉高压，最终导致肝硬化的发生，肝硬化的病理基础则是肝纤维化。在慢性肝炎发展为肝硬化的过程中，可发生许多实验室诊断指标的变化。肝硬化时血清ALT/AST值常小于1，纤维化程度越高，则值越低，可能与肝损害后肝脏产生减少有关。此外，肝硬化时血小板减少、PT延长、清蛋白合成减少、球蛋白增加。用于评价肝纤维化的实验室诊断指标目前主要有两类：一类是反映胶原产生及降解的血清标志物：MAO、PH、PⅢP、Ⅳ型胶原及其降解片段等、透明质酸（hyaluronic acid，HA）、层粘连蛋白（LN）等；另一类是通过测定血清多种非胶原相关成分，然后计算肝纤维化分数，如Fibro-test（测定Apo A1、结合珠蛋白、α2-微球蛋白、GGT）、ELF-test（测定组织金属蛋白酶抑制剂-1、PⅢP、透明质酸）、Hepascore（测定胆红素、GGT、α2-微球蛋白、透明质酸、性别及年龄）。

（阳覃竹）

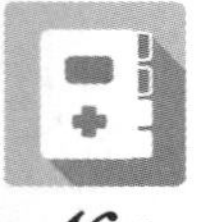
Note

# 第三十八章　临床常用生物化学检测

## 第一节　血清电解质检测

### 一、血钾测定

98%的钾离子分布于细胞内液，是细胞内的主要阳离子，少量存在于细胞外液，血钾实际反映了细胞外液钾离子的浓度变化。但由于细胞内液、外液之间钾离子互相交换以保持动态平衡，因此，血清钾在一定程度上也可间接反映细胞内液钾的变化。血钾检测的适应证：①高血压。②心律失常。③服用利尿剂或泻药。④已知有其他电解质紊乱。⑤急性和慢性肾衰竭。⑥腹泻、呕吐。⑦酸碱平衡紊乱。⑧重症监护患者的随访监测。

【参考值】

3.5～5.5 mmol/L。

【临床意义】

**1. 血钾增高**　血钾超过 5.5 mmol/L 时称为高钾血症(hyperkalemia)。见于：①摄入过多：输入大量库存血液，补钾过多过快，过度应用含钾药物如注射大剂量青霉素钾等。②排泄障碍：肾功能障碍、肾上腺皮质功能减退症，长期大量使用螺内酯、氨苯蝶啶等潴钾利尿剂，长期低钠饮食。③细胞内钾移出：重度溶血反应、大面积烧伤、输入大量库存血、挤压综合征、组织破坏等，组织缺氧和酸中毒等造成血浆 pH 减低，注射高渗盐水或甘露醇造成血浆晶体渗透压增高。

**2. 血钾减低**　血清钾低于 3.5 mmol/L 时称为低钾血症(hypokalemia)。其中血钾在 3.0～3.5 mmol/L 者为轻度低钾血症；2.5～3.0 mmol/L 为中度低钾血症；<2.5 mmol/L 为重度低钾血症。见于：①摄取不足：胃肠功能紊乱、长期无钾饮食、手术后长期禁食、厌食等，未予及时补钾。②丢失过度：严重呕吐、长期腹泻、肾上腺皮质功能亢进症、长期使用强利尿剂、肾小管功能障碍等。③分布异常：包括钾向细胞内转移(碱中毒、胰岛素治疗、肌无力症等)、细胞外液稀释(大量输入无钾盐液体、心功能不全或肾性水肿等)。

### 二、血钠测定

钠是细胞外液的主要阳离子，44%存在于细胞外液，9%存在于细胞内液，47%存在于骨骼中。血清钠多以氯化钠的形式存在，其主要功能在于保持细胞外液容量、维持渗透压及酸碱平衡，并具有维持肌肉、神经正常应激性的作用。血钠检测的适应证：①水、电解质平衡紊乱；②其他电解质超出参考值；③多尿综合征和口渴感减弱；④酸碱平衡紊乱；⑤肾脏疾病；⑥高血压；⑦某些内分泌疾病，如甲状功能减退症、盐皮质激素过多或缺乏症；⑧水肿；⑨摄入过量的钠。

【参考值】

135～145 mmol/L。

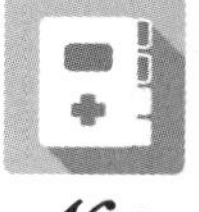

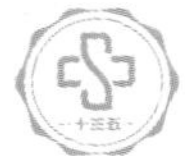


【临床意义】

**1. 血清钠增高** 血清钠高于145 mmol/L为高钠血症。见于:①摄入过多:进食过量钠盐或注射高渗盐水,且伴有肾功能障碍,心脏复苏时输入过多碳酸氢钠,透析液比例失调等。②体内水分摄入过少或丢失过多:水源断绝、进食困难、昏迷等,渗透性利尿或肾小管浓缩功能不全,大量出汗、烧伤、长期腹泻、呕吐等。③内分泌病变:肾上腺皮质功能亢进症、库欣病、原发性醛固酮增多症等。

**2. 血清钠减低** 血清钠低于135 mmol/L为低钠血症。见于:①摄取不足:长期低盐饮食、饥饿、营养不良,低盐疗法、不适当的输液。②丢失过多:胃肠道失钠,如幽门梗阻、呕吐、腹泻、胃肠引流等;肾失钠,如肾小管病变、反复使用利尿剂、肾上腺皮质功能减退症、糖尿病酮症酸中毒;皮肤性失钠,如大面积烧伤、大量出汗只补充水不补充钠;医源性失钠,如大量引流浆膜腔积液。③细胞外液稀释:如饮水过多导致血液稀释。

## 三、血钙测定

钙是人体含量最多的金属宏量元素。人体内99%以上的钙以磷酸钙或碳酸钙的形式存在于骨骼中,血液中钙含量甚少,仅占人体钙含量的1%。血液中的钙以蛋白结合钙、复合钙(与阴离子结合的钙)和游离钙(离子钙)的形式存在。

【参考值】

总钙:2.25～2.58 mmol/L。离子钙:1.10～1.34 mmol/L。

【临床意义】

**1. 血清钙增高** 总钙高于2.58 mmol/L为高钙血症。见于:①摄入过多:静脉用钙过量、大量饮用牛奶等。②溶骨作用增强:原发性甲状旁腺功能亢进症、甲状腺功能亢进症、转移性骨癌、急性白血病、多发性骨髓瘤和淋巴瘤等。③钙吸收作用增强:维生素A或D摄入过多。④肾脏功能损害:急性肾衰竭;⑤其他:艾迪生(Addison)病等。

**2. 血清钙减低** 总钙低于2.25 mmol/L为低钙血症。见于:①摄入不足或吸收不良:严重乳糜泻、阻塞性黄疸等,可因钙及维生素D吸收障碍。②成骨作用增强:甲状旁腺功能减退症、甲状腺功能亢进症患者手术后、恶性肿瘤骨转移。③钙吸收作用减弱:佝偻病、骨质软化症等。④其他:急、慢性肾衰竭,肾病综合征、肾小管性酸中毒;坏死性胰腺炎时因血钙与游离脂肪酸形成皂化物可使血钙减低,妊娠后期及哺乳期需要钙量增加而补充不足时。

## 四、血氯测定

氯是细胞外液的主要阴离子,但在细胞内外均有分布。血氯检测的适应证是:①酸碱平衡紊乱。②水钠平衡紊乱。③重症监护患者出现危险情况时。

【参考值】

95～105 mmol/L。

【临床意义】

**1. 血清氯增高** 血清氯高于105 mmol/L为高氯血症。见于:①摄入过多:过量补充NaCl液、$CaCl_2$液或$NH_4Cl$液等。②排泄减少:急性肾小球肾炎无尿者,肾血流量减少如充血性心力衰竭。③血液浓缩:腹泻、呕吐、出汗等。④换气过度:呼吸性碱中毒,使$CO_2$排出增多,$HCO_3^-$减少,血氯代偿性增高。⑤肾上腺皮质功能亢进导致肾小管对NaCl吸收增加。

**2. 血清氯减低** 血清氯低于95 mmol/L为低氯血症。见于:①摄入不足:饥饿、营养不良、出汗过多、低盐治疗后。②丢失过多:严重呕吐、腹泻、胃肠道引流,反复应用利尿剂,肾上腺皮质功能减退症,糖尿病酮症酸中毒。③呼吸性酸中毒,血$HCO_3^-$增高,使氯的重吸收减少。

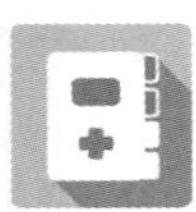

## 五、血磷测定

磷在人体中70%～80%以磷酸钙的形式沉积于骨骼中,只有少部分存在于体液中。血液中的磷分为无机磷和有机磷两种形式。血磷水平受年龄和季节影响，新生儿与儿童的生长激素水平较高，故血清磷水平较高。另外，夏季受紫外线的影响，血清磷的含量也较冬季为高。血磷与血钙有一定的浓度关系，即正常人的钙、磷浓度(mg/dL)乘积为 36～40。

血磷检测的适应证：①骨病。②慢性肾脏疾病、透析患者。③甲状腺手术后。④慢性酒精中毒。⑤需要加强医疗护理的患者(如需胃肠外营养、机械通气者)。⑥肾结石患者。⑦甲状旁腺疾病。⑧拟诊维生素 D 缺乏(吸收不良综合征)。⑨肌无力、骨痛。

【参考值】

0.97～1.61 mmol/L。

【临床意义】

**1. 血清磷增高**　见于：①内分泌疾病：原发性或继发性甲状旁腺功能减退症。②肾排泄受阻：慢性肾炎晚期、肾衰竭。③维生素 D 摄入过多。④其他：肢端肥大症、多发性骨髓瘤、骨折愈合期、Addison 病、急性重型肝炎等。

**2. 血清磷减低**　见于：①摄入不足或吸收不良：佝偻病、脂肪泻、长期服用含铝的制酸剂、饥饿或恶病质、缺乏活性维生素 D。②丢失：呕吐和腹泻、血液透析、肾小管性酸中毒、急性痛风、范可尼(Fanconi)综合征、应用噻嗪类利尿剂等。③磷转入细胞内：静脉注射葡萄糖或胰岛素、过度换气综合征、妊娠、急性心肌梗死。④其他：酒精中毒、糖尿病酮症酸中毒、甲状旁腺功能亢进症、维生素 D 抵抗性佝偻病等。

## 第二节　糖代谢紊乱检查

### 一、空腹血糖检测

空腹血糖(fasting blood glucose，FBG)是诊断糖代谢紊乱的最常用和最重要的指标。以空腹血浆葡萄糖(fasting plasma glucose，FPG)检测较为方便，且结果也最可靠。

【参考值】

①葡萄糖氧化酶法：3.9～6.1 mmol/L。②邻甲苯胺法：3.9～6.4 mmol/L。

【临床意义】

血糖检测是目前诊断糖尿病的主要依据，也是判断糖尿病病情和控制程度的主要指标。

**1. FBG 增高**　FBG 增高而又未达到诊断糖尿病标准时，称为空腹血糖受损(impaired fasting glucose，IFG)；FBG 增高超过 7.0 mmol/L 时称为高糖血症。

(1) 生理性增高：餐后 1～2 h、高糖饮食、剧烈运动、情绪激动、胃倾倒综合征等。

(2) 病理性增高：①各型糖尿病。②内分泌疾病：如甲状腺功能亢进症、皮质醇增多症、嗜铬细胞瘤和胰高血糖素瘤等。③应激性因素：如颅内压增高、颅脑损伤、心肌梗死、大面积烧伤、急性脑血管病等。④药物影响：如噻嗪类利尿剂、口服避孕药、泼尼松等。⑤严重肝脏和胰腺疾病。⑥其他：如高热、呕吐、腹泻、脱水等。

**2. FBG 减低**　FBG 低于 3.9 mmol/L 时称为血糖减低，当 FBG 低于 2.8 mmol/L 时称为低糖血症。

(1) 生理性减低：饥饿、长期剧烈运动、妊娠期等。

(2) 病理性减低：①胰岛素过多：如胰岛素用量过大、口服降糖药或肿瘤等。②对抗胰岛素的激素分泌不足：如肾上腺皮质激素、生长激素缺乏。③肝糖原储存缺乏：如急性重型肝炎、急性肝炎、肝癌等。④急性酒精中毒。⑤先天性糖原代谢酶缺乏。⑥消耗性疾病，如严重营养不良、恶病质等。⑦非降糖药物影响：如磺胺药、水杨酸、吲哚美辛等。

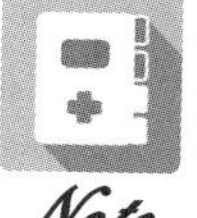

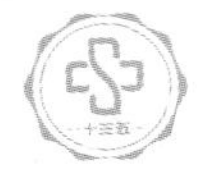


## 二、口服葡萄糖耐量试验

葡萄糖耐量试验是检查人体血糖调节功能的一种方法，是诊断糖尿病的一个重要检查。临床常用口服葡萄糖耐量试验(oral glucose tolerance test,OGTT)。

【参考值】

①FPG 3.9～6.1 mmol/L。②口服葡萄糖后 30 min～1 h，血糖达高峰(一般为 7.8～9.0 mmol/L)，峰值<11.1 mmol/L。③2 h 血糖(2 hPG)<7.8 mmol/L。④3 h 血糖恢复至空腹水平。⑤各检测时间点的尿糖均为阴性。

【临床意义】

OGTT 是一种葡萄糖负荷试验，用以了解机体对葡萄糖代谢的调节能力，是糖尿病和低糖血症的重要诊断性试验。临床上主要用于诊断糖尿病、判断糖耐量减低(受损)(impaired glucose tolerance,IGT)、鉴别尿糖和低糖血症，OGTT 还可用于胰岛素和 C-肽释放试验。

**1. 诊断糖尿病** 临床上有以下条件者，即可诊断糖尿病。①具有糖尿病症状，FPG>7.0 mmol/L。②OGTT 血糖峰值>11.1 mmol/L，OGTT 2 hPG>11.1 mmol/L。③具有临床症状，随机血糖>11.1 mmol/L，且伴有尿糖阳性者。临床症状不典型者，需要另一天重复检测确诊，但一般不主张做第 3 次 OGTT。

**2. 判断 IGT** FPG<7.0 mmol/L，2 hPG 为 7.8～11.1 mmol/L，且血糖到达高峰的时间延长至 1 h 后，血糖恢复正常的时间延长至 2～3 h，同时伴有尿糖阳性者为 IGT。IGT 长期随诊观察，约 1/3 能恢复正常，1/3 仍为 IGT，1/3 最终转为糖尿病。IGT 常见于 2 型糖尿病、肢端肥大症、甲状腺功能亢进症、肥胖症及皮质醇增多症等。

**3. 鉴别低血糖** ①功能性低血糖：FPG 正常，口服葡萄糖后出现高峰时间及峰值均正常，但 2～3 h 出现低血糖，见于特发性低糖血症。②肝源性低血糖：FPG 低于正常，口服葡萄糖后血糖高峰提前并高于正常，但 2 hPG 仍处于高水平，且尿糖阳性。常见于广泛性肝损伤、病毒性肝炎等。

## 三、血清胰岛素检测和胰岛素释放试验

在进行 OGTT 的同时，分别于空腹和口服葡萄糖后 30 min、1 h、2 h、3 h 检测血清胰岛素浓度的变化，称为胰岛素释放试验，是反映胰岛 β 细胞储备功能的试验。

【参考值】

①空腹胰岛素：10～20 mU/L。②释放试验：口服葡萄糖后胰岛素高峰在 30 min～1 h，峰值为空腹胰岛素的 5～10 倍。2 h 胰岛素<30 mU/L，3 h 后达到空腹水平。

【临床意义】

血清胰岛素检测和胰岛素释放试验主要用于糖尿病的分型诊断及低血糖的诊断与鉴别诊断。

**1. 糖尿病** ①1 型糖尿病空腹胰岛素明显降低，口服葡萄糖后释放曲线低平。②2 型糖尿病空腹胰岛素可正常、稍高或减低，口服葡萄糖后胰岛素有延迟释放反应。

**2. 胰岛 β 细胞瘤** 胰岛 β 细胞瘤常出现高胰岛素血症，胰岛素呈高水平曲线，但血糖降低。

**3. 其他** 肥胖、肝功能损伤、肾功能不全、肢端肥大症、巨人症等血清胰岛素水平增高；腺垂体功能低下，肾上腺皮质功能不全或饥饿，血清胰岛素减低。

## 四、血清 C-肽检测

C-肽是胰岛素原在蛋白水解酶的作用下分裂而成的与胰岛素等分子的肽类物。检测空腹 C-肽水平、C-肽释放试验可用于评价胰岛 β 细胞分泌功能和储备功能。

【参考值】

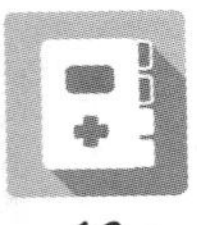

①空腹 C-肽：0.3～1.3 nmol/L。②C-肽释放试验：口服葡萄糖后 30 min～1 h 出现高峰，其峰值为空腹 C-肽的 5～6 倍。

【临床意义】

C-肽检测常用于糖尿病的分型诊断，其意义与血清胰岛素一样，且C-肽真实反映实际胰岛素水平，可以指导临床治疗中胰岛素用量的调整。

**1. C-肽水平增高** ①胰岛β细胞瘤时空腹血清C-肽增高、C-肽释放试验呈高水平曲线。②肝硬化时血清C-肽增高，且C-肽/胰岛素值减小。

**2. C-肽水平减低** ①空腹血清C-肽降低，见于糖尿病。②C-肽释放试验：口服葡萄糖后1 h血清C-肽水平降低，提示胰岛β细胞储备功能不足。释放曲线低平提示1型糖尿病；释放延迟或呈低水平见于2型糖尿病。③C-肽水平不升高，而胰岛素增高，提示为外源性高胰岛素血症，如胰岛素用量过多等。

## 五、糖化血红蛋白检测

糖化血红蛋白(glycosylated hemoglobin，GHb/$HbA_1c$)是在红细胞生存期间HbA与己糖(主要是葡萄糖)缓慢、连续的非酶促反应的产物。由于HbA所结合的成分不同，又分为$HbA_1a$(与磷酰葡萄糖结合)、$HbA_1b$(与果糖结合)、$HbA_1c$(与葡萄糖结合)，其中$HbA_1c$含量最高，占60%～80%，是目前临床最常检测的部分。由于糖化过程非常缓慢，一旦生成不再解离，且不受血糖暂时性升高的影响，因此，在高血糖及血糖、尿糖水平波动较大时，测定GHb更有临床意义。

GHb检测的指征：糖尿病碳水化合物代谢长期的回顾性监测，GHb的测定的推荐频度取决于糖尿病种类和(或)治疗。

【参考值】

$HbA_1c$ 4%～6%，$HbA_1$ 5%～8%。

【临床意义】

**1. 评价糖尿病控制程度** 作为糖尿病诊断和长期监控的良好指标，GHb可反映检测前2～3个月的平均血糖水平。糖尿病者$HbA_1c$值较正常增高2～3倍；糖尿病控制后其减低要比血糖和尿糖减低晚3～4周。

**2. 筛检糖尿病** $HbA_1<8\%$，可排除糖尿病；$HbA_1>9\%$，预测糖尿病的准确性为78%；$HbA_1>10\%$，预测糖尿病的准确性为89%。

**3. 鉴别糖尿病性高血糖与应激性高血糖** 前者GHb水平多增高，后者正常。

**4. 预测血管并发症** GHb与氧的亲和力强，可导致组织缺氧，故长期GHb增高，可引起组织缺氧而发生血管并发症。$HbA_1>10\%$，提示并发症严重，预后较差。

# 第三节 心肌损伤标志物检查

心肌损伤时，心肌内多种酶可释放入血，使血内相应酶的活性增高。检查血清中心肌酶活性的变化，可了解心肌是否损伤及其损伤的程度。

## 一、血清肌酸激酶及其同工酶测定

肌酸激酶(creatine kinase，CK)，又称肌酸磷酸激酶(creatine phosphokinase，CPK)，主要分布于骨骼肌和心肌，其次为脑组织的细胞质和线粒体中，肝细胞和红细胞中测不出CK活性。CK是由M和B亚单位组成的二聚体，CK同工酶与CK具有相同的生物活性。根据CK中M和B亚基的组合不同及其电泳时移动速率不同，将CK分成3种亚型：①CK-BB($CK_1$)，为脑型同工酶，主要分布于脑、前列腺、肠和肺等组织；②CK-MB($CK_2$)，为混合型同工酶，主要分布于心肌；③CK-MM($CK_3$)，为肌型同工酶，主要分布于骨骼肌和心肌。正常人血清中以CK-MM为主，CK-MB占总CK活性的5%，CK-BB极微量。测定CK总活性及分析CK同工酶的类型，对判断是否存在心肌梗死有一定意义。CK的M和B

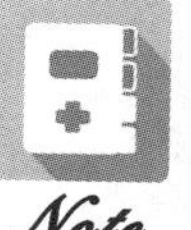

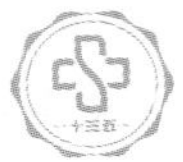



亚单位的羧基翻译后修饰，即产生了 CK 的各种异型，其中血清 CK-$MB_1$ 及 CK-$MB_2$ 异型对诊断急性心肌梗死更具敏感性和特异性。急性心肌梗死时血清酶的变化特性见表 38-1。

**表 38-1　急性心肌梗死血清酶变化的比较**

| 指　　标 | 开始增高时间/h | 达峰值时间/h | 恢复正常时间 |
|---|---|---|---|
| CK | 4～10 | 12～36 | 72～96 h |
| CK-MB | 3～6 | 12～24 | 48～72 h |
| AST | 6～12 | 24～48 | 3～5 天 |
| LD | 12～24 | 48～72 | 10～12 天 |
| $LD_1$ | 10～12 | 48～72 | 10～12 天 |

【参考值】

CK 总活力（酶偶联法，37 ℃）：男性 38～174 U/L，女性 26～140 U/L。CK 同工酶（琼脂糖凝胶电泳法，活性）：CK-MM，94%～96%；CK-MB，＜5%；CK-BB，极少或无；CK-$MB_1$＜0.71 U/L；CK-$MB_2$＜1.0 U/L；$MB_2$/$MB_1$＜1.4。

【临床意义】

**1. CK 总活力增高**　见于：①急性心肌梗死：CK 是急性心肌梗死早期诊断的较敏感的指标，如病程中 CK 再次增高，常表示有新的心肌梗死发生。②心肌炎：病毒性心肌炎 CK 明显增高。③溶栓治疗：急性心肌梗死溶栓治疗后出现再灌注，导致 CK 活性增高，可使峰值提前。④其他：多发性肌炎、骨骼肌损伤，各种插管术及其他手术后以及使用抗生素、剧烈运动等。

**2. CK-MB 增高**　见于：①急性心肌梗死：对急性心肌梗死的早期诊断，CK-MB 敏感性高于总 CK。如发病后 CK-MB 持续增高不减低，提示心肌在继续梗死；若减低后又增高，表明原梗死部位在扩展或又有新的梗死出现。②其他心肌损伤：心绞痛、心包炎、慢性心房颤动、心脏手术、安装起搏器、冠状动脉造影等。③肌病和骨骼肌损伤：如肌营养不良、多发性肌炎、肌萎缩、挤压综合征等。

**3. CK-MB 异型**　CK-MB 异型对诊断急性心肌梗死有更大的特异性。如以血浆 CK-$MB_1$＞0.7 U/L、CK-$MB_2$＞1.0 U/L、$MB_2$/$MB_1$＞1.5 为截断值，则急性心肌梗死发病后 2～4 h，诊断敏感性为 59%；4～6 h，诊断敏感性为 92%，而 CK-MB 诊断敏感性仅为 48%。另外，CK-MB 异型对诊断溶栓治疗后是否有冠状动脉再通也有一定价值，$MB_2$/$MB_1$＞3.8 提示冠状动脉再通。

## 二、乳酸脱氢酶及其同工酶测定

乳酸脱氢酶（lactate dehydrogenase，LD）是一种糖酵解酶，广泛存在于人体组织内，以心肌、骨骼肌和肾脏含量最丰富，其次为肝、脾、胰、肺和肿瘤组织，在红细胞内含量也极为丰富。当心肌等组织损伤时，LD 可释放入血，使血中 LD 活性增高。

乳酸脱氢酶同工酶有 5 种，由代表心肌特性的 H 亚单位和肌肉的 M 亚单位组成，分为 $LD_1$（$H_4$）、$LD_2$（$H_3M$）、$LD_3$（$H_2M_2$）、$LD_4$（$HM_3$）和 $LD_5$（$M_4$）。$LD_1$ 和 $LD_2$（尤其 $LD_1$）主要来自心肌，$LD_3$ 主要来自肺、脾，$LD_4$ 和 $LD_5$（尤其 $LD_5$）主要来自肝脏，其次为骨骼肌。测定 LD 同工酶有利于病变组织的定位。急性心肌梗死等心肌病变时以 $LD_1$ 和 $LD_2$ 增高最明显，其改变早于总 LD；肝脏及骨骼肌病变时以 $LD_4$ 和 $LD_5$ 改变为明显。

【参考值】

LD 总活性：速率法（30 ℃）为 95～200 U/L；LD 同工酶（圆盘电泳法）：$LD_1$ 为（32.7±4.6）%；$LD_2$ 为（45.1±3.53）%；$LD_3$ 为（18.5±2.96）%；$LD_4$ 为（2.9±0.89）%；$LD_5$ 为（0.85±0.55）%。

【临床意义】

**1. LD 增高**　见于：①心脏疾病：急性心肌梗死时，LD 活性增高比 CK、CK-MB 和 AST 出现晚，但持续时间长。如 LD 持续增高或再次增高，提示心肌梗死面积扩大或出现新的梗死。②肝脏疾病：急性肝炎、慢性活动性肝炎和肝癌。③恶性肿瘤：恶性淋巴瘤、肺癌、结肠癌、乳腺癌、胃癌、子宫颈癌等。

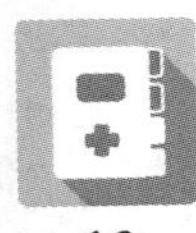

Note

④其他疾病：骨骼肌损伤、肺梗死、贫血、肾脏病和胰腺炎等。

**2. LD 同工酶增高** 见于：①急性心肌梗死：发病后 $LD_1$ 及 $LD_2$ 增高，其增高早于总 LD。②肝胆疾病：肝脏实质性损伤，如病毒性肝炎、肝硬化、原发性肝癌时，$LD_5$ 增高，且 $LD_5>LD_4$，而胆管梗阻但未累及肝细胞时，$LD_4>LD_5$。③肿瘤：恶性肿瘤 LD 增高，肝癌 $LD_4$ 和 $LD_5$ 明显增高，白血病、结缔组织病以 $TD_3$ 和 $LD_4$ 增高为主。④其他：骨骼肌疾病血清 $LD_5>LD_4$；肌萎缩早期 $LD_5$ 升高，晚期 $LD_1$、$LD_2$ 也可增高；肺部疾病 $LD_3$ 可增高；恶性贫血 LD、$LD_1$ 活性极度增高，$LD_1>LD_2$。

## 三、肌钙蛋白测定

肌钙蛋白(troponin，Tn)是一组收缩蛋白，存在于骨骼肌、心肌和平滑肌细胞中。心肌肌钙蛋白(cardiac troponin，cTn)是一组与心肌收缩功能有关的蛋白，其中 cTnT 和 cTnI 是心肌特有的抗原。心肌可逆性损伤和(或)不可逆性损伤时，血清 cTnT 迅速而短暂增高，cTnI 持续性增高。血清 cTn 浓度测定是心肌损伤的特异性标志，其特异性和敏感性均高于常用的心肌酶。

【参考值】

ELISA 法：cTnT 为 0.02～0.13 μg/L，诊断临界值为大于 0.2 μg/L，大于 0.5 μg/L 可诊断急性心肌梗死。cTnI 应小于 0.2 μg/L ，诊断临界值为大于 1.5 μg/L。

【临床意义】

(1) cTnT、cTnI 是诊断急性心肌梗死的确定性标志物，在诊断急性心肌梗死方面无显著性差异。与 cTnT 比较，cTnI 具有较低的初始灵敏度和较高的特异性。如结合 CK、CK-MB 测定用于急性心肌梗死的诊断则最灵敏、最特异。cTn 血清水平在急性心肌梗死时的变化，见表 38-2。

表 38-2 急性心肌梗死时 cTnT 和 cTnI 的动态变化

| | 开始增高时间/h | 达峰值时间/h | 恢复正常时间/天 | 灵敏度/(%) | 特异性/(%) |
|---|---|---|---|---|---|
| cTnT | 3～6 | 10～24 | 10～15 | 50～59 | 74～96 |
| cTnI | 3～6 | 14～20 | 5～7 | 6～44 | 93～99 |

(2) 判断微小心肌损伤(minor myocardial damage，MMD)：不稳定型心绞痛患者常发生 MMD，这种心肌损伤只有检测 cTn 才能确诊。因此，cTn 水平变化对诊断 MMD 和判断不稳定型心绞痛的预后有重要价值。

(3) 围手术期心肌损伤、心肌挫伤等也可见 cTn 增高。

## 四、肌红蛋白测定

肌红蛋白(myoglobin，Mb)含亚铁血红素，有储氧和运输氧的功能。正常时 Mb 主要存在于心肌和骨骼肌中，血中含量很低，由肾脏排泄。当心肌和骨骼肌损害时，血中和尿中 Mb 水平增高。

【参考值】

定性为阴性；定量(ELISA 法)为 50～85 μg/L。

【临床意义】

**1. 诊断急性心肌梗死** 由于 Mb 相对分子质量小，心肌细胞损伤后即可从受损的心肌细胞中释放，故在急性心肌梗死发病后 30 min～2 h 即可升高，5～12 h 达到高峰，18～30 h 恢复正常，所以 Mb 可作为早期诊断急性心肌梗死的指标，明显优于 CK-MB 和 LD。Mb 诊断急性心肌梗死的灵敏度为 50%～59%，特异性为 77%～95%。

**2. 辅助诊断其他疾病** 如挤压综合征、肾衰竭、心力衰竭和某些肌病等。

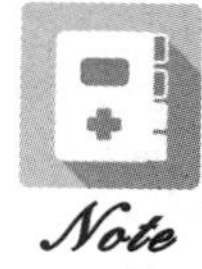

# 第四节　脂类代谢紊乱检查

## 一、血清脂质检测

血清脂质包括胆固醇、甘油三酯、磷脂和游离脂肪酸(free fatty acid,FFA)。血清脂质检测除了可作为脂质代谢紊乱及有关疾病的诊断指标外,还可协助诊断原发性胆汁性肝硬化、肾病综合征、肝硬化及吸收不良综合征等。血脂异常是心、脑血管疾病的重要危险因素。

### (一) 总胆固醇测定

胆固醇中 70%为胆固醇酯(cholesterol ester,ChE)、30%为游离胆固醇(free cholesterol,FC),总称为总胆固醇(total cholesterol,TC)。

【参考值】

①合适水平:<5.20 mmol/L。②边缘水平:5.23～5.69 mmol/L。③升高:>5.72 mmol/L。

【临床意义】

血清 TC 水平受年龄、家族、性别、遗传、饮食、精神等多种因素影响,且男性高于女性,体力劳动者低于脑力劳动者。因此,作为诊断指标,TC 不够特异,也不够灵敏,只能作为某些疾病,特别是动脉粥样硬化的一种危险因素。因此,测定 TC 常作为动脉粥样硬化的预防、发病估计、疗效观察的参考指标。

### (二) 甘油三酯测定

甘油三酯(triglyceride,TG)又称三酰甘油,是甘油和 3 个脂肪酸所形成的酯,又称为中性脂肪。TG 也是动脉粥样硬化的危险因素之一。

【参考值】

0.56～1.70 mmol/L。

【临床意义】

血清 TG 受生活习惯、饮食和年龄等的影响,在个体内及个体间的波动较大。

**1. TG 增高**　TG 增高见于:①冠心病。②原发性高脂血症、动脉粥样硬化症、肥胖症、糖尿病、痛风、甲状旁腺功能减退症、肾病综合征、高脂饮食和阻塞性黄疸等。

**2. TG 减低**　TG 减低见于:①低 β-脂蛋白血症和无 β-脂蛋白血症。②严重的肝脏疾病、吸收不良、甲状腺功能亢进症、肾上腺皮质功能减退症等。

## 二、血清脂蛋白检测

脂蛋白分为乳糜微粒(chylomicron,CM)、极低密度脂蛋白(very low density lipoprotein,VLDL)、低密度脂蛋白(low density lipoprotein,LDL)、高密度脂蛋白(high density lipoprotein,HDL)和 VLDL 的代谢产物中间密度脂蛋白(intermediate density lipoprotein,IDL)。

### (一) 乳糜微粒测定

乳糜微粒(CM)的主要功能是运输外源性 TG。由于 CM 在血液中代谢快,半衰期短,食物消化需要 4～6 h,故正常空腹 12 h 后血清中不应有 CM。

【参考值】

阴性。

【临床意义】

血清 CM 极易受饮食中的 TG 的影响,易出现乳糜样血液。

### (二) 高密度脂蛋白测定

高密度脂蛋白(HDL)水平增高有利于外周组织清除胆固醇(CHO),从而防止动脉粥样硬化的发

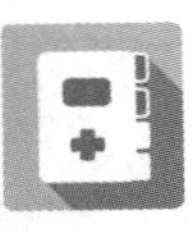
Note

生，故 HDL 被认为是抗动脉粥样硬化因子。

【参考值】

①1.03～2.07 mmol/L；合适水平：＞1.04 mmol/L；减低：≤0.91 mmol/L。②电泳法：30%～40%。

【临床意义】

**1. HDL 增高** HDL 增高对防止动脉粥样硬化、预防冠心病的发生有重要作用。HDL 水平低的个体发生冠心病的危险性大，HDL 水平高的个体患冠心病的危险性小，故 HDL 可用于评价冠心病发生的危险性。另外，绝经前女性 HDL 水平较高，其冠心病患病率较男性和绝经后女性为低。

**2. HDL 减低** HDL 减低常见于动脉粥样硬化、急性感染、糖尿病、慢性衰竭、肾病综合征等。

### （三）低密度脂蛋白测定

低密度脂蛋白（LDL）是富含 CHO 的脂蛋白，是动脉粥样硬化的危险性因素之一。LDL 为致动脉粥样硬化的因子。临床上以 LDL 胆固醇（LDL-C）的含量来反映 LDL 水平。

【参考值】

①合适水平：≤3.12 mmol/L。②边缘水平：3.15～3.16 mmol/L。③升高：＞3.64 mmol/L。

【临床意义】

**1. LDL 增高** ①判断发生冠心病的危险性：LDL 是动脉粥样硬化的危险因子，LDL 水平增高与冠心病发病呈正相关。②其他：甲状腺功能减退症、肾病综合征、遗传性高脂蛋白血症、肥胖症以及应用雄激素、β 受体阻滞剂、糖皮质激素等 LDL 也增高。

**2. LDL 减低** LDL 减低常见于无 β-脂蛋白血症、甲状腺功能亢进症、吸收不良、肝硬化，以及低脂饮食和运动等。

## 三、血清载脂蛋白检测

与动脉粥样硬化和冠状动脉心脏病关系最密切的是 $ApoA_1$ 和 ApoB。$ApoA_1$ 和 ApoB 测定直接反映 HDL 和 LDL 水平，而脂蛋白中的胆固醇含量在病理情况下可发生变化，因而 HDL-C 和 LDL-C 测定不能代替 $ApoA_1$ 和 ApoB 测定。

### （一）载脂蛋白 $A_1$（$ApoA_1$）测定

ApoA 是 HDL 的主要结构蛋白，Apo $A_1$ 与 ApoA 之比为 3∶1。Apo $A_1$ 可催化卵磷脂-胆固醇酰基转移酶（LCAT），将组织内多余的 CE 转运至肝脏处理。因此 ApoA 具有清除组织脂质和抗动脉粥样硬化的作用。而以 Apo $A_1$ 的意义最明确，且其在组织中的浓度最高。因此，Apo $A_1$ 为临床常用的检测指标。

【参考值】

男性为（1.42±0.17）g/L，女性为（1.45±0.14）g/L。

【临床意义】

**1. 增高** Apo $A_1$ 水平与冠状动脉粥样硬化性心脏病发病率呈负相关，因此 Apo $A_1$ 是诊断冠状动脉粥样硬化性心脏病的一种较灵敏的指标。

**2. 减低** 见于：家族性 Apo $A_1$ 缺乏症、家族性 α-脂蛋白缺乏症、家族性 LCAT 缺乏症和家族性低 HDL 血症等。急性心肌梗死、糖尿病、慢性肝病、肾病综合征和脑血管病等。

### （二）载脂蛋白 B（ApoB）测定

ApoB 是 LDL 中含量最多的蛋白质，90%以上 ApoB 存在于 LDL 中。ApoB 具有调节肝脏内外细胞表面 LDL 受体与血浆 LDL 之间平衡的作用，对肝脏合成 VLDL 有调节作用。正常人空腹检测的 ApoB 为 ApoB-100。

【参考值】

男性为（1.01±0.21）g/L，女性为（1.07±0.23）g/L。

Note

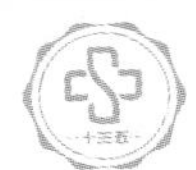



【临床意义】

**1. 增高** ①ApoB增高与动脉粥样硬化、冠状动脉粥样硬化性心脏病的发生率呈正相关，也是冠状动脉粥样硬化性心脏病的危险因素，可用于评价冠状动脉粥样硬化性心脏病的危险性和降脂疗效等，且其在预测冠状动脉粥样硬化性心脏病的危险性方面优于LDL和TC。②ApoB增高还可见于高β-脂蛋白血症、糖尿病、肾病综合征、甲状腺功能减退症等。

**2. 减低** 见于低β-脂蛋白血症、无β-脂蛋白血症、ApoB缺乏症、恶性肿瘤、甲状腺功能亢进症、营养不良等。

# 第五节 内分泌紊乱检查

## 一、甲状腺激素检测

### (一) 甲状腺素和游离甲状腺素测定

甲状腺素是含有四碘的甲状腺原氨酸，即3，5，3′，5′-四碘甲状腺原氨酸(3，5，3′，5′-tetraiodothyronine，$T_4$)。$T_4$以与蛋白质结合的结合型甲状腺素和游离的游离型甲状腺素(free thyroxine，$FT_4$)的形式存在，之和为总$T_4$($TT_4$)。

【参考值】

$TT_4$:65～155 nmol/L。$FT_4$:10.3～25.7pmol/L。

【临床意义】

**1. $TT_4$** $TT_4$是判断甲状腺功能状态最基本的体外筛检指标。

(1) $TT_4$增高:主要见于甲状腺功能亢进症(简称甲亢)、先天性甲状腺素结合球蛋白(TBG)增多症、原发性胆汁性肝硬化、妊娠，以及口服避孕药或雌激素等。另外，肝脏疾病、严重感染、心功能不全、肾脏疾病等也可使$TT_4$增高。

(2) $TT_4$减低:主要见于甲状腺功能减退症(简称甲减)、缺碘性甲状腺肿、低甲状腺素结合球蛋白血症等。另外，甲状腺功能亢进症的治疗、糖尿病酮症酸中毒、恶性肿瘤、心力衰竭等也可使$TT_4$减低。

**2. $FT_4$** $FT_4$不受血浆TBG的影响，直接测定$FT_4$对了解甲状腺功能状态较$TT_4$更有意义。

(1) $FT_4$增高:对诊断甲状腺功能亢进症的灵敏度明显优于$TT_4$。另外，$FT_4$增高还可见于甲亢危象、甲状腺激素不敏感综合征、多结节性甲状腺肿等。

(2) $FT_4$减低:主要见于甲状腺功能减退症，应用抗甲状腺药物、糖皮质激素、苯妥英钠、多巴胺等。

### (二) 三碘甲状腺原氨酸和游离三碘甲状腺原氨酸测定

$T_4$在肝脏和肾脏中经过脱碘后转变为3,5,3′-三碘甲状腺原氨酸(3,5,3′-triiodothyronine，$T_3$)，$T_3$的含量是$T_4$的1/10，但其生理活性为$T_4$的3～4倍。与TBG结合的结合型$T_3$和游离型$T_3$(free triiodothyronine，$FT_3$)之和为总$T_3$($TT_3$)。

【参考值】

$TT_3$:1.6～3.0 nmol/L。$FT_3$:6.0～11.4pmol/L。

【临床意义】

**1. $TT_3$**

(1) $TT_3$增高:①$TT_3$是诊断甲状腺功能亢进症最灵敏的指标。某些患者血清$TT_4$增高前往往已有$TT_3$增高，可作为甲状腺功能亢进症复发的先兆。因此，$TT_3$具有判断甲状腺功能亢进症有无复发的价值。②$TT_3$是诊断$T_3$型甲状腺功能亢进症的特异性指标。$T_3$增高而$T_4$不增高是$T_3$型甲状腺功能亢进症的特点，见于功能亢进型甲状腺腺瘤、多发性甲状腺结节性肿大。

(2) $TT_3$减低:甲状腺功能减退症时$TT_3$可减低。另外，$TT_3$减低也可见于肢端肥大症、肝硬化、肾

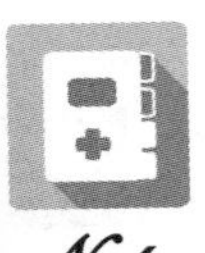

Note

病综合征和使用雌激素等。

**2. $FT_3$**

(1) $FT_3$增高:$FT_3$对诊断甲状腺功能亢进症非常灵敏。$T_3$型甲状腺功能亢进症时$T_3$增高较$T_4$明显,$FT_4$可正常,但$FT_3$已明显增高。$FT_3$增高还可见于甲亢危象、甲状腺激素不敏感综合征等。

(2) $FT_3$减低:见于低$T_3$综合征、慢性淋巴细胞性甲状腺炎晚期、应用糖皮质激素等。

### (三) 反三碘甲状腺原氨酸测定

反三碘甲状腺原氨酸(reverse triiodothyronine,$rT_3$)是$T_4$在外周组织脱碘而生成的。生理情况下,$rT_3$含量极少,其活性仅为$T_4$的10%,但也是反映甲状腺功能的一个指标。

【参考值】

0.2~0.8 nmol/L。

【临床意义】

**1. $rT_3$增高** ①甲状腺功能亢进症:$rT_3$增高诊断甲状腺功能亢进症的符合率为100%。②非甲状腺疾病:如AMI、肝硬化、尿毒症、糖尿病、脑血管病、心力衰竭等$rT_3$也增高。③药物影响:普萘洛尔、地塞米松、丙硫氧嘧啶等可致$rT_3$增高。当甲状腺功能减退症应用甲状腺激素替代治疗时,$rT_3$、$T_3$正常说明用药量合适;若$rT_3$、$T_3$增高,而$T_4$正常或偏高,提示用药量过大。④其他:老年人。

**2. $rT_3$减低** ①甲状腺功能减退症:甲状腺功能减退症时$rT_3$明显减低,对轻型或亚临床型甲状腺功能减退症诊断的准确性优于$T_3$、$T_4$。②慢性淋巴细胞性甲状腺炎:$rT_3$减低常提示甲状腺功能减退症。③药物影响:应用抗甲状腺药物治疗时,$rT_3$减低较$T_3$缓慢,当$rT_3$、$T_4$低于参考值时,提示用药过量。

### (四) 甲状腺素结合球蛋白测定

甲状腺素结合球蛋白(thyroxine binding globulin,TBG)是一种由肝脏合成的酸性糖蛋白。

【参考值】

15~34 mg/L。

【临床意义】

**1. TBG增高** ①甲状腺功能减退症。②肝脏疾病:如肝硬化、病毒性肝炎等。③其他:如格雷夫斯(Graves)病、甲状腺癌、风湿病,应用雌激素、避孕药等。

**2. TBG减低** 常见于甲状腺功能亢进症、遗传性TBG减少症、肢端肥大症、肾病综合征、恶性肿瘤、严重感染等。大量应用糖皮质激素和雄激素等TBG也可减低。

### (五) 三碘甲状腺原氨酸摄取试验

三碘甲状腺原氨酸摄取率($T_3RUR$)可间接反映$TT_4$及TBG的浓度。

【参考值】

25%~35%。

【临床意义】

$T_3RUR$增高见于甲状腺功能亢进症以及非甲状腺疾病引起的TBG减低等。$T_3RUR$减低见于甲状腺功能减退症,以及TBG增高引起的$T_3$、$T_4$增高等。

## 二、甲状旁腺与调节钙、磷代谢激素检测

### (一) 甲状旁腺素测定

甲状旁腺素(parathyroid hormone,PTH)的主要生理作用是拮抗降钙素、动员骨钙释放、加快磷酸盐的排泄和维生素D的活化等。

【参考值】

①免疫化学发光法:1~10 pmol/L。②RIA法:氨基酸活性端(N-terminal)230~630 ng/L;氨基酸无活性端(C-terminal)430~1860 ng/L。

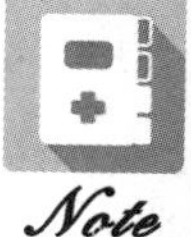

【临床意义】

**1. PTH 增高** 诊断甲状旁腺功能亢进症的主要依据。PTH 增高也可见于肺癌、肾癌所致的异源甲状旁腺功能亢进症等。

**2. PTH 减低** 多见于甲状腺、甲状旁腺手术后、特发性甲状旁腺功能减退症等。

### （二）降钙素测定

降钙素（calcitonin，CT）的主要作用是降低血钙和血磷，其主要靶器官是骨骼，对肾脏也有一定的作用。

【参考值】

<100 ng/L。

【临床意义】

**1. CT 增高** 诊断甲状腺髓样癌的标志之一，对判断手术疗效及术后复发有重要价值。另外，也可见于肺癌、结肠癌、胰腺癌、前列腺癌、严重骨病和肾脏疾病等。

**2. CT 减低** 主要见于甲状腺切除术后、重度甲状腺功能亢进症等。

## 三、肾上腺皮质激素检测

### （一）尿 17-羟皮质类固醇测定

尿 17-羟皮质类固醇（17-hydroxycorticosteroid，17-OHCS）是肾上腺糖皮质激素的代谢产物，其含量高低可以反映肾上腺皮质功能。由于糖皮质激素的分泌有昼夜节律性变化，因而用 24 h 尿中 17-OHCS 水平以显示肾上腺糖皮质激素的变化。

【参考值】

男性：13.8～41.4 μmol/24 h。女性：11.0～27.6 μmol/24 h。

【临床意义】

**1. 17-OHCS 增高** 常见于肾上腺皮质功能亢进症，如库欣综合征、异源 ACTH 综合征、原发性色素性结节性肾上腺病等。另外，甲状腺功能亢进症、肥胖症、腺垂体功能亢进症等尿中 17-OHCS 也增高。

**2. 17-OHCS 减低** 常见于原发性肾上腺皮质功能减退症，如 Addison 病、腺垂体功能减退症等。甲状腺功能减退症、肝硬化等 17-OHCS 也可减低。

### （二）尿 17-酮皮质类固醇测定

17-酮皮质类固醇（17-KS）是雄激素代谢产物的总称。女性、儿童尿中 17-KS 含量反映了肾上腺皮质内分泌功能，而男性尿中 17-KS 含量则反映了肾上腺和睾丸的功能状态。

【参考值】

①男性：34.7～69.4 μmol/24 h。②女性：17.5～52.5 μmol/24 h。

【临床意义】

17-KS 在反映肾上腺皮质功能方面不如 17-OHCS，但 11β-羟化酶、3β-羟化酶缺乏时，17-OHCS 多正常，而 17-KS 增高；当肾上腺腺癌伴有库欣综合征时，17-KS 较 17-OHCS 增高更明显。

**1. 17-KS 增高** 多见于肾上腺皮质功能亢进症、睾丸癌、腺垂体功能亢进症、女性多毛症等。若 17-KS 明显增高，多提示肾上腺皮质肿瘤及异源 ACTH 综合征等。

**2. 17-KS 减低** 多见于肾上腺皮质功能减退症、腺垂体功能减退症、睾丸功能低下等。也可见于肝硬化、糖尿病等慢性消耗性疾病等。

### （三）血清皮质醇和尿液游离皮质醇测定

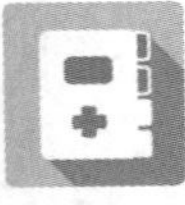

皮质醇主要由肾上腺皮质束状带及网状带细胞所分泌。皮质醇的分泌有昼夜节律性变化，一般检测上午 8 时和午夜 2 时的血清皮质醇浓度表示其峰浓度和谷浓度。24 h 尿液游离皮质醇（24 h urine free cortisol，24 h UFC）则不受昼夜节律性影响，更能反映肾上腺皮质分泌功能。因此，常以血清皮质醇和 24 h UFC 作为筛检肾上腺皮质功能异常的首选指标。

【参考值】

①血清皮质醇：上午 8 时，140～630 nmol/L；午夜 2 时，55～165 nmol/L；昼夜皮质醇浓度比值＞2。②UFC：30～276 nmol/24 h。

【临床意义】

**1. 血清皮质醇和 24 hUFC 增高** 常见于肾上腺皮质功能亢进症、双侧肾上腺皮质增生或肿瘤、异源 ACTH 综合征等。另外，非肾上腺疾病，如慢性肝病、单纯性肥胖、应激状态、妊娠及雌激素治疗等，也可使其增高。

**2. 血清皮质醇和 24 hUFC 减低** 肾上腺皮质功能减退症、腺垂体功能减退症等可使血清皮质醇和 24 hUFC 减低，但其存在节律性变化。另外，应用苯妥英钠、水杨酸等也可使其减低。

（四）血浆和尿液醛固酮测定

醛固酮(aldosterone，ALD)是肾上腺皮质球状带细胞所分泌的一种盐皮质激素，具有保钠排钾，调节水、电解质平衡的作用，ALD 浓度有昼夜变化规律，并受体位、饮食及肾素水平的影响。

【参考值】

**1. 血浆** ①普通饮食：卧位(238.6±104.0)pmol/L，立位(418.9±245.0)pmol/L。②低钠饮食：卧位(646.6±333.4)pmol/L，立位(945.6±491.0)pmol/L。

**2. 尿液** 普通饮食：9.4～35.2 nmol/24 h。

【临床意义】

**1. ALD 增高** 常见于由于肾上腺皮质肿瘤或增生引起的原发性醛固酮增多症，也可见于继发性醛固酮增多症，如心力衰竭、肾病综合征、肝硬化腹腔积液、高血压及长期低钠饮食等。

**2. ALD 减低** 常见于肾上腺皮质功能减退症、垂体功能减退症、高钠饮食、妊娠高血压综合征、原发性单一性醛固酮减少症等。

## 四、肾上腺髓质激素检测

（一）尿液儿茶酚胺测定

儿茶酚胺(catecholamine，CA)是肾上腺嗜铬细胞分泌的肾上腺素、去甲肾上腺素和多巴胺的总称。测定 24 h 尿液 CA 含量不仅可以反映肾上腺髓质功能，也可以判断交感神经的兴奋性。

【参考值】

71.0～229.5 nmol/24 h。

【临床意义】

**1. CA 增高** 主要见于嗜铬细胞瘤。另外，交感神经母细胞瘤、心肌梗死、高血压、甲状腺功能亢进症、肾上腺髓质增生等 CA 也可增高。

**2. CA 减低** 见于 Addison 病。

（二）尿液香草扁桃酸测定

香草扁桃酸(vanillyl mandelic acid，VMA)是儿茶酚胺的代谢产物。测定尿液 VMA 可以了解肾上腺髓质的分泌功能。由于 VMA 的分泌有昼夜节律性变化，因此，应收集 24 h 混合尿液用于测定 VMA。

【参考值】

5～45 μmol/24 h。

【临床意义】

VMA 主要用于观察肾上腺髓质和交感神经的功能。VMA 增高主要见于嗜铬细胞瘤的发作期、神经母细胞瘤和交感神经细胞瘤，以及肾上腺髓质增生等。

（三）血浆肾素测定

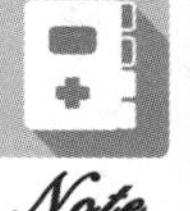

肾素为肾小球旁细胞合成分泌的一种蛋白水解酶，可催化血管紧张素原水解生成血管紧张素Ⅰ，后

Note

者再经血管紧张素Ⅰ转化酶催化水解生成血管紧张素Ⅱ。血管紧张素Ⅱ除直接产生多种效应外，还可促进肾上腺皮质释放醛固酮，此即肾素-血管紧张素-醛固酮系统。血浆肾素测定多以血管紧张素原为底物，检测肾素催化下生成血管紧张素Ⅰ的速率代表其活性。

【参考值】

普通饮食成人立位采血 0.3～1.9 ng/(mL·h)，卧位为 0.05～0.79 ng/(mL·h)；低钠饮食者卧位采血为 1.14～6.13 ng/(mL·h)。

【临床意义】

(1) 血浆肾素降低而醛固酮升高是诊断原发性醛固酮增多症极有价值的指标。若二者皆升高见于肾性高血压、水肿、心力衰竭、肾小球旁细胞肿瘤等。严重肾脏病变，二者均降低。

(2) 指导高血压治疗。对高肾素性高血压，选用拮抗血浆肾素功能的转化酶抑制剂，可减少肾素分泌的 β 受体阻断剂，可有较好的降压效果；而单用可升高血浆肾素水平的血管扩张剂、钙通道阻滞剂等降压药，则可因此而减弱降压效果。

## 五、性腺激素检测

### (一) 血浆睾酮测定

睾酮是男性最重要的雄激素，脱氢异雄酮和雄烯二酮是女性的主要雄性激素。血浆睾酮浓度可反映睾丸的分泌功能，血液循环中具有活性的游离睾酮仅为 2%。睾酮分泌具有昼夜节律性变化，上午 8 时为分泌高峰，因此，测定上午 8 时的睾酮浓度对评价男性睾丸分泌功能具有重要价值。

【参考值】

**1. 男性** ①青春期(后期)：100～200 ng/L。②成人：300～1000/μg/L。

**2. 女性** ①青春期(后期)：100～200 ng/L。②成人：200～800 ng/L。③绝经后：80～350 ng/L。

【临床意义】

**1. 睾酮增高** 主要见于睾丸间质细胞瘤、男性性早熟、肾上腺皮质功能亢进症、多囊卵巢综合征等。也可见于女性肥胖症、中晚期妊娠及应用雄激素等。

**2. 睾酮减低** 主要见于原发性小睾丸症、睾丸不发育症、男性特纳(Turner)综合征等。也可见于睾丸炎症、肿瘤、外伤、放射性损伤等。

### (二) 血浆雌二醇测定

雌二醇($E_2$)是雌激素的主要成分。其生理功能是促进女性生殖器官的发育和副性征的出现，并维持正常状态。

【参考值】

**1. 男性** ①青春前：7.3～36.7pmol/L。②成人：50～200 pmol/L。

**2. 女性** ①青春前：7.3～28.7pmol/L。②卵泡期：94～433 pmol/L。③黄体期：499～1580 pmol/L。④排卵期：704～2200 pmol/L。⑤绝经期：40～100 pmol/L。

【临床意义】

**1. $E_2$增高** 常见于女性性早熟、男性女性化、卵巢肿瘤以及性腺母细胞瘤、垂体瘤等，也可见于肝硬化、妊娠期。

**2. $E_2$减低** 常见于原发性性腺功能减退，如卵巢发育不全，也可见于继发性性腺功能减退等。卵巢切除、青春期延迟、原发性或继发性闭经、绝经、口服避孕药等也可使 $E_2$ 减低。

### (三) 血浆孕酮测定

孕酮由黄体和卵巢所分泌，是类固醇激素合成的中间代谢产物。孕酮的生理作用是使经雌激素作用的、已处于增殖期的子宫内膜继续发育增殖、增厚肥大、松软和分泌黏液，为受精卵着床做准备，这对维持正常月经周期及正常妊娠有重要作用。

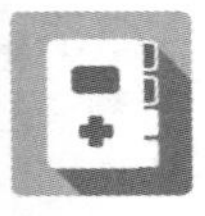

Note

【参考值】

①卵泡期(早):(0.7±0.1)μg/L。②卵泡期(晚):(0.4±0.1)μg/L。③排卵期:(1.6±0.2)μg/L。④黄体期(早):(11.6±1.5)μg/L;黄体期(晚):(5.7±1.1)μg/L。

【临床意义】

**1. 孕酮增高** 主要见于葡萄胎、妊娠高血压综合征、原发性高血压、卵巢肿瘤、多胎妊娠等。

**2. 孕酮减低** 常见于黄体功能不全、多囊卵巢综合征、死胎、原发性或继发性闭经、无排卵性子宫功能性出血等。

## 六、垂体激素检测

### (一)促甲状腺激素测定

促甲状腺激素(thyroid stimulating hormone,TSH)是腺垂体分泌的重要激素,其生理作用是刺激甲状腺细胞的发育、合成与分泌甲状腺激素。TSH 的分泌受促甲状腺素释放激素(thyrotropin releasing hormone,TRH)的兴奋性和生长抑素的抑制性的影响,并受甲状腺素的负反馈调节。

【参考值】

2~10 mU/L。

【临床意义】

TSH 是诊断原发性和继发性甲状腺功能减退症的最重要的指标。

**1. TSH 增高** 常见于原发性甲状腺功能减退症、异源 TSH 分泌综合征、单纯性甲状腺肿、腺垂体功能亢进症、甲状腺炎等。应用多巴胺拮抗剂、含碘药物等也可使 TSH 增高。

**2. TSH 减低** 常见于甲状腺功能亢进症、继发性甲状腺功能减退症、腺垂体功能减退症、皮质醇增多症、肢端肥大症等。过量应用糖皮质激素和抗甲状腺药物,也可使 TSH 减低。

### (二)促肾上腺皮质激素测定

促肾上腺皮质激素(adrenocorticotropic hormone,ACTH)是腺垂体分泌的多肽激素,其生理作用是刺激肾上腺皮质增生、合成与分泌肾上腺皮质激素,对 ALD 和性腺激素的分泌也有促进作用。ACTH 分泌具有昼夜节律性变化,上午 6—8 时为分泌高峰,午夜 22—24 时为分泌低谷。

【参考值】

①上午 8 时:25~100 ng/L。②下午 6 时:10~80 ng/L。

【临床意义】

**1. ACTH 增高** 常见于原发性肾上腺皮质功能减退症、先天性肾上腺皮质增生、异源 ACTH 综合征等。

**2. ACTH 减低** 常见于腺垂体功能减退症、原发性肾上腺皮质功能亢进症、医源性皮质醇增多症等。

### (三)生长激素测定

生长激素(growth hormone,GH)分泌具有脉冲式节律,每 1~4 h 出现 1 次脉冲峰,睡眠后 GH 分泌增多,约在熟睡 1 h 后达高峰。因而宜在午夜采血测定 GH,且单项测定意义有限,应同时进行动态检测。

【参考值】

儿童:<20 μg/L。男性:<2 μg/L。女性:<10 μg/L。

【临床意义】

**1. GH 增高** 常见于垂体肿瘤所致的巨人症或肢端肥大症,也可见于异源 GHRH 或 GH 综合征。另外,低糖血症、外科手术、灼伤、糖尿病、肾衰竭等 GH 也增高。

**2. GH 减低** 常见于垂体性侏儒症、垂体功能减退症、继发性 GH 缺乏症等。另外,高血糖、皮质醇增多症、应用糖皮质激素也可使 GH 减低。

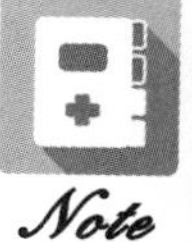

Note

（四）抗利尿激素测定

抗利尿激素(antidiuretic hormone,ADH)，或称为血管升压素(vasopressin,VP)是一种多肽激素。其主要生理作用是促进肾远曲小管和集合管对水的重吸收，即具有抗利尿作用，从而调节有效血容量、渗透压及血压。

【参考值】

1.4～5.6pmol/L。

【临床意义】

**1. ADH 增高** 常见于腺垂体功能减退症、肾性尿崩症、脱水等。

**2. ADH 减低** 常见于中枢性尿崩症、肾病综合征，输入大量等渗溶液、体液容量增加等。

## 第六节 其他血清酶检查

### 一、淀粉酶及其同工酶检测

淀粉酶(amylase,AMS)主要来自胰腺和腮腺。来自胰腺的为淀粉酶同工酶 P(P-AMS)，来自腮腺的为淀粉酶同工酶 S(S-AMS)。

【参考值】

①AMS 总活性：Somogyi 法 800～1800 U/L，染色淀粉法 760～1450 U/L。②同工酶：S-AMS 45%～70%，P-AMS 39%～55%。

【临床意义】

**1. AMS 活性增高**

(1) 胰腺炎：急性胰腺炎是 AMS 增高最常见的原因。血清 AMS 一般于发病 6～12 h 开始增高，12～72 h 达到峰值，3～5 天恢复正常。AMS 诊断胰腺炎的灵敏度为 70%～95%，特异性为 33%～34%。慢性胰腺炎急性发作、胰腺囊肿、胰腺管阻塞时 AMS 也可增高。

(2) 胰腺癌：胰腺癌早期 AMS 增高。

(3) 非胰腺疾病：①腮腺炎时增高的 AMS 主要为 S-AMS。②消化性溃疡穿孔、上腹部手术后、机械性肠梗阻、胆管梗阻、急性胆囊炎等 AMS 也增高。③服用镇静剂，如吗啡等，AMS 也增高，以 S-AMS 增高为主。④酒精中毒患者 S-AMS 或 P-AMS 增高，也可两者同时增高。⑤肾衰竭时的 AMS 增高是由经肾脏排出的 AMS 减少所致。

**2. AMS 活性减低** 主要见于慢性胰腺炎、胰腺癌等。

### 二、脂肪酶检测

脂肪酶(lipase,LPS)主要由胰腺分泌，胃和小肠也能产生少量的 LPS。LPS 经肾小球滤过，并被肾小管全部回吸收，所以尿液中无 LPS。

【参考值】

比色法：<79 U/L。滴度法：<1500 U/L。

【临床意义】

**1. LPS 活性增高** 常见于胰腺疾病，特别是急性胰腺炎。急性胰腺炎发病后 4～8 h，LPS 开始升高，24 h 达到峰值，可持续 10～15 天，并且 LPS 增高可与 AMS 平行。LPS 诊断急性胰腺炎的灵敏度可达 82%～100%，AMS 与 LPS 联合检测的灵敏度可达 95%。也可见于消化性溃疡穿孔、肠梗阻、急性胆囊炎等。

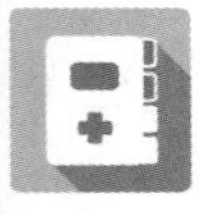

**2. LPS 活性减低** 胰腺癌或胰腺结石所致的胰腺导管阻塞时，LPS 活性可减低。也可见于胰腺囊

性纤维化。

## 三、胆碱酯酶检测

胆碱酯酶(choline esterase,ChE)分为乙酰胆碱酯酶(acetylcholinesterase,AChE)和假胆碱酯酶(pseudocholine esterase,PChE)。AChE 主要存在于红细胞、肺脏、脑组织、交感神经节中,其主要作用是水解乙酰胆碱;PChE 是一种糖蛋白,由肝脏粗面内质网合成,主要存在于血清或血浆中。

【参考值】

①PChE:30000～80000 U/L。②AChE:80000～120000 U/L。

【临床意义】

**1. ChE 活性增高** 主要见于肾脏疾病、肥胖、脂肪肝、甲状腺功能亢进症等,也可见于精神分裂症、溶血性贫血、巨幼细胞贫血等。

**2. ChE 活性减低** 常见于有机磷中毒,含有有机磷的杀虫剂能抑制 ChE,使之减低,且常以 PChE 活性作为有机磷中毒的诊断和监测指标。ChE 活性为参考值的 50%～70%为轻度中毒;30%～50%为中度中毒;<30%为重度中毒。也可见于慢性肝炎、肝硬化和肝癌等肝脏疾病、恶性肿瘤、营养不良、恶性贫血、口服雌激素或避孕药等。

(邓雪松)

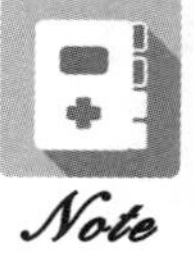

Note

# 第三十九章　临床常用免疫学检查

## 第一节　免疫功能紊乱的常规检查

### 一、血清免疫球蛋白检测

免疫球蛋白(immunoglobulin,Ig)是一组具有抗体活性的球蛋白。Ig的异常变化可反映机体的体液免疫功能状态,与临床表现相结合,有助于感染性疾病、免疫增生性疾病和免疫缺陷病等的鉴别诊断、疾病监控和预后。免疫球蛋白因其功能和理化性质不同分为IgG、IgA、IgM、IgD和IgE五大类。

免疫球蛋白G(immunoglobulin G,IgG)为人体含量最多和最主要的Ig,占总免疫球蛋白的70%～80%,是机体再次感染的重要抗体。它对病毒、细菌和寄生虫等都有抗体活性,也是唯一能够通过胎盘的Ig,通过自然被动免疫使新生儿获得免疫抗体。

【参考值】

IgG:7.0～16.6 g/L。

【临床意义】

**1. 生理性变化**　胎儿出生前可从母体获得IgG。

**2. 病理性变化**

(1) IgG增高:再次免疫应答的标志。常见于各种慢性感染、慢性肝病、胶原血管病、淋巴瘤以及自身免疫病、类风湿关节炎等。

(2) IgG降低:见于各种先天性和获得性体液免疫缺陷病、联合免疫缺陷病、肾病综合征、病毒感染及服用免疫抑制剂的患者。

### 二、免疫球蛋白A检测

免疫球蛋白A(immunoglobulin A,IgA)分为血清型IgA与分泌型IgA(sIgA)两种。前者占血清总Ig的10%～15%,后者主要存在于唾液、泪液、母乳、鼻腔分泌液、支气管分泌液及胃肠道分泌液等分泌液中。sIgA由呼吸道、消化道、泌尿生殖道的淋巴样组织合成,sIgA浓度变化与这些部位的局部感染、炎症或肿瘤等病变密切相关。

【参考值】

成人血清IgA为0.7～3.5 g/L;sIgA唾液平均为0.3 g/L,泪液为30～80 g/L,初乳平均为5.06 g/L,粪便平均为1.3 g/L。

【临床意义】

**1. 生理性变化**　儿童的IgA水平比成人低,且随年龄的增加而增高,到16岁前达到成人水平。

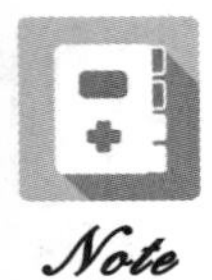

Note

2. 病理性变化

(1) IgA 增高：见于 IgA 型多发性骨髓瘤(MM)、SLE、类风湿关节炎、肝硬化、湿疹和肾脏疾病等。

(2) IgA 降低：见于反复呼吸道感染、非 IgA 型 MM、重链病、轻链病、原发性和继发性免疫缺陷病、自身免疫病和甲状腺功能亢进症等代谢性疾病等。

## 三、免疫球蛋白 M 检测

免疫球蛋白 M(immunoglobulin M,IgM)是初次免疫应答反应中的 Ig，IgM 是最早出现的抗体。IgM 是相对分子质量最大的 Ig，占血清总 Ig 的 5%～10%。IgM 具有强的凝集抗原的能力。

【参考值】

成人血清 IgM：0.5～2.6 g/L。

【临床意义】

**1. 生理性变化** 从孕 20 周起，胎儿自身可合成大量 IgM，胎儿和新生儿 IgM 浓度是成人水平的 10%，随年龄的增加而增高，8～16 岁达到成人水平。

**2. 病理性变化**

(1) IgM 增高：见于初期病毒性肝炎、肝硬化、类风湿关节炎、SLE 等。

(2) IgM 降低：见于重链病、IgA 型 MM、先天性免疫缺陷症、免疫抑制疗法后、淋巴系统肿瘤、肾病综合征及甲状腺功能亢进症等代谢性疾病等。

## 四、免疫球蛋白 E 检测

免疫球蛋白 E(immunoglobulin E,IgE)为血清中最少的一种 Ig，约占血清总 Ig 的 0.002%；它是一种亲细胞性抗体，是介导Ⅰ型变态反应的抗体，与变态反应、寄生虫感染及皮肤过敏等有关，因此检测血清总 IgE 和特异性 IgE 对Ⅰ型变态反应的诊断和过敏原的确定有重要价值。

【参考值】

成人血清 IgE：0.1～0.9 mg/L。

【临床意义】

**1. 生理性变化** 婴儿脐血 IgE 水平很低，出生后随年龄增长而逐渐升高，12 岁时达到成人水平。

**2. 病理性变化**

(1) IgE 增高：见于 IgE 型 MM、重链病、肝脏病、结节病、类风湿关节炎、特异性皮炎、过敏性哮喘、过敏性鼻炎、荨麻疹、嗜酸性粒细胞增多症、疱疹样皮炎、寄生虫感染、支气管肺曲菌病等疾病。

(2) IgE 降低：见于先天性或获得性丙种球蛋白缺乏症、恶性肿瘤、长期用免疫抑制剂和共济失调性毛细血管扩张症等。

## 五、血清 M 蛋白检测

M 蛋白是一种具有相同结构和电泳迁移率的免疫球蛋白分子及其分子片段。

【参考值】

蛋白电泳法、免疫比浊法或免疫电泳法：正常人为阴性。

【临床意义】

检测到 M 蛋白，提示单克隆免疫球蛋白增殖病。见于：①多发性骨髓瘤(MM)：以 IgG 型最常见，其次为 IgA 型，IgD 和 IgE 型罕见，也有 IgM 型的报道。②巨球蛋白血症：该病血液中存在大量单克隆 IgM。③重链病：出现 Ig 重链(γ、α 和 μ 重链)。④轻链病：出现单克隆游离轻链。⑤半分子病：由一条重链和一条轻链组成的单克隆 Ig 片段。⑥恶性淋巴瘤：血液中可出现 M 蛋白。

## 六、血清补体检验

补体(complement,C)是一组具有酶原活性的糖蛋白。补体参与机体的抗感染及免疫调节，也可介

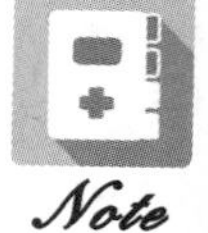

导病理性反应。

### (一) 总补体溶血活性检测

总补体溶血活性(total complement hemolytic activity,CH50)主要反映经典途径补体的综合水平。溶血程度与补体量呈正相关,一般以 50%溶血作为检测终点(CH50)。

【参考值】

50～100 kU/L。

【临床意义】

主要反映补体经典途径的综合水平。①CH50 增高:见于急性炎症、组织损伤和某些恶性肿瘤。②CH50减低:见于各种免疫复合物性疾病(如肾小球肾炎)、自身免疫病活动期(如类风湿关节炎、系统性红斑狼疮、强直性脊柱炎等)、感染性心内膜炎、慢性肝病、肝硬化、重症营养不良和遗传性补体成分缺乏症等。

### (二) 补体 C1q 检测

补体 C1q(complement 1q,C1q)是构成补体 C1 的重要组分。目前 C1q 为常规检测项目。

【参考值】

ELISA 法:0.18～0.19 g/L;免疫比浊法:0.025～0.05 g/L。

【临床意义】

①C1q 增高:见于痛风、类风湿关节炎、过敏性紫癜等。②C1q 降低:见于 SLE、肾病综合征、重度营养不良、肾小球肾炎、重症联合免疫缺陷等。

### (三) 补体 C3 检测

补体 C3(complement 3,C3)是一种由肝脏合成的 β2-球蛋白。C3 在补体系统各成分中含量最多,是经典途径和旁路途径的关键物质,它也是一种急性时相反应蛋白。

【参考值】

成人血清 C3:0.8～1.5 g/L。

【临床意义】

**1. 生理性变化** 胎儿出生后随着年龄的增长,其血清 C3 水平逐渐增加,到 12 岁左右达成人水平。

**2. 病理性变化**

(1) 增高:常见于一些急性时相反应,如急性炎症、传染病早期、肿瘤、排异反应、急性组织损伤。

(2) 减低:见于 SLE 和类风湿关节炎活动期、大多数肾小球肾炎、慢性活动性肝炎、慢性肝病、肝硬化、肝坏死、先天性补体缺乏等。

### (四) 补体 C4 检测

补体 C4(complement 4,C4)是一种多功能 β1-球蛋白。在补体经典途径活化中,C4 被 C1 s 水解为 C4a、C4b,它们在补体活化、促进吞噬、防止免疫复合物沉着和中和病毒等方面发挥作用。

【参考值】

成人血清 C4:0.20～0.60 g/L。

【临床意义】

**1. 生理性变化** 胎儿出生后随着年龄的增长,其血清 C4 水平逐渐增加,到 12 岁左右达成人水平。

**2. 病理性变化**

(1) 增高:见于各种传染病、急性炎症和组织损伤等。

(2) 降低:见于自身免疫性肝炎、狼疮性肾炎、SLE、1 型糖尿病、胰腺癌、类风湿关节炎、多发性硬化症、IgA 性肾病、遗传性 IgA 缺乏症。

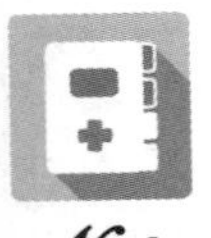
Note

# 第二节 感染性疾病的免疫学检查

## 一、细菌感染免疫检测

### （一）血清抗链球菌溶血素O试验

溶血素O是A群溶血性链球菌产生的具有溶血活性的代谢产物，相应抗体称抗链球菌溶血素O（anti-streptolysin O，抗O或ASO）。

【参考值】

阴性。

【临床意义】

阳性表示患者近期内有A群溶血性链球菌感染，常见于活动性风湿热、风湿性关节炎、急性肾小球肾炎、风湿性心肌炎、急性上呼吸道感染、皮肤和软组织的感染等。

### （二）伤寒和副伤寒沙门菌免疫测定

伤寒沙门菌感染后，菌体O抗原和鞭毛H抗原可刺激人体产生相应抗体；副伤寒杆菌分甲、乙和丙三型，各自的菌体抗原和鞭毛抗原也可产生相应的抗体。

**1. 肥达反应（Widal reaction，WR）** WR是利用伤寒和副伤寒沙门菌菌液为抗原，检测患者血清中有无相应抗体的一种凝集试验。

参考值：伤寒H<1∶160；O<1∶80；副伤寒甲、乙和丙<1∶80。

临床意义：单份血清抗体效价O>1∶80及H>1∶160者有诊断意义；若动态观察，持续超过参考值或较原效价升高4倍以上更有价值。①O、H均升高：提示伤寒可能性大，多数患者在病程第2周出现阳性。②O不高、H升高，可能是预防接种或是非特异性回忆反应。③O升高、H不高，则可能是感染早期。

**2. 伤寒和副伤寒沙门菌抗体IgM测定**

参考值：阴性或滴度<1∶20。

临床意义：IgM抗体于发病后一周即出现升高，有早期诊断价值。

**3. 伤寒和副伤寒沙门菌可溶性抗原测定**

参考值：乳胶凝集法测为阴性。

临床意义：对确诊伤寒沙门菌感染有重要意义。

### （三）流行性脑脊髓膜炎免疫学测定

流行性脑脊髓膜炎由脑膜炎奈瑟菌所致。对患者脑脊液（CSF）、急性期血清和尿中脑膜炎奈瑟菌群特异抗原和抗体的测定，可以辅助流行性脑脊髓膜炎的临床诊断。

【参考值】

抗体测定：阴性；抗原测定：阴性。

【临床意义】

脑膜炎奈瑟菌抗原的测定可用于流行性脑脊髓膜炎的确诊。感染一周后，抗体逐渐增高，2个月后逐渐下降；接受疫苗接种者高抗体效价可持续一年以上。

### （四）布鲁菌病凝集试验

**1. 布鲁菌病凝集试验**

参考值：阴性或滴度<1∶25。

临床意义：凝集效价明显升高或动态上升有助于布鲁菌病的诊断。

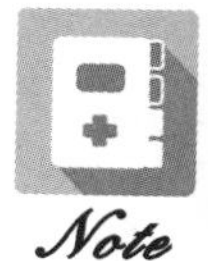

**2. 抗人球蛋白试验(Coombs 试验)**

参考值:抗体效价<1∶160。

临床意义:双份血清检测后次效价超过前次 4 倍以上有诊断价值。

### (五) 结核分枝杆菌抗体和 DNA 测定

【参考值】

胶体金或 ELISA 法检测抗体阴性;PCR 法检测 DNA 阴性。

【临床意义】

抗体阳性表示有结核分枝杆菌感染;DNA 检测特异性更强,灵敏度更高。

## 二、病毒感染免疫检测

### (一) TORCH 试验

TORCH 试验为妇产科产前的常规检查项目。TORCH 包括:弓形虫、风疹病毒、巨细胞病毒、单纯疱疹病毒Ⅰ型和Ⅱ型的病原抗体检测。

**1. 风疹病毒检测** 风疹病毒属披膜病毒科风疹病毒属,若在早孕时发生胎儿先天性风疹感染,新生儿致畸致残率可达 80%。主要损害五官神经系统和智力,有流行性,因此为早孕后必查项目。风疹病毒检测主要查抗体,一般感染后首先出现 IgM 抗体,持续 1~3 个月,2 周后可出现 IgG 抗体。只有在持续性特殊感染时,偶有使用分离培养或分子生物学检查抗原。

【参考值】

IgM、IgG 抗体均为阴性。

【临床意义】

如果被检查者 2 种抗体均无,应视为易感者,可注射疫苗保护。有 IgM 抗体出现者均应做妇产科咨询后决定是否行治疗性流产或继续妊娠。仅有 IgG 抗体应注意观察其滴度变化,如果滴度低且无变化为既往感染,若测定患者急性期和恢复期双份血清,抗体滴度明显升高 4 倍或以上,则具有诊断近期风疹感染的意义。

**2. 单纯疱疹病毒(Ⅰ型和Ⅱ型)检测** 单纯疱疹病毒Ⅰ型和Ⅱ型均有一定致畸性。抗原检测可使用分子生物学方法,并区分Ⅰ型和Ⅱ型,但应用不广泛。抗体检测可分别进行Ⅰ型和Ⅱ型的 IgM 和 IgG 抗体检测,IgM 型抗体提示近期感染,IgG 型多为既往感染。

**3. 巨细胞病毒(CMV)检测** 巨细胞病毒属疱疹类病毒,其先天感染的致畸性仅次于风疹病毒,主要也会造成神经系统及智力的障碍。实验室可用 EIA 法测抗 CMV-IgM 以了解近期感染,抗 CMV-IgG 可以用作流行病学调查。

**4. 弓形虫检测** 先天性弓形虫感染可引起神经系统,特别是生后远期智力障碍,因此临床极为重视。抗原检测可用血液、骨髓、脑脊液或尿液等离心后直接涂片,瑞-吉染色,可见虫体,证明其存在。抗体则可测特异性 IgM 及 IgG 型抗体。IgM 型抗体提示现症感染,IgG 型一般提示既往感染。

### (二) 汉坦病毒抗体 IgM 测定

流行性出血热的病原体是汉坦病毒(Hanta virus,HTV)。

【参考值】

阴性。

【临床意义】

感染 HTV 2~4 天后即可在血清中检出 IgM,7~10 天达高峰。

### (三) 流行性乙型脑炎病毒抗体 IgM 测定

流行性乙型脑炎病毒是我国夏、秋季流行的主要传染病之一。

【参考值】

阴性。

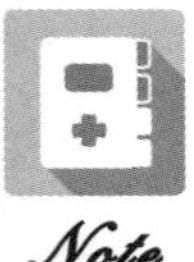

【临床意义】

当恢复期血清抗体滴度比急性期≥4倍时，有辅助诊断意义，可用于临床回顾性诊断。

### （四）柯萨奇病毒抗体和RNA测定

柯萨奇病毒(Coxsackie virus, Cox)为小RNA病毒，基因为单链RNA。

【参考值】

IgM和IgG均阴性；RNA阴性。

【临床意义】

IgM抗体阳性提示现症感染；RNA阳性的诊断意义更大。

### （五）轮状病毒抗体和RNA测定

普通轮状病毒主要侵犯婴幼儿，成人腹泻轮状病毒则可引起青壮年胃肠炎的暴发流行。

【参考值】

RNA阴性；抗原阴性；IgM和IgG阴性。

【临床意义】

婴幼儿腹泻约有50%由轮状病毒所致，常呈IgM阳性，提示现症感染；IgG阴性提示既往感染；PCR检测轮状病毒RNA具特异性。

### （六）嗜异性凝集试验及吸收试验

传染性单核细胞增多症由EB病毒感染所致。嗜异性凝集试验及吸收试验主要用于传染性单核细胞增多症的辅助诊断。

【参考值】

阴性或凝集效价≤1∶7。

【临床意义】

EB病毒感染后2周抗体效价达高峰，常大于1∶56；以后下降，3个月后消失；若第1次检测效价增高不明显，而追踪检查时效价上升4倍以上，更有诊断价值。

## 三、寄生虫感染免疫检测

### （一）日本血吸虫抗体测定

【参考值】

阴性。

【临床意义】

IgE、IgM阳性提示病程处于早期，是早期诊断的指标。IgG阳性提示疾病已是恢复期，曾有过血吸虫感染，可持续数年。

### （二）囊虫抗体测定

【参考值】

阴性。

【临床意义】

IgG阳性见于囊虫病，可用作流行病学调查。

### （三）疟原虫抗体和抗原测定

【参考值】

IFA和ELISA法测定抗体阴性；免疫印迹法测定抗原阴性。

【临床意义】

抗体阳性提示近期有疟原虫感染。但是疟原虫抗体检测阴性不足以否定疟疾，应做抗原检测或涂片法找疟原虫。

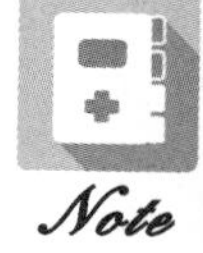

## 四、性传播疾病免疫检测

### (一) 衣原体抗体测定

衣原体包括沙眼衣原体、鹦鹉热衣原体和肺炎衣原体 3 种，其中沙眼衣原体(CT)是引起性传播疾病常见的病原体之一。

【参考值】

IFA 法 IgM 效价≤1∶32，IgG 效价≤1∶512。

【临床意义】

IgM 阳性提示近期有 CT 感染，有利于早期诊断。IgG 在发病后 6～8 周出现，持续时间较长；提示曾有过 CT 感染。

### (二) 支原体的血清学测定

对人致病的主要有肺炎支原体、解脲支原体、人型支原体和生殖道支原体。

【参考值】

补体结合试验：效价<1∶64；间接血凝试验：阴性。

【临床意义】

单份血清效价>1∶64 者或双份血清有 4 倍以上增高者，有诊断意义。间接血凝试验的敏感性高于补体结合试验，感染发病后 7 天出现阳性。

### (三) 梅毒螺旋体抗体测定

梅毒螺旋体侵入人体后，在血清中除可出现特异性抗体外，还可出现非特异性抗体。

【参考值】

检测非特异性抗体的定性试验：快速血浆反应素试验阴性；不加热血清反应素试验阴性；性病研究实验室试验阴性。检测梅毒螺旋体的特异性抗体的确诊试验：梅毒螺旋体血凝试验和荧光螺旋体抗体吸收试验均阴性。

【临床意义】

梅毒螺旋体反应素试验敏感性高；定性试验阳性的情况下，必须进行确诊试验，若阳性可确诊梅毒。

### (四) 淋病奈瑟菌血清学测定及 DNA 测定

【参考值】

协同凝集试验阴性；PCR 定量试验阴性。

【临床意义】

协同凝集试验特异性强、敏感性高且操作简便；PCR 定量试验可作为确诊试验。

### (五) 人类免疫缺陷病毒抗体及 RNA 测定

人类免疫缺陷病毒(human immunodeficiency virus，HIV)是艾滋病(AIDS)的病原体。

【参考值】

筛选试验：ELISA 法和快速蛋白印迹法均为阴性。确诊试验：蛋白印迹试验和 RT-PCR 法 RNA 均阴性。

【临床意义】

筛选试验灵敏度高，但特异性不高，故有假阳性，所以筛选试验阳性时应用确诊试验证实。确诊试验阳性，特别是 RT-PCR 法检测 HIV RNA 阳性，对肯定诊断和早期诊断颇有价值。

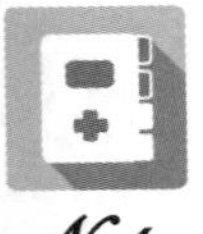
Note

# 第三节 自身免疫病检查

## 一、类风湿因子的检测

类风湿因子(rheumatoid factor,RF)是变性 IgG 刺激机体产生的一种自身抗体,主要存在于类风湿关节炎患者的血清和关节液内。主要为 IgM 型,也有 IgG、IgA、IgD 和 IgE 型。

【检测方法】

乳胶凝集法、浊度分析法、ELISA 法。

【临床意义】

类风湿疾病时,RF 的阳性率可高达 90%,类风湿关节炎的阳性率为 70%。IgG 型与患者的滑膜炎、血管炎和关节外症状有关,IgM 型与 IgA 型的效价与病情有关,与骨质破坏有关。其他如多发性肌炎、硬皮病、干燥综合征、SLE 等自身免疫病也见 RF 阳性。

## 二、抗核抗体检测

### (一) 抗 DNA 抗体测定

抗 DNA 抗体分为抗双链 DNA(ds-DNA)抗体、抗单链 DNA(ss-DNA)抗体和抗 Z-DNA 抗体。抗 ds-DNA 抗体的靶抗原是细胞核中 DNA 的双螺旋结构,它的检测有临床重要性。检测抗 ds-DNA 抗体最特异和最敏感的方法是用马疫锥虫或绿蝇短膜虫作为抗原基质进行间接免疫荧光测定。

【临床意义】

**1. 抗 ds-DNA 抗体阳性** 见于活动期 SLE,阳性率为 70%～90%。本试验特异性较高,但敏感性较低。其他风湿病中抗 ds-DNA 也可阳性。

**2. 抗 ss-DNA 抗体阳性** 见于 SLE(阳性率 70%～95%),尤其是合并狼疮性肾炎时。还可见于一些重叠结缔组织病、药物诱导的狼疮和慢性活动性肝炎等,但不具特异性。

### (二) 抗胞质抗体测定

**1. 抗线粒体抗体(anti-mitochondrial antibody,AMA)测定** 抗线粒体抗体是一种针对细胞质中线粒体内膜和外膜蛋白成分的自身抗体,无器官和种属特异性,该抗体主要是 IgG。常用大白鼠胃或肾髓质和 Hep-2 细胞作为抗原基质进行免疫荧光法测定。

临床意义:部分肝脏疾病时可检出 AMA。其阳性率在原发性胆汁性肝硬化无症状者为 90.5%,有症状患者为 92.5%;慢性活动性肝炎者也可高达 90%以上。AMA 可作为原发性胆汁性肝硬化和肝外胆道阻塞性肝硬化症的鉴别诊断。此外,慢性活动性肝炎和门脉性肝硬化阳性率为 25%。

**2. 抗肌动蛋白抗体检测** 该抗体有几种不同的抗原包括肌动蛋白、非肌球蛋白的重链、原肌球蛋白。当肌动蛋白抗体单独存在时,有时可在胞质中观察到无数束状纤维结构,有时延伸到细胞核。

临床意义:抗肌动蛋白抗体见于各种慢性肝脏疾病、肝硬化、原发性胆汁性肝硬化、Ⅰ型自身免疫性肝炎,也见于重症肌无力、克罗恩病、长期血液透析。Ⅰ型自身免疫性肝炎者 60%～90%有 IgG 型抗肌动球蛋白抗体,且效价高。

**3. 抗 Jo-1 抗体检测** 靶抗原是组氨酰-tRNA 合成酶。其生理功能是催化 tRNA 接上组氨酸。Jo-1 抗体主要是 IgG1 型抗体。

临床意义:Jo-1 抗体对肌炎伴间质性肺纤维化有高度特异性,抗体的效价与疾病的活动性相关。多发性肌炎、Jo-1 抗体阳性及 HLA-DR/-DRw52 标志称为 Jo-1 综合征。

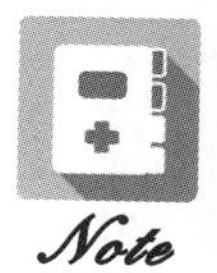

Note

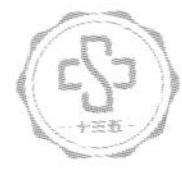



## 三、抗甲状腺抗体测定

甲状腺功能亢进症、慢性甲状腺炎、甲状腺功能减退症具有自身免疫病的特征，常可测出甲状腺抗体。

**1. 抗甲状腺球蛋白抗体** 甲状腺球蛋白(thyroglobulin，TG)是由甲状腺滤泡细胞合成的一种糖蛋白，抗甲状腺球蛋白主要是 IgG。

临床意义：90%～95%桥本甲状腺炎、52%～58%甲状腺功能亢进症和 35%甲状腺癌的患者可出现抗 TG 阳性。肝脏病、重症肌无力、风湿性血管病、糖尿病也可出现阳性。此外，部分正常人，特别是妇女，抗 TG 阳性率随年龄而增高，40 岁以上妇女检出率可达 18%。

**2. 抗甲状腺微粒体抗体** 抗甲状腺微粒体抗体(anti-thyroid microsome antibody，抗-TMAb)是针对甲状腺微粒体的一种抗体。

临床意义：各种疾病抗-TMAb 阳性检出率如下。桥本甲状腺炎为 50%～100%；甲状腺功能减退症为 88.9%；甲状腺肿瘤为 13.1%；单纯性甲状腺肿为 8.6%；亚急性甲状腺炎为 17.2%～25%；SLE 为 15.4%～44.7%；其他风湿病为 30%。正常人也有 8.4%的阳性率。

# 第四节　肿瘤标志物检查

肿瘤标志物是由肿瘤细胞本身合成、释放，或是机体对肿瘤细胞反应而产生或升高的一类物质。肿瘤标志物对肿瘤的诊断、疗效和复发的监测、预后的判断具有一定的价值。

## 一、甲胎蛋白测定

甲胎蛋白(alpha-fetoprotein，AFP)主要在胎儿肝中合成，相对分子质量为 6.9 万，在胎儿 13 周时，AFP 占血浆蛋白总量的 1/3。在妊娠 30 周达最高峰，以后逐渐下降，出生时血浆中浓度为高峰期的 1%左右，约 40 mg/L，在周岁时接近成人水平(低于 30 μmg/L)。

【参考值】

健康成人：＜30 μg/L(或 30 ng/mL)。

新生儿：＜50 mg/L。

妊娠母体 20 周：20～100 μg/L，羊水(20 周妊娠)：5～25 mg/L。

【临床意义】

(1) 原发性肝细胞癌患者血清 AFP 增高，阳性率为 67.8%～74.4%。约 50%的患者 AFP＞300 μg/L，但约有 18%的原发性肝癌患者 AFP 不升高。

(2) 睾丸癌、卵巢癌、畸胎瘤等生殖腺胚胎肿瘤、胃癌或胰腺癌时，血中 AFP 含量也可升高。

(3) 病毒性肝炎、肝硬化时 AFP 有不同程度的升高，通常小于 300 μg/L。

(4) 妊娠 3～4 个月，孕妇 AFP 开始升高，7～8 个月达高峰，但多低于 400 μg/L，分娩后 3 周恢复正常。胎儿神经管畸形、双胎、先兆流产等均会使孕妇血液和羊水中 AFP 升高。

## 二、癌胚抗原测定

癌胚抗原(carcinoembryonic antigen，CEA)是一种富含多糖的蛋白复合物。早期胎儿的胃肠道及某些组织均有合成 CEA 的能力，但妊娠 6 个月以后含量逐渐降低，出生后含量极低。CEA 是一种广谱性肿瘤标志物，可在多种肿瘤中表达，脏器特异性低，在临床上主要用于辅助恶性肿瘤的诊断、判断预后、监测疗效和肿瘤复发等。

【参考值】

血清＜5 μg/L。

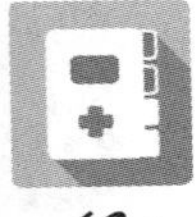

【临床意义】

(1) CEA 升高主要见于胰腺癌、结肠癌、直肠癌、胃癌、乳腺癌、肺癌等患者。

(2) 胰腺炎、结肠炎、肝脏疾病、肺气肿及支气管哮喘等也常见 CEA 轻度升高。

(3) 96%～97%非吸烟健康人血清 CEA 浓度<2.5 μg/L,大量吸烟者中有 20%～40%的人 CEA >2.5 μg/L,少数人 CEA>5.0 μg/L。

## 三、癌抗原 50 测定

癌抗原 50(cancer antigen50,CA50)是一种肿瘤糖类相关抗原,主要由唾液酸糖脂和唾液酸糖蛋白所组成。它对肿瘤的诊断无器官特异性。

【参考值】

免疫放射度量分析(IRMA)、化学发光免疫分析(CLIA)法:血清<2.0 万 U/L。

【临床意义】

(1) 增高见于 87%的胰腺癌,80%的胆(道)囊癌,73%的原发性肝癌,50%的卵巢癌,20%的结肠癌、子宫癌、乳腺癌等。

(2) 动态观察其水平变化对癌肿瘤疗效及预后判断、复发监测颇具价值。

(3) 对鉴别良性和恶性胸、腹腔积液有价值。

(4) 在慢性肝病、胰腺炎、胆管病时,CA50 也升高。

## 四、糖链抗原 19-9 测定

糖链抗原 19-9(carbohydrate antigen 19-9,CA19-9)是一种糖蛋白,属于唾液酸化 Lewis 血型抗原。正常人唾液腺、乳腺、胰腺、前列腺、胃、胆囊、胆管、支气管的上皮细胞存在微量 CA19-9。

【参考值】

血清 CA19-9<3.7 万 U/L。

【临床意义】

胰腺癌、肝胆和胃肠道疾病时血中 CA19-9 的水平可明显升高。

(1) 目前认为,CA19-9 是胰腺癌的首选肿瘤标志物,胰腺癌早期,当特异性为 95%时,敏感性可达 80%～90%,若与 CEA 同时测定,敏感性还可进一步提高。

(2) 有 5%～10%的人不表达 Lewis 类抗原,因此部分胰腺癌患者 CA19-9 的血清浓度不升高。

(3) 诊断胆囊癌和胆管癌的阳性率为 85%左右,直肠癌为 30%～50%,胃癌、结肠癌为 40%;但无早期诊断价值,对早期患者的敏感性仅为 30%。

(4) 连续检测对病情进展、手术疗效、预后估计及复发诊断有重要价值。

(5) 急性胰腺炎、胆汁淤积型胆管炎、胆石症、急性肝炎、肝硬化等,血清 CA19-9 也可出现不同程度的升高。

(6) 若结合 CEA 检测,对胃癌诊断符合率可达 85%。

## 五、癌抗原 125 测定

癌抗原 125(cancer antigen 125,CA125)为一种糖蛋白性肿瘤相关抗原。

【参考值】

血清<3.5 万 U/L。

【临床意义】

(1) CA125 存在于卵巢癌组织细胞和浆液性腺癌组织中,不存在于黏液性卵巢癌中。卵巢上皮癌患者的 CA125 浓度可明显升高,早期诊断和复发诊断的敏感性可达 50%～90%,故对诊断卵巢癌有较大临床价值,尤其对观察治疗效果和判断复发较为灵敏。

(2) 盆腔肿瘤的鉴别。CA125 可用于鉴别卵巢包块,特别适用于绝经后妇女。

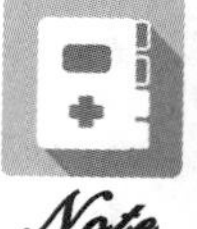
Note

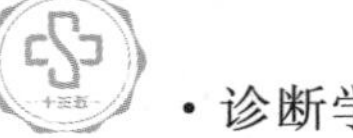


(3) 子宫颈癌、乳腺癌、胰腺癌、胆道癌、肝癌、胃癌、结肠癌、肺癌等也有一定的阳性反应。

(4) 3%～6%的良性卵巢瘤、子宫肌瘤患者血清 CA125 有时也会明显升高，但多数不超过 10 万 U/L。

(5) 肝硬化失代偿期血清 CA125 明显升高。

(6) 生理状态下，如早孕期(前 3 个月)CA125 也可升高。

(邓雪松)

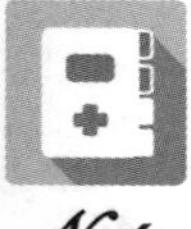
Note

# 第四十章　临床常见病原体检测

## 第一节　标本采集与送检

正确的标本采集、储存和运送是直接关系检验结果的基本要素。所有标本的采集和运送应在无菌操作、防止污染的原则下进行。标本采集后应尽快送实验室分析，标本管道传递系统可加快标本传递速度和避免标本的错误传递。若标本不能及时转运到实验室或欲将标本送到上级部门或检测中心进行分析时，应采取适宜的方式进行储存后运送。要视所有标本为传染品，对具有高度危险性的标本，如 HIV 感染患者的标本等，要有明显标识；急症或危重患者标本要特别注明。严禁标本直接用口吸取、接触皮肤或污染器皿的外部和实验台。标本用后均要做消毒处理，盛标本的器皿要消毒处理或毁形、焚烧。

### （一）血液

正常人的血液是无菌的，疑为败血症、菌血症和脓毒血症患者，一般在发热初期和高峰期采集，而已用过抗菌药物治疗者，则在下次用药前采集。采样以无菌法由肘中静脉穿刺，成人每次 10～20 mL，儿童 1～5 mL。最好能在床边接种，否则置盛有抗凝剂聚茴香脑磺酸钠(SPS)的无菌瓶中送检。注意在检验申请单上注明抗生素使用情况，以选择合适类型的培养瓶。24 h 内采血标本 3 次，并在不同部位采集，可提高血培养阳性检出率。

### （二）尿液

外尿道寄居有正常菌群，故采集尿液时更应注意无菌操作。女性采样时用肥皂水或碘伏清洗外阴，再收集中段尿标本 10～20 mL 于灭菌容器内，男性清洗阴茎头后留取中段尿标本。对于厌氧菌的培养，采用膀胱穿刺法收集、无菌厌氧小瓶运送。排尿困难者可导尿，一般插入导尿管后将尿液弃去 15 mL 后再留取培养标本，但应避免多次导尿所致尿路感染。

### （三）粪便

取含脓液、血液或黏液的粪便置于清洁容器中送检，排便困难者或婴儿可用直肠拭子采集，将直肠拭子置于有保存液的试管内送检。根据细菌种类不同选用合适的运送培养液以提高阳性检出率，如副溶血弧菌引起腹泻的粪便应置于碱性蛋白胨水或卡-布(Cary-Blair)运送培养液中。一次粪便培养阴性不能就此完全排除胃肠道病原菌的存在，对于传染性腹泻患者需 3 次送检粪便进行细菌培养。在明确诊断后，为避免该患者成为带菌者，应在不同时间间隔期间至少有 3 次连续培养阴性才能出院。

### （四）呼吸道标本

鼻咽拭子、痰液及通过气管收集的标本均可作为呼吸道标本。鼻咽拭子和鼻咽灌洗液可供进行鼻病毒、呼吸道合胞病毒、肺炎衣原体、溶血性链球菌等的病原学诊断。痰标本应在医护人员指导下留取，符合要求的痰标本应在低倍镜视野中有不超过 10 个鳞状上皮细胞，以及不少于 25 个白细胞。

### （五）脑脊液与其他无菌体液

引起脑膜炎的病原体脑膜炎奈瑟菌、肺炎链球菌、流感嗜血杆菌等抵抗力弱，不耐冷、容易死亡，故

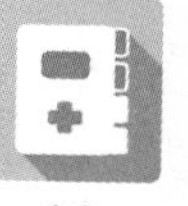
Note

采集的脑脊液应立即保温送检或床边接种。胸腔积液、腹腔积液和心包液等含菌量少宜采集较大量标本送检，标本接种于血培养瓶内，或经溶解、离心处理或过滤浓缩后再接种培养。对于感染患者的腹膜透析液标本，因其含菌量非常低，至少需采集 50 mL。

(六) 泌尿生殖道标本

根据不同疾病的特征及检验项目采集不同标本，如性传播疾病常取尿道口分泌物、外阴糜烂面病灶边缘分泌物、阴道宫颈口分泌物和前列腺液等。对生殖道疱疹患者常穿刺抽取疱疹液，盆腔脓肿患者则于直肠子宫陷凹处穿刺取脓。除淋病奈瑟菌保温送检外，所有标本收集后于 4 ℃保存直至培养，如超过 24 h，标本应冻存于－70 ℃。

(七) 创伤、组织和脓肿标本

对损伤范围较大的创伤，应从不同部位采集多份标本，采集部位应首先清除污物，以碘酒、酒精消毒皮肤，防止表面污染菌混入标本影响检测结果。如果标本较小应加无菌等渗盐水以防干燥。开放性脓肿的采集，用无菌棉拭子采取脓液及病灶深部分泌物。封闭性脓肿者，则以无菌干燥注射器穿刺抽取。疑为厌氧菌感染者，取脓液后立即排尽注射器内空气，针头插入无菌橡皮塞送检，否则标本接触空气导致厌氧菌死亡而降低临床分离率。

(八) 血清

血清用于检测患者特异性抗体效价以辅助诊断感染性疾病。采集血液置无菌试管中，待血液自然凝固、血块收缩后吸取血清，56 ℃加热 30 min 以灭活补体成分。灭活血清保存于－20 ℃。

## 第二节　细菌耐药性检查

了解耐药发生机制和耐药性监测，熟悉常见耐药菌株的耐药特点，是临床医学生的一个重要任务。

### 一、耐药性及其发生机制

(一) 耐药病原体

目前临床感染的病原微生物以革兰阴性菌居多(约占 60%)，主要是铜绿假单胞菌、大肠埃希菌、肺炎克雷伯菌和肠杆菌属细菌等，主要耐药类型有以 β-内酰胺酶介导的耐 β-内酰胺类抗生素的革兰阴性杆菌；质粒介导的产超广谱 β-内酰胺酶(extended-spectrum beta lactamase，ESBL)的肺炎克雷伯菌、大肠埃希菌等；染色体编码产生Ⅰ类 β-内酰胺酶的阴沟肠杆菌和产气肠杆菌等；另外多重耐药的铜绿假单胞菌、嗜麦芽窄食单胞菌和不动杆菌属细菌等都已成为临床上感染性疾病治疗的棘手问题。革兰阳性菌引起的感染以葡萄球菌(金黄色葡萄球菌和血浆凝固酶阴性的葡萄球菌)和肠球菌为主，重要的耐药菌株有耐甲氧西林葡萄球菌(methicillin resistant staphylococcus，MRS)、耐青霉素肺炎链球菌(penicillin resistant streptococcus pneumoniae，PRSP)、耐万古霉素肠球菌(vancomycin resistant enterococcus，VRE)和高耐氨基糖苷类抗生素的肠球菌等。不仅细菌可产生耐药，病毒也出现了耐药病毒株，导致抗病毒治疗逃逸现象发生。如 HBV 发生突变后，对核苷类似物药物(如拉米夫定和泛昔洛韦等)产生耐药。

(二) 耐药机制

对某种抗菌药物敏感的细菌变成对该药物耐受的变异称为耐药性变异。细菌的耐药性变异已成为当今医学界的重要问题。细菌的耐药性可以通过细菌染色体耐药基因的突变、耐药质粒的转移和转座子的插入，细菌产生一些酶类(灭活酶或钝化酶)和多肽类物质而获得。导致细菌耐药的机制如下。

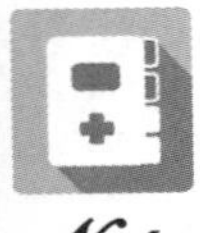

**1. 细菌水平和垂直传播耐药基因的整合子系统**　整合子是捕获外源基因并使之转变为功能性基因的表达单位，是通过转座子和接合质粒在细菌中传播的遗传物质。整合子的基本结构由 1 个编码整

合酶的 Intl 基因、2 个基因重组位点 attl 和 attc、启动子和耐药基因盒组成。目前已确定有 60 多个耐药基因盒，常见的有：①aad 基因盒：编码氨基糖苷类的耐药性。②dfr 基因盒：编码甲氧磺胺嘧啶类的耐药。③编码 β-内酰胺酶和超广谱 β-内酰胺酶的基因盒。④其他基因盒：cat 基因编码对氯霉素的耐药；aac 基因盒编码对氨基糖苷类的耐药；aar 基因盒编码对利福平的耐药；ere 基因盒编码对红霉素的耐药。

**2. 产生灭活抗生素的水解酶和钝化酶等** 常见的有：①ESBLs：由质粒介导的、能赋予细菌对多种 β-内酰胺类抗生素耐药，它主要由革兰阴性杆菌产生。②AmpC β-内酰胺酶：革兰阴性杆菌产生的不被克拉维酸抑制的丝氨酸头孢菌素酶组成的一个酶家族，几乎对所有的 β-内酰胺类药物耐药。③碳青霉烯酶：碳青霉烯酶主要水解碳青霉烯类抗生素，表现为对碳青霉烯类抗生素高度耐药。按 Ambler 分子分类为 A、B、D 3 类酶，A 类酶见于一些肠杆菌科细菌，D 类酶仅见于不动杆菌；B 类酶为金属酶，见于铜绿假单胞菌、不动杆菌、肠杆菌科细菌。④氨基糖苷类钝化酶：细菌对氨基糖苷类抗生素获得性耐药的酶，通过质粒介导能使氨基糖苷类抗生素失活。

**3. 细菌抗生素作用靶位的改变、靶位结构的改变** 此为引起细菌耐药的一个重要因素。如 MRS 是由于染色体上 mecA 基因编码产生低亲和力的青霉素结合蛋白(PBP2a)，以致青霉素不能抑制细菌细胞壁的合成；VRE 的耐药是由于细菌染色体的改变，编码产生的酶导致与万古霉素作用的靶位改变；大肠埃希菌 DNA 拓扑异构酶Ⅱ的 gryA 基因突变，可造成对喹诺酮类中所有药物交叉耐药等。

**4. 细菌膜外排泵出系统** 细菌依靠主动外排泵出机制来减小细菌内药物浓度，如铜绿假单胞菌有 3 套外排泵出系统，MexAB-oprM、MexCD-oprJ、MexEF-oprN 等。

**5. 细菌生物膜的形成** 细菌生物膜(BF)是指附着于有生命或无生命物体表面被细菌胞外大分子包裹的有组织的细菌群体。与浮游菌相比，生物膜中细菌对抗生素的耐药性可提高 10～1000 倍，其耐药性主要取决于其多细胞结构：①生物膜中的胞外多糖起屏障作用，限制抗生素分子向细菌运输。②生物膜中微环境的不同可影响抗生素的活性。③诱导细菌产生特异性表型。④多菌种的协同作用。具有生物膜的细菌多见于铜绿假单胞菌、金黄色葡萄球菌、肠球菌、变异链球菌。

细菌的多种耐药机制可协同作用，导致多耐药菌株的出现。

## 二、项目检查、结果和临床应用

常用的检查细菌是否对药物耐药的方法有定性测定的纸片扩散法、定量测定的稀释法和 E 试验法。对某些特定耐药菌株的检测除药物敏感试验外还要附加特殊的酶检测试验、基因检测等方法。

### (一) 药物敏感试验

**1. K-B 纸片琼脂扩散法** 将含有定量抗菌药物的纸片贴在接种有测试菌的 M-H 琼脂平板上置 35 ℃孵育 16～18 h。用游标卡尺量取纸片周围透明抑菌圈的直径，参照 CLSI 标准判读结果，按敏感(S)、中度敏感(I)、耐药(R)报告。S：测试菌能被测定药物常规剂量给药后在体内达到的血药浓度所抑制或杀灭；I：测试菌能被测定药物大剂量给药后在体内达到的血药浓度所抑制，或在测定药物浓集部位的体液(如尿液)中被抑制；R：测试菌不能被在体内感染部位可能达到的抗菌药物浓度所抑制。

**2. 稀释法** 稀释法所测得的某些抗菌药物抑制检测菌肉眼可见生长的最低浓度称为最小抑菌浓度(minimal inhibitory concentration，MIC)，有肉汤稀释法和琼脂稀释法两类，前者为临床实验室常用的一种定量试验。先以水解酪蛋白液体培养基将抗生素做不同浓度稀释，再种入待检菌，置 35 ℃孵育 24 h 后，以不出现肉眼可见细菌生长的最低药物浓度为该菌的 MIC，参照 CLSI 标准判读，结果按敏感和耐药报告。

**3. E 试验** 结合稀释法和扩散法原理和特点而设计的一种操作简便、精确测定 MIC 的一种方法。在涂布有待测试菌的平板上放置 1 条内含干化、稳定、浓度由高到低呈指数梯度分布的商品化抗菌药物塑料试条。35 ℃孵育 16～18 h 后抑菌圈和试条横向相交处的读数刻度即是待测菌的 MIC，参照 CLSI 标准判断耐药或敏感。由于抗菌药物塑料试条价格较贵，目前尚未在临床广泛使用。

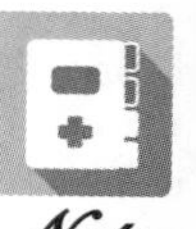

**4. 耐药筛选试验** 耐药筛选试验是以单一药物、单一浓度检测细菌的耐药性，临床常用于筛选耐

甲氧西林葡萄球菌、耐万古霉素肠球菌，对庆大霉素或链霉素高水平耐药的肠球菌。

**5. 折点敏感试验** 折点敏感试验是仅用特定抗生素浓度（敏感、中介或耐药折点 MIC）而不使用测定 MIC 时所用系列抗生素浓度测试细菌对药物的敏感性。当选择区分中介和耐药折点值药物浓度时，若细菌在两种药物浓度培养基中均生长，可判断为耐药；如在两种药物浓度培养基中均不生长则为敏感；仅在较低药物浓度培养基中生长提示为中介。

（二）耐药菌监测试验

**1. 耐甲氧西林葡萄球菌的筛选测定** 包括耐甲氧西林金黄色葡萄球菌和耐甲氧西林凝固酶阴性葡萄球菌，是目前导致医院感染的重要病原菌。此类葡萄球菌具有多重耐药性，即对全部β-内酰胺类抗菌药物，包括青霉素族和头孢菌素族以及临床常用的其他多种抗菌药物均耐药。因此，此类葡萄球菌的早期检出和确定具有重要临床意义。检出方法可用添加有4%NaCl和6 μg/mL 苯唑西林培养基的 M-H 琼脂进行筛选测定。测试菌的准备和接种方法同纸片扩散法药物敏感试验，用1 μL 接种环接种或棉拭子点种，接种菌量每点为$10^4$ CFU。35 ℃孵育24 h，有菌落生长者即为耐甲氧西林葡萄球菌。同时将标准菌株金黄色葡萄球菌 ATCC29213、金黄色葡萄球菌 ATCC38591 以及已知为阳性的耐甲氧西林葡萄球菌菌株作为质控菌株。

**2. 高耐氨基糖苷类抗生素的肠球菌的筛选测定** 对多种抗菌药物包括氨基糖苷类呈固有耐药是肠球菌的特点，故单用氨基糖苷类治疗肠球菌感染无效。但如与一种作用于细胞壁的抗菌药物如青霉素类合用，则可发生协同作用而增强杀菌效力。如果肠球菌对氨基糖苷类产生了高耐药性，这种联合应用就会无效。所以及时筛选出肠球菌中氨基糖苷类高耐药株，有助于临床调整和重新确定治疗方案。其检测可采用纸片扩散法和肉汤稀释法。当庆大霉素纸片（120 μg/mL）的抑菌圈直径≤6 mm 时可判为耐药；当抑菌圈直径在7～9 mm 时，可进一步采用肉汤稀释法或 E 试验测定 MIC 以确定是否为耐药。以肠球菌 ATCC29212 和 ATCC51299 为质控菌株。

**3. 耐青霉素肺炎链球菌（PRSP）的筛选测定** 为早期及时筛选出此类肺炎链球菌可采用1 μg 苯唑西林纸片筛选法。测试方法同纸片琼脂扩散法，培养基用含5%羊血的 M-H 琼脂。如抑菌圈≥20 mm，则测试菌对青霉素敏感，如抑菌圈≤19 mm，则提示该菌可能对青霉素耐药或中度敏感，需用稀释法或 E 试验进一步做青霉素的 MIC 测定。质控菌株采用肺炎链球菌 ATCC49619。

**4. β-内酰胺酶检测** β-内酰胺酶能裂解青霉素族和头孢菌素族抗生素的基本结构β-内酰胺环，从而使其丧失抗菌活性。应用快速的β-内酰胺酶检测法可比常规药物敏感试验提前24～48 h 获得结果以协助临床合理用药。常用的检测方法有产色头孢菌素法和碘淀粉测定法，前者在临床实验室最常用，只需将产色头孢菌素商品化纸片用无菌蒸馏水湿润，点种菌落，若测试菌产生β-内酰胺酶，产色头孢菌素的β-内酰胺环被打开，点种的菌落将在30 min 内变红色。

**5. 超广谱β-内酰胺酶（ESBL）检测** ESBL 的水解底物除第一、二代头孢菌素外，对第三代头孢菌素（如头孢噻肟、头孢他啶、头孢曲松等）以及氨曲南均有作用，它的检测可用微生物学、生物化学和分子生物学方法进行。后两者目前仅用于实验室研究，临床上广泛应用微生物学法，包括双纸片扩散法、三相试验和 E 试验等，其中双纸片扩散法操作简便、结果可靠、成本不高，是临床上较常开展的项目。将待测菌液适量均匀涂布于 M-H 平板，贴上阿莫西林/克拉维酸纸片和第三代头孢菌素纸片（纸片相距30 mm），35 ℃孵育16～18 h 后观察结果，若第三代头孢菌素纸片在朝向阿莫西林/克拉维酸纸片方向有抑菌圈扩大现象即为阳性结果，提示该菌产 ESBL。

（三）病原体耐药基因的测定

细菌耐药基因的检测正由研究实验室走向临床实验室。采用分子生物学方法检测病原菌耐药基因的临床意义在于：①可比培养法更早检测出病原菌的耐药性，尤其适用于检测生长缓慢病原菌（如结核分枝杆菌），有利于临床早期合理选药治疗。②耐药基因的检出对病原菌的耐药性具有确诊意义，特别是当病原菌对某一抗菌药物的耐药表型呈现“敏感”或边缘耐药时，如 mecA 基因的检出可确证对苯唑西林表现为边缘耐药的 MRS。③在细菌耐药性及其扩散的流行病学监测中，耐药基因的检测比常规方法检测病原菌的耐药谱更准确。④耐药基因的检测可作为考核其他耐药性检测方法的金标准。

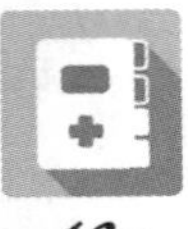

Note

细菌耐药性基因检测方法包括 PCR 法、PCR-RFLP 分析、PCR-SSCP 分析、生物芯片技术和自动测序技术。目前已有检测肠球菌的链霉素耐药基因、万古霉素耐药基因和对庆大霉素的高耐药基因、葡萄球菌的苯唑西林耐药基因、肺炎链球菌的β-内酰胺类抗生素耐药基因、革兰阴性杆菌的β-内酰胺类抗生素耐药基因，以及检测结核分枝杆菌对利福平等抗结核药物耐药性的商品化耐药基因检测试剂盒，相信随着方法的不断完善及标准化，病原菌耐药基因的直接检测将是未来病原菌耐药性检测的主导方法。

## 第三节　性传播疾病病原体检查

性传播疾病(sexually transmitted disease，STD)简称性病，是一类能通过各种性行为或类似性行为而传播，主要侵犯皮肤、性器官和有全身脏器损害的疾病。性传播疾病病原体的检测对于性传播疾病的监测、诊断或血液筛查，控制性传播疾病的流行，确保优生优育等尤为重要。

### 一、流行病学和临床类型

#### （一）流行病学

**1. 病原学**　引起性病病原体的种类繁多，包括细菌(淋病奈瑟菌、杜克雷嗜血杆菌等)、病毒(人类免疫缺陷病毒、人乳头瘤病毒，单纯疱疹病毒-Ⅰ等)、支原体(解脲支原体、生殖支原体等)、螺旋体(梅毒螺旋体等)、衣原体(沙眼衣原体 D-K 型，L1、L2、L3 型等)、真菌(白色念珠菌等)和原虫(阴道毛滴虫等)。

**2. 传播途径**

(1) 性行为传播：性交是主要传播方式。

(2) 间接接触传染：通过污染的衣物、器具，如水杯、浴盆与共用毛巾等传播。

(3) 血液与血液制品传播：梅毒与获得性免疫缺陷综合征可以通过此途径传播。

(4) 对胎儿与新生儿的传播：主要途径大体分为以下 3 种。子宫内传染；在分娩过程中的传染；产后传染。

(5) 职业性传播：梅毒可以在接生过程中传染给未戴橡皮手套的助产士，获得性免疫缺陷综合征可由医务人员不慎被污染人类免疫缺陷病毒的针头或手术刀刺伤自己的皮肤，牙医做牙科处置时不慎弄伤自己的皮肤而传染。

#### （二）常见临床类型

**1. 获得性免疫缺陷综合征(AIDS)**　人类免疫缺陷病毒(HIV)通过结合细胞表面的 CD4 蛋白受体进入易感细胞引起部分免疫系统被破坏，进而导致严重的机会感染和继发性癌变。其临床表现主要是发生卡氏肺囊虫引起的肺炎，结核分枝杆菌或胞内分枝杆菌引起的结核病，慢性隐孢子虫病、弓形虫病和各种病毒性感染等继发性感染。继发性癌变如卡波西(Kaposi)肉瘤和非霍奇金淋巴瘤。另外常见营养不良也是合并症之一，由于腹泻、各种感染或肿瘤消耗过多、食欲不振，长时间会造成营养不良甚至恶病质。HIV 感染传播的模式主要有三种：性传播(包括同性和异性之间)；经血传播；母婴传播。

**2. 梅毒**　由密螺旋体属苍白球细菌引起的疾病。一般过程可分为三个阶段：①初期梅毒：螺旋体穿过黏膜进入淋巴系统，并留下了充满密螺旋体的伤口。②二期梅毒：初期损伤一旦愈合，新的二期损伤开始出现在皮肤和细胞膜上，损伤表面布满了具有极强传染性的密螺旋体。③三期梅毒：可在早期感染后的 5～40 年间出现，密螺旋体可能出现在受严重损伤的中枢神经系统和心血管系统中。虽然梅毒可通过紧密接触损伤的黏膜传播，但其主要的传播途径是性接触和先天传染，微生物能通过胎盘并感染胎儿。先天性梅毒患儿有独特的 Hutchinson 三联征等临床症状。

**3. 淋病**　由淋病奈瑟菌引起的泌尿生殖系统的急性或慢性化脓性感染，是发病率最高的性传播疾病。主要通过不洁性交传播，患淋病的孕妇胎膜破裂可感染羊膜腔及胎儿。新生儿通过感染的产道时

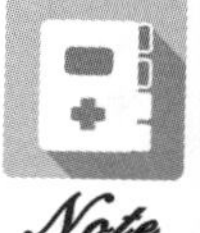

也可感染导致新生儿眼炎。患者自身也可由污染了的手指感染导致眼炎。少数情况下，也可通过污染过的衣裤、毛巾、浴盆、泳衣、马桶、床上用具等间接传染。阴道和宫颈的淋病奈瑟菌感染可扩散至整个生殖系统，或由血行播散性淋病奈瑟菌感染导致关节炎、脑膜炎或心包炎等。

**4. 生殖器疱疹和尖锐湿疣** 生殖器疱疹主要是由单纯疱疹病毒-Ⅰ(HSV-Ⅰ)(少数为单纯疱疹病毒-Ⅱ(HSV-Ⅱ))所引起的一种性传播疾病，表现为生殖器部位的成群小水疱，破溃形成糜烂、溃疡。初发症状较重，易复发。孕妇感染后可引起流产或死胎；新生儿感染后症状严重，病死率非常高。尖锐湿疣是由生殖器人乳头瘤病毒引起的皮肤黏膜良性新生物，主要通过日常生活用品如内裤、浴巾、浴盆而传染，与生殖器肿瘤的发生有密切关系。该病在16～25岁的年轻人多见，潜伏期为3周至8个月，易发生于慢性淋病患者，亦易发生于女性滴虫性白带多及男性包皮过长者。巨大型尖锐湿疣是发生在阴茎的病变，好发于龟头和包皮，也可见于女阴和肛门，黏膜色或淡红色扁平状菜花样肿瘤为恶性病变。

## 二、检查项目和临床应用

STD的诊断包括病史、体格检查和实验室检测，三者缺一不可，其中实验室检测是性病诊断的重要依据，尤其是特异性病原学检查，即使患者否认性乱史时也可作为确诊的依据。

### (一) AIDS病原体测定

**1. 抗HIV-1和抗HIV-2的检测**

(1) 颗粒凝集实验：此法操作简单，结果得出快，不需任何仪器设备，适用于大批量初检，但敏感性和特异性较酶联免疫吸附试验差。

(2) 酶联免疫吸附试验(ELISA/EIA法)：此法敏感性高，但容易出现假阳性结果，故阳性者需用其他试剂盒重复试验1次，2次均阳性则可判为阳性或进一步用蛋白印迹法确诊。

(3) 免疫荧光法：此法敏感性高，但也存在非特异性，且结果的判定人为因素影响大，客观性差。

(4) 蛋白印迹法：通常作为检测抗HIV-1和抗HIV-2的确诊试验，该法敏感性和特异性皆高。

**2. 抗原检测**

(1) 病毒培养：病毒培养是检测HIV感染最精确的方法，一般采取培养外周血单个核细胞的方法进行HIV的诊断。该方法检测HIV专一性强，不会出现假阳性，对于确认那些抗原/抗体检测不确定的个体和阳性母亲的新生儿是否感染HIV有着重要的意义。但是需要有一定数量的感染细胞存在才能培养和分离出病毒来，因而敏感性差、操作时间长、操作复杂，必须在特定的P3实验室中才能进行，且费用较高，不适用于临床。

(2) p24抗原检测：p24抗原检测能够在病毒开始复制后检测到血液中的可溶性p24抗原，但易出现假阳性。因此，阳性结果必须经中和试验确认，该结果才可作为HIV感染的辅助诊断依据。HIV-1 p24抗原检测阴性，只表示在本试验中无反应，不能排除HIV感染。近年来发展的p24抗原测定法免疫复合物解离(immune complex disassociate，ICD)是将血清中免疫复合物解离后通过TSA信号放大系统使用ELISA进行检测，使p24抗原检测的最小检出值由原来的10 pg/mL降低到0.5 pg/mL，在HIV-1抗体阳性母亲所生婴儿早期的诊断中与HIV RNA检测相当，与HIV RNA检测具有可比性，具有重要的实用价值。

(3) HIV RNA检测：通常是通过检测HIV RNA水平来反映病毒载量，直接反映病情进展，病毒核酸检测方法可用于HIV的早期诊断，如窗口期辅助诊断、病程监控、指导治疗方案及疗效测定、预测疾病进程等。目前常用的测定方法有逆转录PCR实验(RT-PCR)、核酸序列扩增实验(NASBA)、分支DNA杂交实验(bDNA)等。使用高灵敏度的实时荧光PCR技术，能够在HIV感染的前两周检测到病毒核酸。

**3. 其他实验室检查** ①$CD4^+$细胞计数。②其他机会性感染病原体或抗体的检测如卡氏肺囊虫、隐孢子虫、弓形虫，病毒性肝炎病毒、巨细胞病毒，细菌，真菌等的检查。

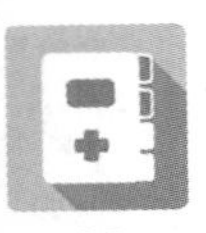

### (二) 梅毒病原体测定

**1. 暗视野显微镜检查** 诊断早期梅毒唯一快速、可靠的方法，尤其对已出现硬下疳而梅毒血清反应仍呈阴性者意义更大。除此法外，还有直接荧光素标记抗体检查法及涂片染色检查法。多功能显微诊断仪（multifunctional microscopy diagnostic instrument，MDI）是近年来国外开发的一种综合相差对比、暗视野及偏振光的可变投影显微镜，其特点是待检查标本不需染色及任何加工处理，而是将“活的”真实的样品直接进行观察，具有直接、方便、快速的优点。但整套仪器价格昂贵，很难普及各个梅毒检测实验室。

**2. 梅毒血清学试验** 诊断梅毒常要依靠血清学检查，潜伏期梅毒血清学诊断尤为重要。人体感染梅毒螺旋体后，可产生抗梅毒螺旋体抗体 IgM 及 IgG，也可产生反应素，用不同的抗原来检测体内是否存在抗梅毒螺旋体抗体或反应素以诊断梅毒。①非梅毒螺旋体抗原试验：目前常用性病研究实验室（VDRL）试验、快速血浆反应素环状卡片（RPR）试验及甲苯胺红不加热血清反应素试验（TRUST）。②梅毒螺旋体抗原试验：因抗原是梅毒螺旋体，检测血清中梅毒螺旋体抗体，其敏感性和特异性均较高，现常用荧光螺旋体抗体吸收试验（FTA-ABS）及梅毒螺旋体血球凝集试验（TPHA）。

**3. 脑脊液检查** 对神经梅毒，尤其是无症状性神经梅毒的诊断、治疗及预后均有意义。检查项目包括淋巴细胞$\geqslant 10\times 10^6$/L，蛋白量 50 mg/dL，VDRL 试验阳性等有诊断价值。脑脊液 PCR 检测，可以快速准确地诊断神经性梅毒。

**4. 基因诊断技术检测梅毒螺旋体（TP-PCR）** TP-PCR 检测梅毒螺旋体 DNA，特异性很强，敏感性很高，是目前诊断梅毒螺旋体的先进方法。PCR 检测梅毒螺旋体的 DNA，其敏感性、特异性均优于血清学方法。由于临床标本可能含有大量人细胞和微生物，建立对梅毒螺旋体高度特异的 PCR 方法极为重要，但仍需进一步改进相关试剂盒。

### （三）淋病病原体测定

**1. 涂片检查** 男性急性淋病患者直接涂片检查到多形核白细胞内革兰阴性双球菌即可确定诊断，其阳性率可达 95%；女性患者阴道宫颈处杂菌很多，因此女性患者及症状轻或无症状的男性患者，均应做淋病奈瑟菌培养检查。

**2. 培养** 培养法为诊断淋病的金标准。

**3. PCR 检测** 对淋病奈瑟菌培养阴性、病史及体征怀疑淋病奈瑟菌感染者，亦可应用 PCR 检测淋病奈瑟菌 DNA 以协助诊断，因该法易出现假阳性结果，故目前临床上规定尚不用作常规检查。

### （四）生殖器疱疹和尖锐湿疣病原体测定

**1. 生殖器疱疹病原体检测**

（1）培养法：从皮损处取标本进行组织培养分离病毒，特异性强，但敏感性取决于取材处的损害程度，且所需技术条件高，从接种到做出鉴定需 5～10 天，价格昂贵。

（2）直接检测法：通常用皮损处细胞涂片直接检测病毒抗原，20 min 到 4 h 可得出结果，其敏感性达到培养法的 80%。

（3）改良组织培养法：将细胞培养法与直接检测法结合起来，以便在 24 h 后得出结果，其敏感性为培养法的 94%～99%。

（4）细胞学法：此法简单、快速、便宜，可广泛应用，但敏感性只有培养法的 40%～50%。

（5）PCR 法：用此法检测皮损内 HSV 核酸，敏感性和特异性均很高，但目前尚限于研究，有望能用于临床诊断。

（6）血清学方法：可用于血清流行病学调查，估计人群的感染情况，不能用作临床诊断。

**2. 尖锐湿疣病病原体检测**

（1）细胞学宫颈涂片检查：常用来检测无症状宫颈人乳头瘤病毒感染，但常不敏感。

（2）5%醋酸试验：在可疑的受损皮肤上用 5%醋酸涂抹或敷贴，3～5 min 有尖锐湿疣的皮肤局部发白为阳性。该试验对诊断与指导治疗尖锐湿疣有很大价值。

（3）免疫组化检查：用带有过氧化物酶的抗体检查 HPV 抗原。所用方法有 PAP 法、ABC 法等。

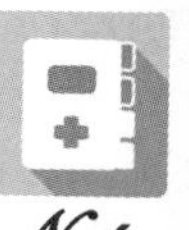
Note

此法具有对病原进行组织定位的优点。

(4) 分子生物学方法在 HPV DNA 监测中的应用：①DNA 杂交：用以检测 HPV DNA 型别。②DNA吸引转移技术：敏感的检测 HPV DNA 的方法之一。③PCR 反应：检测人乳头瘤病毒 DNA 灵敏度高，特异性强。④荧光定量 PCR 反应。⑤基因芯片技术。

（邓雪松）

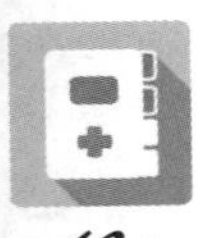

# 第八篇

# 诊断思维方法

ZHENDUANSIWEIFANGFA

诊断疾病是临床医师最重要也是最基本的临床实践活动，就是把问诊、体格检查、实验室检查及器械检查所得资料，经过分析、综合、推理判断，做出合乎客观实际的结论。“没有正确的诊断，就没有正确的治疗。”正确的诊断是疾病治疗的基础和前提。诊断过程就是医务人员对疾病从现象到本质，从感性到理性，又从理性认识再回到医疗实践中去的反复验证的过程，也即对疾病的认识过程；也就是透过疾病的现象，探索揭示疾病本质的过程。因此，建立正确的诊断，不仅需要丰富的医学专业知识，而且还需要正确、科学的思维方法。

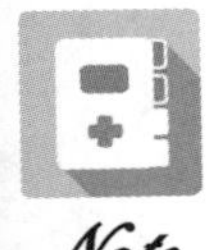

# 第四十一章　诊断疾病的步骤

诊断疾病的过程即是认识疾病客观规律的过程。这一过程一般需要经过如下三个基本步骤：①调查研究，收集资料；②综合分析，形成假设；③临床实践、验证或修正诊断。

## 一、调查研究、收集资料

调查研究、收集资料是诊断疾病的第一步。要对疾病有所认识，首先要了解疾病的症状和体征，以及根据症状和体征所进行的一些必要的辅助检查。正确的诊断来源于周密的调查研究，询问病史、体格检查、实验室检查及器械检查都是对病情进行调查研究和收集资料的重要手段。具体如下。

**1. 病史**　问诊是病史采集的主要手段。病史的完整性和准确性对疾病的诊断和治疗有很大的影响。详尽而完整的病史可以解决半数以上的诊断问题，但症状不等于疾病，应透过症状这个主观感觉异常的现象，结合基础医学知识，从病理生理、病理解剖的深度去认识疾病的本质。医师的知识、阅历越丰富，越能掌握病史的要点和精髓。

**2. 体格检查**　在问诊基础上进行全面系统又重点、深入的体检，所发现的阳性或阴性体征，都可以成为诊断疾病的重要依据。应重视复查，以利于及时发现体征的变化，补充或修正诊断。应抓住各种机会体检，在体检时又补充核实病史。边查边问，边想边查，验证核实，融会贯通，以保证资料的完整性、真实性和准确性。

**3. 化验及辅助检查**　在获得病史和体格检查资料的基础上，选择一些基本的必要的实验室检查和特殊检查，无疑会使临床诊断更为客观而准确。在选择检查时应从疾病的实际出发，除考虑必要性外，还应考虑：①检查时机、敏感性和特异性；②选择有创或无创；③成本与效价分析；④安全性等。不要片面追求高、新、尖的检查项目。必须指出，对检查结果应首先排除技术或人为的误差，再结合其他临床资料全面分析，才有利于诊断的正确性。切不可单靠某项检查结果诊断疾病。

在收集资料的过程中，必须遵循真实性、系统性和全面性的原则。只有真实的、系统的和完整的资料才是建立正确诊断的基础和前提。

**1. 真实性**　询问病史和进行各种检查，都必须从患者的自觉症状和客观体征的实际出发，要实事求是，严肃认真，切忌主观臆断，先入为主，或者只注意合乎自己主观要求的资料，对具体事实任意取舍，以致所收集的资料难免带有片面性和局限性。而这种主观、片面和不准确的资料往往是导致错误诊断的常见原因。比如有时患者的体温、脉搏、呼吸、血压等数据，并不是当时实际测得的数据，而是来自患者的陈述，或医护人员的猜测，显然这些资料都不是真实的，如果根据这些不真实的资料进行诊断，势必会影响诊断的正确性。

**2. 系统性**　患者在叙述病情时，常常缺乏条理性和系统性。医师应随时考虑所述症状的发展过程、先后顺序和相互间的联系，注意深入询问。在进行体格检查时，既要从一般状态、头、颈、胸、腹、脊柱四肢、神经系统进行全面、系统、仔细的检查，又要注意到症状和体征之间的关系，找出进一步深入检查的线索，全面而有重点地进行必要的检查，以确保资料的系统性和真实性。

**3. 全面性**　调查不仅要客观，而且要全面。病史应反映疾病发生、发展过程中的全部变化，体格检查也要查清整个身体的健康状况，然后根据症状和体征提示的线索，再进行必要的实验室检查、器械检查和功能检查，借以了解患者的整体健康状况。从患者的整体出发，才能做出全面正确的诊断。对病史和各种检查结果不宜有偏颇或忽视。详细可靠的病史资料、系统全面的体格检查，仍然是诊断疾病的最

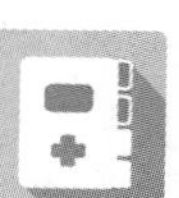
Note

基本的方法，但其关键在于调查要实事求是，要全面。患者的某些症状、某些体征，可能只是疾病本质的个别或部分的表现，不能仅根据个别或部分的表现，就轻易做出诊断。比如一位青年男性患者自诉近三个月经常咳嗽，午后低热，体重减轻，食欲较好，胸片显示右肺上叶有小片云雾状阴影，血沉加快，医师诊断"肺结核"。抗结核治疗一段时间，效果并不理想。这时再经详细地了解其食欲情况，检查其血糖和尿糖，发现血糖升高，尿糖阳性，这时才纠正了错误，得出了正确诊断：糖尿病合并肺结核。后经控制血糖和抗结核治疗，才使患者的肺结核得以缓解。

## 二、分析综合，形成印象

经问诊、体格检查、实验室和特殊检查所获得的资料常常存在零乱、粗略、主次不分、假阳性或假阴性等问题。要反映疾病的本质，就必须将病史询问、体格检查、实验室和特殊检查中所获得的资料进行综合归纳、分析比较，去粗取精，去伪存真，由此及彼，由表及里，总结患者的主要问题，比较其与哪些疾病的症状、体征、病情相近或相同，结合医师掌握的医学理论和临床经验再进一步分析综合，将可能性较大的问题罗列出来，形成假设（hypothesis）、印象（impression），也就是初步诊断（primary diagnosis）。印象或初步诊断只能作为进一步诊断的前提或试验性治疗的方向。

## 三、反复实践，验证或修正诊断

正确认识是不可能一次完成的，需经过实践—理论—再实践—再理论的过程，没有"捷径"可走。初步诊断提出后，还需要在医疗实践中反复验证其正确性，只有符合疾病本质的诊断才是正确的诊断，据此进行防治，才可获得预期的效果。但由于收集到的资料并不一定完整无缺；分析综合也未必完全合乎客观实际。或许由于疾病本身的特点尚未完全表现出来等原因，初步诊断可能不够完善，甚至是错误的。疾病过程总是处在不断变化的过程中，一些临床表现出现了，而另一些临床表现则可能消失了；一种疾病痊愈了，而另一种疾病可能发生了；或者疾病内部的主要矛盾和次要矛盾发生了相互转化；而且每一次的诊断都只能看到疾病全过程中某一阶段的一个片段，往往要分析、综合多个片段，才能对疾病获得较全面和明确的认识。因此，必须用发展的观点进行分析，提出初步诊断后，必须在医疗实践中不断地观察思考、验证诊断，及时更正或补充初步诊断，使诊断更加符合客观实际，直至最后确定诊断。这种动态的观察，对于明确疾病的诊断是必不可少的。比如有些疾病，经过问诊、体格检查、实验室检查及器械检查后，仍无法确定诊断，这就需要按初步诊断进行试验性治疗，并密切注意其反应。若病情许可，可对病情动态观察一段时间，再研讨其诊断。

有些疾病的诊断，需要反复诊察，才能对病情有一个全面的认识。例如，原有陈旧性心肌梗死的患者，如果对侧又有了新的梗死灶，则在心电图中，可能只有 ST 段移位和 T 波倒置，而无典型的异常 Q 波，针对这种情况，必须观察 ST 段和 T 波的动态变化，并结合血清心肌酶学的变化和临床表现，才能得以肯定或否定。如果想凭一次诊察来完成资料的收集，而不进行动态观察，难免会贻误诊断。有些疾病的特殊病征，只有在发展过程中的一定阶段才能表现出来。如口腔的"麻疹黏膜斑"，在麻疹发病后的第 2～3 天出现；经过 2～3 天，斑点溃烂融合就不明显了。所以，一些重要的病征，在就诊时可能尚未出现或者已经消失。因此，我们既要详细地了解就诊前的情况，还要仔细观察初诊后的变化，以免遗漏具有重要诊断意义的临床资料。

由于受疾病发展过程和表现程度的限制，受科学技术水平和人们认识水平的限制，对疾病的认识必须在其动态的变化中不断地深入，不断地验证和修正，才能充实原有的诊断。

总之，疾病的本质总是通过各种症状、体征和各项检查，从不同的方面表现出来。我们必须以实事求是的态度，全面地调查研究，收集系统的、可靠的临床资料，并对其进行认真合理的分析和综合，通过反复的临床实践，反复验证，才有可能正确地认识疾病。为此，我们要以辩证唯物主义为指导，在诊察过程中避免片面性和局限性，通过反复的临床实践，来提高对疾病的认识，才能及时正确地确定诊断。

高明的医师，不是靠撒大网的方式诊断疾病，而是根据问诊、体检提出的初步诊断安排必要的检查，以确定、补充、修正诊断或排除诊断。

（王晓红　郑婷娜）

Note

# 第四十二章　临床思维方法

## 一、运用辩证唯物主义的观点，指导临床思维和诊断

临床思维方法指对疾病现象进行调查研究、分析综合、判断推理等过程中的一系列思维活动，由此认识疾病、判断鉴别，做出决策的一种逻辑方法。它不仅是一种诊断过程中的基本方法，也是随访观察、治疗决策及预后判断等临床活动中不可缺少的逻辑思维方法。在进行分析、综合、推理和判断病情的过程中，要运用辩证唯物主义的观点，特别要注意处理好以下几个关系。

### （一）现象与本质的关系

患者的症状、体征和其他的检查结果都是疾病的临床表现，一定的临床表现具有一定的临床意义。例如，在心尖部听到隆隆样舒张期杂音，是病理征象，它的本质是二尖瓣狭窄，而这个变化是瓣膜的病理形态改变引起的，疾病的临床表现往往比较复杂，想要透过复杂的临床表现去认识疾病的本质，就必须要掌握各种症状、体征和其他的检查结果与疾病本质的关系。这样才能做出正确的诊断。如发热、咳嗽、咳痰等一系列临床表现，很多呼吸系统疾病都可以引起，要判断它们和疾病的关系，就必须要透过这些现象去认识疾病的本质，就要进一步通过对热型，咳嗽的性质，痰的颜色、性质、伴随症状和体征来综合分析，才能抓住疾病的实质，得出正确的诊断。例如，某青年男性突然寒战，高热，呈稽留热，咳铁锈色痰，同时在胸痛区域肺部发现语音震颤增强，有局部叩诊呈浊音，听诊有湿啰音和支气管呼吸音，即可以得出疾病的本质是大叶性肺炎。

### （二）共性与个性的关系

不同的疾病可有相同的征象，这是疾病的共性；相同的疾病也可有不同的征象，这是疾病的个性，疾病的共性与个性，就是矛盾的普遍性与特殊性。如果不认识疾病引起的症状和体征的普遍性，就无从发现疾病发展的普遍规律，例如，水肿可见于心、肾、肝等疾病，这是这些疾病的共性，但表现各有其不同特点的症状和体征，这是个性，也就是特殊性。心源性水肿因受重力的影响，常从身体下垂部位开始，并与体位改变有关；而肾源性水肿则首先出现于皮下疏松组织，如眼睑、颜面等处；而肝源性水肿往往伴有腹腔积液。又如白细胞升高是化脓性疾病或炎症性疾病的普遍现象，但某些机体反应能力减弱的患者，可无白细胞升高，偶见白细胞下降，这就是个体的特殊性。诊断过程中必须了解疾病现象的共性与个性并加以分析对比，才能做出正确的诊断。

在分析临床资料时，既要抓共性，又要抓个性。抓共性，可以就某些症状和体征全面考虑而不致漏诊；抓个性，则有利于鉴别诊断，减少误诊。二者结合，可提高诊断的准确率。

### （三）主要矛盾和次要矛盾的关系

疾病的临床表现过程一般比较复杂，往往包括多个症状、体征和各种检查结果。这就需要我们在复杂的现象中分清主次，找出其主要矛盾，抓住疾病本质。例如，某患者有食欲不振、腹胀、腹泻等消化系统症状，同时出现心悸、气促、下肢水肿、发绀等循环系统症状，颈静脉怒张、肝肿大、心尖区隆隆样舒张期杂音等典型的心瓣膜病的体征，而无相应的消化系统疾病的主要体征，这说明循环系统的临床表现是疾病的主要矛盾，而消化系统的临床表现只是次要矛盾，这是由心功能障碍导致胃肠道淤血所致。只有抓住了主要矛盾，才能做出正确的诊断。

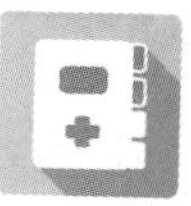

Note

（四）局部与整体的关系

人体是一个复杂的统一整体，各系统、各脏器既具有独立性，但又是相互密切联系的，许多局部疾病可以影响整体，而整体的异常也可以突出地表现于某一局部。例如，化脓性扁桃体炎，这一局部病变，可引起畏寒、发热等全身症状。另一方面整体病变又可以出现局部病症的突出表现。又如，风湿热是全身性疾病，它可以表现为关节、心脏及神经系统（舞蹈病）等方面的局部病变。所以疾病的诊断必须结合整体来考虑，要防止片面、孤立地对待临床症状与体征。从局部变化的相互关系中认识整体变化，才能真正揭示身体内在的联系。因此提倡以人为本，全面分析，从社会、心理和生理的角度出发来考虑每个患者的疾病。

综上所述，医师对疾病的认识，要从全面的调查研究临床资料出发，抓住各种临床表现的共性和特殊性，进行归纳、分析、找出其相互间的内在联系和发生、发展的规律性，分清主要矛盾和次要矛盾，再进一步透过现象来探索其本质，从这个反复的临床思维过程中得出结论，就是该疾病的初步诊断。

## 二、临床思维的基本方法

临床思维方法就是医学上的逻辑思维方法，涉及对各种资料（疾病现象）的分析、推理，使人能透过现象（疾病表现、治疗矛盾、药物不良反应等）看到疾病的本质、主要矛盾与次要矛盾、发展规律，最终解决患病个体的诊疗问题。在诊断思维过程中必须强调全面地看问题，避免片面性、主观性。要注意典型与不典型、常见与罕见、同病异征、同征异病的现象。

对每一具体病例，临床医师的诊断思维活动过程既是活跃的，又有一定的程序。如将其上升到理性的认识，予以剖析，可概括为以下 10 个步骤：①从解剖的观点，有何结构异常？②从生理的观点，有何功能改变？③从病理生理的观点，提出病理变化和发病机制的可能性。④考虑几个可能的致病原因。⑤考虑病情的轻重，勿放过严重情况。⑥提出 1～2 个特殊的假说。⑦检验该假说的真伪，权衡支持与不支持的症状、体征。⑧寻找特殊的症状、体征组合，进行鉴别诊断。⑨缩小诊断范围，考虑诊断的最大可能性。⑩提出进一步检查及处理措施。

这一临床思维的过程看似烦琐机械，实则简洁有序。对初学者来说，犹如学习舞蹈时先学分解动作再融会贯通。经过多次反复，自然可以由简到繁、得心应手、运用自如。

## 三、临床诊断思维的基本原则

学习科学的临床思维方法，就是掌握一把开启诊断和治疗大门的钥匙，在疾病的诊断过程中，必须牢记以下几项临床思维的基本原则。

**1. 实事求是原则** 在疾病的过程中，偏离一般规律的个体化表现经常存在，医师在临床诊断时必须尽力掌握第一手资料，尊重事实、认真观察、深入分析、全面综合、实事求是地对待客观临床资料。

**2. "一元论"原则** 在临床实际中，同时存在多种关联性不大的疾病的概率是很小的，因此，在诊断疾病时尽量用一个疾病去解释多种临床表现。例如，一位患者出现长期发热，皮肤、关节、心、肝、肾各方面都有病态表现时，就不应并列风湿、结核、肝炎、肾脏疾病等许多疾病的诊断，在这种情况下，系统性红斑狼疮这一个诊断很可能是最正确的选择。当经证实确有几种疾病同时存在时，也应实事求是，分清主次和轻重缓急，不必勉强以"一元论"解释。

**3. 首先考虑常见病、多发病的原则** 面对几种诊断可能性同时存在的情况，在选择第一诊断时首先考虑常见病、多发病，其次再考虑罕见病。这种选择原则符合概率分布的基本原理，可以减少误诊的机会。

**4. 首先考虑器质性疾病的原则** 首先考虑器质性疾病的诊断，然后考虑功能性疾病，以免延误了器质性疾病的治疗，错失时机，给患者带来不可弥补的损失。

**5. 首先考虑可治的疾病的原则** 当诊断有两种可能，一种是可治且疗效好，一种是目前尚无确切疗效而预后差，此时，在诊断上应首先考虑前者。如一位咯血患者，胸片发现的右上肺阴影诊断不清时，应首先考虑肺结核的诊断，有利于及时处理。当然，对不可治的或预后不良的疾病亦不能忽略。

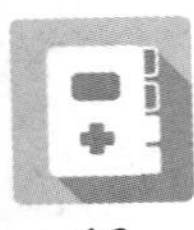

Note

**6. 首先考虑当地流行病、传染病、地方病** 如流行性出血热患者皮肤上常有出血点，在此病流行季节和区域，遇到皮肤有出血点的患者，结合其有发热、尿中有蛋白等，首先就得考虑此病。而在非疫区，遇到有类似表现的患者，首先考虑的却是血液系统或其他系统疾病。不同地区、不同时期可有不同的疾病发生。因此下诊断时，应了解患者所在地的疾病谱。

## 四、临床诊断的方法

**1. 直接诊断法** 对于病情单纯或病史、症状比较典型而很少有疾病所共有时，可用此诊断方法。如中毒、外伤、感冒等。

**2. 除外诊断法** 在临床症状不太突出，体征尚不明显的情况下，由于其表现或多或少与其他疾病相似，从表面看有多种可能性，但只要稍加分析，把不符合的情况逐一摒弃，保留比较接近病情实际的作为诊断依据，再进一步加以验证。

**3. 鉴别诊断法** 如果病情比较复杂，主要症状有多种可能因素时，在诊断过程中需要收集较多资料以协助诊断。如果新资料不支持原先的考虑时，不妨先将旧资料剔除，将新资料组合在一起，重新考虑，也许会有新的发现，如此步步为营地收集利用新旧资料，把主要的和次要的、相容的和相反的资料分别放在可能的诊断项下，仔细判断这些资料最支持哪种诊断，使最贴切的诊断从许多相似的疾病群中辨别出来。

**4. 治疗诊断法** 对一位高度怀疑某种疾病而又缺少主要依据的支持时，可进行相应的特效治疗，如果达到了治愈的目的，也可考虑该疾病的诊断。

## 五、常见误诊、漏诊的原因

由于各种主客观因素的存在，临床诊断往往与疾病本质发生偏离而造成诊断失误，如误诊、漏诊，对病因、疾病性质判断错误等。因此临床诊断的确立要经过多次反复的实践才能达到。临床上常见误诊、漏诊的原因如下。

(1) 病史资料不完整、不确切，未能反映疾病进程和动态，以及个体的特征，因而难以作为诊断的依据。

(2) 观察不细致或检验结果误差。临床观察和检查中遗漏关键征象，不加分析地依赖检验结果或对检验结果解释错误，都可能得出错误的结论，也是误诊的重要因素。

(3) 先入为主，主观臆断，妨碍了客观而全面地收集和分析资料。某些个案的经验或错误的印象占据了思维的主导地位，致使判断偏离了疾病的本质。

(4) 医学知识不足，缺乏临床经验。对一些病因复杂、临床罕见疾病的知识匮乏、经验不足，又未能及时、有效地学习各种知识，是误诊的另一常见原因。

医学是一种不确定的科学和什么都可能的艺术，其主要原因是任何一种疾病的临床表现都各不相同。我们从不断实践中积累知识、从误诊中得到教训。按照上述诊断原则和方法，认真实践，并警惕陷入临床思维的误区，我们就可以从前人的经验教训中获得间接经验，也可从自己每一次实践中积累丰富的临床经验，从而减少误诊、漏诊。

（王晓红　郑婷娜）

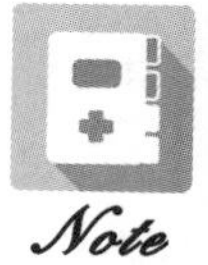

Note

# 第四十三章　临床诊断的内容和格式

## 一、诊断的内容

完整诊断是医师制订治疗方案的依据，能反映患者所患全部疾病，其内容应包括病因诊断、病理解剖诊断和病理生理（功能）诊断，它必须是全面概括及重点突出的。如同时患有多种疾病，则应分清主次、顺序排列，主要的排在前面，次要的应根据其重要性依序后排。在发病机制上与主病有关的疾病称为并发病；与主病无关而同时存在的疾病称为伴发病，排列在后面。

**1. 病因诊断**　病因诊断是指就致病原因所提出的诊断，它能明确提出致病的主要因素和疾病的本质，病因诊断对疾病的发展、转归、预防和治疗具有指导意义，故应放在诊断的第一位。如细菌性痢疾、风湿性心脏病、结核性胸膜炎、胆道蛔虫症、脑外伤、胸部挤压伤、外伤性骨折等都属于病因诊断，应列在前面。病因诊断是最重要的，也是最理想的临床诊断内容。

**2. 病理解剖诊断**　又称病理形态学诊断，是从病变的部位、范围、性质、组织结构或细胞水平的病变均能提出来明确的诊断，如急性肾小球肾炎、肝硬化、胸膜炎、乳腺炎、蜂窝织炎、胃溃疡、肝脓肿、囊肿、大叶性肺炎、二尖瓣狭窄等，应列为诊断的第二位。这些疾病在临床上一般无须进行病理组织学检查而是通过询问病史、体格检查、实验室检查以及特殊检查等间接方法做出诊断。但对肿瘤的病理解剖诊断，需获得病理活体组织学检查结果以明确诊断。

**3. 病理生理诊断**　反映疾病发生时器官或机体功能状态的诊断称为病理生理诊断。如心功能不全、肾功能不全、肌力减退、肢体功能受限、意识障碍、肠梗阻、胆道梗阻性黄疸、甲亢等都属于病理生理诊断，应列为诊断的第三位。这些疾病的早期或有某些潜在的问题时，临床征象并无特殊，而只有出现早期的功能性改变或机体代谢方面发生变化时，才会出现功能的改变，因此功能诊断只能通过病理生理或生理生化的深入检查才能提出。如糖尿病、高脂血症、尿毒症、水和电解质代谢紊乱等疾病。

病理生理的变化反映着病变脏器的功能，它不仅对整个机体有影响，同时也是判断患者劳动能力的主要因素。如严重的心、肺、肝、肾功能障碍的患者的劳动能力也会有不同程度的下降。

**4. 疾病的分型与分期**　不少疾病有不同的分型与分期，其治疗及预后意义各不相同，诊断中亦应予以明确。如急性胰腺炎有水肿型、出血坏死型；传染性肝炎可分甲、乙、丙、丁、戊、己、庚等多种类型。对疾病进行分型、分期可以充分发挥其对治疗抉择的指导作用。

**5. 并发症的诊断**　并发症的诊断是指原发疾病的发展，导致机体、脏器的进一步损害，虽然与主要疾病的性质不同，但在发病机制上有密切关系。如慢性肺源性心脏病并发肺性脑病、风湿性心瓣膜病并发亚急性感染性心内膜炎等。

**6. 伴发疾病诊断**　伴发疾病诊断是指同时存在的、与主要诊断的疾病不相关的疾病，其对机体和主要疾病可能发生影响，如风湿性心瓣膜病伴发龋齿、肠蛔虫症等。

有些疾病一时难以明确诊断，临床上常以其突出症状或体征为主题的“待诊”方式来处理，如发热待诊、腹泻待诊等，并提出一些诊断的可能性，按可能性大小排列。如发热待诊：①伤寒；②恶性组织细胞增多症待排除。以便合理安排进一步检查和治疗，尽可能在规定时间内明确诊断。对于列出的临床综合诊断应按重要性排列，传统上安排在病历记录末页的右下角。诊断之后要有医师签名，以示负责。

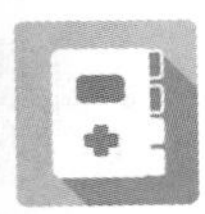

## 二、诊断书写要求

(1) 病名要规范，书写要标准：人类所有的病伤名目繁多，诊断书写要规范。要将诊断写全，特别是修饰词和限定词不能省略；一定要把疾病的部位写具体。

(2) 选择好第一诊断：世界卫生组织和国家卫生健康委员会规定，当就诊者存在着一种以上的疾病、损伤等情况时，需选择对就诊者健康危害最大、花费医疗精力最多、住院时间最长的疾病作为病例首页的主要诊断；将导致死亡的疾病作为第一诊断。

(3) 不要遗漏少见、罕见疾病和其他疾病的诊断。

(4) 病历中疾病诊断的顺序可按传统习惯先后排列。一般是主要的、急性的、原发的、本科的疾病写在前面；次要的、慢性的、继发的、他科的疾病写在后面。

临床诊断举例如下：

例 1：

(1) 风湿性心瓣膜病

二尖瓣狭窄和关闭不全

心房颤动

心功能Ⅱ级

(2) 慢性扁桃体炎

(3) 肠蛔虫症

例 2：

(1) 慢性支气管炎发作期

(2) 慢性阻塞性肺气肿

(3) 慢性肺源性心脏病

室性期前收缩

肺心功能失代偿期

心功能Ⅲ级

(4) 肺性脑病

(5) 龋齿

在临床工作中，并不是对一切疾病都能做出完整的诊断。能查明病因的先做出病因诊断；未查明病因的，可根据疾病的性质做出病理解剖诊断和病理生理诊断，或二者之一。还有的疾病一时既查不清病因，也难以判断其在形态和功能方面的改变，这时可根据其主要症状，暂时提出症状诊断，一般写成某症状待诊，如"发热待诊""腹痛待诊"等，或进一步在其下注明初步考虑可能性比较大的病名或有待排除的疾病。如"发热待诊，肠结核？肠伤寒待排除""血尿待诊，尿路结石？膀胱肿瘤待排除"。这类诊断只提供诊断方向，需进一步查明原因时再具体说明。

（王晓红　郑婷娜）

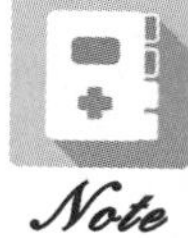

# 第九篇

# 医疗文书书写

YILIAOWENSHUSHUXIE

# 第四十四章　医疗文书书写的基本规则与要求

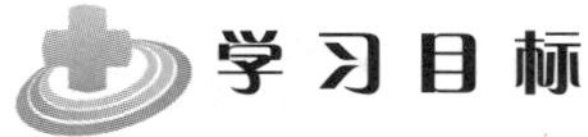

1. 掌握常用医疗文书书写格式、内容。
2. 熟悉医疗文书书写的基本规则和要求。
3. 了解医疗文书书写的意义及种类。
4. 能按照《病历书写基本规范》完成门诊及住院病历的书写。

## 一、医疗文书书写的意义

医疗文书是指医务人员在医疗活动过程中形成的文字、符号、图表影像、切片等资料的总和，包括门(急)诊病历和住院病历。它是医务人员将问诊所得的病史、体格检查所见的体征、实验室检查和其他器械检查的结果、住院期间的病情变化、疾病的预后判断以及医师对疾病的临床思维过程、诊疗过程等临床资料经逻辑归纳整理后形成的医疗活动纪录。它反映了患者病情的发生、发展演变、转归和诊疗情况的全过程，是临床医师进行正确诊断、抉择治疗和制订预防措施的科学依据。病历既是医院管理、医疗质量和业务水平的反映，也是临床教学、科研和信息管理的基础资料；同时也是医务人员医德考核、医疗服务质量和医院工作绩效评价、医疗保险赔偿的主要依据。病历是具有法律效力的医疗文书，是涉及医疗纠纷和诉讼的重要依据。因此，编写真实、系统而完整的病历是医师必须掌握的基本技能。临床医师必须以极端负责的精神和实事求是的态度，严格按照规定认真书写各种医疗文书。

## 二、医疗文书书写的基本规则与要求

### (一) 内容真实，书写及时

病历必须客观地、真实地反映病情和诊疗经过，不能臆想和虚构。内容的真实来源于认真仔细的问诊、全面细致的体格检查、辩证而客观的分析和正确科学的判断。

病历应按各种文件完成时间的要求及时书写。门(急)诊病历及时书写，入院记录应于患者入院后24 h内完成。危急患者的病历应及时完成，因抢救危急患者未能及时书写病历的，应在抢救结束后6 h内据实补记，并注明抢救完成时间和补记时间。各项记录应注明时间，一律使用阿拉伯数字书写日期和时间，采用24 h制记录。

### (二) 格式规范，项目完整

病历具有特定的格式，临床医师必须按规定格式进行书写。入院记录格式分为传统式入院记录和表格式入院记录两种，两者记录的格式和项目基本上是一致的。前者系统而完整，无论是用作资料储存还是用作培训都是十分有用的。后者简便省时，便于计算机管理，有利于病历的规范化。

(1) 各种表格栏内必须按项认真填写，无内容者画“/”或“—”。

(2) 每张记录用纸均须完整填写患者姓名、住院号、科别床号及页码，以避免与其他患者混淆。

(3) 度量衡单位一律采用中华人民共和国法定计量单位。

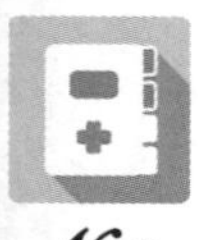

(4) 各种检查报告单应分门别类按日期顺序整理好归入病历。

### (三) 表述准确,用词恰当

(1) 要运用规范的汉语和汉字书写病历,要使用通用的医学词汇和术语,力求精练、准确,语句通顺、标点正确。

(2) 病历书写应当使用中文和医学术语,通用的外文缩写和无正式中文译名的症状、体征、疾病名称、药物名称可以使用外文。但为了避免不必要的纠纷,除如"CT"等已为大众所周知的外文缩写外,建议在诸如医患沟通记录、各类知情同意书、病危(重)通知书、出院记录等需告知患方有关诊断或诊疗方案的医疗文书中,仍应使用中文书写。

(3) 疾病诊断、手术、各种治疗操作的名称书写和编码应符合《国际疾病分类》最新版本的规范要求。患者述及的既往所患疾病名称和手术名称应加引号。

### (四) 字迹工整,签名清晰

病历书写字迹要清晰、工整,不可潦草,以便于他人阅读。

(1) 病历书写应当使用蓝黑墨水或碳素墨水,需复写的病历资料可用蓝色或黑色圆珠笔。计算机打印的病历应当符合病历保存的要求。

(2) 各项记录书写结束时应在右下角签全名,字迹应清楚易认。

(3) 某些医疗活动需要的"知情同意书"还应有患者或其授权人(法定代理人)签字。

### (五) 审阅严格,修改规范

上级医务人员有审查修改下级医务人员所书写病历的责任。

(1) 实习医务人员、试用期医务人员书写的病历,应当经过本医疗机构注册的医务人员审阅、修改并签名。审查修改应保持原记录清楚可辨,并注明修改时间。上级医师审核签名应在署名医师的左侧并以斜线相隔。

(2) 进修医务人员由接收进修的医疗机构根据其胜任本专业工作实际情况认定后书写病历。

(3) 病历书写过程中出现错字时,应当用双线画在错字上,保留原记录清楚、可辨,注明修改时间,并由修改人签名。不得采用刮、粘、涂等方法掩盖或去除原来的字迹。

### (六) 法律意识,尊重权利

在病历书写中应注意体现患者的知情权和选择权,医务人员应当将治疗方案、治疗目的、检查和治疗中可能发生的不良后果以及对可能出现的风险和预处理方案如实告知患者或家属,并在病历中详细记载,由患者或授权人(法定代理人)签字确认,以保护患者的知情权。诊疗过程中应用新的治疗方法如输血、麻醉、手术等多种治疗手段,治疗中可能发生的不良后果,均需与患者或其授权人(法定代理人)充分沟通,并将结果记录在案,患者对诊疗方法自主决定并应签字确认,充分体现患者的自主选择权。在充分尊重患者权利,贯彻"以人为本"的人文理念的同时,医务人员也保存了相关证据,利于保护医患双方的合法权利。

(1) 对按照有关规定须取得患者书面同意方可进行的医疗活动(如特殊检查、特殊治疗、手术、实验性临床医疗等),应当由患者本人签署同意书。患者不具备完全民事行为能力时,应当由其法定代理人签字;患者因病无法签字时,应当由其授权人签字;为抢救患者,在其法定代理人或授权人无法及时签字的情况下,可由医疗机构负责人或者被授权的负责人签字。

(2) 因实施保护性医疗措施不宜向患者说明情况时,应当将有关情况告知患者近亲属,由患者近亲属签署知情同意书,并及时记录。患者无近亲属或者患者近亲属无法签署同意书时,由患者的法定代理人或者关系人签署知情同意书。

(张朝霞)

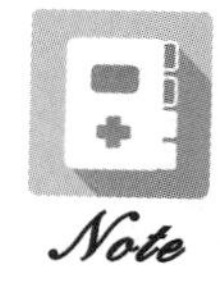

# 第四十五章　医疗文书的种类、格式和内容

医疗文书主要分门诊病历和住院病历两大类。住院病历包括住院病案首页、入院记录、病程记录、会诊记录、转科记录、手术同意书、麻醉同意书、输血治疗同意书、出院记录、死亡记录、手术记录等。

入院记录、再次或多次入院记录应当于患者入院后 24 h 内完成；24 h 内入出院记录应当于患者出院后 24 h 内完成。24 h 内入院死亡记录应当于患者死亡后 24 h 内完成。

## 一、住院病历

住院病历是指患者入院后，由经治医师通过问诊、体格检查、辅助检查获得有关资料，并对这些资料归纳分析书写而成的记录。可分为入院记录、再次或多次入院记录、24 h 内入出院记录、24 h 内入院死亡记录。

### （一）入院记录

**1. 问诊内容格式**

一般项目　包括姓名、性别、年龄、民族、婚姻状况、出生地、职业、工作单位、住址、入院时间、记录时间、病史陈述者（应注明与患者的关系），需逐项填写，不可空缺。

主诉　促使患者就诊的主要症状（或体征）及持续时间。主诉要简明精练，一般 1～2 句，20 字左右。

现病史　患者本次疾病的发生、演变、诊疗等方面的详细情况，应当按时间顺序书写。现病史是住院病历书写的重点内容，应结合问诊内容，经整理分析后，围绕主诉进行描写，主要内容应包括：

(1) 发病情况：记录发病的时间、地点，起病缓急，前驱症状，可能的原因或诱因。

(2) 主要症状特点及其发展变化情况：按发生的先后顺序描述主要症状的部位、性质、持续时间、程度、缓解或加剧因素以及演变发展情况。

(3) 伴随症状：记录伴随症状，描述伴随症状与主要症状之间的关系。

(4) 发病以来诊治经过及结果：记录患者发病后到入院前，在院内、外接受检查与治疗的详细经过及效果。对患者提供的药名、诊断和手术名称需加引号以示区别。

(5) 发病以来一般情况：简要记录患者发病后的精神状态、睡眠、食欲、大小便、体重、体力等情况。

与本次疾病虽无密切关系，但仍需治疗的其他疾病情况，可在现病史后另起一段予以记录。

既往史　患者过去的健康和疾病情况。内容包括既往一般健康状况、疾病史、传染病史、预防接种史、手术外伤史、输血史、食物或药物过敏史等。

系统回顾

(1) 呼吸系统：慢性咳嗽、咳痰、呼吸困难、咯血、低热、盗汗、与肺结核患者密切接触史等。

(2) 循环系统：心悸、气急、咯血、发绀、心前区疼痛、晕厥、水肿及高血压、动脉硬化、心脏疾病、风湿热病史等。

(3) 消化系统：慢性腹胀、腹痛、嗳气、反酸、呕血、便血、黄疸和慢性腹泻、便秘史等。

(4) 泌尿系统：尿频、尿急、尿痛、排尿不畅或淋漓、尿色（洗肉水样或酱油色）、尿浊度，水肿，肾毒性药物应用史，铅、汞化学毒物接触或中毒史，下疳淋病、梅毒等性病史。

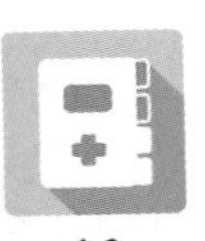

(5) 造血系统：头晕、乏力，皮肤或黏膜淤点、紫癜、血肿，反复鼻出血、牙龈出血，骨骼痛，化学药品、工业毒物、放射性物质接触史等。

(6) 内分泌系统及代谢：畏寒、怕热、多汗、食欲异常、烦渴、多饮、多尿、头痛、视力障碍、肌肉震颤、性格、体重、皮肤毛发和第二性征改变史等。

(7) 神经精神系统：头痛、失眠或嗜睡、意识障碍、晕厥、痉挛、瘫痪、视力障碍、感觉及运动异常、性格改变、记忆力和智能减退等。

(8) 肌肉骨骼系统：关节肿痛、运动障碍，肢体麻木、痉挛、萎缩，瘫痪史等。

个人史　记录出生地及长期居留地，生活习惯及有无吸烟、喝酒等嗜好，常用药物，职业与工作条件及有无工业毒物、粉尘、放射性物质接触史，有无冶游史。

婚姻史　记录婚姻状况、结婚年龄，配偶健康状况、子女状况、性生活情况等。

月经史、生育史　女性患者月经史应记录初潮年龄、行经天数、间隔天数、末次月经时间(或闭经年龄)，并记录月经量颜色，有无血块、痛经，白带等情况。

生育史　按下列顺序写明：足月分娩数-早产数-流产或人流数-存活数。并记录计划生育措施。

家族史　父母、兄弟姐妹及子女的健康情况，有无与患者类似的疾病；如已死亡，应记录死亡原因及年龄。家族中有无结核、肝炎、性病等传染性疾病。有无家族性遗传性疾病，如糖尿病、血友病等。

**2. 体格检查内容格式**　内容包括体温、脉搏、呼吸、血压，一般情况，皮肤、黏膜，淋巴结，头部及其器官，颈部，胸部(胸廓、肺部、心脏、血管)，腹部(肝、脾等)，肛门与直肠，外生殖器，脊柱，四肢，神经系统等。专科体格检查情况应当根据专科需要记录专科特殊情况。具体记录的内容及格式见下：

**体格检查**

体温　　　　脉搏　　　　呼吸　　　　血压

一般状况　发育(正常、异常)，营养(良好、中等、不良)，神志(清楚、嗜睡、模糊、昏睡、昏迷、谵妄)，面容与表情(急性或慢性病容、二尖瓣面容、贫血面容、表情痛苦、忧虑、恐惧、安静)，体位(自主、被动、强迫)，步态，能否配合医师检查。

皮肤、黏膜颜色(潮红、苍白、发绀、黄染、色素沉着)，湿度(正常、湿润、干燥)，弹性(正常、减弱)，水肿，出血，皮疹，皮下结节或肿块，蜘蛛痣，溃疡及瘢痕，应明确记录其部位、大小及形态。

淋巴结　全身浅表淋巴结肿大时应描述部位、大小、数目、压痛、硬度、移动性、瘘管、瘢痕等。

头部及其器官

头颅：大小、形状、压痛、包块，头发(疏密、色泽、分布)。

眼：眉毛(脱落)，睫毛(倒睫)，眼睑(水肿、运动、下垂、内外翻)，眼球(凸出、凹陷、运动、震颤、斜视)、睑结膜(充血、水肿、苍白、出血、滤泡)、球结膜(充血、水肿)、巩膜(黄染)、角膜(混浊、瘢痕、反射)、瞳孔(形态、大小、对称、对光及集合反射)。

耳：耳廓(正常、畸形)、分泌物、乳突压痛、听力。

鼻：外形(有无畸形)、鼻中隔偏曲、鼻翼扇动、分泌物、出血、阻塞、鼻窦(上颌窦、额窦、筛窦)压痛。

口腔：气味、唾液分泌、唇(色、疱疹、溃疡、皲裂)、牙齿(数目、色泽、龋牙、缺牙、镶牙、义牙、残根)、牙龈(色泽、肿胀、溢脓、出血、铅线及色素沉着)、舌(位置、形态、舌质、乳头、舌苔、溃疡、运动、震颤、偏斜)、黏膜(皮疹、出血、溃疡)、扁桃体(大小、充血、分泌物、假膜)、咽(色泽、分泌物、反射)、喉(发音)、腮腺(大小)。

颈部　对称性，抵抗感，有无颈静脉充盈或怒张、肝颈静脉回流征、颈动脉异常搏动，气管位置，甲状腺(大小、硬度、压痛、对称性、表面情况、结节、震颤、杂音)。

胸部　胸廓形态(对称、畸形、有无局部隆起或凹陷)、胸壁压痛，异常搏动，皮下捻发感，乳房(大小、包块)，静脉曲张，肋间隙增宽或变窄。

肺脏

视诊：呼吸运动(两侧对比)，呼吸频率、节律和深度。

触诊：胸廓扩张度，语音震颤，胸膜摩擦感。

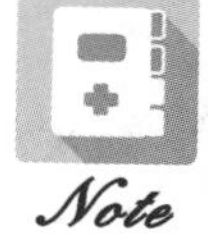

叩诊：叩诊音（清音、浊音、实音、鼓音），叩诊音分布，肺尖、肺下界位置，肺下界移动度。

听诊：呼吸音（性质、强弱、异常呼吸音），干、湿啰音，胸膜摩擦音，语音传导。

心脏

视诊：心前区（有无隆起），心尖搏动或心脏搏动的位置、范围、强度、节律和频率。

触诊：心尖搏动的性质及位置、强度和范围，震颤（部位、时期），心包摩擦感。

叩诊：心脏左、右浊音界（列表记录），并注明锁骨中线至正中线的距离。

听诊：心率、心律、心音（强度、分裂、$P_2$与$A_2$的比较、额外心音、奔马律）、杂音（部位、性质、时期、强度、传导方向及与体位和呼吸运动的关系）、心包摩擦音。

血管

桡动脉：脉率，节律（规则、不规则，脉搏短绌、奇脉、交替脉）。左、右桡动脉脉搏的比较。动脉壁的弹性、紧张度。

周围血管征：毛细血管搏动征、枪击音、杜氏双重音、水冲脉。

腹部

视诊：形态（对称、平坦、膨隆、凹陷），腹壁皮肤（皮疹、色素、腹纹、瘢痕、脐、疝），腹部体毛，腹壁静脉曲张与血流方向，呼吸运动。胃肠型及蠕动波，上腹部搏动。腹围测量（有腹腔积液或腹部包块时做）。

触诊：腹壁紧张度，压痛、反跳痛，腹部肿块（位置、大小、形态、质地、压痛、搏动、移动度），波动感，振水音。

肝脏：可否触及、大小（距右锁骨中线肋缘下厘米数、剑突下厘米数），质地、表面情况、边缘、压痛、搏动、血管杂音。

胆囊：可否触及，大小、形态、压痛、墨菲征（Murphy 征）。

脾脏：可否触及，大小、质地、压痛、表面、边缘（切迹）。

肾脏：可否触及，大小、形状、硬度、压痛、移动度、肾及输尿管压痛点。

膀胱：是否膨胀、有无压痛。

叩诊：叩诊音的性质、肝浊音界，肝区叩击痛，胃鼓音区，移动性浊音，膀胱叩诊，肋脊角叩痛。

听诊：肠鸣音（正常、增强、减弱或消失），振水音、血管杂音及摩擦音。

肛门与直肠　肛裂、痔、肛瘘、脱肛。直肠指诊（肛门括约肌的紧张度、狭窄、包块、压痛、前列腺肿大及压痛、指套有无血迹）。

外生殖器　根据病情需要做相应的检查。

男性　发育、畸形、炎症、阴毛、阴茎（龟头、包皮）、睾丸、附睾、精索、鞘膜积液、尿道分泌物。

女性　有特殊情况时请妇科医师检查。

脊柱　畸形（侧凸、前凸、后凸）、压痛、活动度。

四肢　畸形、杵状指（趾）、静脉曲张、骨折、关节（红肿、压痛、积液、脱臼、活动受限、畸形、强直）、水肿、肌肉萎缩、肢体瘫痪或肌张力。

神经系统　二头肌、三头肌、膝腱、跟腱、腹壁、提睾反射，病理反射、脑膜刺激征。必要时做运动、感觉及神经系统其他检查。

专科情况　记录专科的特殊情况，如外科情况、妇科情况、眼科情况等。

**3. 实验室及其他检查内容格式**

实验室检查　应记录与诊断有关的实验室及其他检查结果，包括患者入院后 24 h 内三大常规及其他检查结果。如为入院前所做的检查，应注明检查地点及日期。

其他检查　在患者住院期间，根据病情需要，进行 X 线及其他有关检查（如心电图、超声、内镜、特殊的实验室检查等）。

**4. 病历摘要内容格式**　简明扼要、高度概述病史要点，体格检查、实验室及器械检查的重要阳性和具有重要鉴别意义的阴性结果，字数以不超过 300 字为宜。

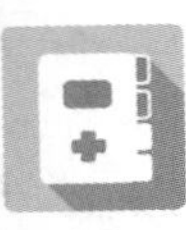
Note

**5. 诊断内容格式**　诊断名称应确切，分清主次，按顺序排列，主要疾病在前，次要疾病在后，并发症列于有关主病之后，伴发病排列在最后。诊断应尽可能包括病因诊断、病理解剖部位和功能诊断。对一时难以肯定诊断的疾病，可在病名后加"?"。一时既查不清病因也难以判定在形态和功能方面改变的疾病，可暂以某症状待诊或待查作为诊断，并应在其后注明一两个可能性较大或待排除疾病的病名，如"发热待查，肠结核?"。在临床诊疗过程中，诊断包含初步诊断和修正诊断。

初步诊断　经治医师根据患者入院时情况，综合分析所做出的诊断。书写入院记录时的诊断就是初步诊断，如初步诊断为多项时，应当主次分明。对待查病例应列出可能性较大的诊断。

修正诊断　凡以症状待诊的诊断以及初步诊断不完善或不符合的诊新，上级医师在诊疗过程中应做出"修正诊断"，修正诊断可打印新的一页"修正诊断"，注明修正日期，并由修正医师签名。随着诊疗活动的进展，医师对之前的诊断可进行多次修正和补充，可表述为"第一次修正诊断""第二次修正诊断"等。

**6. 医师签名格式**　书写入院记录的医师在初步诊断的右下角签全名，字迹应清楚易认。

住院病历示例如下。

**住院病历**

姓名：刘××　　　性别：男

年龄：37 岁　　　婚姻：已婚

民族：汉族　　　职业：干部

籍贯：湖南省长沙市 住址：长沙市五一路××号

入院日期：2016 年 3 月 26 日 9:10

记录日期：2016 年 3 月 26 日 11:00

病史叙述者：患者本人　可靠程度：可靠

主诉　反复上腹部疼痛 7 年，黑便 3 天。

现病史　患者于 7 年前开始，无明显诱因出现剑突下轻度烧灼样疼痛，无放射性，多于进食后 2～4 h 出现，以夜间饥饿时尤重，进食后有所缓解，伴腹胀、嗳气、反酸。自服"胃舒平"，1 个月余后逐渐缓解。以后每逢春冬季，上腹疼痛反复发作，每次持续 2～3 周，多因饮食不当、受凉或情绪紧张等诱发。口服"雷尼替丁"等药物后，症状可缓解。近两年，自觉疼痛发作频繁，持续时间长，"雷尼替丁"效果欠佳。在当地市医院行胃镜检查，诊断为"十二指肠壶腹部溃疡"。服用"洛赛克"后疼痛缓解。3 日前，因大量饮酒后出现剑突下疼痛加剧，并解黑便 1 次，呈柏油样，量约 200 g，无呕血，自服"洛赛克"等药物无效。近两日黑便次数增加，每日 3 次以上，为水样黑便，每次量为 300～400 mL，并感头晕、全身乏力、恶心、心悸，于今日上午急诊扶送入我院。发病以来，患者精神差，睡眠欠佳，食欲差，小便正常，体重无明显减轻。

既往史　既往身体健康，否认"肝炎、结核、伤寒和血吸虫病" 等传染病史。无食物及药物过敏史，无重大外伤及手术史，无输血史。预防接种史不详。

系统回顾

呼吸系统：无慢性咳嗽、咳痰、咯血、呼吸困难史，无低热、盗汗史。

循环系统：无心悸、心前区痛、下肢水肿、腹腔积液、头痛、头晕、血压升高史。

消化系统：无吞咽困难、呕血，无皮肤黄染，无慢性腹泻。

泌尿系统：无尿频、尿急、尿痛、血尿、排尿困难和颜面水肿史。

造血系统：无头晕、皮肤苍白，鼻出血、牙龈出血及皮下淤斑史。无黄疸、淋巴结及肝脾肿大史。

内分泌与代谢系统：无怕热、多汗、多尿、多饮、多食、消瘦史。

神经精神系统：无头痛、头晕、记忆力减退、语言障碍、瘫痪、抽搐。无幻觉、妄想、定向力障碍、情绪异常史。

肌肉骨关节系统：无游走性关节痛、关节红肿和畸形。无骨折、脱臼史。

个人史　出生于湖南省长沙市，无外地久居史，无血吸虫疫水接触史，无肺结核接触史。吸烟 12 余年，15～20 支/日，饮酒约 200 mL/日，否认有性病和冶游史。

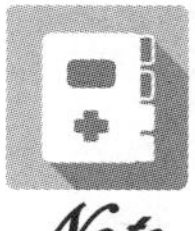

Note

婚姻史 27 岁结婚，爱人现年 30 岁，身体健康，夫妻关系和睦。

生育史 育有 1 女，身体健康。

家族史 父母均健在，身体健康，否认家族中有遗传病史。

体格检查

体温 37 ℃ 脉搏 98 次/分 呼吸 20 次/分 血压 90/70 mmHg

一般状况 发育正常，营养中等，神志清楚，慢性病容，贫血貌，自主体位。检查合作。

皮肤黏膜 温度正常，有弹性，未见黄疸、皮疹或出血点。

淋巴结 全身浅表淋巴结无肿大。

头部 头形正常，头发色黑，有光泽，分布均匀，头部无瘢痕。

眼：眼睑无水肿，睑结膜未见出血点，眼球运动正常，巩膜无黄染，角膜透明，双侧瞳孔等大等圆，对光反射存在，调节反射、集合反射存在。

耳：外耳道无流脓，乳突无压痛。

鼻：鼻形正常，鼻腔通畅，无分泌物。可见鼻翼扇动，鼻窦区无压痛。

口腔：口唇苍白，口腔黏膜无溃疡。牙齿排列整齐，无龋齿。牙龈无红肿、溢脓。舌形正常，伸舌偏斜，无震颤。咽喉部无充血，扁桃体无肿大。

颈部 颈软无抵抗，两侧对称无畸形，未见蜘蛛痣、瘢痕及瘘管，未触及包块。颈静脉无怒张。气管居中，甲状腺未触及肿大。

胸部 胸廓对称，无畸形，无肋间隙增宽或狭窄，胸壁无静脉曲张及压痛。

肺

视诊：胸式呼吸，两侧呼吸运动对称，节律规整。

触诊：胸廓扩张度两侧对称，两侧语音震颤无异常，未触及胸膜摩擦感。

叩诊：双肺叩诊呈清音，肺下界位于右锁骨中线第 6 肋间，右肩胛线第 10 肋间，左肩胛线第 10 肋间，移动度 6 cm。

听诊：双肺呼吸音清，未闻及干、湿啰音，未闻及胸膜摩擦音。

心

视诊：心前区无异常隆起或凹陷，心尖搏动位于左侧第 5 肋间锁骨中线内 1.0 cm，搏动范围直径约 1.5 cm。

触诊：心尖区未触及抬举性心尖搏动，未触及震颤和心包摩擦感。心尖搏动位置同上。

叩诊：心脏相对浊音界见表 45-1。

**表 45-1 心脏相对浊音界**

| 右侧/cm | 肋间 | 左侧/cm |
|---|---|---|
| 2.5 | 2 | 3 |
| 2.5 | 3 | 4 |
| 3 | 4 | 7 |
|  | 5 | 8.5 |

锁骨中线与前正中线之间的距离为 9 cm。

听诊：心率 98 次/分，节律整齐。各瓣膜听诊区未闻及病理性杂音。未闻及心包摩擦音。

血管

桡动脉：搏动有力，节律整齐，无奇脉或脉搏短绌、水冲脉，血管壁弹性正常，脉率 98 次/分。

周围血管征：无毛细血管搏动征及枪击音。

腹部

视诊：稍膨隆，腹壁静脉无曲张，未见胃肠型和蠕动波。

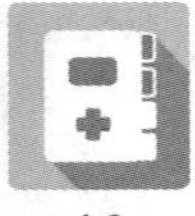

触诊：腹软，剑突下压痛，无反跳痛，肝脾未触及，Murphy 征阴性，未触及液波震颤和振水音。

叩诊：无移动性浊音，肝浊音界存在，肝上界位于右侧锁骨中线第5肋间，双肾区无叩痛。

听诊：肠鸣音活跃，12次/分。无血管杂音。

肛门与直肠　无肛裂、脱肛、瘘管和痔疮，直肠指检括约肌紧张度正常，未发现肿物，无狭窄和压痛。

外生殖器　阴毛分布正常，外阴发育正常。

脊柱　弯度正常，无畸形，活动度正常，无压痛及叩痛。

四肢　无杵状指(趾)、肌肉萎缩、静脉曲张，关节无红肿、压痛和畸形，运动功能正常，关节活动不受限。

神经系统　皮肤划痕症阴性。各生理反射存在，未引出病理反射，脑膜刺激征阴性。

实验室及特殊检查

血常规：红细胞 $3.5\times10^{12}$/L，血红蛋白 90 g/L，白细胞 $7.8\times10^{9}$/L，血小板 $200\times10^{9}$/L。

大便常规＋潜血：柏油样便，隐血试验(＋＋＋＋)。

尿常规：黄色透明，尿比重1.025，尿蛋白(－)，尿糖(－)，镜检未见异常。

病历摘要

刘××，男，37岁，干部。反复上腹疼痛7年，黑便3天。7年来反复出现剑突下烧灼样疼痛，多呈饥饿性，伴腹胀、嗳气、反酸。口服“雷尼替丁”“洛赛克”等药物治疗，症状可缓解。3天前患者大量饮酒后出现剑突下疼痛加剧，并排黑便1次，呈柏油样，量约200 g，无呕血，自服“洛赛克”等药物治疗无效。近2天黑便次数增加，每天3次以上，为水样黑便，每次量为300～400 mL，并感头晕、乏力、恶心、心悸。

体检：体温37 ℃，脉搏98次/分，呼吸20次/分，血压90/70 mmHg。慢性病容，神志清楚，贫血貌，口唇苍白。无肝掌及蜘蛛痣，双肺呼吸音正常；心率98次/分，律齐，未闻及病理性杂音。腹部平软，剑突下压痛明显，无反跳痛，肝、脾肋下未触及。腹水征阴性，肠鸣音12次/分。

实验室及特殊检查：红细胞 $3.5\times10^{12}$/L，血红蛋白 90 g/L，白细胞 $7.8\times10^{9}$/L，血小板 $200\times10^{9}$/L。柏油样便，隐血试验(＋＋＋＋)。

初步诊断：

1. 十二指肠球部溃疡并上消化道出血
2. 失血性贫血(轻度)

高×/陈××(实习医师)

### (二) 再次或多次入院记录

再次或多次入院记录是指患者因同一种疾病再次或多次住入同一医疗机构时书写的记录。要求及内容基本同入院记录。主诉是记录患者本次入院的主要症状(或体征)及持续时间。现病史中要求首先对本次住院前历次有关住院诊疗经过进行小结，然后再书写本次入院的现病史。

### (三) 24 h 内入出院记录或 24 h 内入院死亡记录

患者入院不足24 h出院，可书写24 h内入出院记录。内容包括患者姓名、性别、年龄、职业、入院时间、主诉、入院情况、入院诊断、诊疗经过、出院情况、出院诊断、出院医嘱、医师签全名。患者入院不足24 h死亡的，可写24 h内入院死亡记录，内容和24 h内入出院记录基本相同，只是将出院诊断项改为死亡原因、死亡诊断。

## 二、病程记录

病程记录是指继入院记录之后，对患者病情和诊疗过程所进行的连续性记录。内容包括患者的病情变化情况、重要的辅助检查结果及临床意义，上级医师查房意见、会诊意见、医师分析讨论意见、所采取的诊疗措施及效果、医嘱更改及理由、向患者及其近亲属告知的重要事项等。病程记录除了要真实、及时外，还要有分析判断和计划总结，注意全面系统、重点突出、前后连贯。病程记录应反映诊断的过程和健康问题的管理。条理清晰、组织严谨的病程记录能反映出主管医师的诊疗水平甚至全院的诊疗水平。病程记录的内容及要求如下。

**1. 首次病程记录**　首次病程记录是指患者入院后由经治医师或值班医师书写的第一次病程记录，

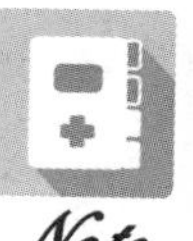

应当在患者入院 8 h 内完成。首次病程记录的内容包括病例特点、拟诊讨论（诊断依据及鉴别诊断）、诊疗计划等。

（1）病例特点：应当在对病史、体格检查和辅助检查进行全面分析、归纳和整理后写出本病例特点，包括阳性发现和具有鉴别诊断意义的阴性症状和体征等。

（2）拟诊讨论（诊断依据及鉴别诊断）：根据病例特点，提出初步诊断和诊断依据；对诊断不明的写出鉴别诊断并进行分析；并对下一步诊治措施进行分析。

（3）诊疗计划：提出具体的检查及治疗措施安排。

**2. 日常病程记录**　日常病程记录是指对患者住院期间诊疗过程的经常性、连续性记录。由经治医师书写，也可以由实习医务人员或试用期医务人员书写，但应有经治医师签名。书写日常病程记录时，首先标明记录时间，另起一行记录具体内容。对病危患者应当根据病情变化随时书写病程记录，每天至少 1 次，记录时间应当具体到分钟。对病重患者，至少 2 天记录一次病程记录；对病情稳定的患者，至少 3 天记录一次病程记录。

**3. 上级医师查房记录**　上级医师查房记录是指上级医师在查房时对患者病情、诊断、鉴别诊断、当前治疗措施疗效的分析及下一步诊疗意见的记录，属于病程记录的重要内容，代表上级医师及本医院的医疗水平。三级查房（主任医师、主治医师、住院医师）记录是规定的必做项目，下级医师应在查房后及时完成，在病程记录中要明确标记，并另起一行。书写过程中应注意以下几点。

（1）书写上级医师查房记录时，应在记录日期后，注明上级医师的姓名及职称。

（2）下级医师应如实记录上级医师的查房情况，尽量避免写“上级医师同意诊断、治疗”等无实质内容的记录。记录内容应包括对病史和体征的补充，诊断依据、鉴别诊断的分析和诊疗计划。

（3）主治医师首次查房记录至少应于患者入院 48 h 内完成；主治医师常规查房记录间隔时间视病情和诊治情况确定；对疑难、危重抢救病例必须及时有科主任或具有副主任医师以上专业技术任职资格的医师查房的记录。

（4）上级医师的查房记录必须由查房医师审阅并签名。

**4. 疑难病例讨论记录**　疑难病例讨论记录是指由科主任或具有副主任医师以上专业技术任职资格的医师主持、召集有关医务人员对确诊困难或疗效不确切病例讨论的记录。内容包括讨论日期、主持人、参加人员姓名及专业技术职务具体讨论意见及主持人小结意见等。

**5. 交（接）班记录**　交（接）班记录是指患者经治医师发生变更之际，交班医师和接班医师分别对患者病情及诊疗情况进行简要总结的记录。交班记录应当在交班前由交班医师书写完成，接班记录应当由接班医师于接班后 24 h 内完成。

（1）交班记录紧接病程记录书写，接班记录紧接交班记录书写，不另立专页，但需在横行适中位置标明“交班记录”或“接班记录”字样。

（2）交班记录应简明扼要地记录患者的主要病情、诊断治疗经过、手术患者的手术方式和术中发现，计划进行而尚未实施的诊疗操作、特殊检查和手术，患者目前的病情和存在的问题，今后的诊疗意见、解决方法和其他注意事项。

（3）接班记录应在复习病历及有关资料的基础上，再重点询问和进行体格检查后进行，力求简明扼要，避免过多重复，着重书写今后的诊断、治疗的具体计划和注意事项。

**6. 转科记录**　转科记录是指患者住院期间需要转科时，经转入科室医师会诊并同意接收后，由转出科室和转入科室医师分别书写的记录。转科记录包括转出记录和转入记录。转出记录由转出科室医师在患者转出科室前书写完成（紧急情况除外）；转入记录由转入科室医师于患者转入后 24 h 内完成。转科记录内容包括入院日期、转出或转入日期，转出、转入科室，患者姓名、性别、年龄、主诉、入院情况、入院诊断、诊疗经过、目前情况、目前诊断、转科目的及注意事项或转入诊疗计划、医师签名等。

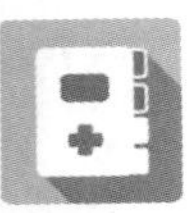

**7. 阶段小结**　阶段小结是指患者住院时间较长，由经治医师每个月所做的病情及诊疗情况的总结。阶段小结的内容包括入院日期、小结日期，患者姓名、性别、年龄、主诉、入院情况、入院诊断、诊疗经过、目前情况、目前诊断、诊疗计划、医师签名等。

Note

交(接)班记录、转科记录可代替阶段小结。

**8. 抢救记录** 抢救记录是指患者病情危重,采取抢救措施时需做的记录。因抢救急危患者,未能及时书写病历的,有关医务人员应当在抢救结束后 6 h 内据实补记,并加以注明。内容包括病情变化情况、抢救时间及措施、参加抢救的医务人员姓名及专业技术职称等。记录抢救时间应当具体到分钟。

**9. 有创诊疗操作记录** 有创诊疗操作记录是指在临床诊疗活动过程中进行的各种诊断治疗性操作(如胸腔穿刺、腹腔穿刺等)的记录,应当在操作完成后即刻书写。内容包括操作名称、操作时间、操作步骤、结果及患者一般情况,记录操作过程是否顺利、有无不良反应、术后注意事项及是否向患者说明,操作医师签名。

**10. 会诊记录(含会诊意见)**

会诊记录(含会诊意见)是指患者在住院期间需要其他科室或者其他医疗机构协助诊疗时,分别由申请医师和会诊医师书写的记录。会诊记录应另页书写,内容包括申请会诊记录和会诊意见记录。申请会诊记录应当简要载明患者病情及诊疗情况、申请会诊的理由和目的,申请会诊医师签名等。常规会诊意见记录应当由会诊医师在会诊申请发出后 48 h 内完成,急会诊时会诊医师应当在会诊申请发出后 10 min 内到场,并在会诊结束后即刻完成会诊记录。会诊记录内容包括会诊意见、会诊医师所在的科别或者医疗机构名称、会诊时间及会诊医师签名等。申请会诊医师应在病程记录中记录会诊意见执行情况。

**11. 术前小结** 术前小结是指在患者手术前,由经治医师对患者病情所做的总结。内容包括简要病情、术前诊断、手术指征、拟施手术名称和方式、拟施麻醉方式、注意事项,并记录手术者术前查看患者相关情况等。

**12. 术前讨论记录** 术前讨论记录是指因患者病情较重或手术难度较大,手术前在科主任或具有副主任医师以上专业技术任职资格的医师主持下,对拟施手术方式和术中可能出现的问题及应对措施所做的讨论。讨论内容包括术前准备情况、手术指征、手术方案、可能出现的意外及防范措施、参加讨论者的姓名及专业技术职务、具体讨论意见及主持人小结意见、讨论日期、记录者签名等。

**13. 麻醉术前访视记录** 麻醉术前访视记录是指在麻醉实施前,由麻醉医师对患者拟施麻醉进行风险评估的记录。麻醉术前访视可另立单页,也可在病程中记录。内容包括姓名、性别、年龄、科别、病案号,患者一般情况、简要病史、与麻醉相关的辅助检查结果、拟行手术方式、拟行麻醉方式、麻醉适应证及麻醉中需注意的问题、术前麻醉医嘱、麻醉医师签字并填写日期。

**14. 麻醉记录** 麻醉记录是指麻醉医师在麻醉实施中书写的麻醉经过及处理措施的记录。麻醉记录应当另页书写,内容包括患者一般情况、术前特殊情况、麻醉前用药、术前诊断、术中诊断、手术方式及日期、麻醉方式、麻醉诱导及各项操作开始及结束时间,麻醉期间用药名称、方式及剂量,麻醉期间特殊或突发情况及处理、手术起止时间、麻醉医师签名等。

**15. 手术记录** 手术记录是指手术者书写的反映手术一般情况、手术经过、术中发现及处理等情况的特殊记录,应当在术后 24 h 内完成。特殊情况下由第一助手书写时,应有手术者签名。手术记录应当另页书写,内容包括一般项目(患者姓名、性别、科别、病房、床位号、住院病历号或病案号)、手术日期、术前诊断、术中诊断、手术名称、手术者及助手姓名、麻醉方法、手术经过、术中出现的情况及处理等。

(1) 术时患者体位,皮肤消毒方法,无菌巾的铺盖,切口部位方向、长度,解剖层次及止血方式。

(2) 探查情况及主要病变部位、大小、与邻近脏器或组织的关系;肿瘤应记录有无转移、淋巴结肿大等情况,如与临床诊断不符合时,更应详细记录。

(3) 手术的理由、方式及步骤,应包括离断、切除病变组织或脏器的名称及范围;修补、重建组织与脏器的名称;吻合口大小及缝合方法;缝线名称及粗细号数;引流材料的名称数目和放置部位;吸引物的性质及数量。手术方式及步骤必要时可绘图说明。

(4) 术毕敷料及器械的清点情况。

(5) 送检化验。培养、病理标本的名称及病理标本的肉眼所见情况。

(6) 术中患者耐受情况,失血量,输血量,术中用药、特殊处理和抢救情况。

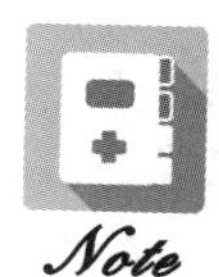

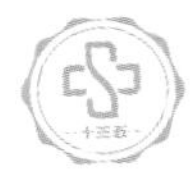



(7) 术中麻醉情况，麻醉效果是否满意。

**16. 手术安全核查记录** 手术安全核查记录是指由手术医师、麻醉医师和巡回护士三方，在麻醉实施前、手术开始前和患者离室前，共同对患者身份、手术部位、手术方式、麻醉及手术风险、手术使用物品清点等内容进行核对的记录。输血的患者还应对血型、用血量进行核对。手术安全核查记录应由手术医师、麻醉医师和巡回护士三方核对、确认并签字。

**17. 手术清点记录** 手术清点记录是指巡回护士对手术患者术中所用血液、器械、敷料等的记录，应当在手术结束后即时完成。手术清点记录应当另页书写，内容包括患者姓名、住院病历号（或病案号）、手术日期、手术名称、术中所用各种器械和敷料数量的清点核对、巡回护士和手术器械护士签名等。

**18. 术后（首次）病程记录** 术后首次病程记录是指手术者或第一助手医师在患者术后即时完成的病程记录。记录内容包括手术时间、术中诊断、麻醉方式、手术方式、手术简要经过、术后处理措施、术后应当特别注意观察的事项等。术后病程记录应连记 3 天，以后按病程记录规定进行记录。伤口愈合情况及拆线日期等也应在术后病程记录中反映出来。

**19. 麻醉术后访视记录** 麻醉术后访视记录是指麻醉实施后，由麻醉医师对术后患者麻醉恢复情况进行访视的记录。麻醉术后访视记录可另立单页，也可在病程中记录。内容包括姓名、性别、年龄、科别、病案号、患者一般情况、麻醉恢复情况、清醒时间、术后医嘱、是否拔除气管插管等，如有特殊情况应详细记录，麻醉医师签字并填写日期。

**20. 出院记录** 出院记录是指经治医师对患者此次住院期间诊疗情况的总结，应当在患者出院后 24 h 内完成。内容主要包括入院日期、出院日期、入院情况、入院诊断、诊疗经过、出院诊断、出院情况、出院医嘱、医师签名等。出院记录一式两份，另立专页并在横行适中位置标明“出院记录”，其中正页归档，附页交予患者或其近亲属，如系表格式专页，按表格项目填写。出院记录由经治医师书写，主治医师审核并签字。

**21. 死亡记录** 死亡记录是指经治医师对死亡患者住院期间诊疗和抢救经过的记录，应当在患者死亡后 24 h 内完成。内容包括入院日期、死亡时间、入院情况、入院诊断、诊疗经过（重点记录病情演变、抢救经过）、死亡原因、死亡诊断等。记录死亡时间应当具体到分钟。死亡记录另立专页，并在横行适中位置标明“死亡记录”。死亡记录由经治医师书写，科主任或具有副主任医师以上专业技术任职资格的医师审核并签字。

**22. 死亡病例讨论记录** 死亡病例讨论记录是指在患者死亡一周内，由科主任或具有副主任医师以上专业技术职务任职资格的医师主持，对死亡病例进行讨论分析的记录。内容包括讨论日期、主持人及参加人员姓名、专业技术职务具体讨论意见及主持人小结意见、记录者的签名等。

**23. 病重（病危）患者护理记录** 病重（病危）患者护理记录是指护士根据医嘱和病情对病重（病危）患者住院期间护理过程的客观记录。病重（病危）患者护理记录应当根据相应专科的护理特点书写。内容包括患者姓名、科别、住院病历号（或病案号）、床位号、页码、记录日期和时间、出入液量、体温、脉搏、呼吸、血压等病情观察、护理措施和效果、护士签名等。记录时间应当具体到分钟。

## 三、知情同意书

根据《中华人民共和国执业医师法》《医疗机构管理条例》《医疗事故处理条例》和《医疗美容服务管理办法》，凡在临床诊治过程中，需行手术治疗、特殊检查、特殊治疗、实验性临床医疗和医疗美容的患者，应对其履行告知义务，并填写同意书。

**1. 手术同意书** 手术同意书是指手术前，经治医师向患者告知拟施手术的相关情况，并由患者签署是否同意手术的医学文书。内容包括术前诊断、手术名称、术中或术后可能出现的并发症、手术风险患者签署意见并签名、经治医师和术者签名等。

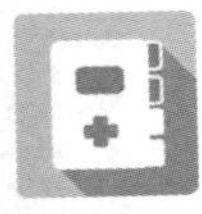

**2. 麻醉同意书** 麻醉同意书是指麻醉前，麻醉医师向患者告知拟施麻醉的相关情况，并由患者签署是否同意麻醉意见的医学文书。内容包括患者姓名、性别、年龄、病案号、科别、术前诊断、拟施手术方式、拟施麻醉方式，患者基础疾病及可能对麻醉产生影响的特殊情况，麻醉中拟行的有创操作和监测，麻

醉风险、可能发生的并发症及意外情况，患者签署意见并签名、麻醉医师签名并填写日期。

**3. 输血治疗同意书** 输血治疗同意书是指输血前，经治医师向患者告知输血的相关情况，并由患者签署是否同意输血的医学文书。内容包括患者姓名、性别、年龄、科别、病案号、诊断输血指征、拟输血成分、输血前有关检查结果、输血风险及可能产生的不良后果、患者签署意见并签名、医师签名并填写日期。

**4. 特殊检查、特殊治疗同意书** 特殊检查、特殊治疗同意书是指在实施特殊检查、特殊治疗前，经治医师向患者告知特殊检查特殊治疗的相关情况，并由患者签署是否同意检查、治疗的医学文书。内容包括特殊检查、特殊治疗项目名称、目的、可能出现的并发症及风险，患者签名、医师签名等。

## 四、住院病历中其他记录和文件

**1. 病危(重)通知书** 病危(重)通知书是指因患者病情危重时，由经治医师或值班医师向患者家属告知病情，并由患方签名的医疗文书。内容包括患者姓名、性别、年龄、科别，目前诊断及病情危重情况，患方签名、医师签名并填写日期。一式两份，一份交患方保存，另一份归病历中保存。

**2. 医嘱单** 医嘱是指医师在医疗活动中下达的医学指令。医嘱单分为长期医嘱单和临时医嘱单。长期医嘱单内容包括患者姓名、科别、住院病历号(或病案号)、页码起始日期和时间、长期医嘱内容、停止日期和时间、医师签名、执行时间、执行护士签名。临时医嘱单内容包括医嘱时间、临时医嘱内容、医师签名、执行时间执行护士签名等。医嘱内容及起始停止时间应当由医师书写。医嘱内容应当准确、清楚，每项医嘱应当只包含一个内容，并注明下达时间，应当具体到分钟。医嘱不得涂改。需要取消时，应当使用红色墨水标注“取消”字样并签名。一般情况下，医师不得下达口头医嘱。因抢救急危患者需要下达口头医嘱时，护士应当复诵一遍。抢救结束后，医师应当即刻据实补记医嘱。

**3. 辅助检查报告单** 辅助检查报告单是指患者住院期间所做各项检验、检查结果的记录。内容包括患者姓名、性别、年龄、住院病历号(或病案号)、检查项目、检查结果、报告日期、报告人员签名或者盖章等。

**4. 体温单** 体温单为表格式，以护士填写为主。内容包括患者姓名、科室、床号、入院日期、住院病历号(或病案号)、日期、手术后天数、体温、脉搏、呼吸、血压、大便次数、出入液量、体重、住院周数等。

## 五、住院病案首页

住院病案首页是医务人员使用文字、符号、代码数字等方式，将患者住院期间相关信息精练汇总在特定表格中形成的病历数据摘要。住院病案首页是病案中信息最集中、最重要、最核心的部分，内容包括患者基本信息、住院过程信息、诊疗信息、费用信息等。住院病案首页由经治医师于患者出院或死亡后 24 h 内完成，经病案编码员审核编码后上传至与医疗保险机构及医疗行政管理机构联网的信息平台。医疗保险机构通过住院病案首页信息，审核医疗行为的合理性与必需性并作为统筹支付的重要依据。医疗行政管理机构通过住院病案首页信息反映出的疾病严重度、治疗的复杂性和可用资源的丰富性，评价医疗机构和专科的医疗服务水平。住院病案首页填写要求客观、真实、及时、规范、完整。

住院病案首页应当使用规范的疾病诊断和手术操作名称。疾病诊断、手术、各种治疗操作的名称书写和编码应符合《国际疾病分类》最新版本的规范要求，疾病诊断依据和手术相关记录应在病案中可追溯。推荐采用国际流行的“SOAP”模式，即从首次病程记录开始分别按主观资料( subjective information，S)、客观资料( objective data ，O)、评估( assessment，A)、计划( plan，P)方式，记录患者本次住院诊疗过程中的主诉及所有相关问题，列出充分的诊断依据，做出完整的疗效评价和处理计划。这种记录方式条理清晰、避免遗漏，便于住院病案首页填写时资料的提取与审核。

## 六、门诊病历

### (一) 门(急)诊病历首页(封面)

(1) 门(急)诊病历首页(封面)应设有姓名、性别、出生年月、民族、婚姻、职业、住址、工作单位、药物

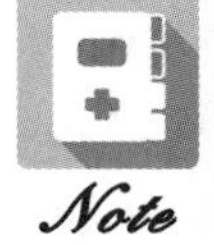

过敏史、身份证号及门(急)诊病历编号等栏目，患者首次就诊时应认真填写完整。

(2) 儿科患者、意识障碍患者、创伤患者及精神病患者就诊须写明陪伴者姓名及与患者的关系，必要时写明陪伴者工作单位、住址和联系电话。

### (二) 门(急)诊病历记录

门(急)诊病历记录分为初诊病历记录和复诊病历记录。

**1. 初诊病历记录** 初诊病历记录书写内容应当包括就诊时间、科别、主诉、现病史、既往史、阳性体征、必要的阴性体征、辅助检查结果、诊断、治疗处理意见和医师签名等。急诊病历书写就诊时间应当具体到分钟。

(1) 主诉:主要症状及持续时间。

(2) 现病史:要重点突出(包括本次患病的起病时间、主要症状、他院诊治情况及疗效)，并简要叙述与本次疾病有关的既往史、个人史及家族史。

(3) 体格检查一般情况:重点记录阳性体征及有助于鉴别诊断的阴性体征。急危重患者必须记录其体温、脉搏、呼吸、血压、意识状态等。

(4) 实验室检查、特殊检查或会诊记录:患者在其他医院所做检查，应注明该医院名称及检查日期。

(5) 初步诊断如暂不能明确，可在病名后用“?”，并尽可能注明复诊医师应注意的事项。

(6) 处理措施:处方及治疗方法记录应分行列出，药品应记录药名、剂量、总量、用法；进一步检查措施或建议；休息方式及期限。

(7) 法定传染病，应注明疫情报告情况。

(8) 医师签全名。

**2. 复诊病历记录** 复诊病历记录书写内容应当包括就诊时间、科别、主诉、现病史、必要的体格检查和辅助检查结果、诊断、治疗处理意见和医师签名等。

(1) 上次诊治后的病情变化和治疗反应，不可用“病情同前”字样。

(2) 体格检查应着重记录原来阳性体征的变化和新发现的阳性体征。

(3) 需补充的实验室或器械检查项目。

(4) 3 次不能确诊的患者，接诊医师应请上级医师会诊，上级医师应写明会诊意见及会诊日期，并签全名。

(5) 对上次已确诊的患者，如诊断无变更，可不再写诊断。

(6) 处理措施要求同初诊。

(7) 持通用门诊病历变更就诊医院、就诊科别或与前次不同病种的复诊患者，应视作初诊患者并按初诊病历要求书写病历。

(8) 医师签全名。

### (三) 急诊留观记录

急诊留观记录是指急诊患者因病情需要留院观察期间的记录。重点记录观察期间患者的病情变化和诊疗措施，记录应简明扼要，并注明患者去向。

### (四) 门(急)诊抢救记录

门(急)诊抢救危重患者时，应当书写门(急)诊抢救记录。书写内容及要求按照住院病历抢救记录要求执行。

**(张朝霞)**

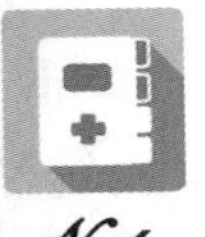

Note

# 第四十六章　医疗文书相关法律法规

## 病历书写基本规范

### 基本要求

第一条　病历是指医务人员在医疗活动过程中形成的文字、符号、图表、影像、切片等资料的总和，包括门（急）诊病历和住院病历。

第二条　病历书写是指医务人员通过问诊、查体、辅助检查、诊断、治疗、护理等医疗活动获得有关资料，并进行归纳、分析、整理形成医疗活动记录的行为。

第三条　病历书写应当客观、真实、准确、及时、完整、规范。

第四条　病历书写应当使用蓝黑墨水、碳素墨水，需复写的病历资料可以使用蓝或黑色油水的圆珠笔。计算机打印的病历应当符合病历保存的要求。

第五条　病历书写应当使用中文，通用的外文缩写和无正式中文译名的症状、体征、疾病名称等可以使用外文。

第六条　病历书写应规范使用医学术语，文字工整，字迹清晰，表述准确，语句通顺，标点正确。

第七条　病历书写过程中出现错字时，应当用双线划在错字上，保留原记录清楚、可辨，并注明修改时间，修改人签名。不得采用刮、粘、涂等方法掩盖或去除原来的字迹。

上级医务人员有审查修改下级医务人员书写的病历的责任。

第八条　病历应当按照规定的内容书写，并由相应医务人员签名。

实习医务人员、试用期医务人员书写的病历，应当经过本医疗机构注册的医务人员审阅、修改并签名。

进修医务人员由医疗机构根据其胜任本专业工作实际情况认定后书写病历。

第九条　病历书写一律使用阿拉伯数字书写日期和时间，采用24小时制记录。

第十条　对需取得患者书面同意方可进行的医疗活动，应当由患者本人签署知情同意书。患者不具备完全民事行为能力时，应当由其法定代理人签字；患者因病无法签字时，应当由其授权的人员签字；为抢救患者，在法定代理人或被授权人无法及时签字的情况下，可由医疗机构负责人或者授权的负责人签字。

因实施保护性医疗措施不宜向患者说明情况的，应当将有关情况告知患者近亲属，由患者近亲属签署知情同意书，并及时记录。患者无近亲属的或者患者近亲属无法签署同意书的，由患者的法定代理人或者关系人签署同意书。

### 门（急）诊病历书写内容及要求

第十一条　门（急）诊病历内容包括门（急）诊病历首页（门（急）诊手册封面）、病历记录、化验单（检验报告）、医学影像检查资料等。

第十二条　门（急）诊病历首页内容应当包括患者姓名、性别、出生年月日、民族、婚姻状况、职业、工作单位、住址、药物过敏史等项目。

门诊手册封面内容应当包括患者姓名、性别、年龄、工作单位或住址、药物过敏史等项目。

第十三条　门（急）诊病历记录分为初诊病历记录和复诊病历记录。

初诊病历记录书写内容应当包括就诊时间、科别、主诉、现病史、既往史，阳性体征、必要的阴性体征

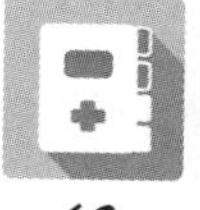

Note

和辅助检查结果，诊断及治疗意见和医师签名等。

复诊病历记录书写内容应当包括就诊时间、科别、主诉、病史、必要的体格检查和辅助检查结果、诊断、治疗处理意见和医师签名等。

急诊病历书写就诊时间应当具体到分钟。

第十四条　门(急)诊病历记录应当由接诊医师在患者就诊时及时完成。

第十五条 急诊留观记录是急诊患者因病情需要留院观察期间的记录，重点记录观察期间病情变化和诊疗措施，记录简明扼要，并注明患者去向。抢救危重患者时，应当书写抢救记录。门(急)诊抢救记录书写内容及要求按照住院病历抢救记录书写内容及要求执行。

住院病历书写内容及要求

第十六条　住院病历内容包括住院病案首页、入院记录、病程记录、手术同意书、麻醉同意书、输血治疗知情同意书、特殊检查(特殊治疗)同意书、病危(重)通知书、医嘱单、辅助检查报告单、体温单、医学影像检查资料、病理资料等。

第十七条　入院记录是指患者入院后，由经治医师通过问诊、查体、辅助检查获得有关资料，并对这些资料归纳分析书写而成的记录。可分为入院记录、再次或多次入院记录、24 小时内入出院记录、24 小时内入院死亡记录。

入院记录、再次或多次入院记录应当于患者入院后 24 小时内完成；24 小时内入出院记录应当于患者出院后 24 小时内完成，24 小时内入院死亡记录应当于患者死亡后 24 小时内完成。

第十八条　入院记录的要求及内容。

(一) 患者一般情况包括姓名、性别、年龄、民族、婚姻状况、出生地、职业、入院时间、记录时间、病史陈述者。

(二) 主诉是指促使患者就诊的主要症状(或体征)及持续时间。

(三) 现病史是指患者本次疾病的发生、演变、诊疗等方面的详细情况，应当按时间顺序书写。内容包括发病情况、主要症状特点及其发展变化情况、伴随症状、发病后诊疗经过及结果、睡眠和饮食等一般情况的变化，以及与鉴别诊断有关的阳性或阴性资料等。

1. 发病情况：记录发病的时间、地点、起病缓急、前驱症状、可能的原因或诱因。

2. 主要症状特点及其发展变化情况：按发生的先后顺序描述主要症状的部位、性质、持续时间、程度、缓解或加剧因素，以及演变发展情况。

3. 伴随症状：记录伴随症状，描述伴随症状与主要症状之间的相互关系。

4. 发病以来诊治经过及结果：记录患者发病后到入院前，在院内、外接受检查与治疗的详细经过及效果。对患者提供的药名、诊断和手术名称需加引号(“”)以示区别。

5. 发病以来一般情况：简要记录患者发病后的精神状态、睡眠、食欲、大小便、体重等情况。

与本次疾病虽无紧密关系、但仍需治疗的其他疾病情况，可在现病史后另起一段予以记录。

(四) 既往史是指患者过去的健康和疾病情况。内容包括既往一般健康状况、疾病史、传染病史、预防接种史、手术外伤史、输血史、食物或药物过敏史等。

(五) 个人史，婚育史、月经史，家族史。

1. 个人史：记录出生地及长期居留地，生活习惯及有无烟、酒、药物等嗜好，职业与工作条件及有无工业毒物、粉尘、放射性物质接触史，有无冶游史。

2. 婚育史、月经史：婚姻状况、结婚年龄、配偶健康状况、有无子女等。女性患者记录初潮年龄、行经期天数 、间隔天数、末次月经时间(或闭经年龄)，月经量、痛经及生育等情况。

3. 家族史：父母、兄弟、姐妹健康状况，有无与患者类似疾病，有无家族遗传倾向的疾病。

(六) 体格检查应当按照系统循序进行书写。内容包括体温、脉搏、呼吸、血压，一般情况，皮肤、黏膜，全身浅表淋巴结，头部及其器官，颈部，胸部(胸廓、肺部、心脏、血管)，腹部(肝、脾等)，直肠肛门，外生殖器，脊柱，四肢，神经系统等。

(七) 专科情况应当根据专科需要记录专科特殊情况。

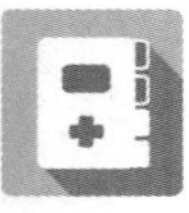

（八）辅助检查指入院前所做的与本次疾病相关的主要检查及其结果。应分类按检查时间顺序记录检查结果，如系在其他医疗机构所作检查，应当写明该机构名称及检查号。

（九）初步诊断是指经治医师根据患者入院时情况，综合分析所做出的诊断。如初步诊断为多项时，应当主次分明。对待查病例应列出可能性较大的诊断。

（十）书写入院记录的医师签名。

第十九条　再次或多次入院记录，是指患者因同一种疾病再次或多次住入同一医疗机构时书写的记录。要求及内容基本同入院记录。主诉是记录患者本次入院的主要症状（或体征）及持续时间；现病史中要求首先对本次住院前历次有关住院诊疗经过进行小结，然后再书写本次入院的现病史。

第二十条　患者入院不足 24 小时出院的，可以书写 24 小时内入出院记录。内容包括患者姓名、性别、年龄、职业、入院时间、出院时间、主诉、入院情况、入院诊断、诊疗经过、出院情况、出院诊断、出院医嘱，医师签名等。

第二十一条　患者入院不足 24 小时死亡的，可以书写 24 小时内入院死亡记录。内容包括患者姓名、性别、年龄、职业、入院时间、死亡时间、主诉、入院情况、入院诊断、诊疗经过（抢救经过）、死亡原因、死亡诊断，医师签名等。

第二十二条　病程记录是指继入院记录之后，对患者病情和诊疗过程所进行的连续性记录。内容包括患者的病情变化情况、重要的辅助检查结果及临床意义、上级医师查房意见、会诊意见、医师分析讨论意见、所采取的诊疗措施及效果、医嘱更改及理由、向患者及其近亲属告知的重要事项等。

病程记录的要求及内容：

（一）首次病程记录是指患者入院后由经治医师或值班医师书写的第一次病程记录，应当在患者入院 8 小时内完成。首次病程记录的内容包括病例特点、拟诊讨论（诊断依据及鉴别诊断）、诊疗计划等。

1. 病例特点：应当在对病史、体格检查和辅助检查进行全面分析、归纳和整理后写出本病例特征，包括阳性发现和具有鉴别诊断意义的阴性症状和体征等。

2. 拟诊讨论（诊断依据及鉴别诊断）：根据病例特点，提出初步诊断和诊断依据；对诊断不明的写出鉴别诊断并进行分析；并对下一步诊治措施进行分析。

3. 诊疗计划：提出具体的检查及治疗措施安排。

（二）日常病程记录是指对患者住院期间诊疗过程的经常性、连续性记录。由经治医师书写，也可以由实习医务人员或试用期医务人员书写，但应有经治医师签名。书写日常病程记录时，首先标明记录时间，另起一行记录具体内容。对病危患者应当根据病情变化随时书写病程记录，每天至少 1 次，记录时间应当具体到分钟。对病重患者，至少 2 天记录一次病程记录。对病情稳定的患者，至少 3 天记录一次病程记录。

（三）上级医师查房记录是指上级医师查房时对患者病情、诊断、鉴别诊断、当前治疗措施疗效的分析及下一步诊疗意见等的记录。

主治医师首次查房记录应当于患者入院 48 小时内完成。内容包括查房医师的姓名、专业技术职务、补充的病史和体征、诊断依据与鉴别诊断的分析及诊疗计划等。

主治医师日常查房记录间隔时间视病情和诊疗情况确定，内容包括查房医师的姓名、专业技术职务、对病情的分析和诊疗意见等。

科主任或具有副主任医师以上专业技术职务任职资格医师查房的记录，内容包括查房医师的姓名、专业技术职务、对病情的分析和诊疗意见等。

（四）疑难病例讨论记录是指由科主任或具有副主任医师以上专业技术任职资格的医师主持、召集有关医务人员对确诊困难或疗效不确切病例讨论的记录。内容包括讨论日期、主持人、参加人员姓名及专业技术职务、具体讨论意见及主持人小结意见等。

（五）交（接）班记录是指患者经治医师发生变更之际，交班医师和接班医师分别对患者病情及诊疗情况进行简要总结的记录。交班记录应当在交班前由交班医师书写完成；接班记录应当由接班医师于接班后 24 小时内完成。交（接）班记录的内容包括入院日期、交班或接班日期、患者姓名、性别、年龄、主

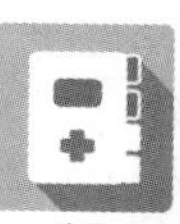

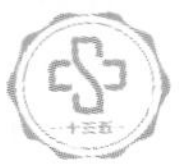



诉、入院情况、入院诊断、诊疗经过、目前情况、目前诊断、交班注意事项或接班诊疗计划、医师签名等。

（六）转科记录是指患者住院期间需要转科时，经转入科室医师会诊并同意接收后，由转出科室和转入科室医师分别书写的记录。包括转出记录和转入记录。转出记录由转出科室医师在患者转出科室前书写完成（紧急情况除外）；转入记录由转入科室医师于患者转入后 24 小时内完成。转科记录内容包括入院日期、转出或转入日期，转出、转入科室，患者姓名、性别、年龄、主诉、入院情况、入院诊断、诊疗经过、目前情况、目前诊断、转科目的及注意事项或转入诊疗计划、医师签名等。

（七）阶段小结是指患者住院时间较长，由经治医师每月所作病情及诊疗情况总结。阶段小结的内容包括入院日期、小结日期，患者姓名、性别、年龄、主诉、入院情况、入院诊断、诊疗经过、目前情况、目前诊断、诊疗计划、医师签名等。

交（接）班记录、转科记录可代替阶段小结。

（八）抢救记录是指患者病情危重，采取抢救措施时做的记录。因抢救急危患者，未能及时书写病历的，有关医务人员应当在抢救结束后 6 小时内据实补记，并加以注明。内容包括病情变化情况、抢救时间及措施、参加抢救的医务人员姓名及专业技术职称等。记录抢救时间应当具体到分钟。

（九）有创诊疗操作记录是指在临床诊疗活动过程中进行的各种诊断、治疗性操作（如胸腔穿刺、腹腔穿刺等）的记录。应当在操作完成后即刻书写。内容包括操作名称、操作时间、操作步骤、结果及患者一般情况，记录过程是否顺利、有无不良反应，术后注意事项及是否向患者说明，操作医师签名。

（十）会诊记录（含会诊意见）是指患者在住院期间需要其他科室或者其他医疗机构协助诊疗时，分别由申请医师和会诊医师书写的记录。会诊记录应另页书写。内容包括申请会诊记录和会诊意见记录。申请会诊记录应当简要载明患者病情及诊疗情况、申请会诊的理由和目的，申请会诊医师签名等。常规会诊意见记录应当由会诊医师在会诊申请发出后 48 小时内完成，急会诊时会诊医师应当在会诊申请发出后 10 分钟内到场，并在会诊结束后即刻完成会诊记录。会诊记录内容包括会诊意见、会诊医师所在的科别或者医疗机构名称、会诊时间及会诊医师签名等。申请会诊医师应在病程记录中记录会诊意见执行情况。

（十一）术前小结是指在患者手术前，由经治医师对患者病情所做的总结。内容包括简要病情、术前诊断、手术指征、拟施手术名称和方式、拟施麻醉方式、注意事项，并记录手术者术前查看患者相关情况等。

（十二）术前讨论记录是指因患者病情较重或手术难度较大，手术前在上级医师主持下，对拟实施手术方式和术中可能出现的问题及应对措施所做的讨论。讨论内容包括术前准备情况、手术指征、手术方案、可能出现的意外及防范措施、参加讨论者的姓名及专业技术职务、具体讨论意见及主持人小结意见、讨论日期、记录者的签名等。

（十三）麻醉术前访视记录是指在麻醉实施前，由麻醉医师对患者拟施麻醉进行风险评估的记录。麻醉术前访视可另立单页，也可在病程中记录。内容包括姓名、性别、年龄、科别、病案号，患者一般情况、简要病史、与麻醉相关的辅助检查结果、拟行手术方式、拟行麻醉方式、麻醉适应证及麻醉中需注意的问题、术前麻醉医嘱、麻醉医师签字并填写日期。

（十四）麻醉记录是指麻醉医师在麻醉实施中书写的麻醉经过及处理措施的记录。麻醉记录应当另页书写，内容包括患者一般情况、术前特殊情况、麻醉前用药、术前诊断、术中诊断、手术方式及日期、麻醉方式、麻醉诱导及各项操作开始及结束时间、麻醉期间用药名称、方式及剂量、麻醉期间特殊或突发情况及处理、手术起止时间、麻醉医师签名等。

（十五）手术记录是指手术者书写的反映手术一般情况、手术经过、术中发现及处理等情况的特殊记录，应当在术后 24 小时内完成。特殊情况下由第一助手书写时，应有手术者签名。手术记录应当另页书写，内容包括一般项目（患者姓名、性别、科别、病房、床位号、住院病历号或病案号）、手术日期、术前诊断、术中诊断、手术名称、手术者及助手姓名、麻醉方法、手术经过、术中出现的情况及处理等。

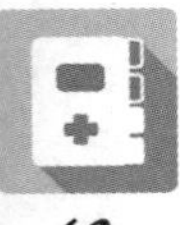

Note

（十六）手术安全核查记录是指由手术医师、麻醉医师和巡回护士三方，在麻醉实施前、手术开始前和病人离室前，共同对病人身份、手术部位、手术方式、麻醉及手术风险、手术使用物品清点等内容进行核对的记录，输血的病人还应对血型、用血量进行核对。应有手术医师、麻醉医师和巡回护士三方核对、确认并签字。

（十七）手术清点记录是指巡回护士对手术患者术中所用血液、器械、敷料等的记录，应当在手术结束后即时完成。手术清点记录应当另页书写，内容包括患者姓名、住院病历号（或病案号）、手术日期、手术名称、术中所用各种器械和敷料数量的清点核对、巡回护士和手术器械护士签名等。

（十八）术后首次病程记录是指参加手术的医师在患者术后即时完成的病程记录。内容包括手术时间、术中诊断、麻醉方式、手术方式、手术简要经过、术后处理措施、术后应当特别注意观察的事项等。

（十九）麻醉术后访视记录是指麻醉实施后，由麻醉医师对术后患者麻醉恢复情况进行访视的记录。麻醉术后访视可另立单页，也可在病程中记录。内容包括姓名、性别、年龄、科别、病案号，患者一般情况、麻醉恢复情况、清醒时间、术后医嘱、是否拔除气管插管等，如有特殊情况应详细记录，麻醉医师签字并填写日期。

（二十）出院记录是指经治医师对患者此次住院期间诊疗情况的总结，应当在患者出院后 24 小时内完成。内容主要包括入院日期、出院日期、入院情况、入院诊断、诊疗经过、出院诊断、出院情况、出院医嘱、医师签名等。

（二十一）死亡记录是指经治医师对死亡患者住院期间诊疗和抢救经过的记录，应当在患者死亡后 24 小时内完成。内容包括入院日期、死亡时间、入院情况、入院诊断、诊疗经过（重点记录病情演变、抢救经过）、死亡原因、死亡诊断等。记录死亡时间应当具体到分钟。

（二十二）死亡病例讨论记录是指在患者死亡一周内，由科主任或具有副主任医师以上专业技术职务任职资格的医师主持，对死亡病例进行讨论、分析的记录。内容包括讨论日期、主持人及参加人员姓名、专业技术职务、具体讨论意见及主持人小结意见、记录者的签名等。

（二十三）病重（病危）患者护理记录是指护士根据医嘱和病情对病重（病危）患者住院期间护理过程的客观记录。病重（病危）患者护理记录应当根据相应专科的护理特点书写。内容包括患者姓名、科别、住院病历号（或病案号）、床位号、页码、记录日期和时间、出入液量、体温、脉搏、呼吸、血压等病情观察、护理措施和效果、护士签名等。记录时间应当具体到分钟。

第二十三条　手术同意书是指手术前，经治医师向患者告知拟施手术的相关情况，并由患者签署是否同意手术的医学文书。内容包括术前诊断、手术名称、术中或术后可能出现的并发症、手术风险、患者签署意见并签名、经治医师和术者签名等。

第二十四条　麻醉同意书是指麻醉前，麻醉医师向患者告知拟施麻醉的相关情况，并由患者签署是否同意麻醉意见的医学文书。内容包括患者姓名、性别、年龄、病案号、科别、术前诊断、拟行手术方式、拟行麻醉方式，患者基础疾病及可能对麻醉产生影响的特殊情况，麻醉中拟行的有创操作和监测，麻醉风险、可能发生的并发症及意外情况，患者签署意见并签名、麻醉医师签名并填写日期。

第二十五条　输血治疗知情同意书是指输血前，经治医师向患者告知输血的相关情况，并由患者签署是否同意输血的医学文书。输血治疗知情同意书内容包括患者姓名、性别、年龄、科别、病案号、诊断、输血指征、拟输血成分、输血前有关检查结果、输血风险及可能产生的不良后果、患者签署意见并签名、医师签名并填写日期。

第二十六条　特殊检查、特殊治疗同意书是指在实施特殊检查、特殊治疗前，经治医师向患者告知特殊检查、特殊治疗的相关情况，并由患者签署是否同意检查、治疗的医学文书。内容包括特殊检查、特殊治疗项目名称、目的、可能出现的并发症及风险、患者签名、医师签名等。

第二十七条　病危（重）通知书是指因患者病情危、重时，由经治医师或值班医师向患者家属告知病情，并由患方签名的医疗文书。内容包括患者姓名、性别、年龄、科别，目前诊断及病情危重情况，患方签名、医师签名并填写日期。一式两份，一份交患方保存，另一份归病历中保存。

第二十八条　医嘱是指医师在医疗活动中下达的医学指令。医嘱单分为长期医嘱单和临时医嘱单。

长期医嘱单内容包括患者姓名、科别、住院病历号（或病案号）、页码、起始日期和时间、长期医嘱内

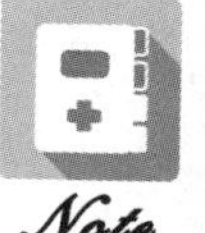

容、停止日期和时间、医师签名、执行时间、执行护士签名。临时医嘱单内容包括医嘱时间、临时医嘱内容、医师签名、执行时间、执行护士签名等。

医嘱内容及起始、停止时间应当由医师书写。医嘱内容应当准确、清楚,每项医嘱应当只包含一个内容,并注明下达时间,应当具体到分钟。医嘱不得涂改。需要取消时,应当使用红色墨水标注"取消"字样并签名。

一般情况下,医师不得下达口头医嘱。因抢救急危患者需要下达口头医嘱时,护士应当复诵一遍。抢救结束后,医师应当即刻据实补记医嘱。

第二十九条　辅助检查报告单是指患者住院期间所做各项检验、检查结果的记录。内容包括患者姓名、性别、年龄、住院病历号(或病案号)、检查项目、检查结果、报告日期、报告人员签名或者印章等。

第三十条　体温单为表格式,以护士填写为主。内容包括患者姓名、科室、床号、入院日期、住院病历号(或病案号)、日期、手术后天数、体温、脉搏、呼吸、血压、大便次数、出入液量、体重、住院周数等。

打印病历内容及要求

第三十一条　打印病历是指应用字处理软件编辑生成并打印的病历(如 Word 文档、WPS 文档等)。打印病历应当按照本规定的内容录入并及时打印,由相应医务人员手写签名。

第三十二条　医疗机构打印病历应当统一纸张、字体、字号及排版格式。打印字迹应清楚易认,符合病历保存期限和复印的要求。

第三十三条　打印病历编辑过程中应当按照权限要求进行修改,已完成录入打印并签名的病历不得修改。

其　　他

第三十四条　住院病案首页按照《卫生部关于修订下发住院病案首页的通知》(卫医发〔2001〕286号)的规定书写。

第三十五条　特殊检查、特殊治疗按照《医疗机构管理条例实施细则》(1994 年卫生部令第 35 号)有关规定执行。

第三十六条　中医病历书写基本规范由国家中医药管理局另行制定。

第三十七条　电子病历基本规范由卫生部另行制定。

第三十八条　本规范自 2010 年 3 月 1 日起施行。我部于 2002 年颁布的《病历书写基本规范(试行)》(卫医发〔2002〕190 号)同时废止。

## 小　　结

医疗文书是医务人员将问诊所得的病史、体格检查所见的体征、实验室检查和其他器械检查的结果、住院期间的病情变化、疾病的预后判断以及医师对疾病的临床思维过程、诊疗过程等临床资料经逻辑归纳整理后形成的医疗活动纪录。包括门(急)诊病历和住院病历。病历既是医院管理、医疗质量和业务水平的反映,也是临床教学、科研和信息管理的基础资料;同时也是医务人员医德考核、医疗服务质量和医院工作绩效评价、医疗保险赔偿的主要依据。病历是具有法律效力的医疗文书,是涉及医疗纠纷和诉讼的重要依据。编写真实、系统而完整的病历是医师必须掌握的基本技能。临床医师必须以极端负责的精神和实事求是的态度,严格按照规定认真书写各种医疗文书。

(张朝霞)

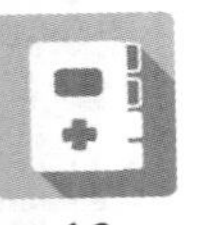

Note

# 参考文献

CANKAOWENXIAN

[1] 万学红，卢雪峰. 诊断学[M]. 9版. 北京：人民卫生出版社，2018.

[2] 陈文彬，潘祥林. 诊断学[M]. 7版. 北京：人民卫生出版社，2012.

[3] 魏武，许有华. 诊断学[M]. 7版. 北京：人民卫生出版社，2014.

[4] 陶贵周，张川海. 心电图诊断简析[M]. 北京：人民军医出版社，2009.

[5] 张文博，李跃荣. 心电图诊断手册[M]. 3版. 北京：人民军医出版社，2007.

[6] 陈新，黄宛. 临床心电图学[M]. 6版. 北京：人民卫生出版社，2010.

[7] 李君，宇文清风. 诊断学[M]. 武汉：华中科技大学出版社，2015.

[8] 王鸿利. 实验诊断学[M]. 2版. 北京：人民卫生出版社，2010.

[9] 朱立华. 实验诊断学[M]. 北京：北京医科大学出版社，2002.

[10] 王子谦. 输血不良反应的几种类型及其机制[J]. 国外医学：输血及血液学分册，2000，23(3)：215-216.

[11] 刘达庄，朱自严，BymeP等. 低频率抗体抗-Mur引起的溶血性输血反应[J]. 中国输血杂志，2000，13(1)：8-10.

[12] 陈志刚，田兆嵩. 造血干细胞移植病人的输血[J]. 中国输血杂志，2001，14(3)：193-196.

[13] Jan Adamec，Richard Adamec，Cheuk-Man Yu. 动态心电图分析手册[M]. 张庆，译. 北京：人民卫生出版社，2012.